**Enfermagem em
Neurologia e
Neurocirurgia**

Enfermagem — Outros Livros de Interesse

A Ciência e a Arte de Ler Artigos Científicos – **Braulio Luna Filho**
A Enfermagem em Pediatria e Puericultura – **Edilza Maria**
As Lembranças que não se Apagam – Wilson Luiz **Sanvito**
Assistência de Enfermagem ao Paciente Gravemente Enfermo – **Nishide**
Assistência em Estomaterapia - Cuidando do Ostomizado – **Cesaretti**
Atendimento Domiciliar - Um Enfoque Gerontológico – **Duarte e Diogo**
Atuando no Trauma – **Calil**
Bases Psicoterápicas da Enfermagem – **Inaiá**
Boas Práticas de Enfermagem vol. 1 - Procedimentos Básicos – **Silva Siqueira**
Boas Práticas de Enfermagem vol. 2 - Procedimentos Especializados – **Silva Siqueira**
Código de Ética dos Profissionais de Enfermagem – **Silva e Silva**
Coluna: Ponto e Vírgula 7ª ed. – **Goldenberg**
Condutas no Paciente Grave 3ª ed. (vol. I com CD e vol. II) – **Knobel**
Cuidados Paliativos – Diretrizes, Humanização e Alívio de Sintomas – **Franklin Santana**
Cuidados Paliativos - Discutindo a Vida, a Morte e o Morrer – **Franklin Santana** Santos
Cuidando de Crianças e Adolescentes sob o Olhar da Ética e da Bioética – **Constantino**
Cuidando de Quem já Cuidou – Miram **Ikeda** Ribeiro
Desinfecção e Esterilização – **Nogaroto**
Dicionário de Ciências Biológicas e Biomédicas – **Vilela Ferraz**
Dicionário Médico Ilustrado Inglês-Português – **Alves**
Discussão de Casos Clínicos e Cirúrgicos: Uma Importante Ferramenta para a Atuação do Enfermeiro – **Ana** Maria **Calil**
Do Mito ao Pensamento Científico 2ª ed. – **Gottschall**
Elaboração do Manual de Procedimentos em Central de Materiais e Esterilização - segunda edição – **Kavanagh**
Enfermagem e Campos de Prática em Saúde Coletiva – **Iraci dos Santos**
Enfermagem em Cardiologia – **Cardoso**
Enfermaria Cardiológica – Ana Paula Quilici, André Moreira Bento, Fátima Gil Ferreira, Luiz Francisco **Cardoso**, Renato Scotti Bagnatori, Rita Simone Lopes Moreira e Sandra Cristine da Silva
Enfermagem em Endoscopia Respiratória e Digestiva – Maria das Graças Silva
Enfermagem em Infectologia - Cuidados com o Paciente Internado 2ª ed. – Maria Rosa Ceccato **Colombrini**
Enfermagem em Neurociências – **Diccini**
Enfermagem Psiquiátrica e de Saúde Mental na Prática – **Inaiá**
Ensinando e Aprendendo com Novo Estilo de Cuidar – **Costardi**
Epidemiologia 2ª ed. – **Medronho**
Fundamentos da Cirurgia Videolaparoscópica – **Parra**
Guia de Aleitamento Materno 2ª ed. – **Dias Rego**
Guia de Bolso de Obstetrícia – Antônio Carlos Vieira **Cabral**
Guia de Bolso de UTI – Hélio **Penna Guimarães**
Hematologia e Hemoterapia - Fundamentos de Morfologia, Fisiologia, Patologia e Clínica – **Therezinha Verrastro, Lorenzine e Wendel Neto**
HAOC – Hospital Alemão Oswaldo Cruz – *Relationship Based Care* - Enfermagem
Intervenção Precoce com Bebês de Risco – **Cibelle Kaynne**
Legislação em Enfermagem - Atos Normativos do Exercício e do Ensino – **Santos e Assis**
Leito-Dia em AIDS - Experiência Multiprofissional na Assistência dos Doentes – **Colombrini**
Manual Básico de Acessos Vasculares – **Lélia Gonçalves** Rocha Martins e Conceição Aparecida M. Segre
Manual de Medicina Transfusional – Dimas **Tadeu Covas**
Manual de Procedimentos e Assistência de Enfermagem – **Mayor**
Manual de Procedimentos em Central de Material e Esterilização – **Kavanagh**
Manual de Sepse – **Elieser Silva**
Manual de Socorro de Emergência 2ª ed. – **Canetti e Santos**
Nem só de Ciência se Faz a Cura 2ª ed. – **Protásio da Luz**
O Cotidiano da Prática de Enfermagem Pediátrica – **Peterline**
O Cuidado do Emocional em Saúde 3ª ed. – **Ana Cristina** de Sá
O Cuidar da Transformação - Orientações para a Abordagem Multidimensional em Saúde – Cilene Aparecida **Costardi** Ide
O Enfermeiro e as Situações de Emergência 2ª ed. – Ana Maria **Calil**
O Enfermeiro e o Cuidar Multidisciplinar na Saúde da Criança e do Adolescente – **Carvalho**
O Erro Humano e a Segurança do Paciente – **Peterline e Harada**
O Pós-operatório Imediato em Cirurgia Cardíaca - Guia para Intensivistas, Anestesiologistas e Enfermagem Especializada – **Fortuna**
O que Você Precisa Saber sobre o Sistema Único de Saúde – **APM-SUS**
Obstetrícia Básica – **Hermógenes**
Parada Cardiorrespiratória – **Hélio Penna Guimarães**
Politica Públicas de Saúde Interação dos Atores Sociais – **Lopes**
Por Dentro do SUS – **APM-SUS**
Protocolos Assistenciais da Clínica Obstétrica da FMUSP 2ª ed. – **Zugaib**
Protocolos em Terapia Intensiva – **Pietro**
Ressuscitação Cardiopulmonar – **Hélio Penna Guimarães**
Saúde da cidadania – uma visão histórica e comparada do SUS - 2ª edição revista e ampliada – **Rodrigues e Santos**
Semiologia e Semiotécnica de Enfermagem – **Belén**
Sepse para Enfermeiros – Renata Andrea **Pietro** Pereira Viana
Série Atualização em Enfermagem – **Iraci**
  Vol. 1 - Enfermagem Fundamental - Realidade, Questões, Soluções
  Vol. 2 - Enfermagem Assistencial no Ambiente Hospitalar - Realidades, Questões e Soluções
  Vol. 3 - Prática da Pesquisa em Ciências Humanas e Sociais - Abordagem Sociopoética
  Vol. 4 - Enfermagem Materno-Infantil
Tecnologia da Informação e Comunicação na Enfermagem – Claudia **Prado**, Heloísa Helena Ciqueira **Peres** e Maria Madalena Januário Leite
Técnologia e o Cuidar de Enfermagem em Terapias – **Iraci dos Santos**
Terapia Intensiva - Enfermagem – **Knobel**
Trauma - Atendimento Pré-hospitalar 2ª ed. – **Monteiro**
Um Guia para o Leitor de Artigos Científicos na Área da Saúde – **Marcopito Santos**
UTI – Muito Além da Técnica... a Humanização e a Arte do Intensivismo – **Costa Orlando**
UTIs Contemporâneas – **Costa Orlando**

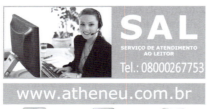

Enfermagem em Neurologia e Neurocirurgia

Solange Diccini

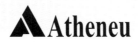

EDITORA ATHENEU

São Paulo — Rua Jesuíno Pascoal, 30
Tel.: (11) 2858-8750
Fax: (11) 2858-8766
E-mail: atheneu@atheneu.com.br

Rio de Janeiro — Rua Bambina, 74
Tel.: (21)3094-1295
Fax: (21)3094-1284
E-mail: atheneu@atheneu.com.br

Belo Horizonte — Rua Domingos Vieira, 319 — conj. 1.104

PRODUÇÃO EDITORIAL/CAPA: Equipe Atheneu
PROJETO GRÁFICO/DIAGRAMAÇÃO: Triall Composição Editorial Ltda.
ILUSTRAÇÕES: Margarete Baldissara
CAPA: Triall Composição Editorial Ltda

CIP-BRASIL. Catalogação na Publicação
Sindicato Nacional dos Editores de Livros, RJ

D542e

Diccini, Solange
    Enfermagem em neurologia e neurocirurgia / Solange Diccini. - 1. ed. - Rio de Janeiro : Atheneu, 2017.
    il.

    Inclui bibliografia
    ISBN: 978-85-388-0799-5

    1. Enfermagem. 2. Neurologia. I. Título.

17-42039   CDD: 610.73
                                       CDU: 616-083

DICCINI, S.
Enfermagem em Neurologia e Neurocirurgia

© EDITORA ATHENEU
São Paulo, Rio de Janeiro, Belo Horizonte, 2017

Sobre a Autora

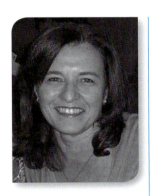

SOLANGE DICCINI

Bacharelado em Enfermagem pelo Departamento de Enfermagem da Escola Paulista de Medicina da Universidade Federal de São Paulo (EPM/Unifesp). Especialização em Enfermagem Médico-Cirúrgica pelo Departamento de Enfermagem da Unifesp. Doutorado em Ciências pela Unifesp. Iniciou suas atividades na área hospitalar, no Hospital São Paulo – Unifesp, atuando predominantemente nas áreas de emergência e de terapia intensiva, tendo como interesse os cuidados de enfermagem em pacientes em pós-operatório de cirurgias intracranianas e raquimedulares, como também em pacientes de neurotrauma. Como docente da Escola Paulista de Enfermagem da Unifesp, atuou junto às disciplinas de graduação, com o enfoque no cuidado do paciente cirúrgico na unidade de neurocirurgia e na assistência de enfermagem em pacientes na recuperação anestésica. Ao nível da pós-graduação *lato sensu,* foi uma das docentes responsáveis pela implantação e ensino no curso de Especialização em Enfermagem Cirúrgica da Escola de Enfermagem da Unifesp. Posteriormente, nesse curso, foram incorporados os conhecimentos da área de Enfermagem Clínica e foi umas das coordenadoras e docente do Curso de Especialização em Enfermagem Clínica e Cirúrgica. Foi Coordenadora do Programa Modalidade Residência Multiprofissional em Neurologia e Neurocirurgia, do Hospital São Paulo/Unifesp e coordenadora da área de Enfermagem na Residência Multiprofissional em Neurologia e Neurocirurgia, do Hospital São Paulo/Unifesp. Na pós-graduação *stricto sensu,* atua no Programa Pós-graduação da Escola de Enfermagem – Unifesp, como orientadora nível mestrado e doutorado, desenvolvendo pesquisas na área de Enfermagem em Neurociências. Atualmente, é Professora-associada, aposentada, da Escola Paulista de Enfermagem da Unifesp.

Sobre os colaboradores

Acary Souza Bulle Oliveira
Doutor em Neurologia pela Escola Paulista de Medicina da Universidade Federal de São Paulo (EPM/Unifesp). Neurologista Responsável pelo Setor de Investigação em Doenças Neuromusculares da EPM/Unifesp.

Adrialdo José Santos
Chefe do Setor de Neuro-Oncologia da Disciplina de Neurocirurgia da Universidade Federal de São Paulo (Unifesp).

Adriana Lara Moraes
Enfermeira Bacharel em Enfermagem e Obstetrícia pela Escola de Enfermagem da Universidade de São Paulo (EEUSP). Especialização em Enfermagem, Radiologia Diagnóstica e Terapêutica pela Universidade de São Paulo (USP). Especialização *latu sensu* de Gestão da Atenção à Saúde pela Fundação Dom Cabral e Hospital Sírio-Libanês. MBA Administração Executiva: Gestão em Saúde pela Fundação Getúlio Vargas.

Ana Cristina Mancussi e Faro
Enfermeira. Professora Livre-docente do Departamento de Enfermagem Médico-Cirúrgica da Escola de Enfermagem da Universidade de São Paulo (EEUSP). Doutorado em Enfermagem pela Universidade de São Paulo (USP). Líder do Grupo de Pesquisa em Reabilitação, Funcionalidade e Educação em Saúde pelo Conselho Nacional de Desenvolvimento Científico e Tecnológico (CNPq).

Ana Paula Resque Senna Xavier de Lima
Médica. Doutorado em Terapia Intensiva Neurológica pela Universidade Federal de São Paulo (Unifesp). Especialista em Anestesiologia e Terapia Intensiva pela Unifesp.

Andrea Estevo
Enfermeira Assistencial com Experiência em Neurofisiologia, EEG, Vídeo EEG, ENM, Laboratório de Epilepsia, Pediatria, Clínica Médica-cirúrgica.

Bartira de Aguiar Roza
Enfermeira. Professora Adjunta da Escola Paulista de Enfermagem da Universidade Federal de São Paulo (EPE/Unifesp). Orientadora do Programa de Pós-graduação em Enfermagem da Unifesp. Líder do Grupo de Estudos em Doação e Transplante de Órgãos e Tecidos (GEDOTT). Membro do Departamento de Ética da Associação Brasileira de Transplantes de Órgãos (ABTO). Membro do European Transplant Coordinator Organization (ETCO).

Beny Schmidt
Professor Adjunto do Departamento de Anatomia Patológica e Chefe do Laboratório de Patologia Neuromuscular do Setor da Disciplina de Neurologia da Escola Paulista de Medicina da Universidade Federal de São Paulo (EPM/Unifesp).

Carla Roberta Monteiro
Enfermeira. Doutora em Ciências pela Escola de Enfermagem da Universidade de São Paulo (EEUSP). Mestre em Enfermagem pela EEUSP. Especialista em Enfermagem Ortopédica e Traumatológica pelo Hospital das Clínicas da Faculdade de Medicina da Universidade de São Paulo (HC-FMUSP). Licenciada pela Faculdade de Educação da USP. Bacharel em Enfermagem pela EEUSP. Enfermeira Especialista do Departamento de Enfermagem Médico-Cirúrgica da EEUSP. Vice-líder do Grupo de Pesquisa do Conselho Nacional de Desenvolvimento Científico e Tecnológico (CNPq), Reabilitação, Funcionalidade e Educação em Saúde.

Carlos Alberto Pires Pereira
Infectologista. Mestre e Doutor pela Disciplina de Infectologia da Escola Paulista de Medicina da Universidade Federal de São Paulo (EPM/Unifesp). Médico da Disciplina de Infectologia da EPM/Unifesp.

Celina Maia Cretella
Médica. Mestre em Cirurgia pela Faculdade de Ciências Médicas da Santa Casa de São Paulo (FCMSCSP). Médica-assistente da Coordenação da Central de Notificação, Captação e Distribuição de Órgãos do Estado de São Paulo. Membro do Sistema Nacional de Biovigilância da Agência Nacional de Vigilância Sanitária (ANVISA). Membro da Associação Brasileira de Transplante de Órgãos (ABTO). Membro da Comissão Intra-hospitalar de Doação de Órgãos e Tecidos do Hospital Dr. Vivaldo Martins Simões – Regional de Osasco.

Cibele Andrucioli de Mattos Pimenta
Doutora em Enfermagem. Professora Titular do Departamento de Enfermagem Médico-cirúrgica da Escola de Enfermagem da Universidade de São Paulo (EEUSP).

Claudia Vallone Silva
Enfermeira Formada pela Universidade Federal de São Paulo (Unifesp). Especialista em Epidemiologia e Gerenciamento de Enfermagem. Mestre em Ciências da Saúde pela Unifesp. Enfermeira do Serviço de Controle de Infecção Hospitalar do Hospital Albert Einstein.

Cristiane de Alencar Domingues
Coordenadora do Comitê de Trauma Brasileiro do Colégio Americano de Cirurgiões.

Denis Bernardi Bichuetti
Doutor em Ciências pela Universidade Federal de São Paulo (Unifesp). Membro Titular da Academia Brasileira de Neurologia. Professor Adjunto da Disciplina de Neurologia da Unifesp.

Denise Miyuki Kusahara
Enfermeira do Departamento de Enfermagem Pediátrica da Escola Paulista de Enfermagem da Universidade Federal de São Paulo (EPE/Unifesp). Especialista em Cuidados Intensivos Pediátricos. Mestre e Doutora em Ciências pela Unifesp.

Driely Christini Costa de Oliveira
Bacharel em Nutrição pela Universidade Federal de São Paulo (Unifesp). Pós-graduação no Programa de Residência Multiprofissional em Neurologia e Neurocirurgia na Área de Nutrição Clínica, pela Unifesp.

Eberval Gadelha Figueiredo
Neurocirurgião. Professor-associado da Disciplina de Neurocirurgia da Faculdade de Medicina da Universidade de São Paulo (FMUSP).

Elizabete Mitsue Pereira
Enfermeira. Supervisora Técnico-assistencial de Redes de Atenção à Saúde – Associação Paulista para o Desenvolvimento da Medicina (SPDM/PAIS). Mestre em Ciências pela Universidade Federal de São Paulo (Unifesp). Doutoranda em Gerenciamento em Enfermagem pela Universidade de São Paulo (USP).

Ellen Maria Pires Siqueira
Graduada em Enfermagem pela Universidade Federal de São Paulo. Especialização e Aprimoramento em Terapia Intensiva pelo Hospital das Clínicas da Faculdade de Medicina da Universidade de São Paulo (FMUSP). Mestre em Ciências da Saúde pela Universidade Federal de São Paulo. Doutoranda em Ciências da Saúde pelo Instituto de Ensino e Pesquisa (IEP) do Hospital Sírio-Libanês. Atualmente é Enfermeira Clínica da Unidade de Terapia Intensiva do Hospital Sírio-Libanês.

Fábio Veiga de Castro Sparapani
Professor Doutor do Departamento de Neurologia e Neurocirurgia da Escola Paulista de Medicina da Universidade Federal de São Paulo (EPM/Unifesp). Chefe do Grupo de Cirurgias de Nervos Periféricos da Disciplina de Neurocirurgia EPM/Unifesp.

Fernanda Sayuri Nagamatsu Nakao
Nutricionista Especialista em Neurologia e Neurocirurgia pela Universidade Federal de São Paulo (Unifesp).

Fernando Antônio Patriani Ferraz (in memoriam)
Médico. Professor-associado da Disciplina de Neurocirurgia da Escola Paulista de Medicina da Universidade Federal de São Paulo (EPM/Unifesp). Doutorado em Medicina pela Unifesp.

Gabriela Boschetti
Médica. Mestranda do Programa de Pós-graduação em Neurologia e Neurociências da Universidade Federal de São Paulo (Unifesp). *Fellowship* em Neuro-oncologia pela Unifesp. Residência Médica em Neurologia pelo Pontifícia Universidade Católica do Paraná (PUCPR).

Geana Paula Kurita
Pesquisadora Sênior no Hospital Nacional, Universidade de Copenhague, DK.

Hamilton Roberto Franco Cavalcante
Médico Neurocirurgião. Pós-graduando em Neurologia Experimental pela Escola Paulista de Medicina da Universidade Federal de São Paulo (EPM/Unifesp).

Heloisa Baccaro Rossetti
Fisioterapeuta. Coordenadora do Serviço de Fisioterapia do Hospital São Paulo da Universidade Federal de São Paulo (HSP-Unifesp). Mestre em Reabilitação pela Unifesp. Tutora do Programa de Residência Multiprofissional em Terapia Intensiva do HSP-Unifesp.

Henrique Ballalai Ferraz
Professor Adjunto Livre-docente da Disciplina de Neurologia da Escola Paulista de Medicina da Universidade Federal de São Paulo (Unifesp).

Ingrid Gabriele Iscaro
Enfermeira Assistencial da Unidade de Terapia Intensiva Neurológica do Hospital São Paulo da Universidade Federal de São Paulo (HSP-Unifesp). Especialista em Enfermagem em Neurologia e Neurocirurgia, modalidade Residência, pela Universidade Federal de São Paulo (Unifesp).

Ivan Hideyo Okamoto
Médico. Coordenador do Núcleo de Envelhecimento Cerebral (NUDEC) da Escola Paulista de Medicina da Universidade Federal de São Paulo (Unifesp). Doutor em Neurologia.

Janine Schirmer
Professora Titular do Departamento de Enfermagem em Saúde da Mulher da Escola Paulista de Enfermagem da Universidade Federal de São Paulo (EPE/Unifesp). Diretora da Escola Paulista de Enfermagem da EPE/Unifesp. Editora-chefe da Revista Acta Paulista de Enfermagem e Vice-Presidente do Conselho Gestor do Hospital Universitário da Unifesp. Doutorado em Enfermagem Materno-infantil pela Unifesp. Bolsista de Produtividade do Conselho Nacional de Desenvolvimento Científico e Tecnológico (CNPq).

João Luis Erbs Pessoa

Enfermeiro. Diretor Técnico da Central de Notificação, Captação e Distribuição de Órgãos do Estado de São Paulo. Doutor e Mestre em Enfermagem pela Escola Paulista de Enfermagem da Universidade Federal de São Paulo (EPE/Unifesp). Especialização em Captação, Doação e Transplante de Órgão e Tecidos no Instituto de Ensino e Pesquisa Albert Einstein. Membro Titular da Câmara Técnica Nacional de Transplante de Captação e Doação de Órgãos, Tecidos, Células e Partes do Corpo do Sistema Nacional de Transplante (SNT). Membro do Grupo de Estudo em Doação de Órgãos e Tecidos para Transplante (GEDOTT). Membro da Associação Brasileira de Transplante de Órgãos (ABTO).

Karin Zazo Ortiz

Fonoaudióloga, Especialista, Mestre e Doutora em Distúrbios da Comunicação Humana pela Universidade Federal de São Paulo (Unifesp). Pós-doutorado em Neurociências pela Unifesp. Professor-associado do Departamento de Fonoaudiologia da Unifesp e *Fellow* junto à University of Pittsburgh.

Kellen Paiva Fermon

Médica. Residência Médica em Neurologia no Hospital Geral de Fortaleza (2014). Residência Médica de Neuro-oncologia Clínica do Departamento de Neurologia e Neurocirurgia da Escola Paulista de Medicina da Universidade Federal de São Paulo (EPM/Unifesp). *Fellowship* em Neuro-oncologia pela Unifesp. Especialista em Neurologia pela Academia Brasileira de Neurologia (ABN).

Leonardo Christiaan Welling

Neurocirurgião. Pós-graduando da Disciplina de Neurocirurgia da Faculdade de Medicina da Universidade de São Paulo (FMUSP).

Leonice dos Santos

Enfermeira. Mestre em Saúde do Adulto pela Escola Paulista de Enfermagem da Universidade Federal de São Paulo (EPM/Unifesp). Coordenadora de Educação do Hospital Sírio-Libanês. Coordenadora de Ensino do Hospital Sírio-Libanês. Coordenadora do Programa de Residência de Enfermagem em Urgência e Emergência. Tutora do Programa de Residência Multiprofissional Gestão dos Serviços de Saúde e Redes de Atenção à Saúde e Residência Médica em Medicina Preventiva e Social Área de Concentração Administração em Saúde do Instituto de Ensino e Pesquisa (IEP) do Sírio-Libanês.

Lilia de Souza Nogueira

Professora Doutora do Departamento de Enfermagem Médico-cirúrgica da Escola de Enfermagem da Universidade de São Paulo (EEUSP).

Luci Correa

Infectologista. Mestre e Doutora pela Disciplina de Infectologia da Escola Paulista de Medicina da Universidade Federal de São Paulo (EPM/Unifesp).

Lucienne Dalla Bernardina

Enfermeira. Coordenadora da Área de Saúde da Pós-graduação das Faculdades Metropolitanas Unidas (FMU). Mestre em Enfermagem pela Escola Paulista de Enfermagem da Universidade Federal de São Paulo (EPE/Unifesp).

Magaly Cecília Franchini Reichert

Enfermeira pela Universidade Federal de São Paulo (Unifesp). Mestre em Ciências Básicas em Doenças Infecciosas e Parasitárias pela Escola Paulista de Medicina da Universidade Federal de São Paulo (EPM/Unifesp). Doutoranda em Enfermagem pela Escola Paulista de Enfermagem (EPE/Unifesp). Enfermeira do Departamento de Administração e Saúde Coletiva EPE/Unifesp.

Magda Aparecida dos Santos Silva

Doutora em Ciências pela Escola de Enfermagem da Universidade de São Paulo (EEUSP). Mestre em Enfermagem Saúde do Adulto pela EEUSP. Especialista em Cardiologia pelo Instituto do Coração (InCor) do Hospital das Clínicas da Faculdade de Medicina da Universidade de São Paulo (HC-FMUSP). Professora da Faculdade de Enfermagem da Santa Casa e da Universidade Paulista (UNIP).

Manoel Antonio de Paiva Neto
Professor de Neurocirurgia. Chefe do Setor de Neuro-oncologia na Escola Paulista de Medicina da Universidade Federal de São Paulo (Unifesp).

Manoel Jacobsen Teixeira
Neurocirurgião. Professor Titular da Disciplina de Neurocirurgia da Faculdade de Medicina da Universidade de São Paulo (FMUSP).

Marcia Cardoso Romano
Enfermeira. Gerente de Enfermagem das Unidades de Pesquisa e Saúde Suplementar do Hospital São Paulo (HSP). Especialista em Terapia Intensiva Adulto pela Escola de Enfermagem da Universidade de São Paulo (EEUSP). Especialista em Gerenciamento de Enfermagem pela Escola Paulista de Enfermagem da Universidade Federal de São Paulo (EPE-Unifesp).

Márcia Helena do Santo Abranches
Fisioterapeuta da Unidade de Neurocirurgia e Neurologia do Hospital São Paulo da Universidade Federal de São Paulo (HSP-Unifesp). Especialista em Fisioterapia Motora Hospitalar e Ambulatorial Aplicada à Neurologia pela Unifesp. Preceptora da Fisioterapia na Residência Multiprofissional em Neurologia e Neurocirurgia do HSP-Unifesp.

Maria Inês Rebelo Gonçalves
Fonoaudióloga. Professora Adjunta do Departamento de Fonoaudiologia da Universidade Federal de São Paulo (Unifesp). Doutorado em Distúrbios da Comunicação Humana: Campo Fonoaudiológico pela Unifesp. Pós-doutorado pela University of California, Davis, Estados Unidos da América. Chefe do Serviço Integrado de Fonoaudiologia do Hospital São Paulo (HSP). Coordenadora da Comissão de Exames da Residência Multiprofissional em Saúde da Unifesp. Vice-coordenadora do Curso de Fonoaudiologia da Unifesp. Vice-coordenadora da Câmara Técnica da Escola Paulista de Medicina da Universidade Federal de São Paulo (EPM/Unifesp). Vice-coordenadora dos Programas de Oncologia Pediátrica e de Saúde da Criança e do Adolescente da Residência Multiprofissional em Saúde da Unifesp. MBA em Gestão e Economia em Saúde pela Unifesp.

Maria Sumie Koizumi
Professora Titular (aposentada) do Departamento de Enfermagem Médico-cirúrgica da Escola de Enfermagem da Universidade de São Paulo (EEUSP). Bacharelado em Enfermagem pelo Centro de Ciências Biológicas da Pontifícia Universidade Católica de São Paulo (PUCSP). Licenciatura em Enfermagem pelo Centro de Educação da Pontifícia Universidade Católica de São Paulo (PUC-SP). Especialização em Enfermagem em Saúde Pública pela Faculdade de Saúde Pública da Universidade de São Paulo (FSPUSP). Mestre em Enfermagem pela Escola de Enfermagem da Universidade de São Paulo (EEUSP). Doutor em Saúde Pública – Área Epidemiologia pela Faculdade de Saúde Pública da Universidade de São Paulo (FSPUSP). Livre-docente em Enfermagem Médico-cirúrgica pela Escola de Enfermagem da Universidade de São Paulo (EEUSP).

Marina de Góes Salvetti
Doutora em Enfermagem. Professora Doutora do Departamento de Enfermagem Médico-cirúrgica da Escola de Enfermagem da Universidade de São Paulo (EEUSP).

Mariolga Teldeschi Lima
Neuropsicóloga do Setor de Interconsulta em Saúde Mental do Hospital São Paulo (HSP) – Departamento de Psiquiatria da Universidade Federal de São Paulo (Unifesp). Mestre em Psicologia da Saúde pela University of Michigan – EUA. Especialista em Psicologia Clínica: Teoria Psicanalítica pela Pontifícia Universidade Católica de São Paulo (PUC/SP). Especialista em Neuropsicologia pelo Conselho Federal de Psicologia (CFP).

Marlene Marques Potenza
Enfermeira do Departamento de Diagnóstico por Imagem do Hospital São Paulo da Universidade Federal de São Paulo (HSP-Unifesp). Especialista em Enfermagem Médico-cirúrgica, Área de Centro Cirúrgico, pelo Departamento de Enfermagem da Unifesp.

Milena Carlos Vidotto
Fisioterapeuta. Doutorado em Ciências pela Universidade Federal de São Paulo (Unifesp). Professora Adjunta do Curso de Fisioterapia da Unifesp. Professora no Programa de Pós-graduação Interdisciplinar em Ciências da Saúde e do Programa de Pós-graduação em Ciências do Movimento Humano e Reabilitação da Unifesp.

Miriam Salvadori Bittar Guaranha
Médica da Universidade de São Paulo (USP). Título de Especialista em Neurologia pela Academia Brasileira de Neurologia (AMB). Título de Especialista em Eletroencefalografia pela Associação Médica Brasileira (AMB). Doutora em Neurociências pela Universidade Federal de São Paulo (Unifesp). Atualmente é Coordenadora Clínica e de Pesquisa da Unidade de Pesquisa e Tratamento das Epilepsias (UNIPETE) da Unifesp. Neurofisiologista Clínica do Serviço de Eletroencefalograma (EEG) e Vídeo-EEG do Hospital Sírio-Libanês.

Mirto Nelso Prandini
Médico. Professor-associado da Disciplina de Neurocirurgia da Escola Paulista de Medicina da Universidade Federal de São Paulo (EPM/Unifesp). Doutorado em Neurocirurgia pela Unifesp.

Oreste Paulo Lanzoni
Mestre e Doutor em Neurocirurgia pela Universidade Federal de São Paulo (Unifesp).

Patrícia Stanich
Nutricionista, Doutora em Neurociências pela Universidade Federal de São Paulo (Unifesp).

Regina Marcia Cardoso de Souza
Professor Titular do Departamento de Enfermagem Médico-cirúrgica da Escola de Enfermagem da Universidade de São Paulo (EEUSP).

Rennan Martins Ribeiro
Especialista em Enfermagem em Neurologia e Neurocirurgia (Modalidade Residência) pela Universidade Federal de São Paulo (Unifesp). Especialista em Enfermagem em Terapia Intensiva pela Faculdade de Enfermagem do Hospital Albert Einstein (FEHIAE). Tutor de Enfermagem no Programa de Residência Multiprofissional em Neurologia e Neurocirurgia na Unifesp. Membro da American Association of Neuroscience Nurses (AANN) e Neurocritical Care Society (NCS). Professor-assistente no Curso de Graduação em Enfermagem na Universidade Anhanguera de São Paulo (UNIAN).

Rita Lacerda Aquarone
Enfermeira. Mestre em Enfermagem Saúde do Adulto pela Escola de Enfermagem da Universidade de São Paulo (EEUSP). Especialista em Neurologia do Adulto pelo Instituto Israelita de Ensino e Pesquisa Albert Einstein (IIEPAE). Especialista em Gerontologia e Geriatria e Enfermagem Clínica e Cirúrgica pela Escola Paulista de Enfermagem da Universidade Federal de São Paulo (EPE/Unifesp). Especialista em Administração Hospitalar pelo Centro Universitário São Camilo.

Roberta Arb Saba
Médica. Assistente do Setor de Transtornos do Movimento da Disciplina de Neurologia da Escola Paulista de Medicina da Universidade Federal de São Paulo (EPM/Unifesp). Médica Neurologista do Hospital do Servidor Público Estadual de São Paulo (HSPE-SP). Mestre em Neurologia.

Roberto Dias Batista Pereira
Doutorando em Neurologia pelo Departamento de Neurologia e Neurocirurgia da Escola Paulista de Medicina da Universidade Federal de São Paulo (EPM/Unifesp).

Roberto Gomes Nogueira
Médico. Professor Adjunto do Departamento de Diagnóstico por Imagem da Escola Paulista de Medicina da Universidade Federal de São Paulo (EPM/Unifesp). Doutorado em Radiologia Clínica pela Unifesp.

Samuel Damin Carr De Muzio

Graduação em Medicina pela Escola Paulista de Medicina da Universidade Federal de São Paulo (EPM/Unifesp). Residência Médica em Neurocirurgia pela EPM/Unifesp. Pós-graduação em Medicina Aeroespacial pela Universidade Estácio de Sá. Docente da Disciplina de Neuroanatomia do Centro Universitário de Adamantina (UniFAI). Coordenador do Programa de Residência Médica em Neurocirurgia do Hospital Municipal Prof. Dr. Alípio Correa Netto – Prefeitura de São Paulo.

Selma Montosa da Fonseca

Especialista em Oncologia pela Escola de Enfermagem da Universidade de São Paulo (EEUSP). Mestre em Saúde do Adulto e do Idoso pela EEUSP. Doutora em Ciências pela Universidade Federal de São Paulo (Unifesp).

Sibila Lilian Osis

Mestre em Enfermagem pela Escola Paulista de Enfermagem da Universidade Federal de São Paulo (EPE/Unifesp). Titulada pela Associação Brasileira de Enfermagem em Terapia Intensiva. Docente da Universidade do Estado do Amazonas. Enfermeira do Instituto de Enfermeiros em Terapia Intensiva do Amazonas.

Silvia Cristina Fürbringer e Silva

Graduação em Enfermagem pela Escola de Enfermagem da Universidade de São Paulo (EEUSP). Graduação em Licenciatura em Enfermagem pela Faculdade de Educação da Universidade de São Paulo (USP). Mestrado em Enfermagem pela EEUSP. Doutorado em Enfermagem pela EEUSP. Docente do Curso de Graduação em Enfermagem da Faculdade das Américas (FAM-SP) e Docente Convidada nos Cursos de Especialização em Enfermagem em UTI e Enfermagem em Urgência e Emergência da Universidade Monte Serrat (Unimonte) em Santos (SP).

Silvia Regina Secoli

Mestrado em Farmacologia pela Faculdade de Ciências Médicas da Universidade Estadual de Campinas (Unicamp). Doutorado em Enfermagem pela Universidade de São Paulo (USP). Pós-doutorado em Farmacoepidemiologia pelo Instituto Catalá de Farmacologia da Universitat Autonoma de Barcelona. Professora-associada do Departamento de Enfermagem Médico-Cirúrgica da Escola de Enfermagem da Universidade de São Paulo (EEUSP). Orientadora (Mestrado, Doutorado e Pós-Doutorado) do Programa de Pós-graduação em Enfermagem na Saúde do Adulto. É Professora Convidada do MBA em Economia e Avaliação de Tecnologias em Saúde da Faculdade de Educação em Ciências da Saúde do Hospital Alemão Oswaldo Cruz e Fundação Instituto de Pesquisas Econômicas.

Suzana Esteves de Nazaré

Enfermeira. Coordenadora das Unidades de Clínicas-cirúrgicas do Hospital São Paulo da Universidade Federal de São Paulo (HSP-Unifesp). Especialista em Enfermagem, modalidade Residência, Área de Concentração de Enfermagem em Neurocirurgia do Departamento de Enfermagem da Unifesp.

Dedicatória

*Aos meus pais, Décio e Nelika,
ao meu irmão, Ercole,
à minha cunhada, Ana, e
à minha querida sobrinha, Isabelle.*

Agradecimentos

Aos enfermeiros das unidades de Neurocirurgia, Neurologia, Terapia Intensiva e Pronto-socorro do Hospital São Paulo, da Universidade Federal de São Paulo, pela parceria de décadas no cuidado, no ensino e na pesquisa de pacientes com patologias do Sistema Nervoso.

Aos auxiliares e técnicos de Enfermagem, médicos neurologistas e neurocirurgiões, fisioterapeutas, nutricionistas, fonoaudiólogos e neuropsicólogos que participaram do verdadeiro sentido da equipe multiprofissional e do trabalho interdisciplinar.

À Profa. Dra. Maria Sumie Koizumi, Professora Titular da Escola de Enfermagem da Universidade de São Paulo, que, nos meus primeiros passos como enfermeira da Unidade de Terapia Intensiva, foi meu exemplo e minha mestra no conhecimento dos cuidados de Enfermagem ao paciente neurocrítico. Depois de anos, ela compartilhou comigo a honra e o prazer de ser a editora do livro, *Enfermagem em Neurociência – Fundamentos para a Prática Clínica.*

A todos os colaboradores deste livro, que dispensaram uma parte do seu precioso tempo, com o mesmo objetivo de colaborar na difusão do conhecimento, na melhoria do cuidado à beira leito dos pacientes com patologias neurológicas e neurocirúrgicas.

Aos alunos do curso de Graduação em Enfermagem, do curso de Especialização em Enfermagem Clínica e Cirúrgica, da Residência em Enfermagem em Neurocirurgia e da Residência Multiprofissional em Neurologia e Neurocirurgia, nos níveis de Mestrado e Doutorado, que sempre me estimularam a fazer do conhecimento científico o principal objetivo no cuidado humanizado ao paciente.

A Deus, por ter sempre me orientado no Caminho e por ter me permitido dar o melhor de mim, como profissional e como pessoa.

Apresentação

Como enfermeira e professora há mais de 30 anos, tenho sempre a necessidade de compartilhar, difundir e descobrir o conhecimento. Assim, escrevi este livro para que os alunos de graduação em Enfermagem e enfermeiros possam ter uma fonte de aprendizado e de atualização nos cuidados ao paciente com patologias neurológicas e neurocirúrgicas.

Este livro enfoca o cuidado ao paciente com disfunções do Sistema Nervoso, e foi escrito por enfermeiros e por uma equipe multiprofissional. O livro é organizado em 40 capítulos, distribuídos em 15 seções, com a abordagem do cuidado ao paciente hospitalizado. Apesar de a maioria dos capítulos enfocar o cuidado ao paciente adulto, há um capítulo sobre Neuropediatria.

Nos últimos anos, surgiram cada vez mais oportunidades para que o enfermeiro atue como especialista em unidades de acidente vascular cerebral, neurointensivismo, epilepsia, pacientes com doenças neurodegenerativas e interação hospitalar de Neurologia e Neurocirurgia. Com este livro, espero colaborar para suprir a necessidade do conhecimento dos enfermeiros, em um mercado cada vez mais carente de enfermeiros especialistas, bem como ajudar os pacientes que precisam do cuidado humanizado e diferenciado durante a internação hospitalar.

Solange Diccini

Prefácio

A Enfermagem especializada foi decorrência natural do aumento na complexidade do cuidar em Enfermagem. Conhecimentos e práticas clínicas fundamentadas em pesquisas e desenvolvidas em ambientes especializados, como unidades de terapia intensiva, urgências e emergências, traumas, dentre outras, alavancaram o surgimento e a evolução de diversas especialidades. No cuidar de pacientes com doenças ou problemas relacionados ao sistema nervoso não foi diferente.

A sua organização formal como especialidade é relativamente recente, datando de 1968, ou seja, há cerca de quatro décadas, por uma enfermeira americana. No ano seguinte, uma associação internacional foi fundada pela mesma enfermeira. Os dados dos marcos históricos podem ser vistos no Capítulo 1 deste livro.

É interessante pontuar que a presente especialidade nasceu de um grupo de enfermeiras americanas que atuavam em unidades neurocirúrgicas, daí a denominação "*American Association of Neurosurgical Nurses* – AANN". Como as enfermeiras que atuavam em unidades neurológicas estavam sempre presentes no grupo e em suas reuniões científicas, de forma natural, em 1984, o nome da entidade foi alterado para "Neuroscience Nurses", integrando todas as áreas de atuação desses enfermeiros em cuidados clínicos, cirúrgicos e traumas. Nada foi alterado no tocante às abordagens, conteúdos e condutas.

Portanto, quando enfocamos a Enfermagem em Neurociência ou a Enfermagem Neurológica e Neurocirúrgica, na sua denominação tradicional, os mesmos conceitos, definições, fundamentações e práticas clínicas estão em pauta, ou seja, o cuidado do paciente com doenças e problemas relacionados ao sistema nervoso.

Na Classificação Internacional de Doenças e Problemas Relacionados à Saúde (também conhecida como Classificação Internacional de Doenças – CID10), publicada pela Organização Mundial de Saúde (OMS), tanto as doenças do sistema nervoso como os problemas relacionados estão claramente especificados em 21 capítulos. As doenças do sistema nervoso estão no Capítulo VI e englobam tanto as agudas como as crônicas. Algumas doenças que afetam o sistema nervoso estão contidas em outros capítulos. Dentre elas, as doenças cerebrovasculares (Capítulo IX) e as neoplasias (Capítulo II).

Os traumas, em geral, constituem-se em importante problema de saúde. Eles são consequências de causas externas. No Capítulo XIX, eles são classificados por segmento corpóreo (cabeça, pescoço, tórax, abdome, e assim por diante), queimaduras, intoxicação e demais agravos que podem afetar o sistema nervoso. As causas externas, ou seja, o que ocasionou o trauma, encontram-se no Capítulo XX. Aquelas que podem atingir o sistema nervoso estão englobadas nos acidentes (de transporte e outras causas externas de lesões acidentais), nas lesões autoprovocadas, agressões e demais causas.

É importante pontuar que os temas que compõem este livro contemplam cabalmente as doenças e os agravos à saúde (CID-10) mais frequentes no cotidiano do cuidar em Enfermagem. Nesse sentido, constitui-se em referência primária e recurso seguro para a prática clínica do enfermeiro, bem como dos estudantes de Enfermagem e de outros profissionais da equipe de Saúde.

O livro *Enfermagem em Neurologia e Neurocirurgia* traz os conhecimentos consolidados e atualizados, bem como os fundamentos da prática atual em Enfermagem especializada. Certamente, avanços na atenção à saúde acarretarão novos conhecimentos e práticas. Poderão haver acréscimos, mudanças ou eliminações, e outros enfermeiros especializados estarão nessa frente para essas atualizações.

Pensando nesse dinamismo e no aperfeiçoamento da Enfermagem especializada no cuidar de pessoas com distúrbios ou agravos no sistema nervoso, vislumbramos a Enfermagem Neurológica e Neurocirúrgica, fundamentada em pesquisas e práticas cientificamente comprovadas, sempre atenta na otimização do cuidar.

Finalmente, que este livro possa também, contribuir como estímulo para os avanços e o aperfeiçoamento do cuidar em Enfermagem.

Profa. Dra. Maria Sumie Koizumi
São Paulo, maio de 2017.

Sumário

Seção 1
Introdução à Enfermagem em Neurociência 1

Capítulo 1 **Marcos Históricos e Evolutivos** 3
Maria Sumie Koizumi

Seção 2
Bases para o Levantamento de Dados do Paciente 9

Capítulo 2 **Exame Neurológico** 11
Solange Diccini
Leonice dos Santos

Capítulo 3 **Exame Neurológico do Paciente com Alteração da Consciência e Coma** 47
Solange Diccini
Maria Sumie Koizumi

Capítulo 4 **Morte Encefálica** 63
João Luis Erbs Pessoa
Janine Schirmer
Celina Maia Cretella
Bartira de Aguiar Roza

Capítulo 5 **Exames Neurodiagnósticos** 69
Roberto Gomes Nogueira
Marlene Marques Potenza
Solange Diccini

Seção 3
Hipertensão Intracraniana 87

Capítulo 6 **Hipertensão Intracraniana** 89
Solange Diccini
Maria Sumie Koizumi
Ana Paula Resque Senna Xavier de Lima

Capítulo 7 Monitorização Neurológica 105
Solange Diccini
Ana Paula Resque
Rennan Martins Ribeiro

Capítulo 8 Intervenções de Enfermagem na Hipertensão Intracraniana e na
Monitorização Neurológica 123
Solange Diccini
Silvia Cristina Fürbringer e Silva
Maria Sumie Koizumi
Rennan Martins Ribeiro

Seção 4
Tratamento Neurocirúrgico — 135

Capítulo 9 Acessos Neurocirúrgicos 137
Manoel Jacobsen Teixeira
Leonardo Christiaan Welling
Eberval Gadelha Figueiredo

Capítulo 10 Intervenções de Enfermagem no Paciente Submetido ao Tratamento
Neurocirúrgico 145
Solange Diccini
Marcia Cardoso Romano
Ellen Maria Pires Siqueira

Seção 5
Neurotrauma — 163

Capítulo 11 Traumatismo Craniencefálico e Intervenções de Enfermagem 165
Regina Marcia Cardoso de Sousa
Cristiane de Alencar Domingues
Lilia de Souza Nogueira

Capítulo 12 Traumatismo Raquimedular e Intervenções de Enfermagem 179
Ana Cristina Mancussi e Faro
Carla Roberta Monteiro
Rita Lacerda Aquarone

Capítulo 13 Traumatismo dos Nervos Periféricos 191
Fábio Veiga de Castro Sparapani

Seção 6
Tumores do Sistema Nervoso — 197

Capítulo 14 Tumores Encefálicos 199
Oreste Paulo Lanzoni
Fernando Antônio Patriani Ferraz[†]

Capítulo 15 Tumores Raquimedulares 211
Manoel Antonio de Paiva Neto

Capítulo 16 Intervenções de Enfermagem nos Tumores Encefálicos e Raquimedulares 217
Ingrid Gabriele Iscaro
Solange Diccini

Capítulo 17 Neuro-Oncologia 227
Gabriela Boschetti
Kellen Paiva Fermon
Adrialdo José Santos

Capítulo 18 Intervenções de Enfermagem em Neuroncologia 237
Selma Montosa da Fonseca

Seção 7
Doenças Cerebrovasculares — 243

Capítulo 19 Acidente Vascular Encefálico Isquêmico 245
Denis Bernardi Bichuetti

Capítulo 20 Intervenções de Enfermagem no Acidente Vascular Encefálico Isquêmico 253
Silvia Cristina Fürbringer e Silva

Capítulo 21 Hemorragia Subaracnóidea 261
Hamilton Roberto Franco Cavalcante
Mirto Nelso Prandini
Samuel Damin Carr De Muzio

Capítulo 22 Hemorragia Intraparenquimatosa 277
Samuel Damin Carr De Muzio

Capítulo 23 Intervenções de Enfermagem no Acidente Vascular Encefálico Hemorrágico 283
Solange Diccini
Suzana Esteves de Nazaré
Elizabete Mitsue Pereira
Sibila Lilian Osis

Seção 8
Epilepsia — 293

Capítulo 24 Epilepsia e Estado de Mal Epiléptico 295
Miriam Salvadori Bittar Guaranha

Capítulo 25 Intervenções de Enfermagem na Epilepsia e no Estado de Mal Epiléptico 317
Adriana Lara Moraes
Andrea Estevo

Seção 9
Infecções do Sistema Nervoso Central — 331

Capítulo 26 Infecções do Sistema Nervoso Central..........333
Carlos Alberto Pires Pereira
Luci Correa

Capítulo 27 Intervenções de Enfermagem nas Infecções do Sistema Nervoso Central..........345
Magaly Cecília Franchini Reichert
Claudia Vallone Silva

Seção 10
Doenças Neurodegenerativas — 353

Capítulo 28 Doenças Neurodegenerativas..........355
Henrique Ballalai Ferraz
Roberta Arb Saba
Ivan Hideyo Okamoto

Capítulo 29 Intervenções de Enfermagem nas Doenças Neurodegenerativas..........361
Rennan Martins Ribeiro

Seção 11
Doenças Neuromusculares — 367

Capítulo 30 Doenças Neuromusculares..........369
Acary Souza Bulle Oliveira
Beny Schmidt
Roberto Dias Batista Pereira

Capítulo 31 Intervenções de Enfermagem nas Doenças Neuromusculares..........387
Lucienne Dalla Bernardina
Rennan Martins Ribeiro

Seção 12
Dor — 397

Capítulo 32 Dor Aguda e Crônica: Avaliação e Controle..........399
Cibele Andrucioli de Mattos Pimenta
Geana Paula Kurita
Marina de Góes Salvetti
Magda Aparecida dos Santos Silva

Seção 13
Aspectos Farmacocinéticos e Farmacodinâmicos — 417

Capítulo 33 Interação Medicamentosa no Paciente Neurológico 419
Silvia Regina Secoli

Seção 14
Neuropediatria — 429

Capítulo 34 Enfermagem em Neuropediatria 431
Denise Miyuki Kusahara

Seção 15
Interfaces Multiprofissionais — 451

Capítulo 35 Abordagem Nutricional 453
Patrícia Stanich
Driely Christini Costa de Oliveira
Fernanda Sayuri Nagamatsu Nakao

Capítulo 36 Fisioterapia Respiratória 461
Heloisa Baccaro Rossetti
Milena Carlos Vidotto

Capítulo 37 Fisioterapia Motora 469
Márcia Helena do Santo Abranches

Capítulo 38 Distúrbios da Deglutição 489
Maria Inês Rebelo Gonçalves
Karin Zazo Ortiz

Capítulo 39 Distúrbios da Fala e da Linguagem 493
Karin Zazo Ortiz
Maria Inês Rebelo Gonçalves

Capítulo 40 Avaliação Neuropsicológica 501
Mariolga Teldeschi Lima

Índice Remissivo 507

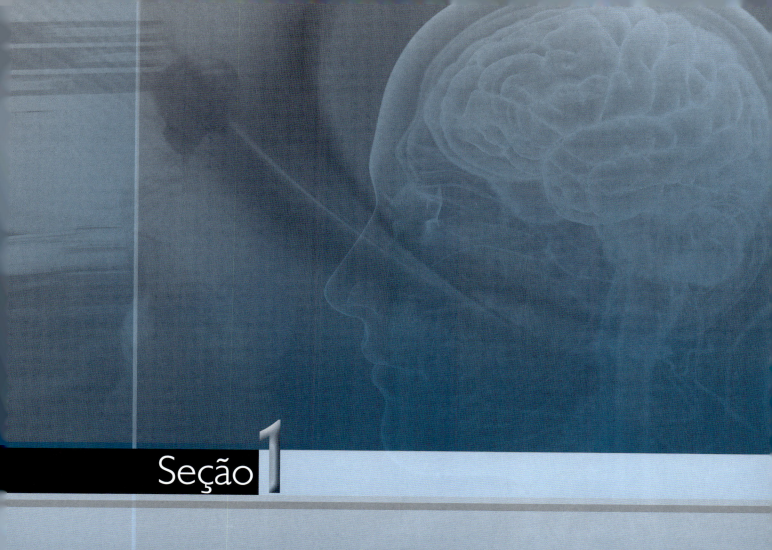

Seção 1

Introdução à Enfermagem em Neurociência

capítulo 1

Maria Sumie Koizumi

Marcos Históricos e Evolutivos

■ PRIMÓRDIOS

A exemplo do que ocorreu em muitas áreas da saúde, o desenvolvimento inicial da enfermagem relativa a pacientes com distúrbios do sistema nervoso foi espontâneo e pautado em necessidades presentes e percebidas pelos profissionais. Especificamente nessa área, os primeiros documentos mostram que os envolvimentos iniciais dos enfermeiros especificamente com pacientes neurológicos datam da segunda metade do século XIX.[1]

Os primórdios da história da evolução da enfermagem com pacientes neurológicos encontram-se bem documentados conforme descrito resumidamente a seguir.[1]

Em Londres, os primeiros contatos dos enfermeiros com a neurocirurgia foram no *National Hospital*. O treinamento para cuidar dos pacientes neurológicos era informal e consistia em orientações médicas; um curso organizado só foi ofertado em 1949. Em Paris, documentos mostram que os enfermeiros trabalharam no J. M. Charcot, no Salpetriere; onde o treinamento também era informal.

Nesse mesmo período, nos Estados Unidos, a enfermagem neurológica começou a emergir nos moldes de uma subespecialidade. Charles Karsner Mills (1845-1931) lecionou para enfermeiros temas relativos a cuidados com os pacientes neurológicos, no *Philadelphia General Hospital*.

No início do século XX (1900-1920), enfermarias para pacientes neurológicos foram criadas. O *New York Neurological Institute* foi pioneiro. Fundado em 1909, tinha como finalidade tratar de militares feridos ou doentes do sistema nervoso, provenientes da Primeira Guerra Mundial.

Em 1910, Amy Hilliard tornou-se a primeira superintendente de enfermeiros nesse instituto. Era enfermeira e tinha experiência no tratamento de pacientes com doenças mentais e do sistema nervoso. A ela é creditado o primeiro curso de pós-graduação nessa área, com duração de seis meses e emissão de diploma, cujo pré-requisito era que os enfermeiros fossem graduados em escola credenciada. As aulas eram ministradas por médicos. Nos primeiros dez anos de funcionamento, 140 enfermeiros foram formados.[1]

Os avanços dessa especialidade continuaram a crescer após a Segunda Guerra Mundial. Unidades especializadas para o cuidado e tratamento de pacientes com distúrbios de nervos periféricos, medula espinal e traumas cefálicos foram criadas na Europa e nos Estados Unidos.

Nos primeiros anos de 1960, saltos quantitativos e qualitativos são observados. Cursos de especialização em enfermagem para cuidados de pacientes neurológicos foram instituídos em todo o território dos Estados Unidos. O primeiro curso de mestrado em enfermagem neurológica e neurocirúrgica foi criado, em 1967, pela Escola de Enfermagem da Universidade da Califórnia de São Francisco. No ano seguinte, um curso similar foi instituído no *New York Medical College*. Nessa fase, os médicos continuavam ainda muito envolvidos no processo educativo dos enfermeiros. Muitos deles treinavam os enfermeiros para atuar em salas de cirurgia e os contratavam para esse trabalho.

■ A IMPORTÂNCIA DO CUIDADO INTENSIVO NA EVOLUÇÃO DA NEUROLOGIA E DA NEUROCIRURGIA

Alguns aspectos foram fundamentais no desenvolvimento da assistência de enfermagem em pacientes com distúrbios do sistema nervoso. A necessidade de cuidados intensivos e organização de unidades de terapia intensiva (UTI) foram altamente importantes.[1]

As necessidades de observação contínua e de cuidados em determinados pacientes influíram decisivamente na definição de locais adequados e de profissionais preparados para esses objetivos. Nesse sentido, Florence Nightingale foi pioneira e uma das primeiras profissionais de saúde a reconhecer a importância de se ter uma área isolada, no hospital, onde os pacientes críticos pudessem ser cuidados.

Tempos depois e como decorrência de mudanças na prática médica, anestesistas e cirurgiões concluíram haver necessidade de criar unidades pequenas que permitissem observação direta e contínua dos pacientes após cirurgia. Com esse enfoque, foram criadas as salas de recuperação pós-anestésica, e essas se tornaram as precursoras das unidades de terapia intensiva (UTI). Os enfermeiros, sempre presentes, tiveram papel fundamental na organização e qualificação do cuidar nessas unidades.

A evolução das UTIs, nos Estados Unidos, encontra-se bem documentada.[1] A primeira UTI foi aberta no Hospital John Hopkins, em 1923. Havia três leitos para o cuidado intensivo de pacientes em pós-operatório de neurocirurgia. Outras UTIs foram sendo organizadas nessa mesma época. Fundamentalmente, o escopo era concentrar os pacientes críticos numa área com médicos e enfermeiros treinados para cuidar deles, sob coordenação dos primeiros. Mais adiante, os efeitos da Segunda Guerra Mundial estimularam a evolução das UTIs e o conceito de tratamento do choque.

As UTIs especializadas, por sua vez, começaram a ser organizadas como decorrência dos avanços da cirurgia cardíaca, durante a década de 1950. Na década seguinte, surgiram as unidades coronarianas. Em menor escala e iniciando em 1975, as UTIs de pacientes neurológicos foram sendo instaladas, espalhando-se por todo o território norte-americano.[1]

■ AS BASES DA ENFERMAGEM EM NEUROCIÊNCIA

A especialização em Enfermagem caracteriza-se por ter um foco centrado em um aspecto particular do todo abrangido pela ciência da Enfermagem, sendo este as diferentes respostas humanas ao processo saúde-doença.[2,3]

À medida que a especialidade se desenvolveu, a base de conhecimentos se solidificou e as especificidades tornaram-se mais claras e definidas. Cabe salientar que, fundamentalmente, a prática da enfermagem em neurociência requer conhecimentos, competências e habilidades em enfermagem geral, ou seja, sólida fundamentação do CUIDAR em enfermagem.[2,3]

Por outro lado, sob o ponto de vista da especificidade, verifica-se que não há área na enfermagem em que o enfermeiro possa ser mais generalista e, ao mesmo tempo, altamente especialista do que na enfermagem em neurociência.

É generalista, se vista sob a ótica de que as disfunções do sistema nervoso que afetam o indivíduo, de forma global, estão presentes em inúmeras situações e o enfermeiro deve estar apto a compreender e atuar, de maneira ampla, nos indivíduos que as apresentam. Por exemplo, cuidar de um indivíduo que apresenta diminuição no nível de consciência. Trata-se de fenômeno relativamente frequente no cotidiano da internação hospitalar e pode ocorrer em diferentes circunstâncias, seja de doença ou mesmo de tratamento.[4]

É, também, especializada, pois exige do enfermeiro conhecimento específico que o habilite no diagnóstico e manejo dos indivíduos com distúrbios do sistema nervoso. Exemplificando: o fenômeno diminuição do nível de consciência pode ter sido consequência de um distúrbio cérebro-vascular agudo ou algo associado a um episódio de trauma craneoencefálico. Um e outro exigem diagnóstico preciso do tipo de disfunção e definem as diferentes formas de intervenção da enfermagem.[4]

De modo geral, o saber que norteia a atuação do enfermeiro relaciona-se às disfunções da consciência, cognição, comunicação, movimentação, sensibilidade, sexualidade, eliminação e necessidades de auto-cuidado e relacionamento interpessoal. Assim sendo, para compreender e atuar nas respostas humanas aos problemas de saúde (disfunções) do sistema nervoso, o enfermeiro precisa ter conhecimentos e habilidades altamente especializados.[2,4]

■ ESTRUTURA ORGANIZACIONAL DA ESPECIALIDADE

Com as características de uma nova especialidade de enfermagem em desenvolvimento, enfermeiros dessa área começaram, também, a se preocupar com as estruturas organizacionais e diretrizes para o especialista.

O movimento de criação de uma associação em enfermagem neurocirúrgica foi liderado por uma enfermeira americana, Agnes M. Marshall, sua fundadora e membro honorário.

A Enfermagem em Neurociência foi formalmente reconhecida como uma especialidade, em 1968, com a fundação da "*American Association of Neurosurgical Nurses* (AANN)", filiada à "*American Association of Neurological Surgeons*". O objetivo dessa organização foi e ainda é promover o interesse, a educação continuada e um alto padrão de exercício na especialidade Enfermagem em Neurociência.[5]

Cabe aqui um parêntese sobre a mudança na denominação da especialidade – Enfermagem Neurológica e Neurocirúrgica, para Enfermagem em Neurociência. Desde sua formação, a AANN congregou enfermeiros interessados ou atuando no cuidado de pacientes tanto cirúrgicos quanto clínicos. Como parte do contexto de tratamento médico, o paciente pode ter em curso procedimentos neurocirúrgicos ou tratamentos clínicos. A enfermagem, por sua vez, sempre teve, como foco primário, o CUIDAR do ser humano com disfunções do sistema nervoso. Assim, foi natural que, tendo como base as neurociências, a AANN tenha organizado uma disciplina específica – a Enfermagem em Neurociência, a qual agrega a totalidade desses pacientes, estejam estes em tratamento neurocirúrgico ou neuroclínico.

Em 1984, reavaliando essa linha de raciocínio, o nome da entidade foi alterado para *American Association of Neuroscience Nurses* (AANN) e a sigla mantida.[5]

A produção do conhecimento e sua disseminação também foram pensadas pela AANN. Em outubro de 1969, o primeiro número do *Journal of Neurosurgical Nursing* foi publicado. A denominação atual é *Journal of Neuroscience Nursing*. Está indexada no *Index Medicus, Cumulative Index to Nursing and Allied Health Literature, International Nursing Index* e *RNdex Top 100* e tem circulação internacional.[5]

Qualificar os enfermeiros com título de especialista estava entre as metas em longo prazo. Em 1978, a AANN criou o exame de certificação do profissional e credenciamento do especialista, designado "*Certified Neuroscience Registered Nurse* – CNRN".[1,6] Frequentemente, há uma reavaliação do conteúdo do exame de certificação. A primeira avaliação foi feita em 1987 e repetida em 1992, 1997 e 2001. Além do credenciamento, recredenciamentos periódicos do especialista foram previstos e também encontram-se regulamentados.[5,6]

Como parte da educação continuada, a AANN promove encontros anuais, com calendário fixado em meados do primeiro semestre, e um seminário com tema específico, também anual, que ocorre no segundo semestre. A participação nesses eventos é uma das estratégias de atualização e adiciona pontos para o recredenciamento do especialista.

A fundação de uma associação internacional ocorreu logo após a fundação da AANN. Em 1969, liderada pela mesma enfermeira americana, Agnes M. Marshall, ex-presidente e atualmente membro honorário, a *World Federation of Neurosurgical Nurses* (WFNN) foi fundada. Posteriormente, seu nome também foi alterado para *World Federation of Neuroscience Nurses* (WFNN). Essa organização possui três objetivos: melhoria do cuidado aos pacientes na especialidade, intercâmbio e disseminação de conhecimentos e ideias entre os enfermeiros de neurociência e promoção da pesquisa clínica em enfermagem.[7]

Inicialmente, a WFNN era uma organização com representação de cinco países. Atualmente, há 15 organizações membros representando, aproximadamente, 5.000 enfermeiros provenientes dos seis continentes. Há também membros participantes individuais. O Congresso da WFNN realiza-se quadrienalmente.[7]

■ A ENFERMAGEM EM NEUROCIÊNCIA NO BRASIL

No Brasil, os enfermeiros evoluíram de forma diferente, atuando fundamentalmente em três grandes áreas: assistência hospitalar, saúde pública e educação.

Com relação aos pacientes neurológicos, alguns aspectos evolutivos merecem ser pontuados. Tradicionalmente, esses pacientes são frequentemente assistidos em unidades de internação de hospital geral. As unidades especializadas, clínicas neurológicas ou neurocirúrgicas, são mais comuns quando formuladas como campo clínico de Faculdades de Medicina. Enquanto unidades especializadas, elas evoluíram também com áreas para tratamento intensivo, inicialmente organizado como Unidades de Recuperação Neurocirúrgica. Com o aumento dos pacientes de trauma, surgiram também as unidades intensivas especializadas em neurotrauma, trauma craneoencefálico (TCE) e trauma raquimedular (TRM). Como esperado, a atuação dos enfermeiros nessas áreas também se tornou frequente, embora, tradicionalmente, na enfermagem brasileira, a educação formal esteja voltada para o enfermeiro generalista.

Nos cursos de graduação em enfermagem, a assistência ao paciente neurológico é abordada no contexto das disciplinas Enfermagem Médico-Cirúrgica ou Saúde do Adulto. Geralmente, o preparo específico para o CUIDAR de pacientes com distúrbios do sistema nervoso ocorre mais fortemente durante o treinamento em serviços de educação continuada, no próprio local de trabalho. Preparos formais, estruturados por universidades, embora mais escassos, foram introduzidos na década de 1980, com o advento dos cursos de especialização. Nessa modalidade, o conteúdo referente a pacientes neurológicos foi incluído como unidades especiais. Exemplo dessa inserção pode ser constatado nos cursos de Enfermagem em Terapia Intensiva da Escola de Enfermagem da Universidade de São Paulo (USP), em vigência a cada dois anos.

É também dessa época uma outra modalidade de especialização. Os cursos de especialização na modalidade aprimoramento foram introduzidos pela Divisão de Enfermagem do Hospital das Clínicas da FMUSP, a partir de 1983. O de Enfermagem Neurológica, Neurocirúrgica e em Neurotrauma tem duração de um ano, oferece duas vagas anuais e remuneração com bolsa da Fundação do Desenvolvimento Administrativo (Fundap). No Departamento de Enfermagem da Universidade Federal de São Paulo (Unifesp), atualmente Escola Paulista de Enfermagem, a especialização na modalidade residência em Enfermagem Neurocirúrgica foi introduzida na década de 1990, com um programa de duração de dois anos, com duas vagas anuais, com bolsa oferecida pelo Hospital São Paulo. Os dois cursos são reconhecidos pelo MEC. Atualmente a Unifesp, a partir do Programa de Residência Multiprofissional em Neurologia e Neurocirurgia, oferece duas vagas para enfermeiros. Pelo Brasil, outros programas de residência em enfermagem ou multiprofissional estão oferecendo vagas para enfermeiros nas áreas de neurologia e neurocirurgia.

Movimentos organizados para formulação de distintas sociedades de especialistas em enfermagem, no nosso meio, datam do final da década de 1980. Sua formalização aconteceu mais naturalmente nas áreas em que esse caminho já se encontrava delineado e em desenvolvimento como especialidade. Exemplos disso podem ser constatados na Enfermagem em Terapia Intensiva, Centro Cirúrgico, Cardiologia, Nefrologia, entre outros. Outras áreas, como os de enfermeiros interessados no aprimoramento do cuidar em Enfermagem em Neurociência, continuaram como iniciativas particulares ou de pequenos grupos com afinidades, em geral motivadas pela necessidade do campo de atuação (assistência ou educação) ou pela pesquisa.

A título de documentação, alguns dados históricos são apresentados com o intuito de recuperar fatos que pontuam envolvimentos, embora isolados, de participação em organismos da especialidade, particularmente em nível internacional.

O primeiro contato formal com a entidade organizada, agregando um grupo de cerca de duas dezenas de enfermeiros dos Estados Unidos e da Europa, incluindo o Presidente J. G. W. Hooning van Duyvenboch, ocorreu em junho de 1977, em São Paulo, por ocasião do "2nd. *International Congress of the* WFNN". O Congresso contou com o apoio e a promoção da Associação Brasileira de Enfermagem – seção de São Paulo. Nesse evento, um único trabalho foi apresentado por enfermeiros brasileiros. Foi uma comunicação oral da pesquisa intitulada *Study of conciousness level alterations and respiratory problems of neurosurgical patients*, de autoria de Koizumi, MS. Infelizmente, Anais do Congresso não foram produzidos, e essa pesquisa não foi publicada em nenhum periódico. Vale mencionar que essa pesquisa foi uma continuidade da dissertação de mestrado, intitulada *Avaliação do nível de consciência em pacientes com traumatismo craneoencefálico*, defendida em fevereiro desse mesmo ano, na Escola de Enfermagem da USP.

A partir daí, contatos com a Associação Americana (AANN), por ser mais estruturada, foram mantidos, de forma individual, porém sem muita regularidade. O maior acompanhamento se deu sempre por meio da assinatura anual da Revista da Associação. Somente em meados da década de 1980 e, mais fortemente, na década de 1990, intercâmbios regulares foram mantidos com os líderes da Enfermagem em Neurociência, principalmente dos Estados Unidos, do Canadá e da Grã-Bretanha. Eles foram impulsionados principalmente pelo curso de pós-graduação, em nível de mestrado e doutorado da Escola de Enfermagem da USP, e pode contar com apoios de agências de pesquisa.

No Brasil, a denominação Enfermagem em Neurociência, ao abordar a assistência de enfermagem aos pacientes com distúrbios do sistema nervoso, vinha sendo utilizada, em cursos de graduação e de especialização, até mesmo para contextualizar os avanços dessa área em nível internacional. Mas sua utilização formal só ocorreu em 1988, também na Escola de Enfermagem da USP, ao ser criada, na pós-graduação, a disciplina nomeada Enfermagem em Neurociência.[8]

■ O FUTURO DA ENFERMAGEM EM NEUROCIÊNCIA

O século XX se encerrou com a década do cérebro. Mudanças revolucionárias ocorreram nas neurociências e no manuseio de pacientes com problemas de saúde relacionados ao sistema nervoso. Conhecimentos na área de neurociências básicas, em nível molecular e genético, geraram notáveis avanços na tecnologia médica e, combinados com os da informática, melhoraram significativamente o diagnóstico, o tratamento e o manuseio dos pacientes neurológicos. Essa revolução nos cuidados à saúde tem forçado uma reavaliação nos aspectos qualidade, eficiência, efetividade, custos e ética. A revisão de padrões e tradições tornou-se imperativa. A prática baseada em evidências e o melhor cuidado têm sido apontados como requisitos no sistema de saúde do século XXI. Do enfermeiro de neurociência espera-se que seja um parceiro na liberação de cuidados contínuos para a saúde, extrapolando os limites do CUIDAR do paciente.

Revisão e avanços são esperados no contexto das atividades da enfermagem em neurociência por meio da educação, da assistência e da pesquisa. Conteúdos endereçados ao cuidado de pacientes com disfunções do sistema nervoso devem ser retomados no ensino da graduação e da pós-graduação, bem como o incremento da educação continuada nessa área. Consequentemente, ter-se-ão enfermeiros mais bem preparados para assistência, com bases sólidas em enfermagem em neurociência e nos recentes avanços científicos e tecnológicos. No entanto, é preciso estar atento para que os focos sempre crescentes na tecnologia e nos avanços das neurociências não os afastem do seu enfoque primário que é o CUIDAR do ser humano.

Mudanças ocorreram ao longo de períodos relativamente extensos. A literatura analisada de 1887 a 1992 revela mudanças na autoria e no estilo literário, assim como mudanças nas funções do enfermeiro, de uma assistência quase totalmente dependente para outra de alto grau de independência.[3]

Mas a produção de conhecimentos específicos ainda continua pequena. Um estudo analítico das tendências das pesquisas em enfermagem em neurociência, entre 1960 e 1988, mostrou que, nesse período, quantitativamente, houve incremento nos estudos conduzidos e publicados por enfermeiros. Também houve aumento daqueles cujo autor principal é mais titulado. A direção dos temas de pesquisa mudou de foco: do cuidado aos pacientes crônicos e reabilitação para o cuidado aos críticos. Embora a violência e o subsequente trauma estivessem em curva ascendente, observou-se ausência de pesquisas acerca de prevenção em trauma craneoencefálico e de medula espinal. A abordagem – pesquisa então teoria – foi a mais usada para o desenvolvimento do corpo de conhecimentos, indicando que as pesquisas são usadas para a solução de problemas. Os métodos adotados tornaram-se mais complexos, ao longo do período em análise, sinalizando evolução positiva.[9]

É possível que, neste terceiro milênio, as pesquisas com base na prática fundamentada em evidências avancem e mais pesquisas enfocadas nos problemas neurológicos passem a ser conduzidas por enfermeiros preparados para desenvolvê-las independentemente ou como participantes de equipes de pesquisas. Sobretudo, é preciso ter em mente que a atenção em saúde tem como meta a saúde integral, e tende a desenvolver-se no contexto da interdisciplinaridade e de equipes multiprofissionais.

■ REFERÊNCIAS BIBLIOGRÁFICAS

1. Hartshorn JC. Aspects of the historical development of Neuroscience Nursing. J Neurosci Nurs. 1986;18(1):45-8.
2. Hickey JV, Minton MS. Neuroscience nursing practice in a new millennium. Nurs Clin North Am. 1999;34(3):541-55.

3. Strength D. Historical development and correlation of neuroscience literature and nursing practice: 1887-1992. J Neurosci Nurs. 1993;25(3):141-6.
4. The standards committee. The AANN conceptual framework. J Neurosurgical Nurs. 1984;16(2):117-20.
5. AANN – American Association of Neuroscience Nurses. [Internet] [Acesso em 2016 sept 07]. Disponível em: http://www.aann.org
6. Blissit PA, Roberts S, Hinkle JL, Kopp EM. Defining neuroscience nursing practice: the 2001 role delineation study. J Neurosci Nurs. 2003;35(1):8-15.
7. WFNN – World Federation of Neuroscience Nurses. [Internet] [Acesso em 2016 sept 07]. Disponível em: http://www.wfnn.nu/members.htm
8. Zanei SV. Enfermeiros especializados em neurociência: uma necessidade? Rev Esc Enf USP. 1994;28(2):191-8.
9. Dilorio C. An analysis of trends in neuroscience nursing research: 1960-1988. J Neurosci Nurs. 1990;22(3):139-46.

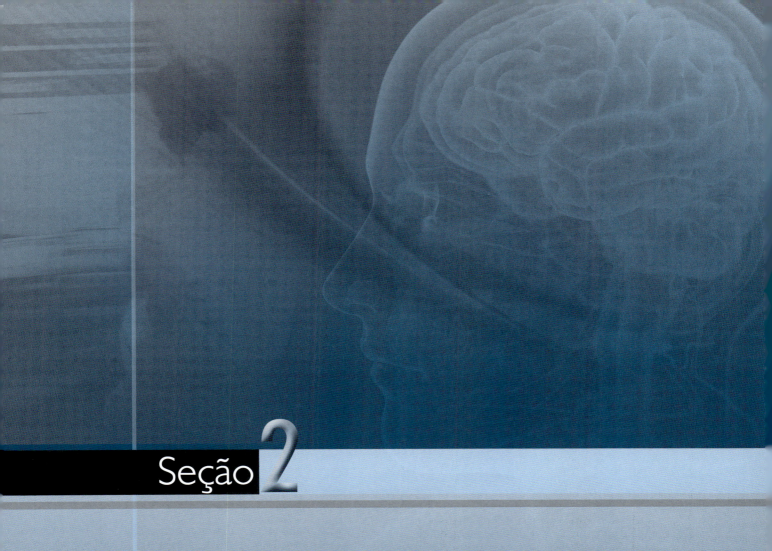

SEÇÃO 2

Bases para o Levantamento de Dados do Paciente

capítulo 2

Solange Diccini
Leonice dos Santos

Exame Neurológico

■ INTRODUÇÃO

A propedêutica neurológica é acessível aos diversos profissionais da saúde, porém, em razão de sua complexidade e falta de treinamento, sua aplicação tem pouca aderência, principalmente pelos enfermeiros. Acreditamos que isso aconteça em razão da não correlação dos dados da anamnese, do exame neurológico e do exame físico geral do paciente, com os conhecimentos de neuroanatomia, neurofisiologia, bem como dos resultados dos exames neurodiagnósticos.

Para o médico, a propedêutica neurológica tem como objetivos a elaboração de hipóteses diagnósticas, confirmação do diagnóstico e evolução do tratamento. Para o enfermeiro, tem os seguintes objetivos: estabelecer o exame neurológico de admissão do paciente, identificar alterações do sistema nervoso, determinar os efeitos das disfunções do sistema nervoso sobre as atividades de vida diária, determinar as intervenções de enfermagem baseadas nas disfunções do sistema nervoso, comparar os resultados das intervenções de enfermagem baseadas na melhora ou piora do exame neurológico admissional e detectar situações de risco de vida.

As ações de enfermagem, para atender os cuidados básicos no processo saúde-doença, ocorrem de forma organizada e estruturada, sendo utilizado o método da sistematização da assistência de enfermagem (SAE), o que proporciona uma interação do enfermeiro com o paciente, a família e a equipe multiprofissional.

As doenças neurológicas e suas sequelas provocam alterações cognitivas, emocionais, psíquicas, motoras, sensitivas e de coordenação motora. Essas alterações causam grande impacto e implicações negativas na independência funcional e na qualidade de vida do indivíduo. O objetivo deste capítulo é conduzir o enfermeiro na realização da propedêutica neurológica, de forma clara e direcionada às condições do paciente, visando proporcionar um cuidado de enfermagem adequado e com qualidade, minimizando complicações e sequelas neurológicas.

A partir do princípio que o paciente encontra-se acordado e responsivo, a propedêutica neurológica pode ser desenvolvida nas seguintes etapas: anamnese, exame do estado mental, exame da motricidade, exame da sensibilidade, exame do equilíbrio, exame da marcha, exame dos nervos intracranianos e exame dos reflexos medulares. Nos pacientes que apresentam alteração da consciência ou coma, o exame neurológico é desenvolvido utilizando cinco parâmetros específicos: avaliação da consciência propriamente dita, exame das pupilas, da motricidade ocular extrínseca, do padrão respiratório e do padrão de resposta motora.

■ ANAMNESE

A anamnese é a parte mais importante da sequência do exame neurológico, pois é o momento de interação do profissional com o paciente. Para o enfermeiro, a anamnese tem como objetivos coletar e armazenar dados sobre os sinais e sintomas neurológicos, os hábitos pessoais, o uso de medicamentos, os antecedentes patológicos e familiares, proporcionando uma assistência de enfermagem holística e individual.

Durante a obtenção da história da doença atual, o enfermeiro deve coletar as seguintes informações: descrição de algum evento que tenha precipitado a queixa atual; descrição das características dos sintomas; a gravidade e a duração dos sintomas e a descrição dos fatores que agravam ou aliviam os sintomas.

Para a realização do exame neurológico o enfermeiro depende da observação e da comunicação do paciente. Devem ser observadas as condições do meio ambiente do paciente, do seu comportamento emocional, físico e cognitivo. Em algumas situações é necessária a presença de algum membro da família ou de um amigo, que possa ajudar a responder às perguntas pelo paciente.

Após a realização da anamnese e do exame neurológico, o enfermeiro deve realizar o exame físico geral, completando a primeira etapa da sistematização da assistência de enfermagem (SAE).

AVALIAÇÃO DA CONSCIÊNCIA

A consciência é definida como a percepção do indivíduo com si mesmo e com o meio ambiente em que vive, caracterizada pela capacidade que este tem de abrir os olhos e permanecer acordado. Isso significa que ele responde a pergunta e/ou comandos de forma clara, objetiva e orientada.

De todos os parâmetros avaliados no exame neurológico o mais sensível é a presença de disfunção cerebral de causa estrutural ou metabólica. Na avaliação da consciência, são considerados dois componentes:

1. O **conteúdo da consciência**, que é conhecido como intelecto. É a somatória das funções cognitivas com as funções emocionais e psíquicas do indivíduo. Essas funções requerem informações complexas, que são elaboradas e controladas pelo córtex cerebral. A função cognitiva é composta de memória, raciocínio, concentração, interpretação das informações, humor, capacidade de aprendizagem e linguagem escrita e verbal.
2. O **nível de consciência**, que expressa o grau de alerta comportamental do indivíduo, a reação de despertar e o ciclo sono/vigília. É a capacidade de abrir os olhos e de despertar. Também pode ser denominado estado de alerta ou de vigília. O nível de consciência depende da interação entre o córtex cerebral e o sistema reticular ativador ascendente (SRAA). O sistema reticular ativador ascendente (SRAA) é o responsável pela regulação do nível de consciência. Esse sistema está localizado entre a região pontomesencefálica e o tálamo, de onde partem fibras difusamente para o córtex, de ambos os hemisférios cerebrais (Figura 2.1).

Avaliação do conteúdo da consciência

Para uma avaliação mais completa do conteúdo da consciência, é necessário que a capacidade cognitiva esteja preservada, pois a maior parte da sequência do exame neurológico necessita da cooperação do paciente.

Lesões no córtex cerebral podem determinar distúrbios específicos do conteúdo da consciência, como **afasia** (perda ou deterioração da linguagem), **agnosia** (dificuldade ou incapacidade de reconhecer objetos ou sons, na ausência de alterações ópticas, táteis ou auditivas), **apraxia** (alteração da atividade gestual; o paciente não consegue executar determinados atos de forma correta, como vestir uma roupa, pentear os cabelos, etc.), de memória, de atenção, etc.

No conteúdo da consciência são realizadas as seguintes avaliações: atenção e concentração, memória, estado afetivo ou emocional, linguagem, raciocínio e orientação.

Atenção e concentração

Atenção é a capacidade que o paciente tem de se manter atento sobre determinado estímulo sensitivo em detrimento de outros estímulos. Concentração é a manutenção da atenção por determinado tempo. O acompanhamento do dedo para frente e para trás é um dos testes realizados para avaliar a atenção e a concentração do paciente.

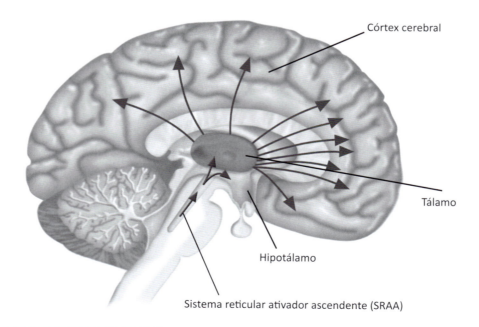

Figura 2.1 Sistema reticular ativador ascendente (SRAA) e as conexões com o tálamo e córtex cerebral.

Memória

A memória está ligada à capacidade de concentração e atenção, possibilitando o armazenamento de novas informações. É dividida em memória de curto prazo ou recente e memória de longo prazo ou tardia. As informações do meio externo (visuais e auditivas) são transmitidas ao córtex cerebral, passando para o sistema límbico, hipocampo e amígdalas. A fixação das informações no córtex cerebral depende da projeção que o hipocampo realiza até o córtex cerebral. Por exemplo, as informações visuais têm sua fixação principalmente no lobo occipital e no temporal, denominada de via óptica, as informações auditivas no lobo temporal e as táteis no lobo parietal.

Na memória de curto prazo o indivíduo guarda informações do dia a dia, durante segundos, minutos ou dias. Na memória tardia, são selecionados e armazenados eventos que ocorreram há dias ou anos, permanecendo registrados no córtex. E, assim que necessário, os fatos são reativados, como um arquivo. A perda de memória pode ser definida como **amnésia**, que pode ser transitória ou definitiva, dependendo da gravidade e extensão da lesão cerebral.

Para avaliação da memória recente, o enfermeiro deve dizer o nome de três objetos e, em seguida, pedir ao paciente que repita. Esse teste avalia tanto a memória imediata como a atenção e concentração. Outro teste pode ser realizado: o enfermeiro dirá uma sequência de palavras e, após 5 minutos, o paciente deve repetir o que foi dito.

Para avaliação da memória tardia é solicitado ao paciente que forneça o nome completo da mãe, o nome dos alimentos do almoço do dia anterior, acontecimentos da infância, fatos importantes familiares e históricos (data do nascimento do filho, bairro onde mora, local de nascimento, escolaridade, local de trabalho, nome de familiares, etc.).

Estado afetivo ou emocional

Observar as expressões corporais e faciais de humor; descrição verbal de afeto (família e amigos); estado emocional (depressão, apatia, ansiedade, hiperemotividade); reações de hostilidade (verbal e corporal) e comportamento suicida.

Linguagem

Os testes relacionados à comunicação verbal e ou escrita avaliam o hemisfério cerebral esquerdo, principalmente as funções cognitivas da linguagem e de integridade das áreas de Wernicke e Broca, como as áreas pré-motoras e motoras, a memória imediata, a coordenação e a motricidade. Devem ser realizados testes, nos quais o paciente nomeará objetos, obedecerá a ordens verbal e escrita, escreverá frases e reproduzirá um desenho geométrico, veja a seguir:

- Mostre uma caneta e um relógio e peça ao paciente que nomeie os objetos;
- Diga uma frase e peça ao paciente que a repita. Exemplo: "nem aqui, nem ali, nem lá";
- Peça ao paciente que obedeça à seguinte ordem: "pegue o papel com a mão direita, dobre-o no meio e coloque-o sobre a mesa";
- O enfermeiro escreve uma ordem no papel e solicita ao paciente que a leia e cumpra. Por exemplo: "feche os olhos";
- Dê um pedaço de papel em branco e peça ao paciente que escreva uma frase;
- O enfermeiro deve desenhar dois pentágonos interseccionados e pedir ao paciente que os copie.

Nas disfunções corticais podem ocorrer perdas ou distúrbios da linguagem. A incapacidade de nomear objetos é denominada **afasia**. A dificuldade em articular as palavras é denominada **disartria** e a incapacidade de identificar objetos, sons ou pessoas é denominada **agnosia**.

Raciocínio

O raciocínio é a capacidade de perceber, formular e chegar a uma conclusão. O raciocínio e atenção podem ser avaliados a partir dos testes de números em série, subtração sequencial e soletração de palavras.

No teste de números em série é solicitado ao paciente que conte de 1 a 10, que diga os números pares e depois os ímpares. No teste de subtração sequencial, o paciente deve subtrair 7 de 100 (100, 93, 86, 79, 72). No último teste, pede-se ao paciente que soletre a palavra "mundo" de modo invertido.

Outro teste é formular questões de solução de prolemas. Exemplo: "O que você faria se encontrasse uma carteira com dinheiro? O que você faria se sentisse cheiro de fumaça dentro da sua casa?".

Orientação

Orientação é a consciência do tempo, espaço e pessoa. Para avaliar a orientação, o enfermeiro pode realizar perguntas sobre a identificação pessoal, nome, profissão, escolaridade, data de aniversário, etc. Na avaliação temporal, o paciente pode ser questionado sobre a estação do ano, dia da semana, mês, um fato histórico importante e outros. Na avaliação espacial, pode ser questionado sobre o local onde o paciente está e o endereço da sua residência e/ou trabalho.

O paciente ainda pode ser solicitado a copiar desenhos (quadrado, cruz, cubo tridimensional); desenhar um mostrador de relógio ou descrição da sala; apontar para o próprio lado direito e esquerdo; demonstrar como colocar a blusa do pijama, usar a escova de dentes ou apagar um fósforo.

Exame do estado mental

Outra forma para avaliar a função cognitiva é a aplicação do miniexame do estado mental (MEEM) (Tabela 2.1). No caso de pacientes analfabetos, os itens em que há necessidade de leitura e escrita não devem ser realizados

Tabela 2.1 Miniexame do estado mental.

Nome do paciente: _____
Grau de escolaridade (em anos): _____
Data do exame: _____

1. Orientação temporal – 0 a 5 pontos • perguntar ao paciente	Dia da semana Dia do mês Mês Ano Hora aproximada
2. Orientação espacial – 0 a 5 pontos • perguntar ao paciente	Local onde está. Endereço ou como chegou ao local do exame. Andar Cidade Estado
3. Registro de dados – 0 a 3 pontos • dizer o nome de três objetos • pedir ao paciente que repita as três palavras	Nome de objetos: vaso, carro, caneta, etc.
4. Atenção e cálculo – 0 a 5 pontos • pedir ao paciente que retire 7 de 100 • parar após 5 resultados: 93,86,79,72,65	Subtrair 7 de 100.
5. Memória – 0 a 3 pontos • pedir ao paciente que repita o nome dos objetos do item registro de dados	Objetos: vaso, carro, caneta, etc.
6. Linguagem – 0 a 9 pontos • mostrar um objeto e perguntar o nome, • mostrar outro objeto e perguntar o nome (0 a 2 pontos)	Nomear um relógio de pulso e uma caneta.
• repetir uma frase depois de você, numa única tentativa (0 a 1 ponto)	Repetir: "nem aqui, nem ali, nem lá".
• obedecer a uma ordem (0 a 3 pontos) • mostrar uma folha de papel • pontuar cada etapa corretamente executada	Ordem: "pegue o papel com a sua mão direita, dobre ao meio e coloque no chão".
• ler e obedecer (0 a 1 ponto)	Ler e obedecer: "feche os olhos".
• escrever uma frase completa (0 a 1 ponto); deve conter um sujeito, um verbo e ter sentido • não é necessário estar gramaticalmente correta	Escrever uma frase.
• copiar um desenho (0 a 1 ponto) • copiar em papel branco dois pentágonos interseccionados, com cerca de 2,5 cm de lado, com os dez ângulos e a intersecção	

O objetivo do MEEM é avaliar orientação temporal, orientação espacial, atenção memória, cálculo, linguagem e habilidade de copiar um desenho. A sua pontuação máxima é de 30 pontos. A pontuação de 27 a 30 pontos é considerada normal, ou seja, sugere ausência de alterações do estado mental. Para pacientes com escolaridade de nível superior, com resultados iguais ou inferiores a 26 pontos, e para pacientes com escolaridade baixa, com resultados abaixo de 21 pontos, esses escores sugerem redução da capacidade mental, com necessidade de realização de mais testes neurológicos.

■ AVALIAÇÃO DO SISTEMA MOTOR

As vias motoras são compostas de neurônios motores superiores, sinapses no tronco encefálico ou na medula espinhal e neurônios motores inferiores. Os neurônios motores superiores estão localizados na área motora cortical e nos vários núcleos do tronco encefálico. Os neurônios motores superiores fazem sinapse a partir de seus axônios, com os núcleos motores dos pares de nervos cranianos (ao nível do tronco encefálico) e com os nervos periféricos (ao nível da medula espinhal). Na medula espinhal, os corpos celulares dos neurônios motores inferiores, chamados células do corno anterior, transmitem impulsos pelos seus axônios, para as raízes anteriores e para os nervos espinais até os nervos periféricos, terminando na junção neuromuscular.

A **motricidade** é definida como a capacidade de contração e relaxamento do músculo esquelético e é controlada por fibras do sistema piramidal, extrapiramidal e cerebelar.

O sistema piramidal é responsável pela motricidade voluntária e integra os movimentos que exigem habilidade, movimentos delicados ou complicados, e é composto do trato corticoespinhal (ou piramidal). As fibras dos neurônios desse trato originam-se no giro pré-central (córtex motor primário), no córtex frontal pré-motor, no giro pós-central e no córtex parietal. As fibras do trato corticoespinhal passam pela cápsula interna, pelo pedúnculo mesencefálico, pela base da ponte até a parte inferior do bulbo, região denominada decussação das pirâmides. Cerca de 75% a 90% das fibras cruzam para o lado oposto e continuam pelo trato corticoespinhal lateral na medula espinhal (Figura 2.2). As fibras que não decussam continuam pelo trato corticoespinhal anterior e pelo trato corticoespinhal lateral ipsilateral. Os tratos corticobulbares fazem sinapse no tronco cerebral com os núcleos motores dos pares dos nervos cranianos. Quando há lesão do trato corticoespinhal acima da decussação das pirâmides, o comprometimento motor ocorre do lado oposto (contralateral). Por exemplo, se a lesão ocorre na área motora cortical à esquerda, o paciente apresenta diminuição ou ausência da força no hemicorpo à direita. Porém, quando a lesão ocorre abaixo da decussação das pirâmides, a alteração da força motora ocorre no mesmo lado do corpo (ipsilateral). Por exemplo, se a lesão ocorre na via motora à esquerda, abaixo da decussação das pirâmides, o paciente

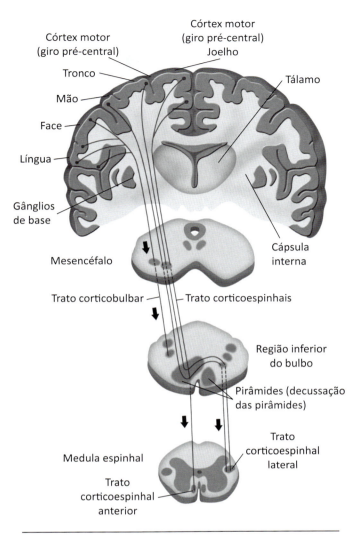

Figura 2.2 Trato corticoespinhal (trato piramidal).

apresenta diminuição ou ausência da força no hemicorpo à esquerda.

O sistema extrapiramidal é responsável pela manutenção do tono muscular e pelo controle dos movimentos corporais, principalmente a deambulação, sendo composto de gânglios da base. Esse sistema é formado por complexas vias motoras entre o córtex, os gânglios da base, o tronco cerebral e a medula espinhal. A lesão no sistema extrapiramidal não causa ausência de força motora, mas leva a um aumento no tono muscular, alterações na postura e na marcha, lentidão ou abolição dos movimentos espontâneos e automáticos, como também diversos movimentos involuntários.

O sistema cerebelar é responsável pela movimentação automática, involuntária e por correções dos movimentos voluntários. Essa função proporciona um movimento mais preciso e coordenado, favorecendo a automaticidade dos membros superiores durante a deambulação. A lesão no sistema cerebelar conduz a alterações na coordenação, na marcha, no equilíbrio, como também reduz o tono muscular.

A avaliação motora é realizada com o propósito de identificar o grau de incapacidade e/ou de dependência do paciente em realizar um movimento ou de movimentar-se. Esse exame fornece subsídios para intervenções de enfermagem para a realização de atividades de vida diária, como tomar banho, alimentar-se, vestir-se, andar, etc.

Durante a avaliação do sistema motor são observados a postura do corpo, tipos de movimento (voluntários ou involuntários) e as características da musculatura (volume, força e tônus). Uma informação importante é o conhecimento do lado funcional dominante do indivíduo, devido à predominância de força e habilidade motora. Dessa forma, durante a avaliação, o membro dominante apresenta maior coordenação e força, com mais facilidade na realização dos movimentos.

A avaliação do sistema motor inicia-se pela anamnese, em que se deve levar em consideração as queixas de dificuldades para a realização de movimentos, fraqueza muscular, atrofia ou atonia muscular. O exame deve ser realizado de forma comparativa e sistematizada, numa sequência craniocaudal (pescoço, membros superiores, tronco e membros inferiores). A avaliação dos membros superiores e inferiores deve ser realizada da porção proximal para a distal. A simetria de cada músculo ou de grupos musculares deve ser observada, bem como o tamanho, o tônus e a força muscular.

Movimentos involuntários, como tremores (movimentos involuntários em que a contração alternada de músculos agonistas e antagonistas ocasiona oscilação rítmica de determinado segmento do corpo), coreia (movimentos rápidos, irregulares, hipercinéticos e imprevisíveis que podem acontecer em diversas partes do corpo), tiques (movimentos bruscos, de curta duração, repetidos de forma estereotipada de forma parcial ou total, suprimidos de forma voluntária), fasciculações (movimentos de grupos de fibras musculares, característicos de desnervação muscular), discinesia tardia (movimentos repetitivos, estereotipados, que ocorrem na região oro-lingual-facial), distonia (contração muscular sustentada de grupos musculares com posturas bizarras e, às vezes, dolorosas), mioclonia (contrações rápidas, súbitas, como "choque"), balismo (movimentos violentos de grande amplitude e estereotipados, frequente em membros superiores), miotomia (prolongamento e lentidão de relaxamento da musculatura esquelética, com dificuldade transitória nos movimentos antagônicos e que melhoram com a repetição do movimento) devem ser observados e anotados.

Trofismo

O trofismo é definido como o volume de massa muscular existente no corpo. Deve ser avaliado a partir da observação da circunferência dos grupos musculares. As alterações encontradas são: atrofia e hipertrofia. Atrofia é definida como a diminuição do volume da massa muscular e hipertrofia o aumento do volume da massa muscular.

Tônus

O tônus muscular é definido como o estado de tensão permanente dos músculos e que pode ser avaliado pela inspeção, palpação ou pela movimentação passiva. Para examinar o tônus, o paciente deve estar deitado e relaxado. Na inspeção, quando há diminuição do tônus, observa-se um achatamento dos músculos flácidos sobre o leito. Por exemplo, no paciente com hemiplegia flácida em membro inferior, onde é visível a flacidez dos músculos da coxa. No paciente que apresenta aumento do tônus, observa-se o relevo evidente dos músculos quando comparado com o lado contralateral. Na palpação, o músculo de tônus normal tem uma consistência elástica. A consistência pode estar diminuída na presença de hipotonia ou flacidez, ou aumentada na presença de hipertonia. Na movimentação passiva, o enfermeiro deve pedir ao paciente que permaneça relaxado no leito e que não se oponha ao movimento. Em seguida, é realizada a movimentação passiva tanto em membros superiores quanto nos inferiores. Deve-se avaliar a resistência passiva dos músculos em oposição ao movimento, bem como a amplitude passiva ao movimento.

As alterações encontradas durante o exame são a hipotonia e a hipertonia. Além da hipotonia propriamente dita pode ocorrer a flacidez. A hipertonia pode ser a rigidez ou a espasticidade.

A hipotonia é definida como a diminuição do tônus muscular e pode ocorrer em lesões do neurônio motor inferior, choque medular e lesões cerebelares.

A flacidez é definida como a perda do tônus muscular, devido a lesões em algum ponto da célula do corno anterior para os nervos periféricos.

A espasticidade ou a hipertonia piramidal é definida como o aumento do tônus muscular. Ocorre devido a lesões no neurônio motor superior do trato corticoespinhal, em algum ponto do córtex para a medula espinhal. Tem característica eletiva, com predomínio de grupos musculares flexores nos membros superiores e extensores nos membros inferiores. É elástica, pois há grande resistência muscular no início da movimentação passiva e após algum esforço, cede rapidamente. Quando finalizada a distensão, o membro retorna devagar à posição inicial. Esse tipo de movimento é semelhante àquele realizado ao abrir um canivete. A hipertonia piramidal pode ser observada nas patologias que acometem o trato piramidal, como em pacientes hemiplégicos, após acidente vascular encefálico, na esclerose múltipla, na esclerose lateral amiotrófica, no trauma raquimedular, na compressão medular e na mielite.

A rigidez ou a hipertonia extrapiramidal é definida como o aumento do tônus muscular associado a lesões no trato extrapiramidal, nos gânglios da base. Tem característica de ser global e plástica, com envolvimento de todos os músculos agonistas e antagonistas, flexores e extensores, com predomínio para os músculos do pescoço, tronco e raízes dos membros. A rigidez é observada tanto no repouso quanto na postura. Na movimentação passiva, a resistência é sempre a mesma, invariável, com a sensação "do cano de chumbo". Quando terminado o movimento, o membro permanece na posição em que foi colocado de modo passivo, caracterizando a rigidez plástica. Pode ser observada em patologias do trato extrapiramidal, como nas síndromes parkinsonianas.

A escala modificada de Ashworth avalia o grau de alteração do tônus muscular, de acordo com a resistência observada ao movimento passivo (Tabela 2.2).

Tabela 2.2 Escala modificada de Ashworth.

Grau	Característica do tônus
0	Tônus muscular normal
1	Discreto aumento do tônus muscular manifestado por tensão momentânea ou por mínima resistência no final da ADM, quando o segmento afetado é movimentado em flexão ou extensão.
1+	Discreto aumento do tônus muscular manifestado por tensão abrupta, seguida de mínima resistência em menos da metade da ADM restante.
2	Aumento do tônus muscular mais pronunciado, durante a maior parte da ADM, mas o segmento afetado é facilmente movimentado.
3	Aumento considerável do tônus muscular, tornando o movimento passivo difícil.
4	Região afetada permanece rígida à flexão ou extensão.

ADM: amplitude de movimento.

Força muscular

A força muscular é avaliada quando o examinador pede ao paciente que realize um determinado movimento contra a gravidade ou contra uma resistência oposta pelo examinador.

A sequência craniocaudal do exame da força muscular deve ser realizada pela:

- **Motricidade do pescoço:** o paciente é solicitado a realizar movimentos de flexão, extensão e lateralização da cabeça;
- **Avaliação dos membros superiores:** o paciente pode estar deitado ou sentado. Este é orientado a realizar movimentos de flexão e extensão do braço, antebraço, punhos e dedos, como também abdução do braço e movimentos de oponência com o polegar. Esses exames são repetidos, solicitando ao paciente que realize os mesmos movimentos contra uma resistência aplicada pelo enfermeiro, sempre comparando o resultado com o membro superior contralateral (Figuras 2.3 a 2.13).

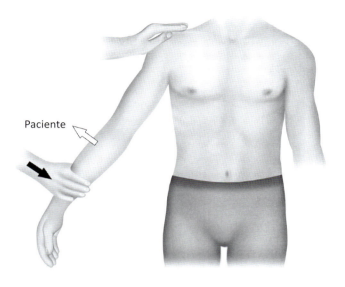

Figura 2.3 Abdução do braço (elevação lateral) contra uma resistência. Contração do músculo deltoide (C5-C6 – nervo axilar).

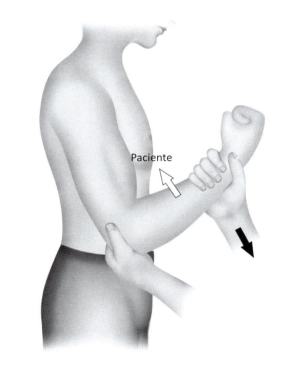

Figura 2.4 Flexão e supinação do antebraço contra uma resistência. Contração do músculo bíceps (C5-C6 – nervo musculocutâneo).

- **Avaliação da motricidade do tronco:** o paciente é solicitado a realizar movimentos de flexão, extensão e lateralização do tronco.
- **Avaliação dos membros inferiores:** o paciente pode estar sentado ou deitado. Este é orientado para que realize movimentos de flexão e extensão na coxa, na perna e no pé, como também abdução e adução do membro em relação ao tronco. Esses exames são repetidos, solicitando ao paciente que realize os mesmos movimentos contra uma resistência aplicada pelo enfermeiro, sempre comparando o resultado com o membro inferior contralateral (Figuras 2.14 a 2.22).

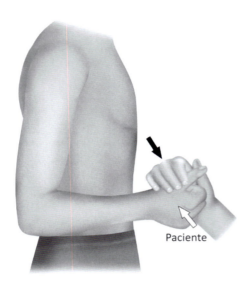

Figura 2.5 Flexão do antebraço contra uma resistência, numa posição neutra entre supinação e pronação. Contração do músculo braquiorradial (C5-C6 – nervo radial).

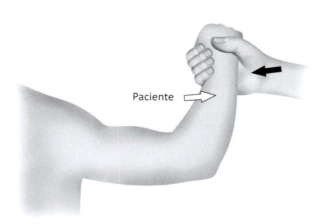

Figura 2.6 Extensão do antebraço contra uma resistência. Contração do músculo tríceps do braço (C7 – nervo radial).

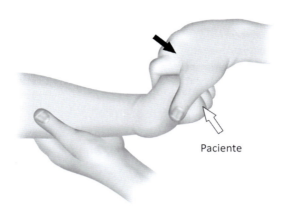

Figura 2.7 Extensão do punho contra uma resistência. Contração dos músculos extensores radiais do carpo e extensor ulnar do carpo (C6-C8 – nervo radial).

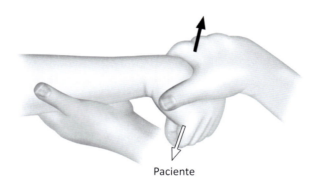

Figura 2.8 Flexão do punho contra uma resistência. Contração dos músculos flexor radial do carpo (nervo mediano – C6-C7) e flexor ulnar do carpo (nervo ulnar – C7-T1).

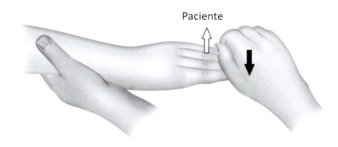

Figura 2.9 Extensão dos dedos da mão contra uma resistência. Contração dos músculos extensores dos dedos (nervo radial – C7- C8).

Exame Neurológico

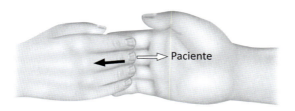

Figura 2.10 Contração do músculo flexores dos dedos. O paciente resiste à tentativa de extensão das falanges ditais. Contração dos músculos flexores profundos e superficiais dos dedos (nervo mediano e ulnar – C8).

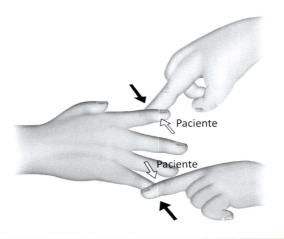

Figura 2.11 Abdução dos dedos contra uma resistência. Contração dos músculos interósseos dorsais (nervo ulnar – C8-T1).

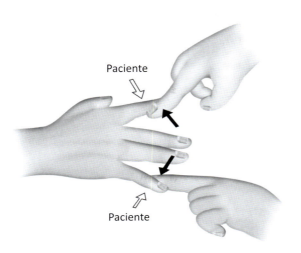

Figura 2.12 Adução dos dedos contra uma resistência. Contração dos músculos interósseos palmares (nervo ulnar – C8-T1).

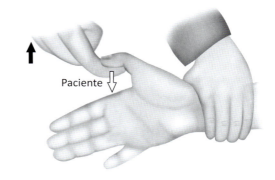

Figura 2.13 Oposição do polegar ao do dedo mínimo. Contração do músculo oponente do polegar (nervo mediano – C8-T1).

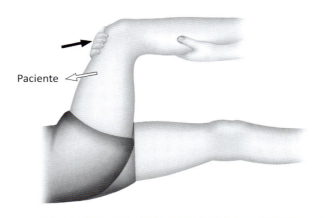

Figura 2.14 Flexão da coxa contra uma resistência. Contração do músculo iliopsoas (nervo femoral – L1-L3).

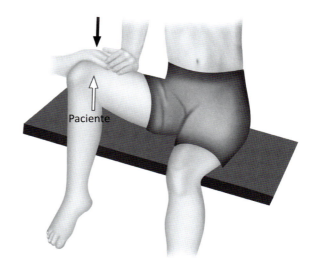

Figura 2.15 Flexão do quadril contra uma resistência. Contração do músculo iliopsoas (plexo lombar e nervo femoral – L1-L2).

Capítulo 2

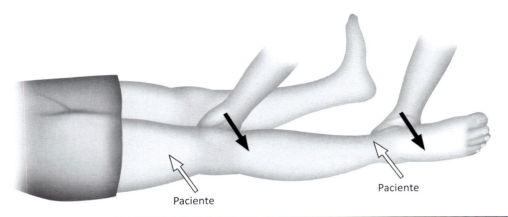

Figura 2.16 Adução do quadril contra uma resistência. Contração dos músculos adutores (nervo obturador – L2-L4).

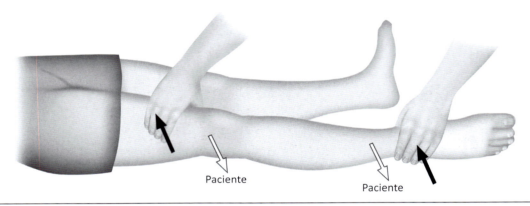

Figura 2.17 Abdução do quadril contra uma resistência. Contração do músculo glúteo médio (nervo glúteo superior – L4-S1).

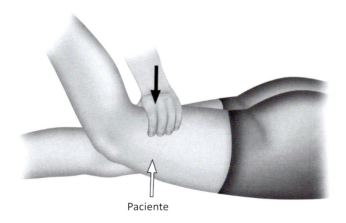

Figura 2.18 Extensão da coxa contra uma resistência. Contração do músculo glúteo máximo (nervo glúteo inferior – L5-S2).

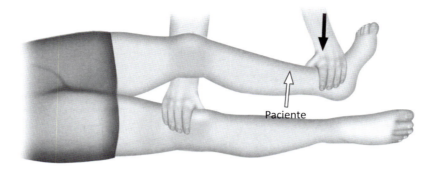

Figura 2.19 Extensão da perna contra uma resistência. Contração do músculo quadríceps (nervo femoral – L2-L4).

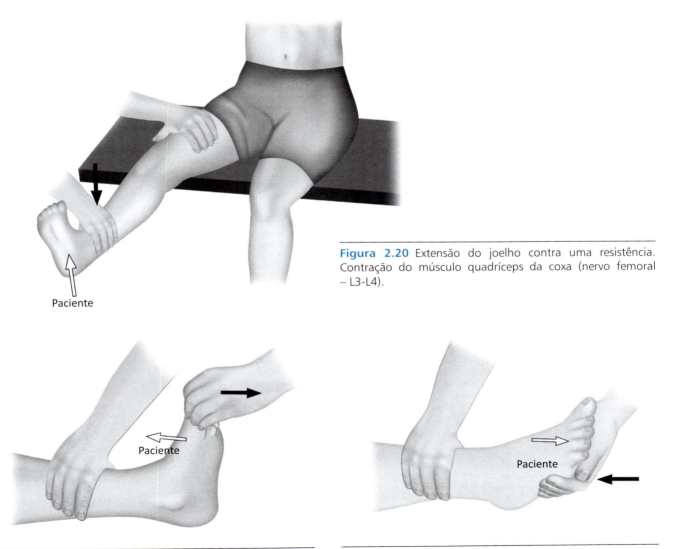

Figura 2.20 Extensão do joelho contra uma resistência. Contração do músculo quadríceps da coxa (nervo femoral – L3-L4).

Figura 2.21 Dorsiflexão (extensão) do pé contra uma resistência. Contração do músculo tibial anterior (nervo fibular profundo – L4-L5).

Figura 2.22 Flexão plantar do pé contra uma resistência. Contração do músculo gastrocnemio e sóleo. (nervo ciático – S1-S2).

MANOBRAS DEFICITÁRIAS

Em algumas situações, durante o exame da força muscular, o enfermeiro pode ter dúvidas em relação à presença ou não de fraqueza muscular. Nesses casos, a utilização de manobras deficitárias, tanto nos membros superiores como nos membros inferiores, pode ser útil na avaliação de discretas paresias.

Membros superiores

Nos membros superiores é utilizada a manobra dos braços estendidos, na qual o paciente pode estar de pé ou sentado, mantendo os braços e as mãos estendidos horizontalmente com os dedos afastados ("posição de juramento"), de 30 segundos a 1 minuto (Figura 2.23).

Na impossibilidade do paciente sentar-se, pode ser realizada a Manobra de Raimiste. O paciente deitado é orientado a fletir o antebraço de ambos os membros, formando um ângulo de 90° com o colchão da cama, e as mãos são estendidas com os dedos separados, mantendo essa posição de 30 segundos a 1 minuto (Figura 2.24).

Na presença de déficit motor, o membro parético apresenta oscilações e tende a cair de forma lenta e progressiva.

Membros inferiores

Nos membros inferiores é utilizada a manobra de Mingazzini, na qual o paciente em decúbito dorsal mantém as coxas fletidas formando um ângulo de 90° em relação ao tronco, as pernas na direção horizontal e os pés na vertical, de 30 segundos a 1 minuto (Figura 2.25).

Na presença de paresia, aparece oscilações e/ou queda da perna (déficit do músculo quadríceps), da coxa (déficit do músculo psoas) ou da perna e da coxa.

Outra opção é a manobra de Barré, na qual o paciente é posicionado em decúbito ventral, devendo flexionar as pernas, formando um ângulo de 90° sobre as coxas e mantendo os pés na posição horizontal, de 30 segundos a 1 minuto (Figura 2.26).

Na presença de déficit motor, ocorre oscilações e/ou queda imediata ou progressiva de uma ou ambas as pernas (déficit dos músculos flexores da perna sobre a coxa).

Na avaliação da força muscular, o enfermeiro pode encontrar diminuição ou fraqueza muscular, que é denominado paresia. A ausência de força motora é chamada plegia. Tanto nas paresias quanto nas plegias, são utilizados

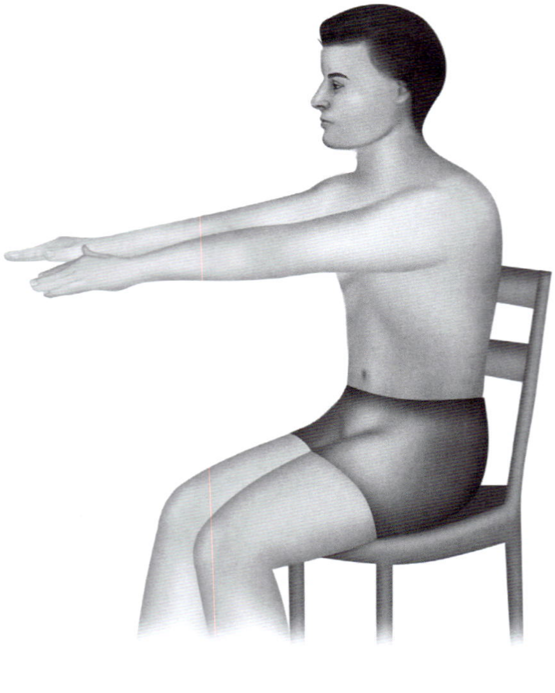

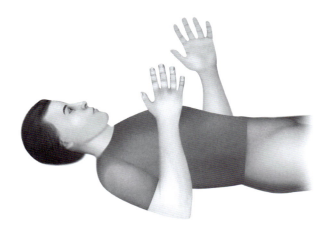

Figura 2.24 Manobra de Raimiste.

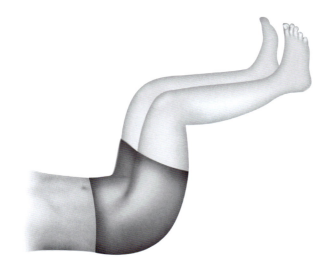

Figura 2.23 Manobra dos braços estendidos.

Figura 2.25 Manobra de Mingazzini.

prefixos para localizar a região ou membro com o déficit motor. Na hemiparesia ou hemiplegia, a metade do corpo (membro superior e inferior) está comprometida. Quando um membro está afetado, pode ser utilizado o termo monoparesia ou monoplegia, paresia ou plegia. Comumente emprega-se o termo acrescido do membro afetado, como paresia do membro superior direito. O termo paraparesia braquial refere-se à diminuição de força motora nos membros superiores, enquanto paraparesia crural é a diminuição de força nos membros inferiores. Paraplegia é definida com ausência de força nos membros inferiores. Tetraparesia é a diminuição da força motora nos quatro membros e tetraplegia significa que há ausência de força motora nos quatro membros.

A avaliação da força muscular é realizada de acordo com a escala de graduação do *Medical Research Council*, variando do grau 0 até o grau 5 (Tabela 2.3).

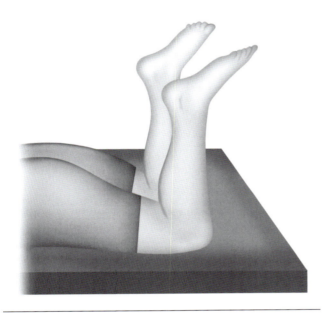

Figura 2.26 Manobra de Barré.

■ AVALIAÇÃO DA COORDENAÇÃO MOTORA E DO EQUILÍBRIO

A execução de um movimento harmônico depende da atuação conjunta de músculos agonistas (responsáveis pela contração), sinergistas (auxiliam na função dos agonistas durante a contração), antagonistas (responsáveis pelo relaxamento muscular) e fixadores de articulações. Porém, é necessário que também ocorra precisão do ato motor, denominado coordenação motora. O equilíbrio é definido como a manutenção do centro de gravidade do corpo dentro do polígono de sustentação, tanto em condições estáticas (posição ereta) quanto em condições dinâmicas (durante a marcha).

A coordenação motora depende de mecanismos reguladores determinados pela sensibilidade profunda, vias vestibulares e pelo cerebelo. A sensibilidade profunda é responsável por informações da posição exata de cada segmento do corpo e de suas mudanças. Essas informações são geradas pelas vias aferentes sensitivas (feixe grácil, feixe cuneiforme e nervos cranianos sensitivos) e vestibulares e são encaminhadas ao cerebelo e ao córtex cerebral, com a finalidade de manter uma coordenação normal.

O cerebelo é o centro da coordenação motora, pois recebe todas as informações do córtex cerebral para cada comando motor (via corticopontocerebelar), como também recebe as informações dos músculos em relação ao movimento a ser realizado (vias espinocerebelares e dos nervos cranianos). A partir dessas informações, um sinal é enviado ao córtex motor (via cerebelorrubrotalamocortical), alterando as mensagens recebidas pelos músculos, com a finalidade de adequar os movimentos e torná-los harmônicos.

De modo geral, o cerebelo é responsável pela regulação do equilíbrio, regulação da motricidade automática, tono postural estático e cinético e pela regulação da motricidade voluntária. A lesão dos hemisférios cerebelares causa sinais e sintomas ipsilaterais à lesão, por causa do duplo cruzamento das vias cerebelares.

A avaliação da coordenação motora e do equilíbrio (taxia) pode ser realizada de duas formas:

Tabela 2.3 Graduação da força muscular.

Grau	Características
0	Ausência de qualquer contração muscular visível (sem movimento).
1	Presença de contração perceptível ou visível, porém sem movimentação do membro observado (a contração é perceptível apenas à palpação).
2	Contração muscular visível com movimentação do membro ou segmento, avaliado apenas na horizontalidade, sem vencer a ação da gravidade.
3	Contração muscular que permite o membro ou segmento vencer a gravidade, porém não contra a mínima resistência.
4	O membro ou segmento é capaz de se movimentar contra a gravidade e algum grau de resistência.
5	O músculo é capaz de se movimentar contra a gravidade e a resistência (força muscular normal).

- **Estática:** paciente na posição ereta;
- **Dinâmica:** paciente durante a marcha.

Avaliação do equilíbrio estático

Na avaliação do equilíbrio estático, o enfermeiro deve estar atento, pois há risco de quedas do paciente e lesões. Para a avaliação do equilíbrio estático, é realizada a pesquisa do **Sinal de Romberg** (Figura 2.27):

- Solicitar ao paciente que fique de pé, com os pés aproximados, de preferência descalço e sem meias e com os braços próximos ao corpo. Observar se o paciente é capaz de manter a postura ereta. Normalmente, é observado um balanço, sem a perda do equilíbrio. Observar oscilações ou tendência de queda;
- Pedir ao paciente que mantenha a mesma posição e solicitar que feche os olhos por 20 a 30 segundos. Permaneça ao lado do paciente, pois há risco de queda. Observar se o paciente é capaz de manter a postura ereta. A presença de discreto balanço é normal.
- Observar a manutenção do equilíbrio a partir de manobras sensibilizadoras como: leves empurrões para frente, para trás e para os lados, manter-se sobre um único pé ou com um pé à frente do outro.
- **Sinal de Romberg** é positivo quando apresentar perda de equilíbrio, caracterizada por oscilações corpóreas, podendo levar à queda.

Avaliação do equilíbrio dinâmico

Na avaliação do equilíbrio dinâmico são realizados os seguintes passos:

- Solicitar ao paciente que ande no quarto ou de preferência no corredor, virando rapidamente para trás ou para os lados e voltando ao ponto de partida (Figura 2.28). Observe a postura, o equilíbrio, o balanço dos braços

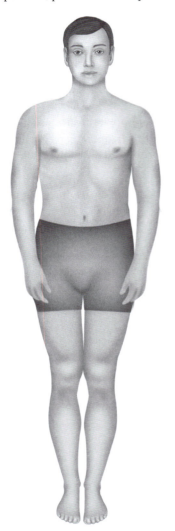

Figura 2.27 Teste de Romberg.

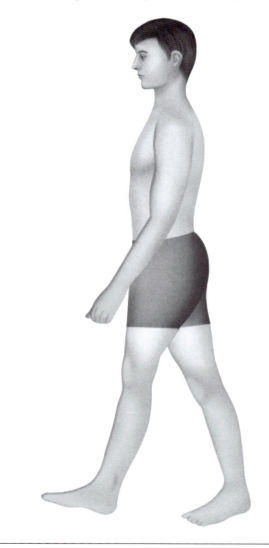

Figura 2.28 Avaliação do equilíbrio dinâmico.

e os movimentos das pernas. Numa avaliação normal, não ocorre alteração no equilíbrio durante a deambulação ou durante as viradas, e os braços balançam ao longo do corpo. A **marcha atáxica** é caracterizada por um andar incoordenado, titubeante e instável. Nas lesões unilaterais do cerebelo, a marcha está desviada para o lado afetado, lembrando uma **marcha ébria** ou **cambaleante**, característica de intoxicação alcoólica ou por barbitúricos.

- Pedir ao paciente que ande em linha reta, posicionando os dedos de um pé no calcanhar do outro pé (Figura 2.29). Essa manobra permite detectar uma ataxia, caso não tenha sido percebida durante a deambulação.
- Pedir ao paciente que toque com o polegar cada dedo da mesma mão, com velocidade crescente (Figura 2.30). Os movimentos devem ser suaves e rítmicos.

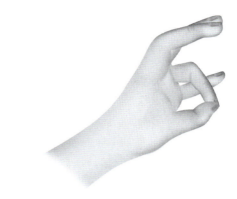

Figura 2.30 Exploração da coordenação dos movimentos alternados e rápidos.

Avaliação da coordenação motora

Na avaliação da coordenação motora, devem ser observadas as atividades de vida diária realizadas pelo paciente, como vestir-se, abotoar e desabotoar os botões das roupas, escovar os dentes e o cabelo e amarrar os sapatos. Outras manobras podem ser realizadas, com a finalidade de avaliar com maior precisão a coordenação motora:

- **Prova do copo com água:** pedir ao paciente que pegue um copo com água que está sobre a mesa. Observe a incoordenação motora pelo ato desajeitado, a mão pode estar excessivamente aberta (dismetria) para pegar o copo, com presença de tremor cinético ao direcionar o copo à boca, com derramamento de parte da água.
- **Prova índex-nariz:** pedir ao paciente que estenda e abduza o membro superior e, em seguida, toque a ponta do nariz com a ponta do dedo indicador e, depois, o dedo indicador do enfermeiro (Figura 2.31). A prova deve ser realizada com os olhos abertos e depois com os olhos fechados. A prova pode ser realizada bilateralmente. As provas índex-nariz do examinador e índex-lobo da orelha são variações que podem ser utilizadas. Esse teste explora a coordenação e os movimentos finos. Nos distúrbios de sensibilidade profunda, o paciente não consegue atingir o nariz com a ponta do dedo indicador. Nas patologias cerebelares, o paciente pode passar o alvo (**hipermetria**); o movimento deve ser realizado por etapas.
- **Prova do calcanhar-joelho:** pedir ao paciente que fique deitado ou sentado (Figura 2.32 A e B). No paciente em decúbito dorsal, os membros inferiores estão estendidos e o paciente deve colocar seu calcanhar sobre o joelho oposto, deslizando-o sobre a tíbia, em linha reta, até o hálux. A prova pode ser realizada bilateralmente. Na presença ataxia cerebelar, o calcanhar ondula, tipo zigue-zague, em torno do trajeto. Pode ocorrer hipometria ou hipermetria.

Nessas duas provas o paciente deve realizá-las com os olhos abertos e depois fechados. A velocidade deve ser lenta e depois rápida. Os movimentos devem ser harmônicos e não devem apresentar interrupções e correções.

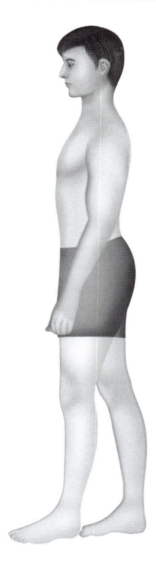

Figura 2.29 Avaliação do equilíbrio dinâmico – marcha, em linha reta, pontas dos dedos do pé e calcanhar.

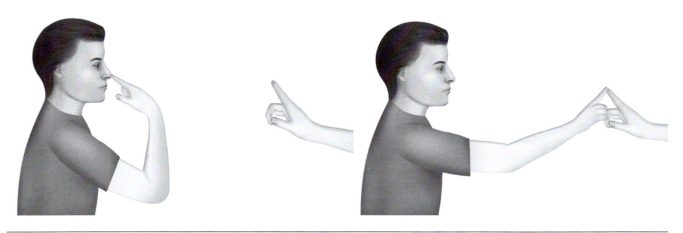

Figura 2.31 Prova índex-nariz.

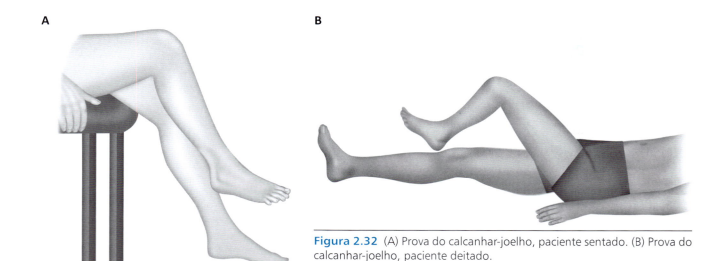

Figura 2.32 (A) Prova do calcanhar-joelho, paciente sentado. (B) Prova do calcanhar-joelho, paciente deitado.

O distúrbio de coordenação muscular é chamado de **ataxia**. A presença de erros de direção ou de medida caracteriza a decomposição dos movimentos. Os **erros de direção** ocorrem quando o paciente toca a fronte ou a boca, durante a realização da prova índex-nariz. Nos **erros de medida (dismetria)**, o movimento não é interrompido no momento adequado. Durante a prova índex-nariz, o dedo indicador passa do alvo (**hipermetria**) ou não atinge o nariz (**hipometria**). **Dissinergia** é quando ocorre a decomposição do movimento, com alteração da harmonia do movimento.

O termo **diadococinesia** é definido como a capacidade de realizar movimentos alternados e sucessivos. **Disdiadococinesia** é a dificuldade que o paciente tem em realizar movimentos rápidos alternadamente. Pode ser avaliado a partir das seguintes manobras:

- Pedir ao paciente que fique sentado, com as mãos espalmadas sobre a coxa ou sobre a mesa. Orientar para que efetue movimentos alternados de pronação e de supinação das mãos (Figura 2.33);
- Solicitar ao paciente que realize movimentos de extensão e flexão dos pés.

■ AVALIAÇÃO DA MARCHA

A avaliação da marcha é realizada com a avaliação do sistema motor ou no final da avaliação cerebelar. A **marcha** é definida como a maneira de andar, e a postura, como a posição ou orientação do corpo no espaço. O exame da marcha deve ser realizado em ambiente amplo e com o paciente sem meias e descalço. O enfermeiro deve estar atento, pois há risco de quedas do paciente e lesões durante a avaliação.

Exame Neurológico

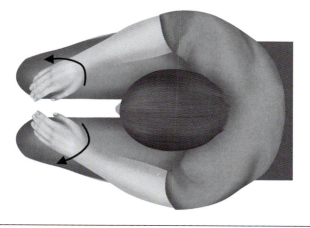

Figura 2.33 Prova dos movimentos alternados.

As principais manobras utilizadas na avaliação da marcha são:

- Caminhar normalmente em linha reta;
- Dar meia-volta ou parar sob comando;
- Andar sobre as pontas dos pés e dos calcanhares;
- Andar de lado e para trás;
- Andar de olhos fechados;
- Subir e descer escadas.

A marcha deve ser suave, simétrica e com um ritmo regular. Deve produzir um discreto balanço a cada passo, sendo o movimento do braço leve e simétrico. Na Tabela 2.4, são descritas as principais alterações da marcha e da postura.

Na Tabela 2.5 são apresentados aspectos clínicos das lesões dos neurônios motores superiores e inferiores.

Tabela 2.4 Alterações da marcha e da postura.

Marcha hemiplégica, ceifante ou helicópode
• Durante a marcha, o membro superior imobilizado exacerba a espasticidade, mantendo perto do corpo, em flexão e adução. O membro inferior está estendido, com flexão plantar do pé, tocando o pé no chão e arranhando os dedos, com um movimento circular rígido para fora e para a frente, semelhante ao movimento de uma foice. • Causa: acidente vascular cerebral.
Marcha em tesoura ou espástica
• As pernas estão levemente flexionadas nos quadris e joelhos, com uma postura agachada, com os joelhos e coxas batendo ou cruzando-se num movimento semelhante a uma tesoura. • Causas: formas espásticas da paralisia cerebral, doença de Little.

(*Continua*)

Capítulo 2

Tabela 2.4 Alterações da marcha e da postura. *(Continuação)*

Marcha escarvante ou do pé caído

- Para andar o paciente tem que fletir a coxa, elevar mais o membro inferior e arrastar a ponta do pé no chão, inclinando o corpo para o lado oposto ao dar o passo com o membro acometido. O paciente não consegue andar sobre os calcanhares.
- Causas: déficit de flexão dorsal do pé e dos artelhos em razão de lesões dos nervos ciático, fibular ou da raiz L5.

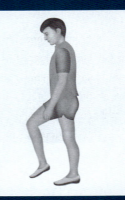

Ataxia sensitiva

- O paciente caminha olhando o chão, para orientar os movimentos incoordenados. A marcha é instável e com os pés bem afastados. O paciente caminha com as pernas afastadas uma da outra, os pés para diante e para fora, abaixando-os primeiro pelos calcanhares e depois apoiando os dedos, com um ruído. Com os olhos fechados, o paciente não consegue ficar de pé e com os pés juntos (sinal de Romberg positivo). A marcha atáxica piora.
- Causas: polineuropatias ou lesão da coluna posterior.

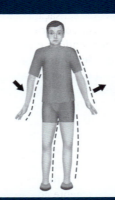

Ataxia cerebelar

- A marcha é oscilante, instável e com base alargada de sustentação. Com extrema dificuldade nas viradas e na manutenção da posição ereta. O paciente ao andar em linha reta, apresenta desvios, parecendo embriagado.
- Causas: lesões cerebelares ou das vias cerebelares.

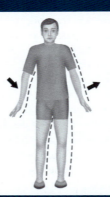

Marcha Parkinsoniana

- A característica da marcha é como se o paciente fosse um bloco único. A postura é curvada, com a cabeça e o pescoço inclinados para a frente e o quadril e joelhos discretamente fletidos. Os braços estão fletidos nos cotovelos e punhos. O paciente demora em iniciar o movimento. As passadas são curtas e o paciente costuma arrastar os pés. Em determinados momentos pode ocorrer aceleração dos passos de modo involuntário.
- Causas: lesões dos gânglios da base, doença de Parkinson.

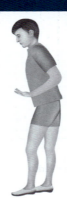

Tabela 2.5 Aspectos clínicos das lesões dos neurônios motores superiores e inferiores.

Lesões dos neurônios motores superiores	Lesões dos neurônios motores inferiores
Fraqueza	Fraqueza
Tono muscular: inicialmente flácido, depois espástico	Tono muscular: flácido
Reflexos tendinosos: hiperativos	Reflexos tendinosos: hipoativos ou ausentes
Atrofia muscular: nenhuma ou pouca (tardia)	Atrofia muscular: leve a grave
Fasciculação: ausente	Fasciculação: presente
Reflexo cutâneo-abdominal: ausente	Reflexo cutâneo-abdominal: presente ou ausente
Reflexo cutâneo-plantar: em extensão (Babinski)	Reflexo cutâneo-plantar: em flexão ou ausente

■ AVALIAÇÃO DA SENSIBILIDADE

O início da sensação ocorre quando são estimulados receptores sensitivos localizados na pele, nas mucosas, nos músculos, nos tendões e nas vísceras. O impulso sensitivo segue a partir de fibras nervosas sensitivas de um nervo periférico, raiz posterior (dorsal) até a medula espinhal. Na medula espinhal, o impulso sensitivo percorre um de dois caminhos: os tratos espinotalâmicos ou as colunas posteriores (Figura 2.34).

As fibras que conduzem os impulsos sensitivos de dor e temperatura penetram na medula espinhal, passam para o corno posterior e fazem sinapse com neurônios sensitivos secundários. Esses neurônios secundários cruzam para o lado oposto, anteriormente ao canal central da medula, e ascendem pelo trato espinotalâmico lateral da medula até o tálamo.

As fibras que transportam os impulsos sensitivos de posição e vibração passam pelas colunas posteriores da medula e sobem até o bulbo. No bulbo fazem sinapse com os neurônios sensitivos secundários, que cruzam para o lado oposto, até os tratos espinotalâmicos e tálamo.

As fibras nervosas que conduzem o tato superficial ou profundo seguem por uma de duas vias. Numa das vias, as fibras que são responsáveis pelo tato superficial, de localização exata e discriminatória, percorrem o mesmo trajeto das fibras das sensações de posição e vibração, pela coluna posterior da medula. As fibras que conduzem o tato profundo, sensação percebida como um toque leve, mas sem localização exata, fazem sinapses no corno posterior da medula com neurônios secundários, que cruzam para o outro lado e sobem pelo trato espinotalâmico anterior até o tálamo (Figura 2.35).

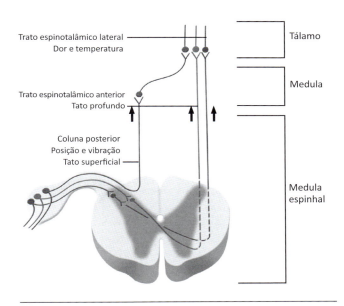

Figura 2.35 Tipos de sensibilidade.

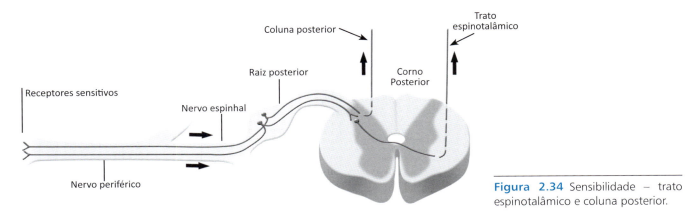

Figura 2.34 Sensibilidade – trato espinotalâmico e coluna posterior.

Enfermagem em Neurologia e Neurocirurgia

No tálamo, a sensação é percebida como frio, sensação agradável ou desagradável, dor, mas não há diferenciações das sensações. Para uma percepção mais diferenciada da sensação, neurônios sensitivos realizam sinapses no tálamo e conduzem impulsos até o córtex sensorial (lobo parietal) no cérebro, onde os impulsos sensitivos são localizados e diferenciados. Uma lesão no córtex sensorial pode levar à perda da discriminação precisa da sensação tátil, dolorosa ou o sentido de posição, mas não comprometeria a percepção dessas sensações. Por exemplo, um objeto é colocado sobre a mão de uma pessoa, que ao apalpá-lo é incapaz de perceber o tamanho, a forma ou sua textura, consequentemente, não consegue identificá-lo.

Os dermátomos são úteis na localização de lesões neurológicas. O dermátomo é definido como uma faixa de pele inervada pela raiz nervosa sensitiva de um único segmento espinhal (Figura 2.36).

Avaliação da sensibilidade

A avaliação da sensibilidade compreende a avaliação de dor, temperatura, tato superficial, posição e percepção discriminatória. No paciente sem queixa neurológica pode-se avaliar: sensibilidade dolorosa, vibração nas mãos e nos pés, comparação do tato superficial em membros superiores e inferiores e percepção discriminatória (estereognosia). A avaliação deve ser minuciosa nas seguintes situações: sintomas de parestesias ou dor, presença de alterações motoras ou reflexas sugestivas de lesão medular ou periférica e em alterações tróficas (sudorese intensa ou ausente, atrofia ou úlceras cutâneas).

Durante o exame, peça ao paciente que feche os olhos e pesquise a sensibilidade nos membros superiores, tronco e membros inferiores, comparando um lado com o outro, como também, as regiões distais com as proximais dos membros. Examine o maior número de dermátomos, principalmente: ombros (C_4), faces interna e externa dos antebraços (C_6 e T_1), polegares e dedos mínimos (C_6 e C_8), face anterior das coxas (L_2), faces medial e lateral das panturrilhas (L_4 e L_5) e dedos mínimos dos pés (S_1).

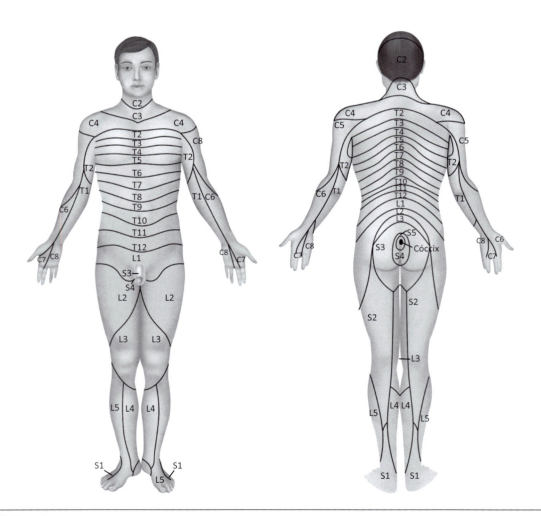

Figura 2.36 Dermátomos.

Sensibilidade dolorosa

A sensibilidade dolorosa deve ser avaliada utilizando uma agulha com uma ponta romba ou um palito de dente descartável, perguntando ao paciente o tipo de sensação (Figura 2.37). O estímulo deve ser o mais cuidadoso possível para não ferir a pele do paciente.

Sensibilidade térmica

Nos casos em que a sensibilidade dolorosa for normal, não há necessidade de ser pesquisada a sensibilidade térmica, a não ser em casos de dúvida. Utilize dois tubos de ensaio, um com água quente e outro com água gelada. Peça ao paciente que feche os olhos e coloque em partes comparáveis dos dois lados do corpo do paciente, alternando os tubos, mas não na mesma sequência (Figura 2.38). Peça ao paciente para diferenciar o quente do gelado. Deve-se ter cuidado com o tubo com a água quente para não queimar a pele do paciente, principalmente naqueles que apresentam alterações na sensibilidade dolorosa.

Sensibilidade tátil

Utilize uma gaze, um pedaço seco de algodão, um cotonete ou um pincel. Toque de leve a pele do paciente, em um único ponto, de cada vez. Peça ao paciente que feche seus olhos e diga quando sentir o contato do estímulo sobre sua pele (Figura 2.39).

A seguir, são descritos os alguns termos que definem as alterações da sensibilidade. Anestesia: ausência de todas as sensibilidades superficiais (tátil, térmica, dolorosa e a discriminação táctil). Analgesia: ausência da sensação de dor. Hipoalgesia: diminuição da sensibilidade à dor. Hiperalgesia: aumento da sensibilidade dolorosa. Alodínia: sensação de dor causada por estímulos que normalmente não provocam dor. Hipoestesia: diminuição de um tipo de sensibilidade superficial. Hiperestesia: aumento de um tipo de sensibilidade superficial. Parestesia: sensações anormais espontâneas referidas pelo paciente (adormecimento, formigamento, picadas de dor ou de queimação, prurido, sensação de frio). Disestesia: alteração na sensibilidade dos sentidos (por exemplo, um estímulo tátil causa uma sensação de queimação).

Sensibilidade vibratória ou palestésica

Para realizar este teste é necessária a utilização de um diapasão, de timbre baixo, de preferência de 128 Hz. Para que o diapasão vibre, bata-o (ramo em U) na sua região palmar e depois coloque-o com firmeza sobre a articulação interfalangeana de um dedo da mão e do hálux (Figura 2.40). O paciente deve referir ou não as vibrações. Nos casos de comprometimento da sensibilidade vibratória, utilize as proeminências mais profundas: punho, cotovelo, maléolo medial, patela, espinha ilíaca anterior-superior, processos espinhosos e clavícula. Em pacientes com neuropatia periférica (diabetes ou alcoolismo) e com lesões nas colunas posteriores da medula espinhal, é comum a ausência da sensibilidade vibratória.

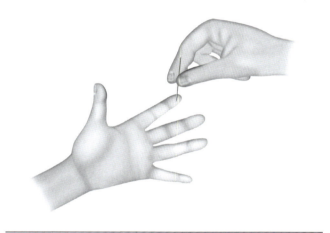

Figura 2.37 Teste da sensibilidade dolorosa.

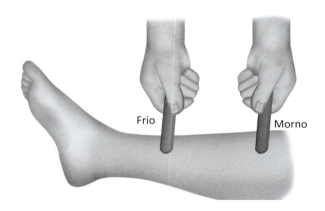

Figura 2.38 Teste da sensibilidade térmica.

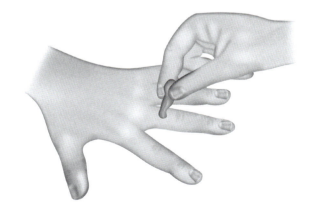

Figura 2.39 Teste da sensibilidade tátil.

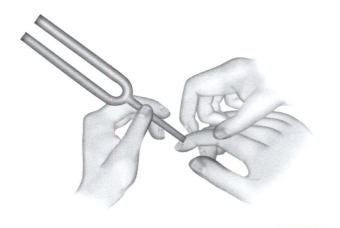

Figura 2.40 Teste da sensibilidade vibratória.

Posição ou cinético-postural

Com o seu dedo polegar e o dedo indicador, segure o hálux do paciente, afastando-o dos outros pododáctilos. Mostre ao paciente o movimento do dedo para cima e para baixo. Depois, peça ao paciente que feche os olhos e movimente o dedo, solicitando-lhe que diga quando o dedo é movido para cima ou para baixo (Figura 2.41). Repita esses movimentos várias vezes, evitando sempre a mesma sequência dos movimentos. Ausência do sentido de posição pode ser causada por patologias da coluna posterior da medula espinhal ou lesões em nervos periféricos ou raízes nervosas.

Percepção discriminatória

A avaliação da percepção discriminatória depende da sensibilidade tátil e do sentido de posição. Os olhos do paciente devem estar fechados durante o exame. Lesões no córtex sensitivo são as principais causas de alterações na percepção discriminatória. As seguintes avaliações fazem parte da percepção discriminatória: estereognosia, grafestesia, discriminação tátil de dois pontos, localização de pontos e extinção.

- **Estereognosia:** é definida como a capacidade de identificar um objeto a partir da sua forma e do seu tamanho, estando com os olhos fechados. Coloque na mão do paciente um objeto familiar: moeda, chave, caneta, pente, lápis, objeto de vidro, por exemplo, e peça a ele que diga o nome do objeto, a partir do tato e da manipulação (Figura 2.42). **Astereognosia**: incapacidade de reconhecer objetos colocados na mão.
- **Grafestesia:** é definida como a capacidade de identificar números, letras ou figuras geométricas traçadas sobre a pele. Os olhos do paciente devem estar fechados. Com uma ponta romba de um lápis ou de uma caneta, escreva um número, uma letra ou faça uma figura grande na palma da mão do paciente e peça que identifique a imagem (Figura 2.43).
- **Discriminação tátil de dois pontos:** utilize os dois lados de dois alfinetes ou de duas pontas de um prendedor de papel aberto. Toque um dedo da mão em dois locais ao mesmo tempo, alternando o estímulo duplo com o estímulo único, de forma irregular. Tome cuidado para não ferir o paciente (Figura 2.44). Identifique a distância mínima que o paciente consegue discriminar entre dois pontos, que geralmente é menor que 5 mm nas pontas dos dedos. Lesões no córtex sensitivo aumentam a distância entre os pontos.

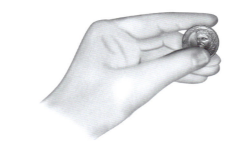

Figura 2.42 Teste da percepção discriminatória – estereognosia.

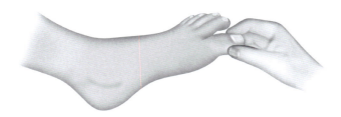

Figura 2.41 Teste da sensibilidade articular.

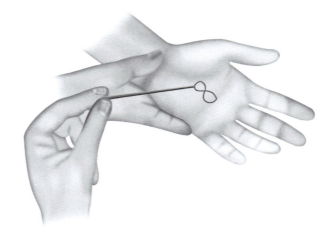

Figura 2.43 Teste da percepção discriminatória – grafestesia.

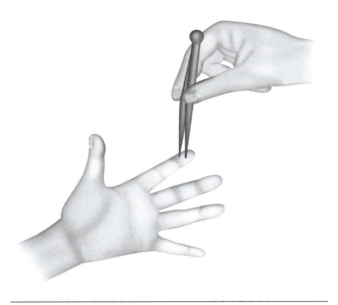

Figura 2.44 Teste de discriminação tátil de dois pontos.

- **Localização de pontos:** em um determinado ponto da pele do paciente, toque levemente. Solicite ao paciente que abra os olhos e aponte o local que foi tocado. Lesões no córtex sensitivo dificultam a localização exata dos pontos.
- **Extinção:** toque ao mesmo tempo, áreas correspondentes em ambos os lados do corpo. Pergunte ao paciente onde ele sentiu o toque. Nas lesões do córtex sensitivo, apenas um estímulo é reconhecido. O estímulo no lado oposto ao córtex lesado está ausente.

■ AVALIAÇÃO DOS REFLEXOS

Reflexo é definido como uma resposta muscular causada por estímulos específicos, que ocorre de forma involuntária, mas que pode ser suprimido voluntariamente.

A base anátomo-funcional da motricidade reflexa é o arcoreflexo (Figura 2.45), que é constituída por uma via aferente (receptor e nervo sensitivo), de uma ou mais sinapses no sistema nervoso central (substância cinzenta da medula), uma via eferente (nervo motor) e um órgão (junção neuromuscular e fibras musculares).

Quando há lesões nas estruturas do arcoreflexo, o paciente pode apresentar arreflexia ou hiporreflexia, como na poliomielite anterior aguda, na polirradiculoneurite, na polineuropatia e na radiculopatia. A hiperreflexia é caracterizada pela exaltação dos reflexos profundos e é encontrada como um sinal da liberação piramidal.

Os reflexos podem ser superficiais (exteroceptivos), profundos (proprioceptivos/miotáticos) e patológicos. Neste capítulo, apresentaremos os reflexos mais comuns.

■ AVALIAÇÃO DOS REFLEXOS SUPERFICIAIS

Os reflexos superficiais são provocados a partir de um estímulo aplicado à pele ou à mucosa, com consequente contração muscular. Para a avaliação do reflexo, pode ser utilizado espátula, palito de fósforo, tubo de ensaio com líquido quente ou frio e materiais de espessura e textura diferentes, como algodão ou gaze.

Abaixo, estão exemplificados alguns dos reflexos superficiais mais utilizados na prática clínica.

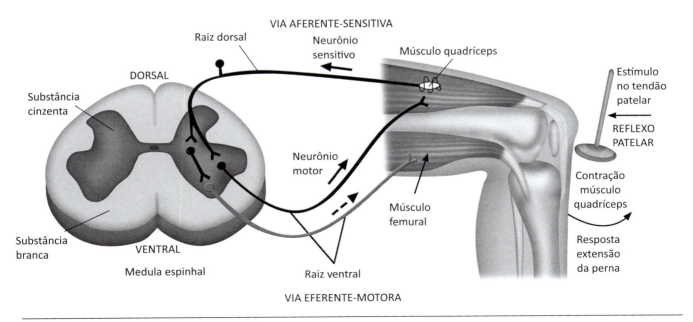

Figura 2.45 Vias do arco reflexo.

Reflexo cutâneo-abdominal

Deve ser realizada uma estimulação cutânea da região abdominal no sentido lateromedial, em direção ao umbigo (Figura 2.46). Deve ser observado a presença de contração dos músculos abdominais ipsilaterais, com desvio da linha alba e da cicatriz umbilical para o lado estimulado. Nos reflexos cutâneo-abdominais superior, (supraumbilical) as raízes e os nervos pesquisados são T6-T9, no médio (umbilical) T9-T11 e no inferior (infraumbilical) T11-T12. Na síndrome piramidal, esses reflexos estão abolidos.

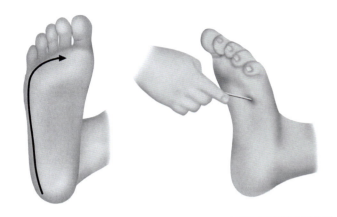

Figura 2.47 Reflexo cutâneo-plantar.

■ AVALIAÇÃO DOS REFLEXOS PROFUNDOS

O reflexo muscular profundo é obtido a partir da percussão do tendão ou fáscia do músculo com um martelo, provocando a contração reflexa do músculo, denominada arcoreflexo. A contração reflexa de um músculo é acompanhada pela inibição dos seus antagonistas, como o reflexo patelar que provoca a contração do músculo quadríceps e o relaxamento dos músculos flexores da perna sobre a coxa. Cada reflexo tem uma área específica de estímulo e de resposta. Por exemplo, o reflexo patelar é obtido pela percussão do tendão rotuliano, que causa a contração do músculo quadríceps e a extensão da perna.

O estímulo com o martelo de percussão deve ser breve e com média intensidade de força, para não causar qualquer lesão de pele ou dor local. As características a serem observadas do reflexo são: simetria entre os lados, aumento da área reflexógena e velocidade-amplitude da resposta.

Os resultados são classificados conforme a graduação da intensidade, nomeados como: ausente, diminuídos, normal, vivos ou exaltados. As alterações mais frequentes são a hiperreflexia e o clônus muscular, que consiste em movimentos involuntários após o estímulo. Os reflexos são graduados segundo uma escala de 0 a 4. Na Tabela 2.6 é apresentada a escala de graduação dos reflexos.

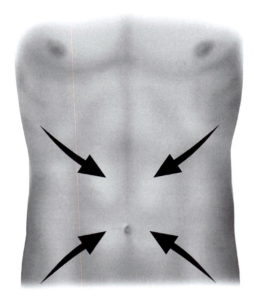

Figura 2.46 Reflexo cutâneo-abdominal.

Reflexo cremastérico

O paciente dever estar em decúbito dorsal, com os membros inferiores em extensão e as coxas em abdução. É realizada uma estimulação da pele da face súpero-interna da coxa. A resposta é a elevação do testículo unilateral pela contração do músculo cremaster. Nesse reflexo, as raízes e os nervos pesquisados são L1-L2. Na síndrome piramidal, esse reflexo está abolido.

Reflexo cutâneo-plantar

O paciente deve estar em decúbito dorsal, com os membros inferiores em extensão. É realizada a estimulação na região plantar, no sentido póstero-anterior, desde o calcanhar até a concavidade, fazendo uma curva no sentido medial. A resposta é a flexão plantar dos artelhos (Figura 2.47). Esse reflexo pode estar abolido quando há lesão piramidal, com resposta em extensão (Sinal de Babinski). Nas crianças até o início da marcha voluntária, a resposta geralmente é em extensão.

Tabela 2.6 Escala de graduação dos reflexos.

4	Exaltado	Muito vigoroso, hiperativo, com clono (oscilações rítmicas entre flexão e extensão).
3	Vivo	Mais vigoroso que a média.
2	Normal	Médio, normal. O reflexo está presente sem qualquer grau de dificuldade.
1	Diminuído	Limite inferior da normalidade. O reflexo é obtido com certa dificuldade e ou o movimento articular é de pequena intensidade.
0	Abolido	Ausência de resposta.

Para realizar a avaliação dos reflexos profundos, o paciente deve estar com a musculatura bem relaxada. Para realizar os testes de reflexo muscular, o enfermeiro deve localizar o tendão distal do músculo, colocar seu dedo polegar no local e realizar a percussão sobre seu dedo e não diretamente no tendão ou no músculo do paciente. A resposta esperada em cada percussão é o estiramento rápido do músculo examinado, ou seja, a contração e o relaxamento muscular. Deve ser realizada a comparação bilateral dos reflexos. Abaixo, estão exemplificados alguns dos reflexos profundos utilizados na prática clínica.

Reflexo bicipital

O reflexo bicipital é decorrente dos segmentos de C5 e C6 e irradiação do nervo músculocutâneo. Com o antebraço semifletido e a mão em supinação, apoiado sobre o antebraço do enfermeiro, é realizada a percussão do tendão distal do bíceps. A resposta esperada é a flexão e supinação do antebraço (Figura 2.48).

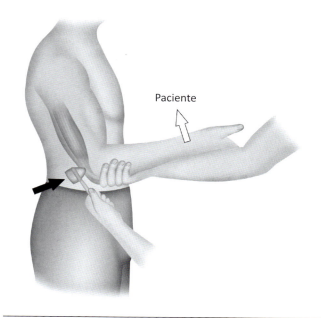

Figura 2.49 Reflexo tricipital.

Reflexo patelar

Para a análise deste reflexo é necessário que o paciente permaneça sentado com os membros inferiores pendentes. É realizada a percussão do tendão patelar, que está localizado entre a patela e a epífise da tíbia (Figura 2.50). A resposta observada é a extensão da perna, em razão da contração do músculo quadríceps. O reflexo patelar depende do nervo femoral e é integrado nos segmentos L2 a L4.

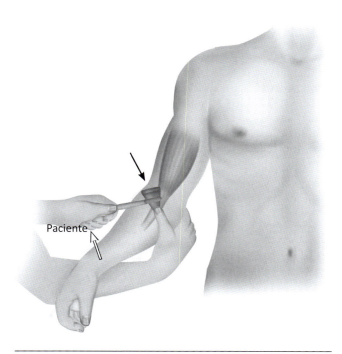

Figura 2.48 Reflexo bicipital.

Reflexo tricipital

A inervação desse reflexo é realizada pelo nervo radial e com integração nos segmentos C7 e C8. O braço do paciente é segurado pelo enfermeiro, de tal forma que o antebraço permaneça em semiflexão, formando um ângulo de 90°. A percussão é realizada no tendão do tríceps, sendo observado a extensão do antebraço (Figura 2.49).

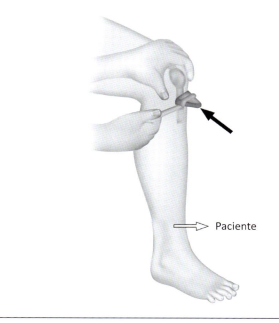

Figura 2.50 Reflexo patelar.

Reflexo aquiliano

Para a realização desse reflexo, existe três posições; porém, descreveremos apenas duas: 1) o paciente deve ficar na posição dorsal e uma das pernas é cruzada sobre o joelho oposto, com o pé em discreta flexão dorsal, apoiando a mão do examinador na porção anterior da planta do pé (Figura 2.51A). 2) esse teste também pode ser realizado com o paciente sentado, com as pernas pendentes com uma discreta dorsiflexão do pé (Figura 2.51B). O enfermeiro percute o tendão de Aquiles. A resposta observada é a flexão plantar, pela contração do músculo tríceps sural. A resposta do reflexo é obtida pelos nervos tibial e ciático (S1-S2).

■ AVALIAÇÃO DOS NERVOS CRANIANOS

Há 12 pares de nervos cranianos; 10 pares (do III ao XII par) têm origem no tronco encefálico. Apenas o nervo olfatório (I par) e nervo óptico (II par) estão localizados no telencéfalo e diencéfalo, respectivamente. Os nervos cranianos são denominados por números do algarismo romano, conforme sua sequência de localização craniocaudal.

Os nervos cranianos são responsáveis pela troca de informações proprioceptivas e exteroceptivas, entre as fibras dos nervos e a área de inervação. Os nervos podem ser constituídos de fibras motoras, sensitivas ou mistas, o que determina sua função e inervação.

Exame do nervo olfatório – I par

O nervo olfatório é sensitivo e suas fibras conduzem impulsos olfatórios. Sua origem ocorre na região olfatória de cada mucosa nasal, nervo olfatório, bulbo olfatório e área olfatória do córtex cerebral (núcleo amigdaliano e úncus do hipocampo). As causas mais comuns de alterações no olfato são: presença de obstrução das fossas nasais, tumores ou trauma na base da fossa anterior do crânio, doença de Parkinson, rinite alérgica.

A avaliação da olfação é realizada quando o paciente relata redução do olfato. O enfermeiro solicita ao paciente que feche os olhos, e aspire, em cada narina separadamente, substâncias aromáticas e não irritativas (pó de café, tabaco, chocolate, essências de baunilha, limão, laranja ou hortelã, sabão). O paciente deve identificar a substância inalada (Figura 2.52).

Quando ocorre lesão do nervo olfatório, o paciente pode apresentar perda total da acuidade olfativa (anosmia) ou parcial (hiposmia). A anosmia ou hiposmia podem interferir na aceitação alimentar, por prejudicar o paladar. Cacosmia é a sensação distorcida do olfato, caracterizada pelo odor fétido ou desagradável, relatada pelo paciente com atividade epiléptica no úncus do hipocampo. Parosmia é a distorção ou perversão do olfato.

Exame do nervo óptico – II par

O nervo óptico é sensitivo, ou seja, suas fibras que se originam na retina do globo ocular transmitem impulsos visuais até o lobo occipital, que realiza a identificação do objeto. A conexão da retina com o córtex visual é chamada vias ópticas ou sistema visual. As via ópticas são compostas das seguintes estruturas: retina, nervo óptico, trato óptico, corpo geniculado lateral, radiação óptica (trato geniculo-calcarino) e córtex visual (lobo occipital). Ao nível do quiasma óptico, as fibras originárias das metades nasais da retina se cruzam, fazendo com que cada trato óptico contenha as fibras da metade homônima das duas retinas (Figura 2.53 e 2.54).

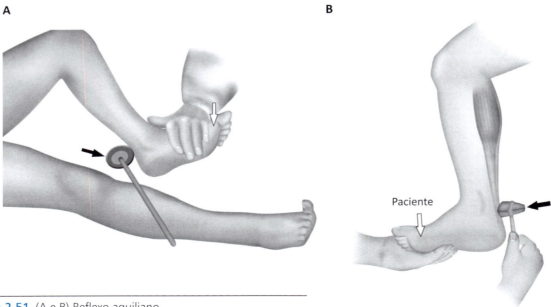

Figura 2.51 (A e B) Reflexo aquiliano.

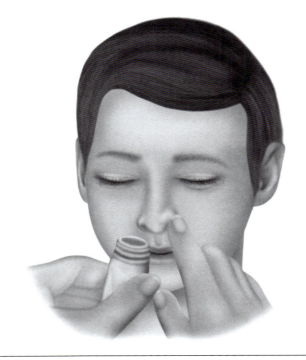

Figura 2.52 Teste da olfação.

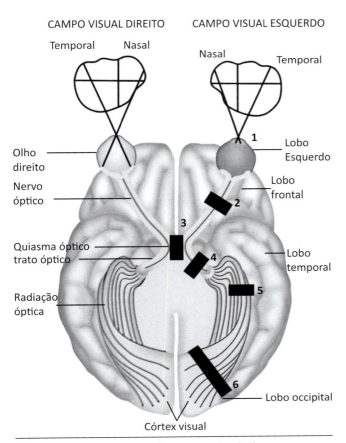

Figura 2.53 Vias ópticas e lesões nas vias ópticas.

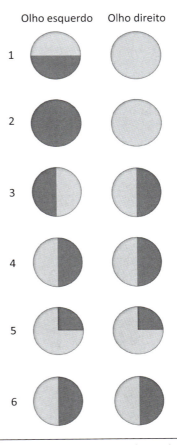

Figura 2.54 Déficits visuais correspondentes às lesões nas vias ópticas.

A alteração da acuidade visual pode ser decorrente de causa oftalmológica ou neurológica, e a principal queixa é a perda gradativa da visão. No exame do nervo óptico é avaliada a acuidade visual, o campo visual e o fundo de olho.

A avaliação da acuidade visual de modo preciso deve ser realizada pelo oftalmologista. O enfermeiro também pode avaliar a acuidade visual, de modo não tão preciso, mas que possa fornecer alguma informação, no momento da queixa do paciente. Durante a avaliação, o paciente que utiliza lentes corretivas deve permanecer com elas e ser testado um olho de cada vez. Solicita-se ao paciente que leia algum texto, posicionado a uma distância de 35 cm do globo ocular. Quando há uma queixa de déficit da visão, o enfermeiro pede ao paciente que conte os dedos, mostrados de uma distância de três metros. Caso seja necessário, vá aproximando os dedos até que o paciente possa contá-los. A identificação de vultos ou apenas a presença de luz caracterizam déficit intenso da acuidade visual. Amaurose é a abolição da acuidade visual. Ambliopia é a diminuição da acuidade visual.

Campo visual é definido como o espaço em que um objeto é visto, com os olhos fixados em determinado ponto. O exame que avalia o campo visual é chamado de campimetria e é realizado pelo oftalmologista. O método de confrontação pode ser realizado pelo enfermeiro para a avaliação dos campos visuais. Posicione o paciente à sua frente, a uma distância de 60 cm a 1 metro, ocluindo ou não, um dos olhos do paciente. O olhar do paciente é fixado no olho do examinador. O paciente deve identificar a quantidade de dedos ou o objeto colocado no lado oposto ao enfermeiro (Figura 2.55). O paciente deve permanecer olhando para a frente e identificar a quantidade de dedos nos quatro quadrantes (nasal, temporal, superior e inferior). No caso de paciente com alteração cognitiva, pode ser observada a reação de piscar os olhos sobre a ameaça de aproximação de objetos ou dedos lateralmente ao globo ocular.

As alterações dos campos visuais são representadas por falha ou redução do campo visual (Figura 2.54). Quando a falha ocorre numa metade do campo visual é chamada de hemianopsia. Quando ocorre num quarto do campo visual é chamada de quadrantanopsia. Na hemianopsia homônima, a falha atinge o campo temporal de um lado e o campo nasal contralateral. São heterônimas quando o defeito compromete ambos os campos temporais (hemianopsia bitemporal) ou os campos nasais (hemianopsia binasal). Escotoma é a presença de manchas escuras ou brilhantes distribuídas no campo visual.

A fundoscopia ou oftalmoscopia é o exame em que se visualizam as estruturas do fundo de olho, não havendo necessidade de dilatar as pupilas. São avaliados as papilas ópticas (pesquisa de edema ou atrofia), a retina (pesquisa de alterações de pigmentação, hemorragia e exsudato) e os vasos sanguíneos da região da papila (pesquisa de sinais de alterações em razão de diabetes e hipertensão). O edema de papila ou papiledema é o intumescimento da papila, geralmente visualizado nos casos de hipertensão intracraniana.

Exame do nervo oculomotor – III par, exame do nervo troclear – IV par e exame do nervo abducente – VI par

Os nervos oculomotor, troclear e abducente são nervos motores e são examinados concomitantemente. São formados por fibras que partem do tronco encefálico até os músculos oculares. O núcleo do nervo oculomotor está localizado no mesencéfalo (sulco medial do pedúnculo cerebral), do nervo troclear no mesencéfalo (colículo inferior) e do nervo abducente na ponte (colículo facial).

O nervo oculomotor inerva o músculo elevador da pálpebra superior, os músculos extrínsecos do globo ocular (reto superior, reto inferior, reto medial e oblíquo inferior), músculo ciliar e o músculo esfíncter da pupila. Os nervos

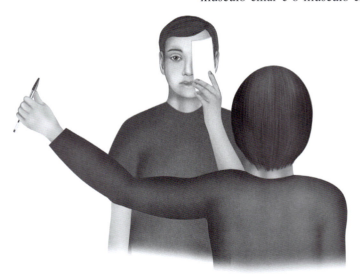

Figura 2.55 Avaliação do campo visual.

troclear (IV) e abducente (VI) são responsáveis pela inervação do músculo oblíquo superior e músculo reto lateral do globo ocular, respectivamente.

O nervo oculomotor é responsável pelo movimento de adução do globo ocular (músculo reto medial); elevação, adução e rotação interna do globo ocular (músculo reto superior); abaixador, adução e rotação externo do globo ocular (músculo reto inferior); abdução, elevação e rotação externa do globo ocular (músculo oblíquo inferior); elevação da pálpebra superior (músculo elevador da pálpebra superior); convergência do cristalino (músculo ciliar); constricção (inervação parassimpática) e dilatação (inervação simpática) da pupila (músculo esfíncter da pupila).

O nervo troclear realiza a adução e o movimento para baixo do globo ocular (músculo oblíquo superior). O nervo abducente realiza a movimentação do olho para a direção lateral, de abdução (músculo reto lateral do globo ocular).

No exame das pupilas, estão incluídas as avaliações do diâmetro das pupilas (em milímetros), da forma e do reflexo fotomotor.

O diâmetro da pupila varia de 1 a 9 mm, sendo considerada uma variação normal de 2 a 6 mm, com um diâmetro médio de 3,5 mm (Figura 2.56). O diâmetro pupilar é mantido pelo sistema nervoso autônomo; o simpático tem a função de dilatação da pupila (**midríase**), e o parassimpático, a constricção da pupila (**miose**). O diâmetro da pupila pode ser medido com o uso de uma régua ou de um instrumento chamado pupilômetro.

As pupilas com o mesmo diâmetro (simétricas) e forma são chamadas de **isocóricas**. São denominadas **anisocóricas** (assimétricas) quando uma é maior do que a outra. Quando anisocóricas, deve-se anotar sempre a pupila maior em relação a menor. Por exemplo: pupilas anisocóricas, direita maior que esquerda (D > E) (Figura 2.57). Na população, cerca de 15% a 17% das pessoas têm pupilas anisocóricas, com uma variação de 0,5 a 1 mm. Essa alteração é considerada congênita, sem relação com lesão neurológica.

A avaliação pupilar de pacientes neurológicos deve ser realizada pelo menos uma vez a cada plantão ou conforme a gravidade do paciente, podendo ser realizada várias vezes no plantão. Sempre comparar com a avaliação pupilar da admissão hospitalar, do plantão anterior ou da última vez que foi realizada. Alteração de 1 mm ou mais no diâmetro de uma das pupilas pode ser um sinal de alerta de disfunção neurológica, e deve ser comunicada ao médico.

A forma das pupilas geralmente é arredondada, como um círculo, e a sua avaliação deve ser realizada pela observação do contorno delas. As formas anormais das pupilas são: ovoide,

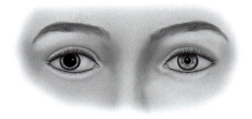

Figura 2.57 Pupilas anisocóricas (D > E), pupila direita não fotorreagente.

buraco de fechadura ou irregular. A forma ovoide pode ser um sinal precoce de herniação transtentorial por hipertensão intracraniana. A forma buraco de fechadura pode ser observada em pacientes que realizaram cirurgia de catarata há muito tempo, e a forma irregular, decorrente de trauma na órbita.

- O reflexo fotomotor ou fotorreação da pupila depende de dois pares de nervos cranianos: nervo óptico (II par) e nervo oculomotor (III par). O reflexo fotomotor é realizado com o auxílio de um foco de luz, de preferência de uma lanterna. Um olho deve ser fechado e aguarda-se de 2 a 3 segundos para que ocorra a dilatação da pupila. Uma lanterna ligada deve ser posicionada ao lado do olho fechado. Após levantar rapidamente a pálpebra, o foco de luz é direcionado lateralmente sobre a pupila, na qual é observada a constricção dela. Repete-se o procedimento no outro olho. Além da constricção da pupila, o estímulo luminoso ativa uma resposta pupilar na pupila contralateral, chamada reflexo consensual. As pupilas são fotorreagentes ou com reflexo fotomotor presente ou (+), quando ocorre contração das pupilas. Quando não há contração da pupila à luz, a pupila pode ser denominada não fotorreagente, com reflexo fotomotor ausente, (-) ou pupila arreflexa. O reflexo fotomotor pode estar lentificado ou diminuído, quando há uma redução na velocidade da constricção da pupila ao estímulo luminoso.

A avaliação da movimentação ocular deve ser realizada pela observação dos movimentos de cada globo ocular nas várias direções e sentidos. É solicitado ao paciente que acompanhe com os olhos, não mexendo a cabeça, o deslocamento de um objeto ou do dedo indicador do examinador, para a esquerda, a direita, para cima e para baixo (na direção do campo temporal e nasal) e de convergência (Figura 2.58).

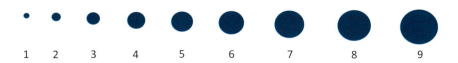

Figura 2.56 Diâmetro pupilar (mm).

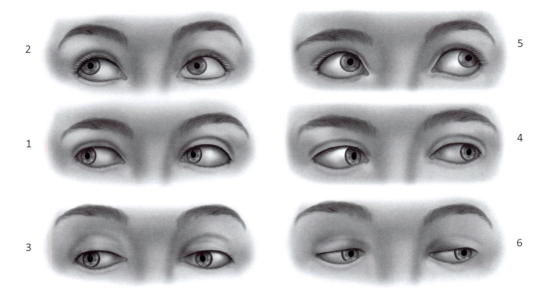

Figura 2.58 Exame da motricidade ocular extrínseca. Os números indicam a sequência do exame.

A simetria dos movimentos oculares é denominada movimentos conjugados do globo ocular ou do olhar. Em caso de lesão, pode ocorrer paralisia ocular, estrabismo convergente e divergente, nistagmo bilateral (movimentos horizontais rápidos da pupila). Também deve ser questionado a presença de diplopia (visão dupla), fato que ocorre no lado afetado pela lesão cerebral.

Na lesão de nervo oculomotor (III par), pode ser encontrada a presença de ptose palpebral unilateral (queda da pálpebra superior completa), estrabismo divergente (globo ocular voltado para fora e para baixo) com dificuldade de elevar, abaixar e abduzir o globo ocular, midríase pupilar (dilatação da pupila) e alteração do reflexo fotomotor (diminuído ou ausente).

A lesão do nervo troclear (IV par) pode provocar diplopia (com ou sem inclinação da cabeça sobre o ombro do lado normal, na tentativa de corrigir a diplopia) e o olho acometido fica desviado para cima e para dentro.

A lesão do nervo abducente (VI par) pode determinar estrabismo convergente (olho desviado para dentro) e o paciente não consegue desviar o globo ocular para fora.

Exame do nervo trigêmeo – V par

O nervo trigêmeo é um nervo misto (com fibras sensitivas e fibras motoras) e tem origem na face anterolateral da ponte. As fibras sensitivas são responsáveis pela sensibilidade como dor, pressão, tato e temperatura, do couro cabeludo, da face, conjuntiva ocular, mucosa da cavidade oral, nariz e seios paranasais, dentes e a maior parte da dura-máter. O nervo trigêmeo está subdividido em ramos oftálmico (V1), maxilar (V2) e mandibular (V3) (Figura 2.59). As fibras motoras são responsáveis pela inervação dos músculos da mastigação (músculos temporal, pterigoideos e masseter).

A avaliação consiste em aplicar estímulos tátil, térmico e de pressão em toda a face (ramos oftálmico, maxilar e mandibular). Deve-se iniciar a avaliação com a sensi-

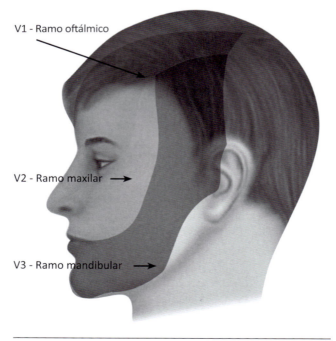

Figura 2.59 Ramos do nervo trigêmeo.

bilidade tátil e, se houver alguma anormalidade, fazer os testes de sensibilidade térmica e dolorosa, conforme demonstrado na avaliação da sensibilidade de membros ou tronco.

Lesões da porção sensitiva do nervo trigêmeo podem levar à anestesia ou à parestesia do couro cabeludo. A lesão do nervo oftálmico (V1) provoca anestesia ou hipoestesia na ponta do nariz ou da córnea. O reflexo córneo-palpebral tem aferência pelo nervo oftálmico e eferência pelo nervo facial. Na lesão do nervo maxilar (V2) o paciente apresenta hipoestesia facial da órbita ao longo da asa do nariz, ponta do nariz e lábio superior. A lesão do nervo mandibular (V3) ocasiona parestesia e dor neuropática na região. A presença de dores paroxísticas e de forte intensidade na inervação sensitiva do nervo trigêmeo pode ser característico da neuralgia do trigêmeo.

Para avaliação da mastigação, o enfermeiro deve solicitar ao paciente que mantenha os dentes da arcada superior e inferior fechados com força. Desse modo, é possível a palpação dos músculos masseter e temporal de cada lado da face. Outro modo de examinar os músculos da mastigação é solicitando a mordedura de uma espátula de cada lado da boca; do lado afetado (parético) é mais fácil a retirada da espátula pelo enfermeiro.

A lesão da fibra motora do nervo trigêmeo ocasiona paralisia dos músculos da mastigação homolateral, com discreta assimetria facial. Caso haja também lesão da fibra sensitiva, podem ocorrer lesões da mucosa da boca durante a mastigação, com a não percepção dolorosa do paciente.

Exame do nervo facial – VII par

O nervo facial é constituído de fibras motoras e sensitivas, e o seu núcleo emerge do sulco bulbopontino. As fibras motoras são responsáveis pela inervação da musculatura da mímica facial, do músculo abaixador da pálpebra, músculos do couro cabeludo, estapédio e platisma. As fibras sensitivas inervam a glândula lacrimal, glândulas salivares submandibular e sublingual, como também são responsáveis pela sensibilidade gustativa dos dois terços anteriores da língua e sensibilidade (tátil, térmica e dolorosa) de parte do pavilhão auditivo, conduto auditivo externo e tímpano.

O enfermeiro solicita ao paciente que faça movimentos com a face, como enrugar a testa, fechar os olhos, levantar as sobrancelhas, sorrir, mostrar os dentes, inflar as bochechas com ar, abrir e fechar a boca (Figura 2.60). O enfermeiro pode solicitar ao paciente que feche os olhos contra uma resistência. Esses movimentos possibilitam a observação da simetria entre os lados da face.

A sensibilidade gustativa da língua é testada com uma espátula com algodão ou gaze. Soluções com sabor doce, salgado, amargo e ácido são colocadas em diversos pontos da língua. O paciente não deve falar durante o teste Um papel com a anotação das substâncias deve ser mostrado ao paciente, que deve apontar a substância percebida pela sensação gustativa.

As lesões do nervo facial provocam hemiparesia em toda a face, apagamento do sulco nasogeniano ou nasolabial, desvio da comissura labial para o lado contralateral da lesão

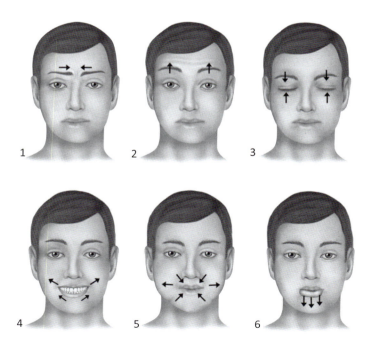

Figura 2.60 Avaliação dos músculos da face. (1) Franze as sobrancelhas e enruga a fronte, (2) levanta as sobrancelhas, (3) fecha os olhos com força, (4) sorri e mostra os dentes, (5) sopra, enchendo a bochecha de ar, (6) protusão do lábio inferior.

(**desvio de rima**) e o não fechamento palpebral, o que provoca o **lagoftalmo**. Este, por sua vez, pode causar ulceração da córnea quando não for prestada assistência adequada, em razão de seu ressecamento. Neste caso, deve ser utilizado colírios ou pomada do tipo gel à base de lágrima artificial, e o olho com lagoftalmo deve ser ocluído durante a noite. Pode ocorrer, também, a diminuição da produção da glândula lacrimal e salivar. O paciente pode relatar aumento da percepção do som (**hiperacusia**) do mesmo lado da lesão do músculo estapédio.

A paralisia facial pode ser central ou periférica. Na Tabela 2.7, são apresentadas as características de cada uma.

Exame do nervo vestibulococlear – VIII par

O nervo vestibulococlear é exclusivamente sensitivo e emerge da porção lateral do sulco bulbo-pontino. Possui duas partes distintas, a vestibular e a coclear. A parte vestibular conduz impulsos nervosos relacionados à percepção do indivíduo em relação a movimentos e equilíbrio. A porção coclear está relacionada à sensibilidade auditiva.

Durante a avaliação do equilíbrio, o enfermeiro solicita ao paciente que permaneça por dez segundos em pé, com as pernas aproximadas e os membros superiores junto ao corpo, com os olhos fechados. O paciente deve permanecer nessa posição, sem perder o equilíbrio. Em seguida, o paciente é orientado a andar em linha reta, aproximando a ponta do dedo de um pé ao calcanhar do outro pé, realizando cerca de 10 passos, sem perder o equilíbrio. A perda do equilíbrio ocorre do mesmo lado da lesão do nervo vestibular e o enfermeiro deve permanecer ao lado do paciente, evitando quedas e lesões corporais. O exame do nervo vestibular pode ser realizado com o exame de equilíbrio. O paciente pode apresentar nistagmo, tontura e vertigem.

Tabela 2.7 Representação da paralisia facial central e periférica.

Paralisia facial central	Paralisia facial periférica
A lesão ocorre em qualquer ponto trajeto do neurônio motor superior, desde o córtex motor até a ponte.	A lesão ocorre em qualquer ponto do trajeto do nervo facial, desde a sua origem no tronco encefálico (ponte) até a periferia (face).
A lesão é contralateral e acomete somente a metade inferior de uma hemiface.	A lesão é ipsilateral e acomete toda uma hemiface.
Ao exame: • testa enruga; • olho fecha com ou sem discreta fraqueza; • comissura labial ipsilateral à lesão; • disartria; • ausência de contração do plastina.	Ao exame: • testa não enruga; • ausência de rugas ou rugas ao redor dos olhos; • olho não fecha; • olho seco com irritação da córnea; • comissura labial contralateral à lesão; • perda de saliva pelo canto da boca paralisado; • lacerações da mucosa oral do lado paralisado.
Causas: acidente vascular cerebral, tumor, abscesso cerebral.	Causas: viral, diabete, trauma do nervo, idiopática.

A avaliação da acuidade auditiva deve ser realizada dos dois lados. O enfermeiro realiza a oclusão de um pavilhão auricular e aproxima o som de um diapasão, voz alta, sussurro de palavras ou roçar dos dedos, solicitando ao paciente que identifique o som. Em alguns casos, o paciente pode ser submetido a uma avaliação médica por meio da audiometria. O paciente pode apresentar diminuição da acuidade auditiva (**hipoacusia**), perda total da audição ou ausência da percepção dos sons (**acusia**).

Exame do nervo glossofaríngeo (IX par)

O nervo glossofaríngeo é misto e tem origem no sulco lateral posterior do bulbo. Possui fibras responsáveis pela inervação secretória da glândula parótida; pela inervação do músculo estilofaríngeo (elevação e dilatação da faringe) e outros músculos da faringe com o nervo vago; pela sensibilidade gustativa do terço posterior da língua; pela sensibilidade da parte posterior do véu do palato, da faringe, da amígdala, da superfície interna da membrana timpânica e do canal auditivo; pela inervação de quimiorreceptores carotídeo e barorreceptores no seio carotídeo (que controlam a pressão arterial e a concentração de oxigênio na circulação sanguínea).

Para avaliação da sensibilidade gustativa, deve-se solicitar ao paciente que exteriorize a língua, para serem colocadas quatro substâncias: doce (açúcar), salgado (sal de cozinha), ácido (vinagre) e amargo (quinino). As substâncias devem ser colocadas sucessivamente, tomando-se cuidado de enxugar a língua com gaze entre uma substância e outra. Para aplicar a substância pode-se utilizar uma espátula com gaze ou algodão, conta-gotas ou tiras gustativas. Um papel com a anotação das substâncias deve ser mostrado ao paciente, que deve apontar a substância percebida pela sensação gustativa.

O teste do reflexo do vômito deve ser avaliado; toque levemente na faringe e no palato, dos dois lados, de modo separado. Na presença de lesão, há diminuição ou ausência do reflexo ipsilateral, por lesão da via aferente.

As lesões desse nervo podem ocasionar leve **disfagia** (dificuldade de deglutição), **ageusia** (ausência do paladar), **hipogeusia** (diminuição do paladar), **parageusia** (perversão do paladar) e **neuralgia do glossofaríngeo** (dor aguda, unilateral, abrupta de início e término, tipo choque elétrico, localizada na região posterior da língua, no palato mole, na garganta e nas regiões lateral e posterior da faringe, irradiando para o ouvido ipsilateral), diminuição da secreção da glândula parótida e aumento da frequência cardíaca.

Na prática clínica, o nervo glossofaríngeo é raramente lesado de modo isolado e, geralmente, os nervos glossofaríngeo e vago são examinados simultaneamente em razão de sua proximidade anatômica.

Exame do nervo vago – X par

A origem do nervo vago é no bulbo e é considerado o maior e mais extenso dos nervos cranianos. É um nervo misto, com fibras motoras, sensitivas e autonômicas. As fibras motoras são responsáveis pela inervação dos músculos do palato mole, da faringe e da laringe, com o nervo glossofaríngeo, participando da eferência dos reflexos de vômito e tosse. As fibras sensitivas são responsáveis pela sensibilidade da área cutânea retroauricular e do meato auditivo externo, da mucosa da laringe e porção inferior da faringe. As fibras autonômicas realizam a inervação parassimpática da árvore traqueobrônquica, do miocárdio e de parte do sistema digestivo. As fibras do vago são também responsáveis pela inervação dos barorreceptores (seio carotídeo) e dos quimiorreceptores (corpo carotídeo), com o controle da pressão arterial e concentração de oxigênio na circulação sanguínea.

Os testes de elevação de palato, fonação e reflexos do vômito e tosse são realizados para avaliação do nervo vago.

No teste de elevação do palato é solicitado ao paciente que diga "a" bem longo, observando a simetria da elevação do palato e a posição da úvula. Na ocorrência de lesão, pode ser observado o desvio da úvula para o lado oposto da lesão, denominado **sinal da cortina** (Figura 2.61).

O nervo vago é responsável pelo reflexo da deglutição e pela movimentação simétrica das cordas vocais. Portanto, a lesão do nervo vago pode causar **disfagia** (dificuldade de deglutir), especialmente com líquidos e, muitas vezes, com regurgitação nasal. Pode ocorrer a diminuição ou ausência do reflexo do vômito, que, com a disfagia, pode provocar engasgamento e broncoaspirações. Caso ocorram dúvidas durante a avaliação, pode ser aplicado o reflexo palatino e faríngeo. Durante a elevação do palato mole, retração da úvula, elevação e constrição da faringe, é realizado o toque da parede posterior da faringe ou da úvula com uma espátula, observando simultaneamente o reflexo do vômito ou faríngeo.

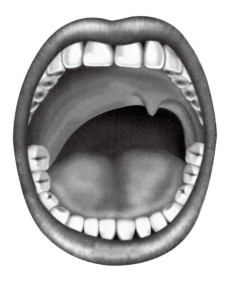

Figura 2.61 Teste de elevação do palato. Durante a fonação, desvio do palato para o lado não lesado.

A lesão do nervo vago, com a lesão do nervo acessório, pode ocasionar a **disfonia** (voz rouca, susurrada), em razão da paralisia das cordas vocais, bem como alterações na respiração (dispneia e respiração com estridor).

Exame do nervo acessório – XI par

O nervo acessório é constituído de fibras motoras, sendo responsável pela inervação do músculo esternoclidomastóideo e da porção superior do músculo trapézio. Suas fibras originam-se dos núcleos bulbares e medulares.

O exame é realizado com a inspeção, palpação e avaliação da função dos músculos esternoclidomastóideo e trapézio. Solicita-se ao paciente que vire a cabeça espontaneamente e depois contra uma resistência, de um lado e depois do outro lado. Esse teste avalia a força do músculo esternoclidomastóideo bilateralmente. Na ocorrência de lesão, é observada déficit na rotação da cabeça para o lado oposto à lesão. Na avaliação do músculo trapézio, é solicitado ao paciente que eleve os ombros livremente e, depois, contra uma resistência. Na presença de lesão, há assimetria do ombro no lado afetado, onde a escápula está mais baixa do lado contralateral, com atrofia muscular e exagero da fossa supraclavicular.

Exame do nervo hipoglosso – XII par

O nervo hipoglosso é o nervo motor da língua que permite sua movimentação. Suas fibras são originárias do núcleo do hipoglosso, situado no bulbo.

Durante a avaliação, pede-se ao paciente que abra a boca e mantenha a língua dentro da cavidade bucal. Deve-se observar a presença de assimetria, desvio, atrofia e movimentos anormais da língua, como as **fasciculações** (tremores finos). Solicita-se ao paciente que coloque a língua para fora e realize movimentos para os lados, para cima e para baixo. Avalie a assimetria, a atrofia ou o desvio em relação à linha média. A lesão do nervo provoca paralisia de uma das metades da língua. Quando o paciente faz a protusão da língua, ocorre um desvio para o lado lesado em razão da ação da musculatura do lado normal (Figura 2.62). Em caso de dúvida, o enfermeiro pode colocar uma espátula do lado da língua e pedir ao paciente que exerça força sobre ela. No caso de lesão, o paciente não consegue movimentar a língua contra a espátula.

■ SINAIS DE IRRITAÇÃO MENÍNGEA E RADICULAR

Alguns sinais estão relacionados quando há inflamação nas meninges, como na meningite bacteriana, na meningite viral ou na hemorragia subaracnóidea (HSA). Esses sinais são: rigidez da nuca, sinal de Brudzinski, sinal de Kernig e sinal de Lasègue.

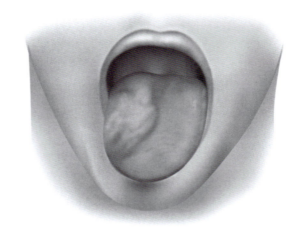

Figura 2.62 Paralisia da hemilíngua a direita.

Rigidez de nuca

Para a realização do teste de rigidez de nuca o paciente deve estar deitado em decúbito dorsal. O pescoço é flexionado e é observado se há resistência anormal ao movimento ou alguma reação por parte do paciente (Figura 2.63). No exame, é observada uma limitação que impede que o queixo encoste no tórax. Na maioria das vezes, o paciente refere dor cervical. Esse sinal e esse sintoma ocorrem em razão de hipertonia ou espasticidade da musculatura cervical posterior.

Sinal de Brudzinski

Para avaliação do sinal de Brudzinski o paciente deve estar deitado em decúbito dorsal. No sinal de Brudzinski, o paciente apresenta uma flexão involuntária das coxas e dos joelhos, quando o pescoço é fletido em direção ao tórax (Figura 2.64).

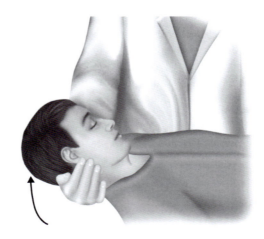

Figura 2.63 Teste de rigidez de nuca.

Exame Neurológico

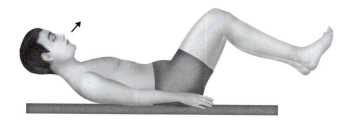

Figura 2.64 Sinal de Brudzinski.

Sinal de Kernig

No sinal de Kernig, o paciente é posicionado em decúbito dorsal, com flexão passiva da coxa sobre o quadril, formando um ângulo de 90° com o tronco. A seguir tenta-se a extensão passiva das pernas (Figura 2.65). No caso de o sinal ser positivo, observa-se resistência e limitação ao movimento, bem como dor referida pelo paciente.

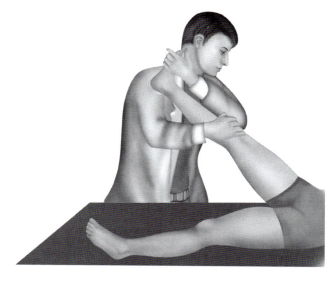

Figura 2.66 Sinal de Lasègue.

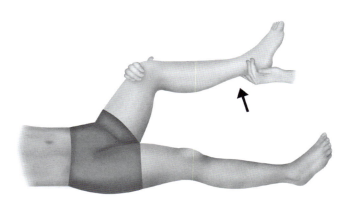

Figura 2.65 Sinal de Kernig.

Sinal de Lasègue

Para o sinal de Lasègue, o paciente **é colocado** em decúbito dorsal, com flexão da coxa sobre o quadril, mantendo a perna estendida (Figura 2.66). O sinal é positivo quando o paciente apresenta uma resistência à elevação, com tentativa de flexão do joelho ou elevação do quadril do lado afetado, e refere dor. Pode referir dor com a dorsi flexão do pé e dos artelhos. A presença do sinal de Lasègue sugere compressão das raízes lombossacras que formam o nervo ciático.

■ BIBLIOGRAFIA CONSULTADA

1. Bertolucci PH, Brucki SM, Campacci SR, Juliano Y. The mini-mental state examination in a general population: impact of educational status. Arq Neuropsiquiatr. 1994;52(1):1-7.
2. Bickley LS. Sistema Nervoso. In: Bickley LS. Bates propedêutica médica. 8.ed. Rio de Janeiro: Editora Guanabara Koogan, 2005. p.523-609.
3. Carrion MJM, Félix EPV. Abordagem inicial e fundamentos do exame físico neurológico. In: Carrion MJM, Félix EPV. Guia prático de emergências neurológica. 1.ed. São Paulo: Editora Atheneu, 2015. p.23-38.
4. Crimlisk JT, Grande MM. Neurologic assessment skills for the acute medical surgical nurse. Orthop Nurs. 2004;23(1):3-9.
5. Diccini S, Whitaker IY, Cintra EA. Exame neurológico. In: Barros ALBL. Anamnese e exame físico: avaliação diagnóstica de enfermagem no adulto. 3.ed. Porto Alegre: Editora Artmed, 2016. p.129-70.
6. Felix EPV, Annes M. Semiologia neurológica - o exame neurológico. In: Bertolucci PHF,
7. Ferraz HB, Felix EPV, Pedroso JL. Guia de neurologia. Coleção guias de medicina ambulatorial e hospitalar da Unifesp - EPM. 1.ed. São Paulo: Editora Manole, 2010. p.3-25.
8. Fischer J, Mathieson C. The history of the Glasgow Coma Scale: implications for practice. Crit Care Nurs Q. 2001;23(4):52-8.
9. Fonseca NC. Exame neurológico em unidade de terapia intensiva. In: Rojas SSO, Veiga VC. Manual de neurointensivismo. 1.ed. São Paulo: Atheneu, 2013. p.41-52.

10. Haymore J. A neuron in a Haystack. Advanced neurologic assessment. AACN Clinical Issues. 2004;15(4):568-81.
11. Hickey JV. Neurological assessment. In: Hickey JV. The clinical practice of neurological and neurosurgical nursing. 7.ed. Philadelphia: Lippincott Willians & Wilkins, 2014. p.154-81.
12. Koizumi MS. Método de avaliação do nível de consciência e interpretação. Acta Paul Enferm. 1990;3(1):17-24.
13. Lehman CA, Hayes JM, LaCroix M, Owen SV, Nauta HJ. Development and implementation of a problem-focused neurological assessment system. J Neurosci Nurs. 2003;35(4):185-92.
14. Haddad LF, Saade N, Costa MAT, Veiga JCE. Lesões traumáticas de nervos cranianos. Arq Bras Neurocir. 2012;31(4):184-94.
15. Lower J. Facing neuro assessment fearlessly. Nursing. 2002;32(2):58-64.
16. McNarry AF, Goldhill DR. Simple bedside assessment of level of consciousness: comparison of two simple assessment scales with the Glasgow Coma scale. Anaesthesia. 2004;59(1):34-7.
17. Mendes PD, Maciel MS, Brandão MVT, Rozental-Fernandes PC, Antonio VE, Kodaira SK, et al. Distúrbios da consciência humana - parte 1 de 3: bases neurobiológicas. Rev Neurocienc. 2012;20(3):437-43.
18. Mooney GP, Comerford DM. Neurological observations. Nurs Times. 2003;99(17):24-5.
19. Murray TA, Kelly NR, Jenkins S. The complete neurological examination: what every nurse practitioner should know. Adv Nurse Pract. 2002;10(7):24-8.
20. Nitrini R. Semiologia Neurológica. In: Nitrini R, Bachaschi LA. A neurologia que todo médico deve saber. 3.ed. São Paulo: Editora Atheneu, 2015. p.53-68.
21. Pereira CU, Santos ACL, Junior JAS, Campos GJL, Carvalho RWF, Gusmão LCB. Nervo oculomotor: anatomia, fisiologia e clínica. Rev Cir Traumatol Buco-Maxilo-Fac. 2012;12(2):93-104.
22. Posner JB, Saper CB, Schiff ND, Plum F. Plum and Posnser's diagnosis of stupor and coma. 4.ed. New York: Oxford University Press, 2007.
23. Pullen RL. Neurologic assessment for pronator drift. Nursing. 2004;34(3):22.
24. Rank W. Simplifying neurologic assessment. Nursing Made Incredibly Easy. 2010;8(2):15-9.
25. Teasdale G, Jennett B. Assessment of coma and impaired consciousness. Lancet. 1974;2(872):81-4.

capítulo 3

Solange Diccini
Maria Sumie Koizumi

Exame Neurológico do Paciente com Alteração da Consciência e Coma

■ INTRODUÇÃO

Os pacientes em internação hospitalar podem apresentar alterações ou rebaixamento da consciência e coma. Porém, muitas vezes, é o motivo inicial do atendimento no serviço de pré-hospitalar ou de emergência. O enfermeiro deve priorizar as etapas a serem realizadas no exame neurológico, discutidas no Capítulo 2, bem como realizar outras etapas do exame neurológico no paciente que apresenta alterações da consciência ou que está em coma.

De forma aguda, há várias causas que levam o paciente ao rebaixamento da consciência ou ao coma, mas a hipertensão intracraniana (HIC) aparece como a causa mais frequente. Portanto, o enfermeiro deve detectar precocemente por meio do exame neurológico alterações que possam levar o paciente à piora e suas consequências, como sequelas neurológicas ou a morte encefálica, além do aumento do tempo de internação hospitalar, de custos hospitalares, da morbidade e da mortalidade.

O foco do exame neurológico no paciente em coma inclui cinco parâmetros específicos de avaliação: nível de consciência, respostas pupilares, motricidade ocular extrínseca, padrão respiratório e padrão das respostas motoras.

■ ETIOLOGIAS DAS ALTERAÇÕES DA CONSCIÊNCIA OU DO COMA

A consciência tem dois componentes: o nível de consciência e o conteúdo de consciência. O nível de consciência determina o grau de alerta comportamental do paciente e depende de estruturas, como do sistema reticular ativador ascendente (SRAA) e do córtex cerebral. O conteúdo da consciência é a soma de todas as funções cognitivas e afetivas do paciente e depende basicamente do córtex cerebral.

O rebaixamento ou a diminuição da consciência e o coma podem ocorrer em razão de lesões ou disfunções da SRAA; lesões ou disfunções graves e difusas do córtex cerebral; ou de lesões de ambas estruturas (SRAA e córtex cerebral).

Diversas são as causas que podem determinar rebaixamento da consciência ou coma. Essas alterações podem ser de origem estrutural, funcional ou metabólica, que ocorrem no sistema nervoso central, como: lesões supratentoriais (lesões no diencéfalo e telencéfalo), lesões infratentoriais (lesões no tronco encefálico e cerebelo), lesões encefálicas difusas, multifocais e/ou metabólicas ou consequentes a patologias sistêmicas (Tabela 3.1).

Tabela 3.1 Principais causas de alterações do nível de consciência.

Lesões supratentoriais	Patologias
1. Lesões destrutivas subcorticais e rinencefálicas	• infarto talâmico
2. Lesões expansivas supratentoriais	• hemorragias (epidural, subdural, intracerebral) • isquemia ou infarto (trombótica ou embólica) • tumores (primários e metastáticos) • infecções (meningite, abscessos, empiema, Aids) • trauma craniano
Lesões infratentoriais	
1. Lesões isquêmicas	• hemorragia pontina • infarto de tronco encefálico • enxaqueca vertebrobasilar • desmielinização de tronco encefálico • tumores de tronco encefálico (primário e metastático) • abscessos e granulomas de tronco encefálico
2. Lesões compressivas	• hemorragia cerebelar • infarto cerebelar • tumor cerebelar • abscesso cerebelar • hemorragia subdural ou extradural de fossa posterior • aneurisma basilar • tumores da fossa posterior extratronco encefálico
Disfunção encefálica difusa, multifocal e/ou metabólica	
1. Falta de oxigênio, substrato ou co-fatores	• hipóxia, hipoglicemia
2. Doenças de outros órgãos	
2.1. Órgãos não endócrinos	• insuficiência hepática (encefalopatia ou coma hepático) • insuficiência renal (coma urêmico) • insuficiência pulmonar (narcose por CO_2) • encefalopatia pancreática exócrina
2.2. Órgãos endócrinos	• insuficiência hipofisária • hipotireoidismo ou hipertireoidismo • hipoparatireoidismo ou hiperparatireoidismo • adrenal (Doença de Addison, Cushing, feocromocitoma)
2.3. Outras doenças sistêmicas	• diabetes • porfiria • septicemia
3. Intoxicação exógena	• drogas sedativas • ácidos ou produtos com metabolização para ácidos • drogas psicotrópicas • outros: penicilina, anticonvulsivantes, esteroides, digitálicos, cimetidina, metais pesados, cianeto, salicilatos, organoclorados, organofosforados
4. Transtornos hidreletrolíticos e ácidos básicos	• água e sódio (hiponatremia e hipernatremia) • acidose (metabólica e respiratória) • alcalose (metabólica e respiratória) • magnésio (hipomagnesemia e hipermagnesemia) • cálcio (hipocalcemia e hipercalcemia) • fósforo (hipofosfatemia)
5. Alterações da regulação térmica	• hipotermia • hipertermia

(Continua)

Tabela 3.1 Principais causas de alterações do nível de consciência. *(Continuação)*

Disfunção encefálica difusa, multifocal e/ou metabólica	
6. Infecções e inflamações do sistema nervoso central	• meningite • encefalite • encefalopatia tóxica aguda • encefalomielite parainfecciosa • vasculite cerebral • hemorragia subaracnóidea
7. Doenças gliais e neuronais primárias	• doença de Creutzfeldt-Jakob • doença de Marchiafava-Bignami • adrenoleucodistrofia • gliomatose cerebral • leucoencefalopatia multifocal progressiva
8. Outras	
8.1. Crises convulsivas e estados pós-convulsivos	
8.2. Estados delirantes agudos	• síndrome de abstinência • delírio pós-operatório • delírio da unidade de terapia intensiva • intoxicações por drogas

Adaptada de Nitrini R, Bacheschi L A. A neurologia que todo médico deve saber. 3.ed. São Paulo: Atheneu, 2015.

■ ALTERAÇÕES DA CONSCIÊNCIA

A alteração ou o rebaixamento do nível de consciência é o parâmetro mais sensível de insuficiência encefálica, seja por causa estrutural, funcional ou metabólica. Essas alterações encefálicas podem se iniciar como discreto estado confusional agudo, com dificuldades de elaboração de frases e armazenamento de informações, podendo chegar à sonolência até o coma (Figura 3.1). Alterações do nível de consciência, por mais que sejam discretas, devem ser consideradas um sinal de alerta de insuficiência encefálica e o coma dever ser considerado falência encefálica.

Os termos utilizados para definir as alterações da consciência causam grande confusão pela sua indefinição operacional. Portanto, é importante que, ao optar por utilizar tais termos, o enfermeiro descreva também como o paciente responde aos estímulos verbais, táteis ou dolorosos.

As alterações da consciência mais comumente observadas podem ser didaticamente conceituadas como: letargia ou sonolência, estado confusional agudo ou *delirium*, obnubilação, estupor ou torpor e coma. O paciente pode evoluir gradativamente para cada uma destas alterações ou diretamente para o estado de coma, dependendo da velocidade de evolução e da gravidade das lesões encefálicas.

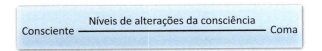

Figura 3.1 Da consciência ao coma.

Letargia ou sonolência

O paciente desperta ao estímulo auditivo com voz normal, voz alta ou ruídos provocados. Está orientado no tempo, espaço e pessoa; responde lenta e vagarosamente ao estímulo verbal, à elaboração de processos mentais e à atividade motora. Quando é interrompido o estímulo verbal, o paciente retorna ao estado de sonolência.

Estado confusional agudo ou *delirium*

O paciente com *delirium* caracteriza-se por sintomas de início agudo, de caráter flutuante e com intervalos de consciência. Em geral, é reversível e não causa sequelas. Pode apresentar um ou mais sintomas, como: inatenção aos estímulos, diminuição da capacidade de concentração, desorganização e incoerência do pensamento, desorientação em relação ao lugar e ao tempo, distúrbios de memória, rebaixamento do nível de consciência (sonolência), apatia, alterações da percepção, distúrbios do ciclo sono-vigília, aumento ou diminuição da atividade psicomotora, alucinações ou reações violentas. No período noturno, pode apresentar agitação psicomotora, podendo ser associada à privação de sono, menor estimulação ou uso de medidas de contenção no leito. Os pacientes em *delirium* podem retirar cateteres, sondas, atirar objetos, sair da cama e apresentar queda.

Alguns fatores de risco são associados ao *delirium*, como: drogas (atropina, anti-histamínicos, benzodiazepínicos, morfina, antidepressivos tricíclicos, fenobarbital), idade (principalmente, idosos), doença sistêmica grave (insuficiência cardíaca congestiva, doença pulmonar obstrutiva crônica), disfunção cognitiva prévia (demência), disfunção sensorial (visual, auditiva), imobilidade e desidratação.

No paciente em *delirium*, o enfermeiro deve descrever todas as alterações da consciência apresentadas pelo paciente, os estímulos que possam agravar esse estado, bem como os períodos em que o paciente está consciente.

Obnubilação

O paciente apresenta-se muito sonolento, ou seja, necessita ser estimulado intensamente, com associação de estímulo auditivo mais intenso e estímulo tátil (toque). Responde com uma ou duas palavras. Pode responder a comandos simples, como quando solicitado para colocar a língua para fora da boca. Responde apropriadamente ao estímulo doloroso.

Estupor ou torpor

O paciente apresenta-se muito mais sonolento, não responsivo ao estímulo verbal e tátil, necessitando estimulação dolorosa para responder. Ao estímulo doloroso, apresenta resposta com sons incompreensíveis e/ou com abertura ocular.

Coma

O coma pode ser definido como o estado em que o indivíduo não demonstra conhecimento de si próprio e do meio ambiente. Com ausência do nível de alerta, ou seja, inconsciente, não interage com o meio. Aos estímulos externos, permanece com os olhos fechados, como em sono profundo. Nesse estado, o paciente apresenta apenas respostas de reatividade.

ELEMENTOS BÁSICOS DA AVALIÇÃO DA CONSCIÊNCIA

Dois elementos são básicos para a avaliação da consciência: a distinção das respostas de perceptividade e reatividade e a utilização correta dos estímulos que geram tais respostas.

Respostas de perceptividade

- Implica a ativação de mecanismos nervosos adquiridos pela aprendizagem e requer certo grau de integração cortical. A perceptividade corresponde a respostas de natureza mais complexa, como gestos e palavras, ou mais simples, como piscamento à ameaça.

Respostas de reatividade

- Independe da integração cortical e é realizada quando ocorre a perda da consciência. Está relacionada a mecanismos presentes desde o nascimento, e depende da ativação de estruturas subcorticais: visão, audição, reação de despertar, reação de orientação e reações focais e gerais à dor. A reatividade pode ser classificada em reatividade inespecífica, reatividade à dor e reatividade vegetativa.
- **Reatividade inespecífica:** induzida por mecanismos localizados subcorticalmente e manifestados por rotação dos olhos e cabeça para a fonte do estímulo, quando o paciente está com os olhos abertos e pela reação de despertar, quando os olhos estão fechados.
- **Reatividade à dor:** depende de estruturas localizadas no tronco encefálico quando há resposta com componentes faciais e vocais (choro) e de estruturas da medula espinhal, quando ocorre apenas retirada do membro estimulado.
- **Reatividade vegetativa:** relacionada à manutenção das funções neurovegetativas. É avaliada pelas reações do sistema neurovegetativo à estimulação dolorosa. A reação à dor causa período de apneia, seguido por taquipneia. O ritmo cardíaco pode aumentar ou diminuir; alterações vasomotoras, ocasionando rubor e sudorese são frequentes; a midríase também é muito comum. Nos casos graves, nenhuma reação neurovegetativa é observada.

Para avaliar o paciente consciente, com alterações da consciência ou em coma, há necessidade de estimulações apropriadas, ou seja, utilização de estímulos para obtenção de respostas. Os estímulos mais comumente utilizados para obter respostas de perceptividade e de reatividade são: auditivos, táteis e dolorosos. Quanto à aplicação dos estímulos, segue a sequência do auditivo, do tátil e, por último, do doloroso. Na prática, temos observado o início da estimulação em pacientes em coma pelo estímulo doloroso, o que não é correto.

Estímulos auditivos

Inicialmente, é usado um tom de voz normal. Se o paciente responder, o examinador deve fazer perguntas com a finalidade de avaliação da consciência (orientação, funções cognitivas, etc.), já discutidos no Capítulo 2. Se o paciente não responder à solicitação com volume de voz normal, estímulos sonoros mais altos (volume de voz mais alto) devem ser usados.

Estímulos táteis

Os estímulos táteis podem ser aplicados com um leve toque no membro superior ou no ombro do paciente. Ao estímulo tátil pode ser somado o estímulo auditivo alto, chamando o paciente pelo seu nome, na tentativa de despertar o paciente.

Estímulos dolorosos

Em geral, recomenda-se aplicar os estímulos dolorosos em pacientes em coma, na sequência apresentada a seguir, de acordo com a obtenção de respostas motoras. O estímulo doloroso pode ser aplicado no leito ungueal, na região supraorbital, no músculo trapézio, no côndilo da articulação temporamandibular e na região do esterno (Figura 3.2).

O método mais indicado para a estimulação dolorosa é a aplicação de uma compressão perpendicular ao leito ungueal proximal (mãos ou pés), com a ajuda de instrumentos (caneta ou lápis) e a observação da resposta motora. Hema-

Exame Neurológico do Paciente com Alteração da Consciência e Coma

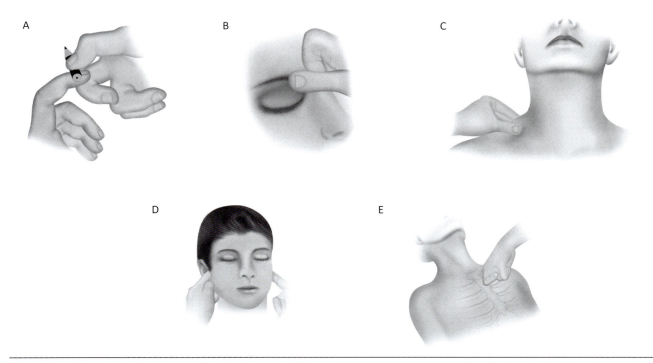

Figura 3.2 Locais de aplicação do estímulo doloroso. (A) Pressão do Leito Ungueal. (B) Pressão do Arco Supraorbital ou Incisura Supraorbitária. (C) Pinçamento do Trapézio. (D) Pressão Articulação temporomandibular. (E) Pressão do Esterno.

tomas podem ser observados quando há aplicação de muita pressão sobre o leito ungueal. A aplicação de pressão na região supraorbital é realizada com o dedo polegar e gera dor e abertura ocular. Em alguns casos, entretanto, esse estímulo pode provocar o fechamento dos olhos. Não deve ser aplicado quando há suspeita de fratura de face. A compressão do músculo trapézio deve ser realizada com o dedo indicador, médio e o polegar. A compressão esternal deve ser realizada com uma pressão em movimentos circulares na região esternal, com as mãos fechadas em punho. Ainda não há consenso na literatura se a compressão do esterno deva ser considerado um estímulo doloroso. A compressão e rotação mamilar não são consideradas estímulo doloroso no exame neurológico, sequer beliscar a face interna do braço ou da coxa. Estímulos intensos e repetidos podem provocar lesões na pele, hematomas e outros traumatismos locais. Portanto, deve haver um rodízio dos locais a serem avaliados de modo frequente e pela equipe multiprofissional.

ESCALA DE COMA DE GLASGOW

A utilização de termos como sonolência, estado confusional agudo, torpor e coma deve ser evitada, pois não existe definição precisa do estado comportamental para cada uma dessas situações. Pacientes em coma são tratados por equipe multidisciplinar, sendo necessário quantificar o comprometimento da consciência. Essas escalas auxiliam nas evoluções de piora ou melhora da consciência, mesmo que essas alterações sejam discretas.

Para uniformizar a linguagem, foram criadas escalas de avaliação da consciência. Entre elas, destaca-se a escala de coma de Glasgow (ECGl), que é uma ferramenta simples e objetiva, desenvolvida para monitorar as modificações das alterações da consciência, de forma global, independentemente das causas que a comprometam. Essa escala foi introduzida em 1974 e revisada em 1977 pelos professores Brian Jennett e Grahan Teasdale, da Universidade de Glasgow, na Escócia, com o objetivo inicial de avaliar vítimas de traumatismo craniano. Hoje a sua utilização foi ampliada para diversos tipos de paciente com ou sem patologias neurológicas.

A ECGl é um instrumento mundialmente aceito e tem como objetivos principais:

- Avaliar a consciência, de forma global;
- Detectar precocemente alterações da consciência;
- Minimizar a variabilidade do uso de termos distintos entre os diversos examinadores;
- Padronizar e registrar as informações essenciais, de forma rápida e simples;
- Classificar e comparar a gravidade de lesões cerebrais;
- Direcionar condutas clínicas e cirúrgicas;
- Facilitar a triagem de pacientes;
- Comparar a efetividade do tratamento.

Aplicação da escala de coma de Glasgow

A escala de coma de Glasgow (ECGl) tem bases fisiológicas e classifica a consciência por meio de três indicadores: abertura ocular (AO), com pontuação variando de 1 a

4 pontos; resposta verbal (RV), de 1 a 5 pontos; e resposta motora (RM), de 1 a 6 pontos (Tabela 3.2).

O escore total mínimo é de 3 pontos, indicando arreatividade. O máximo é de 15 pontos, indicando que o paciente está desperto, alerta e totalmente responsivo. A pontuação 15 significa que tanto o sistema reticular ativador ascendente (SRAA) no tronco encefálico e o córtex cerebral estão preservados. Escores iguais ou menor que 8 pontos são aceitos como alterações da consciência que definem estar o indivíduo em estado de coma. A pontuação 3 significa que o paciente está aperceptivo e arreativo, mas não significa que está em morte encefálica. A queda de 2 pontos na escala é

TTabela 3.2 Escala de Coma de Glasgow.

Parâmetro	Classificação	Pontuação	Critério
Abertura Ocular (AO)	Espontânea	4	Olhos abertos previamente à estimulação. Não há necessidade de estímulo externo
	Ao som	3	Abertura ocular após ordem em tom de voz normal ou em voz alta
	À pressão	2	Abertura ocular após estimulação da extremidade dos dedos (aumentando progressivamente a intensidade por 10 segundos). Por exemplo, por compressão do leito ungueal
	Ausente	1	Ausência persistente de abertura ocular, sem fatores de interferência. Mantém os olhos fechados
	Não Testável	NT	Olhos fechados devido a fator local. Mantém os olhos fechados por causa de fatores que impedem a sua abertura, por exemplo, edema periorbital, hematoma periorbital, trauma ocular, lesão do III par craniano (ptose palpebral), drogas
Resposta Verbal (RV)	Orientada	5	Resposta adequada relativamente ao nome, local e data
	Confusa	4	Resposta não orientada, mas comunicação coerente. Consegue conversar em frases, mas não responde corretamente as perguntas de nome, local e data.
	Palavras	3	Palavras isoladas inteligíveis. Não consegue falar em frases, mas interage através de palavras isoladas
	Sons	2	Apenas produz gemidos
	Ausente	1	Ausência de resposta audível, sem fatores de interferência.
	Não Testável	NT	Fator que interfere com a comunicação. Não fala por causa de fatores que impedem a fala, tais como: presença do tubo endotraqueal ou de traqueostomia, afasia, disfasia, fratura mandibular e maxilar, drogas
Resposta Motora (RM)	A ordens	6	Cumprimento de ordens com 2 ações, como apertar a mão do profissional e colocar a língua para fora
	Localizadora	5	Elevação da mão acima do nível da clavícula na tentativa de interromper o estímulo na cabeça (estímulo no arco supraorbitário ou incisura supraorbitária) ou no pescoço (pinçamento do trapézio)
	Flexão normal	4	A mão não alcança a fonte do estímulo, porém há flexão rápida do membro superior ao nível do cotovelo e na direção externa ao corpo. Padrão predominante não anormal
	Flexão anormal	3	A mão não alcança a fonte do estímulo, porém há flexão lenta do membro superior ao nível do cotovelo e na direção interna ao corpo. Padrão predominante claramente anormal
	Extensão	2	Extensão do membro superior ao nível do cotovelo
	Ausente	1	Ausência de movimentos dos membros superiores e inferiores, sem fatores de interferência
	Não Testável	NT	Fator que limita a resposta motora. Ausência de atividade motora devido aos seguintes fatores: lesões medulares ou de nervos periféricos, doenças neuromusculares, imobilização de extremidades devido a fraturas, sedação e bloqueadores neuromusculares
Total	AO + RV + RM	3 a 15	

Fonte: www.glasgowcomascale.org

um sinal de alerta de que o paciente pode estar mudando de faixa na classificação de gravidade, em razão da insuficiência neurológica, e a queda de 3 pontos é considerada emergência neurológica.

Cada indicador deve ser avaliado independentemente dos outros dois indicadores. A pontuação deve ser dada para a melhor resposta do paciente, em cada indicador, acrescida da pontuação total, ou seja, a somatória dos três indicadores.

Algumas condições limitam a pontuação dessa escala. Quando um indicador não pode ser numericamente pontuado ou caso não seja possível obter resposta do paciente por conta de alguma limitação, é preciso colocar a palavra não testável (NT) e a sua justificativa. Exemplo: na avaliação do parâmetro resposta verbal, o paciente está em ventilação mecânica. Nessa situação, marcar como NT e paciente em intubação orotraqueal.

Não existe um consenso na literatura sobre a frequência da avaliação neurológica, porém a gravidade da lesão encefálica e a instabilidade do quadro neurológico são fatores determinantes na avaliação. Na primeira hora de atendimento, a avaliação deve ser realizada a cada 10 ou 15 minutos, podendo ser espaçada conforme a estabilidade do quadro neurológico.

Algumas limitações e cuidados ao aplicar a escala de coma de Glasgow

A ECGl foi construída para aplicação em adultos. Não é indicada para crianças, particularmente os menores de cinco anos. Nesse caso, recomenda-se o uso da Escala adaptada para crianças – a Escala de Coma de Glasgow Pediátrica.

No Serviço de Emergência, recomenda-se aguardar a estabilização respiratória e hemodinâmica para que a aplicação inicial da ECGl seja um bom indicador do estado de consciência. A avaliação feita sob condições de hipóxia ($SpO_2 < 90\%$) e/ou hipotensão arterial (pressão arterial sistólica < 90 mmHg) não reflete, de forma fidedigna, a gravidade da lesão encefálica. A ECGl também não deve ser aplicada em paciente sob efeito de bloqueadores musculares ou de sedação. Nesses casos, deve-se aplicar escalas de sedação.

Como já mencionado, a ECGl limita-se a avaliar o rebaixamento global da consciência. À medida que o rebaixamento progride para o coma (ECGl ≤ 8), o exame dos demais quatro parâmetros (respostas pupilares, motricidade ocular extrínseca, padrão respiratório e padrão das respostas motoras) fornece indicativos de localização da lesão no tronco encefálico.

■ ESCALA FOUR

A escala FOUR (*Full Outline of UnResponsiveness Score*) foi desenvolvida em 2005 e tem como finalidade a avaliação neurológica em pacientes com rebaixamento do nível de consciência. A escala é composta de quatro itens: resposta ocular, resposta motora, reflexos de tronco encefálico e respiração. O examinador pontua a melhor resposta de três tentativas, sendo cada item pontuado entre 0 e 4 pontos. O escore total pode variar entre 0 e 16 pontos.

A FOUR favorece a avaliação de itens como tronco cerebral e respiração, parâmetros esses não inclusos na escala de coma de Glasgow. A FOUR permite ainda ao avaliador a detecção de quadros neurológicos como a síndrome do encarceramento, estado vegetativo ou estado de consciência mínima (Tabela 3.3).

Tabela 3.3 Escala FOUR (*Full Outline of UnResponsiveness Score*).

Escala FOUR (*Full Outline of UnResponsiveness Score*)	Pontuação
Resposta ocular	
Pálpebras abertas; os olhos seguem o movimento do dedo do examinador ou obedecem a ordem de piscamento.	4
Pálpebras abertas, mas os olhos não seguem o movimento dos dedos do examinador.	3
Pálpebras fechadas, mas abrem ao comando verbal.	2
Pálpebras fechadas, mas abrem ao estímulo doloroso.	1
Pálpebras permanecem fechadas, mesmo com estímulo doloroso.	0
Resposta motora	
Faz o sinal de positivo (polegar para cima) ou cerra a mão ou faz o sinal de paz (dedos).	4
Localiza o estímulo doloroso.	3
Resposta à dor em flexão (decorticação).	2
Resposta à dor em extensão (descerebração).	1
Nenhuma resposta à dor ou presença de estado de mal mioclônico generalizado.	0
Reflexos do tronco encefálico	
Reflexos pupilar e corneano presentes bilateralmente.	4
Uma pupila midriática e fixa.	3
Reflexo pupilar ou corneano ausentes bilateralmente.	2
Reflexos pupilar e corneano ausentes.	1
Reflexos pupilar, corneano e da tosse ausentes.	0
Respiração	
Não intubado, padrão regular de respiração.	4
Não intubado, respiração de Cheyne-Stokes.	3
Não intubado, respiração irregular.	2
Respira num ritmo superior ao da ventilação mecânica.	1
Respira no ritmo da ventilação mecânica ou apneia.	0

■ EXAME PUPILAR

A análise da pupila e dos reflexos pupilares é fundamental nos pacientes com graves alterações no nível de consciência. Na sua avaliação, devem ser observados e anotados o diâmetro e a forma das pupilas, assim como a fotorreação. O estímulo luminoso em um olho desencadeia uma constricção da pupila ipsilateral (reflexo fotomotor direto) e, também, uma constricção da pupila contralateral (reflexo fotomotor consensual). As pupilas devem ser sempre comparadas uma com a outra.

As alterações pupilares possuem uma correlação anatômica, o que facilita o entendimento do nível da lesão no encéfalo (Figura 3.3).

■ TIPOS DE PUPILA

Pupilas mióticas com reflexo fotomotor presente

Estes tipos de pupila podem ocorrer nas situações de encefalopatia metabólica e na disfunção diencefálica bilateral. Nesta última, a hipofunção simpática ocasiona o predomínio do sistema nervoso parassimpático. Há necessidade de exames complementares para diferenciar uma situação da outra.

Pupila da síndrome de Claude Bernard-Horner

Presença de anisocoria em razão de miose ipsilateral à lesão da via simpática (do hipotálamo até a medula espinhal baixa e periférica). O reflexo fotomotor está preservado. O paciente apresenta discreta ptose (queda da pálpebra superior por fraqueza do músculo de Müller), anidrose facial (ausência de transpiração em um dos lados da face e pescoço) e enoftalmia (afundamento do globo ocular dentro da órbita).

Pupilas médio-fixas

São pupilas de 4 a 5 mm de diâmetro, não fotorreagentes (fixas à luz). Essas alterações ocorrem em razão de lesões da porção ventral do mesencéfalo, com comprometimento do simpático e do parassimpático.

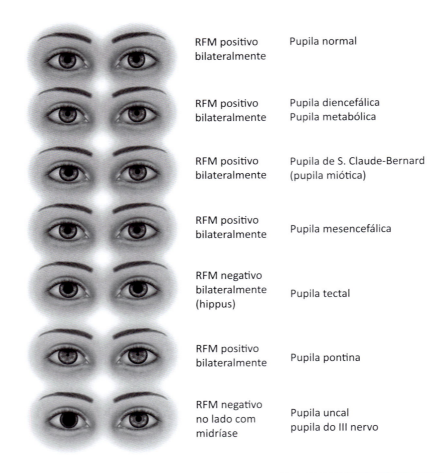

Figura 3.3 Alterações pupilares causadas por lesões estruturais no encéfalo.
RFM: reflexo fotomotor.

Pupila tectal

São pupilas discretamente dilatadas, em torno de 5 a 6 mm de diâmetro, com ausência do reflexo fotomotor. Apresenta flutuações no seu diâmetro (*hippus*) e com dilatação pupilar aos estímulos dolorosos. Ocorre em razão de lesões na região do tecto do mesencéfalo.

Pupilas pontinas

São pupilas com extrema miose (pupilas puntiformes), em torno de 1 a 2 mm, com presença do reflexo fotomotor, de difícil observação. Ocorre em razão de lesões na região da ponte, quase sempre causadas por hemorragia pontina.

Pupila uncal ou do III nervo craniano (nervo oculomotor)

É a presença de uma pupila unilateral extremamente dilatada, com reflexo fotomotor negativo. Recebe o nome de uncal, pois ocorre na maioria das vezes em razão de herniação transtentorial lateral, quando o úncus do lobo temporal desloca-se entre a tenda do cerebelo e o mesencéfalo, comprimindo o nervo oculomotor. A pupila midriática é ipsilateral à herniação e compressão do III par. Por exemplo, a compressão do nervo oculomotor à direita causa anisocoria D > E (direita maior que a esquerda), com pupila à direita não fotorreagente.

Algumas alterações pupilares podem estar relacionadas com outras causas, como:

- **Pupilas midráticas e não fotorreagentes:** encefalopatia anóxica ou herniação bilateral;
- **Pupilas mióticas com reflexo fotomotor presente:** intoxicação por opiáceos;
- **Pupilas fixas:** intoxicação severa por barbitúricos, hipotermia;
- **Pupilas dilatadas e sem reflexo fotomotor:** intoxicação por atropina.

■ EXAME DA MOVIMENTAÇÃO OCULAR EXTRÍNSECA

Os movimentos oculares dependem da musculatura ocular extrínseca, inervada pelos nervos cranianos oculomotor (III par), troclear (IV par) e o abducente (VI par). A avaliação dos movimentos conjugados reflete níveis de disfunção no tronco encefálico e a sua integração com o córtex cerebral. Para avaliar a movimentação ocular extrínseca (MOE) em pacientes em coma, são analisados os movimentos dos nervos cranianos oculomotor (III par) e abducente (VI par).

A avaliação da movimentação ocular extrínseca é realizada em cinco etapas: observação dos movimentos oculares espontâneos, reflexo óculo-cefálico (manobra dos olhos de boneca), manobra oculovestibular, reflexo córneo-palpebral e observação das pálpebras.

Observação dos movimentos oculares espontâneos

No paciente em coma, é observado a posição dos olhos em repouso e são analisadas a presença ou ausência de paralisias, movimentos conjugados, movimentos desconjugados e se há nistagmo. Em repouso em olhos estão em posição mediana. Qualquer desvio de um ou ambos os olhos significa lesão na função oculomotora, a não ser que haja um estrabismo prévio.

Realização do reflexo óculo-cefálico (manobra dos olhos de boneca)

Esta manobra não deve ser realizada quando há suspeita de lesão cervical. São realizados movimentos bruscos com a cabeça, para o lado direito e para o lado esquerdo, flexão e extensão da cabeça sobre o tronco (Figura 3.4). Os movimentos são considerados normais quando são desviados na direção oposta quando se gira a cabeça. Portanto, os movimentos oculares observados, respectivamente, são: olhos desviados para

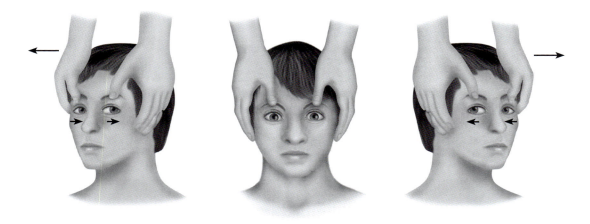

Figura 3.4 Reflexo óculo-cefálico.

a esquerda, para a direita, para cima e para baixo, no sentido oposto ao desvio da cabeça. Isso ocorre por causa de conexões entre o labirinto e os receptores proprioceptivos cervicais com os núcleos dos nervos cranianos oculomotor (III par) e abducente (VI par). Essa manobra avalia tanto os déficits de movimentos oculares isolados como os déficits de movimentos conjugados. A ausência de resposta indica lesões de vias responsáveis pelo movimento dos olhos no tronco cerebral.

Realização da manobra oculovestibular

Antes de iniciar esta manobra, o exame de otoscopia deve ser feito, com a finalidade de afastar a presença de lesão timpânica. Essa manobra pode ser realizada utilizando-se água fria ou quente, sendo esta última mais rara. Posicione o paciente de modo que a cabeça esteja elevada a 30°. Com um cateter ou uma sonda, são injetados, delicadamente, 50 a 100 ml de água gelada no meato acústico externo. Após cinco minutos, a manobra é repetida do outro lado. No paciente em coma, com as vias do tronco encefálico preservado (ponte e mesencéfalo), o desvio dos olhos ocorre para o lado da orelha irrigada. Nas lesões da ponte e do mesencéfalo, há ausência de resposta (Figura 3.5).

As principais alterações nas respostas do movimento conjugado são:

- **Resposta negativa:** lesão importante das vias dentro do tronco cerebral. A resposta negativa pode estar presente também nas seguintes situações: uso de drogas vestíbulo-depressoras (sedativos, barbitúricos, bloqueadores neuromusculares, fenitoína) e doença vestibular prévia;
- **Resposta conjugada tônica:** integridade do mesencéfalo e da ponte;
- **Resposta desconjugada:** caracterizada pela abdução presente e adução ausente: lesão do fascículo longitudinal medial ou do nervo oculomotor;
- **Resposta desconjugada:** caracterizada pela abdução ausente e adução presente: lesão do nervo abducente;
- **Resposta horizontal normal e vertical patológica:** lesão mesodiencefálica;
- **Resposta vertical normal e horizontal patológica:** lesão da ponte e integridade do mesencéfalo.

Realização do reflexo córneo-palpebral

O reflexo corneopalpebral é realizado a partir de um estímulo com uma gaze ou com um pedaço fino de algodão entre a córnea e a esclera (Figura 3.6). O reflexo é considerado positivo ou presente quando ocorre o fechamento das pálpebras e o desvio dos olhos para cima. O reflexo é causado pela interação da via aferente (nervo trigêmeo – ramo oftálmico), da via eferente (nervo facial) e da área tectal, que controla os movimentos verticais do olhar. O reflexo é negativo quando o paciente não apresenta o fechamento das pálpebras ao toque da gaze na esclera.

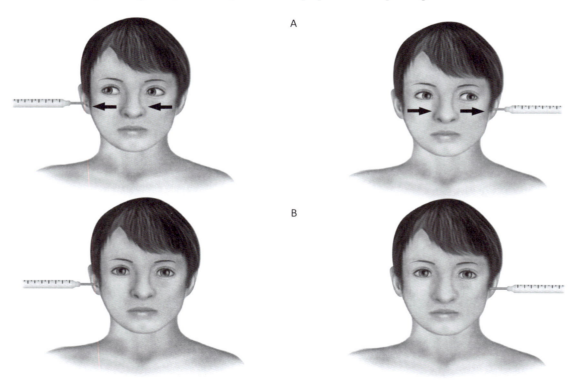

Figura 3.5 Manobra oculovestibular. (A) Resposta com desvio para o lado da orelha irrigada. (B) Resposta negativa, os olhos estão fixos.

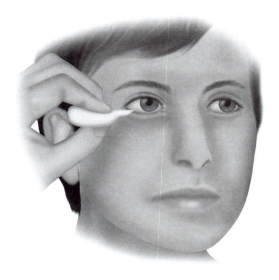

Figura 3.6 Reflexo córneo-palpebral.

Observação das pálpebras

No paciente em coma, geralmente, as pálpebras estão cerradas, quando estão abertas pode ser lesão aguda da ponte, muitas vezes de origem vascular. Déficit de fechamento das pálpebras pode estar relacionado à lesão no nervo facial (VII par). A presença de semiptose sugere lesão da via simpática e a ptose completa, lesão do nervo oculomotor (III par).

■ PADRÃO RESPIRATÓRIO

A respiração é controlada de forma reflexa pelos centros respiratórios na ponte e pelos centros inspiratórios no bulbo. O padrão respiratório deve ser avaliado em relação a frequência, ritmo e amplitude. Na presença de rebaixamento da consciência, ou no coma, podem ser observadas alterações no padrão respiratório. Porém, essas alterações são consideradas parâmetros de valor relativo, pois podem ser influenciadas por outras patologias, como: pulmonares, cardíacas e metabólicas. No paciente em ventilação mecânica, essas alterações não são observadas.

Certos padrões respiratórios podem determinar o nível anatômico da lesão encefálica: o ritmo de Cheyne-Stokes, a hiperventilação neurogênica central, a respiração apnêustica, a respiração periódica de ciclo curto, a respiração atáxica e apneia.

Ritmo de Cheyne-Stokes

O ritmo de Cheyne-Stokes é caracterizado por períodos de apneia, alternando com períodos de hiperventilação de amplitude crescente, posteriormente decrescente e apneia. A fase de hiperpneia, geralmente, dura mais que a fase de apneia. Pode ser observado quando há lesões extensas e difusas na região supratentorial, nas alterações metabólicas ou em doenças sistêmicas, como insuficiência cardíaca congestiva e doença pulmonar obstrutiva crônica (Figura 3.7).

Hiperventilação neurogênica central

A hiperventilação neurogênica central é caracterizada por uma hiperventilação sustentada, regular, rápida e profunda. Na gasometria arterial, o pH é alcalino, com diminuição na $PaCO_2$ e aumento na PaO_2. Ocorre quando há lesões na porção inferior do mesencéfalo ou do tegumento pontino (Figura 3.8). Há outras causas, que não a lesão mesencefálica, como: edema pulmonar de causa cerebral, intoxicação por ácido acetilsalicílico, septicemia por Gram-negativos, acidose, hipoxia, encefalopatia hepática e tireotoxicose.

Respiração apnêustica

A respiração apnêustica é caracterizada por períodos de inspiração rápida e pausa prolongada inspiratória, seguida de expiração e pausa prolongada expiratória. A pausa em inspiração e em expiração dura cerca de 2 a 3 segundos. Indica lesão em nível pontino baixo (Figura 3.9).

Respiração periódica de ciclo curto

A respiração periódica de ciclo curto é caracterizada por ciclos mais curtos que a respiração de Cheyne-Stokes, com uma ou duas respirações com amplitude aumentada, seguidas por duas a quatro respirações rápidas, uma ou duas respirações com diminuição de amplitude e apneia (Figura 3.10). Esse padrão respiratório é observado na hipertensão intracraniana, lesões pontina baixa e lesões em fossa posterior.

Respiração atáxica (respiração de Biot)

A respiração atáxica é caracterizada por uma respiração totalmente irregular, com respirações profundas e superficiais associadas a períodos de apneia. Indica lesões bulbares (Figura 3.11).

Apneia

Apneia é caracterizada por ausência de movimentos respiratórios (inspiração e expiração), em razão de falência

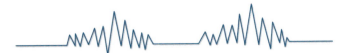

Figura 3.7 Ritmo de Cheyne-Stokes.

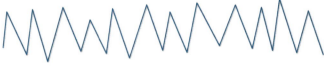

Figura 3.8 Hiperventilação neurogênica central.

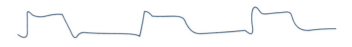

Figura 3.9 Respiração apnêustica.

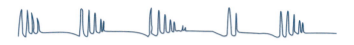

Figura 3.10 Respiração periódica de ciclo curto.

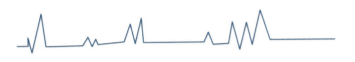

Figura 3.11 Respiração atáxica.

dos mecanismos respiratórios no bulbo. Além de lesões no bulbo, outras causas podem causar a apneia: trauma raquimedular e lesão cervical (principalmente C_1 e C_2) e intoxicações por drogas sedativas que deprimem o sistema nervoso central.

■ PADRÃO DA RESPOSTA MOTORA

A via motora começa no giro pré-central e vai até a porção baixa do bulbo, onde ocorre a decussão das fibras de um lado para o lado oposto, até atingir a medula cervical. Em razão de sua extensão, a via motora é frequentemente lesada nos vários tipos de patologia do sistema nervoso central.

As alterações na resposta motora nos pacientes em coma são avaliadas de forma sistemática, com a realização da observação dos movimentos espontâneos do paciente, avaliação dos reflexos patológicos, avaliação do tono muscular e observação de respostas motoras após estimulação dolorosa.

Observação de movimentos espontâneos

Deve ser observado os tipos de movimento espontâneo realizados pelo paciente.

Avaliação de sinais patológicos

Os sinais patológicos são o sinal de Babinski e o reflexo patológico de preensão palmar ou plantar.

Sinal de Babinski ou reflexo cutâneo-plantar

Estímulo tátil vigoroso deve ser aplicado na porção lateral da planta do pé, de posterior para anterior, terminando ao nível dos metatarsos laterais, sem atingir as falanges do polegar. A resposta patológica é caracterizada por extensão do hálux e extensão dos outros pododáctilos em forma de leque (Figura 3.12). O sinal de Babinski pode indicar lesão no trato corticoespinhal ou lesão superior no neurônio motor da medula espinhal na região torácica ou lombar. A lesão do trato piramidal (trato corticoespinhal) com assimetria no sinal de Babinski indica qual hemisfério cerebral foi lesionado. A resposta é normal quando é observado a flexão dos dedos do pé (os dedos curvam-se para baixo). A presença do reflexo (extensão do hálux) é uma reação normal em crianças até 2 anos de idade.

Reflexo patológico de preensão palmar ou plantar

O reflexo de preensão palmar ou plantar (*grasping reflex*) ocorre com resposta flexora dos dedos, provocada pelo contato de um objeto com a região palmar ou plantar (movimento de preensão). É um movimento primitivo (observado em recém-nascidos), compulsivo, reflexo e independente do controle cortical (Figura 3.13).

Avaliação do tônus muscular

A avaliação do tônus muscular deve ser realizada com base na movimentação e balanço passivos, observando hipertonia ou hipotonia.

Observação das respostas motoras após estímulo doloroso

As alterações nas respostas motoras podem ocorrer dependendo dos diferentes níveis de lesões na via motora, que se estende desde o giro pré-central no córtex cerebral até a porção baixa do bulbo no tronco cerebral. Essas alterações motoras podem ser unilateral ou bilateral, observadas em repouso ou ao estímulo doloroso, e têm importante relação no comprometimento grave do sistema nervoso central. Por exemplo, o paciente pode estar com postura de decorticação à direita e com postura de descerebração à esquerda.

- **Resposta ou postura de decorticação:** é observada uma postura com adução, flexão do cotovelo, flexão do punho e dos dedos do membro superior e hiperextensão, flexão plantar e rotação interna do membro inferior (Figura 3.14). Ocorre quando há disfunção em nível supratentorial (hemisférios cerebrais, regiões da cápsula interna ou tálamo).
- **Resposta ou postura de descerebração:** é observada uma postura com adução, extensão, hiperpronação do membro superior e extensão, flexão plantar do membro inferior. Muitas vezes, associada a opistótono e fechamento da mandíbula (Figura 3.15). Ocorre quando há lesões em nível alto do tronco cerebral (acima do núcleo rubro) até o diencéfalo.

Exame Neurológico do Paciente com Alteração da Consciência e Coma

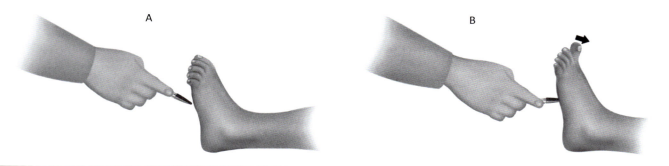

Figura 3.12 (A) Resposta normal. (B) Sinal de Babinski.

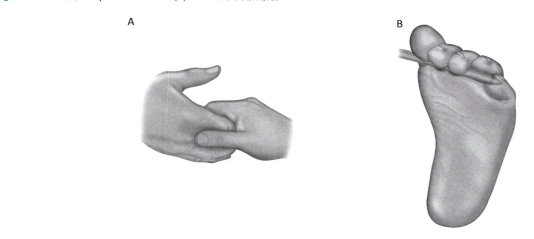

Figura 3.13 (A) Reflexo de preensão palmar. (B) Reflexo de preensão plantar.

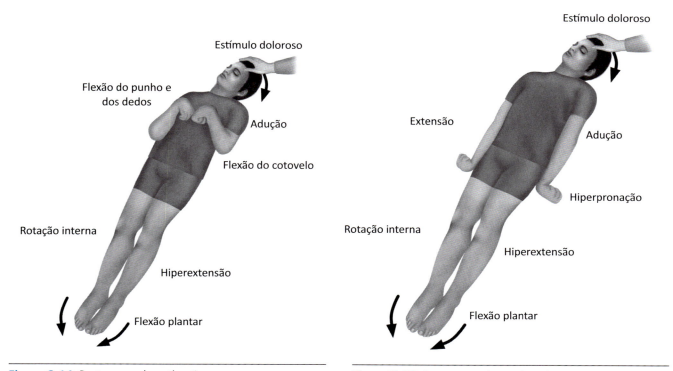

Figura 3.14 Postura em decorticação.

Figura 3.15 Postura em descerebração.

Capítulo 3

- **Resposta extensora anormal no membro superior com flacidez ou resposta flexora fraca no membro inferior:** sugerindo lesão em ponte.
- **Flacidez e ausência de resposta motora:** podem estar associadas a lesões periféricas ou lesão pontina baixa, bulbar ou medular.

Na Tabela 3.4, são apresentadas as relações anatômicas e as alterações no exame neurológico no paciente normal e em coma.

■ CONDIÇÕES ESPECIAIS DE DESORDENS DA CONSCIÊNCIA

Pacientes em coma podem evoluir para situações com características clínicas e metabólicas diferenciadas, que caracterizam o estado vegetativo, o estado minimamente consciente e a síndrome do cativeiro. Ao exame clínico, o paciente pode apresentar deficiências no despertar, com redução ou alteração do conteúdo da consciência. Estudo realizado pela tomografia por emissão de pósitrons (*PET scan*) demonstrou alterações importantes no metabolismo cerebral do paciente com estado vegetativo, estado minimamente consciente e a síndrome do cativeiro (Tabela 3.5).

Estado vegetativo ou estado vegetativo persistente

Duas ou três semanas após a instalação do coma, o paciente começa a abrir os olhos e a readquirir o ciclo vigília-sono, mas sem movimentos voluntários. É um estado de vigília sem percepção do ambiente. O paciente não apresenta qualquer função cognitiva, porém a reatividade está mantida, tanto a inespecífica, como a dor e as funções autonômicas. O paciente abre os olhos, não consegue seguir objetos em movimento, mas muitas vezes simula o seguimento e pode fechar os olhos à ameaça. A maioria dos pacientes não vocaliza, mas podem emitir sons ininteligíveis após estímulos dolorosos.

Com relação à resposta motora, a postura de descerebração pode ser substituída por um padrão flexor, lento e distônico. O paciente apresenta incontinência urinária e fecal. Há preservação variável dos reflexos dos nervos cranianos e espinais. A maior parte dos pacientes não necessita de suporte ventilatório ou outras medidas de suporte de vida.

Nos estudos de neuroimagem, os pacientes em estado vegetativo apresentam áreas com danos funcionais no córtex fronto-lateral, parieto-temporal, médio-frontal, cingulado posterior e precuneus, em ambos os hemisférios. Porém, o diagnóstico médico é clínico.

O estado vegetativo persistente é definido quando o estado vegetativo dura por mais de seis meses nos pacientes que sofreram lesões não traumáticas ou por mais de 12 meses nas lesões traumáticas. Há uma aumento de até sete vezes na permanência do estado vegetativo em pacientes com lesões nas regiões dorsolaterais do tronco encefálico.

Estado minimamente consciente

O estado minimamente consciente ou estado minimamente responsável é 10 vezes mais comum de ser encontrado do que o estado vegetativo persistente. É uma condição de intensa alteração da consciência, em que o paciente apresenta comportamentos de consciência, mas é incapaz de

Tabela 3.5 Desordens da consciência e metabolismo cerebral.

Desordens da consciência	Metabolismo cerebral
Coma	Diminuição de 40% a 50%
Estado vegetativo	Diminuição de 50% a 60%
Estado minimamente consciente	Diminuição de 20% a 40%
Síndrome do cativeiro	Atividade normal
Morte encefálica	Ausência de atividade

Adaptada de Schnakers *et al.*, 2004.

Tabela 3.4 Relações anatômicas e as alterações no exame neurológico no paciente normal e em coma.

Nível da lesão	Pupilas	Reflexo oculocefálico	Respiração	Resposta motora à dor
Sem lesão (normal)	Normais	Nistagmo	Normal	Normal
Hemisfério cerebral	Mióticas reativas	Desvio oculocefálico	Normal Hiperpneia	Postura de decorticação
Herniação do úncus do lobo temporal	Midríase unilateral Arreflexa	Desvio oculocefálico	Normal Hiperpneia	Assimétrica
Diencéfalo	Mióticas	Desvio oculocefálico	Cheyne-Stokes	Postura de decorticação
Mesencéfalo	Mediofixas	Desvio oculocefálico	Hiperpneia	Postura de descerebração
Ponte	Puntiformes	Alterado ausente	Hiperpneia apnêustica	Postura de descerebração
Bulbo	Midríase arreflexa	Ausente	Atáxica apneia	Flacidez

demonstrar esses comportamentos de maneira consistente. Tem como características: a consciência parcial com resposta a comando simples; ciclo vigília-sono presente; localiza estímulos dolorosos; pega e explora objetos; apresenta movimentos automáticos (como coçar-se); localiza certos sons, apresenta resposta inconsistente aos estímulos sonoros; apresenta fixação e seguimento visual; emite vocalização e verbalização inconsistente do tipo sim ou não; e apresenta reações emocionais, como choro ou sorriso.

A avaliação do paciente em estado minimamente consciente é difícil, em razão dos níveis transitórios de atenção e de resposta motora. A comunicação funcional e a utilização funcional de objetos podem ser utilizados para uma melhor avaliação do paciente.

A comunicação funcional compreende respostas do tipo sim ou não adequadas a seis de seis questões de orientação de situações básicas, em duas avaliações consecutivas. Por exemplo: Você está andando? Eu estou lendo um livro?

A utilização funcional de objetos avalia a utilização correta de dois tipos de objeto em duas avaliações consecutivas. Por exemplo: fazer o movimento de levar a escova de dente para a boca ou uma caneta a uma folha de papel.

O prognóstico depende se a causa é de origem traumática ou não traumática; a causa traumática tem melhor prognóstico. A melhora da maioria dos pacientes ocorre no primeiro ano, após a instalação do estado minimamente consciente.

Síndrome do cativeiro

A síndrome do cativeiro ou de *Locked-in* pode ser confundida com o coma das lesões agudas ou com o estado vegetativo persistente. O paciente está consciente e tetraplégico, mas incapaz de comunicar-se verbalmente ou por gestos. Consegue comunicar-se a partir de movimentos verticais dos olhos ou por piscadas.

Pacientes com infarto na porção ventral da ponte, território da artéria basilar, apresentam essa síndrome. Não se movimentam em razão de lesão bilateral das vias corticoespinais e corticobulbares, que impede que os impulsos originados no córtex cerebral cheguem à medula espinhal e aos nervos cranianos, causando a tetraplegia e a anartria (impossibilidade de articular palavras). Mas o paciente está consciente e com sensibilidade somestésica preservada, porque a porção dorsal da ponte, na qual se situa o sistema reticular ativador ascendente (SRAA) e as vias somatossensoriais, permanece íntegra. Pode ocorrer também a preservação da região do mesencéfalo, o que justifica os movimentos oculares.

O paciente está consciente, sendo capaz de ouvir, compreender e sentir tudo ao seu redor. Para comunicar-se com o paciente deve-se utilizar formas alternativas com a implementação de sistemas de códigos com perguntas cuja resposta seja sim ou não, combinando-se com o movimento ocular vertical para cima ou para baixo ou com o sinal de piscar. Outros métodos de comunicação podem ser utilizados, como o alfabeto adaptado ou métodos de captação dos movimentos oculares por meio de uma câmera e estes serem traduzidos por computador.

■ CONSIDERAÇÕES FINAIS

A avaliação neurológica do paciente com alterações no nível de consciência e coma exige capacitação e treinamento para que sua execução seja precisa e rápida. É importante ressaltar que o conhecimento e a habilidade em executar o exame e interpretar os resultados obtidos significam rapidez no atendimento do paciente, diminuindo os riscos de sequelas neurológicas ou da morte encefálica.

■ BIBLIOGRAFIA CONSULTADA

1. Bekinschtein T, Manes F. Evaluating brain function in patients with disorders of consciousness. Cleve Clin J Med. 2008;75(Suppl 2):S71-6.
2. Bordini AL, Luiz TF, Fernandes M, Arruda WO, Teive HAG. Coma scales. A historical review. Arq Neuropsiquiatr. 2010;68(6):930-7.
3. Cavanna AE, Shaha S, Eddya CM, Williamsd A, Rickards H. Consciousness: A neurological perspective. Behav Neurol. 2011;24(1):107-16.
4. Crimlisk JT, Grande MM. Neurologic assessment skills for the acute medical surgical nurse. Orthop Nurs. 2004;23(1):3-9.
5. Dawes E, Lloyd H, Durham L. Monitoring and recording patients' neurological observations. Nurs Standard. 2007,22(10):40-5.
6. Diccini S, Whitaker IY, Cintra EA. Exame neurológico. In: Barros ALBL. Anamnese e exame físico: avaliação diagnóstica de enfermagem no adulto. 3.ed. Porto Alegre: Editora Artmed, 2016. p.129-70.
7. Duff D. Review article: altered states of consciousness, theories of recovery, and assessment following a severe traumatic brain injury. Axone. 2001;23(1):18-23.
8. Edwards SL. Using the Glasgow Coma Scale: analysis and limitations. Br J Nurs. 2001;10(2):92-101.
9. Fischer J, Mathieson C. The History of the Glasgow Coma Scale: implications for practice. Crit Care Nurs Q. 2001;23(4):52-8.
10. Fonseca NC. Exame neurológico em unidade de terapia intensiva. In: Rojas SSO, Veiga VC. Manual de neurointensivismo. 1.ed. São Paulo: Atheneu, 2013. p.41-52.
11. Giacino J, Whyte J. The vegetative and minimally conscious state – current knowledge and remaining questions. J Head Trauma Rehabil. 2005;20(1):30-50.
12. Gosseries O, Zasler ND, Laureys S. Recent advances in disorders of consciousness: focus on the diagnosis. Brain Inj. 2014;28(9):1141-50.
13. Ha AL-Quraan H, AbuRuz ME. Simplifying Glasgow coma scale use for nurses. Int J Adv Nurs Stud. 2015;4(2):69-74.

14. Haymore J. A neuron in a Haystack. Advanced neurologic assessment. AACN Clinical Issues. 2004;15(4):568-81.
15. Hickey JV. Neurological assessment. In: Hickey, JV. The clinical practice of neurological and neurosurgical nursing. 7.ed. Philadelphia: Lippincott Willians & Wilkins, 2014. p.154-81.
16. Jevon P. Neurological assessment. Part 1- assessing level of consciousness. Nurs Times. 2008;104(27):26-7.
17. Koizumi MS. Método de avaliação do nível de consciência e interpretação. Acta Paul Enferm. 1990;3(1):17-24.
18. Lehman CA, Hayes JM, LaCroix M, Owen SV, Nauta HJ. Development and implementation of a problem-focused neurological assessment system. J Neurosci Nurs. 2003;35(4):185-92.
19. Lower J. Facing neuro assessment fearlessly. Nursing. 2002;32(2):58-64.
20. Lower J. Using pain to assess neurologic response. Nursing. 2003;33(6):56-7.
21. McNarry AF, Goldhill DR. Simple bedside assessment of level of consciousness: comparison of two simple assessment scales with the Glasgow Coma scale. Anaesthesia. 2004;59(1):34-7.
22. Mendes PD, Maciel MS, Brandão MVT, Rozental-Fernandes PC, Antonio VE, Kodaira SK, et al. Distúrbios da consciência humana - parte 3 de 3: intermezzo entre coma e vigília. Rev Neurocienc. 2013;21(1):102-7.
23. Mendes PD, Maciel MS, Brandão MVT, Rozental-Fernandes PC, Antonio VE, Kodaira SK, et al. Distúrbios da consciência humana - parte 1 de 3: bases neurobiológicas. Rev Neurocienc. 2012;20(3):437-43
24. Mendes PD, Maciel MS, Brandão MVT, Rozental-Fernandes PC, Antonio VE, Kodaira SK, et al. Distúrbios da consciência humana - parte 2 de 3: a abordagem dos enfermos em coma. Rev Neurocienc. 2012;20(4):576-83.
25. Mooney GP, Comerford DM. Neurological observations. Nurs Times. 2003;99(17):24-5.
26. Morejón CS, Ferez MA, Oliveira MC. Exame neurológico nas emergências neurológicas. In: Terzi R, Falcão A, Videtta W. Cuidados neurointensivos. São Paulo: Editora Atheneu, 2012. p.7-16.
27. Muñana-Rodrígueza JE, Ramírez-Elíasb A. Escala de coma de Glasgow: origen, análisis y uso apropiado. Enferm Univers. 2014;11(1):24-35.
28. Murray TA, Kelly NR, Jenkins S. The complete neurological examination: what every nurse practitioner should know. Adv Nurse Pract. 2002,10(7):24-8.
29. Paranhos E. Avaliação do paciente em coma. In: Carrion MJM, Félix EPV. Guia prático de emergências neurológica. 1.ed. São Paulo: Editora Atheneu, 2015. p.123-34.
30. Perera MD, García AA, Turon R. Exame neurológico nas emergências neurocirúrgicas. In: Terzi R, Falcão A, Videtta W. Cuidados neurointensivos. São Paulo: Editora Atheneu, 2012. p.17-24.
31. Posner JB, Saper CB, Schiff ND, Plum F. Plum and Posner's diagnosis of stupor and coma. 4.ed. New York: Oxford University Press, 2007.
32. Rabello GD. Coma e estados alterados de consciência. In: Nitrini R, Bachaschi LA. A neurologia que todo médico deve saber. 3.ed. São Paulo: Editora Atheneu, 2015. p.153-75.
33. Raup G. Assessment of the patient who is neurologically impaired. J Infus Nurs. 2002;25(3):172-5.
34. Schnakers C, Majerus S, Laureys S. Diagnostic et évaluation des états de conscience altérée. Réanimation. 2004;13:368-75.
35. Stern S. Observing and recording neurological dysfunction. Emerg Nurse. 2011;18(10):28-3.
36. Stevens RD, Cadena RS, Pineda J. Emergency neurological life support: approach to the patient with coma. Neurocrit Care. 2015;23(Suppl 2):S69-75.
37. Teasdale G, Jennett B. Assessment of coma and impaired consciousness. Lancet. 1974;2(872):81-4.

capítulo 4

João Luis Erbs Pessoa
Janine Schirmer
Celina Maia Cretella
Bartira de Aguiar Roza

Morte Encefálica

■ INTRODUÇÃO

No decorrer do século XX, a humanidade observou um fascinante desenvolvimento técnico-científico em várias áreas. A revolução industrial foi o primeiro passo para inúmeras descobertas, ao dar início a utilização de máquinas para produção de inúmeros bens, bem como da utilização de inúmeras fontes de energia para fazer esse processo se desenvolver.

Esse avanço também foi observado nas ciências da saúde. Em 1932, Drinker e Shaw desenvolveram o pulmão de aço, o precursor dos atuais respiradores mecânicos, que começou a ser utilizado em seres humanos em 1952 por Lassen e Ibsen. A aplicação desse equipamento foi essencial para o desenvolvimento do conceito da morte encefálica (ME), pois graças a ele foi possível manter os movimentos respiratórios apesar da parada respiratória decorrente da morte do tronco cerebral e, consequentemente, da parada cardíaca.[1]

Até esse período o conceito da morte estava ligado à parada cardíaca, contudo, com o desenvolvimento de um equipamento que mantinha o suporte ventilatório do paciente, foi possível observar e questionar esse conceito.

A partir desse momento, inúmeros debates morais surgiram sobre o uso dessas tecnologias que dão suporte à vida, principalmente sobre seu efeito indesejado no prolongamento da morte. Até mesmo a Igreja Católica foi questionada, e em 1957 o Papa Pio XII respondeu ao questionamento de médicos anestesiologistas.[1] Esse documento foi intitulado *Prolongation of life*, dele destacamos uma parte: "Compete ao médico, em particular ao anestesiologista, produzir uma definição clara e precisa da 'morte' e do 'momento da morte' de um paciente que falece em estado inconsciente. Por isso, pode-se retomar o conceito usual de separação completa e definitiva da alma e dos corpos; mas, na prática, deve-se levar em consideração a imprecisão dos termos 'corpos' e 'separação'. Pode-se desconsiderar a possibilidade de um homem ser enterrado vivo, visto que a retirada do aparelho respiratório, após alguns minutos, provoca a parada da circulação e, portanto, a morte" (Pio XII, nov. 1957, p. 1031).[1]

Mollaret e Goulon em 1959 chegaram ao conceito do termo *coma dépassé*, uma situação irreversível, observada em pacientes neurologicamente graves que não possuíam reflexos do tronco cerebral, reflexo respiratório e cujo eletroencefalograma (EEG) apresentava atividade isoelétrica.[2]

Em 1963, Schwab publicou o primeiro protocolo para diagnosticar a ME. Nesse diagnóstico, ele propôs a ausência da respiração espontânea por trinta minutos, ausência de reflexos tendíneos de qualquer natureza, ausência de reflexos pupilares, ausência de reflexo óculo-cardíaco e um EEG com trinta minutos de isoatividade.[3]

Em 1966, Murray sugeriu um protocolo diferente, em razão da necessidade da constatação da midríase completa bilateral, ausência de reflexos à dor, apneia constatada por cinco minutos, hipotensão severa com necessidade da utilização de vasopressores, e um EEG isoelétrico por algumas horas.[3]

Em 1968, *The Ad Hoc Committee of the Harvard Medical School* publicou seus critérios para o diagnóstico de ME, definindo o coma irreversível como um novo requisito para a morte. Esses novos critérios incluíram: coma aperceptivo e arresponsivo, ausência de reflexos após uma hora de observação, apneia de três minutos, EEG isoelétrico, e a exclusão de causas como: hipotermia (< 32,2 ºC) e uso de drogas depressoras do sistema nervoso central.[4]

Ainda nesse relatório, observa-se uma preocupação com as famílias desses pacientes e com a utilização de recursos desnecessários que poderiam estar sendo aplicados em outro paciente que tivesse prognóstico.[4]

Essa comissão baseada em um estudo com 1.665 pacientes que realizaram o EEG, cujo a conclusão foi de isoatividade, concluiu que pacientes que não estão sob efeito de sedação ou de drogas depressoras do sistema nervoso central, apresentam silêncio elétrico cerebral, com características neurológicas de coma não reativo, ausência de respostas motoras e ausência de reflexos tiveram o diagnóstico de ME.[5]

O avanço tecnológico ainda proporcionou a determinação do fluxo sanguíneo cerebral, das atividades metabólicas e, como já apontado anteriormente, da capacidade de mensurar a atividade elétrica cerebral. Ambos os testes auxiliam o médico em seu exame clínico. No Brasil, atualmente, são utilizados esses exames complementares do protocolo para o diagnóstico da ME.[6]

Em 1976, *The Conference of Medical Royal Colleges and their Faculties in the United Kingdon* aceitou o conceito de morte do tronco cerebral como equivalente a ME. Vale salientar que o tronco é responsável por inúmeras funções vegetativas da substância reticular ascendente e, também, pelo acordar da consciência. Essa proposta foi elaborada por um grupo de neurofisiologistas, nesse parecer o teste de apneia foi mais elucidado, apontando os critérios para sua realização e interpretação, e excluindo a necessidade de exames complementares. Ressalta-se também que nesse protocolo o aumento da pCO_2 (pressão parcial de gás carbônico) precisava ser documentado, pois este é o principal estímulo para a deflagração da respiração.[3,6]

Em 1980, é publicado o *Uniform Determination of Death Act* (UDDA), esse documento norte-americano foi amplamente aceito pela sociedade médica internacional, sendo aprovado pela *National Conference of Commissioners on Uniform State Laws* e validado pela *American Medical Association* e pela *American Bar Association*.[3,7]

Certamente a morte pode ser explicada por fenômenos biológicos, mas ela possui um contexto social. Nessa representação social, a morte gera comoções e esperanças espirituais, tanto para os que ainda tem consciência e vão passar por ela, bem como para os que a vivenciam no seio familiar.[8]

Durante um período na história brasileira, os transplantes foram realizados sem a promulgação de uma legislação que normatizasse os critérios diagnósticos de ME, nem tão pouco a normatização da distribuição desses órgãos doados, compreensivo por tratar-se de um procedimento experimental para a época.

Contudo, muito antes do início dos transplantes com doadores falecidos, o legislador já apontava a preocupação da extração de órgãos somente de pessoas com óbito constatado. A Lei 4.280 de 1963 referia que: "... para que se realize qualquer extirpação de órgão ou parte do cadáver, é mister que esteja provada de maneira cabal a morte atestada pelo diretor do hospital onde se deu o óbito ou por seus substitutos legais...".[9]

A primeira normatização brasileira para realizar o diagnóstico de ME foi realizada pelo Conselho Federal de Medicina, pela Resolução 1.346 de 1991. No documento, constavam os critérios a serem seguidos para estabelecer o diagnóstico de ME em pacientes acima de dois anos de idade. Nessa Resolução, o conceito apresentado para ME,

utilizado até hoje, é a parada total e irreversível das funções encefálicas.[10]

Em 1997, o Conselho Federal de Medicina publicou uma nova Resolução, a 1.480, que revogou a anterior. Nesta o diagnóstico pode ser realizado em pacientes com mais de sete dias de vida, pois não há consenso para aplicação dos critérios em recém-nascidos com menos tempo de vida.[11]

A Resolução 1.480 ainda apresenta os exames complementares e o intervalo de tempo a serem utilizados em pacientes com menos de dois anos, bem como o intervalo de tempo a ser respeitado entre os exames clínicos, conforme a idade.[11]

O grande avanço legal no Brasil ocorreu com a promulgação da Lei 9.434 que dispõe sobre a remoção de órgãos e tecidos e partes do corpo humano para fins de transplante e tratamento, também conhecida por "Lei dos Transplantes", normatizada pelo Decreto 2.268, cabendo ao Conselho Federal de Medicina definir os critérios clínicos e tecnológicos da ME.[12,13]

Descreveremos a seguir suscintamente o protocolo de ME, segundo a Resolução do Conselho Federal de Medicina.[11]

O protocolo de ME só pode ser iniciado em pacientes que apresentarem um escore na escala de coma de Glasgow com pontuação igual a 3, sendo necessário descartar as causas do coma, exemplo: hipotermia, uso de drogas depressoras do sistema nervoso central, etc.

Também é necessário conhecer a causa do coma para a abertura do protocolo, não cabendo a realização do diagnóstico em pacientes que serão encaminhados ao Serviço de Verificação de Óbito (SVO).

O protocolo é composto de dois exames clínicos e um exame complementar. Os exames clínicos devem respeitar um intervalo de tempo entre o primeiro e o segundo exames, conforme a idade do paciente (Tabela 4.1).

Tabela 4.1 Intervalo entre exames clínicos e complementares, conforme a idade, para o diagnóstico de morte encefálica.

Idade	Intervalo entre os exames
7 dias a 2 meses incompletos	48 horas
2 meses a 1 ano incompleto	24 horas
1 ano a 2 anos incompletos	12 horas
Acima de 2 anos	6 horas

O exame clínico deve constatar as seguintes situações no paciente:

- **Coma aperceptivo.** Em pacientes com ME não se espera encontrar respostas motoras a estímulos dolorosos realizados em pontos específicos, como leito ungueal, articulação temporomandibular, etc.
- **Pupilas fixas e arreativas.** Esse teste consiste na realização de um estímulo luminoso sobre o olho do paciente, que em condições normais deve apresentar contração

da pupila e dilatação ao se afastar o estímulo luminoso. Nos casos de ME não se observa essa atividade.
- **Ausência de movimentos faciais.** No paciente com ME há ausência de qualquer movimento facial espontâneo ou após estímulos dolorosos na face ou no corpo.
- **Ausência de reflexo córneo-palpebral**. Trata-se de um estímulo realizado na região lateral de cada córnea, que pode ser feito com uma gaze. O paciente não apresenta resposta do tipo retirada, piscada, lacrimejamento ou vermelhidão ao estímulo.
- **Ausência de reflexo oculocefálico.** Antes de iniciar essa avaliação, o médico deve se certificar de que o paciente não possui lesão cervical ou raquimedular. Para realizar esse estímulo, o médico movimenta a cabeça do paciente lateralmente, segurando as pálpebras abertas, e observa se os olhos se mantêm fixos em um ponto ou se acompanham o movimento da cabeça. A resposta normal é o movimento conjugado dos olhos na direção oposta ao movimento da cabeça. Na ME, os olhos seguem os movimentos da cabeça, por esse motivo, esse teste também é conhecido por "olhos de boneca".
- **Ausência do reflexo oculovestibular**. Nesse teste, o médico deve se certificar de que o paciente não possui obstrução do canal auditivo ou lesão da membrana timpânica. Para a realização desse teste, a cabeça do paciente deve estar elevada em 30°. Recomenda-se o uso de 50 ml de líquido gelado próximo a zero grau Celsius, sendo mais utilizado a solução fisiológica a 0,9%. Esse teste deve ser realizado em cada canal auditivo, mantendo-se as pálpebras abertas. No paciente normal, a instilação do líquido gelado produz um nistagmo com um desvio ocular para o lado não estimulado. No paciente com ME, não é observada nenhuma resposta oculomotora.
- **Ausência de reflexo de tosse ou náusea.** Utilizando-se uma sonda nasogástrica, o profissional realiza o estímulo da região posterior da faringe, base da língua ou palato mole, e observa se o paciente apresenta estímulo de tosse ou náusea. Nos casos de ME, não se observa nenhuma reação. É importante salientar que esse estímulo não deve ser realizado com a cânula de intubação, pelo risco de extubação.
- **Apneia.** Antes de iniciar esse teste, o paciente deve ser submetido por pelo menos dez minutos a uma ventilação com FiO$_2$ de 100%. Ao desconectar o ventilador, deve-se colocar um cateter de oxigênio, um pouco acima do nível da carina, com fluxo de 6 litros por minuto. O médico deve observar por 10 minutos se aparecem movimentos respiratórios ou até quando a pCO$_2$ atingir 55 mmHg. O exame complementar utilizado de acordo com a idade do paciente deve constatar ausência de atividade elétrica cerebral, ausência de circulação sanguínea intracraniana ou ausência de atividade metabólica cerebral.
- **Ausência de movimentos musculares.** No paciente com ME, após estímulos dolorosos, não há a observação de respostas motoras. A presença de atividades motoras medulares reflexas ou espontâneas não invalidam o diagnóstico de ME. Um dos exemplos de resposta motora medular complexa é o sinal ou reflexo de Lázaro. O paciente com ME pode apresentar, durante os testes clínicos (por exemplo, teste de apneia ou movimentação passiva da cabeça) ou de forma espontânea, movimentos súbitos de elevação dos membros superiores e colocá-los sobre o tórax, bem como flexão do tronco. É importante orientar a equipe para que a presença de reflexos medulares nos pacientes não inviabilizem o diagnóstico de ME.

O exame utilizado para a constatação da ausência de atividade elétrica cerebral é o eletroencefalograma (EEG). Já os exames utilizados para a comprovação de ausência de circulação sanguínea intracraniana são: angiografia, cintilografia radioisotópica, doppler transcraniano, monitorização da pressão intracraniana, tomografia computadorizada com xenônio e SPECT. Os utilizados para a verificação de ausência metabólica cerebral são: PET e extração cerebral de oxigênio.

A escolha do exame complementar deve seguir a seguinte orientação de acordo com a idade do paciente:

- 7 dias a 2 meses incompletos: o exame de escolha é o EEG, sendo necessários dois registros com intervalo de 48 horas entre eles;
- 2 meses a 1 ano incompleto: o exame de escolha é o EEG, sendo necessário dois registros com intervalo de 24 horas entre eles;
- 1 a 2 anos incompletos: o exame é facultativo; contudo, se o de escolha for o EEG serão necessários dois registros com intervalo mínimo de 12 horas entre eles;
- Para pacientes acima de dois anos, o exame complementar é facultativo.

Vale salientar que o protocolo de ME é de responsabilidade médica, cabendo somente a esse profissional a condução dos testes clínicos para sua constatação.

A data e a hora registradas na declaração de óbito são as mesmas da determinação da morte encefálica.[14,15]

Apesar do diagnóstico de ME estar intimamente ligado à doação de órgãos, pois a legislação brasileira só permite utilizar órgãos de pessoas falecidas, devemos ter o cuidado e o discernimento para não cair em conflitos éticos/bioéticos. Entendamos o porquê disso. O profissional médico ao se deparar com um paciente neurologicamente grave, que se enquadre em todos os parâmetros para a abertura do protocolo de ME, não o deve fazer pensando na doação de órgãos ou possível doação, pois trata-se de um diagnóstico e não de uma sentença de doação. Para a abertura do protocolo, a família deve ser consultada antes sobre a intenção de doar ou não os órgãos de seu ente. Porém, esse seria um conflito ético inquestionável, pois só podemos questionar a família sobre a intencionalidade da doação após a confirmação da ME.

Apesar de o diagnóstico determinar se o paciente está morto ou não, ele não difere de outros diagnósticos realizados pelo médico; não do ponto de vista da ética profissional ou do ato médico.

A boa prática envolvida nos processos de doação de órgãos e tecidos defende que médicos que realizam o diagnóstico de ME não devem participar da solicitação da doação. A atuação desse profissional que realizou o diagnóstico, para evitar quebrar a relação de confiança com a família, deve ir somente até a informação do óbito aos familiares. A partir desse ponto, outro profissional capacitado deve assumir a entrevista familiar para tal solicitação.

Não existe uma regra para a condução dos processos de doação, cabendo a cada profissional envolvido entender a família do ente falecido e sentir como deve conduzir cada caso. Isso porque, em determinadas situações, a relação construída entre o médico assistencial (que pode ter participado do diagnóstico de ME) é tão estreita que a família solicita a presença dele, por uma questão de confiança construída no momento mais crítico.

A legislação brasileira preocupou-se em evitar possíveis conflitos de interesse, ao determinar que profissionais que participem de equipes transplantadoras ou de retirada de órgãos não participem do processo de verificação de ME.[12]

Do ponto de vista histórico, é incontestável o surgimento do conceito de ME atrelado à doação de órgãos para transplante, tanto o é, que foi citado pela *Ad Hoc Committee* como uma necessidade a determinação do conceito para as atividades de transplante.

Contudo, precisamos quebrar o estereótipo de que o diagnóstico só é realizado em possíveis doadores de órgãos, e passar a assimilar o diagnóstico de ME como um direito do paciente e de sua família.

Certamente, inúmeros conflitos podem emergir quando nos deparamos com um paciente diagnosticado com ME. Um deles está no erro em entender que a ME é análoga à morte da pessoa e do organismo. A ME é inequivocamente a morte do indivíduo, mas não do organismo.[16]

A manutenção desse organismo com ME só se faz necessária, e assim o é compreensiva, quando estiver ligada à doação dos órgãos com fins de transplante. Manter uma ME sem fins de doação é gastar recursos desnecessários (oxigênio, equipamentos, medicações, etc.), desgastar emocional e fisicamente a equipe multiprofissional envolvida nesse atendimento e, por fim, não menos importante, aumentar o sofrimento dos familiares.

Corrobora com essa afirmação o autor ao afirmar que diminuir o benefício do desenvolvimento do conceito da ME somente com a intenção de doação de órgãos é desprezar a dignidade e o respeito ao paciente, bem como de seus entes que vivenciam tal situação. O estabelecimento desse diagnóstico evita tratamentos fúteis, encurta verdadeiros velórios nas UTIs e diminui o sofrimento da equipe multiprofissional ao acreditar em possíveis práticas de distanásia para com esses pacientes.[3, 7]

Por essas razões, o Conselho Federal de Medicina publicou uma Resolução que trata sobre a legalidade e o caráter ético da suspensão dos procedimentos de suportes terapêuticos em pacientes com ME que não sejam doadores de órgãos.[15]

■ ALTERAÇÕES FISIOLÓGICAS NA ME

A perda das funções vitais exercidas pelo encéfalo repercute nas funções hemodinâmicas essenciais ao organismo, causando distúrbios que, se não forem corrigidos rapidamente, podem levar à perda ou lesão de alguns órgãos sólidos.[17]

Começamos com o distúrbio hormonal, evidenciado pela perda da regulação do eixo hipotálamo e hipófise, importantíssimo na homeostase corporal. A falta da síntese de hormônios produzidos por essas estruturas afeta diretamente o funcionamento de glândulas como a tireoide, as adrenais e as gônadas. Os principais distúrbios observados são a incapacidade de regulação da temperatura corporal e a deficiência da síntese do hormônio antidiurético (ADH).[18]

A impossibilidade de esse organismo manter a temperatura corporal gera hipotermia, responsável pela vasodilatação sistêmica e decorrente hipotensão, além da possibilidade de ocorrerem arritmias, parada cardíaca, acidose metabólica, coagulopatias, etc. A hipotermia deve, portanto, ser prontamente corrigida por meio do uso de manta térmica, soluções endovenosas aquecidas e aquecimento do oxigênio do respirador mecânico quando disponível.[19]

Seis horas após a ocorrência da ME, o ADH torna-se indetectável, levando à ocorrência do diabetes insipidus (DI) em até 87% dos casos de ME. O DI é o responsável pelo aumento do sódio sérico decorrente do aumento do volume urinário, alteração também comumente vista na ME.[18] O DI é definido quando o débito urinário é maior que 4 ml/kg/h e a osmolaridade urinária menor que 200 mOsm/l.

Seu tratamento deve ser feito com a administração de desmopressina via nasal ou endovenosa, associada quando necessária à vasopressina em infusão contínua endovenosa, além da reposição do volume urinário excedente eliminado através de soluções endovenosas hipossódicas e água por sonda nasogástrica.[17]

Também há diminuição na produção de cortisol pelas adrenais, de insulina pelo pâncreas e de hormônios tireoidianos, fazendo-se necessário também repô-los.

Essas correções estão diretamente relacionadas a uma melhor estabilização hemodinâmica do potencial doador, bem como na melhoria do funcionamento dos enxertos.

No início do quadro de ME, durante a chamada "tempestade simpática", costuma ocorrer hipertensão arterial, que está relacionada ao aumento da pressão intracraniana e consequente herniação do tronco encefálico pelo forame magno. Esse estado, geralmente, é fugaz e não exige tratamento. Deve apenas ser tratada se durar mais de trinta minutos com PAS > 180 mmHg, PAD > 120 mmHg e PAM > 95 mmHg, sendo a droga de escolha o nitroprussiato de sódio por ser uma droga de fácil manuseio e de efeito com curta duração.[19]

A complicação mais frequente, porém, na ME é a hipotensão arterial e ocorre por uma associação de fatores como: hipotermia, perda do controle vasomotor, perda do controle hemodinâmico, hipovolemia secundária ao DI e a uso comum de manitol nos pacientes neurológicos.[19] Diversas são as medidas a serem introduzidas nessa situação: reposição volêmica agressiva, guiada por metas com cristaloide aquecido; uso de drogas vasoativas ou início de ambos, simultaneamente, quando houver hipotensão severa pelo risco iminente de parada cardíaca e de lesão orgânica.[20] Dobutamina deve ser utilizada quando houver sinais de hipocontratilidade miocárdica.[19]

A ventilação de potenciais doadores é outro item que requer atenção. A ventilação pulmonar do tipo "protetiva" é a recomendada, utiliza-se modo ventilatório a volume ou pressão controlados, mantendo-se volume corrente entre 6 a 8 ml/kg com FiO_2 mínima suficiente para se atingir $PaO_2 \geq 90$ mmHg, PEEP entre 8 a 10 e pressão de platô de 30 cmH_2O.[21] Não deve ser utilizado surfactante. Obviamente, deve ser feita aspiração das vias aéreas sempre que necessário, com as mesmas medidas antissépticas usadas para qualquer paciente de unidade intensiva. Manobras de recrutamento alveolar também deverão ser realizadas antes do início dos testes de apneia.[21]

Também se faz necessária a monitorização a cada 6 horas e consequente correção de outras alterações do equilíbrio ácido-básico e eletrolítico como os níveis de magnésio, fósforo, cálcio, potássio e pH (gasometria) e controle diário da função de alguns órgãos específicos: renal (ureia e creatinina), pancreática (amilasemia), hepática (TGO/TGP, bilirrubinas, coagulograma), cardíaca (ECG e enzimas cardíacas), pulmonar (RX de tórax, além da gasometria já citada anteriormente).

As alterações hematológicas devem ser corrigidas tendo-se como meta manter Hb acima de 10 g/dL. Abaixo desse valor a correção deve ser feita se houver instabilidade hemodinâmica e sempre que for inferior a 7 g/dL.

A reposição de plaquetas é recomendada sempre que seus níveis forem inferiores a 50.000 mm³ com alto risco de sangramento e/ou antes de procedimentos invasivos. Abaixo de 100.000 mm³ deve ser corrigido se houver ocorrência de sangramento ativo.[21]

É recomendado que se colham duas amostras de hemoculturas e uma de urocultura com antibiograma de todos os potenciais doadores, e e deve ser refeito sempre que houver suspeita de nova eventual infecção bem como cultura de outros eventuais focos possíveis (secreção traqueal, fezes, liquor, feridas, etc.).[21]

É importante haver o conceito de que uma cultura positiva não contraindica uma eventual doação; a não ser que se trate de infecção não controlada, fungemia ou aquelas causadas por agentes multirresistentes. A informação desses dadosà equipe transplantadora é essencial por colocar em risco o resultado do transplante e a vida do receptor.

A nutrição adequada dos potenciais doadores ainda é tema controverso, havendo apenas o consenso de que a dieta deve ser interrompida quando houver necessidade do uso de drogas vasoativas em altas doses e sinais evidentes de hipoperfusão tecidual. A meta de reposição calórica preconizada pela Associação de Medicina Intensiva Brasileira (AMIB) é calculada pela equação de Harris-Benedict, devendo ser estabelecida entre 15% a 30% do gasto energético basal daquele indivíduo, podendo ser administrada por via enteral ou parenteral.[21]

■ REFERÊNCIAS BIBLIOGRÁFICAS

1. Kind L. Máquinas e argumentos: das tecnologias de suporte da vida à definição de morte cerebral. História, Ciências, Saúde-Manguinhos. 2009;16:13-34.
2. Mollaret P, Goulon M. [The depassed coma (preliminary memoir)]. Rev Neurol. 1959;101:3-15.
3. Corrêa Neto Y. Morte encefálica: cinquenta anos além do coma profundo. Rev Bras Saúde Matern Infan. 2010;10:s355-s61.
4. A definition of irreversible coma. Report of the Ad Hoc Committee of the Harvard Medical School to Examine the Definition of Brain Death. JAMA. 1968;205(6):337-40.
5. Silverman D, Saunders MG, Schwab RS, Masland RL. Cerebral death and the electroencephalogram. Report of the ad hoc committee of the American Electroencephalographic Society on EEG Criteria for determination of cerebral death. JAMA. 1969;209(10):1505-10.
6. Pereira MG, Carvalho RdC, Pestana JOM. Morte encefálica. In: Garcia VD, Filho MA, Neumann J, Pestana JOM. Transplante de órgãos e tecidos. 2.ed. São Paulo: Ed. Segmento Farma, 2006. p.93-102.
7. Burkle CM, Sharp RR, Wijdicks EF. Why brain death is considered death and why there should be no confusion. Neurology. 2014;83(16):1464-9.
8. Barros JDA. O campo da história: Especialidades e abordagens. 5.ed. Petrópolis:Vozes, 2008. p.22-37.
9. BRASIL. Lei 4.280 de 06 de novembro de 1963. Dispõe sobre a extirpação de órgãos ou tecidos de pessoa falecida. Diário Oficial da União, Brasilia, Seção 1; 1963.
10. Resolução CFM 1.346 de 08 de agosto de 1991.
11. Conselho Federal Medicina. Critérios para a caracterização de morte encefálica, 1.480. Sect. (1997).
12. BRASIL. Decreto n. 2.268. Regulamenta a Lei nº 9.434, de 4 de fevereiro de 1997. Dispõe sobre a remoção de órgãos, tecidos e partes do corpo humano para fins de transplante e tratamento, e dá outras providências. Diário Oficial da União, Brasília; 1997. p.13739.
13. BRASIL. Lei nº 9.434 de fevereiro de 1997. Dispõe sobre a remoção de órgãos, tecidos e partes do corpo humano para fins de transplante, e dá outras providências. Diário Oficial da União, Brasília; 1997. p.2191-3.
14. Parecer do Conselho Regional de Medicina do Paraná nº 01043/98 Preenchimento no atestado de óbito-morte encefálica- doação de órgãos, 1998.
15. Resolução Conselho Federal de Medicina 1.826. Dispõe sobre a legalidade e o caráter ético da suspensão dos procedimentos de suportes terapêuticos quando da determinação de morte encefálica de indivíduo não-doador. Sect. Diário Oficial da União; Poder Executivo, 6 dez. 2007. Brasília, DF, Seção I; 2007. p.133.

16. Lazaridis C, Blumenthal-Barby JS. Biology, metaphysics, and brain death criteria. J Crit Care. 2015;30(2):417-8.
17. Westphal GA, Caldeira Filho M, Fiorelli A, Vieira KD, Zaclikevis V, Bartz M, et al. Guidelines for maintenance of adult patients with brain death and potential for multiple organ donations: the Task Force of the Brazilian Association of Intensive Medicine the Brazilian Association of Organs Transplantation, and the Transplantation Center of Santa Catarina. Transplant Proc. 2012;44(8):2260-7.
18. Shutter L. Pathophysiology of brain death: what does the brain do and what is lost in brain death? J Crit Care. 2014;29(4):683-6.
19. Westphal GA, Caldeira Filho M, Vieira KD, Zaclikevis VR, Bartz MCM, Wanzuita R, et al. Diretrizes para manutenção de múltiplos órgãos no potencial doador adulto falecido: parte I. Aspectos gerais e suporte hemodinâmico. Rev Bras Ter Intens. 2011;23:255-68.
20. Westphal GA, Caldeira Filho M, Vieira KD, Zaclikevis VR, Bartz MCM, Wanzuita R, et al. Diretrizes para manutenção de múltiplos órgãos no potencial doador adulto falecido: Parte III. Recomendações órgãos específicas. Rev Bras Ter Intens. 2011;23:410-25.
21. Westphal GA, Caldeira Filho M, Vieira KD, Zaclikevis VR, Bartz MCM, Wanzuita R, et al. Diretrizes para manutenção de múltiplos órgãos no potencial doador adulto falecido: parte II. Ventilação mecânica, controle endócrino metabólico e aspectos hematológicos e infecciosos. Rev Bras Ter Intens. 2011;23:269-82.

capítulo 5

Roberto Gomes Nogueira
Marlene Marques Potenza
Solange Diccini

Exames Neurodiagnósticos

■ INTRODUÇÃO

A neurorradiologia experimentou enorme avanço graças a novas tecnologias e equipamentos. As imagens funcionais podem diagnosticar doenças do sistema nervoso que ainda não apresentam alterações morfológicas. A neurorradiologia intervencionista vem substituindo vários procedimentos neurocirúrgicos e abrindo novas fronteiras terapêuticas. Ao paciente deve-se oferecer todas as informações sobre o exame neurodiagnóstico, pelos meios que forem possíveis e na linguagem que ele puder entender. A entrevista busca envolvê-lo nas decisões sobre o procedimento, para que se obtenha seu consentimento com responsabilidade e confiança.

Os modernos equipamentos podem realizar exames muito rápidos. Os movimentos do paciente durante um procedimento neurorradiológico prejudicam as imagens. Crianças pequenas podem ser contidas e as maiores podem permanecer imóveis pelo tempo necessário. Mesmo nos equipamentos mais modernos, a imobilidade, às vezes, só é obtida com a sedação, que deve ser definida por um anestesiologista experiente e exige monitorização, o que pode ser complicado em alguns equipamentos.

Pais bem informados facilitam os procedimentos neurorradiológicos nos seus filhos. O choro da criança deve ser considerado como reação normal à presença de pessoas e aos lugares estranhos. A restrição da criança pode ser necessária para a segurança do procedimento, e a preparação adequada reduz a ansiedade e encoraja a cooperação. O procedimento não deve ser considerado uma punição e é importante alguém conhecido ao lado da criança. A discussão dos riscos do procedimento com os adolescentes evita preocupações desnecessárias, principalmente, sobre temas como a aparência, a função mental e a sexualidade.

Os principais objetivos do enfermeiro nos exames neurodiagnósticos são o preparo do paciente e da família, a monitorização do paciente durante e após o exame e a orientação e os cuidados no pós-exame. Apesar de que certos números de exames podem ser realizados à beira do leito ou a nível ambulatorial, pacientes graves, principalmente da unidade de terapia intensiva (UTI), precisam ser transportados para setores dentro do hospital ou até mesmo para outras instituições, para realização de tomografia computadorizada, ressonância magnética, angiografia cerebral e outros exames. Nessas situações, podem ocorrer graves complicações, muitas das quais pioraram o prognóstico do paciente. A atuação do enfermeiro, nesses casos, é importante na prevenção e na monitorização dessas complicações durante o transporte do paciente crítico.

■ EXAMES RADIOLÓGICOS

A radiografia simples de crânio e da coluna vertebral foram um dos exames de rotina mais utilizados na investigação de doenças neurológicas. Entretanto, eram limitados na visualização dos ossos de crânio e da coluna vertebral, sendo o encéfalo e a medula espinhal não visualizados pelos raiosX.

Radiografia do crânio

Com o advento da tomografia computadorizada (TC), sua indicação tem sido limitada a condições clínicas que causam alterações ósseas, como fraturas em razão de traumatismos (Figura 5.1 e Figura 5.2), malformações congênitas, presença de corpos estranho rádio-opacos (arma branca ou arma de fogo) e lesões líticas por neoplasias ou osteomielite.

Radiografia da coluna vertebral

Mesmo com os exames de TC e da ressonância magnética (RM), a radiografia da coluna vertebral permanece importante, pois permite a visualização estática ou dinâmica das estruturas ósseas e articulares. Tem como indicação nas lesões traumáticas (Figura 5.3), degenerativas, líticas ou calcificadas da coluna vertebral.

Enfermagem em Neurologia e Neurocirurgia

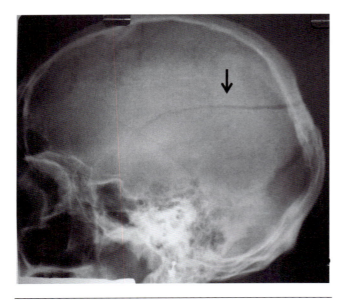

Figura 5.1 Fratura linear temporoparietal devido a acidente automobilístico.

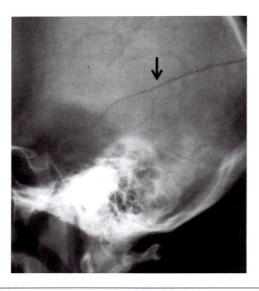

Figura 5.2 Fratura linear temporoparietoccipital devido a acidente automobilístico.

Preparo do paciente e cuidados após o exame

Orientar o paciente a ficar imóvel durante a realização da radiografia de crânio ou de coluna vertebral. Não há preparo ou cuidados a serem realizados após esses exames.

■ RESSONÂNCIA MAGNÉTICA

A ressonância magnética (RM) é um procedimento não invasivo que usa um campo magnético potente e ondas

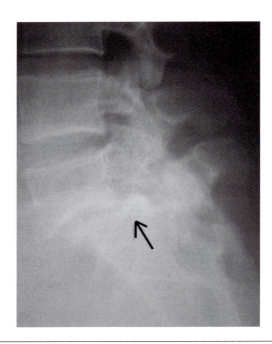

Figura 5.3 Listese lombar por trauma raquimedular.

de radiofrequência (RF) para a obtenção das imagens, não utiliza radiação ionizante e baseia-se nas propriedades dos átomos. O potente campo magnético gerado pelo magneto (imã), muito superior ao campo magnético da Terra, provoca o alinhamento de uma parte dos átomos de hidrogênio (prótons) do corpo humano, que é desalinhado pela ação de um pulso de radiofrequência (RF). Cessado o pulso de RF, retorna à posição inicial enviando um sinal. A diferença no sinal enviado pelos prótons dos tecidos permite diferenciar os órgãos entre si e entre tecidos normais e patológicos. A RM permite a imagem no corte axial, coronal e sagital.

O sinal de RM é composto de três tipos de informação ou de parâmetros intrínsecos dos tecidos: a recuperação longitudinal que é o tempo de retorno do alinhamento do próton ao eixo do campo magnético, conhecido como T1; a relaxação transversal que é o tempo de perda da magnetização transversal, conhecido como decaimento T2; e a quantidade de hidrogênio que se movimenta pelo pulso de RF, conhecida como a densidade de prótons. Além disso, há o fluxo e o desvio químico que influenciam o sinal de RM.

Essas informações são obtidas manipulando-se os parâmetros extrínsecos, que são os parâmetros da sequência de pulsos de RF para se obter o sinal de RM. O tempo entre sequências de pulsos chama-se tempo de repetição ou TR, e a espera do sinal após o pulso de RF chama-se tempo de eco ou TE, que está sempre dentro do TR. A ponderação da imagem é a variação do TR e do TE, influenciando o sinal de RM para se obter a informação T1, T2 ou densidade de prótons, e as variações do fluxo e do desvio químico dependem da estrutura estudada. A imagem ponderada em T1 é obtida com TR e TE curtos, a imagem ponderada em T2 é obtida com TR e TE longos, e a imagem ponderada em densidade de hidrogênio é obtida com TR longo e TE curto. Na imagem ponderada em T1, a gordura brilha e a água é escura, na imagem ponderada em T2 a água brilha e a gordura é escura. Na imagem ponderada em densidade, o contraste entre a gordura e a água é menor. As imagens obtidas são digitais e podem ser arquivadas no computador ou fotografadas num filme (Figura 5.4).

O aparelho de RM deve ser colocado em uma sala preparada para impedir a entrada de ondas de RF externas. O paciente permanece deitado numa mesa estreita, no interior do aparelho. As bobinas de corpo, que emitem e recebem os pulsos de RF, são colocadas próximo ao paciente, sem tocá-lo, ao redor da cabeça, braço, perna, ou em qualquer área que se queira examinar. Várias séries de imagens são adquiridas e um exame completo pode durar até uma hora.

Em razão do forte campo magnético, os objetos metálicos não podem ser permitidos na sala de exame; cartões de crédito, relógios, aparelhos de surdez e joias podem ser danificados. Aparelhos ortodônticos removíveis devem ser retirados. Canetas, canivetes e óculos podem mover-se perigosamente quando o magneto é ativado e não devem ser admitidos na sala. Pacientes com marca-passo não podem ser admitidos na área da RM, pois seus dispositivos podem sofrer disfunções, assim como implantes cocleares, clipes de aneurisma cerebral confeccionado com material imantável, algumas válvulas cardíacas artificiais, *stents* vasculares antigos e articulações artificiais recentemente implantadas. O paciente que trabalha com metal ou sujeita à exposição a fragmentos metálicos precisa antes fazer o rastreamento radiográfico para metal nos olhos e crânio.

Vestimentas apropriadas devem estar à disposição dos pacientes para substituir as que possam ter problema com o campo magnético.

O exame é indolor e o campo magnético e as ondas de RF não são percebidos. O principal desconforto é a claustrofobia, que algumas pessoas sentem quando estão no interior do aparelho. Para reduzir o efeito dos intensos ruídos produzidos durante o exame são usados tampões auditivos. Pode ocorrer sensação de calor na maquiagem ao redor dos olhos e nas tatuagens com cores vermelhas em razão da presença de óxido férrico. Dispositivos intrauterinos metálicos podem apresentar movimentos. As obturações e próteses dentárias não oferecem perigo.

A RM obtém imagens com alta qualidade de resolução em razão do soberbo contraste entre tecidos, porém o meio de contraste paramagnético endovenoso pode ser necessário. Esse é o procedimento de escolha para a maioria das doenças que acometem o sistema nervoso central (SNC), pois tem a capacidade de obter imagens em planos múltiplos e de distinguir diferentes tipos de tecido nervoso, além de avaliar o fluxo liquórico e a circulação vascular cerebral (Figura 5.5). As sequências especiais, como difusão e perfusão, avaliam a vascularização cerebral e a extensão de lesões isquêmicas, o que é importante na orientação da terapêutica. O estudo do desvio químico pela espectroscopia pode identificar áreas que apresentam concentrações metabólicas anormais. A RM funcional identifica áreas cerebrais ativadas na linguagem, sensação, movimentos voluntários, memória, visão e na epilepsia. A RM é excelente no diagnóstico de lesões e/ou compressão medulares e radiculares e na avaliação do trauma raquimedular, que é a única emergência

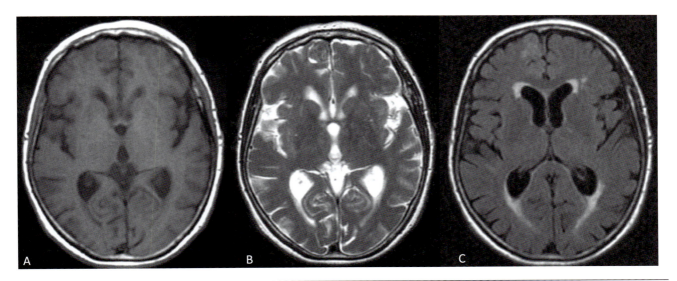

Figura 5.4 Imagens ponderadas em T1, T2 e FLAIR de ressonância magnética do encéfalo. (A) Nota-se a intensidade brilhante do sinal da gordura subcutânea e o hipossinal do LCR no interior dos ventrículos, características da ponderação em T1. (B) Nota-se a intensidade brilhante do sinal do LCR no interior dos ventrículos cerebrais, característico de ponderação T2. (C) Nota-se o hipossinal do LCR no interior dos ventrículos correspondendo à água livre, e a intensidade brilhante do sinal na água do edema nas regiões periventriculares.

verdadeira em RM. É indicada na avaliação das complicações pós-operatórias e para o diagnóstico de malformações ou disrafismos da coluna vertebral.

Ainda não se documentou efeitos colaterais do magnético e das ondas de RF sobre o corpo humano. O agente de contraste paramagnético endovenoso mais usado, o gadolínio, é seguro e, embora se tenha relato de reações alérgicas, elas são muito raras. O exame não é recomendado para pacientes em estado muito grave, pois os equipamentos habituais de suporte à vida não podem entrar no ambiente do magneto e, além disso, exames de RM são longos, o que pode ser problemático para esses pacientes.

Preparo do paciente e cuidados após o exame

O paciente deve ser orientado quanto ao exame e, também, preencher um questionário em relação a materiais implantados que podem contraindicar a realização do exame. O jejum deve ser de 4 a 6 horas ou conforme a norma da instituição. Não usar maquiagem, gel ou creme nos cabelos, joias, brincos, pingentes e recomenda-se a retirada de *piercings* e de aparelho ortodôntico móvel. Os aparelhos fixos não oferecem risco, mas podem prejudicar a qualidade das imagens. A anestesia pode ser obrigatória para crianças entre 1 e 5 anos de idade, ou para crianças maiores, e adultos que tenham dificuldades em permanecer imobilizado durante o exame ou em casos de claustrofobia. Nos casos de uso do contraste, pode ser necessário ter o resultado de creatinina realizado nos últimos 60 dias em pacientes acima de 70 anos, pacientes com insuficiência renal aguda ou crônica, pacientes submetidos a transplante renal ou procedimento cirúrgico de rins e/ou vias urinárias.

■ ESPECTROSCOPIA DE PRÓTONS POR RESSONÂNCIA MAGNÉTICA

Quando um átomo é colocado em um campo magnético, seus elétrons giram na direção do campo aplicado. Esse movimento produz um pequeno campo magnético ao redor do núcleo que se opõe ao campo magnético aplicado e, portanto, o campo magnético efetivamente aplicado ao núcleo é menor do que o campo magnético inicialmente aplicado. A densidade de elétrons ao redor de cada núcleo, na molécula, varia de acordo com os núcleos e ligações químicas, o que faz variar o campo efetivo local e, portanto, a frequência de ressonância. O desvio químico de um núcleo é a diferença entre a frequência de ressonância dos núcleos e de um padrão, cuja quantidade é registrada em partes por milhão (ppm).

A água e a gordura são as duas substâncias primárias no corpo humano contendo hidrogênio e que apresentam entre si um desvio químico de cerca de 3,5 ppm. A espectroscopia por ressonância magnética (ERM) extrai a informação sobre substâncias que estão qualitativa e quantitativamente inseridas na escala de frequência entre a água e a gordura. A ERM usa os mesmos princípios da RM para obtenção da imagem, mas, em vez de imagens, produz um gráfico das frequências dos compostos químicos a partir de um ou volumes múltiplos.

No resultado, em forma de gráfico, o eixo X mostra as frequências, e o Y, a concentração dos metabólitos. Há três grandes concentrações de metabólitos: a creatina (Cr), associada à atividade energética celular; a colina (Cho), associada à síntese da membrana celular; e o N-acetil aspartato (NAA), marcador da integridade neuronal (Figura 5.6).

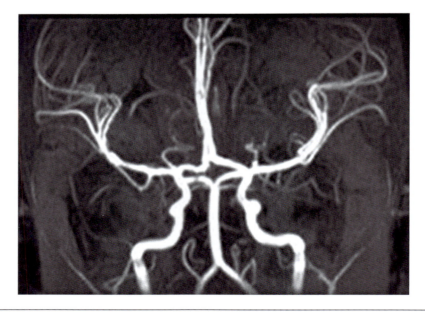

Figura 5.5 Exame de angiografia por ressonância magnética. Os vasos arteriais cerebrais estão destacados em branco, numa reconstrução em três dimensões. Não foi utilizado contraste.

Exames Neurodiagnósticos

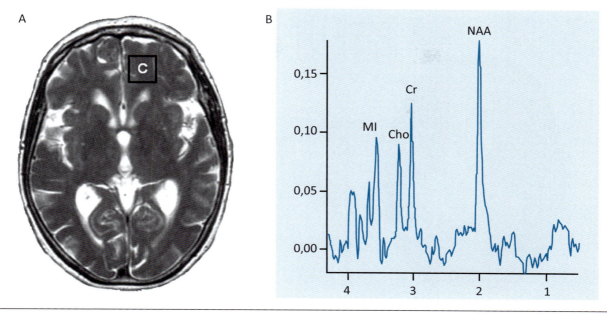

Figura 5.6 Espectroscopia de prótons por ressonância magnética. (A) Imagem axial do encéfalo em T2. (B) Perfil metabólico normal do mio-inositol (MI), da colina (Cho), da creatina (Cr) e da N-acetil aspartato (NAA) da região do lobo frontal à esquerda (C).

O NAA está reduzido em doenças que destroem neurônios e aumentado na doença de Canavan; o aumento da colina sugere neoplasia (Figura 5.7) e a creatina é relativamente constante, sendo referência para comparações. Entre outros metabólitos, o mio-inositol implica a doença de Alzheimer e a alanina eleva-se nos meningeomas.

TOMOGRAFIA COMPUTADORIZADA

Como regra geral, pacientes em condições instáveis, que necessitam de equipamentos de suporte de vida e monitorização contínua, são submetidos a exame de tomografia computadorizada (TC), pois raramente pacientes instáveis precisam de exame de RM. Em razão de seu custo menor, grande disponibilidade, baixo risco, alta sensibilidade e especificidade e fácil manejo numa grande variedade de condições clínicas, o exame de TC é geralmente o método de imagem escolhido para a investigação neurológica inicial.

A TC usa os raiosX, que são ondas eletromagnéticas com alto nível de energia que interagem com a matéria. As principais formas de interação são o efeito Compton e o efeito fotoelétrico. O efeito Compton ocorre com os elétrons das camadas mais externas do átomo, enquanto o efeito fotoelétrico ocorre com os elétrons das camadas mais internas. No efeito fotoelétrico, a energia dos raiosX provoca ionização na matéria, e o excesso de energia é transferido, como energia cinética, ao elétron ionizado. Nessa interação, a energia dos raiosX deve ser igual ou superior à energia que liga o elétron ao núcleo. No efeito Compton, a energia dos raiosX é convertida em energia luminosa, que se difunde pela matéria sem carregar informação útil. Com raiosX de alta energia, quanto maior o número atômico, maior a probabilidade da ocorrência do efeito fotoelétrico e, quanto menor o número atômico, maior a probabilidade da ocorrência do efeito Compton. Com raiosX de baixa energia, elementos de número atômico baixo vão interagir com o efeito fotoelétrico.

Na TC, o objeto é escaneado por um feixe de raiosX a partir de vários ângulos. Durante a varredura, os raiosX produzidos atingem os detectores de irradiação opostos ao tubo, na margem da abertura por onde a mesa avança. As imagens obtidas são sempre axiais, perpendiculares ao maior eixo do corpo. No crânio e nas extremidades, se houver posicionamento adequado, podem ser obtidas imagens coronais.

Os raiosX que atravessam o corpo sofrem atenuação proporcional à densidade do tecido irradiado. Esse coeficiente de atenuação linear está relacionado à absorção dos tecidos tanto pela interação com o efeito Compton como com o efeito fotoelétrico. O que não é absorvido pelo corpo atinge os detectores de irradiação. Essa radiação não absorvida sofre uma transformação analógico-digital e é enviada para o computador, em que algoritmos matemáticos produzem os mapas de absorção, construindo a imagem tomográfica.

A imagem é apresentada em tons de cinza, correspondentes a uma escala de absorção, tendo como referência o valor zero para a água. Valor negativo corresponde à absorção inferior à da água, como a gordura ou o ar. Valor positivo corresponde à absorção superior à da água, como o sangue e os ossos. Para a imagem ser vista, manipula-se os valores da escala de cinza, o que a torna mais visível ao olho humano. Essa manobra corresponde a adequar a janela, em que o centro se refere ao valor da absorção escolhido, e a largura aos tons de cinza com a variação simétrica da absorção acima e abaixo do valor central. As imagens axiais da TC podem ser reconstruídas em qualquer plano ou apresentadas em três dimensões.

Capítulo 5

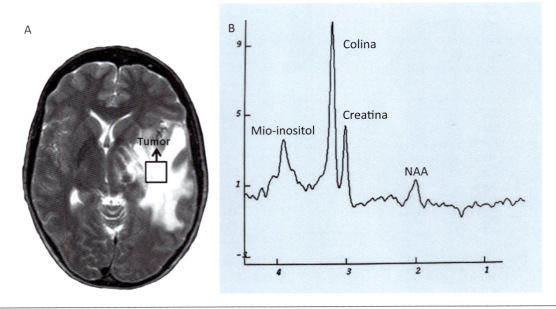

Figura 5.7 Espectroscopia de prótons por ressonância magnética. (A) Imagem axial do encéfalo em T2 de um tumor do tipo glioblastoma multiforme (GBM) na região do hemisfério cerebral esquerdo. (B) Perfil metabólico sugestivo de lesão tumoral com diminuição da N-acetil aspartato (NAA) e aumento do pico de colina (Cho).

No equipamento convencional, a mesa se desloca em pequenos avanços após a passagem dos raiosX, durante a rotação do sistema tubo-detector, obtendo-se uma imagem a cada passo. No equipamento helicoidal, a mesa avança enquanto ocorre a passagem dos raiosX, durante rotação contínua do sistema tubo-detector, formando uma espiral. O tipo de imagem obtida depende da interpolação de valores de absorção para os passos espirais, o que diminui a qualidade da imagem, mas economiza em tempo de exame. Nos equipamentos com múltiplas linhas de detectores, a varredura é muito rápida, permitindo imagens do corpo inteiro em tempo inferior a 30 segundos.

Para o exame do encéfalo, o paciente é colocado em decúbito dorsal, com a cabeça para a frente, e inicia-se a aquisição das imagens no plano do forame magno, terminando no plano dos ossos no topo do crânio, e todo o processo pode ser repetido após a injeção endovenosa do meio de contraste iodado, quando necessário (Figura 5.8).

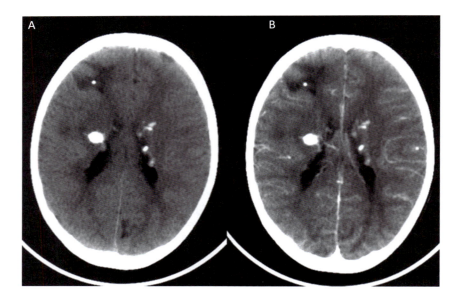

Figura 5.8 Exame de tomografia computadorizada do crânio. (A) Fase sem contraste. (B) Fase contrastada. Note o aumento da densidade nas artérias parietais e seio sagital superior.

Os detectores múltiplos apresentam a opção de balancear velocidade e qualidade de imagem. Com isso, há a necessidade da seleção adequada do meio de contraste iodado, do volume e da forma de administrá-lo, sendo de particular importância a concentração de iodo. Em muitas aplicações neurológicas, os melhores resultados são obtidos com contrastes de maior concentração e em volume menor. O contraste radiológico é usado para definir a presença de lesão da barreira hematoencefálica, para obter o máximo de opacificação vascular e para maximizar a resolução do contraste das imagens de perfusão. A injeção endovenosa do meio de contraste deve ser feita por meio de agulha calibrosa, e todo cuidado deve ser tomado na escolha da veia de acesso.

No exame da região selar, o paciente deve ser colocado em decúbito dorsal, com a cabeça posicionada no apoio, de forma que o plano órbito-meatal fique paralelo ao horizonte e o feixe de raiosX fique perpendicular ao diafragma selar (Figura 5.9). Durante o procedimento, o paciente recebe uma infusão endovenosa do meio de contraste iodado. Para os exames de órbitas e ouvidos são obtidas imagens nos planos axial e coronal antes e após a injeção do meio de contraste. Para os exames de coluna vertebral o paciente deve estar em decúbito dorsal, e as imagens são obtidas habitualmente sem a injeção de contraste endovenoso.

Nos exames de cisternotomografia computadorizada (CTC) e mielotomografia computadorizada (MTC), o contraste iodado não iônico é injetado por punção suboccipital, lombar ou cervical lateral do espaço subaracnóideo. Nesses procedimentos, o paciente ambulatorial deve ser avisado do período de observação após o exame e da necessidade de um acompanhante. A CTC é utilizada para identificar fístula liquórica. A MTC é utilizada para avaliar compressões radiculares duvidosas mal diagnosticadas por outros métodos. Para o exame de angiografia cerebral por TC, é importante a punção de veia calibrosa no braço com dispositivo adequado para suportar alta pressão e esvaziamento rápido, pois será obrigatório o uso da bomba injetora.

A TC é indicada nos casos de AVC agudo, hemorragia subaracnóidea, hemorragia cerebral, cefaleia, perda súbita de função sensorial ou motora e na hidrocefalia (Figura 5.10). Na fase aguda do trauma craniano é o exame de escolha, pois permite avaliação rápida e eficiente do parênquima cerebral e conteúdo craniano, detectando ar no interior da cavidade craniana e reconhecendo o sangue fresco com bastante especificidade, além de proporcionar imagens dos ossos. Apresenta limitações na avaliação do trauma raquimedular e das estruturas da fossa posterior em razão dos artefatos ósseos. Também é indicado na biópsia cerebral, no pós-operatório imediato dos tumores cerebrais e da região selar, após a colocação de cateter de drenagem ventricular, após a clipagem de aneurismas cerebrais e na avaliação da terapêutica de acidentes vasculares cerebrais isquêmicos e hemorrágicos. Na coluna vertebral, serve para diagnosticar doenças da vértebra, doenças discais, compressões medulares e radiculares. O exame de TC é monitorado e regulado para produzir o mínimo de exposição à radiação. Durante a gravidez, a TC da coluna vertebral não é recomendada em razão do risco da exposição fetal.

Os contrastes iodados são os mais usados na TC. Pessoas alérgicas ao iodo podem sofrer reações adversas. Raramente o contraste causa anafilaxia, que é uma ameaçadora resposta alérgica que pode ser fatal. Se essa reação rara ocorrer, o exame deve ser imediatamente suspenso e iniciar seu tratamento. Pacientes com diabete ou insuficiência renal precisam de hidratação contínua e monitoramento da função renal. As medicações hipoglicemiantes devem ser suspensas de 24 a 48 horas antes do exame, conforme orientação médica.

Preparo do paciente e cuidados após o exame

Orientar o paciente em relação ao exame e preencher questionário em relação à alergia a contraste iodado. Solicitar ao paciente que retire anéis, correntes, brincos, presilhas no cabelo e *piercings*. Orientar em relação a efeitos colaterais do uso do contraste, como: sensação de calor pelo corpo, leve aceleramento dos batimentos cardíacos, cefaleia, náuseas e/ou vômitos, gosto metálico na boca, prurido e edema de glote. Jejum de 4 a 8 horas, conforme a norma da instituição, quando do uso de contraste. Checar os medicamentos utilizados pelo paciente. Se o paciente for diabético e utilizar medicamentos à base de cloridrato de metformin, por orientação médica, pode ser necessário suspender seu uso por 48

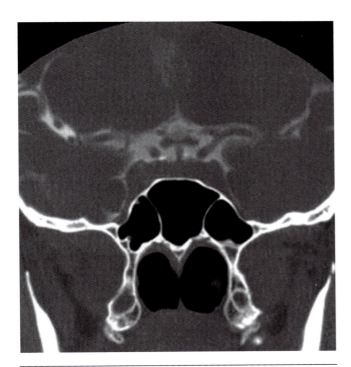

Figura 5.9 Tomografia computadorizada, mostrando a presença do contraste no interior do espaço subaracnóideo cisternal da região selar.

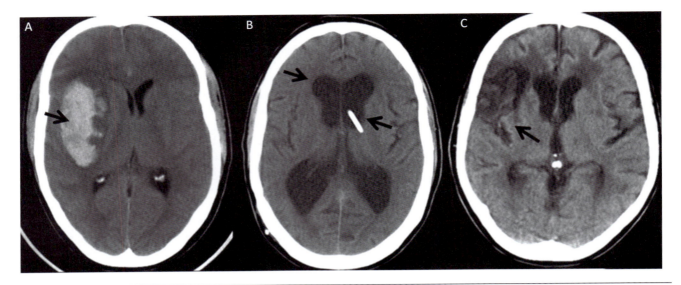

Figura 5.10 Tomografia computadorizada. (A) Com hemorragia, a parte densa do parênquima cerebral. (B) Aumento dos ventrículos cerebrais na hidrocefalia e a ponta do cateter da drenagem ventricular. (C) Área hipodensa na região do infarto.

horas após o exame com aplicação de contraste; checar a rotina da instituição. Os outros medicamentos podem ser tomados com um pouco de água até 1 hora antes do exame. Pacientes com alterações renais, e que vão utilizar contraste no exame, devem ter orientação médica, pois o contraste é nefrotóxico, podendo ser necessário o exame de creatinina. Orientar o paciente a ficar imóvel durante o exame, pois movimentos podem causar artefatos que afetam a qualidade das imagens. Após o término do exame, orientar o paciente a aumentar a hidratação para a eliminação do contraste.

PERIMIELOGRAFIA

A perimielografia (PMG) é o exame radiológico da coluna vertebral após a injeção do contraste iodado não iônico no espaço subaracnóideo. A punção do espaço subaracnóideo pode ser na região lombar no nível L_3-L_4 em decúbito lateral. A posição sentada torna mais fácil a punção, mas com maior risco do paciente se sentir mal. A punção também pode ser realizada em decúbito ventral sob radioscopia. Nos casos de traumatismo da coluna vertebral ou impossibilidade das posições descritas, indica-se a punção cervical lateral C_1-C_2, realizada sob anestesia local e controle radioscópico. A penetração do saco dural pode estar associada à dor, inevitável por se tratar de estrutura profunda não passível de anestesia.

A injeção do contraste é indolor e deve ser lenta, sem formar turbulência na ponta da agulha, no volume que seja suficiente para preencher o saco dural lombar, habitualmente cerca de 10 mL a 15 mL. A atenção é muito importante, pois pode ocorrer a injeção indesejada de contraste iônico fora do espaço subaracnóideo, que pode causar espasmos musculares e até crises convulsivas. Após a injeção, o paciente deve se movimentar lentamente para que o contraste mantenha a sua concentração.

O contraste delineia a medula espinhal, o cone medular, as raízes lombossacras no interior do saco dural e mostra a permeabilidade do canal vertebral. Com o contraste na região de interesse, são realizadas radiografias nas incidências ântero-posterior, lateral e oblíqua. A radiografia da região da transição cérvico-torácica deve ser realizada com os membros superiores tracionados inferiormente. Com a inclinação da mesa do aparelho, o contraste pode progredir em direção cranial. Na passagem pela cifose torácica, o paciente deve assumir lentamente o decúbito lateral, para que a coluna vertebral fique com suas curvas no mesmo plano. No decúbito dorsal, o contraste fica aprisionado na cifose torácica. Com o paciente em decúbito ventral, mantendo a cabeça em extensão máxima para evitar que o contraste penetre na cavidade craniana, o proclive é aumentado até que o contraste tenha progredido para a região cervical. Na PMG dinâmica, são feitas radiografias da coluna vertebral em posição de repouso, em flexão e em extensão. Essas posições podem ser assumidas em decúbito lateral sobre a mesa.

Após o exame, o paciente deve permanecer em repouso por 24 horas; de 2 a 6 horas em observação no local do exame, e, depois, encaminhado para manter o repouso em casa. Deve usar transporte privativo até o seu domicílio, mantendo decúbito baixo. O paciente medicado com fenotiazina, haloperidol, antidepressivos tricíclico ou tetracíclico, efedrina, inibidores da monoaminoxidade e outros, como o lídio, reserpina e isoniazida, deve suspender a medicação de 24 a 48 horas antes do procedimento.

A PMG é indicada para o estudo do canal vertebral quando ainda persistem dúvidas após os exames de RM e TC, no paciente com artefatos metálicos de fixação da coluna, com claustrofobia, marca-passo cardíaco, ou no estudo dinâmico com flexão e extensão da coluna vertebral.

As complicações do procedimento estão relacionadas à punção do espaço subaracnóideo. Há o risco de infecção e pode ocorrer a injeção extradural do contraste, o que está associado à dor durante a injeção. Na punção cervical lateral, há o risco da lesão medular. O exame de PMG não pode ser realizado em paciente com hipertensão intracraniana.

■ DISCOGRAFIA

A discografia serve para estudar a morfologia discal interna, para definir a origem da dor discal, que pode estar relacionada a uma protrusão focal com compressão de uma raiz nervosa próxima, ou ser decorrente de degeneração, cujo sintoma é em razão das terminações nervosas para dor no interior do disco.

Nesse procedimento, o núcleo pulposo é puncionado com agulha especial e se injeta contraste iodado hidrossolúvel não iônico para mostrar as fissuras internas do ânulo fibroso da degeneração discal. Também serve para provocar a dor semelhante à sentida pelo paciente. A discografia é indicada nos casos com dor há pelo menos 4 meses e que persiste apesar do tratamento conservador apropriado, ou para candidatos à cirurgia ou à terapia discal percutânea.

A infecção é um importante risco que pode ser diminuído com o uso da técnica da agulha coaxial, para impedir o contacto da cânula interna com a pele. Há riscos de sangramento, lesão de raiz nervosa no forame intervertebral adjacente e acentuação da dor discogênica. O exame deve ser realizado sob radioscopia e anestesia local. Preventivamente, o contraste é misturado com antibiótico, na concentração de 1 mg de Vancomicina por mL de contraste.

■ ANGIOGRAFIA CEREBRAL

A angiografia cerebral é a injeção do meio de contraste iodado hidrossolúvel nas artérias cerebrais durante a radiografia do crânio, que deve passar pelas artérias, capilares e veias intracranianas, e é realizada após a cateterização das artérias cervicais pela técnica de cateterização de Seldinger. Inicia-se com a punção percutânea da artéria femoral direita, com uma agulha especial com mandril, retira-se o mandril e se introduz o fio-guia, cuja extremidade interiorizada é colocada na aorta abdominal. Retira-se então a agulha e se introduz o cateter envolvendo o fio-guia, que são deslocados sob controle radioscópico até as artérias cervicais (angiocerebral). Os aparelhos convencionais radiografam o crânio enquanto o contraste é injetado pela bomba injetora na velocidade e volume adequados. Nos equipamentos de angiografia digital, as imagens são digitalizadas e armazenadas em computador, além de fazer a subtração dos ossos do crânio para uma melhor visualização dos vasos cerebrais (Figura 5.11).

A angiografia por RM pode substituir a angiografia cerebral diagnóstica, considerada o padrão ouro nos aneurismas e no estudo das malformações arteriovenosas. A angiografia cerebral é indicada nos casos em que, além do diagnóstico, há interesse na terapêutica endovascular, como embolização de tumor ou de malformação vascular, ou, ainda, a desobs-

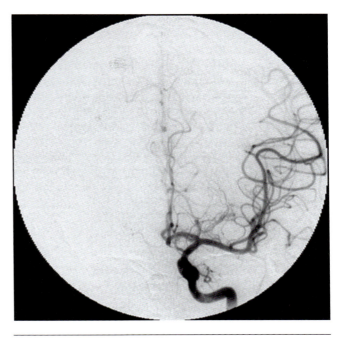

Figura 5.11 Exame de angiografia digital. Observam-se os vasos arteriais cerebrais destacados em preto, ao fundo, onde desaparece a imagem óssea em razão do efeito de subtração.

trução de artérias cerebrais em alguns casos de AVC. A angiografia terapêutica demanda materiais e métodos muito específicos e é uma superespecialização que envolve médicos e pessoal de apoio.

Preparo do paciente e cuidados após o exame

Os pacientes devem estar em jejum de 6 a 8 horas, pois pode ser necessário sedar ou anestesiar o paciente, bem como o paciente pode apresentar náuseas e/ou vômitos como reação ao contraste. Os pacientes que fazem uso de drogas anti-hipertensivas devem tomá-las com pouca água, os pacientes diabéticos devem suspender os medicamentos no dia do exame e os pacientes que tomam anticoagulantes devem suspender os medicamentos até cinco dias antes do exame, conforme orientação médica.

Além da reação adversa ao contraste iodado, podem ocorrer acidentes como obstrução arterial ou embolismos. Os cuidados pós-procedimento incluem: orientação para aumento na hidratação com a finalidade de eliminar o efeito nefrotóxico do contraste, avaliação do local da punção em relação a sangramentos, avaliação da perfusão periférica (palpação de pulsos, avaliação do gradiente térmico), repouso absoluto de 6 a 12 horas e avaliação neurológica.

■ CONTRASTE RADIOLÓGICO

O julgamento final sobre o uso de qualquer procedimento específico deve ser feito pelo médico à luz de todas as circunstâncias que lhe forem apresentadas, envolvendo não somente a ciência, mas também a arte de negociar com a prevenção, o diagnóstico, o alívio e o tratamento da doença. Por isso, é muito difícil propor uma linha única de conduta perante a necessidade de se estabelecer um diagnóstico. Essas considerações devem ser observadas na administração endovenosa de meios de contraste usados na radiologia. A maioria dos contrastes radiológicos é constituída de material iodado. A intenção é utilizar esses meios de contraste de forma segura e apropriada para que o exame radiológico e os riscos do paciente sejam minimizados. O médico deve conhecer os antecedentes e os fatores de risco do paciente para efeitos adversos.

A equipe de enfermagem encarregada da aplicação endovenosa do meio de contraste deve estar treinada para reconhecer e tratar qualquer efeito adverso, sempre estar alerta a qualquer sinal ou sintoma e manter a vigilância durante todo o procedimento radiológico. A injeção endovenosa do meio de contraste só deve ser realizada por pessoal treinado para isso.

Todos os contrastes radiológicos iodados são considerados seguros para uso endovenoso. Embora seja bem conhecido que os contrastes radiológicos possam causar reações adversas, a verdadeira causa dessas reações ainda é desconhecida. Duas teorias tentam descrever estas reações.

A primeira teoria relaciona a toxicidade química do meio de contraste às reações adversas, acreditando tratar-se da habilidade de essas substâncias alterarem a homeostasia do organismo, especialmente do sangue e da circulação sanguínea. Os sistemas ou órgãos mais comumente afetados são o cardiovascular, respiratório, urinário, gastrintestinal, neurológico e tegumentar. Essas reações estão habitualmente relacionadas à concentração do iodo injetado, à dose total ou ao volume do contraste injetado e à velocidade com que é introduzido na corrente sanguínea. Os compostos iônicos se dissociam em partículas eletricamente carregadas ao entrar em contacto com o sangue. A dissociação iônica provoca descargas elétricas cerebrais ou cardíacas. A maioria dos contrastes não iônicos é de baixa osmolalidade, enquanto os iônicos são de alta osmolalidade. A baixa osmolalidade está associada a menos desconforto e menor incidência de efeitos adversos. A injeção endovenosa do contraste iodado provoca movimento da água dos tecidos para o sangue para compensar a pressão osmótica e o sistema vascular se dilata para compensar o maior volume resultante. Essa movimentação rápida de fluidos, especialmente a água, contribui para o aparecimento de dor, dilatação vascular, vermelhidão da pele, lesão endotelial, náusea, vômito e desidratação. Esse mesmo processo também causa vasodilatação renal, provocando a liberação de vasoconstritores, o que resulta na diminuição ou ausência de fluxo sanguíneo renal.

A concentração é determinada pelo número de moléculas de iodo presente na solução e determina o quanto ele será radiopaco. Quanto maior a concentração e quantidade de iodo utilizada maior será a chance de uma reação adversa; sendo a concentração de iodo diretamente proporcional a intensidade e gravidade do evento adverso. O volume total depende de diversos fatores, como concentração do iodo, ionicidade e velocidade da injeção, além dos relacionados ao paciente, como peso, estrutura anatômica, idade e tipo de doença, que podem aumentar o risco de uma reação adversa. Para a injeção de grande volume deve-se escolher contraste radiológico com baixa concentração de iodo. A velocidade da injeção endovenosa é outro fator importante a ser considerado na administração de contraste pois, quanto maior a velocidade de injeção maior será o risco de reação adversa. A velocidade de injeção está relacionada à viscosidade do contratse. A viscosidade está relacionada à concentração, ao tamanho das moléculas e à temperatura. Contrastes com grande viscosidade devem ser injetados lentamente. O aquecimento prévio à temperatura corpórea reduz a viscosidade, reduzindo também o risco da reação adversa.

A segunda teoria considera a reação adversa ao contraste radiológico iodado como reação idiossincrásica, que é a predisposição particular do organismo que faz com que um indivíduo reaja de maneira pessoal à influência de agentes externos. As reações idiossincrásicas não são influenciadas pela concentração de iodo, propriedades químicas, volume ou velocidade de injeção. O mecanismo desse tipo de reação ainda não é conhecido. A esse fenômeno dá-se o nome de reação anafilática, que é a resposta violenta a uma nova dose ainda que mínima, de um determinado antígeno (reação direta) ou de outros antígenos (reação cruzada). A histamina, o principal mediador das reações alérgicas, é encontrada na maioria dos tecidos e em células especiais do pulmão, trato gastrintestinal, vasos sanguíneos e sistema nervoso central. Quando liberada acarreta a contração de músculos lisos e vasodilatação, causando inflamação, inchaço, vermelhidão e urticária. Os efeitos relacionados à histamina são cefaleia latejante, olhos lacrimejantes, coriza, náusea, vômito, espasmos da laringe e dos brônquios.

Toda vez que se injeta o contraste por via endovenosa, existe a possibilidade da ocorrência da reação adversa, e seu pronto reconhecimento e imediato tratamento é a chave para a segurança do procedimento radiológico contrastado. As reações adversas podem ser classificadas em discretas, moderadas e graves. As reações discretas são náusea, urticária limitada, sudorese, coceira, rinorreia, ânsia e/ou vômito, tosse e vertigem. Esses pacientes devem ser monitorados para aferir progressão ou evolução para sintomas mais graves. As reações moderadas são vômitos persistentes, urticária difusa, cefaleia, edema facial, edema de glote ou de laringe, dispneia ou broncoespasmo, palpitações, taquicardia ou bradicardia, e câimbras abdominais. As reações graves são arritmia cardíaca, hipotensão, colapso circulatório, broncoespasmo persistente, edema laríngeo, edema pulmonar, convulsões, parada cardíaca e morte.

Algumas reações adversas não idiossincrásicas, como bradicardia, hipotensão e reação vago-vagal, podem estar relacionadas a circunstâncias coexistentes como emoção, apreensão, dor, compressão abdominal, nefropatia, reação cardiovascular, extravasamento, sensação de calor, gosto metálico na boca, náusea e vômito, que se resolvem espontaneamente, não sendo necessário nenhum tratamento. As reações tardias são aquelas que se iniciam em 30 minutos até 7 dias após a injeção do contraste e se apresentam como coriza, fadiga, fraqueza, congestão do trato respiratório superior, febre, náusea, vômito, diarreia, dor abdominal, dor no membro em que foi injetado, erupção cutânea, vertigens e cefaleia.

O tratamento das reações adversas deve ser instituído de acordo com a gravidade. Na ocorrência de náuseas e vômitos deve-se parar ou reduzir a velocidade da administração do contraste, acalmar o paciente e observar os sinais vitais. Na persistência desses sintomas, medicar com sintomáticos. Na ocorrência de urticária leve, observar o paciente. Na urticária moderada, a medicação envolve betabloqueadores. Nas urticárias graves introduzir a adrenalina subcutânea. Nos casos de edema facial e ou laríngeo, ofertar oxigênio por máscara, medicar com adrenalina subcutânea e acrescentar betabloqueadores, conforme a necessidade. Nos casos mais graves, utilizar adrenalina endovenosa. Nos casos com broncoespasmo isolado ofertar oxigênio por máscara e inalantes adrenérgicos. Para os casos mais graves, medicar com adrenalina subcutânea ou endovenosa e, se necessário, realizar a entubação endotraqueal e acrescentar hidrocortisona e betabloqueadores, conforme a progressão do sintoma. Na reação vago-vagal (hipotensão e bradicardia), elevar os membros inferiores, oxigenação por máscara, infusão de fluidos não hipotônicos e atropina. Para os casos com choque anafilactoide, angina, crise hipertensiva e convulsões, há todo um protocolo e medicações a serem observados.

Na ressonância magnética, são utilizados os agentes quelados de gadolínio, bem tolerados pela maioria dos pacientes e os efeitos adversos são raros, mas que podem ocorrer de forma grave. O uso do contraste em RM ocorre desde 1983, após Lauterbur e colaboradores publicarem relato da capacidade de íons paramagnéticos encurtarem o tempo de relaxação. Um composto paramagnético apresenta ao menos um elétron despareado que tem um momento magnético mil vezes maior que o de um hidrogênio. Isso provoca, mesmo em pequena quantidade, uma flutuação na magnitude local do campo magnético a nível atômico, facilitando a transferência de energia entre o próton estimulado e o meio que o circunda, causando um rápido retorno ao estado inicial. Os compostos paramagnéticos apenas encurtam o tempo de relaxação, jamais o prolongam. Para produzir o máximo de sinal, o próton próximo ao composto paramagnético deve ter tempo suficiente para retornar ao estado de energia inicial. O máximo de intensidade de sinal é obtido ao ponderar a aquisição em T1 com o menor tempo eco (TE) possível, para encurtar ao máximo o T2. Nas sequências de pulso mais usadas, a ponderação T1 com TE mínimo é suficiente para se obter aumento do sinal, de forma linear, em proporção com a concentração do composto no local. No entanto, com concentrações muito altas do composto paramagnético, ocorre a predominância do encurtamento T2, o que acarreta uma diminuição na intensidade do sinal.

O gadolínio pertence à classe dos lantanídeos e o termo químico "terra rara" é ao menos suspeita, pois sua concentração na crosta terrestre é cerca de cem vezes maior do que a do iodo. Possui sete elétrons não pareados e apresenta o maior efeito de encurtamento T1 entre os compostos paramagnéticos. Diversos quelantes podem ser usados (EDTA: ácido etilenodiamino tetra-acético, DTPA: ácido dietilenotriamino penta-acético, DOTA: ácido tetra-azacyclododecano tetra-acético) para formar compostos muito estáveis e bem tolerados pelo organismo. O gadolínio quelado pelo DTPA na forma de sal de dimeglumina (Gd-DTPA), na formulação de 0,5 mol por litro, tem baixa viscosidade, é hiperosmolar, apresenta excelente estabilidade e é aplicado na dose de 0,1 a 0,15 milimoles por quilo corpóreo por via endovenosa.

Sabe-se que menos de 1% da dose do agente de contraste radiológico iodado administrado é excretado pelo leite materno. Menos de 1% do contraste excretado pelo leite materno é absorvido pelo trato intestinal. Considera-se, portanto, que a dose de contraste absorvida por uma criança em amamentação é extremamente baixa, representando menos de 0,01% da dose intravascular oferecida à criança da mesma idade a ser submetida a exame contrastado endovenoso. Considera-se que menos de 0,04% do gadolínio administrado por via endovenosa é excretado no leite materno. Como a criança absorve cerca de 1% do contraste contido no leite materno, considera-se que menos de 0,0004% será absorvido pela criança, que seria submetida a exame com injeção endovenosa de cerca de 0,2 milimoles por quilograma de peso corpóreo.

■ DOPPLER TRANSCRANIANO

O doppler transcraniano (DTC) serve para estudar a velocidade do fluxo das artérias cervicais e intracranianas. Método seguro, não invasivo, realizado à beira leito e em tempo real. De forma indolor, essa técnica mostra, por meio de gráfico indicativo, a velocidade do sangue no interior das artérias intracranianas. O transdutor de baixa frequência, que emite e recebe ultrassons, é aplicado em regiões cranianas de baixa densidade óssea, por onde o som consegue penetrar na cavidade craniana. Esses locais são: janela transtemporal, janela transorbitária e janela suboccipital, onde o examinador posiciona o transdutor orientado diretamente para os vasos tanto da circulação anterior, como da circulação posterior. Na janela transtemporal é avaliado a artéria carótida interna (ACI), artéria cerebral média (ACM), artéria cerebral anterior (ACA) e artéria cerebral posterior (ACP). Pela janela transorbitária é avaliada a artéria oftálmica e o sifão carotídeo. Na janela suboccipital são avaliadas as artérias vertebrais e a artéria basilar.

Usa-se o Efeito Doppler para medir a velocidade da onda espectral, direção do fluxo sanguíneo, velocidades de fluxo e intensidade do sinal nos vasos intracranianos. Esse efeito é idêntico àquele observado quando se ouve a sirene da ambulância que se afasta ou se aproxima. O som torna-se mais agudo quando a ambulância se aproxima, e mais grave quando se afasta, ou seja, observa-se uma mudança na frequência do som, que depende da direção do movimento e que é proporcional à velocidade. No exame de DTC, os ultrassons são refletidos pela corrente sanguínea. De acordo com a posição do vaso e do transdutor, pode-se identificar a direção e determinar a velocidade da corrente sanguínea, avaliando a presença de obstruções arteriais decorrentes de embolismos, rupturas, espasmos, ou estreitamentos da luz arterial, que são causas de redução do aporte sanguíneo ao parênquima cerebral e provocam o acidente vascular cerebral.

A Academia Americana de Neurologia considera as indicações específicas da DTC a anemia falciforme, a doença vascular cerebral isquêmica, a hemorragia subaracnóidea e malformações arteriovenosas. Pode ser útil nos casos de morte encefálica, monitorização pré-operatória e infecção meníngea. Mas sua indicação é duvidosa na investigação ou monitorização durante procedimento vascular, enxaqueca e trombose venosa cerebral.

Preparo do paciente e cuidados após o exame

O paciente deve ser orientado quanto ao exame e o posicionamento do transdutor. Não há necessidade de jejum. Após o exame, a pele do paciente deve ser limpa para a retirada do gel condutor.

■ EXAME DO LÍQUIDO CEFALORRAQUIDIANO

O líquido cefalorraquidiano (LCR) é produzido principalmente nos plexos coroides dos ventrículos cerebrais (cerca de 70%), pelas células ependimárias, vasos sanguíneos cerebrais e da medula espinhal. Sua produção é contínua, de 0,3 a 0,4 mL/minuto ou de 25 mL/hora, num total de 500 mL/dia. O equilíbrio entre a formação e a reabsorção mantém um volume de 120 mL a 150 mL de LCR no adulto. O LCR circula a partir dos ventrículos laterais para o terceiro ventrículo através do forame de Monro (ou forame interventricular), passa pelo terceiro ventrículo e através do aqueduto cerebral (ou aqueduto de Sylvius), atinge o quarto ventrículo, passando para o espaço subaracnóideo da cisterna magna pelas aberturas de Luschka e Magendie. No espaço subaracnoideo, circula em direção às cisternas da base e suprasselar superiormente, e para o espaço subaracnóideo raquidiano. Desse espaço, retorna para as cisternas da base e suprasselar. Da cisterna suprasselar passa pelo espaço subaracnóideo das regiões dorsolaterais cerebrais e atinge as granulações aracnóides ou vilosidades aracnóideas, localizadas nos seios durais, principalmente o seio sagital superior, onde é absorvido.

O exame do LCR pode ser indicado em muitas patologias do sistema nervoso central (SNC), como infecções das meninges, encefalite, hemorragia subaracnóidea, doenças desmielinizantes, doenças degenerativas e neoplasias, quimioterapia intratecal e injeção de radioisótopos para análise de fluxo e pesquisa de fístulas liquóricas. As principais contraindicações são: hipertensão intracraniana, distúrbios de coagulação (plaqueta < 30.000 mm^3, INR > 2,0), escala de coma de Glasgow < 10, agitação psicomotora, obesidade mórbida, processo infeccioso no local da punção, bacteremia não tratada e meningococcemia sem investigação prévia. O LCR pode ser obtido a partir de punções ventricular, suboccipital, cervical lateral e lombar.

■ PUNÇÃO LOMBAR

A punção lombar é realizada por meio da inserção de uma agulha fina (25 G ou 23 G) dentro do espaço subaracnóideo para a coleta de LCR. A punção dever ser realizada no espaço intervertebral L_3-L_4, L_4-L_5 ou L_5-S_1. Deve-se evitar o nível L_2-L_3 ou superior, a fim de não atingir a medula espinhal. Superior ao nível L_2 encontra-se o cone medular, e abaixo desse nível o saco dural lombossacro contém apenas as raízes da cauda equina, que são deslocadas pela agulha durante a punção (Figura 5.12).

A técnica para a punção é asséptica, exigindo material de punção e campo estéreis, luvas cirúrgicas estéreis e antissepsia da pele. Recomenda-se a anestesia local, com xilocaína a 1% ou 2% (sem vasoconstritor), para conforto do paciente. A sedação está indicada nos pacientes extremamente agitados ou naqueles que fizerem a solicitação. A posição do paciente durante a punção pode ser sentada ou em decúbito lateral. Normalmente, o paciente é posicionado em decúbito lateral na borda do leito ou da maca, com o dorso voltado para o médico. A cabeça é flexionada sobre o peito, e as coxas e as pernas são flexionadas o máximo possível na direção do abdome sem comprimi-lo, formando um arco com o dorso. Essa posição aumenta o espaço entre os processos espinhosos das vértebras lombares inferiores, facilitando a entrada da agulha no canal vertebral e reduzindo

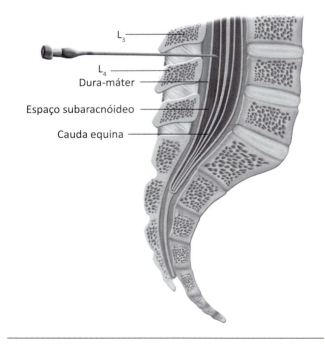

Figura 5.12 Punção lombar ao nível de L_3-L_4.

o risco de trauma. Um pequeno travesseiro é colocado sob a cabeça do paciente, para manter a coluna vertebral na posição horizontal. Outro travesseiro é colocado entre as pernas do paciente, evitando que a perna mais superior deslize para diante, ocasionando a perda do alinhamento da coluna vertebral. Na posição sentada, a cabeça é flexionada na direção do peito (Figura 5.13A e B).

Quando a agulha penetra no espaço subaracnóideo observa-se o gotejamento do LCR através da agulha. A pressão pode ser medida, conectando-se à agulha ao manômetro. Em condições normais, a pressão inicial pode ser normal de 30 mm a 40 mm H_2O, no decúbito lateral. Após a medida da pressão inicial realiza-se o teste de Queckenstedt. Nesse teste, comprimem-se delicadamente as veias jugulares na região cervical, o que provoca aumento da pressão liquórica que diminui imediatamente após a remoção da compressão. Nos casos em que existe um bloqueio do canal vertebral, que pode ser total ou parcial, não ocorre o aumento da pressão. Porém, às vezes, a pressão aumenta, mas retarda para diminuir por mais de 20 segundos.

Durante a realização da punção lombar o paciente pode referir a sensação de choque ou parestesia na região da inervação do nervo, em razão do contato eventual da agulha. Na maioria das vezes, um discreto deslocamento da agulha faz com que essa sensação desagradável desapareça, sem causar nenhuma lesão.

O volume geralmente retirado varia de 10 mL a 20 mL do LCR, que é normalmente distribuído de 1 a 3 amostras, de 2 mL a 3 mL, acondicionadas em tubos estéreis. O total de amostras depende do número de exames solicitados. As amostras são usadas para exames bioquímicos e sorológicos, exames microbiológicos e para contagem de células para exames especiais, como eletroforese de proteína, exames imunológicos ou testes sorológicos para sífilis, criptococose, cisticercose, etc. Após a retirada do LCR pode ser realizada outra medida da pressão do LCR. Um curativo estéril é colocado no local da punção.

O aspecto do LCR é anotado e nos casos normais é comparável à água, ou seja, límpido e incolor. Em alguns casos mais difíceis, pode ocorrer um acidente punção, com saída de LCR hemorrágico, o que pode ser confundido como resultado de hemorragia subaracnóidea (HSA). Nos casos de punção traumática, o LCR se torna claro após a coleta de amostras sucessivas. Nos casos de LCR hemorrágico, as amostras continuam com o liquor hemorrágico ou xantocrômico (presença de bilirrubina ou hemólise, de coloração rosada, laranja ou amarela). O LCR com aspecto turvo, opaco ou purulento é indicativo de processo infeccioso.

Na hipertensão intracraniana, a punção lombar pode causar o encarceramento do tronco cerebral no forame Magno, o que pode provocar a morte do paciente. A hipertensão intracraniana pode ser diagnosticada pelo exame de fundo de olho, que mostra a presença de edema na papila. Em situações de aumento abrupto da pressão intracraniana, como no trauma cranioencefálico ou na hemorragia encefálica, não há tempo de formar o papiledema. Nessas situações, a punção lombar é contraindicada.

As principais complicações da punção lombar são a cefaleia pós-punção, abscesso epidural, hematoma epidural, meningite e herniação cerebral. A cefaleia pós-punção é a complicação mais frequente, ocorrendo em cerca de 11% a 25% dos casos, e pode aparecer após algumas horas ou dias. Caracteriza-se por

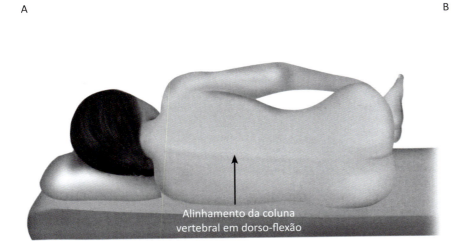
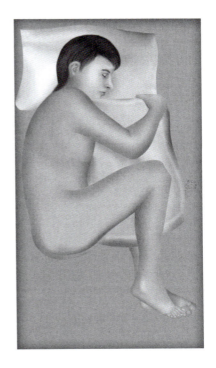
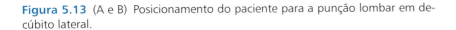

Figura 5.13 (A e B) Posicionamento do paciente para a punção lombar em decúbito lateral.

ser uma cefaleia pulsátil bifrontal ou occipital, de forte intensidade, que piora quando o paciente se senta ou fica de pé, e que diminui ou desaparece quando o paciente permanece deitado.

A cefaleia pós-punção ocorre pelo extravasamento de LCR no local da punção, onde houve ruptura da dura-máter. Essa abertura leva aproximadamente 12 horas para cicatrizar. Caso o paciente fique de pé, logo após a punção, pode ocorrer o extravasamento do LCR para o espaço extradural, onde fica coletado. Esse extravasamento pode causar hipotensão liquórica, o que facilita o deslocamento do encéfalo para a parte inferior, principalmente quando o paciente assume a posição ereta, causando estiramento de veias corticais e dos seios venosos durais, que são estruturas sensíveis à dor. O tratamento é feito com repouso absoluto, em decúbito lateral de 48 a 96 horas, hidratação e analgesia. Se a cefaleia persistir, pode ser indicado o tratamento com coágulo sanguíneo (*blood patch*), no qual uma quantidade de 15 mL a 20 mL de sangue é retirada de uma veia periférica do próprio paciente e injetada no espaço peridural, no mesmo local da punção. O sangue atua como um tampão, interrompendo o extravasamento do LCR e aliviando a cefaleia.

Preparo do paciente e cuidados após o exame

Com relação às intervenções de enfermagem na punção lombar, o paciente deve ser orientado em relação ao exame, quanto a seus objetivos, benefícios e riscos. Não há necessidade de jejum. O paciente dever ser orientado a esvaziar a bexiga antes do exame, para seu conforto durante o procedimento. O enfermeiro deve checar se o paciente não faz uso de medicação anticoagulante ou de drogas que interfiram na coagulação sanguínea e avisar o médico. Durante o posicionamento em decúbito lateral, o enfermeiro deve ficar na frente do paciente, ajudando-o a manter a posição, colocando uma mão sobre o quadril e a outra sobre o ombro, para evitar movimentos bruscos, o que pode levar a um acidente de punção. O paciente deve ser orientado sobre possíveis sintomas em todas as etapas do procedimento, como a sensação de frio durante a antissepsia da pele ou a picada de agulha, ou a sensação de queimação do anestésico local. Durante a punção, o paciente é estimulado a relaxar, sendo instruído a respirar normalmente. A hiperventilação pode diminuir a pressão elevada do LCR. O aspecto e o volume do LCR retirado devem ser cuidadosamente anotado. Os tubos com as amostras devem ser encaminhados imediatamente para o laboratório.

Ao terminar o exame, o paciente deve manter repouso absoluto, de preferência em decúbito lateral, em torno de 10 minutos. Porém, o repouso pode variar de 4 a 8 horas, dependendo do protocolo da instituição, trauma durante a punção e presença de cefaleia. O paciente deve ser orientado a aumentar a ingestão hídrica para diminuir o risco da cefaleia pós-punção, apesar de que não há evidência atual em relação à hidratação após a punção lombar. O enfermeiro deve avaliar o local da punção quanto à presença de sangramento e na palpação do local puncionado, avaliar a presença de coleção líquida. Avaliar, também, sinais e sintomas de complicações da punção lombar, como parestesias (sensação de formigamento ou dormência) e déficits motores nos membros inferiores, cefaleia, irritabilidade e alterações no nível de consciência.

■ PUNÇÃO SUBOCCIPITAL

Na punção suboccipital, a agulha é introduzida no interior da cisterna magna através do espaço entre a margem posterior do osso occipital e o arco do primeiro corpo vertebral, que é apalpado entre o osso occipital e o processo espinhoso que corresponde à segunda vértebra cervical (Figura 5.14). O material e os procedimentos estéreis são semelhantes aos da punção lombar. Normalmente, é realizada com o paciente deitado em decúbito lateral (Figura 5.15). A cisterna magna é o espaço liquórico situado no ângulo entre o cerebelo e o bulbo. A punção da cisterna magna implica maior risco do que a punção lombar, principalmente, pela possibilidade de lesão do tronco cerebral ou laceração da artéria cerebelar posteroinferior (PICA).

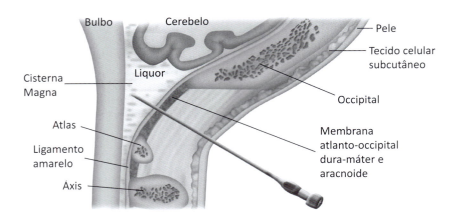

Figura 5.14 Punção suboccipital.

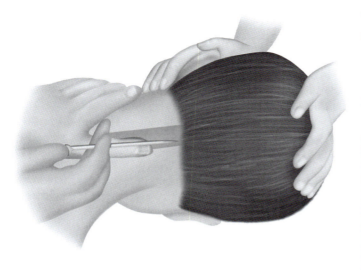

Figura 5.15 Posicionamento do paciente para a punção suboccipital.

Preparo do paciente e cuidados após o exame

As intervenções da enfermagem na punção occipital são as mesmas da punção lombar, mas com maior ênfase no posicionamento durante a punção. A manutenção da posição da cabeça do paciente e a orientação para que não haja movimento brusco durante a punção são importantes para se evitar acidentes durante o procedimento. Após a punção, o paciente deve ser orientado quanto à hidratação.

■ PUNÇÃO CERVICAL LATERAL

Na punção cervical lateral a agulha é introduzida no espaço subdural do canal vertebral cervical através do forame intervertebral C_1-C_2. Escolhe-se essa via quando o paciente não pode mudar o decúbito, nos casos de trauma raquimedular, hipertonias e limitações de movimentos por comprometimento articular. O procedimento deve ser feito com anestesia local e sob orientação radioscópica. A agulha é posicionada no espaço liquórico perimedular, coletando-se as amostras necessárias.

■ PUNÇÃO VENTRICULAR

A punção ventricular é indicada nos casos de pacientes com hipertensão intracraniana ou quando há a necessidade da monitorização da pressão intracraniana (PIC). Um cateter é posicionado no interior de um dos ventrículos laterais, o que for mais adequado para o caso, por meio de uma trepanação prévia na região frontal. Esse procedimento é realizado na sala cirúrgica, e possibilita a introdução dos artefatos para a monitorização da PIC ou a drenagem do LCR. Amostras de LCR podem ser coletadas para exame por essa via.

Valores do exame do líquido cefalorraquidiano

Na Tabela 5.1 estão demonstrados os valores normais do LCR.

Tabela 5.1 Valores normais do líquido cefalorraquidiano no adulto.

Liquor	Adulto
• Volume	• 90 mL a 150 mL
• Aspecto e cor	• límpido, cristalino, incolor
• Pressão	• 5 a 20 cmH$_2$O
• Número de células	• até 4 de células/ mm^3

• Perfil celular
  ▪ linfócitos
  ▪ monócitos
	
	• 50% a 70%
	• 30% a 50%

• Glicose	• 45 a 80 mg/dl (2/3 da glicemia)

• Proteína
  ▪ lombar
  ▪ cisterna magna
  ▪ ventricular
	
	• até 40 mg/dL
	• até 30 mg/dL
	• até 25 mg/dL

• Lactato	• 9 a 19 mg/dl
• ADA	• até 4 UI/L
• Cloreto	• 680-750 mEq/L
• Ureia	• até 40 mg/dL
• DHL	• até 35 UI/L
• TGO	• até 10 UI/L

• Sorologia e Microbiologia
  ▪ VDRL
  ▪ Bactérias
  ▪ Vírus
	
	• negativo
	• nenhuma presente
	• nenhum presente

■ ELETROENCEFALOGRAMA

O eletroencefalograma (EEG) é o registro da atividade elétrica cerebral obtida pelas diferenças de potenciais elétricos entre eletrodos colocados no couro cabeludo ou no interior do encéfalo. É um procedimento de baixo custo, não invasivo e que pode ser realizado à beira leito. Atualmente, o sistema é computadorizado, de forma que o registro eletroencefalográfico é convertido e armazenado em formato digital, facilitando sua análise.

O EEG é indicado no diagnóstico de epilepsia, na investigação de epilepsias de difícil controle, na avaliação pré-cirúrgica em epilepsia, na etiologia de desordens relacionadas à demência, nas encefalites, nas intoxicações, nos distúrbios metabólicos, no estudo de distúrbios do sono, na monitorização da atividade elétrica no intraoperatório, na monitorização da atividade elétrica na unidade de terapia intensiva (UTI) e no diagnóstico da morte encefálica. Alterações no EEG podem ser encontradas em pacientes com tumores cerebrais, hematomas subdurais, abscesso cerebral, trauma craneoencefálico, doenças cerebrovasculares e doenças neurodegenerativas.

Para registrar o EEG diversos eletrodos são aplicados sobre a cabeça do paciente, dispostos em determinada ordem, com a finalidade de captar as ondas cerebrais. A utilização de amplificador e de um registrador de vários canais permite que as ondas cerebrais se tornem visíveis. As ondas elétricas, conforme sua frequência, são classificadas em ondas alfa, beta, delta e teta, mas há ainda vários outros tipos de onda. As ondas alfa (α) têm uma frequência de 8 a 13 ciclos por segundo (Hz), as ondas beta (β) de 14 a 30 ciclos por segundo (Hz), as ondas delta (δ) de 0,5 a 3,5 ciclos por segundo (Hz) e as ondas teta (θ) de 4 a 7 ciclos por segundo (Hz). No cérebro normal em vigília, as ondas do tipo alfa são predominantes.

Os vinte eletrodos colocados no couro cabeludo são distribuídos nas regiões frontal (F), temporal (T), central (C), parietal (P) e occipital (O). Um dos eletrodos é o de aterramento, e outros dois eletrodos são auriculares (A ou RF), num total de 23 eletrodos. Os eletrodos com números pares indicam o lado direito e os eletrodos com números ímpares o lado esquerdo. Os eletrodos situados na linha média são indicados por uma letra maiúscula e por uma letra minúscula z (inicial zero). Os eletrodos contêm um gel condutor e são fixados no couro cabeludo.

O paciente é colocado em decúbito dorsal e orientado a fechar os olhos; o registro espontâneo da atividade elétrica cerebral é realizado com o paciente acordado. Após o registro espontâneo, podem ser realizadas provas de ativação, como hiperpneia e a fotoestimulação intermitente. Na prova de hiperpneia, o paciente é solicitado a respirar profundamente pela boca, na frequência de 20 vezes por minuto, durante três a quatro minutos. A hiperventilação pode causar tontura ou dormência nas mãos ou pés, mas o paciente deve ser orientado a manter-se calmo. Essa manobra provoca alcalose respiratória com vasoconstrição, o que pode estimular o aparecimento de alterações no traçado, bem como desencadear uma crise convulsiva. Na prova de fotoestimulação intermitente, uma lâmpada que produz *flashes* com frequências que variam de 0,5 a 30 Hz (30 vezes por segundo), é colocada diante do paciente. Essa estimulação também pode gerar um padrão eletroencefalográfico de uma crise convulsiva.

O registro do EEG pode ser realizado com o paciente acordado ou dormindo, de forma única ou contínua. A monitorização eletroencefalográfica contínua pode ser indicada em pacientes com crises epilépticas não convulsivas ou convulsivas, em estado de mal epiléptico, com isquemia cerebral aguda, com hemorragias intracranianas, com trauma craneoencefálico e em coma. Geralmente, esse tipo de monitorização é realizada em unidades de terapia intensiva (UTI).

Preparo do paciente e cuidados após o exame

O paciente deve ser orientado quanto ao exame, enfatizando que nenhum impulso elétrico passa através do corpo, bem como não há risco de choque elétrico. Deve ser informado quanto ao tempo do exame, que pode durar de 20 a 60 minutos. Os cabelos devem ser lavados e enxaguados na noite anterior ao exame. Não usar condicionador nos cabelos ou qualquer solução que contenha óleo, o que pode impossibilitar a fixação dos eletrodos no couro cabeludo. Não ingerir café, chocolate, chá, refrigerantes ou outros alimentos que contêm cafeína, de 12 a 24 horas antes do exame em razão de seu efeito estimulante. O paciente não deve estar em jejum, deve alimentar-se normalmente para prevenir a hipoglicemia, o que pode alterar os padrões das ondas cerebrais. O fumo deve ser evitado antes do exame. Alguns medicamentos como anticonvulsivantes, ansiolíticos e antidepressivos podem ser suspensos pelo médico, de 24 a 48 horas antes do exame. Esses medicamentos podem modificar a atividade elétrica cerebral, alterando o resultado do exame.

No caso em que há registro de sonolência e sono, o paciente deve ser orientado à privação parcial de sono na noite anterior à realização do exame. O paciente deve dormir no mínimo quatro horas a menos do que o habitual.

Após o exame, os cabelos devem ser lavados para a remoção do gel dos eletrodos. Caso tenha sido aplicado um sedativo durante o exame, as grades da cama devem ser elevadas, para prevenir a queda do paciente.

■ ELETRONEUROMIOGRAFIA

A eletroneuromiografia (ENMG) é o método de estudo neurofisiológico do sistema nervoso periférico (SNP), que inclui as células do corno anterior da medula, as raízes motoras, os plexos, os nervos periféricos, a junção neuromuscular e os músculos. Os objetivos do exame são: localizar a lesão no SNP, fornecer informações sobre a fisiopatologia das lesões neuromusculares, avaliar o grau de comprometimento da lesão, avaliar a evolução temporal da lesão e quantificar o grau de recuperação do paciente.

A eletroneuromiografia é dividida em duas partes: a eletromiografia (EMG) e a eletroneurografia ou estudo da condução nervosa.

Eletromiografia

A eletromiografia (EMG) é obtida com um eletrodo em forma de agulha que é inserido dentro do músculo esquelético, com a finalidade de medir suas alterações no potencial de ação. Os potenciais de ação podem ser estudados em repouso e durante atividade muscular voluntária. A EMG é útil no diagnóstico de miastenia grave, neuropatias ou no diagnóstico diferencial de miopatia e neuropatia.

Eletroneurografia ou estudo da condução nervosa

Na eletoneurografia (ENG) ou estudo da condução nervosa, os eletrodos de captação são colocados sobre uma superfície cutânea, na parte superior do músculo inervado pelo nervo que está sendo estudado. Um estímulo elétrico é aplicado por outro eletrodo, em diferentes pontos ao longo do trajeto do nervo. Após o estímulo elétrico, os eletrodos de captação registram o potencial de ação nervoso motor e sensitivo, onde podem ser realizadas as medidas: da latência motora ou sensitiva (tempo decorrido do estímulo até o potencial de ação), da amplitude motora ou sensitiva (tamanho do potencial de ação) e da velocidade de condução motora ou sensitiva. A eletroneurografia é útil nos casos de neuropatias, causadas por diabete melito, alcoolismo, deficiências nutricionais, compressão ou trauma de nervos periféricos.

Preparo do paciente e cuidados após o exame

O jejum não é necessário. Solicitar ao paciente informações sobre medicamentos em uso. No dia do exame, o paciente não deve utilizar cremes hidratantes ou óleo no corpo. Deve ser informado quanto ao tempo do exame. Os exames de dois membros (MMSS ou MMII ou face) duram cerca de 45 minutos, e os de quatro membros, cerca de uma hora e trinta minutos. O enfermeiro deve orientar o paciente quanto ao exame e a importância de sua colaboração durante o procedimento. Orientar o paciente a manter-se relaxado, pois o estado de tensão pode prejudicar a avaliação do repouso muscular. Algum desconforto pode ser sentido, causado pela agulha ou pelos estímulos elétricos. Após o exame, a pele do paciente deve ser limpa para a retirada do gel condutor.

■ BIBLIOGRAFIA

1. Yeager S. Neuroradiology of the brain. Crit Care Nurs Clin N Am. 2016;28(1):37-66.
2. Livramento JA, Machado LR, Neto ASF. Líquido cefalorraquidiano. In: Nitrini R, Bacheschi LA. A neurologia que todo médico deve saber. 3.ed. São Paulo: Atheneu, 2015. p.83-7.
3. Anghinah R. Eletroencefalograma. In: Nitrini R, Bacheschi LA. A neurologia que todo médico deve saber. 3.ed. São Paulo: Atheneu, 2015. p.88-90.
4. Brotto MWI. Eletroneuroniografia. In: Nitrini R, Bacheschi LA. A neurologia que todo médico deve saber. 3.ed. São Paulo: Atheneu, 2015. p.91-110.
5. Lucato LT, Leite CC, Bacheschi LA. Métodos de imagem em neurologia. In: Nitrini R, Bacheschi LA. A neurologia que todo médico deve saber. 3.ed. São Paulo: Atheneu, 2015. p.11-146.
6. Santana DLP, Pereira JL, Salles A, Gorgulho A. Analise do líquido cefalorraquidiano e infecções do sistema nervoso central. In: Carrion MJM, Félix EPV. Guia prático de emergências neurológicas. 1.ed. São Paulo: Atheneu, 2015. p.55-64.
7. Gonçalves RG, Cho SJM, Carrion MJM, Shigueoka D. Interpretação básica em neuroimagem. In: Carrion MJM, Félix EPV. Guia prático de emergências neurológicas. 1.ed. São Paulo: Atheneu, 2015. p.65-80.
8. Braga NIO, Costa M. interpretação básica de eletroencefalografia. In: Carrion MJM, Félix EPV. Guia prático de emergências neurológicas. 1.ed. São Paulo: Atheneu, 2015. p.81-106.
9. Rebello LC. Martins SCO. Doppler transcraniano na emergência. In: Carrion MJM, Félix EPV. Guia prático de emergências neurológicas. 1.ed. São Paulo: Atheneu, 2015. p.107-14.
10. Hickey JV. Diagnostic for patients with neurological disorders. In: Hickey JV. The clinical pratice of neurological and neurosurgical nursing. 7.ed. Philadelphia: Lippincott Williams & Wilkins, 2014. p.93-112.
11. Schenck JF, Kelly DAC, Marinelli L. Instrumentation: magnet, coils, and hardware. In: Atlas SW. Magnetic resonance imaging of the brain and spine. 4.ed. Philadelphia: Lippincott Williams & Wilkins, 2009. p.2-24.
12. Neelavalli J, Haacke EM, Young IR, Bydder GM. Contrast development and manipulation in MR imaging. In: Atlas SW. Magnetic resonance imaging of the brain and spine. 4.ed. Philadelphia: Lippincott Williams & Wilkins, 2009. p.25-47.
13. Ratai EM, Gonzalez RGL. Magnetic resonance spectroscopy and the biochemical basis of neurological disease. In: Atlas SW. Magnetic resonance imaging of the brain and spine. 4.ed. Philadelphia: Lippincott Williams & Wilkins, 2009. p.1836-70.
14. Otaduy MCG, Toyama C, Nagae LM, Jr Amaro E. Técnicas de obtenção das imagens em neurorradiologia. In: Leite CC, Jr Amaro E, Lucato LT. Neurorradiologia: diagnóstico por imagem das alterações encefálicas. 1.ed. Rio de Janeiro: Guanabara Koogan, 2008. p.1-47.
15. Grossman RI, Yousem DM. Techniques in neuroimaging. In: Neuroradiology: the requisites. 2.ed. Philadelphia: Mosby Elsevier, 2003. p.1-35.
16. Gore JC, Joers JM, Kennan RP. Contrast Agents and Relaxation Effects. In: Scott Atlas: Magnetic Resonance Imaging of the Brain and Spine. 3.ed. Philadelphia: Lippincott Williams & Wilkins, 2002.
17. Leeds NE, Elkin CM, Leon E, Kieffer S, Schonfeld S. Myelography. In: Krikun ME. Imaging modalities in spinal disorders. Philadelphia: W.B. Saunders Company, 1988.
18. Ghelman B. Discography. In: Krikun ME. Imaging modalities in spinal disorders. Philadelphia: W.B. Saunders Company, 1988.

19. Cruz MW. Eletroneuromiografia e potenciais evocados. In: André C, Freitas GR. Terapia intensiva em neurologia e neurocirurgia. 1.ed. Rio de Janeiro: Revinter, 2002. p.57-76.
20. Fink JR, Muzi M, Peck M, Krohn KA. Multimodality brain tumor imaging: MR imaging, PET, and PET/MR imaging. J Nucl Med. 2015;56(10):1554-61.
21. Bertholdo D, Watcharakorn A, Castillo M. Brain proton magnetic resonance spectroscopy. Introduction and overview. Neuroimag Clin N Am. 2013;23(3):359-80.
22. Rossi A, Biancheri R. Magnetic resonance spectroscopy in metabolic disorders. Neuroimag Clin N Am. 2013;23(3):425-48.
23. Ramin SL, Tognola WA, Spotti AR. Proton magnetic resonance spectroscopy: clinical applications in patients with brain lesions. São Paulo Med J. 2003;121(6):254-9.
24. Warren J, Fromm RE Jr, Orr RA, Rotello LC, Horst HM. Guidelines for the inter- and intrahospital transport of critically ill patients. Crit Care Med. 2004;32(1):256-62.
25. Juchem BC, Dall´Agnol CM, Magalhães AMM. Contraste iodado em tomografia computadorizada: prevenção de reações adversas. Rev Bras Enferm. 2004;57(1):57-61.
26. Juchem BC, Dall'Agnol CM. Reações adversas imediatas ao contraste iodado intravenoso em tomografia computadorizada. Rev Latino-am Enferm. 2007;15(1):78-83.
27. Hagan JB. Anaphylactoid and adverse reactions to radio contrast agents. Immunol Allergy Clin N Am. 2004;24(3):507-19.
28. Pinho KEP, Gewehr PM, Silva CWP, Barison A, Tilly JG Jr, Soboll DS. Avaliação de meios de contraste submetidos à radiação ionizante. Radiol Bras. 2009;42(5):309–13.
29. Bianco RPR, Araujo ES. Nefroproteção relacionada ao uso de meio de contraste iodado: atenção de enfermagem. Acta Paul Enferm. 2008;21(Número Especial):187-91.
30. Thomsen HS, Morcos SK. In which patients should serum creatinina be measured before iodinated contrast media administration? Eur Radiol. 2005;15(4):749-54.
31. Rose TA Jr, Choi JW. Intravenous imaging contrast media complications: the basics that every clinician needs to know. Am J Med. 2015;128(9):943-9.
32. Aran S, Shaqdan KW, Abujudeh HH. Adverse allergic reactions to linear ionic gadolinium-based contrast agents: experience with 194, 400 injections. Clin Radiol. 2015;70(5):466-75.
33. Purkayastha S, Sorond F. Transcranial doppler ultrasound: technique and application. Semin Neurol. 2012:32:411-20.
34. Mohan S, Agarwal M, Pukenas B. Computed tomography angiography of the neurovascular circulation. Radiol Clin N Am. 2016;54:147-62.
35. Viallon M, Cuvinciuc V, Benedicte D, Merlini L, Barnaure-Nachbar I, Toso-Patel S, et al. State-of-the-art MRI techniques in neuroradiology: principles, pitfalls, and clinical applications. Neuroradiology. 2015;57(5): 441-67.

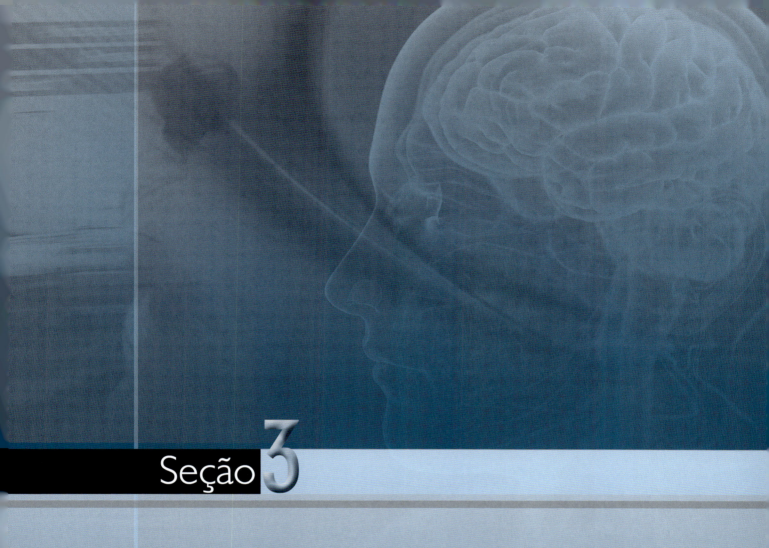

Seção 3

Hipertensão Intracraniana

capítulo 6

Solange Diccini
Maria Sumie Koizumi
Ana Paula Resque Senna Xavier de Lima

Hipertensão Intracraniana

■ INTRODUÇÃO

A hipertensão intracraniana (HIC) pode resultar de inúmeras condições clínicas, incluindo o traumatismo cranioencefálico (TCE), hemorragias intracranianas, acidente vascular cerebral isquêmico (AVCI), neoplasias do sistema nervoso central (SNC), infecções, alterações na produção ou absorção do líquido cefalorraquidiano e lesões tóxico-metabólicas. Atualmente, o TCE é a principal causa de HIC, liderando as causas de morte por lesões do SNC.

Uma vez estabelecida a lesão inicial, danos encefálicos, na vigência da HIC, evoluem progressivamente e tendem a piorar o prognóstico dos pacientes. Portanto, exigem efetividade nas avaliações, monitoramentos e intervenções imediatas e apropriadas. Neste capítulo descreveremos a fisiopatologia e o tratamento da hipertensão intracraniana.

■ CONSIDERAÇÕES GERAIS

Após o estabelecimento da lesão inicial ou primária ao encéfalo, desenvolve-se uma série de lesões inflamatórias subsequentes, denominadas de lesões secundárias, que são frequentes e importantes, pois podem aumentar os danos causados pelas lesões primárias. A lesão primária causa perda na regulação do fluxo sanguíneo encefálico, levando a hipóxia tecidual, perda da integridade da barreira hematoencefálica, edema cerebral e hipertensão intracraniana. As lesões secundárias, que compreendem os distúrbios metabólicos, hemodinâmicos e ventilatórios que se instalam após a lesão primária, podem ser muito mais devastadoras que as primárias. Entretanto, é importante salientar que muitas dessas alterações secundárias podem ser prevenidas ou tratadas precocemente, aumentando as chances de recuperação desses pacientes. Para isso, a monitorização neurológica e as intervenções efetivas fundamentadas no conhecimento das bases fisiológicas da dinâmica intracraniana são essenciais para o sucesso do tratamento do paciente.

O entendimento dos princípios da dinâmica cerebral é importante no manejo desses pacientes, como também conhecer os fatores envolvidos no dano neurológico que se relacionam com a pressão intracraniana (PIC), regulação do fluxo sanguíneo cerebral (FSC), formação de edema cerebral e alterações no líquido cefalorraquidiano (LCR).

■ PRESSÃO INTRACRANIANA

O crânio é um "recipiente" rígido, quase totalmente fechado, preenchido pelo parênquima cerebral, pelo sangue e pelo líquido cefalorraquidiano (LCR). O encéfalo pesa aproximadamente 1.400 gramas e ocupa 80% do conteúdo intracraniano, o sangue de 10% a 12% (100 mL) e o LCR de 8% a 10% (entre 90 e 150 mL).

Segundo a doutrina de Monro-Kellie, em razão do volume fixo da caixa craniana, o aumento de qualquer um de seus componentes (parênquima, sangue, liquor), ou o aparecimento de um quarto componente (hematoma, massa tumoral, edema), seria compensado pela diminuição de um dos demais elementos. Considerando-se o fato de que o parênquima cerebral não pode ser reduzido, o conteúdo sanguíneo e o liquórico seriam considerados um sistema tampão (Tabela 6.1). Quando a capacidade de redução desses elementos é ultrapassada, qualquer aumento no volume intracraniano correlaciona-se com o aumento da pressão intracraniana (PIC).

A PIC pode ser definida como a pressão sob a qual os componentes intracranianos são mantidos dentro da caixa craniana. O valor numérico da mensuração é o resultado do equilíbrio a que estão submetidos as meninges, o parênquima, o sangue e o LCR.

Pequenas diferenças de PIC podem se observadas no interior do crânio e refletem as diferenças fisiológicas que

Tabela 6.1 Mecanismos de compensação da pressão intracraniana (PIC).
• Desvio do LCR para o espaço subaracnóideo espinhal • Aumento da absorção do LCR • Diminuição da produção do LCR • Desvio do sangue venoso para fora do crânio

podem existir entre seus compartimentos. Na prática clínica, em geral, a pressão do líquido cefalorraquidiano é aceita como representativa da pressão de todo o SNC, pois ele guarda relação íntima com as estruturas intratecais e, sendo um fluido, transmite fielmente as variações de pressão.

Sob condições normais, um pequeno aumento no volume intracraniano tem pouco ou nenhum efeito na PIC. À medida que mais volume é acrescentado e um limite é atingido, qualquer aumento adicional provoca aumento dramático na pressão. Essa resposta da relação volume-pressão pode ser entendida pela complacência. A complacência intracraniana é a capacidade do crânio de tolerar aumentos no volume sem um aumento correspondente na PIC. Ela é muito importante para a manutenção da dinâmica intracraniana. Considera-se o sistema complacente quando o volume intracraniano está relativamente baixo (área A da Figura 6.1) e, portanto, capacitado a tolerar acréscimos de volume sem aumentar a pressão. À medida que o volume intracraniano vai aumentado, essa capacidade de tolerar acréscimos de volume vai diminuindo (área B da Figura 6.1) e manifesta-se por pequenos aumentos na pressão. A complacência torna-se muito baixa ou nula num certo ponto (área C da Figura 6.1), e qualquer aumento do volume ocasiona aumento drástico da PIC.

Em termos mecânicos pode-se dizer que, quando a complacência é adequada, o compartimento intracraniano é capaz de usar mecanismos compensatórios para prevenir um aumento da PIC. Em outras palavras, um aumento no volume do parênquima, do sangue ou do LCR não produz, inicialmente, aumento na PIC, pois os conteúdos intracranianos possuem a capacidade de absorver de 100 a 150 mL do novo volume intracraniano, sem desenvolver HIC. Entretanto, se a complacência estiver diminuída, mesmo que o aumento de volume de qualquer componente do conteúdo intracraniano seja pequeno, há uma grande elevação na PIC.

É importante notar que essa curva clássica de Langfitt (Figura 6.1) representa as alterações de pressão quando um único compartimento do crânio varia, nesse caso, o LCR. Na prática clínica, quando a evolução da curva ocorre de forma crônica, como no caso dos tumores, ela é menos íngreme, enquanto nos distúrbios agudos com efeito de massa a descompensação se estabelece de forma abrupta, como o aumento súbito decorrente da expansão do hematoma extradural após um TCE.

No adulto, a PIC normal varia entre 0 e 15 mmHg, com um valor médio normal de 10 mmHg. Em muitos

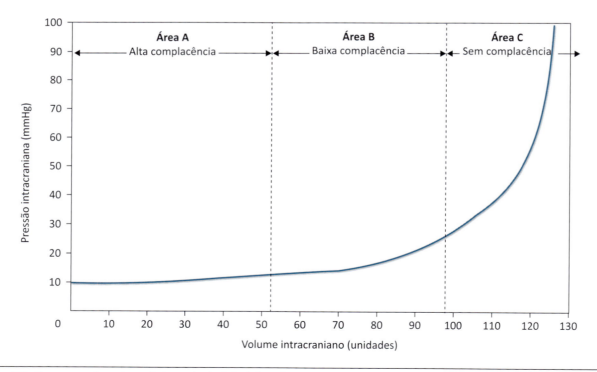

Figura 6.1 Curva pressão-volume (adaptado de *Principles of Neurosurgery*. New York: Raven Press, 1991. p.267).

protocolos, se a PIC for maior que 20 mmHg e persistir por 5 minutos ou mais, é definida como HIC. O valor isolado da PIC, sem as medidas de demanda metabólica, não informa sobre o hemometabolismo cerebral. Portanto, atualmente, na maioria dos pacientes com monitorização da PIC, também é realizada a neuromonitorização multimodal.

Fluxo sanguíneo cerebral

O fluxo sanguíneo cerebral (FSC) determina o volume de sangue no espaço intracraniano. O FSC é de aproximadamente 750 mL/min (54 mL/100 g/min), o que significa que 15% a 20% do débito cardíaco é destinado a esse órgão, que corresponde a apenas 2% a 3% do peso corporal total. A taxa metabólica cerebral de oxigênio ($CMRO_2$) é de aproximadamente 46 mL/min (3,3 mL/100 g/min), o que corresponde de 18% a 20% de todo oxigênio obtido pelos pulmões. O cérebro é um órgão que também consome 25% da glicose. Esses dados demonstram a intensa atividade metabólica do SNC e sua vulnerabilidade em situação de falência circulatória e respiratória.

O FSC sofre variações na dependência direta das seguintes variáveis: pressão parcial de gás carbônico no sangue arterial ($PaCO_2$), pressão arterial média (PAM) e pressão parcial de oxigênio no sangue arterial (PaO_2).

$PaCO_2$

O gás carbônico (CO_2) modifica o diâmetro do vaso sanguíneo e o fluxo sanguíneo cerebral. O mecanismo mais provável é que a molécula de CO_2, ao atravessar a barreira hematoencefálica (BHE), acidifique o LCR perivascular reduzindo a contractilidade da fibra muscular do vaso sanguíneo encefálico. Porém essa situação começa a normalizar de 4 a 6 horas, quando o pH liquórico se restabelece através do equilíbrio lento com o sangue, sendo esta compensação total de 24 a 36 horas.

Se por um lado a acidose ou a alcalose respiratórias modificam imediatamente o FSC, por outro lado, a acidose e a alcalose metabólicas têm pouco efeito sobre o FSC se a BHE está íntegra, pois não há passagem imediata de íon H^+ ou bicarbonato para o LCR.

A variação de 1 mmHg na $PaCO_2$ modifica o FSC de 2% a 3% dentro de um limite de $PaCO_2$ entre 25 e 80 mmHg. Quando a $PaCO_2$ é de 25 mmHg o FSC diminui em 40%, sendo aproximadamente de 30 mL/100 g/min. Com a $PaCO_2$ em 20 mmHg, o FSC está entre 20 e 25 mL/100 g/min, situação que leva a um achatamento no traçado do eletroencefalograma (EEG). Quando a $PaCO_2$ está entre 80 e 100 mmHg, ocorre uma vasodilatação máxima, com o aumento do FSC em 100%.

Pressão arterial média (PAM)

O mecanismo que mantém o FSC constante apesar da variação da PAM é conhecido como autorregulação pressórica. Essa autorregulação é efetiva entre os limites da PAM de 50 a 150 mmHg. Dessa forma, enquanto um aumento pressórico dá origem à constrição vascular, a queda pressórica causa dilatação vascular, para que o FSC se mantenha adequado. A autorregulação do FSC pode ser prejudicada no traumatismo cranioencefálico, resultando num inchaço cerebral, que pode elevar a PIC.

PaO_2

Dentro de padrões fisiológicos, a PaO_2 não modifica o FSC. A hiperóxia modifica pouco o FSC, diminuindo em apenas 10% quando PaO_2 está entre 200 e 300 mmHg. Por outro lado, a hipóxia acentuada (PaO_2 < 50 mmHg) promove vasodilatação cerebral, aumento do FSC e do volume sanguíneo cerebral.

Sob circunstâncias normais, para manutenção da integridade celular, a necessidade de oxigênio para consumo cerebral é de 30% a 40%. O restante é usado para o trabalho eletrofisiológico. A energia necessária para a manutenção da integridade celular do neurônio é diretamente relacionada à temperatura cerebral. Em geral, um declínio de 10% associa-se com queda da taxa de consumo de oxigênio cerebral de 50%. Na prática clínica, isso significa que a depressão metabólica produzida pela hipotermia pode fornecer alguma proteção cerebral (neuroproteção) em pacientes adequadamente selecionados. Igualmente, uma elevação na temperatura pode aumentar o risco de lesão cerebral permanente.

O consumo de oxigênio pode também ser alterado quando há alterações no nível da atividade elétrica. Depressão profunda da atividade, como a produzida por doses elevadas de barbitúricos ou benzodiazepínicos, suficientes para gerar um eletroencefalograma (EEG) com atividade suprimida, pode reduzir o consumo de oxigênio em até 50%. Já a agitação psicomotora e as crises convulsivas aumentam o FSC.

O FSC tem relação direta com a pressão de perfusão cerebral (PPC) e indiretamente com a resistência vascular cerebral (RVC):

$$FSC = PPC \times RVC^{-1}$$

O FSC é, ainda, diretamente proporcional à demanda metabólica do tecido nervoso, o que se denomina autorregulação metabólica.

Autorregulação cerebrovascular

Para atender a demanda metabólica, o sistema vascular cerebral é capaz de se autorregular. Este acoplamento entre a oferta e o consumo de oxigênio é chamado de autorregulação metabólica.

Em condições normais, o FSC permanece constante entre uma variação da pressão arterial média (PAM) de 50 a 150 mmHg. Essa autorregulação assegura um fluxo cerebral constante através dos vasos cerebrais, alterando o diâmetro dos vasos em resposta à mudança na pressão arterial. Esse é um mecanismo protetor cerebral para as constantes flutuações da pressão sanguínea. Em condições fisiológicas, uma queda da pressão de perfusão periférica (PPC) é compensada com vasodilatação, e uma elevação da PPC, com vasoconstrição. Esses ajustes são regulados principalmente pela demanda metabólica, pela inervação simpática e parassimpática e pela concentração de algumas substâncias como adenosina, óxido nítrico, PaO_2 e $PaCO_2$.

Assim, a autorregulação é definida como a capacidade do encéfalo de manter fluxo sanguíneo constante mesmo com a variação da pressão arterial ou com a variação da pressão de perfusão cerebral (Figura 6.2).

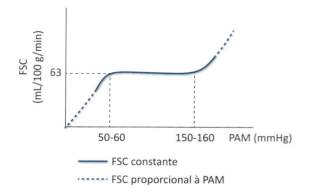

Figura 6.2 Autorregulação e fluxo sanguíneo cerebral (FSC). Numa PAM de 60 a 150 mmHg, o FSC permanece constante. Abaixo de 60 mmHg o FSC diminui e acima de 150 mmHg o FSC aumenta.

Adaptado de Strandgaard S, Paulson OB. Cerebral blood flow and its pathophysiology in hypertension. Am J Hypertens. 1989;2:486.

A autorregulação metabólica refere-se ao equilíbrio da oferta e demanda de oxigênio e glicose cerebrais. Normalmente, essas funções estão intimamente relacionadas e se alteram proporcionalmente. Durante a ativação cortical, o aumento no consumo de oxigênio e de glicose é compensado por um aumento concomitante no FSC regional. O contrário ocorre durante a sedação, anestesia e hipotermia.

Vários mediadores têm sido imputados na mediação entre consumo e demanda metabólica. Os principais vasodilatadores são: íon hidrogênio, ácido lático, concentração extracelular de potássio, protaciclina, adenosina e óxido nítrico. O vasoconstritor importante é o tromboxane A2.

Quando a autorregulação é perdida, o FSC flutua de acordo com a pressão arterial sistêmica. Assim, qualquer atividade que propicie aumento na pressão arterial, como tosse, aspiração orotraqueal ou agitação em pacientes com perda da autorregulação, pode causar um aumento no FSC e consequente aumento na PIC.

A autorregulação do FSC pode se tornar inadequada em certos estados patológicos, principalmente no acidente vascular cerebral e no trauma. Nesse cenário, o cérebro torna-se extremamente sensível às menores alterações na pressão arterial média (PAM). Outra consideração importante é que o valor alvo da autorregulação está alterado em pacientes com hipertensão arterial crônica. Com elevações leves a moderadas da pressão arterial, a resposta inicial é a vasoconstrição arterial e arteriolar. Esse processo de autorregulação tanto mantém a perfusão tecidual a um nível relativamente constante quanto impede que o aumento da pressão seja transmitido para os pequenos vasos mais distais. Como resultado, a redução aguda da pressão arterial, mesmo se o valor final permanecer dentro da faixa normal, pode produzir sintomas de isquemia em pacientes com hipertensão arterial crônica (Figura 6.3).

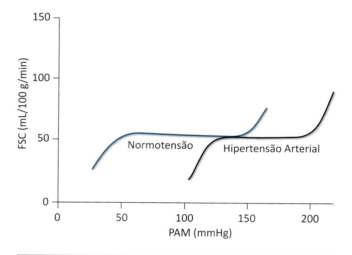

Figura 6.3 Autorregulação e fluxo sanguíneo cerebral (FSC) no paciente normotenso e hipertenso.

Pressão de perfusão cerebral (PPC)

A PPC é definida como a diferença entre a pressão arterial média (PAM) e a pressão intracraniana (PIC).

$$PPC = PAM - PIC$$

A PPC normal em adultos deve ser mantida entre 60 e 70 mmHg e uma PIC entre 10 e 20 mmHg. Quando a PPC cai para menos de 50 mmHg aparecem sinais evidentes de isquemia focal ou global e atividade elétrica reduzida. Por outro lado, a elevação excessiva na PPC pode levar à encefalopatia hipertensiva e ao edema cerebral, em razão da perda da autorregulação. Um maior nível de PPC é tolerado em pacientes com hipertensão arterial crônica, pois a curva de autorregulação é deslocada para a direita (Figura 6.3). Em última análise, as reduções globais ou regionais do FSC são responsáveis pelas manifestações clínicas da HIC.

A adequação do FSC pode, também, ser medida pela saturação do bulbo jugular ($SjvO_2$). A $SjvO_2$ é a saturação venosa do sangue que deixa o cérebro na base do crânio, e sua variação normal é entre 65% e 75%. Se o FSC está diminuído abaixo de um nível crítico, o sangue venoso que deixa o cérebro também tem uma SjvO$_2$ baixa. Em outras palavras, quando a PPC está inadequada para o consumo de oxigênio cerebral, a SjvO$_2$ cai demonstrando uma maior extração de oxigênio pelo cérebro. As bases fisiológicas para a utilização da SjvO$_2$ são abordadas no capítulo de Monitorização neurológica (Capítulo 7).

Barreira hematoencefálica

Do ponto de vista estrutural, o capilar encefálico não é fenestrado como os demais capilares do organismo, estando suas células endoteliais aderidas por "junções apertadas" (*tight junctions*), o que torna as trocas entre o intravascular e o extravascular extremamente seletivas. Essa característica anatomofuncional dos capilares encefálicos constitui a barreira hematoencefálica (BHE).

A BHE é mais permeável a água, gases (O$_2$ e CO$_2$) e a glicose. Essa seletividade inibe o acesso de substâncias tóxicas ao sistema nervoso central (SNC). Por outro lado, esse mecanismo protetor pode também inibir a entrada de determinadas substâncias utilizadas no tratamento das diversas patologias neurológicas. O TCE, os tumores do SNC, a radiação e determinadas lesões infecciosas e metabólicas alteram a permeabilidade da BHE.

■ HIPERTENSÃO INTRACRANIANA

Fisiopatologia

A PIC se distribui de maneira difusa e homogênea enquanto as cisternas cerebrais estiverem livres. Independentemente da causa da hipertensão intracraniana (HIC), ocorre distensão e compressão dos vasos, das meninges e do parênquima cerebral, com consequente aumento da resistência ao FSC. A fisiopatologia da HIC correlaciona-se a fenômenos compressivos e isquêmicos tanto regional quanto global.

Quando o FSC diminui, em virtude do aumento da PIC, o encéfalo lança mão de mecanismos de compensação para evitar isquemia (Tabela 6.1).

O primeiro mecanismo de tamponamento é conseguido à custa da exclusão do LCR dos ventrículos, das cisternas intracranianas e do sangue contido no sistema venoso encefálico para o espaço subaracnóideo raquidiano. Isso é possível por causa da capacidade de distensão do saco dural raquiano (constituído de apenas uma lâmina de dura-máter) e pela possibilidade de compressão venosa. Essa capacidade de tamponamento é limitada na dependência da magnitude do incremento e da velocidade que ele é introduzido.

O cérebro mantém constante o FSC a despeito das mudanças na PPC, por meio de um ajuste à resistência cerebrovascular que é determinada pela autorregulação. Esse mecanismo responde com vasodilatação tanto na queda da PAM quanto a um aumento da PIC. Essa resposta compensatória inicia-se depois que o sistema tampão está no limite e a PIC começa a subir comprometendo a PPC.

Quando a capacidade do sistema tampão e da autorregulação esgota-se, o FSC começa a cair e uma diminuição da PPC abaixo de 50 mmHg resulta em isquemia. Harvey Cushing, neurocirurgião americano, observou um aumento na pressão arterial (PA) quando a PIC se aproximava da PAM, e essa resposta homeostática seria um esforço do organismo para manter adequado o FSC. Esse aumento na pressão arterial relatado por Cushing resultaria de uma liberação maciça de catecolaminas. A estimulação simpática causaria, portanto, vasoconstrição periférica e aumento do débito cardíaco. Posteriormente, com o aumento da PIC e herniação cerebral, observa-se a clássica "Tríade de Cushing", definida por hipertensão arterial, bradicardia e alteração no padrão respiratório.

Quando o valor da PIC está próximo do valor da PAM, a PPC e o fluxo sanguíneo cerebral (FSC) diminuem. Ocorre isquemia, com vasodilatação, aumento do volume sanguíneo cerebral (VSC) e aumento da PIC. Nessa fase, qualquer aumento de volume causa grandes aumentos na PIC, numa curva exponencial, na curva volume-pressão de Langfitt (Figura 6.1). Na fase final da HIC, ocorre uma paralisia vasomotora completa com o VSC máximo, PIC igual à PAM e ausência de FSC e da PPC. Nessa fase ocorre morte encefálica, choque circulatório e parada cardíaca. Na unidade de terapia intensiva, em razão da ventilação mecânica e do uso de drogas vasopressoras, o paciente não apresenta parada cardíaca imediatamente à morte encefálica.

As principais condições que levam a uma HIC podem ser classificadas como se seguem na Tabela 6.2.

Tabela 6.2 Principais causas da hipertensão intracraniana (HIC).

• Aumento do volume encefálico	• Processos expansivos (hematomas, abscessos, tumores, aneurismas) • Edema cerebral (TCE, síndrome de Reye, encefalopatias)
• Aumento do volume de sangue	• Obstrução do fluxo venoso (compressão jugular, trombose de seios) • Hiperemia cerebral • Hipercapnia
• Aumento do volume do LCR	• Aumento da produção (papiloma de plexo coroide) • Diminuição da absorção (hidrocefalia comunicante, • Hemorragia subaracnóidea, meningite bacteriana) • Obstrução do fluxo (hidrocefalia comunicante)

Fonte: Adams RA, Ropper AH. Principles of neurology. 6.ed. New York: McGraw Hill, 1997.

Alguns fatores reconhecidos como precipitadores de HIC estão apresentados na Tabela 6.3.

Tabela 6.3 Fatores reconhecidos como precipitadores de HIC.

Fatores e descritores	Mecanismos

Hipercapnia
• $PaCO_2 \geq 45$ mmHg
• Excesso de CO_2 no sangue
• Potente vasodilatador cerebral
	• CO_2 elevada resulta em aumento do FSC ocasionando aumento do VSC e PIC
	• A hipercapnia é resultado de insuficiência ventilatória devido:
	  ▪ apneia do sono
	  ▪ doenças ou disfunções pulmonares (p ex.: atelectasias, pneumonias, DOPC, edema pulmonar neurogênico, síndrome da angústia respiratória aguda)
	  ▪ sedação por drogas
	  ▪ respiração superficial, devido: ansiedade, dor intensa ou assincronia com o ventilador
	  ▪ compressão dos centros respiratórios do tronco encefálico
	  ▪ ventilador mal calibrado

Hipoxemia
• $PaO_2 < 50$ mmHg
• O_2 diminuído no sangue
• Efeito menor com um potente vasodilatador cerebral quando comparado ao CO_2
	• Até 50 mmHg não ocasiona vasodilatação
	• Cerebral
	• A hipoxemia é devido a:
	  ▪ Concentração insuficiente de O_2 durante administração da terapia de O_2
	  ▪ ventilação insuficiente durante e após aspiração
	  ▪ ventilação inadequada durante a intubação
	  ▪ obstrução completa ou parcial das vias aéreas
	  ▪ aumento do consumo de O_2

Procedimentos respiratórios • Aspiração traqueal • PEEP • Assincronia da frequência respiratória com o Ambu • Intubação	• A aspiração ocasiona diminuição de O_2 e aumento de CO_2 e obstrução parcial das vias aéreas pela sonda de aspiração • PEEP causa aumento da pressão intratorácica e subsequente aumento da pressão venosa central, pressão venosa cerebral e PIC • Assincronia com o uso do Ambu ocasiona resposta similar ao do PEEP
Drogas vasodilatadoras • Agentes anestésicos (halotano, enflurano, • Isoflurano, óxido nitroso) • Alguns anti-hipertensivos (nitroglicerina, • Nitroprussiato de sódio) • Alguns histamínicos	• A vasodilatação ocasiona aumento do FSC resultando em aumento da PIC
Algumas posições corpóreas • Trendelemburg (sempre contraindicada) • Prona ou ventral (aumenta a pressão intra-abdominal e intratorácica; a flexão do pescoço impede a drenagem venosa cerebral) • Flexão extrema do quadril, flexão do quadril sobre o abdome em pêndulo (aumenta a pressão intra-abdominal) • Angulação do pescoço, flexão do pescoço, alinhamento impróprio do pescoço (impedimento de drenagem venosa cerebral) • Decúbito lateral com cabeceira elevada e membros fletidos (aumenta a pressão intra-abdominal)	• A obstrução do retorno venoso cerebral aumenta o VSC e resulta em aumento da PIC • Os sistemas cerebrovascular venosos não contêm válvulas. O aumento da pressão intra-abdominal, intratorácica ou a pressão sobre o pescço comunicam-se pelo sistema venoso aberto, impedindo a drenagem do sangue venoso e subsequentemente aumento da PIC • A elevação da cabeceira da cama a 30° para facilitar a drenagem venosa cerebral é recomendada. Pesquisas atuais têm sido inconclusivas sobre o melhor grau de elevação da cabeça para a drenagem efetiva
Pressão sobre o pescoço • Compressão de cadarços de algodão durante a fixação de cânulas de entubação ou traqueostomia; colar cervical	• Impedem a drenagem venosa cerebral pelas veias jugulares, aumentando a PIC

(Continua)

Tabela 6.3 Fatores reconhecidos como precipitadores de HIC. *(Continuação)*

Fatores e descritores	Mecanismos
Contrações musculares isométricas • Ocorre com aumento da tensão muscular sem alongamento do músculo (ex. decorticação, descerebração, outras hipertonias, contenção de extremidades, tremores)	• Contrações musculares isométricas aumentam a pressão arterial sistêmica e contribuem para a elevação da PIC no paciente que está com complacência limítrofe ou já está com PIC aumentada • Movimentações passivas sem contração isométrica são indicadas • Clorpromazina tem sido utilizada no controle de tremores; brometo de pancurônio e baclofeno têm sido utilizados no paciente em descerebração com HIC
Manobra de Valsalva • Expiração com epiglote fechada (p. ex.: durante a evacuação, movimento na cama, espirrar)	• O aumento da pressão intra-abdominal e intratorácica impede a drenagem venosa cerebral e o aumento da PIC • Se o paciente já estiver com a PIC elevada ou complacência limítrofe, picos na PIC podem ocorrer
Tosse • Aumento da pressão intra-abdominal e intratorácica como resultado da contração muscular visceral	• O aumento da pressão intra-abdominal e intratorácica impede a drenagem venosa cerebral • Se o paciente já estiver com a PIC elevada ou complacência limítrofe, picos na PIC podem ocorrer
Estímulos nociceptivos • Procedimentos invasivos como punção lombar, procedimentos de enfermagem que causam dor, como remoção de curativos)	• A ativação do sistema nervoso simpático é provavelmente a maior causa de aumento da pressão sanguínea, FSC e PIC, particularmente nos pacientes que já estão com PIC elevada
Atividades que aumentam o metabolismo encefálico • Despertar, ritmo REM do sono, convulsões, hipertermia	• Essas atividades ocasionam aumento local ou generalizado do metabolismo encefálico. Há aumento do FSC o qual reflete no VSC e subsequente aumento da PIC
Atividades associadas • Nos pacientes com PIC elevada, as atividades associadas (p. ex.: banho e mudança de decúbito, aspiração endotraqueal) podem aumentar ainda mais a PIC	• O efeito cumulativo dessas atividades causa aumento na pressão sanguínea, FSC e PIC. O aumento da PIC pode ser alta suficiente para causar ondas platô e isquemia cerebral • Espaçar as atividades permite que a PIC do paciente retorne ao seu valor basal. Monitorar o retorno ao nível basal permite deliberação de cuidados seguros para o paciente em risco

Adaptada: March KS, Hickey JV. Intracranial hypertension: theory and management of increased intracranial pressure. In: Hickey JV. The clinical practice of neurological and neurosurgical nursing. 7.ed. Philadelphia: Lippincott Williams &Wilkins, 2014. p.266-99.

Edema cerebral

A causa mais comum de aumento da PIC é o edema cerebral. Quase todas as formas de lesão cerebral são acompanhadas do aumento do conteúdo de água do encéfalo, seja qual for seu mecanismo, este é denominado edema cerebral. Ele pode ser localizado ou difuso e estar associado com o aumento da PIC.

O termo edema cerebral refere-se ao acúmulo de água intersticial e intracelular. Em muitas situações clínicas, ocorre fundamentalmente vasodilatação, com aumento do volume sanguíneo cerebral, conhecido como inchaço cerebral (*brain swelling*).

Os tipos básicos de edema cerebral são o edema citotóxico, vasogênico e o intersticial.

- **Edema citotóxico**: caracteriza-se pelo acúmulo de água no compartimento intracelular, devido ao influxo anormal, por falha na bomba Na^+/K^+ da membrana celular. É mais importante na substância cinzenta e ocorre nas situações em que há déficit na oferta de substrato (anóxia, hipoglicemia), na insuficiência hepática e na hiponatremia
- **Edema vasogênico**: Acúmulo de água, íons e proteínas plasmáticas no espaço extracelular da substância branca. Ocorre devido à perda da integridade da BHE (tumores, processos inflamatórios, TCE).
- **Edema intersticial**: ocorre no tecido periventricular quando a pressão intraventricular é maior que a capacidade da célula ependimária de conter o LCR dentro do ventrículo. Isso força o LCR através do tecido epên-

dimal para a substância branca periventricular. Aparece associado com a hidrocefalia aguda ou subaguda e possivelmente com HIC benigna.

Nas agressões hipóxicas, a vasculatura encefálica reage fisiologicamente com vasodilatação, porém, se a autorregulação estiver comprometida, essa vasodilatação gera uma quantidade exagerada de sangue caracterizando um estado de hiperemia. Esta é uma situação que difere dos tipos de edemas descritos acima, por ser um fenômeno vascular e capaz de aumentar subitamente a PIC, também denominado de inchaço cerebral ou *brain swelling*.

Herniação cerebral

O aumento da PIC altera também os gradientes de pressão nos diferentes compartimentos intracranianos, causando deslocamento do parênquima encefálico, do LCR e dos vasos sanguíneos para cavidades cranianas não originais, para o exterior da caixa craniana ou para o forame magno, produzindo as herniações encefálicas (Figura 6.4).

As manifestações clínicas das hérnias encefálicas obedecem a uma sucessão de sinais e sintomas que se modificam à medida que o deslocamento ocorre, afetando diferentes estruturas neurais. As hérnias cerebrais são acompanhadas de compressão vascular arterial e consequente isquemia, o que piora o prognóstico. As hérnias são classificadas conforme a sua localização, que pode ser extracraniana ou nas cavidades intracranianas. Nas cavidades intracranianas elas podem estar localizadas na região supratentorial ou infratentorial.

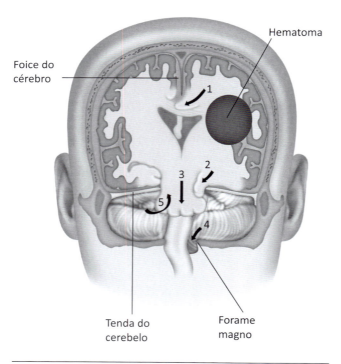

Figura 6.4 Tipos de hérnias encefálicas.

Herniação supratentorial

- **Hérnia subfalcina ou supracalosa**: o giro do cíngulo é deslocado medialmente sob a borda livre da foice do cérebro para o interior da cisterna supracalosa, determinando desvio das estruturas da linha média para o lado oposto ao da lesão (Figura 6.4, número 1). Esse tipo de herniação pode deslocar ou comprimir a artéria cerebral anterior e a veia cerebral interna. Quando a herniação é mais posterior, pode ocorrer a compressão sobre a veia de Galeno, aumentando a pressão sobre o sistema venoso profundo. Pode ocorrer deslocamento das artérias pericalosas, além da linha mediana, compressão do teto dos ventrículos laterais, que ocasiona uma pequena área de necrose do giro do cíngulo. A hérnia subfalcina pode ocorrer devido a lesão expansiva em qualquer região do hemisfério cerebral, principalmente nas lesões expansivas frontais e parietais. O paciente pode apresentar déficits motores e sensitivos contralaterais, predominantes em membros inferiores.

- **Hérnia transtentorial lateral descendente ou uncal**: a porção medial e anterior do lobo temporal (úncus) e o giro para-hipocampal ocupam o espaço livre entre a borda da tenda do cerebelo e o mesencéfalo, comprimindo o nervo oculomotor (III par), a artéria cerebral posterior, a artéria coróidea anterior e empurram o mesencéfalo contra a margem tentorial oposta (Figura 6.4, número 2). Esse tipo de herniação ocorre devido a lesões expansivas nos hemisférios cerebrais. O paciente apresenta dilatação pupilar ipsilateral a herniação, com diminuição ou ausência de fotorreação à luz. Com a evolução da herniação, ocorre midríase bilateral, ausência de reflexo fotomotor e paralisia na musculatura extrínseca do globo ocular. A pressão sobre o mesencéfalo determina alteração do nível de consciência, paresia e resposta motora em descerebração contralateral. A artéria cerebral posterior pode ser comprimida pela hérnia uncal, o que pode causar infarto na região occipital e levar a alterações do campo visual. Quando há comprometimento de todo o mesencéfalo, a evolução é semelhante à herniação transtentorial central descendente.

- **Hérnia transtentorial central descendente**: o diencéfalo é deslocado para baixo através do forame da tenda do cerebelo, atingindo o tronco encefálico até a junção bulbomedular (Figura 6.4, número 3). Tal herniação ocorre devido à associação de lesões medianas (exemplo, meningioma de foice) ou a lesões bilaterais e simétricas (exemplo, hematoma subdural crônico bilateral) que causam um deslocamento cranio-caudal do tronco cerebral. Na compressão do diencéfalo, o paciente apresenta alterações do comportamento (alteração na capacidade de atenção e perda da memória recente), rebaixamento do nível de consciência, coma, pupilas mióticas com reflexo fotomotor lentificado, respiração do tipo Cheyne-Stokes e resposta motora em decorticação. Com a progressão da herniação e compressão do mesencéfalo, o paciente evolui com pupilas médio-fixas, ausência de reflexo fotomotor, padrão respiratório do tipo hiperventilação neurogênica central e resposta motora em descerebração. Com a compressão da ponte, o paciente apresenta flacidez em membros superiores e inferiores e presença do reflexo de Babinski bilateralmente, evoluindo para apneia e morte encefálica.

Herniação infratentorial

- **Hérnia foraminal, tonsilar ou amigdaliana**: é o deslocamento das tonsilas cerebelares para baixo, em direção do forame magno. Pode ser desde uma simples invaginação até o deslocamento completo para o canal raquidiano cervical, com compressão do bulbomedular (Figura 6.4, número 4). As tonsilas cerebelares empurram para baixo as artérias cerebelares posteroinferiores e ocupam a região da cisterna magna. Esse tipo de herniação pode ocorrer devido a tumores dos hemisférios cerebelares ou a tumores supratentoriais. O paciente pode ter hidrocefalia devido à obstrução do LCR ao nível do IV ventrículo. Com a evolução da herniação, com compressão ao nível bulbar, o paciente pode ter uma parada cardiorrespiratória súbita devido a isquemia e infarto das estruturas que controlam a respiração e o ritmo cardíaco.
- **Hérnia transtentorial ascendente**: é o deslocamento de estruturas da fossa posterior (tecido cerebelar) para o compartimento supratentorial através da porção posterior da incisura tentorial (buraco de Pacchioni). Há compressão do teto mesencefálico, elevação dos ramos terminais da artéria cerebelar superior e da veia de Galeno. Esta última pode, também, ser comprimida ou ocluída, aumentando a pressão sobre o sistema venoso profundo (Figura 6.4, número 5). Esse tipo de herniação ocorre por causa de lesões expansivas na região da fossa posterior, principalmente tumores do cerebelo, na região do vérmis cerebelar ou da região mediana do cerebelo. Devido à compressão do mesencéfalo, há diminuição da circulação do LCR ao nível do aqueduto de Sylvius, com consequente hidrocefalia.

Herniação extracraniana

- **Herniação transcalvariana**: é a herniação em que há projeção do tecido cerebral através de falha óssea na calota craniana após craniotomia ou craniectomia, ou nos pacientes de TCE com exposição de massa encefálica. Os sinais e sintomas dependem da área que está herniando ou da região com a perda de massa encefálica.

Sinais e sintomas da hipertensão intracraniana

A hipertensão intracraniana (HIC) é uma síndrome e a avaliação neurológica está direcionada para detectar sinais e sintomas precoces da elevação da PIC, a fim de possibilitar intervenções efetivas. Na vigência de sinais tardios (sinais de tronco encefálico, mudanças nos sinais vitais e alterações no padrão respiratório), as intervenções podem não ser efetivas para reverter a deterioração cerebral, a herniação ou até a morte encefálica.

Os sinais e sintomas específicos de HIC dependem de vários fatores, como:

- Localização da lesão quanto ao compartimento encefálico (supratentorial ou infratentorial);
- Localização da massa expansiva (hemisfério cerebral, tronco encefálico, cerebelo);
- Grau de compensação intracraniana (complacência).

Para o raciocínio de sinais e sintomas da HIC, devem ser levados em conta a intensidade e a evolução temporal das lesões que determinam o aumento da PIC. Geralmente tumores encefálicos são de crescimento lento e, consequentemente, os mecanismos de compensação da PIC podem ser efetivos, durante determinado tempo, em manter os níveis da PIC dentro de valores normais. O paciente não apresenta sinais e sintomas da HIC, porém pode apresentar sinais ou sintomas focais de compressão pelo tumor de certas áreas encefálicas, que determina alteração na função, como a fala, a acuidade visual, a movimentação do membro superior, etc. Ainda numa fase de compensação da PIC, mas quando os mecanismos de compensação estão próximos da falência, o paciente pode apresentar cefaleia, náuseas e vômito em jato e papiledema. Na fase de descompensação, quando não há mais complacência cerebral e para qualquer aumento de volume, ocorre grandes aumentos na PIC (curva exponencial da curva de Langfitt), o paciente apresenta alterações no nível de consciência, coma, tríade de Cushing e sinais e sintomas focais da lesão. Porém, em lesões encefálicas agudas, como traumatismo cranioencefálico, hematoma intraparenquimatoso, acidente vascular cerebral isquêmico, o aumento do volume encefálico pode ser tão rápido e intenso que o paciente evolui para a fase de descompensação da HIC, com risco de coma (escala de coma de Glasgow igual a 3 pontos) ou de morte encefálica.

Não há uma sequência para o aparecimento do quadro clínico da HIC, mas pacientes de risco para aumento na PIC devem ser avaliados neurologicamente para a detecção precoce desses sinais e sintomas.

Os principais sinais e sintomas da HIC são cefaleia, vômitos, rebaixamento do nível de consciência e papiledema.

Geralmente a cefaleia é o primeiro sintoma da HIC e ocorre devido a compressão e distensão da dura-máter, vasos e de nervos cranianos (V par – trigêmeo, X par – vago e IX par – glossofaríngeo), que são estruturas com terminações nervosas sensitivas. Pode ser generalizada ou localizada e é mais frequente no período da manhã, podendo melhorar durante o dia, quando o paciente permanece na posição supina, o que facilita o retorno venoso cerebral. A cefaleia pode acordar o paciente durante a noite, devido à vasodilatação secundária à retenção de CO_2 no parênquima cerebral durante o sono.

Os vômitos são causados pelo aumento da PIC, por estímulos no centro específico na região do assoalho do quarto ventrículo ou pelo deslocamento e torção do tronco encefálico. O vômito não precedido por náuseas é chamado de vômito em jato ou vômito cerebral, com uma característica de ser explosivo. Durante o sono, o vômito tem uma consequência de aliviar a cefaleia causada pela retenção de CO_2, pelo mecanismo de hiperventilação, diminuição do edema cerebral e da PIC.

O papiledema é o edema da papila ou do disco do nervo óptico, ponto em que o nervo óptico entra no olho. O papiledema quase sempre ocorre bilateralmente e é secundário ao aumento da pressão intracraniana. Para a visualização do papiledema é necessário a realização do exame de fundo de olho pelo médico, porém, nos casos de HIC aguda, não é observado antes das primeiras 24 horas. Quando o paciente tem papiledema e HIC, e esta não é tratada adequadamente, pode ocorrer atrofia secundária da papila e cegueira. Pacientes com queixas de cegueira transitória e papiledema podem evoluir para cegueira. Por outro lado, pacientes com processo expansivo sobre o nervo óptico ou quiasma óptico podem evoluir para atrofia da papila e cegueira, sem a presença de papiledema e HIC.

A resposta pressórica de Cushing é uma manifestação compensatória que tenta manter uma adequada PPC na presença de PIC aumentada, secundária a isquemia no sistema nervoso central (SNC) ou de pressão sobre o tronco encefálico. A tríade de Cushing é a elevação da pressão arterial sistólica com manutenção da pressão arterial diastólica (alargamento da pressão de pulso), bradicardia e respiração do tipo Cheyne-Stokes. Durante a monitorização da PIC, a tríade de Cushing ocorre nas ondas patológicas do tipo A ou em *plateau*.

Com a evolução da HIC, o paciente apresenta rebaixamento do nível da consciência, que vai da sonolência até o coma. A morte encefálica é a consequência final da HIC, quando esta não consegue ser revertida.

Sinais e sintomas focais da HIC podem ser causados por efeitos locais das lesões expansivas ou pelas síndromes de herniação cerebral. Os sinais e sintomas que podem ser observados são: paresias, plegias, convulsões focais, ataxia, tonturas, distúrbios cognitivos, comprometimentos dos nervos cranianos e alterações na personalidade, como instabilidade emocional, apatia, indiferença, desatenção, fatigabilidade e diminuição da espontaneidade.

Alterações nos nervos cranianos são observadas em paciente com HIC, sendo mais frequente a lesão no nervo abducente (VI par), seguido pelo nervo oculomotor (III par) e troclear (IV par).

Tomografia computadorizada

A realização da tomografia computadorizada de crânio (TCC) tem como objetivos fornecer informações inciais sobre etiologia e topografia das lesões intracranianas e extracranianas, bem como a evolução do paciente durante o tratamento.

Embora a tomografia computadorizada de crânio (TCC) possa sugerir HIC com base na presença de lesões com efeito de massa, desvio da linha média ou obliteração das cisternas basilares, os pacientes sem esses achados na TC inicial podem ter HIC ao longo da internação.

Na TCC, achados como borramento das substâncias branca e cinzenta cerebrais, obliteração dos sulcos e compressão ventricular são sugestivos de tumefação cerebral (*brain swelling*). Quanto maior o desvio da linha média por processo expansivo, maior a chance de o paciente ter HIC. O paciente apresenta maior risco de HIC quando na presença de aumento do volume encefálico, com compressão ou obliteração das cisternas mesencefálicas (Figura 6.5).

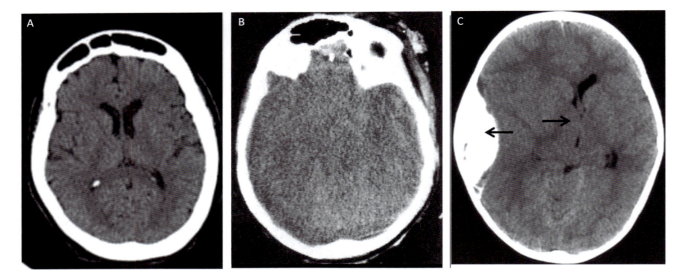

Figura 6.5 Tomografia computadorizada de crânio normal (A). Tumefação cerebral (*brain swelling*), com aumento do volume encefálico, borramento das substâncias branca e cinzenta, apagamento dos sulcos e ventrículos (B). Hematoma extradural com desvio da linha média (C).

Tratamento da hipertensão intracraniana

O tratamento da HIC pode ser realizado com a finalidade de tratar a causa primária da elevação da PIC, como a remoção cirúrgica de hematomas, tumores ou a drenagem de uma hidrocefalia. Essas medidas são suficientes para baixar a PIC e reverter herniações cerebrais, melhorando o prognóstico e a evolução desses pacientes. Porém há situações que não é possível a remoção da causa primária da HIC, sendo necessárias outras intervenções que visem à diminuição da PIC. Independentemente da causa, a HIC é uma emergência médica e o tratamento deve ser realizado o mais rapidamente possível.

O limiar crítico da PIC no qual a isquemia cerebral irreversível se instalaria ainda não está claramente definido. Se a HIC exceder a PAM há bloqueio hidrostático no FSC e a morte encefálica ocorre em poucos minutos. Com relação aos pacientes com TCE grave, há evidências de que elevações muito menores da PIC também podem ser deletérias. Há também relatos de associação entre PIC maiores do que 20 a 25 mmHg e aumento na incidência de herniações. Assim, a monitorização contínua da PIC está indicada para qualquer paciente com risco de desenvolver HIC grave. Nos pacientes críticos, além da PIC, outras monitorizações neurológicas igualmente importantes estão indicadas e são essenciais para orientar as intervenções de toda a equipe de saúde (ver Capítulo 7).

O tratamento da HIC é uma combinação de vários tipos de terapias, e, embora haja diversos protocolos, medidas para reduzir a HIC devem ser iniciadas quando a PIC for maior ou igual a 20 mmHg. Porém, quando a PIC está entre 15 e 20 mmHg, deve-se ter o cuidado de aumentar a avaliação neurológica sobre o paciente. Os algoritmos de tratamento da HIC são divididos em: tratamento convencional da HIC e tratamento não convencional da HIC, quando da presença de HIC refratária. Essa divisão é baseada no nível de evidência científica em relação a cada terapêutica e os seus resultados encontrados. No tratamento convencional é incluído: drenagem do líquido cefalorraquidiano (LCR), administração do manitol, suporte respiratório, sedação e analgesia. No tratamento não convencional é incluído: hipotermia, coma barbitúrico, hiperventilação otimizada, solução fisiológica hipertônica e craniectomia descompressiva.

Apesar dos vários tipos de protocolos, os objetivos do tratamento do paciente com HIC são os mesmos, ou seja, manter os níveis da PIC menores que 20 mmHg, otimizar a PPC e evitar as herniações encefálicas.

Emergência (A, B, C, D)

A oxigenação, a estabilização da pressão arterial e da perfusão tecidual são aplicáveis imediatamente a todos os pacientes. Entretanto, em casos de suspeita de HIC, cuidados devem ser tomados para minimizar elevações adicionais da PIC durante a intubação e outros procedimentos invasivos por meio da escolha criteriosa de sedativos e analgésicos, assim como garantir o melhor posicionamento desses pacientes durante os procedimentos.

A hipotensão, especialmente em conjunto com hipoxemia, pode induzir a vasodilatação reativa e elevações da PIC. Em geral, pacientes com HIC não precisam de restrições volêmicas. Esses pacientes devem ser mantidos euvolêmicos por meio da infusão de volumes isotônicos a hipertônicos. Isso pode ser alcançado evitando a infusão de água livre (soro glicosado a 5%, soro ao meio, água livre por via enteral) e administrando-se somente soros isotônicos (soro fisiológico a 0,9%) ou solução hipertônica quando indicado em situações especiais. Preferencialmente a osmolaridade sérica deve ser mantida entre 285 e 305 mOsm/L. A hiponatremia é comum na hemorragia subaracnóidea, principalmente com HIC. A solução salina hipertônica em bólus pode reduzir agudamente a PIC. Entretanto, o papel definitivo dessa terapêutica ainda não foi estabelecido.

A avaliação precisa da HIC requer o diagnóstico por imagem e a monitorização da PIC. Entretanto, em muitas situações clínicas, a história e o exame clínico são as únicas ferramentas para a suspeita clínica de HIC. A combinação de resultados sugere a necessidade de intervenção urgente:

- **História clínica:** por exemplo, trauma craniano, cefaleia súbita e intensa;
- **Exame físico:** por exemplo, alteração do diâmetro pupilar, posturas de descerebração ou decorticação, bradicardia, hipertensão arterial, depressão respiratória;
- Pontuação na Escala de Coma de Glasgow ≤ 8.

Uma potencial causa de confusão no exame neurológico são as causas reversíveis do rebaixamento do nível de consciência, como a hipotensão (PAS < 60 mmHg em adultos), hipoxemia (PaO_2 < 60 mmHg), hipotermia (< 36°C) ou intoxicação exógena.

Em todos os pacientes deve-se observar: elevação da cabeça, hiperventilação leve para um $PaCO_2$ entre 30 e 35 mmHg, utilização criteriosa de manitol endovenoso e em bókus (1 a 1,5 g/kg).

A elevação da cabeça a 30° aumenta o retorno venoso, diminui a PIC e aumenta a PPC. Entretanto, pacientes em atendimento no pré-hospitalar ou na sala de emergência podem apresentar instabilidade hemodinâmica ou hipotensão arterial. Nessas situações a elevação do decúbito ocasiona uma diminuição da PPC, com isquemia e vasodilatação encefálica, e, consequentemente, aumento da PIC.

Concomitante com essas medidas deve-se prosseguir na investigação do diagnóstico de base, incluindo neuroimagem, exame neurológico detalhado e coleta da história. A hiperventilação aleatória está contraindicada, principalmente, nos pacientes vítimas de traumatismo cranioencefálico e acidente vascular cerebral (AVC). Deve ser instituída a monitorização da PIC assim que possível, nos casos onde houver sua indicação.

O objetivo do tratamento deve ser manter a PIC < 20 mmHg e a PPC entre 60 e 70 mmHg. As intervenções devem ser utilizadas apenas quando a PIC permanecer acima de 20 mmHg por mais que 5 a 10 minutos. Como discutido acima, elevações fisiológicas e por um curto período podem ocorrer durante a tosse, aspiração, manipulações ou assincronia do ventilador.

Posição da cabeça

Pacientes com HIC devem ser posicionados com a cabeceira elevada, geralmente 30 graus e com a cabeça na posição neutra, para facilitar a drenagem venosa pelas veias jugulares e diminuição da PIC. A elevação do decúbito está contraindicada em pacientes com hipotensão arterial devido à instabilidade hemodinâmica.

Pressão arterial

Nos pacientes sem a monitorização da PIC a pressão arterial média (PAM) ideal não é conhecida, mas é sugerida uma PAM > 80 mmHg ou uma pressão arterial sistólica (PAS) > 90 mmHg. Nos pacientes com monitorização da PIC, é necessário a medida da PAM invasiva, por cateteres arteriais, para o cálculo da PPC. Isso é particularmente relevante no contexto de sedação, quando a hipotensão iatrogênica pode ocorrer. A hipertensão arterial geralmente só deve ser tratada quando a PPC for > 120 mmHg. A hipertensão aumenta o edema vasogênico causando aumento na PIC.

Controle de temperatura

A febre aumenta o metabolismo cerebral. Elevada demanda metabólica no cérebro resulta em aumento do fluxo sanguíneo cerebral (FSC) e pode elevar a PIC. Portanto, a prevenção e o tratamento da febre, incluindo antitérmicos e medidas físicas, são recomendados para todos os pacientes com HIC. A temperatura deve ser mantida abaixo de 37,5°C, embora, em alguns protocolos, a temperatura alvo é de 37,0°C.

Drenagem do líquido cefalorraquidiano (LCR)

A drenagem do líquido cefalorraquidiano ou drenagem ventricular externa (DVE) é um meio rápido e efetivo de diminuir a PIC, principalmente em pacientes com traumatismos cranianos graves ou hidrocefalia. É necessário que haja tamanho suficiente do ventrículo para permitir a colocação do cateter na DVE.

O cateter é, geralmente, posicionado na porção frontal do ventrículo lateral direito e acoplado a um transdutor de pressão, o que permite a monitorização da PIC, e a uma bolsa de drenagem, que pode ser utilizada na drenagem contínua ou intermitente do LCR. A altura da bolsa de drenagem é ajustada para ser colocada entre 0 e 25 cm acima de um ponto de referência, que geralmente é o meato auditivo externo ou o trágus do ouvido do paciente (ver Capítulo 8). A altura da bolsa de drenagem é importante para determinar a drenagem ou não do LCR.

A remoção do LCR na HIC pode ser realizada por punção lombar ou colocação de um dreno lombar. Mas, geralmente, é contraindicada, devido ao risco de herniação transtentorial nos casos de processo expansivo unilateral. Em situações como de hemorragia subaracnóidea, hidrocefalia e meningite esse procedimento pode ser indicado de forma relativa, sendo muitas vezes preferidas as derivações ventriculares.

Suporte ventilatório

O objetivo principal do suporte ventilatório é manter uma oxigenação adequada do paciente, prevenindo lesão cerebral secundária, por hipóxia e/ou hipercapnia. O suporte ventilatório depende do quadro clínico do paciente. No paciente consciente, por exemplo, com o diagnóstico de tumor intracraniano e com queixa de cefaleia, sugestiva de HIC, mas que não apresenta sinais clínicos de descompensação aguda, os procedimentos são basicamente de monitorização do padrão respiratório (frequência respiratória, amplitude e ritmo respiratório) e manutenção da permeabilidade das vias aéreas. No paciente com rebaixamento do nível de consciência, com uma Escala de Coma de Glasgow < 9, com sinais de herniação do úncus do lobo temporal, estão indicadas a intubação orotraqueal e a ventilação mecânica. A intubação orotraqueal deve ser realizada sob cuidadosa sedação e curarização, prevenindo aumentos maiores na PIC. Cuidados com aspiração traqueal e sedação no pacientes com HIC são discutidos no Capítulo 8.

Durante a ventilação mecânica deve-se procurar manter uma oxigenação adequada, com PaO_2 > 80 mmHg, SaO_2 > 95%, podendo-se utilizar pressão positiva expiratória final (PEEP) até 10 cmH_2O, sem que haja aumento significativo da PIC. Durante a utilização do PEEP, pode ocorrer hipotensão arterial, muitas vezes associada à hipovolemia ou ao baixo débito cardíaco. A $PaCO_2$ deve ser mantida entre 30 e 40 mmHg, de preferência com o uso da capnografia. A hemoglobina deve ser mantida em torno de 10 g/dL, pois níveis mais elevados aumentam a viscosidade sanguínea e diminuem o FSC. Em casos de anemia, deve ser corrigida por transfusão de concentrado de hemácias.

Diuréticos osmóticos

O manitol é uma solução hipertônica a 20% que aumenta a pressão osmótica intravascular, expandindo o volume plasmático, reduzindo o hematócrito e melhorando a capacidade de deformação dos eritrócitos, diminuindo a viscosidade sanguínea, aumentando o FSC e a oferta de O_2. A barreira hematoencefálica (BHE) íntegra impede que o manitol saia do espaço intravascular, criando, dessa forma, um gradiente para a água proveniente dos espaços extracelular e intracelular do tecido cerebral para o espaço intravascular. Esse mecanismo causa a diminuição da PIC em situações agudas de HIC.

O manitol tem também um efeito de diurético osmótico. Esse efeito pode causar hipovolemia, reduzir a pressão arterial sistêmica e, consequentemente, ocasionar uma queda na PPC. Atenção especial deve ser dada à reposição volêmica, com controle da pressão arterial, pressão venosa central (PVC) e diurese.

O manitol está indicado quando há aumento na PIC e queda na PPC, quando os pacientes estão em monitorização da PIC. Em pacientes sem monitorização, que evoluem com deterioração neurológica ou sinais de herniação cerebral, o manitol pode ser administrado, tentando evitar a evolução para a morte encefálica ou até que o paciente esteja com a monitorização da PIC. A administração recomendada é de 0,25 g a 1 g/kg em bólus, numa infusão em torno de 10 minutos, de preferência em bureta. Seu efeito osmótico ocorre entre 15 e 30 minutos, com meia-vida de 3 a 4 horas, podendo durar de 90 minutos a 6 horas. A infusão contínua não é recomendada e deve ser administrado na forma intermitente.

Na presença de quebra da BHE, o manitol é absorvido pelo tecido cerebral, criando um gradiente osmótico reverso, com acúmulo de líquidos no tecido cerebral, com piora do edema vasogênico e aumento da PIC. Esse fenômeno é conhecido como "efeito rebote".

Parâmetros úteis para monitorar a terapêutica com o manitol incluem o controle da osmolaridade sérica e da função renal. A osmolalidade sérica > 320 mOsm/L pode indicar evolução para necrose tubular aguda e limita essa terapêutica.

Outras complicações da terapia são: insuficiência cardíaca congestiva, edema pulmonar, desidratação hiperosmolar, hipotensão arterial e desequilíbrio hidroeletrolítico (hiponatremia, hipocalemia).

Analgesia, sedação e bloqueio neuromuscular

O uso de sedativos como opiáceos (fentanil), benzodiazepínicos (midazolan) ou propofol, bem como de bloqueadores neuromusculares sistêmicos (vecurônio, pancurônio, atracúrio), objetiva a redução do metabolismo cerebral, da atividade muscular e consequentemente da PIC. Há evidências de que o uso prolongado de sedativos e bloqueadores neuromusculares esteja relacionado a um maior tempo de permanência na unidade de terapia intensiva, como também ao maior número de complicações durante a internação. O uso prolongado de bloqueadores neuromusculares pode causar polineuromiopatia no paciente crítico.

Uma das principais complicações da sedação é a hipotensão arterial, que pode causar queda na PPC e aumento da PIC. Por outro lado, a agitação, ansiedade, tosse, assincronia na ventilação mecânica ou posturas patológicas espontâneas podem contribuir para o aumento da PIC.

A sedação deve ser realizada de modo que permita o despertar diário para avaliação neurológica, de preferência com drogas de meia-vida curta, como propofol com fentanil. No paciente com HIC com a finalidade de sedação profunda, ele deve ser avaliado pela escala de sedação, mantendo SAS = 1 ou Ramsay = 6 e pelo índice biespectral, BIS < 40.

Hiperventilação

A hiperventilação como tratamento da HIC foi introduzida por Lundburg no final da década de 1950. A hiperventilação leva a uma queda na pressão parcial arterial de gás carbônico ($PaCO_2$) com consequente vasoconstrição, diminuição do fluxo sanguíneo cerebral (FSC) e queda na PIC. Para cada diminuição de 1 mmHg na $PaCO_2$ há uma diminuição de 3% no FSC. Porém, naquela época, existia pouco ou nenhum conhecimento acerca dos mecanismos envolvidos nas anormalidades do fluxo sanguíneo e da autorregulação frequentemente associados a TCE grave, AVC e hemorragia subaracnóidea. Estudos subsequentes demonstraram claramente que o FSC costuma diminuir em até 50% logo após essas agressões. No TCE, o FSC na área circunjacente à contusão encontra-se próximo ao limiar de uma isquemia irreversível. Assim, a redução adicional do FSC causada por uma terapia de hiperventilação poderia conduzir teoricamente à isquemia irreversível, em uma região vulnerável do cérebro com fluxo abaixo do preexistente. Além disso, AVC e TCE podem causar perda da autorregulação da vasculatura cerebral logo após a agressão. Como resultado, a resposta da circulação regional às alterações na $PaCO_2$ arterial pode ser bastante imprevisível e resultar em roubo do fluxo sanguíneo do tecido cerebral vulnerável e isquemia. A hiperventilação deve ser minimizada em pacientes com traumatismo cranioencefálico ou acidente vascular cerebral agudo, principalmente nas primeiras 24 a 48 horas.

Dado os efeitos potencialmente danosos da hiperventilação, a recomendação atual é de que a $PaCO_2$ seja mantida entre 30 e 35 mmHg. Nos casos em que os valores da $PaCO_2$ estejam na faixa de 20 a 30 mmHg, é necessária a monitorização da oximetria do bulbo jugular, com a finalidade de avaliar a redução na oferta de oxigênio causada pela hiperventilação.

A hiperventilação terapêutica deve ser considerada uma intervenção urgente na HIC decorrente de edema cerebral, hemorragia intracraniana e tumor. O efeito da hiperventilação na PIC é de curta duração (1 a 24 horas). Após a hiperventilação terapêutica, a frequência respiratória do paciente deve ser reduzida de volta ao normal por várias horas para evitar um efeito rebote. A hiperventilação não devem ser usada de forma crônica, independentemente da causa da HIC.

Corticosteroides

Os corticosteroides são bem conhecidos por reduzir o edema cerebral peritumoral e podem ser úteis no tratamento do edema da retração do cérebro no pós-operatório de neurocirurgia e nos processos inflamatórios que causam obstrução na circulação do LCR. Os tumores intracranianos frequentemente causam uma abertura da barreira hematoencefálica (BHE), causando extravasamento de água e plasma no espaço extracelular, resultando em edema cerebral do tipo vasogênico. Muitas vezes, o edema gera mais efeito de massa, com piora da HIC, que o próprio tumor, bem como o edema peritumoral pode ser responsável pelos sinais e sintomas apresentados pelo paciente, do que própria massa tumoral. A melhora do quadro clínico é geralmente acompanhada pela redução do edema em resposta ao uso de corticosteroide.

A dexametasona, 4 mg de 6/6 horas por via oral ou intravenosa, é a droga de escolha no tratamento dos pacientes com tumores cerebrais e edema peritumoral, bem como na maioria dos pacientes de cirurgias intracranianas. Uma atenção especial deve ser observada na apresentação em frasco-ampola, pois 1 mL = 4 mg. O seu volume total é de 2,5 mL, ou seja, 10 mg.

As principais complicações da dexametasona são a hemorragia digestiva, a descompensação da diabetes e pode causar distúrbios psíquicos. A sua retirada deve ser realizada de forma gradativa.

Nos casos de HIC por TCE, acidente vascular encefálico e hemorragia intracerebral, os estudos falharam em mostrar qualquer benefício dos esteroides, tanto na redução da PIC como na diminuição da morbidade dos pacientes.

Barbitúricos

A finalidade de induzir o paciente ao coma barbitúrico é diminuir a taxa de metabolismo cerebral, com consequente diminuição no consumo de O_2 e assim do fluxo sanguíneo cerebral, volume sanguíneo cerebral e PIC.

O tiopental sódico é a droga utilizada no tratamento da HIC refratária a todas as outras terapias clínicas ou cirúrgicas. A dose inicial é de 5 a 20 mg/kg em 15 a 30 minutos, seguida por infusão contínua, de 1 a 4 mg/kg/hora.

O tratamento deve ser avaliado com base na PIC, PPC e na presença de efeitos colaterais como a hipotensão arterial e a depressão miocárdica. A monitorização contínua do EEG (eletroencefalograma) ou BIS é normalmente indicada. A presença de ondas eletroencefalográficas características de surto e supressão é uma indicação da dosagem máxima necessária. A hipotensão arterial consequente à terapêutica com barbitúricos geralmente requer a utilização de vasopressores. O uso de barbitúricos também está associado com a perda da fidedignidade do exame neurológico, exigindo monitorizações precisas da PIC, hemodinâmica e muitas vezes EEG para orientar o tratamento.

A indução ao coma barbitúrico está associada a outras complicações, como: hipocalcemia, disfunção renal e hepática, pneumonia, sepse e trombose venosa profunda. Devido a sua prolongada meia-vida, há dificuldades no despertar e no exame neurológico do paciente.

Hipotermia

Relatada pela primeira vez como um tratamento para lesão cerebral em 1950, a hipotermia induzida ou terapêutica ainda é um tema controverso. No momento não é recomendada como um tratamento padrão para a HIC.

A hipotermia reduz o metabolismo cerebral e pode reduzir o FSC, consequentemente reduzindo a PIC. Ela pode ser alcançada por meio da refrigeração do corpo inteiro, incluindo lavagem gástrica, colchões térmicos, cateteres intravasculares, para atingir uma temperatura meta de 32 a 34°C (hipotermia leve a moderada). O reaquecimento, tão importante quanto o resfriamento, deve ser realizado durante um período de 12 a 24 horas. As complicações da hipotermia são distúrbios de coagulação, trombocitopenia, tremores e infecções.

Dadas as incertezas que ainda cercam o uso da hipotermia terapêutica em pacientes com HIC, essa terapia deve ser limitada a estudos clínicos, ou para pacientes com hipertensão intracraniana refratária a outras terapias.

Solução salina hipertônica

A ação das soluções salinas hipertônicas é devido ao seu efeito osmótico sobre o tecido cerebral, contribuindo para a redução do edema, do conteúdo cerebral de água e da HIC.

A solução fisiológica hipertônica está sendo indicada como uma alternativa ao manitol, no tratamento da HIC refratária. A concentração das soluções fisiológicas podem variar de 3% a 23,4%. Soluções com concentração ≥ 7,5% devem ser administradas por via cateter venoso central. A sua administração pode ser em bólus ou em soluções que variam de 100 a 200 mL. Durante a sua utilização deve-se monitorizar o nível sérico do sódio (Na^+ sérico < 160 mEq/l) e da osmolalidade plasmática (< 320 mOsm/L).

Anticonvulsivantes

As convulsões podem complicar e contribuir para a HIC, devido ao aumento da demanda metabólica e isquemia cerebral. O tratamento profilático com anticonvulsivantes pode ser instituído em alguns casos específicos, porém não há diretrizes claras para essas situações. Os principais exemplos de situações de risco incluem as lesões com efeito de massa de alto risco (corticais ou lesões adjacentes ao córtex). De qualquer modo, as crises convulsivas devem ser sempre tratadas, com o uso de um benzodiazepínico de ação rápida, como o diazepam (0,2 a 0,3 mg/kg/dose), seguido de terapêutica de manutenção, com fenitoína.

Cirurgia descompressiva

A indicação da cirurgia descompressiva está diretamente relacionada à falha dos tratamentos clínicos acima descritos. A não manutenção de uma PIC próxima aos seus valores normais, bem como do risco eminente de herniação cerebral, dilatação irreversível das pupilas e possível evolução para morte encefálica, faze do tratamento cirúrgico mais uma opção na HIC grave.

De acordo com a doutrina de Monro-Kellie, a craniectomia descompressiva remove os limites rígidos do crânio, aumentando o volume potencial do conteúdo intracraniano. Existe uma grande corrente de autores em prol da eficácia da craniectomia descompressiva, principalmente após o traumatismo cranioencefálico e o infarto maligno da artéria cerebral média. Resultados observacionais sugerem que o controle rápido e sustentado da PIC, incluindo o uso de craniectomia descompressiva, melhora os resultados nos casos de trauma, acidente vascular cerebral e hemorragia subaracnóidea. No entanto, na ausência de estudos randomizados, controlados, é difícil fazer um juízo definitivo sobre a eficácia da craniectomia nessas situações. As possíveis complicações da craniectomia incluem a herniação através da abertura óssea do crânio, perda de liquor, infecção de ferida operatória, hematoma epidural e subdural. A herniação transtentorial paradoxal é uma complicação rara, mas potencialmente letal em pacientes com hemicraniectomia que são posteriormente submetidos a punção lombar ou drenagem de liquor. Isso resulta do efeito combinado da pressão atmosférica com a pressão negativa do liquor ou da ventriculostomia. Também tem sido descrita como uma complicação tardia, de 3 a 5 meses após a craniectomia descompressiva para infarto cerebral, na ausência de punção liquórica ou ventriculostomia.

■ CONCLUSÃO

Na hipertensão intracraniana a melhor terapia é o tratamento de sua causa. Entretanto, independentemente da causa, o tratamento deve ser realizado o mais rapidamente possível, e deve ser baseado nos princípios da ressuscitação, na redução do volume do conteúdo intracraniano e na reavaliação seriada. O papel das diretrizes baseadas em evidências no manejo clínico da HIC está evoluindo. No entanto, é importante lembrar que cada indivíduo responde de maneira individual às diferentes terapias e, portanto, as intervenções devem basear-se na avaliação cuidadosa da situação clínica individual, bem como em protocolos institucionais.

■ BIBLIOGRAFIA CONSULTADA

1. Arbour R. Intracranial hypertension-monitoring and nursing assessment. Crit Care Nurs. 2004;24(5):19-34.
2. Brain Trauma Foundation, American Association of Neurological Surgeons, Joint Section on Neurotrauma and Critical Care: Guidelines for the management of severe traumatic brain injury. J Neurotrauma. 2007;24(Suppl 1):S1-106.
3. Bratton SL, Chestnut RM, Ghajar J, McConnell Hammond FF, Harris OA, Hartl R, et al. Intracranial pressure thresholds. J Neurotrauma. 2007;24(Suppl 1):55-8.
4. Brock RS, Dias PSSC, Luzio J. Hipertensão intracraniana. In: Nitrini R, Bacheschi LA. A neurologia que todo médico deve saber. 3.ed. São Paulo: Editora Atheneu, 2015. p.147-52.
5. Cabrera HTN, Stávale M. Fisiopatologia básica da hipertensão intracraniana. In: Stávale M. Bases da terapia intensiva neurológica. Fisiopatologia e princípios terapêuticos. 2.ed. São Paulo: Santos, 2011. p.33-52.
6. Cooper DJ, Rosenfeld JV, Murray L, Arabi YM, Davies AR, D'Urso P, et al. Decompressive craniectomy in diffuse traumatic brain injury. N Engl J Med. 2011;364:1493-502.
7. Corry JJ. The use of targeted temperature management for elevated intracranial pressure. Curr Neurol Neurosci Rep. 2014;14(6):453-62
8. Domeniconi GG, Videtta W, Morais LC, Neto AC. traumatismo cranioencefálico: tratamento específico. In: Terzi R, Falcão A, Videtta W. Cuidados Neurointensivos. 1.ed. São Paulo: Editora Atheneu, 2013. p.161-74.
9. Dunn LT. Raised intracranial pressure. J Neurol Neurosurg Psychiatry. 2002;73(Suppl I):i23–i27.
10. El Ahmadieh TY, Adel JG, El Tecle NE, Daou MR, Aoun SG, Nanney AD. Surgical treatment of elevated intracranial pressure: decompressive craniectomy and intracranial pressuremonitoring. Neurosurg Clin N Am. 2013;24(3):375-91.
11. Escarioa JA, Quiñonesa JVM, Gallegoc AM, Calvoa RA, Mierd MPS. Hernias encefálicas. Clasificación, neuropatología y problemas medicolegales. Rev Esp Med Legal. 2015;41(3):91-102.
12. Inoue K. Caring for the perioperative patient with increased intracranial pressure. AORN J. 2010;91(4):511-8.
13. Josephson L. Management of increased intracranial pressure. A primer for the non-neuro critical care nurse. Dimens Critl Care Nurs. 2004;23(5):194-207.
14. Josephson L. Management of increased intracranial pressure. Dimens Crit Care Nurs. 2004;23(5):194-207.
15. Li M, Chen T, Chen SD, Cai J, Hu YH. Comparison of equimolar doses of manitol and hypertonic saline for the treatment of elevated intracranial pressure after traumatic brain injury: a systematic review and meta-analysis. Medicine. 2015;94(17):e736.
16. March KS, Hickey, JV. Intracranial hypertension: theory and management of increased intracranial pressure. In: Hickey JV. The clinical practice of neurological and neurosurgical nursing. 7.ed. Philadelphia: Lippincott Williams & Wilkins, 2014. p.266-99.
17. Mayer SA, Chong JY. Critical care management of increased intracranial pressure. J Intensive Care Med. 2002;17:55-67.
18. Montanaro AC. manejo da hipertensão intracraniana. In: Rojas SSO, Veiga VC. Manual de neurointensivismo da Beneficência Portuguesa. 1.ed. São Paulo: Editora Atheneu, 2013. p.241-58.
19. Rangel-Castillo L, Gopinath S, Robertson CS. Management of intracranial hypertension. Neurol Clin. 2008;26(2):521-41.
20. Ropper AH. Hyperosmolar therapy for raised intracranial pressure. N Engl J Med. 2012;367:746-52.
21. Singhi SC, Tiwari L. Management of intracranial hypertension. Indian J Pediatr. 2009;76(5):519-29.
22. Siqueira MG, Novaes V. Hérnias cerebrais. In: Stávale M. Bases da terapia intensiva neurológica. Fisiopatologia e princípios terapêuticos. 2.ed. São Paulo: Santos, 2011. p.53-64.
23. Stávale M, Patriota G C. Hemodinâmica encefálica na hipertensão intracraniana e hemodinâmica da ondas de pulso e das ondas patológicas. In: Stávale M. Hemodinâmica encefálica. Fisiopatologia em neurointensivismo e neuroanestesia. 1.ed. São Paulo: Santos, 2013. p.47-82.
24. Stevens RD, Shoykhet M, Cadena R. Emergency neurological life support: intracranial hypertension and herniation. Neurocrit Care. 2015;23(Suppl 2):S76-82.

25. Stocchetti N, Maas AIR. Traumatic intracranial hypertension. N Engl J Med. 2014;370:2121-30.
26. Surani S, Lockwood G, Macias MY, Guntupalli B, Varon J. Hypertonic saline in elevated intracranial pressure: past, present, and future. J Intensive Care Med. 2015;30(1):8-12.
27. Wolfe TJ, Torbey MT. Management of intracranial pressure. Curr Neuro Neurosci Reports. 2009;9:477-85.

capítulo 7

Solange Diccini
Ana Paula Resque Senna Xavier de Lima
Rennan Martins Ribeiro

Monitorização Neurológica

■ INTRODUÇÃO

Entre os vários avanços no conhecimento científico e tecnológico, a monitorização neurológica aparece como um dos grandes desafios no atendimento de pacientes neurológicos e neurocirúrgicos na unidade de terapia intensiva. Nessa unidade, a monitorização neurológica tem a sua maior relevância, principalmente no diagnóstico precoce de alterações que podem evoluir para lesões encefálicas secundárias ou que podem piorar as lesões preexistentes.

O termo monitorização neurológica pode ser considerado amplo, pois pode incluir:

- A avaliação neurológica (consciência, avaliação dos nervos cranianos, força motora, sensibilidade, reflexos, coordenação, equilíbrio, etc.);
- As escalas de monitorização clínica da função neurológica (Escala de Coma de Glasgow, Escala de Hunt-Hess, Escala do NIHSS para acidente vascular encefálico, Escala de Barthel, Escala de Prognóstico de Glasgow, etc.);
- Os parâmetros hemometabólicos sistêmico-cerebrais (oximetria de pulso, pressão arterial média, capnometria, pressão intracraniana, pressão de perfusão cerebral, extração cerebral de oxigênio, etc.).

A monitorização neurológica multimodal refere-se a um conjunto de informações obtidas com base em diversas tecnologias para avaliar a integridade do sistema nervoso central, bem como a prevenção e detecção precoce de lesões neurológicas secundárias decorrentes de um insulto cerebral primário.

Abordaremos neste capítulo os principais parâmetros hemometabólicos cerebrais, bem como as principais escalas da função neurológica, utilizados na prática das unidades de neurointensiva, neurologia e neurocirurgia.

■ MONITORIZAÇÃO NEUROLÓGICA MULTIMODAL

O termo monitorização neurológica multimodatem sido utilizado para descrever uma variedade de monitorizações invasivas ou não invasivas para avaliar e monitorizar o funcionamento do sistema nervoso central.

Essas tecnologias são geralmente empregadas quando ocorre dificuldade para avaliação neurológica, como pode ser observada em pacientes com deterioração neurológica ou em sedação.

As informações obtidas por meio da monitorização neurológica multimodal são essenciais para o cuidado do paciente neurocrítico e fornecem dados sobre pressão intracraniana (PIC), fluxo sanguíneo cerebral, atividade elétrica cerebral e metabolismo cerebral. Para a medida da pressão intracraniana são utilizadas as tecnologias de cateter de pressão intracraniana e o ultrassom de nervo óptico. Para o fluxo sanguíneo cerebral podem ser utilizados o *doppler* transcraniano (DTC), a pressão de perfusão cerebral (PPC), o fluxo sanguíneo cerebral (FSC), a oximetria cerebral (PtiO$_2$) e a saturação de bulbo jugular (SjO$_2$). Para a atividade elétrica cerebral, o eletroencefalograma (EEG) e o índice bispectral (BIS); e para o metabolismo cerebral, a microdiálise cerebral.

■ MONITORIZAÇÃO DA PRESSÃO INTRACRANIANA

Em pacientes conscientes, o quadro clínico pode sugerir HIC, mas, na maioria dos pacientes sedados ou em coma, não é possível estimar a PIC pelo exame clínico. A monitorização pode detectar elevações da PIC antes que a lesão secundária se estabeleça, além de direcionar a terapêutica clínica e estimar o prognóstico.

Não existem evidências científicas que confirmem o papel positivo da monitorização da PIC na evolução dos pacientes a ela submetidos. Um estudo conclusivo não poderia ser realizado, pois não seria ético submeter atualmente os pacientes a um protocolo randomizado, e a monitorização da PIC já se tornou parte fundamental no manuseio dos pacientes em centros neurológicos.

Nos casos de TCE, estudos têm demonstrado que a monitorização da PIC e medidas terapêuticas agressivas para evitar elevação desta acima de 20 mmHg resultaram numa diminuição da morbimortalidade.

A PIC pode ser monitorizada de forma indireta ou não invasiva por meio do exame neurológico e da ultrassonografia do nervo óptico, e de forma direta ou invasiva, pelo cateter de pressão intracraniana.

■ MONITORIZAÇÃO NÃO INVASIVA DA PRESSÃO INTRACRANIANA

A monitorização não invasiva da pressão intracraniana tem sido alvo de discussão e investigação nos últimos anos. A ultrassonografia do nervo óptico (USGNC) tem sido muito estudada. É descrita como uma técnica simples, executada à beira do leito por um profissional capacitado, exigindo um aparelho de ultrassom com frequência de 5 a 10,6 MHz.

O paciente deve estar de olhos fechados. O *probe* do ultrassom é posicionado sobre a órbita superior contra a pálpebra superior em uma angulação medial. As dimensões do nervo óptico são delimitadas, sendo realizada a mensuração do diâmetro da bainha de mielina.

A bainha de mielina do nervo óptico é descrita como uma extensão da dura-máter e preenchida pelo liquor do espaço subaracnóideo. Na vigência de HIC observa-se repercussões no nervo óptico, com espessamento da bainha de mielina. A HIC está relacionada com aumento de pressão sobre a estruturas do SNC incluindo a dura-máter, causando inchaço do disco óptico e desenvolvimento de papiledema. A ultrassonografia no nervo óptico tem sua vantagem, pois o espessamento da bainha antecede o papiledema. Valores entre 4,8 e 5,9 mm são limiares para determinação de hipertensão intracraniana.

O enfermeiro da UTI deve orientar o paciente acerca do procedimento e posicioná-lo de forma adequada para realização do exame. É importante acompanhar o resultado das avaliações para determinação de HIC.

■ MONITORIZAÇÃO INVASIVA DA PRESSÃO INTRACRANIANA

A monitorização invasiva da PIC foi introduzida em 1960 por Ludenberg. A técnica inclui a inserção de um cateter intracraniano por trepanação. A porção distal do cateter pode ser posicionada em diferentes locais, dependendo das condições clínicas e neurológicas do paciente, bem como da integridade do sistema ventricular.

Principais indicações da monitorização da PIC

- TCE grave (Escala de Coma de Glasgow de 3 a 8);
- Edema ou inchaço cerebral pós-operatório;
- Acidente vascular cerebral hemorrágico (Escala de Coma de Glasgow < 9;)
- Acidente vascular cerebral isquêmico extenso;
- Hemorragia subaracnóidea grave;
- Encefalites;
- Hidrocefalia aguda;
- Pós-parada cardiorrespiratória;
- Síndrome de Reye;
- Trombose venosa cerebral.

Principais contraindicações da monitorização da PIC

- Pacientes com coagulopatia (plaqueta menor que 100.000 mm^3, disfunção plaquetária ou INR maior que 1.3);
- Inserção do cateter próximo ao local com infecção.

Vantagens da monitorização da PIC

- Detectar precocemente o aumento na PIC;
- Fornecer informações que auxiliem na indicação de intervenções, com a finalidade de prevenir lesão cerebral secundária e herniação cerebral;
- Permitir a drenagem do liquor, com a finalidade de diminuir a PIC;
- Avaliar a resposta de tratamentos específicos, como: hiperventilação, manitol e barbitúricos;
- Auxiliar na determinação do prognóstico do paciente.

Métodos de monitorização da PIC

Quando a monitorização da PIC está indicada, a escolha do melhor dispositivo deve considerar a acurácia do método, facilidade de acesso, custo e menor potencial de morbidade para o paciente.

A monitorização padrão deve seguir as seguintes especificações para que seja assegurada a confiabilidade dos valores transmitidos:

- Amplitude de variação da medida da pressão deve ser de 0 a 100 mmHg;
- Erro máximo de 10% na faixa de variação da PIC de 20 a 100 mmHg;
- Precisão na medida da PIC de 0 a 20 mmHg, com variação média de ± 2 mmHg.

Há diferentes métodos para a monitorização da PIC e em todos há necessidade de uma trepanação no crânio ou de craniotomia para a passagem de um cateter ou de uma fibra que permita a transmissão da PIC para um sensor ou equipamento externo.

Para que ocorra a monitorização da PIC, são considerados os seguintes fatores:

- Local de posicionamento da extremidade distal do cateter ou da fibra: ventrículo lateral, espaço epidural, espaço subdural, espaço subaracnóideo ou parênquima cerebral;
- Tipo de sensor: mecânico hidrostático para sensor externo de membrana (transdutor de pressão), eletrônico (*chip*) ou fibra óptica;
- Meio de transmissão: soro fisiológico, fibra óptica ou fibra metálica;
- Leitor externo: monitor específico ou monitor de pressão invasiva com sensor de membrana associado à coluna de água.

Os cateteres utilizados para a monitorização da PIC são de polietileno ou de silicone preenchidos com líquido (soro fisiológico), com sensores de fibra óptica, com sensores eletrônicos, parafusos ou cápsulas, que são conectados a transdutores de pressão e sistemas de monitores. Os cateteres podem ser posicionados no ventrículo lateral (ventriculostomia), no espaço epidural, no espaço subdural, no espaço subaracnóideo ou no parênquima cerebral (Figura 7.1).

Na monitorização da PIC existem dois tipos de dispositivos baseados na localização do transdutor de pressão: um transdutor extracraniano e um intracraniano. No transdutor de pressão extracraniano, o sistema está preenchido por uma coluna contínua de líquido (soro fisiológico), de baixa complacência tubular, acoplado ao cateter intracraniano. Esse sistema é semelhante ao utilizado para a monitorização da pressão arterial e da artéria pulmonar. No transdutor de pressão intracraniano o transdutor está localizado na ponta do cateter e a medida da pressão é transmitida por fibra óptica ou fio elétrico.

Independentemente do transdutor utilizado, é necessário que o sistema seja calibrado ou "zerado". O processo de calibração difere tanto no transdutor extracraniano como no transdutor intracraniano.

O transdutor extracraniano deve estar nivelado com o local da medida da pressão. Os pontos de referência utilizados são: meato auditivo externo (MEA), o ponto mais alto da orelha ou o canto externo do olho. Todos esses pontos aproximam a ponta do cateter de monitorização do Forame de Monro, considerado o ponto central do sistema nervoso central. Independentemente da escolha do ponto de referência, é importante que sempre o mesmo ponto seja utilizado nas calibrações do transdutor extracraniano. Todas as vezes que ocorrer alterações na posição da cabeceira da cama ou da cabeça do paciente, em relação ao transdutor extracraniano, é necessário que o sistema seja novamente calibrado, para que continue com a precisão da medida da PIC.

O transdutor intracraniano é zerado à pressão atmosférica, antes da inserção do cateter no espaço intracraniano, realizado pelo neurocirurgião. Permite leituras com precisão, sem levar em consideração a posição da cabeça. Portanto, uma vez instalado, o transdutor intracraniano não é mais calibrado.

O padrão ouro ou *gold standard* para a medida da PIC é o cateter intraventricular unido a um transdutor externo.

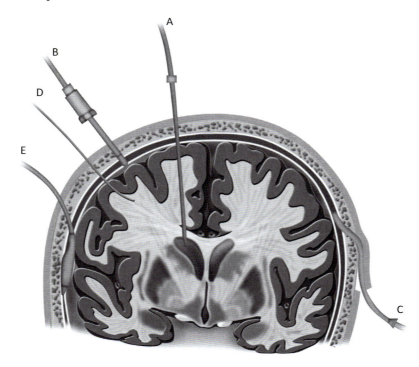

Figura 7.1 Posicionamento dos cateteres para a monitorização da PIC. (A) Intraventricular; (B) Subaracnóideo; (C) Subdural; (D) Intraparenquimatoso; (E) Epidural.

Esse sistema permite tanto a drenagem de liquor para controle da hipertensão intracraniana quanto a recalibração do sistema toda vez que for alterada a posição da cabeça do paciente em relação ao transdutor ou sempre que for necessário. Na presença de inchaço cerebral, quando não é possível a colocação do cateter intraventricular devido ao colabamento dos ventrículos, a posição intraparenquimatosa passa a ser a segunda opção de monitorização.

A monitorização de cateteres posicionados no espaço subdural, epidural ou subaracnóideo é considerada de menor precisão, portanto, menos utilizada na prática clínica.

Vantagens e desvantagens dos métodos de monitorização da PIC

Cateter intraventricular preenchido com líquido (soro fisiológico)

Realizado trepanação e abertura da dura-máter, o cateter é colocado no corno frontal do ventrículo lateral, através da ventriculostomia. Após a punção do ventrículo é observada a saída do líquido cefalorraquidiano (LCR). Por uma contra-abertura no couro cabeludo, há saída do cateter, que é conectado a um transdutor de pressão.

As principais vantagens são: precisão da medida da PIC, drenagem do LCR para diminuição da PIC, coleta de amostras de LCR para exame, permite ser recalibrado depois da inserção e custo relativamente baixo.

As principais desvantagens são: dificuldade na inserção do cateter em pacientes com ventrículo lateral comprimido e/ou colabado ou com desvio do sistema ventricular, risco de sangramento intraparenquimatoso ou edema durante a passagem do cateter, necessita de reposicionamento do transdutor de pressão a cada alteração na posição da cabeça do paciente ou da cabeceira da cama, risco de infecção (ventriculite e meningite), erro na leitura devido a bolhas de ar ou coágulos no sistema e presença de artefatos devido ao movimento do tubo.

Cateter intraventricular de fibra óptica

O cateter de fibra óptica pode ser intraventricular, no espaço subaracnóideo ou intraparenquimatoso.

As principais vantagens são: não é necessário o ajuste da posição do transdutor quando há alteração da posição da cabeceira da cama, permite a drenagem do LCR, alta resolução da forma da onda e não há presença de artefatos produzidos por bolhas de ar e/ou líquido.

As principais desvantagens são: não pode ser recalibrado após a sua colocação, cateter com risco de quebra da fibra e cateter de alto custo.

Cateter intraparenquimatoso

O cateter pode ser de fibra óptica ou sensor eletrônico.

As principais vantagens são: de fácil inserção e sua medida é precisa nos primeiros 3 a 4 dias de utilização.

As principais desvantagens são: não pode ser recalibrado, não permite a drenagem de LCR, de alto custo e, quando presente, a infecção é grave.

Cateter no espaço subaracnóideo

As principais vantagens são: fácil inserção, não invade o parênquima cerebral, pode ser recalibrado, menor risco de infecção e de baixo custo.

As principais desvantagens são: bloqueio do cateter pelo cérebro inchado, permite pouca drenagem do LCR, fornece medida da PIC com menor precisão quando ocorre sua elevação, erro na leitura devido a bolhas de ar ou de coágulos no sistema, risco de obstrução e necessita de ajuste do nível do transdutor em relação à cabeça do paciente.

Cateter no espaço subdural

As principais vantagens são: menor taxa de infecção, pode ser recalibrado, de baixo custo e não invade o encéfalo ou ventrículo.

As principais desvantagens são: fornece a medida da PIC com menor precisão, não permite a drenagem do LCR, risco de infecção e de obstrução.

Cateter no espaço epidural

As principais vantagens são: pode ser recalibrado, baixo risco de hemorragia e de infecção.

As principais desvantagens são: não permite drenagem de LCR, valores da PIC podem ser falseados, limite de sensibilidade baixo, grande potencial de artefatos e custo elevado.

Análise dos valores da PIC

A PIC normal em adultos varia de 0 a 10 mmHg, com o limite superior de 15 mmHg. Nas crianças, a PIC normal varia de 5 a 10 mmHg. Em situações fisiológicas, como tosse, espirro, esforço para evacuar e na posição de Trendelemburg, a PIC pode aumentar, sem causar sintomas de HIC. Nas condições clínicas agudas, o paciente torna-se sintomático quando as pressões alcançam de 20 a 25 mmHg. Na monitorização da PIC, a HIC pode ser considerada quando:

- PIC maior que 20 mmHg por intervalo maior que 10 minutos, sem estímulos externos;
- Medidas repetidas maiores que 20 mmHg em qualquer intervalo, sem estímulos externos.

A PIC maior ou igual a 20 mmHg necessita de avaliação e de tratamento. A hipertensão intracraniana (HIC) é considerada moderada até 40 mmHg, e grave, a partir de 41 mmHg. Uma PIC sustentada e maior que 60 mmHg geralmente é fatal.

Quando há aumento da PIC, ocorre também aumento da pressão arterial média (PAM), numa tentativa de manter a pressão de perfusão cerebral (PPC). Quando os valores da

Monitorização neurológica

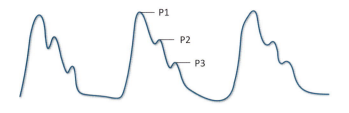

Figura 7.2 Componentes da onda de pressão – P1, P2 e P3.

PIC estão próximos ou igual aos valores da PAM, a pressão de perfusão cerebral está próxima a zero, e, consequentemente, há ausência do fluxo sanguíneo cerebral, com evolução do paciente para morte encefálica.

A manutenção dos valores normais da PIC (PIC < 15 mmHg) deve ser determinada pela análise de diferentes condições do paciente, como: etiologia da lesão neurológica, localização da lesão neurológica, idade, antecedentes patológicos, tempo de evolução da doença neurológica e condição clínica do paciente.

As medidas da PIC podem ser apresentadas em mmHg ou cmH$_2$O. Os fatores de conversão são apresentados a seguir:

$$1 \text{ mmHg (torr)} = 1,36 \text{ cmH}_2\text{O}$$
$$1 \text{ cmH}_2\text{O} = 0,735 \text{ mmHg}$$

A monitorização da PIC deve ser mantida até que os níveis da PIC estejam normais ou próximos ao normal, isto é, por pelo menos 18 a 24 horas. O tempo médio de permanência da monitorização da PIC pode variar de 7 a 10 dias, dependendo da resposta do paciente à terapia específica para HIC, bem como da sua suspensão.

Curvas da PIC

A análise da morfologia das ondas da PIC é importante, pois as variações da sua forma podem indicar a falência dos mecanismos de compensação da PIC, diminuição ou ausência da complacência cerebral e antecipar as elevações da PIC. As formas das ondas da PIC podem ser avaliadas pela análise de cada pulso arterial visualizado na tela do monitor ou pelo registro em papel gravado em forma contínua e são determinadas pelo comportamento do conteúdo intracraniano em relação ao volume de sangue que entra no crânio durante a sístole.

A curva normal da PIC é composta de três componentes: P1, P2 e P3 (Figura 7.2). O componente P1 é denominado onda de percussão, tem uma forma de pico, sendo a mais alta de todas, e representa o pulso arterial sistólico. O P2 é denominado "onda de maré" ou *tidal wave*, sendo a mais variável em forma e amplitude, e re-

presenta a complacência cerebral. O P3 é denominado onda dicrótica, ocorre após o nó dicrótico e é gerada pelo lado venoso da circulação. Após a onda dicrótica, a onda de pressão afila-se na sua posição diastólica e podem ser observadas algumas ondas mínimas únicas ou múltiplas, durante a fase descendente da onda.

Nas situações em que há diminuição da complacência cerebral, as ondas P2 e P3 se aproximam de P1, podendo até ultrapassar P1 (Figura 7.3). Com a análise das formas das ondas (P2 > P1), pode-se suspeitar da diminuição da complacência cerebral, mesmo antes de ocorrer aumento nos valores da PIC.

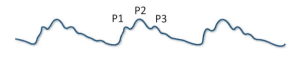

Figura 7.3 Ondas de pressão anormais, P2 > P1 e P3.

Na monitorização contínua da PIC podem ainda ser observados três tipos de variações das ondas de pressão em relação ao tempo, denominadas ondas A, B e C:

- **Ondas A ou ondas de platô:** são caracterizadas por aumento súbito da PIC, alcançando valores que oscilam de 50 a 100 mmHg, com uma duração variável de 2 a 15 minutos (platô), seguida por uma queda abrupta para níveis que podem ser maiores que a PIC inicial. São ondas patológicas que significam descompensação dos mecanismos de controle da PIC e estão relacionadas com diminuição da complacência cerebral, aumento do volume sanguíneo cerebral, redução da pressão de perfusão cerebral e do fluxo sanguíneo cerebral (Figura 7.4). Podem estar associadas a um mau prognóstico do paciente;

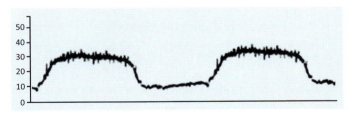

Figura 7.4 Ondas A ou ondas de platô.

- **Ondas B:** são oscilações fisiológicas da PIC, correspondendo a alterações na respiração, acentuando-se nos processos patológicos. Apresentam uma frequência de 1 a 2 por minutos, com amplitudes de 10 a 20 mmHg, podendo chegar até 50 mmHg, com uma característica de elevações pontiagudas (Figura 7.5). Indicam diminuição da complacência cerebral.

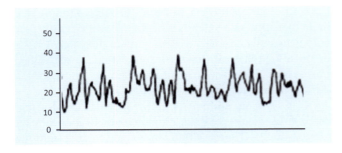

Figura 7.5 Ondas B.

- **Ondas C:** ocorrem numa frequência de 4 a 8 por minuto, são rápidas, rítmicas e de amplitude pequena (Figura 7.6). Não têm significado clínico e assemelham-se às variações da pressão arterial sistêmica, do tipo de Traube-Hering-Mayer. O seu valor é discutível, porém pode também ser causada por aumento da transmissão do pulso arterial intracraniano por diminuição da complacência, mesmo com os valores da PIC nos limites normais.

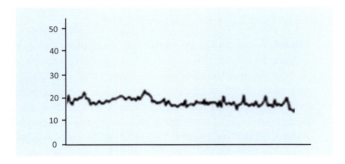

Figura 7.6 Ondas C.

Situações especiais na monitorização da PIC

Certas situações podem causar erros na interpretação da monitorização da PIC, como lesões da fossa média, lesões da fossa posterior e hemorragia subaracnóidea.

O úncus do lobo temporal está muito próximo do tronco encefálico (mesencéfalo). A herniação uncal causada pelo aumento no gradiente de pressão nessa região pode não causar um aumento significativo na monitorização ventricular da PIC. Patologias agudas, como contusões temporais, hematomas, congestão vascular e edemas na fossa média, podem desencadear uma evolução desfavorável do paciente, com valores normais na PIC. Nesses casos, é importante o exame neurológico, principalmente a avaliação da consciência (alteração da consciência), das pupilas (anisocoria) e da força motora (postura de decorticação ou descerebração). Na monitorização da PIC pode ser observado P2 > P1, indicando alteração da complacência cerebral, com valor de PIC normal, precedendo a herniação do úncus do lobo temporal.

A região da fossa posterior determina um compartimento fechado dentro do crânio, com tronco encefálico, aqueduto cerebral, IV ventrículo e cerebelo. O limite superior é determinado pela tenda do cerebelo. Pequenas lesões na fossa posterior (hematomas, isquemia, trauma, tumores) podem determinar herniação fatal, mesmo com valores normais da PIC. Entretanto, essas lesões podem, inicialmente, causar obstrução no aqueduto cerebral e/ou IV ventrículo, causando hidrocefalia supratentorial e hipertensão intracraniana.

Em pacientes com hemorragia subaracnóidea o aumento da PIC pode ser causado por edema devido ao processo inflamatório, pela hidrocefalia devido à diminuição na reabsorção do LCR ou obstrução ao fluxo do LCR por hematoma e pelo edema causado pela isquemia do vasoespasmo. Mesmo na presença de valores da PIC normais, pode estar ocorrendo queda da perfusão tissular, com isquemia e agravamento da evolução do paciente.

Complicações dos dispositivos de monitorização da PIC

Cada tipo de sistema de monitorização pode apresentar complicações específicas, como: infecção, hemorragia, fístula liquórica, mau funcionamento ou obstrução do sistema e posicionamento incorreto do cateter. Na Tabela 7.1 são apresentadas as principais complicações relacionadas à posição do cateter para a monitorização da PIC.

O mau posicionamento do cateter ocorre em 3% dos cateteres intraventriculares, sendo necessário trocá-los no centro cirúrgico.

A utilização de antibioticoterapia profilática com os dispositivos de monitorização da PIC ainda é controversa. A colonização de um cateter é mais comum do que uma infecção, como a ventriculite e a meningite. Em pacientes submetidos à monitorização da PIC, são os seguintes fatores de risco para infecção:

- Uso de cateter intraventricular;
- Tempo de permanência da monitorização da PIC superior a 5 dias;
- Utilização de *flushing* no sistema;
- Extravasamento de liquor;
- Infecção sistêmica: pneumonia, infecção urinária;
- Necessidade de troca de cateter por obstrução ou mau posicionamento.

Retirada da monitorização da PIC

Alguns critérios são levados em consideração para a retirada da monitorização da PIC, como:

Tabela 7.1 Principais complicações relacionadas à posição do cateter para a monitorização da PIC.

Posição do cateter	Colonização bacteriana	Hemorragia	Mau funcionamento ou obstrução
Intraventricular	Média: 10% a 17% Variação: 0 a 40%	1,1%	6,3%
Subaracnóideo	Média: 5% Variação: 0 a 10%	0	16%
Subdural	Média: 4% Variação: 1% a 10%	0	10,5%
Intraparenquimatoso	Média: 14% Variação: 12% a 17%	2,8%	9% a 40%

Adaptado de Greenberg MS. Manual de Neurocirurgia. ArtMed: Porto Alegre, 5.ed. 2003.

- Melhora do quadro clínico, com abertura ocular ou resposta a estímulos verbais;
- Valores da PIC dentro da faixa de normalidade por um período maior que 24 horas;
- Sinais de infecção.

Monitorização da PAM e da PPC

O tecido cerebral é altamente vascularizado, sendo o fluxo sanguíneo cerebral (FSC), em condições normais, de aproximadamente de 750 mL/min, correspondendo a 54 mL/100 g de tecido cerebral por minuto. Essa demanda sanguínea corresponde de 15% a 20% do débito cardíaco de um indivíduo normal. A pressão de perfusão cerebral (PPC) é um indicador indireto do fluxo sanguíneo cerebral, e os seus valores são obtidos pela diferença da pressão arterial média (PAM) e da pressão intracraniana (PIC).

A monitorização da PPC ocorre quando há monitorização da PIC e da PAM, uma vez que a PPC = PAM − PIC. Monitores com funções avançadas, com módulos ativos de PIC e PAM, registram automaticamente os valores da PPC.

A monitorização da pressão arterial média (PAM) pode ser realizada de forma contínua e invasiva, a partir da cateterização de uma artéria periférica (radial, pediosa, femoral), ou da forma convencional não invasiva, a partir de um manguito no braço do paciente, conectado ao monitor.

Apesar de não existirem evidências ou *guidelines* determinando o valor ideal da PPC, a opção é tentar manter uma PPC de 60 a 70 mmHg. Valores inferiores estão relacionados com sinais de isquemia cerebral e disfunção da atividade elétrica neuronal, e valores muito elevados podem favorecer ao aumento da PIC.

Monitorização da oximetria do bulbo da jugular

A monitorização da saturação do sangue venoso no bulbo da jugular (SjO_2 ou $SjvO_2$) tem como finalidade estimar a oxigenação global do tecido cerebral. A medida da SjO_2 resulta da relação entre a oferta e o consumo de O_2 pelo tecido cerebral.

Convencionalmente, as inter-relações básicas entre a hemodinâmica e o metabolismo cerebral têm assumido que o fluxo sanguíneo cerebral (FSC) é função direta da PPC. Entretanto, a resistência vascular cerebral (RVC) é inversamente proporcional ao FSC e age como força oposta à PPC.

$$FSC = PPC \times RVC^{-1}$$

De acordo com isso, independentemente de quão alta seja a PPC, a RVC modula a perfusão cerebral, tanto global quanto regional. Essa circunstância é bem compreendida nos pacientes com acidente vascular cerebral isquêmico (AVCI), que são frequentemente admitidos no hospital com hipertensão arterial sistêmica e não são portadores de nenhuma doença intracraniana que contribua para o aumento súbito da PIC. Contudo, a despeito do aumento da PPC, pode-se encontrar sinais clínicos e radiológicos de isquemia, pois a RVC pode estar patologicamente aumentada. Esse mesmo princípio se aplica aos doentes com vasoespasmo pós-ruptura aneurismática.

Portanto, PPC normal não garante um metabolismo cerebral adequado. Inversamente, uma diminuição relativa na RVC pode produzir uma condição de hiperemia cerebral relativa (onde o FSC está normal) ou hiperemia absoluta (onde o FSC está aumentado).

Utilizando-se medidas acuradas do FSC, tem sido demonstrado que pacientes em estado de coma agudo com hiperperfusão cerebral (relativa ou absoluta) têm pior prognóstico, a longo prazo, que os pacientes com diminuição do FSC (normalmente acoplado a uma diminuição do consumo de oxigênio).

O taxa metabólica cerebral de oxigênio ($CMRO_2$) é o produto do FSC pela diferença arteriovenosa de oxigênio ($DaVO_2$), como mostra a fórmula:

$$CMRO_2 = FSC \times DaVO_2 \times 100^{-1}$$

Em condição de anemia severa ou moderada decorrente de injúria cerebral grave, a extração cerebral de oxigênio (ECO_2) é mais confiável que a $DAVO_2$. Assim como o consumo cerebral de oxigênio (CCO_2) é mais fidedigno que a $CMRO_2$.

$$CCO_2 = FSC \times ECO_2 \times 100^{-1}$$

Consequentemente, sem a necessidade de se mensurar o FSC e o CCO_2, apenas a manutenção de valores normais ou terapeuticamente normalizados da ECO_2 implica um acoplamento entre a demanda e o consumo de oxigênio.

A extração cerebral de oxigênio (ECO_2) é calculada pela diferença entre a saturação arterial de oxigênio (SaO_2) e a saturação de oxigênio da veia jugular (SjO_2):

$$ECO_2 = SaO_2 - SjO_2$$

Os valores normais no adulto oscilam entre 24% e 42% (7% abaixo na criança). A meta é a manutenção desses valores em uma média de 33% no adulto e 26% nas crianças. Por outro lado, os valores normais da SjO_2 variam entre 55% e 69%.

A Figura 7.7 ilustra o acoplamento normal entre o FSC e o CCO_2 no cérebro normal (acordado). O metabolismo aeróbio normal de O_2 e o consumo de glicose levam a uma produção de CO_2 em níveis normais, o que modula o diâmetro normal da microcirculação cerebral.

Na Figura 7.8, o decréscimo do metabolismo aeróbio e da produção de CO_2 promove um diminuição fisiológica e proporcional do FSC, mantendo normal a ECO_2.

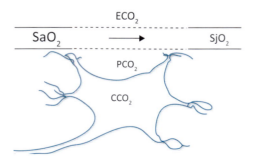

Figura 7.7 Acoplamento normal entre FSC e CCO_2.
Adaptada de Cruz J. Crit Care Med. 1998;26:344-51.
ECO_2: Extração cerebral de oxigênio = $SaO_2 - SjO_2$; SaO_2: Saturação arterial de oxigênio; SjO_2: Saturação jugular de oxigênio; PCO_2: Pressão parcial arterial de CO_2; CCO_2: Consumo cerebral de oxigênio.

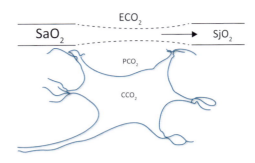

Figura 7.8 Hipometabolismo.
Adaptada de Cruz J. Crit Care Med. 1998;26:344-51.

Se o FSC diminuir relativamente, há diminuição do CCO_2 e a ECO_2 aumenta compensatoriamente a essa diminuição do FSC. Essa condição é denominada **hipóxia cerebral oliguêmica**, como mostra a Figura 7.9.

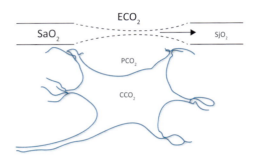

Figura 7.9 Hipóxia cerebral oliguêmica.
Adaptada de Cruz J. Crit Care Med. 1998;26:344-51.

Inversamente, se o FSC é alto relativamente a uma diminuição do CCO_2 (defeito na autorregulação metabólica), a ECO_2 diminui, como mostra a Figura 7.10, e essa situação é denominada **hiperperfusão cerebral relativa.**

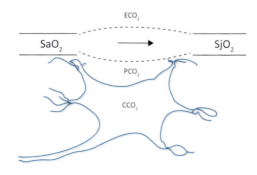

Figura 7.10 Hiperperfusão cerebral relativa.
Adaptada de Cruz J. Crit Care Med. 1998;26:344-51.

A veia jugular direita é a veia predominante na drenagem venosa cerebral na maioria da população; portanto, é a mais escolhida para a passagem do cateter para a monitorização da SjO$_2$. Um dos testes que identificam a veia jugular dominante é a compressão (por 20 segundos) de cada uma das jugulares, observando o comportamento da PIC no monitor. O lado com maior aumento nos valores da PIC é o que apresenta maior drenagem de sangue e, consequentemente, é o lado dominante.

O tipo de cateter pode ser o comum, utilizado na punção de veia central, ou o cateter de fibra óptica. No cateter comum, as amostras de sangue são coletadas de acordo com a necessidade (elevação da PIC, alterações na PPC e na ventilação mecânica) ou em intervalos variáveis de tempo. No cateter de fibra óptica, a monitorização é realizada de forma contínua, porém o cateter necessita ser reposicionado periodicamente para melhorar a leitura, bem como necessita de calibrações frequentes. O sistema deve ser calibrado *in vivo*, com valores de exames laboratoriais em intervalos de 6 a 8 horas garantindo mensurações acuradas.

A veia jugular interna direita é puncionada e o cateter é passado retrogradamente até atingir a porção superior do bulbo, geralmente de 12 a 15 cm do local da punção. A posição do cateter é confirmada por método radiológico, através do raio X de coluna cervical lateral ou da base do crânio. No raio X, a extremidade do cateter deve estar acima da linha atlantoccipital e abaixo da margem inferior das órbitas ou ao nível da segunda vértebra cervical. O correto posicionamento evita a contaminação de sangue proveniente de estruturas extracranianas (Figura 7.11 e Figura 7.12).

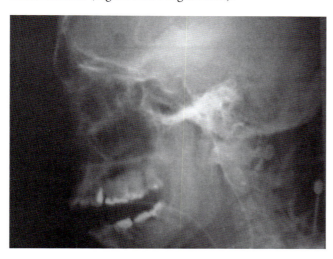

Figura 7.11 Radiograma cervical ou da base do crânio para confirmar a localização da ponta do cateter no bulbo da veia jugular.

Na Tabela 7.2 são apresentados os valores da SjO$_2$ e as sua interpretações.

As complicações mais frequentes da monitorização da SjO$_2$ são: punção da carótida, formação de hematoma, trombose da veia jugular, elevação da PIC, mau posicionamento do cateter e infecção.

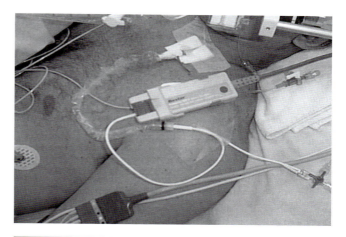

Figura 7.12 Paciente com cateter de monitorização da saturação do sangue venoso no bulbo da jugular.

Tabela 7.2 Interpretações dos valores da oximetria do bulbo da jugular (SjO$_2$).

Valor da SjO$_2$ (%)	Interpretação da SjO$_2$
90 a 100	• Atividade metabólica muito baixa: morte encefálica, hipotermia grave, coma barbitúrico • *Shunt* arteriovenoso: malformação arteriovenosa (MAV), fístula carótida-cavernosa
75 a 90	• Hiperemia cerebral: hipercapnia, fase tardia da lesão traumática • *Shunt* arteriovenoso
60 a 75	• Faixa da normalidade. Não afasta isquemia ou infarto focais
50 a 60	• Aumento da extração de O$_2$, compatível com isquemia leve • Extração aumentada por hipertermia, convulsões
45 a 50	• Isquemia moderada, podendo estar associada a aumento da produção de lactato cerebral • Extração aumentada por hipertermia, convulsões
< 45	• Isquemia grave, compatível com metabolismo anaeróbico • Necessidade de intervenção urgente

Adaptado de Verdeal JCR, Saddy F. Monitorização da oximetria do bulbo da jugular. Cap. 3, p.27-40. In: André C, Freitas GR. Terapia intensiva em neurologia e neurocirurgia. Revinter: Rio de Janeiro, 2002.

As limitações da monitorização da SjO$_2$ decorrem do fato de que a SjO$_2$ não detecta isquemia regional cerebral, pois é uma medida global da oxigenação cerebral. A isquemia pode ocorrer em região cerebral drenada pela jugular oposta à cateterizada, se o FSC diminuir.pode ocorrer contaminação com sangue extracerebral, levando interpretações errôneas como elevação nos valores da SjO$_2$.

■ DOPPLER TRANSCRANIANO

O *doppler* transcraniano (DTC) é um dispositivo utilizado para mensurar a velocidade do fluxo sanguíneo cerebral nas principais artérias intracranianas. Para sua realização utiliza-se um ultrassom portátil a beira leito, onde um transdutor de 2 MHz é utilizado tanto para transmitir quanto para receber energia gerada através de ondas ultrassônicas em intervalos regulares, que são convertidas em imagens (curvas), valores e sons. O transdutor é posicionado em uma região craniana de baixa densidade óssea ou em um forame ósseo, que são denominadas "janelas". Pela "janela" temporal são avaliadas as artérias carótida interna (porção supraclinóidea), cerebral média (segmentos M1 e M2), anterior (segmento A1) e posterior (segmentos P1 e P2). O sifão carotídeo e a artéria oftálmica são avaliados pela "janela" transorbitária. As artérias vertebrais e basilar são avaliadas pela "janela" suboccipital e a artéria carótida interna é avaliada pela "janela" submandibular. O aumento da velocidade de fluxo pode significar uma constrição vascular, devido a um vasoespasmo.

Há muitas vantagens na utilização do DTC, pois é uma monitorização não invasiva, de custo relativamente baixo, e fornece, em tempo real, uma informação com alta resolução. Dentre as diversas aplicações clínicas do DTC, podemos citar a avaliação da autorregulação e da vasorreatividade cerebrais; detecção de vasoespasmo após a hemorragia subaracnóidea; avaliação da reserva vascular cerebral após o traumatismo cranioencefálico; determinação da pressão de perfusão cerebral e confirmação da morte encefálica.

■ ELETROENCEFALOGRAFIA CONTÍNUA

O eletroencefalograma (EEG) refere-se uma técnica não invasiva para avaliação espontânea e atual da atividade elétrica cerebral. Tem-se utilizado o EEG na UTI para manejo de pacientes com estado epiléptico convulsivo e não convulsivo, determinação do estado neurológico em pacientes com diminuição do nível de consciência, detecção de isquemia cerebral, manejo de pacientes em coma barbitúrico e exame complementar no diagnóstico de morte encefálica.

A monitorização contínua é superior à simples, pois reflete com melhor acurácia a condição global do paciente, permitindo um diagnóstico mais preciso e uma avaliação do prognóstico.

A utilização da EEG contínua implica a participação de uma equipe de neurofisiologia, juntamente com uma equipe médica e de enfermagem treinada nos conhecimentos básicos de eletroencefalografia.

■ ÍNDICE BISPECTRAL

A monitorização com o índice bispectral (BIS) proporciona detecção da atividade elétrica cerebral e avalia a profundidade da sedação/anestesia. O BIS vem sendo utilizado há muito tempo no intraoperatório por anestesistas para monitorização da profundidade da sedação. Nos últimos anos tem sido usada nas UTIs para auxiliar no manejo da sedação em pacientes críticos.

O BIS utiliza os princípios da monitorização do EEG, onde por meio de equações complexas realiza o somatório dos registros da atividade cerebral, sendo expressos em números e curva eletroencefalográficas em um monitor. Para sua mensuração, eletrodos devem ser posicionados na região frontal do paciente em posições preestabelecidas e conectados a um monitor.

Os valores obtidos no monitor devem ser registrados e confrontados com a avaliação clínica. O valor do BIS varia entre 0 e 100. BIS de 100, o paciente está desperto; BIS entre 80 e 100, responde à voz normal; BIS de 60 a 80, responde à voz alta ou ao toque, sedação moderada; BIS de 40 a 60, ausência de resposta ao estímulo verbal, sedação profunda; BIS de 0 a 20, surto-supressão. Por outro lado, a supressão total da atividade elétrica cortical resulta em um valor de BIS de 0.

O manejo de pacientes sedados em UTI deve ser realizado pela aplicação de escalas validadas para avaliação do nível de sedação (RASS, SAS, Ramsay) e não deve ser substituído pela mensuração com o BIS, exceto em casos de pacientes em uso de bloqueadores neuromusculares, onde a avaliação clínica está comprometida.

■ MONITORIZAÇÃO DA TEMPERATURA CEREBRAL

Com o advento de cateteres de fibra óptica ocorreu a possibilidade de monitorização da temperatura cerebral. A hipertermia aumenta o metabolismo cerebral e consequentemente a PIC, piorando o prognóstico da lesão neurológica grave. A hipotermia induzida é um dos vários tratamentos que visam diminuir a HIC. A monitorização da temperatura cerebral é uma das formas de controle desta terapêutica, apesar da carência de estudos que confirmem os benefícios ou não da monitorização da temperatura cerebral.

A temperatura cerebral é determinada pelo fluxo sanguíneo cerebral, pela temperatura do sangue arterial e pela produção local de calor, determinada pelo metabolismo cerebral. A diferença média entre a temperatura cerebral e a temperatura retal é de 1,1°C.

Nos pacientes com monitorização da temperatura cerebral e sem hipotermia, esta deve ser mantida em 36,5 a 37,5°C. Naqueles pacientes que estão em hipotermia, a temperatura cerebral deve ser mantida de 32 a 34°C.

Diante das evidências atuais ainda não há consenso para a indicação habitual da hipotermia com modalidade terapêutica nos pacientes neurocríticos. Há indicação da hipotermia para pacientes após parada cardiorrespiratória.

■ MICRODIÁLISE

O tecido cerebral não possui a capacidade de reserva energética (glicose e oxigênio), portanto, para seu funcionamento, é necessário o suprimento adequado de substrato. O tecido cerebral consome em média 3,5 mL de oxigênio e 5,5 mg de glicose por 100 g de tecido cerebral por minuto.

Em condições normais, nos astrócitos, a glicose fornecida ao tecido cerebral, por meio da glicólise, transforma a glicose em piruvato e lactato, gerando duas moléculas de adenosina trifosfato (ATP). O piruvato, por sua vez, permite nas mitocôndrias a geração de 18 vezes mais energia (ATP total de 36), assim explicando a importância da oxigenação cerebral adequada. Portanto, a monitorização dos níveis de lactato e piruvato avalia a capacidade energética do tecido cerebral.

Em condições anaeróbicas e energéticas insuficientes o tecido cerebral entra em sofrimento e ocorre lesão das membranas celulares. Um dos substratos liberados com a degradação da membrana celular é o glicerol. O glutamato refere-se a um neurotransmissor excitatório e desempenha um importante papel no metabolismo celular cerebral.

A microdiálise cerebral (MD) possibilita a avaliação do metabolismo energético cerebral em tempo real, a beira leito, no ambiente de cuidados intensivos. O princípio da MD consiste na percepção de eventos clínicos em nível metabólico antes da manifestação clínica observada pelo exame clínico ou nas repercussões na PIC e perfusão cerebral. Dessa forma, é útil no estabelecimento de condutas a fim de prevenir a lesão cerebral secundária.

O cateter de MD pode ser inserido através de um parafuso em um orifício de trepanação ou durante uma cirurgia. O cateter posicionado no parênquima cerebral, perilesional em lesões traumáticas ou próximo à artéria em risco de vasoespasmo em pacientes com HSA possui um capilar semipermeável irrigado com uma solução de perfusão, a uma velocidade controlada por uma bomba de seringa a 0,3 μ/min. A solução de perfusão é isotônica em relação ao interstício cerebral, permitindo a captação de até 70% do fluido intersticial por meio da difusão de solutos. No caso da MD, são avaliados metabólitos enérgicos como glicose, lactato, piruvato e marcadores como glicerol e glutamato. Amostras de fluido intersticial são coletadas rotineiramente permitindo avaliação do metabolismo cerebral e repostas a tratamentos propostos.

A microdiálise cerebral tem sido uitlizada em pacientes com hemorragias cerebrais, epilepsia, acidente vascular cerebral, traumatismo cranioencefálico, entre outros. Nesses pacientes, a hipertensão intracraniana e a isquemia cerebral foram correlacionados com um aumento da relação lactato/piruvato, aumento dos níveis de aminoácidos excitatórios, aumento de marcadores de lesão celular, como o glicerol, e de indicadores da formação de radicais livres.

Apesar da microdiálise ter um grande potencial, as sondas de microdiálise podem capturar dados de apenas um pequeno volume de tecido cerebral e por isso sofre de uma suscetibilidade de falha na amostragem. Finalmente, porque o cateter de microdiálise é invasivo, ainda há muitas dúvidas em relação aos riscos e benefícios.

■ MONITORIZAÇÃO DA OXIMETRIA TISSULAR CEREBRAL

A monitorização da oximetria tissular cerebral (PtiO$_2$ ou PbtO$_2$) é definida como a pressão parcial de oxigênio no tecido interstícial do cérebro e reflete a disponibilidade de oxigênio para produção energética oxidativa. Alterações na perfusão cerebral podem ocasionar alterações no metabolismo cerebral, uma vez que o tecido cerebral não apresenta reservas de oxigênio, ocasionando prejuízo à função cerebral. A isquemia e a hipóxia tecidual são fenômenos comuns aos diversos insultos cerebrais. Assim, a manutenção da adequada oxigenação tecidual em níveis aceitáveis se faz necessária para prevenção da lesão cerebral.

Estudos mostram que a diminuição da oximetria cerebral pode ocorrer antes da instalação da hipertensão intracraniana e diminuição da PPC. Assim, a mensuração da PbtO$_2$ permite detecção de alterações precoces na oximetria, perfusão e temperatura cerebral, justificando seu uso na prática clínica.

Um cateter flexível é inserido no parênquima cerebral (substância branca), geralmente na região de penumbra isquêmica. O cateter realiza a mensuração da oximetria cerebral regional, uma vez que possui capacidade de alcance de leitura de uma área de 2 cm². A mensuração da PbtO$_2$ é realizada por meio do cateter conectado a um monitor. O cateter pode ser composto de um lúmen ou de três lumens que permitem a mensuração da pressão intracraniana, da temperatura e da oximetria cerebral. A estabilização e acurácia das medidas se dão geralmente em duas horas após a sua instalação. O sistema deve ser calibrado antes do uso, e os valores obtidos são confiáveis e acurados entre 7 e 10 dias após sua inserção.

A monitorização da PbtO$_2$ é segura e as taxas de infecções e sangramento são extremamente baixas. Além disso, permite avaliação à beira leito do impacto das intervenções sobre a oxigenação cerebral, bem como relaciona-se com outros dados como a PIC, PPC, SvjO$_2$.

Valores normais são considerados entre 23 e 35 mmHg e estão relacionados com melhores resultados funcionais. Indivíduos com valores menores que 20 mmHg apresentaram diminuição do FSC e desenvolveram sequelas neurológicas, como estado vegetativo persistente.[17]

Geralmente, intervenções (modificações na ventilação mecânica, como aumento da FiO$_2$ e PEEP, aumento da PPC, sedação ou osmoterapia) são realizadas quando valores são inferiores a 20 mmHg. Valores inferiores a 5 mmHg estão relacionados com infarto cerebral e morte encefálica.

Escalas de avaliação neurológica

A aplicação das escalas neurológicas não tem como finalidade substituir o exame neurológico do paciente, mas de complementar e aumentar as suas informações. São objetivos das escalas neurológicas: avaliar o grau de disfunção neurológica, avaliar alterações no exame neurológico, correlacionar a gravidade e prognóstico da doença, prever potenciais complicações e melhorar a comunicação entre as equipes que estão cuidando e tratando do paciente, bem como as informações científicas publicadas em artigos de pesquisa.

A seguir, são descritas as escalas mais aplicadas em pacientes nas unidades de emergência, terapia intensiva ou de internação.

Escala de coma de Glasgow

A escala de coma de Glasgow (ECG) foi criada em 1974, com a finalidade inicial de avaliar pacientes com trauma cranioencefálico (TCE) (Tabela 7.3). A avaliação do nível de consciência do paciente é realizada a partir de 3 parâmetros da escala: abertura ocular, resposta verbal e resposta motora. Sua pontuação varia de 3 a 15 pontos, e cada parâmetro deve ser pontuado pela melhor resposta. Uma ECG = 3 significa coma profundo, ECGl = 15 pontos, nível de consciência normal, e ECG £ 8 pontos define operacionalmente o coma.

A aplicação da ECG é simples, rápida, e pode ser realizada tanto nos casos de TCE como em qualquer paciente com alteração do nível de consciência (acidente vascular cerebral, tumor cerebral, hemorragia intracraniana, pós-operatório de neurocirurgia, etc.). Na prática, sua avaliação pode ser prejudicada na avaliação da resposta verbal em pacientes afásicos e intubados (NT – não testável), em pacientes hemiplégicos (resposta motora = 6) ou em pacientes com edema/hematoma intenso bipalpebral (NT – não testável). Nos casos de sedação, a ECG não dever ser realizada, ou, se possível, deve ser aplicada após a redução ou retirada da sedação. Nos pacientes com hipotensão arterial e hipoxemia, esses parâmetros devem ser estabilizados para posterior aplicação da escala.

Uma diminuição de 2 ou mais pontos na ECG e/ou a presença de déficits localizados (hemiparesia, anisocoria) devem ser consideradas como piora do quadro neurológico, e o médico dever ser avisado para avaliação das causas da deterioração neurológica e conduta imediata.

Tabela 7.3 Escala de Coma de Glasgow.

Parâmetro	Classificação	Pontuação
Abertura Ocular (AO)	Espontânea	4
	Ao som	3
	À pressão	2
	Ausente	1
	Não Testável	NT
Resposta Verbal (RV)	Orientada	5
	Confusa	4
	Palavras	3
	Sons	2
	Ausente	1
	Não Testável	NT
Resposta Motora (RM)	A ordens	6
	Localizadora	5
	Flexão normal	4
	Flexão anormal	3
	Extensão	2
	Ausente	1
	Não Testável	NT
Total	AO + RV + RM	3 a 15

Escala de Glasgow Liege

A Escala de Glasgow Liege acrescenta o parâmtero de reflexos do tronco encefálico, na Escala de Coma de Glasgow (ECGl), com a finalidade de avaliar com mais precisão a gravidade da alteração encefálica. A pontuação da escala varia de 3 a 20 pontos e consiste em pontuar os reflexos presentes que desaparecem na seguinte ordem: fronto-orbicular, oculocefálico vertical, fotomotor, oculocefálico horizontal e oculocardíaco. Na presença de sedação, apenas o reflexo fotomotor está presente (Tabela 7.4).

Tabela 7.4 Escala de Glasgow Liege.

Reflexos de tronco	Fronto-orbicular	5
	Oculocefálico vertical	4
	Fotomotor	3
	Oculocefálico horizontal	2
	Oculocardíaco	1
	Ausente	0

Escala de coma de Jouvet

A escala de coma de Jouvet analisa dois parâmetros: perceptividade e reatividade (Tabela 7.5). A perceptividade avalia

Tabela 7.5 Escala de Coma de Jouvet.

Parâmetro	Resposta	Pontuação
Perceptividade	Lúcido, obedece ordens, inclusive escritas	P1
	Desorientado e não obedece ordens escritas	P2
	Obedece apenas ordens verbais	P3
	Somente *blinking*	P4
	Não apresenta *blinking*	P5
Reatividade inespecífica	Aos estímulos verbais acorda e orienta	R1
	Aos estímulos verbais só acorda	R2
	Aos estímulos verbais não há resposta	R3
Reatividade específica	Acorda, retira, faz mímica e vocaliza	D1
	Acorda e retira	D2
	Só retira	D3
	Não há resposta	D4
Reatividade autonômica	Taquicardia, midríase, taquipneia	V1
	Não há resposta	V2
Total		4 - 14

as funções corticais e a reatividade analisa as estruturas do tronco encefálico – formação reticular ativadora ascendente (FRAA). Quando comparada com a escala de Coma de Glasgow, tem a vantagem de melhor correlação com a disfunção anatômica (alteração de perceptividade = disfunção cortical e alteração da reatividade = disfunção da FRAA), porém seu uso é restrito pela dificuldade de sua aplicação. Sua pontuação varia de 4 a 14, sendo a pontuação 4 correspondente ao nível de consciência normal.

O reflexo de *blinking* corresponde ao fechamento dos olhos quando da presença de estímulos visuais de ameaça. Na presença de intenso rebaixamento do nível de consciência, a ECG avalia com melhor precisão as flutuações do nível de consciência, enquanto a Escala de Jouvet analisa com melhor exatidão as alterações do nível de consciência quando estão próximas do normal.

Escala de Hunt-Hess

A Escala de Hunt-Hess foi descrita em 1968 e sua finalidade é avaliar os sinais neurológicos e o nível de consciência em pacientes com hemorragia subaracnóidea (HSA). Sua pontuação varia de I a V e quanto maior, pior o prognóstico, maior o risco cirúrgico e maior a mortalidade (Tabela 7.6).

Tabela 7.6 Escala de Hunt-Hess.

I.	Assintomático ou cefaleia leve
II.	Cefaleia moderada a grave e/ou rigidez de nuca com ou sem comprometimento de nervos cranianos
III.	Confusão, letargia e/ou sinais focais leves
IV.	Estupor e/ou hemiparesia
V.	Coma e/ou postura de descerebração

Escala da *World Federation of Neurologic Surgeons* (WFNS)

A Escala da WFNS tem uma pontuação de I a V, que varia conforme a associação do déficit neurológico motor e a ECG. É uma escala que se correlaciona com a Escala de Hunt-Hess, utilizada para determinar o prognóstico da hemorragia subaracnóidea. Quanto maior a pontuação da escala, pior o prognóstico dos pacientes (Tabela 7.7).

Tabela 7.7 Escala da *World Federation of Neurologic Surgeons* (WFNS).

Grau	Escala de Coma de Glasgow	Déficit motor
I	15	ausente
II	14 - 13	ausente
III	14 - 13	presente
IV	12 - 7	presente ou ausente
V	6 - 3	presente ou ausente

Escala de Fisher

A Escala de Fisher classifica os pacientes com HSA de acordo com a quantidade de sangue presente na tomografia de crânio (Tabela 7.8). A Escala avalia o risco que os pacientes com HSA têm de desenvolver vasoespasmo cerebral, baseada na teoria de que o vasoespasmo seria desencadeado por substâncias liberadas ao redor do coágulo, localizado nas cisternas da base do crânio. Pacientes com Fisher grau II têm o risco de vasoespasmo de 10%, enquanto no grau III o risco é de 91%.

Tabela 7.8 Escala de Fisher.

Grau	Tomografia de crânio
I	• Tomografia normal, sem sangramento visível • Baixo risco de vasoespasmo
II	• Hemorragia subaracnóidea difusa com menos de 1 mm de espessura risco intermediário de vasoespasmo
III	• Hemorragia subaracnóidea difusa com mais de 1 mm de espessura ou coágulos no espaço subaracnóideo • Alto risco de vasoespasmo
IV	• Hemorragia intracerebral ou intraventricular na ausência de hemorragia subaracnóidea • Baixo risco de vasoespasmo

Escala do NIHSS

A *National Institute of Health Stroke Scale* (NIHSS) é uma escala que tem a finalidade de quantificar o grau de déficit neurológico e de recuperação possível na fase aguda do acidente vascular encefálico (AVE), bem como o risco de transformação hemorrágica com ou sem tratamento com trombolítico e na decisão clínica para o uso do trombolítico. É composta de 11 itens e deve ser aplicada de forma sistematizada e sequencial. Sua pontuação varia de 0 (sem evidência de déficit neurológico) a 42 pontos (paciente em coma e irresponsivo). A escala é de aplicação demorada (5 a 8 minutos) e exige treinamento específico da equipe (Tabela 7.9).

Pacientes com uma pontuação na escala do NIH > 20 apresentam maior risco de hemorragia, enquanto pacientes com NIH < 4 melhoram espontaneamente, não sendo necessária, muitas vezes, a indicação de trombólise.

Classificação de Marshall

A classificação de Marshall foi descrita em 1991 e é utilizada na avaliação de tomografias de crânio com lesões difusas. A sua importância é devido à relação direta do grau da escala com a hipertensão intracraniana e o prognóstico do paciente. Quanto maior o grau de classificação, pior o prognóstico (Tabela 7.10).

Tabela 7.9 Escala de AVC do National Institute of Health Stroke Scale (NIHSS).

Avaliação	Pontuação
1a. Nível de consciência	0 = alerta, prontamente responsivo 1 = não está alerta, mas acorda ao menor estímulo e obedece a comandos 2 = não está alerta, necessita de estímulos repetitivos para atender e de forte estímulo doloroso para iniciar movimentos 3 = resposta motora reflexa ao estímulo doloroso ou ausente
1b. **Orientação:** pergunta-se o mês atual e a idade do paciente. A resposta deve ser correta. Pacientes afásicos recebem 2 pontos. Pacientes intubados ou com trauma orotraqueal recebem 1 ponto.	0 = responde adequadamente às duas perguntas 1 = responde adequadamente a uma pergunta 2 = não responde adequadamente
1c. **Resposta ao comando:** pede-se ao paciente para abrir e fechar os olhos e levantar o membro não parético.	0 = obedece adequadamente 1 = obedece um dos comandos 2 = não obedece ou ambos incorretos
2. **Olhar conjugado lateral:** pede-se para o paciente acompanhar com os olhos o movimento de um dedo para as laterais	0 = normal 1 = paralisia do olhar conjugado lateral parcial – quando há anormalidades em um olho 2 = paralisia do olhar conjugado lateral total – não é possível realizar a manobra
3. **Campos visuais:** testar os quatro quadrantes por confrontação	0 = normal 1 = hemianopsia parcial, quadrantopsia, extinção 2 = hemianopsia completa 3 = cegueira cortical
4. **Paralisia facial:** pedir ou usar mímica	0 = normal e simétrica 1 = paralisia menor – assimetria labial ao sorrir, apagamento do sulco nasolabial 2 = paralisia parcial – paralisia total da hemiface ou quase total do andar inferior 3 = paralisia completa – paralisia bilateral

5 e 6. Avaliação motora de MMSS e MMII	0 = membros sustentam-se no ar pelo menos 10 segundos sem queda
	1 = o membro fica menos de 10 segundos sustentado no ar
	2 = tem movimento contra a gravidade mas não consegue movimento de 90 (ou 45) graus
	3 = não vence a gravidade
	4 = sem movimento
	5 = amputação ou anquilose, descrever:
	   5a. Membro superior direito
	   5b. Membro superior esquerdo
	0 = membros sustentam-se no ar pelo menos 5 segundos sem queda
	1 = o membro fica menos de 5 segundos sustentado no ar
	2 = tem movimento contra a gravidade mas não consegue movimento de 30 graus
	3 = não vence a gravidade
	4 = sem movimento
	5 = amputação ou anquilose, explique:
	   5a. Membro inferior direito
	   5b. Membro inferior esquerdo

7. **Ataxia apendicular:** realizar o teste índex-nariz e calcanhar-joelho	0 = ausente 1 = presente em um membro 2 = presente em dois membros Membro superior direito: 1 = sim; 2 = não; amputação, explique Membro superior esquerdo: 1 = sim; 2 = não; amputação, explique Membro inferior direito: 1 = sim; 2 = não; amputação, explique Membro inferior esquerdo: 1 = sim; 2 = não; amputação, explique

(Continua)

Tabela 7.9 Escala de AVC do *National Institute of Health Stroke* Scale (NIHSS). (*Continuação*)

Avaliação	Pontuação
8. **Sensibilidade:** a superfície pontuda ou tato. Sensibilidade à dor superficial em pacientes afásicos e obnubilados	0 = normal 1 = perda leve a moderada, perda da sensibilidade dolorosa e preservação da tátil 2 = perda acentuada ou anestesia, paciente não responde ou está tetraplégico
9. **Linguagem:** escrever uma figura, nomeação e leitura	0 = normal 1 = afasia leve a moderada: perda da fluência ou da facilidade de compreensão 2 = afasia grave: fragmentação, necessidade de interferência por parte do examinador 3 = afasia global, mutismo, sem discurso compreensível ou compreensão auditiva
10. **Disartria:** ler ou repetir as palavras solicitadas	0 = normal 1 = disartria leve a moderada, pronuncia palavras inteligíveis 2 = grave, anartria Explicar no caso de intubação orotraqueal, no paciente afásico, avaliar a clareza da articulação
11. **Extinção (atenção) ou negligência (inatenção):** informações obtidas nos testes anteriores	0 = sem anormalidades 1 = ausência de resposta unilateral a estímulo visual, tátil, auditiva, espacial ou pessoal ou ausência de resposta bilateral a quaisquer estímulos sensitivos 2 = ausência de resposta em hemidimídio a mais de um tipo de estímulo sensitivo (negligência somática, visuoespacial, anosoagnosia)

Tabela 7.10 Classificação de Marshall.

Marshall	Tomografia de crânio
I	• Sem anormalidades visíveis • Mortalidade de 9,6%
II	• Cisternas presentes • Desvio das estruturas da linha média < 5 mm • Ausência de lesões > 25 mm • mortalidade de 13,5%
III	• Cisternas comprimidas ou ausentes • Desvio das estruturas da linha média < 5 mm • Ausência de lesões > 25 mm • Mortalidade de 34%
IV	• Desvio das estruturas da linha média > 5 mm • Ausência de lesões > 25 mm • Mortalidade de 56,2%

Tabela 7.11 Escala de resultados de Glasgow.

1.	Óbito
2.	Estado vegetativo persistente
3.	Incapacidade grave por déficit motor e/ou cognitivo: incapacidade mental grave e/ou necessita de assistência para atividade de vida diária
4.	Incapacidade moderada por déficit motor e/ou cognitivo: é independente para atividades diárias, déficit cognitivo, motor ou de linguagem significativa e suficiente para impedir a volta das atividades habituais
5.	Boa recuperação: capaz de retornar as atividades normais e manter relacionamento familiar e social

Escala de resultados de Glasgow

Essa escala foi criada em 1975 com a finalidade de definir o grau de incapacidade apresentado pelo paciente e quanto dessa incapacidade afeta as atividades de vida diária, bem como os resultados do tratamento. É de fácil aplicação, compreensão e atualmente é amplamente utilizada (Tabela 7.11).

Escala de Barthel

A Escala de Barthel foi descrita em 1965 com o objetivo de avaliar o grau de incapacidade do paciente em realizar atividades de vida diária após lesão neurológica. As informações, após observação de 24 a 48 horas, podem ser fornecidas por familiares, amigos ou enfermeiros, não necessitando ser o próprio paciente. Sua pontuação varia de 0 a 100 pontos, sendo 0 = déficit máximo e 100 = déficit sem repercussão funcional (Tabela 7.12).

Escala de Rankin modificada

A escala de Rankin (ERm) é um instrumento de medida da incapacidade, utilizada na avaliação da recuperação neurológica em pacientes com AVC (Tabela 7.13). Foi publicada em 1957 com cinco itens, desde "sem incapacidade" até "incapacidade severa". A versão atual da escala modificada de Rankin foi publicada em 1988 e consiste de seis categorias. A escala avalia a capacidade do paciente em realizar as atividades de vida diária.

Tabela 7.12 Escala de Barthel.

Alimentação	Totalmente dependente	0
	Necessita de ajuda (para cortar)	5
	Independente	10
Banho	Não pode executar sem assistência	0
	Executa sem assistência	5
Toalete pessoal	Necessita de ajuda	0
	Lava o rosto, penteia cabelos e escova os dentes	5
Vestuário	Totalmente dependente	0
	Necessita de ajuda, mas faz, pelo menos, a metade da tarefa dentro de um período de tempo razoável	5
	Independente, amarra sapatos, fixa fivelas e coloca adaptações (órtese, etc.)	10
Controle de intestinos	Acidentes frequentes 0	0
	Acidentes ocasionais ou necessita de auxílio com enema ou supositório	5
	Sem acidentes e independente para uso de enemas ou supositórios, se necessário	10
Controle da bexiga	Incontinência ou necessidade de uso de dispositivo de coleta (fralda, coletor, sonda, etc.)	0
	Acidentes ocasionais ou necessita de ajuda com o dispositivo de coleta	5
	Sem acidentes, capaz de cuidar do dispositivo de coleta, se for usado	10
Locomoção até o banheiro	Não usa banheiro; está restrito ao leito	0
	Necessita de ajuda para equilibrar-se, colocar as roupas, cortar o papel higiênico	5
	Independente no banheiro	10
Transferência da cama para a cadeira	Restrito ao leito; não é possível o uso da cadeira	0
	Capaz de sentar, mas necessita de assistência máxima na transferência	5
	Mínima assistência ou supervisão	10
	Independente, inclusive nas travas da cadeira de rodas e para levantar o suporte do pé	15
Mobilidade e deambulação	Senta na cadeira de rodas, mas não se impulsiona	0
	Independente na cadeira de rodas por 50 m, não consegue caminhar	5
	Caminha com ajuda por uma distância de 50 m	10
	Independente por 50 m; pode usar dispositivos de auxílio, sem ser o andador com rodas	15
Subir escadas	Não sobe escadas	0
	Necessita de ajuda ou supervisão	5
	Independente; pode usar dispositivo de auxílio	10

Tabela 7.13 Escala de Rankin modificada.

Grau	Descrição	
0	Sem sintomas	
1	Nenhuma deficiência significativa, a despeito dos sintomas	Capaz de conduzir todos os deveres e atividades habituais
2	Leve deficiência	Incapaz de conduzir todas as atividades de antes, mas é capaz de cuidar dos próprios interesses sem assistência
3	Deficiência moderada	Requer alguma ajuda, mas é capaz de caminhar sem assistência (pode usar bengala ou andador
4	Deficiência moderadamente grave	Incapaz de caminhar sem assistência e incapaz de atender às próprias necessidades fisiológicas sem assistência
5	Deficiência grave	Confinado à cama, incontinente, requerendo cuidados e atenção constante de enfermagem
6	Óbito	

CONSIDERAÇÕES FINAIS

A utilização de monitorização multimodal no paciente neurocrítico nas unidades de neurointensiva ou de terapia intensiva já faz parte do dia a dia do enfermeiro no cuidado a beira leito. O conhecimento da aplicação e da interpretação dos resultados da monitorização multimodal, bem como da manutenção desse dispositivo, garante a segurança de uma assistência multiprofissional ao paciente neurocrítico.

BIBLIOGRAFIA CONSULTADA

1. Stevens WJ. Multimodal monitoring: head injury management using $SjvO_2$ and LICOX. J Neurosci Nurs. 2004;36(6):332-9.
2. Kidd KC, Criddle L. Using jugular venous catheters in patients with traumatic brain injury. Crit Care Nurse. 2001;21(6):17–22.
3. March K. Intracranial pressure monitoring and assessing intracranial compliance in brain injury. Crit Care Nurs Clin North Am. 2000;12(4):429–36.
4. Bader MK, Littlejohns LR, March K. Brain tissue oxygen monitoring II. Implications for critical care teams and case study. Crit Care Nurs. 2003;23(4):29-44.
5. Cruz J. The first decade of continuous monitoring of jugular bulb oxyhemoglobin saturation: Management strategies and clinical outcome. Crit Care Med. 1998;26:344-51.
6. Brain Trauma Foundation, American Association of Neurological Surgeons, Joint Section on Neurotrauma and Critical Care: Guidelines for the management of severe traumatic brain injury. J Neurotrauma. 2007;24(Suppl 1):S1-106.
7. March KS, Hickey, JV. Intracranial hypertension: theory and management of increased intracranial pressure. In: Hickey JV. The clinical practice of neurological and neurosurgical nursing. 7.ed. Philadelphia: Lippincott Williams & Wilkins, 2014. p.266-99
8. Czosnyka M, Pickard JD. Monitoring and interpretation pressure. J Neurol Neurosurg Psychiatry. 2004;75:813-21.
9. Stevens WJ. Multimodal monitoring: head injury management using $SjvO_2$ and Licox. J Neurosci Nurs. 2004;36(6):332-9.
10. Littlejohns LR, Bader MK, March K. Brain tissue oxygen monitoring in severe brain injury, I. Crit Care Nurs. 2003;23(4):17-27.
11. Bader MK, Littlejohns LR, March K. Brain tissue oxygen monitoring in severe brain injury, II. Crit Care Nurs. 2003;23(4):29-43.
12. Olson DM, Kofke WA, O'Phelan K, Gupta PK, Figueroa SA, Smirnakis SM, et al. Global monitoring in the neurocritical care unit. Neurocrit Care. 2015;22(3):337-47.
13. Frontera J, Ziai W, O'Phelan K, Leroux PD, Kirkpatrick PJ, Diringer MN, et al. Regional brain monitoring in the neurocritical care unit. Neurocrit Care. 2015;22(3):348-59
14. Kirkman MA, Smith M. Intracranial pressure monitoring, cerebral perfusion pressure estimation, and ICP/CPP-guided therapy: a standard of care or optional extra after brain injury? Br J Anaesth. 2014;112(1):35-46.
15. Kalanuria A, Nyquist PA, Armonda RA, Razumovsky A. Use of transcranial doppler (TCD) ultrasound in the neurocritical care unit. Neurosurg Clin N Am. 2013;24(3):441-56.
16. Le Roux PD, Oddo M. Parenchymal brain oxygen monitoring in the neurocritical care unit. Neurosurg Clin N Am. 2013;24(3):427-39.
17. Kitagawa R, Yokobori S, Mazzeo AT, Bullock R. Microdialysis in the neurocritical care unit. Neurosurg Clin N Am. 2013;24(3):417-26.
18. Wijayatilake DS, Shepherd SJ, Sherren PB. Updates in the management of intracranial pressure in traumatic brain injury. Curr Opin Anaesthesiol. 2012;25(5):540-7.
19. Lazaridis C. Advanced hemodynamic monitoring: principles and practice in neurocritical care. Neurocrit Care. 2012;16(1):163-9.
20. Wilson M, Penna AD. Targeted temperature modulation in the neuroscience patient. Crit Care Nurs Clin North Am. 2016;28(1):125-36.
21. Him DH. Neuromonitoring in neurocritical care. Neurocrit Care. 2006;4:83-92.
22. Benglis DM, Trimble B, Bullok MR. Past, presence and future developments of the intracranial monitoring. In: Roux PL, Levine JM, Kofke WA. Monitoring in neurocritical care. Phidadelfia: Elsevier, 2013. p.470-9.
23. Rosenberg JB, Shiloh AL, Savel RH, Eisen LA. Non-invasive Methods of Estimating Intracranial Pressure. Neurocrit Care. 2011;15:599-608.
24. Venkatakrishna R, Monique V, Fletcher JJ, Jacobs TL. Optic nerve ultrasound for the detection of raised intracranial pressure. Neurocrit Care. 2011;15:506-15.
25. Chesnut RM. Intracranial pressure. In: Roux PL, Levine JM, Kofke WA. Monitoring in neurocritical care. Phidadelfia: Elsevier, 2013. p.338-47.
26. Prakash A, Matta BF. Jugular bulb oxymetry. In: Roux PL, Levine JM, Kofke WA. Monitoring in neurocritical care. Phidadelfia: Elsevier, 2013. p.320-5.
27. Horn P, Oddo M, Schmitt SE. Eletroencephalografy. In: Roux PL, Levine JM, Kofke WA. Monitoring in neurocritical care. Phidadelfia: Elsevier, 2013. p.246-54.
28. Arbour R. Continuous nervous system monitoring, EEG, the bispectral index, and neuromuscular transmission. AACN Clinical Issues. 2003;14:186-207.
29. Smith M. Cerebral microdialysis. In: Roux PL, Levine JM, Kofke WA. Monitoring in neurocritical care. Phidadelfia: Elsevier, 2013. p.356-65.
30. Bratton SL, Chestnut RM, Ghajar J, McConnell Hammond FF, Harris OA, Hartl R, et al. Guidelines for the management of severe traumatic brain injury. VII. Intracranial pressure monitoring technology. J Neurotrauma. 2007;24:Suppl 1:S45-54.

31. Bratton SL, Chestnut RM, Ghajar J, McConnell Hammond FF, Harris OA, Hartl R, et al. Guidelines for the management of severe traumatic brain injury. VI. Indications for intracranial pressure monitoring. J Neurotrauma. 2007;24:Suppl 1:S37-44.
32. Kasotakis G, Michailidou M, Bramos A, Chang Y, Velmahos G, Alam H, et al. Intraparenchymal vs extracranial ventricular drain intracranial pressure monitors in traumatic brain injury: less is more? J Am Coll Surg. 2012;214:950-7.
33. Czosnyka M, Pickard JD. Monitoring and interpretation of intracranial pressure. J Neurol Neurosurg Psychiatry. 2004;75:813-21.
34. Stocchetti N, Maas AI. Traumatic intracranial hypertension. N Engl J Med. 2014;370:2121-30.
35. Adams HP Jr, Davis PH, Leira EC, Chang KC, Bendixen BH, Clarke WR, et al. Baseline NIH Stroke scale score strongly predicts outcome after stroke: a report of the Trial of Org10172 in Acute Stroke Treatment (TOAST). Neurology. 1999;53:126-31.
36. Teasdale G, Jennett B. Assessment of coma and impaired consciousness. A practical scale. Lancet. 1974;2(7872):81-4.
37. Hunt WE, Hess RM. Surgical risk as related to time of intervention in the repair of intracranial aneurysms. J Neurosurg. 1968;28(1):14-20.
38. Fischer CM, Kistler JP, Davis JM. Relation of cerebral vasospasm to subarachnoid hemorrhage visualized by computerized tomographic scanning. Neurosurgery. 1980;6(1):1-9.
39. Wilson JT, Hareendran A, Grant M, Baird T, Schulz UG, Muir KW, et al. Improving the assessment of outcome in stroke. Stroke. 2002;33:2243-6.
40. Mahoney FI, Barthel DW. Functional evaluation: the Barthel index. Md State Med J. 1965;14:61-5.
41. Jennet B, Bond M. Assessment of outcome after severe brain damage. A practical scale. Lancet. 1975;1:480-4.
42. Paranhos JLR. Monitorização da pressão intracraniana e da saturação do bulbo da jugular. In: Terzi R, Falcão A, Videtta W. Cuidados neurointensivos. São Paulo: Editora Atheneu, 2012. p.99-120.
43. Matamoros MR, Manreza LA. Noções sobre a monitorização da pressão intracraniana. In: Stávale M. Bases da terapia intensiva neurológica. Fisiopatologia e princípios terapêuticos. 2.ed. São Paulo: Santos, 2011. p.321-32.
44. Patriota GC, Stávale M. Introdução ao conhecimento da monitorização multimodal em neurointensivismo. In: Stávale M. Bases da terapia intensiva neurológica. Fisiopatologia e princípios terapêuticos. 2.ed. São Paulo: Santos, 2011. p.333-48.
45. Rojas SSO. Monitorização neurológica. In: Manual de neurointensivismo da Beneficência Portuguesa. São Paulo: Editora Atheneu, 2013. p.85-94.

capítulo 8

Solange Diccini
Silvia Cristina Fürbringer e Silva
Maria Sumie Koizumi
Rennan Martins Ribeiro

Intervenções de Enfermagem na Hipertensão Intracraniana e na Monitorização Neurológica

■ INTRODUÇÃO

Durante a execução dos cuidados de enfermagem, frequentemente ocorrem elevações rápidas e de curta duração na pressão intracraniana (PIC). Essas elevações da PIC, que não podem ser sempre prevenidas, devem ser avaliadas pelo enfermeiro. Após o término do cuidado e dentro de poucos minutos, o valor da PIC deve retornar ao seu valor pré-cuidado. A manutenção de valores elevados da PIC acima de cinco minutos deve ser comunicada ao médico, bem como qualquer alteração no exame neurológico do paciente.

Os cuidados de enfermagem cumulativos, como higiene oral, banho, mudança de decúbito, curativos, aspiração traqueal, entre outros, ocasionam aumentos na PIC. As intervenções de enfermagem, superiores a 15 minutos aumentam a PIC e devem ser realizadas de modo fracionado, em curtos intervalos de tempo, evitando o aumento contínuo e gradativo da PIC.

O grande desafio para o enfermeiro que cuida de pacientes com HIC engloba os conhecimentos discutidos nos capítulos 6 e 7, bem como a constante observação, monitorização e as intervenções de enfermagem que visam prevenir ou minimizar a lesão cerebral secundária, isto é, episódios de isquemia e aumentos da PIC.

Na prática diária, o enfermeiro cuida de pacientes tanto nas fases de compensação como de descompensação da PIC e durante a monitorização neurológica. Este capítulo é direcionado de modo que as intervenções de enfermagem possam ser realizadas, tanto para pacientes com HIC internados nas unidades de internação, terapia intensiva ou emergência como durante a monitorização neurológica.

■ INTERVENÇÕES DE ENFERMAGEM NA HIPERTENSÃO INTRACRANIANA

Avaliação neurológica

Uma das finalidades da avaliação neurológica realizada pelo enfermeiro é detectar sinais e sintomas de deterioração neurológica ou sinais clínicos de herniação cerebral no paciente com HIC.

A frequência do exame neurológico depende da estabilidade ou da gravidade do paciente. Quanto maior a gravidade, maior a frequência do exame neurológico, até que haja estabilização do quadro neurológico. Em situações graves de HIC recomenda-se que a avaliação neurológica deva ser realizada a cada 15 minutos na primeira hora e a cada 30 minutos na segunda hora do atendimento. Após a estabilização do paciente, a avaliação neurológica deve ser realizada a cada hora após a segunda hora e a cada 2 horas após 4 horas.

Nas situações de emergência (pronto-atendimento, atendimento pré-hospitalar) e na unidade de terapia intensiva (UTI) é recomendada a avaliação pela escala de coma de Glasgow (ECGI). Concomitantemente à aplicação da ECGI, as pupilas devem ser avaliadas quanto a forma, simetria e fotorreação. Pupilas isocóricas e fotorreagentes podem apresentar alterações, evoluindo para pupilas anisocóricas com ausência de fotorreação. Este é um sinal importante de herniação do úncus do lobo temporal, descompensação aguda da HIC e emergência neurológica. Na avaliação da força motora, o enfermeiro deve avaliar as respostas inapropriadas, principalmente as respostas em decorticação ou descerebração, que, quando presentes, indicam descompensação da PIC.

Na unidade de internação deve ser realizado o exame neurológico completo, enfocando o exame do nível de consciência, a avaliação pupilar, a avaliação da força motora e a avaliação dos pares cranianos. O enfermeiro deve realizá-lo pelo menos uma vez no plantão, ou quando houver qualquer alteração do nível de consciência.

Na presença de sedação e/ou bloqueio neuromuscular, o exame neurológico fica prejudicado, impossibilitando a aplicação da ECGl. Porém deve-se realizar a avaliação das pupilas, que, no exame, apresentam-se mióticas e com discreta fotorreação. A força motora também pode ser avaliada. Nos pacientes em sedação, deve ser aplicada a escala de sedação (escalas SAS, RASS ou Ramsay), conforme a rotina da instituição.

Durante a avaliação neurológica, o enfermeiro deve conjuntamente avaliar os sinais vitais. Alterações no exame neurológico ou na ECGI podem estar relacionadas com alterações na pressão arterial (hipertensão arterial e alargamento da pressão de pulso), na frequência cardíaca (bradicardia) e no padrão respiratório, que são sinais clássicos de descompensação da HIC (Tríade de Cushing). Porém, o enfermeiro não deve esperar por esses sinais para intervir, quando já está presente a alteração na avaliação neurológica.

Monitorização hemodinâmica e respiratória

A avaliação da monitorização do paciente neurológico deve ser realizada levando em consideração a análise conjunta do exame neurológico com os parâmetros hemodinâmicos, respiratórios, da PIC, da pressão de perfusão cerebral (PPC), da saturação venosa de oxigênio no bulbo da jugular (SjO_2), da extração cerebral de oxigênio (ECO_2) ou da pressão tissular cerebral de oxigênio ($PtiO_2$). Essas avaliações devem sempre ser realizadas no início de cada plantão e depois a cada hora ou conforme rotina da unidade, como também na presença de alterações no exame neurológico ou no tratamento.

Na monitorização hemodinâmica realizada pelo enfermeiro devem ser avaliados a pressão arterial média (PAM), a pressão venosa central (PVC), o balanço hídrico e a diurese. Na presença do cateter de artéria pulmonar (cateter de Swan-Ganz), as medidas de PVC, a pressão da artéria pulmonar (PAP), a pressão de oclusão da artéria pulmonar (POAP), o débito cardíaco e as resistências vasculares devem ser avaliados. Nos casos de pacientes com drogas vasoativas, é importante que se previna a hipotensão arterial (PAS < 90 mmHg) quando da troca da solução. A hipotensão arterial pode trazer sérias consequências para o paciente neurológico, por diminuição da PPC. No monitor cardíaco deve-se avaliar a presença de arritmias cardíacas e a frequência cardíaca.

A monitorização da PAM pode ser de modo invasivo e não invasivo. Na monitorização invasiva com transdutor de pressão, este deve ser posicionado ao nível do eixo flebostático (junção entre o 4º espaço intercostal com a linha axilar anterior). Alguns médicos solicitam que o transdutor de pressão seja posicionado ao nível do meato auditivo externo (ao nível da cabeça). Esse posicionamento leva a erros na leitura da PAM, principalmente com a medida errada de hipotensão arterial. Esta pode ser de até 20 mmHg a menos quando comparada com a medida da PAM ao nível do coração.

Os seguintes parâmetros hemodinâmicos são recomendados para o paciente neurológico:

- PAM de 80 a 115 mmHg (evitar PAS < 90 mmHg);
- PVC de 5 a 8 mmHg;
- POAP: 12 a 15 mmHg;
- Hemoglobina: 10% a 11 g%;
- Hematócrito: 30% a 35%.

A monitorização respiratória pelo enfermeiro deve englobar a realização de propedêutica pulmonar, avaliação diária da radiografia do tórax, avaliação dos parâmetros em ventilação invasiva ou não invasiva, avaliação do padrão respiratório (frequência respiratória, amplitude e ritmo respiratório), avaliação da gasometria arterial, avaliação da saturação arterial de oxigênio ($SatO_2$), saturação periférica de oxigênio (SpO_2) da SjO_2 e da $PtiO_2$. Algumas intervenções de enfermagem, como aspiração traqueal, mudança de decúbito, curativos e higiene, podem alterar os parâmetros de $SatO_2$, SpO_2, pressão parcial de oxigênio arterial (PaO_2), pressão parcial de dióxido de carbono arterial ($PaCO_2$), SjO_2, ECO_2 e da $PtiO_2$, com consequente elevação da PIC. O enfermeiro deve estar atento tanto a esses aumentos na PIC como ao retorno de seus valores basais.

Nos casos de hiperventilação otimizada, em que os parâmetros ventilatórios são alterados ($\uparrow$ FR com $\downarrow$ $PaCO_2$), deve-se avaliar após 15 a 20 minutos a ECO_2, a $PtiO_2$, a $PaCO_2$, a PIC e a PPC. Na presença de pressão positiva ao final da expiração (PEEP) avaliar o seu efeito sobre a PIC, a PaO_2, a $SatO_2$, a SpO_2, a SjO_2, a ECO_2, a $PtiO_2$, o débito cardíaco, a pressão arterial e a diurese.

Os seguintes parâmetros respiratórios são recomendados para o paciente neurológico:

- $PaCO_2$: 30 a 35 mmHg;
- PaO_2: 100 mmHg (evitar: PaO_2 > 150 mmHg, causa diminuição FSC ou PaO_2 < 60 mmHg);
- $SatO_2$ > 95%;
- SjO_2: 55% a 69%;
- ECO_2: 24% a 42%;
- $PtiO_2$: 23 e 35 mmHg.

Monitorização da pressão intracraniana e da pressão de perfusão cerebral

Mesmo que o paciente não esteja com a PIC monitorizada, ele pode apresentar algum grau de hipertensão intracraniana, na sua fase de compensação. Os mesmos cuidados de enfermagem devem ser prestados nesses pacientes, até que seja descartada completamente a hipótese de HIC ou após tratamento da causa primária da HIC, como nos casos de tumores intracranianos e hidrocefalia.

No paciente com HIC, os valores da PIC e da PPC devem ser anotados a cada hora ou quando da presença de instabilidade da PIC ou após tratamento. Os seguintes parâmetros da PPC e PIC são recomendados para o paciente neurológico com HIC:

- PPC > 60 a 70 mmHg;
- PIC < 20 mmHg.

Controle da temperatura

Para cada 1°C de elevação da temperatura, ocorre uma elevação de 10% a 13% na taxa metabólica, com aumento no fluxo sanguíneo cerebral (FSC) e na PIC. A presença de febre no paciente neurológico grave piora seu prognóstico.

O paciente deve ser mantido normotérmico e a temperatura deve ser monitorizada a cada 2 a 4 horas. Temperatura igual ou acima de 37,5°C deve ser tratada com antitérmicos e, caso a temperatura não abaixe, a utilização de meios físicos, como compressas, banhos, colchão térmico ou manta térmica, está indicada. O enfermeiro deve avaliar a presença de tremores, pois estes causam aumento na demanda metabólica e podem aumentar a PIC.

Controle de glicemia

A hiperglicemia está associada com a piora de resultados em pacientes com HIC ou com outras lesões encefálicas. O enfermeiro deve monitorizar a glicemia, entre os níveis de 80 a 120 mg/dL. A glicemia deve ser mantida abaixo de 150 a 180 mg/dL. No uso de bomba de insulina para controle de glicemia, evitar episódios de hipoglicemia. O controle da glicemia capilar deve ser realizado uma vez a cada 4 horas, ou conforme a rotina da unidade ou evolução do paciente. Deve-se evitar diluir medicações e infundir soluções com glicose a 5%.

Posicionamento do paciente

As estratégias de posicionamento do paciente no leito visam reduzir o volume de sangue encefálico, aumentando o retorno venoso pelas veias jugulares internas e plexo venoso vertebral e diminuindo a pressão intracraniana. Os cuidados com o posicionamento do paciente são descritos abaixo:

- Manter a cabeceira da cama a 30 graus, com a cabeça em posição neutra, isto é, mantendo em alinhamento mentoesternal. Essa manobra aumenta a drenagem venosa cerebral, diminuindo a PIC e melhorando a pressão de perfusão cerebral (PPC). Nos pacientes com hipotensão arterial (PAM < 90 mmHg) ou instabilidade hemodinâmica, o decúbito elevado implica queda da PPC, acarretando mais isquemia, vasodilatação encefálica e consequente aumento da PIC. Nesses casos, o enfermeiro deve discutir com o médico a necessidade ou não da elevação do decúbito, bem como nos pacientes com trauma raquimedular, fratura de coluna vertebral e de membros, associado com trauma cranioencefálico. Nessas situações é contraindicada a elevação da cabeceira da cama;
- Evitar a flexão, extensão e lateralização do pescoço, que dificultam a drenagem venosa e aumentam a PIC. A cabeça deve ser mantida em posição neutra com o auxílio de toalhas enroladas ou coxins posicionados na face lateral da cabeça;
- Avaliar a relação elevação da cabeceira da cama, PIC e PPC, mantendo a PIC < 20 mmHg e a PPC > 60 a 70 mmHg.

Nas situações de transporte intra-hospitalar ou quando o paciente precisa ficar em decúbito horizontal, como durante a realização de procedimentos invasivos ou de exames diagnósticos (tomografia computadorizada, ressonância magnética, etc.), podem ocorrer elevações na PIC. Recomenda-se que, 15 a 30 minutos antes do transporte ou do decúbito horizontal, a cabeceira da cama do paciente seja vagarosamente abaixada até o decúbito zero. Durante essa manobra o enfermeiro deve monitorizar as alterações tanto no exame neurológico como na monitorização da PIC, visando maior segurança do paciente no transporte ou em procedimentos. O médico deve ser avisado se a PIC for igual ou maior que 20 mmHg.

Mudança de decúbito

A mudança de decúbito do paciente com HIC, com a finalidade de prevenção de úlceras por pressão, não está contraindicada. O enfermeiro deve observar as alterações na monitorização da PIC, com o objetivo de manutenção ou não do posicionamento do paciente. Os cuidados com a mudança de decúbito são:

- Evitar a flexão superior a 90 graus do quadril, no decúbito lateral do paciente. Essa posição contribui para o aumento da pressão intra-abdominal e, consequentemente, aumento da pressão intratorácica, diminuindo o retorno venoso encefálico e aumentando a PIC;
- Manter a mínima flexão dos membros inferiores no decúbito lateral;
- Evitar flexão e lateralização da cabeça na mudança de decúbito. A cabeça deve ser mantida em posição neutra no decúbito lateral, com o auxílio de travesseiro ou coxim;
- Manter o alinhamento do corpo no decúbito lateral;
- Avaliar o retorno da PIC e da PPC em níveis basais até 5 minutos da mudança de decúbito ou a manutenção de valores aceitáveis (PIC < 20 mmHg e PPC > 60 a 70 mmHg). Discutir com o médico a manutenção do decúbito lateral e a medida da PIC, da PPC e, se for possível, da SjO_2, da ECO_2 e da $PtiO_2$;
- Iniciar, conjuntamente com a fisioterapia, a prevenção de contraturas e deformidades em membros superiores e inferiores, após estabilização da PIC.

Aspiração traqueal

A aspiração traqueal causa elevação significativa na PIC. Pacientes em ventilação mecânica, com intubação orotraqueal ou traqueostomia, necessitam de aspiração das vias aéreas, com a finalidade de mantê-las permeáveis, prevenindo hipercapnia e hipóxia, situações que aumentam a PIC. A seguir são descritos os principais cuidados de enfermagem, que visam minimizar o aumento da PIC durante a aspiração traqueal:

- Aspirar o paciente na presença de estabilidade hemodinâmica e respiratória. Pacientes com hipotensão arterial e com hipóxia podem ficar mais instáveis, com piora da lesão secundária e aumento da PIC;
- Pré-oxigenar o paciente com uma FiO_2 a 100% de 30 a 60 segundos antes e após cada aspiração. Essa manobra auxilia na manutenção dos níveis de oxigenação e prevenção de hipóxia;
- A aspiração traqueal deve ser rápida, com um limite de 10 a 15 segundos ou menos, limitada a duas manobras de aspiração, com uma pressão de aspiração negativa < 120 mmHg e realizada de preferência por duas pessoas. O cateter de aspiração deve ter uma proporção em relação ao diâmetro interno da cânula de intubação de 2:1. Antes, durante e após o procedimento devem-se observar alterações na PIC, na pressão arterial e na SpO_2;
- Manter a cabeça do paciente em posição neutra durante o procedimento, pois rotação, flexão ou extensão da cabeça dificultam o retorno venoso cerebral pelas veias jugulares, ocasionando elevações na PIC;
- Durante a aspiração ou fisioterapia respiratória pode ser desencadeado o reflexo da tosse e consequente manobra de Valsalva, que aumenta a PIC. A tosse pode elevar a PIC momentaneamente em 30 a 40 mmHg, mesmo em indivíduos normais. Caso o paciente apresente o reflexo da tosse, deve-se avaliar a PIC e discutir com o médico a necessidade de sedação e o uso de bloqueador neuromuscular antes da aspiração;
- Avaliar a fixação da cânula orotraqueal ou da cânula de traqueostomia na região cervical, bem como o posicionamento do colar cervical. Deve-se evitar a compressão da região cervical pelo colar cervical ou pela fita de fixação da cânula, que restringe a drenagem venosa e aumenta a PIC;
- A aspiração traqueal não deve ser realizada em horários fixos, mas deve ser precedida pela avaliação da ausculta pulmonar, pela presença de secreção nas vias aéreas superiores, pelo aspecto e cor da secreção.

Sedação e bloqueio neuromuscular

Os fatores ambientais (ruído, temperaturas extremas, falta de sono, luz contínua, etc.), fatores emocionais (ansiedade, agitação, etc.), fatores fisiopatológicos (hipoxemia, perfusão cerebral prejudicada, infecção, encefalopatia, etc.) e o controle inadequado da dor podem aumentar o metabolismo cerebral e o FSC, causando aumento na PIC. Muitas vezes a sedação é essencial para reduzir e controlar esses fatores, manter o paciente em ventilação mecânica sincronizada e permitir maior autonomia nos cuidados de enfermagem.

Os esquemas de sedação e analgesia incluem as seguintes drogas: propofol, fentanil, midazolan e diazepam, que podem ser prescritas de modo intermitente ou contínuo. O propofol é a droga de escolha em pacientes neurológicos ou neurocirúrgicos, pois, após a interrupção de sua infusão contínua, o paciente desperta depois de 10 a 15 minutos, facilitando a avaliação neurológica pela equipe. A maior parte dessas drogas deprimem o sistema respiratório, sendo necessário ventilação mecânica.

Um dos principais cuidados de enfermagem com os esquemas de sedação prescritos é a avaliação dos seus efeitos colaterais, como hipotensão arterial, taquicardia e arritmias cardíacas. Para prevenir a hipotensão arterial, a droga deve ser ligada em bomba de infusão e o fluxo prescrito deve ser instituído lentamente. A hipotensão arterial causa queda da pressão de perfusão cerebral (PPC) e elevação da PIC.

Durante a sedação, tanto o exame neurológico como a aplicação da escala de coma de Glasgow ficam prejudicados. O nível de sedação e de analgesia deve ser avaliado pela aplicação de escalas, como a escala de Ramsay, a escala de sedação-agitação (SAS), a escala de agitação e sedação de Richmond (RASS) ou pela monitorização pelo índice biespectral (BIS). Ao usar a escala de Ramsay, o nível desejável de sedação é de 5 ou 6, na escala SAS de 3 ou 4, na RASS de -4 a -5 e no BIS < 50. A intensidade da dor deve ser avaliada pela escala analógica, que quantifica a dor de zero (ausência de dor) a 10 (dor insuportável). Nessa escala, o paciente deve referir de 0 e no máximo 2, que corresponde a dor leve.

Bloqueadores neuromusculares podem ser utilizados juntamente com sedação e analgesia. Têm como finalidade prevenir aumentos da PIC causados pela incoordenação na ventilação mecânica, tosse, náuseas, posturas hipertônicas (decorticação, descerebração) ou no tratamento da hipertensão intracraniana refratária. Na presença de sedação inadequada, o enfermeiro deve estar atento aos seguintes sinais que o paciente em uso de bloqueador neuromuscular pode apresentar: lacrimejamento, taquicardia, sudorese, hipertensão arterial e midríase. Como sua ação causa paralisia da musculatura esquelética, é necessária a ventilação mecânica.

A administração do curare pode ser de forma intermitente ou por infusão contínua, e deve ser iniciada depois de adequada sedação e analgesia. O pancurônio é o curare de preferência prescrito para pacientes neurológicos, porém deve ser administrado lentamente, prevenindo taquicardia.

A polineuropatia é uma das complicações do uso prolongado de bloqueadores musculares, caracterizada por uma paresia ou plegia nos membros superiores e inferiores.

O enfermeiro deve intensificar a avaliação e a prevenção da trombose venosa profunda (TVP) e da úlcera por pressão, que têm seus riscos aumentados durante o uso de sedação, analgesia e bloqueador neuromuscular.

Eliminação intestinal

A prevenção da constipação intestinal é importante para evitar aumento da PIC durante a manobra de Valsalva. A manobra de Valsalva causa aumento da pressão intra-abdominal e aumento na pressão intratorácica, que leva a uma diminuição no retorno venoso pelas veias jugulares e elevação da PIC. O aumento da ingestão de fibras na dieta, a hidratação e, se for possível, a deambulação são medidas preventivas para a constipação intestinal. Quando necessário, o uso de emolientes fecais é mais indicado do que os laxantes, embora ambos possam desencadear a manobra de Valsalva.

Monitorização de crises convulsivas

As crises convulsivas aumentam a taxa metabólica cerebral e o FSC, como também causam hipóxia e hipercapnia, aumentando a PIC. No paciente com HIC, a prevenção da crise convulsiva é importante na prevenção de adicional lesão secundária.

A fenitoína e a carbamazepina são as drogas utilizadas, principalmente na primeira semana de internação, na prevenção de convulsões pós-traumáticas precoces em pacientes de alto risco (ECGI < 10, presença de hematomas epidural, subdural e intraparenquimatoso, afundamento de crânio, contusão cortical, ferimentos penetrantes de crânio e convulsões nas primeiras 24 horas da lesão).

Na presença de crise convulsiva, o diazepam é a droga de escolha para o tratamento. Os cuidados de enfermagem na administração e avaliação do paciente com crise convulsiva são os mesmos discutidos no Capítulo 25.

Na presença da monitorização contínua do EEG, o enfermeiro deve ser treinado e apto para reconhecer no monitor os traçados de convulsões subclínicas.

Administração de manitol

O manitol é uma droga utilizada para diminuir a PIC após sua elevação anormal. É uma solução cristaloide hipertônica com a finalidade de diminuir o edema ou inchaço cerebral. A administração do manitol a 20% deve ser de forma intermitente e não contínua. É administrado por via intravenosa durante um período de 10 a 15 minutos, em doses de 0,25 g a 1,5 g/kg. O seu efeito osmótico tem início de 15 a 30 minutos após a sua infusão e dura aproximadamente 6 horas.

A sua excreção é renal e a osmolalidade sérica deve ser mantida entre 310 e 320 mOsm/L, pois osmolalidades maiores podem causar necrose tubular aguda e, consequentemente, insuficiência renal aguda. A osmolalidade plasmática deve ser medida de 6 a 12 horas, conforme a administração do manitol.

O efeito diurético do manitol pode causar hipovolemia e hipotensão arterial, com repercussões na PPC e na PIC, se o débito urinário não for reposto. As intervenções de enfermagem incluem: o controle da diurese, da pressão venosa central (PVC) antes e após a infusão de manitol, do balanço hídrico, da pressão arterial, da PPC e da PIC. Antes da administração do manitol, a medida da PVC deve ser realizada, pois, em situações de valores normais ou baixos da PVC, o médico deve ser avisado. Após o término da infusão do manitol, o débito urinário deve ser reposto por um volume igual de soro fisiológico a 0,9%, com a finalidade de manter normovolemia. Além disso, há perda de eletrólitos como potássio, magnésio e fosfato.

Coma induzido por barbitúricos

As recomendações atuais são de que o uso de barbitúricos, em particular do tiopental, seja considerado no tratamento da hipertensão intracraniana refratária a todas as outras terapias. O tiopental reduz a taxa metabólica cerebral, diminuindo o consumo de O_2 e, assim, o fluxo sanguíneo cerebral e a PIC. É uma droga com potente ação anticonvulsivante e depressora respiratória, sendo necessária a ventilação mecânica.

Antes do início da administração do barbitúrico é importante que o paciente receba monitorização eletroencefalográfica contínua, com a finalidade de registrar a atividade eletrocortical espontânea basal, como também, durante a infusão da droga, avaliar os períodos de surto-supressão. A dose de ataque é de 5 a 10 mg/kg em 30 minutos, e a dose de manutenção, 1 a 4 mg/kg/hora. O tempo de permanência da terapia é cerca de 72 horas. Durante o coma barbitúrico a realização do exame neurológico fica prejudicada, porém a avaliação pupilar deve ser realizada.

O enfermeiro deve avaliar cuidadosamente a pressão arterial durante o início e manutenção da droga. Uma das principais complicações do tiopental é a hipotensão arterial, com redução da PPC e aumento da PIC. Drogas vasoativas, como noradrenalina ou dopamina, podem ser necessárias para corrigir a hipotensão induzida pelo barbitúrico. Outras complicações podem ocorrer, como: TVP, embolia pulmonar, úlceras por pressão, pneumonia, infecções e íleo adinâmico. A propedêutica do sistema gastrintestinal deve ser realizada cuidadosamente após o início da terapia barbitúrica. Na diminuição ou na ausência dos ruídos hidroaéreos, o paciente pode apresentar náuseas e vômitos. Dieta enteral fracionada e administrada por bomba de infusão pode ser uma alternativa na presença de ruídos hidroaéreos diminuídos. Na ausência de ruídos hidroaéreos, a nutrição parenteral pode ser uma alternativa.

Os barbitúricos são lipofílicos e acumulam-se no tecido adiposo. Quando é interrompida a sua infusão, pode levar dias para que se tenha uma clara avaliação do nível de consciência do paciente.

Hipotermia

O efeito neuroprotetor é a principal indicação da hipotermia, principalmente em pacientes com HIC refratária por TCE ou AVC isquêmico extenso. A hipotermia reduz a taxa metabólica, o FSC, o volume sanguíneo cerebral e a PIC. A indução da hipotermia pode ser realizada por manta térmica, compressas geladas, lavagem gástrica com soro fisiológico 0,9% gelado ou por dispositivos intravasculares que resfriem o corpo pela circulação de soro fisiológico a 0,9% frio. A utilização de hipotermia é recomendada pela literatura, quando mantida a temperatura central ou cerebral de 32°C a 34°C (hipotermia moderada).

Durante a hipotermia o enfermeiro deve avaliar as diversas complicações da terapia, como: alterações hemodinâmicas (queda do débito cardíaco, arritmias cardíacas, bradicardia), infecções (principalmente pneumonias), distúrbios de coagulação (plaquetopenia, aumento nos valores do TTPa), distúrbios hidroeletrolíticos (hipocalemia, diabetes insípido), hiperglicemia, aumento no nível sérico da amilase e creatinina. O enfermeiro deve estar atento às condições da pele do paciente, com avaliação da perfusão periférica e na prevenção de úlceras por pressão.

O grande problema da hipotermia é o reaquecimento do paciente. Caso a temperatura não suba gradativamente, há risco de ocorrer HIC grave (rebote do edema cerebral). A literatura recomenda 1°C a cada 8 a 12 horas ou 1°C a cada 24 horas. O controle da temperatura deve ser rigorosamente realizado pela equipe de enfermagem.

O enfermeiro deve avaliar a presença de tremores, situação que aumenta a PIC. O paciente deve estar sedado profundamente (Ramsay = 6 ou SAS = 1), em coma barbitúrico ou em uso de bloqueio neuromuscular, durante a hipotermia.

Envolvimento da família

A família deve ser estimulada a envolver-se no cuidado de pacientes com HIC. A presença de vozes familiares conjuntamente com o toque no paciente causa diminuição na PIC.

■ INTERVENÇÕES DE ENFERMAGEM NA MONITORIZAÇÃO NEUROLÓGICA

Monitorização da PIC

O enfermeiro é responsável pela instalação da monitorização e verificação da PIC. O Quadro 8.1 apresenta a técnica de mensuração da PIC pelo método de transdutor de pressão e sistema preenchido por líquido (soro fisiológico).[3,8-10]

Durante a monitorização da PIC, o enfermeiro deve avaliar os valores e os traçados obtidos, principalmente durante as intervenções de enfermagem e a terapêutica médica. A seguir são descritas as principais intervenções do enfermeiro no paciente com monitorização da PIC:

- posicionar paciente com cabeceira elevada à 30° mantendo alinhamento mento-esternal;
- estabelecer o ponto de referência para mensuração da PIC: meato acústico externo (MAE/trágus da orelha) ou canto externo do olho;

Quadro 8.1 Verificação da PIC com sistema de transdutor de pressão e preenchido por líquido (soro fisiológico).

Cuidados de enfermagem	Justificativa
Higienizar as mãos e calçar luvas de procedimento	Diminui risco de infecção e proteção individual do profissional
Posicionar o paciente em decúbito dorsal horizontal à 30°	Elimina efeitos do mau posicionamento sobre a PIC
Acoplar o módulo de pressão invasiva no monitor	Integra o sistema de DVE ao monitor para mensuração contínua da PIC
Conectar o cabo de pressão invasiva ao módulo	
Retire a luva de procedimento, coloque a máscara, gorro e calce a luva estéril	Diminui o risco de infecção relacionada à DVE
Conecte o frasco 100 mL de SF 0,9% ao equipo de transdução	Permite o correto funcionamento do sistema de transdução
Preencha o equipo eliminando bolhas de ar	Fornece leituras fidedignas
Conecta o equipo de transdução à saída para monitorização da PIC na DVE	
Alinhar o transdutor de pressão com meato acústico externo (MAE) utilizando uma régua de nível ou *laser*	Permite alinhamento do dispositivo com o forame de Monro
Calibrar o sistema, fechando o dânula para o paciente e abrindo ao ambiente, realize um *flush* de soro fisiológico enquanto pressiona a tecla zero no monitor. Observar a registro do 0 (zero) no monitor, retornando a dânula na posição inicial.	Permite registro acurado do PIC
Manter a dânula da DVE na posição somente monitorização, observar por alguns minutos o valor e a curva obtida e registrar no prontuário	Representa o valor real da PIC

Adaptado: AANN Clinical Practice Guidelines Series: Care of the patient undergoing intracranial pressure monitoring/external ventricular drainage or lumbar drainage. Disponível em: http://www.aann.org/pubs/content/guidelines.html

- Calibrar o transdutor ao menos uma vez por plantão e sempre que houver desconexão do cateter com o monitor. A calibração deve ser realizada com o fechamento da via da dânula para o paciente e abertura ao ambiente, permitindo a calibração com a pressão atmosférica;
- Calcular e anotar o valor da PPC (PPC = PAM – PIC), juntamente com o valor da PIC, de 1/1 hora e quando ocorrer alterações; (PIC < 20 mmHg e PPC entre 60 e 70 mmHg);
- Avaliar e interpretar o traçado das ondas da PIC, e avisar o médico na presença de ondas patológicas;
- Avisar o médico quando o valor da PIC for maior ou igual a 15 mmHg;
- Avaliar as intervenções de enfermagem que elevam a PIC (aspiração traqueal, banho, mudança de decúbito, curativos, enemas), bem como o retorno dos valores da PIC antes do início dos cuidados;
- Anotar no registro da PIC os momentos em que foram realizados procedimentos que provocaram seu aumento, para que fique claro que o aumento da PIC foi provocado e não espontâneo;
- Avaliar os fatores que possam aumentar a PIC, como: obstrução das vias aéreas, hipóxia, hipercapnia, hipotensão arterial, hipertermia, PEEP, posicionamento da cabeça, posicionamento do paciente, diminuição da elevação da cabeceira da cama, posturas de decorticação e descerebração, crises convulsivas, distensão abdominal, distensão da bexiga, dor, ansiedade, medo, etc.;
- Avaliar e monitorizar os valores da medida da PIC após tratamento médico, como: manitol, sedação, bloqueio neuromuscular, hipotermia, hiperventilação, etc.;
- Registrar a cada hora a altura da câmara de gotejamento da DVE, conferir a unidade de medida da prescrição médica (mmHg ou cmH$_2$0);
- Monitorizar a PIC mantendo a dânula aberta para o transdutor e fechada para drenagem do LCR. O sistema de DVE deve ser fechado, durante a monitorização da PIC. Após a medida da PIC, a DVE deve ser aberta, conforme a prescrição médica;
- Esvaziar ou trocar a bolsa coletora da DVE, quando atingir 2/3 de sua capacidade.

Quando o paciente é mantido em monitorização da PIC, o enfermeiro deve ficar alerta a problemas que possam estar associados aos sistemas de monitorização e que causam medidas incorretas na PIC. O enfermeiro deve avaliar a acurácia do sistema de monitorização, principalmente quando o monitor indicar uma alteração no valor da PIC.

Os problemas que podem ocorrer durante a monitorização da PIC são: falsa leitura de elevação da PIC, falsa leitura de diminuição da PIC e ausência de curva da PIC.

- **Falsa leitura com elevação da PIC pode ser devido a:** transdutor de pressão muito baixo em relação ao meato auditivo externo; transdutor calibrado de modo incorreto; sistema de monitorização calibrado de modo incorreto; presença de ar ou bolhas de ar no sistema de monitorização.
- **Falsa leitura com diminuição da PIC pode ser devido a:** presença de bolhas de ar entre o transdutor de pressão e o líquido cefalorraquidiano; transdutor de pressão muito alto em relação ao meato auditivo externo; transdutor calibrado de modo incorreto; sistema de monitorização calibrado de modo incorreto; colapso dos ventrículos ao redor do cateter; presença de rinorreia ou otorreia; extravasamento de líquido ao redor das conexões; deslocamento do cateter de dentro do ventrículo para o cérebro.
- **Ausência de curva da PIC pode ser devido a:** monitor desligado; ajuste incorreto de ganho da pressão no monitor; cateter de fibra óptica curvo ou quebrado; transdutor de pressão conectado de modo incorreto; obstrução do cateter por sangue ou detritos; presença de ar entre o cateter e o transdutor de pressão; paciente apresentando ondas em platô ou ondas A.

A infecção é uma das principais complicações encontradas em pacientes submetidos a monitorização da PIC. As intervenções de enfermagem para diminuir o risco de infecção são descritas a seguir:

- Utilizar técnica asséptica durante a inserção do sistema de monitorização da PIC;
- Manter curativo oclusivo e limpo ao redor da inserção do cateter de PIC;
- Trocar o curativo a cada 24 horas, utilizando SF 0,9% e solução antisséptica (clorexidina);
- Monitorizar no local de inserção do cateter sinais de infecção ou de drenagem de liquor;
- Avaliar a fixação do cateter no couro cabeludo e avisar ao médico a presença de afrouxamento ou pontos soltos;
- Inspecionar todas as conexões do sistema, mantendo a integridade e a esterilidade do sistema.

Cuidados de enfermagem com a monitorização da PIC e derivação ventricular externa

Os cuidados com a monitorização da PIC, com sistema preenchido com soro fisiológico e transdutor de pressão, e derivação ventricular externa (DVE) são apresentados no Quadro 8.2.

Monitorização da oximetria do bulbo de jugular

Durante a monitorização da saturação venosa de oxigênio no bulbo da jugular (SjO$_2$), o enfermeiro deve avaliar o valor da SjO$_2$ conjuntamente com os valores da SpO$_2$, da PaCO$_2$, da PIC, da PPC, da PAM e da ECO$_2$.

Para a inserção do cateter, o paciente é colocado em posição supina e a cabeceira da cama pode ser mantida elevada (20° a 30°). A cabeça é levemente inclinada contralateralmente à veia a ser puncionada e mantida em posição neutra (alinhamento mento-esternal). O enfermeiro deve ajudar no

Quadro 8.2 Cuidados de enfermagem na monitorização da PIC e da DVE.

Cuidados de enfermagem	Justificativa
Posicionar paciente com cabeceira elevada à 30° mantendo alinhamento mento-esternal	Favorece a drenagem venosa encefálica pela veia jugular
Estabelecer o ponto de referência para mensuração da PIC: meato acústico externo (MAE/trágus da orelha) ou canto externo do olho	O estabelecimento do ponto de referência permite o alinhamento com o forame de Monro e adequado gradiente de pressão para drenagem da LCR quando indicado A padronização do ponto de referência permite medidas fidedignas em todo o período
Calibrar o transdutor ao menos uma vez por plantão e sempre que houver desconexão do cateter com o monitor. A calibração deve ser realizada com o fechamento da via da dânula para o paciente e abertura ao ambiente, permitindo a calibração com a pressão atmosférica	Permite leituras da PIC acuradas
Registrar os valores da pressão intracraniana (PIC) e pressão de perfusão cerebral (PPC) a cada hora. Comunicar a equipe médica valores excedentes ao esperado para altura prescrita	A drenagem do LCR é indicador da PIC A hiperdrenagem do LCR pode causar colapso ventricular, retração do cérebro e dos vasos subdurais levando à formação de hematoma subdural. A diminuição da drenagem pode levar à hipertensão intracraniana
Registrar a cada hora a altura da câmara de gotejamento da DVE, conferir a unidade de medida da prescrição médica (mmHg ou cmH$_2$0)	Garante valores reais da HIC e drenagem adequada, evitando efeitos adversos da hiperdrenagem ou hipodrenagem de LCR
Ao monitorizar a PIC, manter a dânula aberta para o transdutor e fechada para drenagem do LCR	Permite monitorização real dos valores e curvas da PIC
Esvaziar ou trocar a bolsa coletora quando atingir 2/3 de sua capacidade	O excesso de volume na bolsa coletora pode desalinhar o sistema levando a medidas não acuradas da PIC e alterações na drenagem do LCR

Adaptado: AANN Clinical Practice Guidelines Series: Care of the patient undergoing intracranial pressure monitoring/external ventricular drainage or lumbar drainage. Disponível em: http://www.aann.org/pubs/content/guidelines.html

posicionamento do paciente, como também avaliar aumentos na PIC durante essas manobras, durante o procedimento e informar ao médico. No caso de punção acidental da carótida, deve ser realizada compressão local de 10 a 15 minutos e observar formação de hematoma.

Após a passagem do cateter, o sistema de monitorização é preenchido com solução salina fisiológica e heparinizada (500 UI de heparina em 500 mL de soro fisiológico 0,9%), com fluxo de 3 a 5 mL/hora. Essa via deve ser mantida exclusivamente para a monitorização e coletas de amostra de sangue da SjO$_2$. O cateter não deve ser usado para administração de medicações ou infusão de líquidos. O correto posicionamento do cateter é determinado pelas radiografias de crânio e de pescoço.

As medidas da SjO$_2$, com o cateter de fibra óptica, devem ser registradas pelo enfermeiro a cada hora, nas alterações das medidas da PIC ou nas alterações do tratamento. No cateter comum, as medidas devem ser anotadas conforme é coletada a amostra de sangue para gasometria.

Cerca de 15% a 50% das medidas da SjO$_2$ podem ser falsas e estão relacionadas principalmente pelo mau posicionamento do cateter, movimento da cabeça do paciente durante as intervenções de enfermagem, coleta da amostra de sangue, calibração do monitor e obstrução do cateter. A seguir são discutidas as principais causas de alterações nas medidas da SjO$_2$ não relacionadas com a patologia do paciente:

- O deslocamento do cateter abaixo de 2 cm do bulbo causa uma mistura do sangue proveniente do cérebro com o sangue de origem extracraniana, resultando em aumento na SjO$_2$. Se confirmado o deslocamento do cateter pelas radiografias, ele deve ser retirado;
- Na coleta de amostras de sangue pelo cateter, o enfermeiro deve aspirar o sangue lentamente, numa velocidade inferior a 2 mL/min. A aspiração rápida de sangue pode levar a uma contaminação da amostra com sangue de origem extracraniana, com aumento nos valores da SjO$_2$;
- Durante os cuidados de enfermagem, como higiene corporal, higiene oral e mudança de decúbito, pode

ocorrer o deslocamento do cateter. Os movimentos com a cabeça do paciente devem ser realizados suavemente e mantendo a cabeça em posição neutra. O enfermeiro deve avaliar alterações na medida da SjO_2, como também avaliar a fixação do cateter na pele durante a realização do curativo;

- A verificação da calibração do monitor pode ser feita coletando uma amostra de sangue aspirada do cateter e comparar com o valor da SjO_2 obtido no monitor. A diferença não deve ser de mais de 4% e, se superior, o monitor precisa ser recalibrado. A verificação da leitura do oxímetro deve ser de 8 a 12 horas;
- A presença de baixa intensidade da luz no monitor pode indicar obstrução ou dano no cateter de fibra óptica. Aspirar pequena quantidade de sangue e observar retorno da intensidade de luz ao normal. Quando não é possível aspirar sangue, o médico deve ser avisado e o cateter deve ser removido ou trocado.

A infecção é uma das complicações encontradas em pacientes submetidos à monitorização da SjO_2. A limitação do tempo de permanência dos cateteres em 5 dias é um fator importante na diminuição da incidência da infecção. As intervenções de enfermagem visando diminuir o risco de infecção são:

- Utilizar técnica asséptica durante a inserção do sistema de monitorização da SjO_2;
- Manter curativo oclusivo e limpo ao redor da inserção do cateter da SjO_2;
- Trocar o curativo a cada 24 horas, utilizando SF 0,9% e solução antisséptica (PVPI ou clorexidina);
- Avaliar no local de inserção do cateter a presença de sinais flogísticos.

Outras monitorizações neurológicas

No *doppler* transcraniano (DTC) o enfermeiro da UTI deve monitorizar diariamente os valores obtidos para nortear os cuidados de enfermagem, especialmente em pacientes com vasoespasmo. O paciente deve ser posicionado adequadamente para realização do exame, geralmente decúbito dorsal. A agitação e a movimentação podem prejudicar a realização do DTC. O enfermeiro deve orientar o paciente sobre o procedimento e sua importância. Em pacientes agitados, o enfermeiro deve permanecer durante o procedimento.

O enfermeiro deve ser treinado para as características e padrões de ondas observadas no traçado do EEG. Ao analisar um traçado, o enfermeiro deve avaliar a amplitude, a latência e a frequência das ondas eletroencefalográficas. No traçado de EEG são observados padrões de ondas denominadas ondas delta, theta, alfa, beta, gama e mi. O enfermeiro deve monitorizar o traçado obtido a fim de detectar alterações eletroencefalográficas sugestivas de atividade cerebral epileptiforme, bem como relacioná-las às observações clínicas do paciente (nível de consciência e comportamento).

Os traçados também podem ser levados em consideração na titulação de drogas sedativas pelo enfermeiro na UTI.

Na monitorização com o índice bispectral (BIS), os cuidados de enfermagem incluem o preparo da pele para permitir adequada fixação dos eletrodos e troca diária dos eletrodos, garantindo mensurações acuradas e inspeção da pele diariamente para prevenção e detecção de lesões cutâneas. Os valores obtidos no monitor devem ser registrados e confrontados com a avaliação clínica. O manejo de pacientes sedados em UTI deve ser realizado pela aplicação de escalas validadas para avaliação do nível de sedação (RASS, SAS, Ramsay) e não deve ser substituído pela mensuração com o BIS, exceto em casos de pacientes em uso de bloqueadores neuromusculares, onde a avaliação clínica está comprometida.

A mensuração da oximetria tissular cerebral ($PbtO_2$) é realizada por meio do cateter conectado a um monitor. O cateter pode ser composto de um lúmen ou por três lumens que permite a mensuração da pressão intracraniana, da temperatura e da oximetria cerebral. A estabilização e acurácia das medidas se dão geralmente em 2 horas após a sua instalação. O sistema deve ser calibrado antes do uso, e os valores obtidos são confiáveis e acurados entre 7 e 10 dias após sua inserção. Os cuidados de enfermagem incluem o curativo de inserção com técnica asséptica, avaliação da integridade do cateter diariamente evitando tensões, dobraduras ou quebra do cateter com as mobilizações. Os dados devem ser interpretados e condutas estabelecidas como ajuste de parâmetros de ventilação mecânica e pressão arterial.

Os cuidados de enfermagem com o paciente em microdiálise cerebral (MD) são: providenciar materiais para inserção do cateter e auxiliar na sua instalação; preparar o paciente para tomografia de crânio após a inserção do cateter; aplicar curativo estéril na inserção do cateter de MD cerebral; calibrar o analisador com as soluções padronizadas; verificar a presença do sinal verde no painel da bomba de seringa; registrar a cada hora a velocidade de infusão da solução de perfusão (0,3 L/min); avaliar integridade do cateter nas mobilizações do paciente e obter amostra do microfrasco e colocar no analisador portátil com os reagentes.

■ CONSIDERAÇÕES FINAIS

Os cuidados de enfermagem podem desencadear aumentos na PIC; considerações quanto ao manuseio adequado do paciente com HIC são necessárias. A maneira como esses cuidados são realizados pode prevenir alterações excessivas na PIC e na PPC, podendo, dessa forma, ter um impacto significativo na recuperação dos pacientes com hipertensão intracraniana, principalmente causada por trauma cranioencefálico grave.

A monitorização neurológica multimodal fornece dados para o raciocínio clínico da equipe multiprofissional. O enfermeiro deve conhecer as tecnologias e suas implicações no cuidado de enfermagem e na resposta ao tratamento médico, fornecendo uma assistência segura e proporcionando melhores resultados ao paciente.

■ REFERÊNCIAS CONSULTADAS

1. March KS, Hickey, JV. Intracranial hypertension: theory and management of increased intracranial pressure. In: Hickey JV. The clinical practice of neurological and neurosurgical nursing. 7.ed. Philadelphia: Lippincott Williams & Wilkins, 2014. p.266-99.
2. Bader MK, Littlejohns LR, March K. Brain tissue oxygen monitoring in severe brain injury, implications for critical care teams and case study. Crit Care Nurs. 2003 Aug;23(4):29-38, 40-2.
3. McNett M, Koren J. Blood pressure management controversies in neurocritical care. Crit Care Nurs Clin N Am. 2016;28(1):9-19.
4. Robinson JD. Management of refractory intracranial pressure. Crit Care Nurs Clin N Am. 2016;28(1):67-75.
5. Young B, Kalanuria A, Kumar M, Burke K, Balu R, Amendolia O, et al. Cerebral Microdialysis. Crit Care Nurs Clin North Am. 2016;28(1):109-24.
6. Hylkema C. Optic nerve sheath diameter ultrasound and the diagnosis of increased intracranial pressure. Crit Care Nurs Clin N Am. 2016;28(1):95-9.
7. Livesay SL. The bedside nurse the foundation of multimodal neuromonitoring. Crit Care Nurs Clin N Am. 2016;28(1):1-8.
8. Heck C. Invasive neuromonitoring. Crit Care Nurs Clin N Am. 2016;28(1):77-86.
9. Wilson M, Penna AD. Targeted temperature modulation in the neuroscience patient. Crit Care Nurs Clin N Am. 2016;28(1):125-36.
10. LeJeune GM, Howard-Fain T. Nursing assessment and management of patients with head injuries. Dimens Crit Care Nurs. 2002;21(6):226-9.
11. Simmons BJ. Management of intracranial hemodynamics in the adult: a research analysis of head positionig and recomendations for clinical practice and future research. J Neurosci Nurs. 1997;29(1):44-9.
12. Kirkness CJ, Mitchell PH, Burr RL, March KS, Newell DW. Intracranial pressure waveform analysis: clinical and research implications. J Neurosci Nurs. 2000;32(5):271-7.
13. Davis AE, Gimenez A. Cognitive-behavioral in comatose patients following auditory sensory stimulation. J Neurosci Nurs. 2003;35(4):202-9.
14. Palmer J. Management of raised intracranial pressure in children. Intensive Crit Care Nurs. 2000;16(5):319-27.
15. Hepworth JT, Hendrickson SG, Lopez J. Time series analysis of physiological response during ICU visitation. West J Nurs Res. 1994;16(6):704-17.
16. Mayer S, Chong J. Critical care management of increased intracranial pressure. J Intensive Care Med. 2000;17:55-67.
17. Kidd KC, Criddle L. Using jugular venous catheters in patients with traumatic brain injury. Crit Care Nurs. 2001;21(6):16-22.
18. White H, Baker A. Continuous jugular venous oximetry in neurointensive care unit-a brief review. Can J Anesth. 2002;49(6):623-9.
19. Clay HD. Validity and reliability of the SjO2 catheter em neurologically impaired patients: a critical review of the literature. J Neurosci Nurs. 2000;32(4):194-203.
20. Macmillian CSA, Andrews PJD. Cerebrovenous oxygen saturation monitoring: pratical considerations and clinical relevance. Intensive Care Med. 2000;26:28-36.
21. LeJeune M, Howard-Fain T. Caring for patients with increased intracranial pressure. Nursing. 2002;32(11):1-5.
22. Josephson L. Management of increased intracranial pressure. Dimens Crit Care Nurs. 2004;23(5):194-207.
23. Winkelman C. Effect of backrest position on intracranial and cerebral perfusion pressures in traumatically brain-injured adults. Am J Crit Care. 2000;9(6):373-82.
24. Albano C, Comandante L, Nolan S. Innovations in the management of cerebral injury. Crit Care Nurs Q. 2005;28(2):135-49.
25. Ng I, Lim J, Wong HB. Effects of head posture on cerebral hemodynamics: its influences on intracranial pressure, cerebral perfusion pressure, and cerebral oxygenation. Neurosurgery. 2004;54(3):593-8.
26. Nolan S. Traumatic brain injury: a review. Crit Care Nurs Q. 2005;28(2):188–94.
27. McQuillan KA, Thurman PA. Traumatic Brain Injury. In: McQuillan KA, Makic MBF, Whalen E. Trauma nursing – from resuscitation through rehabilitation. St. Louis: Saunders Elsevier, 2009.
28. Stávale M. Hemodinâmica Encefálica na Hipertensão Intracraniana. In: Stávale M. Bases da Terapia Intensiva Neurológica – Fisiopatologia e Princípios Terapêuticos. 2.ed. São Paulo: Santos, 2011.
29. Him DH. Neuromonitoring in neurocritical care. Neurocrit Care. 2006;4:83-92.
30. Harris C. Neuromonitoring indication and utility in the intensive care unit. Crit Care Nurs. 2014;34:30-40.
31. Arbour R. Continuous nervous system monitoring, EEG, the bispectral index, and neuromuscular transmission. AACN Clinical Issues. 2003;14:186-207.
32. Prescuitti M, Schmidt JM, Alexander S. Neuromonitoring in intensive care: focus on microdialysis and its nursing implications. J Neurosci Nurs. 2009;41:131-9.
33. Alcântara TFDL, Marques IR. Avanços na monitorização neurológica intensiva: implicações para enfermagem. Rev Bras Enferm. 2009;62:894-900.
34. Arbour R. Intracranial hypertension: monitoring and nursing assessment. Crit Care Nurs. 2004;24:19-32.
35. Cavalheiro AM, Piovesan MCG, Moura Jr DF, Senna APR, Shiramizo SCPL, Ribas MR, et al. Hemorragia intracerebral espontânea: reflexão da monitoriza-

ção beira leito pela enfermagem. Rev Neurocienc. 2010;18:347-52.
36. AANN Clinical Practice Guidelines Series: Care of the patient undergoing intracranial pressure monitoring/external ventricular drainage or lumbar drainage. [Internet] [Acesso em 2016 sept 07]. Disponível em: http://www.aann.org/pubs/content/guidelines.html
37. Bader MK. Gizmos and gadgets for the neuroscience intensive care unit. J Neurosci Nurs. 2006; 38:24-260.
38. Cecil S, Chen PM, Callaway SE, Rowland SM, Adler DE, Chen JW. Traumatic brain injury: advanced multimodal monitoring from the theory to clinical practice. Crit Care Nurs. 2011;31:25-37.
39. Stevens WJ. Multimodal monitoring: head injury management using SjvO2 and Licox. J Neurosci Nurs. 2004;36:332-8.
40. Littlejohns LR, Bader MK, March K. Brain tissue oxygen in severe brain injury, I: research and usefulness in critical care. Crit Care Nurs. 2003;23:17-25.
41. Bader MK, Littlejohns LR, March K. Brain tissue oxygen in severe brain injury, II: implications for critical care teams and case study. Crit Care Nurs. 2003;23:29-44.

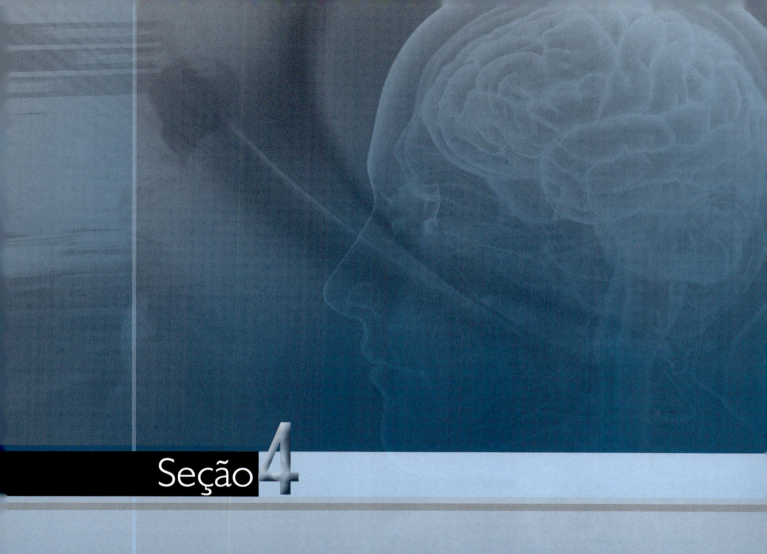

Seção 4

Tratamento Neurocirúrgico

capítulo 9

Manoel Jacobsen Teixeira
Leonardo Christiaan Welling
Eberval Gadelha Figueiredo

Acessos Neurocirúrgicos

■ ACESSOS INTRACRANIANOS

As primeiras aberturas do crânio foram as trepanações datadas de 10.000 a.C.[1] Consistiam da abertura de um orifício na calvária com fins terapêuticos ou para realizar rituais religiosos, mas ainda são utilizadas amplamente na prática neurocirúrgica. O termo craniotomia é reservado para as aberturas cirúrgicas amplas do crânio com o objetivo de acessar as meninges, o encéfalo, os nervos cranianos, os vasos intracranianos e tratar anormalidades presentes no interior da caixa craniana ou em seus envoltórios. Existem vários modos de se realizar as craniotomias. No passado utilizava-se o trépano de Hudson para confeccionar orifícios que eram unidos entre si com o auxílio de uma serra (serra de Gigli).[2] Atualmente utilizam-se brocas e trépanos autoestáticos e serras automáticas acionados eletricamente ou com gás para sua realização.

A dimensão e a localização das craniotomias variam de acordo com o objetivo, a estrutura intracraniana a ser acessada e a doença a ser tratada.

Neste capítulo descrevem-se os principais acessos utilizados contemporaneamente, assim como os cuidados pós-operatórios relevantes recomendados para tratar as lesões neurológicas mais comuns, ou seja:

Acessos supratentoriais

- Acesso pterional;
- Acesso subtemporal;
- Acesso fronto-órbito-zigomática;
- Acesso pré-temporal;
- Acesso bicoronal/bifrontal;
- Acesso endonasal.

Acessos infratentoriais

- Acesso suboccipital mediano e paramediano;
- Acesso retrosigmóideo;
- Acesso petroso
- Acesso supracerebelar e infratentorial

■ POSICIONAMENTO E EQUIPAMENTOS

O posicionamento do doente varia de acordo com a localização, a natureza da lesão a ser tratada e a preferência do cirurgião. Podem ocorrer complicações quando a posição do doente é inapropriada, especialmente quando as operações têm duração prolongada, de modo que lesões podem se instalar em pontos de pressão no corpo ou regiões de tração exagerada de nervos ou de distorções arteriais, venosas ou do tecido encefálico quando cuidados especiais não são adotados para facilitar os exercícios cirúrgicos e anestésicos.[3] Podem também ocorrer lesões da medula espinhal ou de raízes espinais e mesmo perda da visão devido a manipulações ou mau posicionamento da coluna vertebral (flexão exagerada) ou compressão dos globos oculares, respectivamente, em cirurgias realizadas nas vértebras cervicais ou no interior do canal raquidiano.[3] Embolia gasosa e hipotensão arterial e venosa podem ocorrem quando cirurgias são realizadas com o doente posicionado sentado ou semissentado.[3]

Trépanos, brocas, microscópio operatório, coagulador bipolar, aspirador ultrassônico, neuronavegador, equipamento de imagem intraoperatória e de microcirurgia, eletrofisiologia e estereotaxia são indispensáveis para se realizar neurocirurgias.

■ ACESSO PTERIONAL

O *pterion* corresponde à região da calota craniana onde ocorre a confluência dos ossos frontal, parietal, asa maior do esfenoide e região escamosa do osso temporal. O acesso pterional originalmente descrito como craniotomia fronto-têmporo-esfenoidal foi aperfeiçoado por Yasargil em 1975 e passou a ser um dos mais utilizados na atualidade,[4] pois propicia a exposição de todo o opérculo frontoparietal, fissura Silviana e cisternas anteriores da base do crânio, vasos importantes do polígono de Willis, regiões selar e suprasselar, nervos e quiasma ópticos, terceiro nervo craniano, lâmina *terminalis* e seio cavernoso.[5]

O paciente é mantido em decúbito dorsal e com o ombro apoiado na margem da mesa cirúrgica com o segmento cefálico fixado em uma cabeceira (*Mayfield*, *Sugita*) em plano superior ao átrio cardíaco direito para facilitar o retorno venoso. Os movimentos de posicionamento são: tração, elevação, deflexão, rotação e torção. Durante a tração, a cabeça é deslocada na direção do cirurgião e, durante a elevação, a região a ser operada é alocada acima do átrio direito. As fases de deflexão e de rotação dependem da doença a ser tratada. A torção aumenta o ângulo entre a cabeça e o pescoço e o ombro e aproxima lateralmente o cirurgião do campo operatório.

Fixada a cabeça, delineia-se com uma caneta a trajetória da incisão no couro cabeludo. Esta corresponde a uma linha arciforme que se inicia no bordo superior do arco zigomático, imediatamente anterior ao trágus e termina na linha media do crânio, respeitando, quando possível, a linha de implantação do cabelo (Figura 9.1). A seguir, realiza-se a incisão do couro cabeludo e a dissecação do músculo temporal de acordo com a técnica interfascial, de modo a preservar o ramo frontal do nervo facial (Figura 9.2). Subsequentemente, realiza-se a craniotomia com o auxílio de uma serra (serra de Gigli) ou de fresa (craniótomo) incluindo-se a região do *pterion* após a execução de um, dois, três ou quatro orifícios de trepanação (Figura 9.3). A seguir, remove-se a asa do osso esfenoide para melhorar a amplitude de visão do cirurgião em relação às estruturas profundas (Figura 9.4).[6]

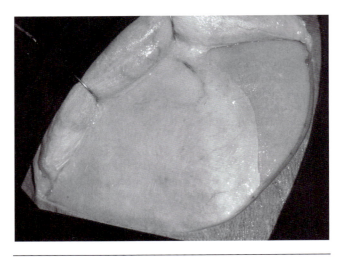

Figura 9.2 Rebatimento anterior do retalho cutâneo e exposição do músculo temporal.

Fonte: Manoel Jacobsen Teixeira, Leonardo Christiaan Welling e Eberval Gadelha Figueiredo.

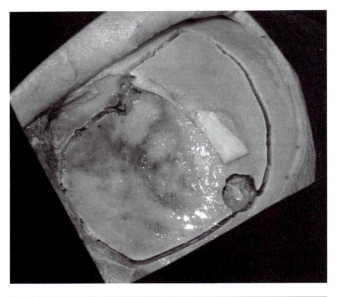

Figura 9.3 Orifícios de trepanação e osteotomia pterional esquerda.

Fonte: Manoel Jacobsen Teixeira, Leonardo Christiaan Welling e Eberval Gadelha Figueiredo.

ACESSO FRONTO-ÓRBITO-ZIGOMÁTICO

O acesso fronto-órbito-zigomático foi descrito por Frazier e MacArthur em 1912.[7] A execução do procedimento varia de acordo com a localização da doença a ser tratada (mais profunda, mais orbitária ou mais infratemporal), de modo a possibilitar a maior área de trabalho com a menor retração possível do parênquima encefálico. Esse acesso possibilita melhor exposição das estruturas da base do crâ-

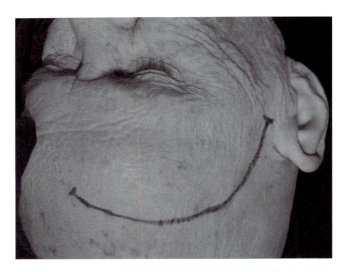

Figura 9.1 Delineação da incisão cutânea para realizar-se a craniotomia pterional.

Fonte: Manoel Jacobsen Teixeira, Leonardo Christiaan Welling e Eberval Gadelha Figueiredo.

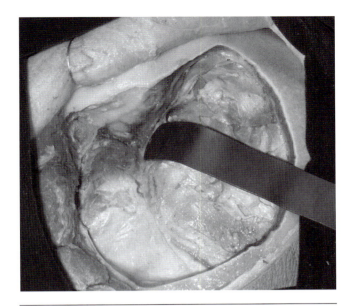

Figura 9.4 Exposição da dura-máter e remoção da asa do esfenoide.

Fonte: Manoel Jacobsen Teixeira, Leonardo Christiaan Welling e Eberval Gadelha Figueiredo.

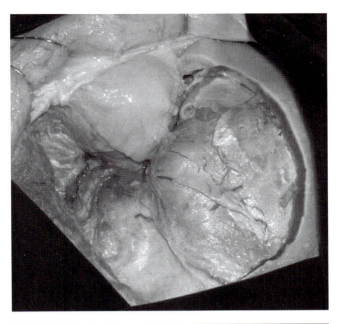

Figura 9.5 Remoção do rebordo e parede lateral da órbita durante a osteotomia órbito-zigomática.

Fonte: Manoel Jacobsen Teixeira, Leonardo Christiaan Welling e Eberval Gadelha Figueiredo.

nio com menor retração que a pterional clássica e é utilizada para expor as lesões localizadas nas fossas cranianas anterior, média, infratemporal e pterigopalatina, segmento superior da fossa posterior, ápice petroso e incisura da tenda.

A incisão no couro cabeludo assemelha-se à do acesso pterional, mas pode estender-se além da linha média para ampliar o espaço da osteotomia. A osteotomia deve incluir o teto da órbita (Figura 9.5).

A remoção do arco zigomático facilita o acesso das lesões localizadas na fossa média, pois disponibiliza mais espaço devido à osteotomia da órbita e à mobilização anterior do músculo temporal.[8]

■ ACESSO SUBTEMPORAL

Consiste da abertura do crânio através do osso escamoso do osso temporal para criar um corredor cirúrgico ventralmente ao lobo temporal para acessar lesões localizadas na região da incisura da tenda do cerebelo e ao longo do mesencéfalo, incluindo os cavernomas mesencefálicos, os aneurismas do topo da artéria basilar e a artéria cerebral posterior (segmentos P2A e P2B).[9]

O paciente dever ser acomodado em decúbito lateral com o arco zigomático alocado no ponto mais elevado do campo operatório e fixado com um pino da cabeceira aplicado na protuberância frontal ipsilateral do lado a ser operado e com os dois pinos pares aplicados rostralmente à orelha contralateral. A incisão deve iniciar-se no zigoma anteriormente ao pavilhão auricular, estender-se superiormente até a linha temporal, seguindo-a até curvar-se inferior e posteriormente à mastoide, e o retalho cutâneo deve ser rebatido caudalmente, evitando-se o pavilhão auricular. A craniotomia deve incluir o osso escamoso e tangenciar a base da fossa média. Há risco de lesão e trombose venosa e, consequentemente, de infarto encefálico decorrentes da retração do lobo temporal.[10]

■ ACESSO PRÉ-TEMPORAL

É variante do acesso pterional descrito por Yasargil. Possibilita a exposição do lobo temporal, da fossa média e das regiões interpeduncular, petroclival superior, selar, suprasselar e anterior da incisura tentorial. Combina as vantagens do acesso pterional e subtemporal quanto às vias transilviana, subfrontal e temporopolar em relação à retração posterior do lobo temporal.[11] A osteotomia ampliada proporciona maior avanço anterior na base e no polo temporal; a via temporopolar possibilita visibilizar anterior e lateralmente as estruturas compreendidas na região anterior da incisura tentorial, e a via subtemporal, a visibilização lateral dessas estruturas. A inclusão da osteotomia zigomática ao acesso pré-temporal melhora significativamente a exposição do assoalho da fossa média.[11]

■ ACESSO BIFRONTAL OU BICORONAL

A fossa craniana anterior aloca inúmeras lesões, especialmente os tumores (por exemplo, os meningiomas da goteira olfatória) e os aneurismas do complexo comunicante anterior.

A craniotomia bifrontal ou bicoronal possibilita expor ambos os polos frontais, o teto da órbita, a fissura inter-hemisférica e o assoalho craniano anterior e o acesso a lesões do lobo frontal e do assoalho craniano anterior, evitando-se a retração cerebral excessiva.[12]

O paciente deve ser posicionado na posição neutra e com a cabeça defletida de aproximadamente 15 graus ou mais, quando necessário. Os orifícios fundamentais da trepanação devem ser alocados junto à linha média e à sutura coronária, e os demais, no *keyhole* e nas adjacências do seio frontal. O retalho cutâneo deve ser amplo, assim como o descolamento tecidual.

■ ACESSO ENDONASAL

Em 1962, Hardy divulgou a via transesfenoidal no Canadá. Incluiu a orientação radiológica do ato operatório com o uso do microscópio cirúrgico e o conceito da ressecção seletiva dos tumores hipofisários, preservando a glândula hipofisária normal. A partir de então, a microcirurgia transesfenoidal realizada pela via sublabial, seguida da dissecação unilateral ou bilateral do septo nasal ou a via endonasal com acesso através da narina, tornou-se a técnica de escolha para tratar a maioria das lesões cirúrgicas da região selar, ou seja, os tumores hipofisários restritos à região selar e as lesões suprasselares medianas.

A hipófise tem consistência firme e cor amarela e distingue-se do tecido tumoral que é acinzentado e amorfo. Deve-se tamponar a orofaringe e a faringe para se evitar a aspiração do sangue e das secreções.[13] Após a ressecção completa do tumor, a membrana aracnóidea costuma herniar para o interior do campo operatório.

A técnica microscópica está sendo progressivamente substituída pela neuroendoscópica, que é menos agressiva.[14]

■ ACESSO RETROSSIGMÓIDEO

A craniotomia suboccipital retromastóidea é a mais utilizada para acessar estruturas e lesões localizadas nas regiões do ângulo pontocerebelar, inferior do clivo e do forame magno, notadamente os schwannomas vestibulares e os meningiomas.

A craniotomia deve localizar-se posteriormente ao seio sigmoide e inferiormente ao seio transverso no plano compreendido entre a face posterior do osso temporal e a superfície anterior do cerebelo para possibilitar a exposição e, se necessário, a manipulação das estruturas neurovasculares do ângulo pontocerebelar, ou seja, dos IV ao XII nervos cranianos e os segmentos das artérias cerebelares e vertebrais a eles relacionados.

O paciente pode manter-se semissentado ou nas posições de *park-bench* ou decúbito dorsal oblíquo.[15] Os movimentos para posicionar o doente semissentado são elevação, flexão e rotação da cabeça para o lado homolateral à lesão, de modo que a superfície posterior da região petrosa do osso temporal torne-se paralela à linha de visão do cirurgião. A cabeça e o pescoço devem ser fletidos até o limite possível, sendo aconselhável o uso de sondas aramadas de intubação.

A flexão excessiva da cabeça é limitada pela laringe. A veia jugular interna não deve ser comprimida pela mandíbula, pois a estase venosa aumenta a pressão intracraniana e agrava o sangramento, e a compressão prolongada da laringe causa edema e limitação da permeabilidade das vias aéreas. Deve-se monitorizar a formação de bolhas de ar e a embolia gasosa com um aparelho de *doppler* com seu cabeçote aplicado sobre a região do átrio direito ou da veia cava superior quando o doente adotar a posição semissentada.[3]

A craniotomia deve ser iniciada com um orifício de trépano alocado imediatamente inferior e posteriormente ao astério. Trepanações adicionais podem ser realizadas de acordo com as necessidades. A seguir, deve-se realizar pequena craniotomia respeitando-se a projeção externa do seio transverso, localizado superiormente (linha de união do *inion* à sutura parieto mastóidea), e do sigmóideo, localizado lateralmente (linha vertical que cruza a extremidade da mastoide). A craniotomia não deve estender-se lateralmente à sutura occipito-mastóidea devido ao risco de lesão das veias emissárias que se dirigem ao seio sigmoide e lesão sinusal ao serem tracionadas pelo craniótomo. Remoção óssea adicional pode ser realizada após o descolamento dural e coagulação das veias emissárias, medida que previne a embolia gasosa.[15] As células mastóideas expostas durante o procedimento devem ser obliteradas com cera de osso para minimizar o risco de fístula liquórica pós-operatória. O acesso às lesões da região é realizado através do corredor formado pela face petrosa do cerebelo medialmente, face posterior da pirâmide petrosa lateralmente, tentório rostralmente e o forame magno caudalmente.

■ ACESSOS SUBOCCIPITAIS MEDIANO E PARAMEDIANO

Os acessos suboccipitais mediano e paramediano são utilizados para tratar lesões localizadas na fossa posterior, especialmente as da linha média, dos hemisférios cerebelares, da região da pineal e das proximidades do quarto ventrículo. O doente deve ser posicionado na posição de "Concorde", em decúbito lateral ou semissentado. Os pinos devem ser fixados no plano da linha temporal superior e a cabeça deve manter-se bem fletida e com a maior distração possível. A incisão deve iniciar-se no *inion* e estender-se pela linha média distalmente. A extensão inferior depende da craniotomia. Deve-se adotar cuidado especial para com a artéria vertebral e os plexos venosos adjcentes.[16]

A dura-máter dever ser aberta com a conformação em V ou Y com base pediculada voltada para o seio transverso (Figuras 9.6 e 9.7).

■ ACESSO PETROSO

O manejo cirúrgico das lesões que se originam da região petroclival, incluindo-se os tumores petroclivais, ou seja, aqueles originados nos dois terços superiores do *clivus*, na junção petroclival e medialmente ao nervo trigêmeo. É

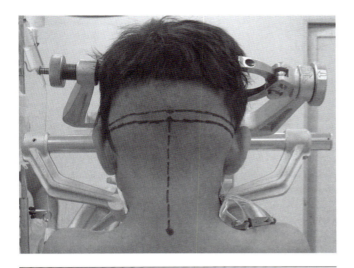

Figura 9.6 Posicionamento do doente e delineação da craniotomia suboccipital.
Fonte: Manoel Jacobsen Teixeira, Leonardo Christiaan Welling e Eberval Gadelha Figueiredo.

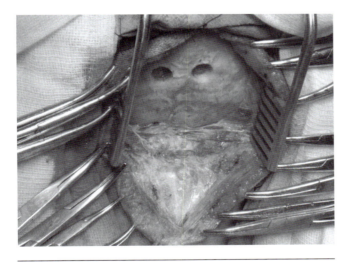

Figura 9.7 Exposição da escama do osso occipital.
Fonte: Manoel Jacobsen Teixeira, Leonardo Christiaan Welling e Eberval Gadelha Figueiredo.

difícil, devido à presença regional de várias estruturas neurovasculares profundas. O acesso pode ser pelas vias pré-sigmóidea retrolabiríntica ou pré-sigmóidea translabiríntica ou através de petrosectomia total.[17,18]

Acesso sigmóideo retrolabiríntico

Estando o doente em decúbito dorsal com a cabeça rodada contralateralmente, deve-se realizar incisão semicircular na região temporal com 4 cm de comprimento rostralmente ao arco zigomático, estendendo-se 3 cm posteriormente à orelha. O osso cortical da mastoide é desbastado com uma broca para expor o antro e o tegmento mastóideo e identificar o bloco labiríntico e o canal do facial. São realizadas a seguir duas trepanações, acima e abaixo do seio sigmoide, para, com o auxílio do craniótomo, expor as fossas média e posterior e os seios sigmóideo, transverso e petroso superior. Esse acesso é o mais adequado quando a audição está preservada.[17,18]

Acesso sigmóideo translabiríntico

Segue os mesmos preceitos do retrolabiríntico com a inclusão dos canais semicirculares. É reservado para doentes que apresentam acentuado déficit auditivo. Proporciona ganho de 1,5 a 2 cm de exposição, o que o torna útil em casos de lesões que cruzam a linha média.[17,18]

Petrosectomia total

É acesso pré-sigmóideo em que se removem a cóclea e os canais semicirculares e expõem-se o nervo facial e todo o segmento petroso da artéria carótida. É indicada quando as lesões são extensas e cruzam a linha média. Geralmente causa paralisia facial que melhora parcialmente quatro a cinco meses após a cirurgia.[17,18]

■ ACESSO INFRATENTORIAL E SUPRACEREBELAR

É via útil para tratar lesões da região da pineal quando seu maior contingente é infratentorial. O doente deve ser posicionado em decúbito ventral ou em posição semissentada. Os cuidados a serem adotados em caso da posição semissentada são os mesmos do acesso retrossigmóideo. Deve-se realizar incisão retilínea na linha média iniciada 2 cm rostralmente ao *inion* e dirigida caudalmente até alcançar o processo espinhoso da segunda vértebra cervical (Figura 9.6). A seguir, deve-se descolar lateralmente a musculatura para expor a escama do osso occipital (Figura 9.7) **e** realizar a osteotomia para expor a margem inferior do seio transverso (Figura 9.8); não é obrigatória a abertura do forame magno ou a remoção do arco posterior de C1.[19] A dura-máter deve ser aberta em forma de Y e as veias vermianas superiores devem ser coaguladas e cortadas com microtesouras para proporcionar a descida lenta do cerebelo e criar-se o corredor cirúrgico para acessar a região da pineal.

■ COMPLICAÇÕES DAS CRANIOTOMIAS

Há complicações inerentes às craniotomias, independentemente da doença tratada. Entre as mais comuns, incluem-se os hematomas nos locais da remoção óssea, as infecções dos retalhos ósseo e cutâneo-muscular, a absorção óssea e as fístulas liquóricas. Para evitar o sangramento, deve-se ancorar a dura-máter nas margens da craniotomia, e para prevenir infecções, deve-se realizar a assepsia e antissepsia rigorosamente[3] e administrar antibioticoprofilaxia logo antes do início, durante e, pelo menos, até 24 horas do término da operação.

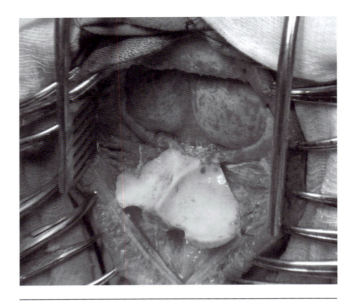

Figura 9.8 Craniotomia da fossa posterior.
Fonte: Manoel Jacobsen Teixeira, Leonardo Christiaan Welling e Eberval Gadelha Figueiredo.

■ ACESSOS À COLUNA VERTEBRAL

Acesso microcirúrgico da coluna vertebral por via posterior

A remoção dos discos intravertebrais lombares usualmente é realizada sob anestesia geral com o doente na posição prona; alguns autores preferem manter o doente em decúbito lateral. Quando se adota a posição prona, deve-se apoiar as espinhas ilíacas em coxins para se evitar o aumento das pressões intratorácica e intra-abdominal, a congestão venosa e o sangramento epidural.[20]

O local a ser operado deve ser identificado com intensificador de imagens. A incisão da pele e do tecido celular subcutâneo deve ser realizada na linha média sobre as apófises espinhosas ou na linha paramediana até alcançar a fáscia lombar. A seguir, deve-se descolar a musculatura paravertebral dos processos espinhosos, as lâminas e a região medial das facetas articulares com o auxílio do eletrocautério ou do dissector subperiosteal e manter o campo operatório exposto com o auxílio de um afastador autoestático de profundidade. Após a dissecção das lâminas, dos espaços interlaminares, interespinais e dos segmentos mediais das facetas articulares, remove-se a extremidade inferior da lâmina superior e expõe-se o ligamento amarelo que deve ser removido para expor a gordura epidural, o saco dural e as raízes nervosas. Com o auxílio do microscópio cirúrgico pode-se remover fragmentos discais, cistos sinoviais ou tumores, ou realizar foraminotomia para liberar compressões radiculares ou a dura-máter para remover cistos ou tumores intradurais. Alguns autores aplicam fragmento de gordura sobre a raiz para prevenir aderências. O fechamento é realizado com a aproximação dos planos da abertura.

A presença de fragmentos discais ou outras lesões residuais, dor, complicações infecciosas, fístula liquórica, déficits neurológicos sensitivos, neurovegetativos ou motores e instabilizada vertebral são as complicações mais comuns do procedimento.[20]

■ ACESSO MICROCIRÚRGICO PARA TRATAR HÉRNIA DISCAL CERVICAL E ARTRODESE CERVICAL PELA VIA ANTERIOR

A microdiscectomia e a artrodese cervical anterior são indicadas para tratar as distorções das raízes nervosas e da medula espinhal cervical decorrentes de doença degenerativa crônica ou traumática aguda dos discos intervertebrais e das vértebras, estenose do canal raquidiano e fraturas com instabilidade cervical. São contraindicações relativas da via anterior a compressão por doença predominantemente dorsal da medula espinhal, presença de traqueostomia alta (risco de infecção da ferida operatória) e a radioterapia da coluna cervical.[21]

Após a incisão (transversal ou longitudinal) incisa-se o músculo platisma e identifica-se o bordo medial do músculo esternocleidomastóideo, para, a seguir, realizar a dissecação romba do plano areolar entre os grandes vasos cervicais e o nervo vago lateralmente; o esôfago e a traqueia; o esôfago e os nervos recorrentes laríngeos mediamente e expor o músculo longo do pescoço, os corpos vertebrais e os discos intervertebrais. A seguir, aplicam-se parafusos para fixar distratores e afastar os corpos vertebrais axialmente, incisa-se o ligamento longitudinal anterior e realiza-se a discectomia; com o auxílio do microscópio, abre-se o ligamento longitudinal posterior e remove-se os fragmentos discais subligamentares. A seguir, fixa-se um enxerto ósseo autólogo (bloco ósseo retirado da crista ilíaca) ou heterólogo (gaiola contendo hidroxiapatita ou fragmentos ósseos). Terminada a remoção dos osteófitos ou discos, deve-se fixar placas e parafusos para estabilizar o enxerto ósseo ou a gaiola.

Após inspeção minuciosa e eliminação de sangramento para prevenir a formação de hematoma e de compressão traqueal com a consequente insuficiência ventilatória, deve-se alocar dreno no leito cirúrgico durante 48 horas. O fechamento deve ser realizado de acordo com os planos da abertura.

São complicações possíveis dessa operação desenvolvimento da fístula esofágica ou traqueal, lesão de vasos, rouquidão e, mais raramente, lesão de medula espinhal ou radicular.[22]

■ CONCLUSÃO

As trepanações e as mais variadas craniotomias e a abertura do canal raquidiano pelas vias anteriores ou posteriores possibilitam tratar com segurança a maioria das lesões encefálicas e raquimedulares de interesse neurocirúrgico.

■ REFERÊNCIAS BIBLIOGRÁFICAS

1. Stone JL, Miles ML. Skull trepanation among the early Indians of Canada and the United States. Neurosurgery. 1990;26:1015-20.

2. Brunori A, Bruni P, Greco R, Giuffré R, Chiappetta F. Celebrating de centennial (1894-1994): Leonardo Gigli and his wire saw. J Neurosurg. 1995;82:1086-90.
3. Jenkins A, Deutch H, Patel N, Post KD. Complication Avoidance in Neurosurgery. In Youmans Neurological Surgery. 5.ed. Philadelphia: Saunders, 2004. p.561-93.
4. Yasargil MG, Fox JL, Ray MW. The operative approach to aneurysms of the anterior communicating artery. In: Krayenbül H. Advances and technical standards in neurosurgery. Wien: Springer-Verlag, 1975. p.114-70.
5. Yasargil MG, Kasdaglis K, Jain KK, Weber H-P. Anatomical observations of the subarachnoid cisterns of the brain during surgery. J Neurosurg. 1976;44:298-302
6. Chaddad Neto F, Ribas GC, Oliveira E. A craniotomia pterional: descrição passo a passo. Arq Neuro-Psiquiatr. 2007;65(1):101-6.
7. Sekhar LN, Raso JL. Orbitozygomatic approach. In: Sekhar LN, Oliveira E. Cranial microsurgery: approaches and techniques. New York: Thieme, 1999. p.130-3.
8. Aziz KMA, Froelich SC, Cohen PL, Sanan A, Keller JT, van Loveren HR. The one-piece orbitozygomatic approach: the MacCarty burr hole and the inferior orbital fissure as keys to technique and application. Acta Neurochir (Wien). 2000;144:15-24.
9. Pitelli SD, Almeida GGM, Nakagawa EJ, Marchese AJT, Cabral ND. Basilar aneurysm surgery: the subtemporal approach with section of the zygomatic arch. Neurosurgery. 1986;18:125-8.
10. Sakata S, Fujii K, Matsushima T, Fujiwara S, Fukui M, Matsubara T, et al. Aneurysm of the posterior cerebral artery: report of eleven cases surgical approaches and procedures. Neurosurgery. 1993;32:163-8.
11. De Oliveira E, Tedeschi H. Pterional and pretemporal approaches. In: Sekhar LN, De Oliveira E. Cranial microsurgery approaches and techniques. New York: Thieme, 1999. p.124-9.
12. Sepehrnia A, Knopp U. Preservation of the olfactory tract in bifrontal craniotomy for various lesions of the anterior cranial fossa. Neurosurgery. 1999;44:113-7.
13. Hardy J. Transsphenoidal hypophysectomy. J Neurosurg. 1971;34:582–94.
14. Cappabianca P, Cavallo LM, de Divitiis E. Endoscopic endonasal transsphenoidal surgery. Neurosurgery. 2004;55:933–41.
15. Matthies C, Samii M. Management of vestibular schwannomas (acoustic neuromas): the value of neuro- physiology for evaluation and prediction of auditory func- tion in 420 cases. Neurosurgery. 1997;40:919–30.
16. de Oliveira E, Rhoton AL Jr, Peace DA. Microsurgical anatomy of the region of the foramen magnum. Surg Neurol. 1985;24:293–352.
17. Abdel Aziz KM, Sanan A, van Loveren HR, Tew JM Jr, Keller JT, Pensak ML. Petroclival meningiomas: predictive parameters for transpetrosal approaches. Neurosurgery. 2000;47:139–52.
18. Spetzler RF, Hamilton MG, Daspit CP. Petroclival lesions. Clin Neurosurg. 1994;41:62–82.
19. Stein BM. Supracerebellar-infratentorial approach to pineal tumors. Surg Neurol. 1979;11:331–7.
20. Goffin J. Microdiscectomy for lumbar disc herniation. Clin Neurol Neurosurg. 1994;96:130-4.
21. Chestnut R, Abitol J, Garfin S. Surgical management of cervical radiculopathy: indications, techniques, and results. Orthoped Clin North Am. 1992;23:461-74.
22. Dillin W. Cervical radiculopathy: a review. Spine. 1988;11:988-91.

capítulo 10

Solange Diccini
Marcia Cardoso Romano
Ellen Maria Pires Siqueira

Intervenções de Enfermagem no Paciente Submetido ao Tratamento Neurocirúrgico

■ INTRODUÇÃO

O sistema nervoso central (SNC), compreendido pelo encéfalo e medula espinhal, pode desenvolver inúmeras patologias que necessitam tanto de tratamento clínico como cirúrgico. Apesar do tratamento neurocirúrgico ter apresentado grande desenvolvimento nos últimos anos, os cuidados no pré-operatório e no pós-operatório são importantes na evolução favorável dos pacientes, com impacto na diminuição da morbidade, mortalidade, tempo de internação e custo hospitalar.

Os pacientes neurocirúrgicos podem ser admitidos tanto nas unidades de terapia intensiva e de recuperação anestésica como nas unidades de internação hospitalar. As intervenções de enfermagem devem ser prescritas pelo enfermeiro de forma individualizada, com o objetivo de prevenir lesões cerebrais secundárias e complicações pós-operatórias, que podem determinar sequelas e mortalidade no pós-operatório.

Neste capítulo são discutidos os cuidados no pré-operatório e no pós-operatório de pacientes submetidos ao tratamento neurocirúrgico. Aspectos específicos, dependendo da patologia neurocirúrgica, podem ser encontrados em outros capítulos deste livro, como no Capítulo 8 – Intervenções de enfermagem na hipertensão intracraniana e monitorização neurológica, no Capítulo 16 – Intervenções de enfermagem nos tumores encefálicos e raquimedulares, no Capítulo 20 – Intervenções de enfermagem no acidente encefálico isquêmico ou no Capítulo 23 – Intervenções de enfermagem no acidente encefálico hemorrágico.

Intervenções de enfermagem no pré-operatório

Durante o período pré-operatório, o enfermeiro assume a responsabilidade pelo ensino, preparo para cirurgia e suporte para o paciente e família. Nas admissões hospitalares de emergência ou de urgência, como nos casos de pacientes com traumatismo craniencefálico (TCE), hemorragia subaracnóidea (HSA) ou hidrocefalia, a cirurgia pode ser realizada de forma imediata. Nas cirurgias eletivas, é recomendado que o tempo de internação pré-operatória seja o mínimo necessário, prevenindo a colonização hospitalar da pele e reduzindo o risco de infecção hospitalar. Por esse motivo, o enfermeiro dispõe de pouco tempo para o preparo pré-operatório. Um facilitador é a utilização de uma folha padronizada com a lista de cuidados pré-operatórios gerais e específicos, que deve ser checada e encaminhada junto com o prontuário do paciente ao centro cirúrgico.

É importante o apoio emocional ao paciente e família, devido ao medo e à ansiedade frequentemente associados aos procedimentos neurocirúrgicos. Em pacientes com distúrbios cognitivos de leve a moderado, as orientações pré-operatórias devem ser realizadas de forma simples e na presença da família. Na presença de distúrbios cognitivos graves, o enfermeiro deve conversar com a família.

A seguir, são abordados os principais tópicos da assistência pré-operatória geral ao paciente neurocirúrgico.

Anamnese e exame físico de enfermagem

O enfermeiro deve obter dados pela implementação da sistematização da assistência de enfermagem (SAE), preenchendo o histórico de enfermagem e realizando a anamnese. Dar especial atenção à história da doença atual, antecedentes patológicos e medicamentos utilizados, assim como aos hábitos, história cirúrgica e anestésica anterior, alergias e alterações do exame neurológico e físico.

Exame neurológico

O exame neurológico inicial é fundamentado na propedêutica neurológica e nos exames de neurodiagnósticos (exames de imagem, do líquido cefalorraquidiano e outros). Porém, deve ser complementado com os exames solicitados para o pré-operatório, como exames laboratoriais (sangue, urina), eletrocardiograma, radiograma de tórax etc. Esse é um tipo de raciocínio clínico que possibilita ao enfermeiro a identificação de alterações no SNC e fornece dados para a evolução do paciente durante a internação hospitalar.

O exame neurológico completo deve ser realizado na unidade de internação (UI) e inclui a avaliação: do nível de consciência; dos pares de nervos cranianos; da função motora, sensitiva e cerebelar; dos sinais meníngeos e dos sinais vitais.

O exame neurológico abreviado (avaliação do nível de consciência, das pupilas, da função motora e dos sinais vitais) pode ser utilizado nas unidades de emergência e de terapia intensiva (UTI). É realizado nos pacientes que apresentam alterações da consciência ou que estão em coma, ou quando não há tempo suficiente para a realização do exame neurológico completo.

A frequência do exame neurológico vai depender da estabilidade do quadro neurológico do paciente, mas deve ser realizado pelo enfermeiro ao menos uma vez em cada plantão. Qualquer alteração encontrada deve ser registrada e comunicada ao médico responsável.

Pacientes no pré-operatório podem apresentar sinais e sintomas de hipertensão intracraniana (HIC) na fase de compensação ou de descompensação. O enfermeiro deve relacionar os exames de neuroimagem com o quadro clínico da HIC. Convulsão focal ou generalizada pode ocorrer no pré-operatório, principalmente em pacientes sem droga anticonvulsivante.

Preparo pré-operatório

O enfermeiro é responsável por dar as orientações pré-operatórias ao paciente e família.

No pré-operatório mediato, o plano de ensino é individualizado e direcionado para providenciar informações relacionadas ao procedimento neurocirúrgico. Essas orientações são preestabelecidas pelo neurocirurgião e pelo anestesista. As informações devem ser dadas da forma mais simplificada possível e devem abranger orientações sobre os procedimentos cirúrgico e anestésico, a unidade de pós-operatório (UTI, recuperação pós-anestésica ou na UI), o propósito da cirurgia, a possibilidade de tratamento alternativo, os riscos potenciais e os resultados esperados. Para pacientes que apresentam déficits cognitivos que dificultam o entendimento, o enfoque concentra-se na família. Alguns medicamentos podem ser suspensos durante o pré-operatório mediato, como os anticoagulantes.

No pré-operatório imediato, o enfermeiro também é responsável pelo encaminhamento da reserva da sala cirúrgica e leito na UTI, checagem da tipagem sanguínea e reserva de hemoderivados no banco de sangue, e checagem dos exames pré-operatórios (laboratoriais, de imagem, eletrocardiograma e outros).

O período de jejum deve ser no mínimo de oito horas, e o enfermeiro deve discutir com o cirurgião os medicamentos que deverão ser suspensos durante o pré-operatório imediato (como os hipoglicemiantes) e os que devem ser administrados (como os anti-hipertensivos). Atenção especial deve ser dada ao medicamento pré-anestésico, que deve ser administrado no horário, conforme prescrição médica.

O banho deve ser realizado com antisséptico degermante (PVPI ou clorexidina) na noite anterior e na manhã em que ocorre a cirurgia ou conforme as rotinas da comissão de controle de infecção hospitalar (CCIH) da instituição. O couro cabeludo deve ser lavado cuidadosamente com um desses agentes apenas na noite anterior e devem ser secados com secador de cabelo. A tricotomia deve ser realizada com tricotomizador, evitando a utilização de lâmina de barbear. Preferencialmente, o local da tricotomia deve ser no centro cirúrgico (CC) e no máximo até duas horas antes do procedimento cirúrgico.

Na maioria das vezes, o procedimento neurocirúrgico é de grande porte, com tempo de duração superior a quatro horas. Medidas de prevenção para trombose venosa profunda (TVP) e tromboembolismo pulmonar (TEP) podem ser prescritas no pré-operatório mediato ou imediato, como a colocação de meias elásticas de compressão gradual.

Encaminhamento para o centro cirúrgico

Para o encaminhamento do paciente ao Centro Cirúrgico (CC), deve-se vestir o paciente com roupa privativa e proceder à retirada de joias, prótese dentária e ocular, esmalte, maquiagem, lente de contato e *piercings*. O controle dos sinais vitais é realizado, e qualquer alteração deve ser avisada à equipe cirúrgica antes de o paciente ser encaminhado ao CC. O prontuário completo, incluindo os exames pré-operatórios e a prescrição médica, deve ser encaminhado com o paciente ao CC.

Intervenções de enfermagem no pós-operatórios

No período pós-operatório, o enfermeiro deve elaborar um plano de cuidados de enfermagem de forma individualizada, atentando para a prevenção de complicações e educação do paciente e família para a alta hospitalar. Nas cirurgias intracranianas e medulares de grande porte, o pós-operatório deve ser realizado na unidade de terapia intensiva (UTI), enquanto, nas cirurgias de pequeno e médio porte, o pós-operatório pode ser iniciado na unidade de recuperação anestésica (RPA) e depois na unidade de internação (UI). A indicação da unidade de pós-operatório depende do neurocirurgião.

Na admissão do paciente em pós-operatório imediato (POI), o enfermeiro deve receber as informações relacionadas ao pré-operatório (principalmente o exame neurológico realizado antes da cirurgia, antecedentes patológicos e medicamentos utilizados), diagnóstico cirúrgico, tipo de cirurgia realizada, tempo cirúrgico, anestesia realizada e intercorrências anestésicas e cirúrgicas.

Avaliação neurológica

À admissão na UTI, o paciente pode estar em plano anestésico e sob bloqueio neuromuscular. Nessa situação deve ser utilizada a escala de sedação (Ramsay, SAS, RASS) e avaliação pupilar. Nos pacientes anestesiados, as pupilas estão mióticas e fotorreagentes. Durante a reversão da anestesia, observa-se a reversão do diâmetro e fotorreação das pupilas para a situação de normalidade.

Após o término da anestesia, a avaliação neurológica pode ser realizada a cada hora pela Escala de Coma de Glasgow (ECGl). Porém, recomenda-se a utilização do exame neurológico, que deve ser comparado com o exame do pré-operatório. Além da pontuação da ECGl, deve ser feita a avaliação pupilar (diâmetro e fotorreação) e a avaliação da força motora com sua graduação (Grau 0 a Grau 5). Dependendo da cirurgia realizada, e levando-se em consideração a anatomia, podem ser realizados os exames de sensibilidade, de pares de nervos cranianos, e o cerebelar.

O *neuro-check* é uma avaliação neurológica rápida, mas que não substitui o exame neurológico completo. Os dados anotados são: pontuação escala de coma de Glasgow (ECGl), tamanho, simetria e fotorreação das pupilas, tipo de respiração e déficits neurológicos focais (Tabela 10.1).

A ausência de anormalidades no *neuro-check* sugere boa evolução do paciente. Qualquer variação pode ser indicativo de piora do paciente e deve ser comunicada ao médico.

Na presença de lesão prévia no pré-operatório ou lesão cirúrgica do III par de nervo craniano (nervo oculomotor), o paciente apresenta anisocoria com ausência de fotorreação do mesmo lado da lesão do nervo. Atenção especial deve ser dada pelo enfermeiro ao exame pupilar do pré-operatório e à informação de intercorrências cirúrgicas no intraoperatório, durante a admissão do paciente no pós-operatório.

Em pacientes com hipertensão intracraniana (HIC), devido a edema cerebral ou formação de hematoma no leito cirúrgico, a anisocoria pode ser devida à herniação do úncus do lobo temporal, com compressão do nervo do mesmo lado da herniação. Esse sinal de alerta no pós-operatório imediato significa descompensação da HIC com risco de evolução para morte encefálica e requer intervenção médica imediata. Na vigência de HIC, o paciente apresenta alteração do nível de consciência que pode variar desde *delirium* até o coma, hipertensão arterial (com aumento da pressão de pulso) e alterações no padrão respiratório (ritmo de Cheyne-Stokes).

Na monitorização da PIC, esta deve ser mantida entre 5 e 15 mmHg, e o médico deve ser avisado se o valor exceder 15 mmHg. A pressão de perfusão cerebral deve ser monitorizada junto com o valor da PIC e mantida de 60 a 70 mmHg. Alterações no traçado da curva de PIC (P2 > P1, presença de ondas A e B) devem ser avaliadas junto com o exame neurológico e os sinais vitais, e devem ser comunicadas ao médico.

Exames de neuroimagem e laboratoriais

No pós-operatório imediato, é comum a solicitação de tomografia de crânio (TC) de controle, para avaliação de presença de intercorrências como edema cerebral, hematoma no leito cirúrgico, pneumoencéfalo, hidrocefalia e isquemia – situações que desencadeiam hipertensão intracraniana.

A manipulação cirúrgica ocasiona o trauma cirúrgico, que pode desencadear edema cerebral, com consequente hipertensão intracraniana (HIC). Esse pode ser um dos motivos pelos quais o paciente na UTI, após a reversão da anestesia, permanece inconsciente mesmo na ausência de intercorrências no intraoperatório. Outra indicação de TC pode acontecer quando o neurocirurgião relata, à admissão do paciente na UTI, que o cérebro estava um pouco edemaciado durante o final da cirurgia e com certa resistência ao fechamento da dura-máter, e não houve colocação de um cateter de monitorização da PIC.

O transporte do paciente em ventilação mecânica da UTI para a unidade de exames de imagem deve ser realizado de modo seguro, prevenindo lesão cerebral secundária.

Tabela 10.1 Avaliação neurológica pelo *neuro-check*.

Paciente	Glasgow	Pupilas	Respiração	Déficit focal
Intubado	Cada 15 minutos	Cada 15 minutos		
Extubado (primeiras 6 horas)	Cada 30 minutos	Cada 30 minutos	Cada 30 minutos	Cada 30 minutos
Extubado (após 6 horas)	Cada 1 hora	Cada 1 hora	Cada 1 hora	Cada 1 hora

Fonte: Adaptado de Réa Neto A. Curso de Atualização em Medicina Intensiva Neurológica – Associação de Medicina Intensiva Brasileira – AMIB. São Paulo, 2009.

A avaliação dos exames laboratoriais pelo enfermeiro deve ser diária ou sempre que o médico solicitar os exames. Alterações podem ser encontradas no paciente no pós-operatório, como hipernatremia, hiponatremia, anemia, hipopotassemia, entre outras.

Avaliação dos sinais vitais

No pós-operatório imediato, o paciente não deve evoluir com hipertensão arterial, risco de hemorragia e formação de hematoma no leito cirúrgico, e nem com edema cerebral. A pressão arterial não deve ser maior que 20% a 30% dos valores do pré-operatório. Hipotensão arterial deve ser evitada, com risco de lesão cerebral secundária. Deve-se discutir com o médico os níveis pressóricos de modo individualizado para cada paciente.

Durante o exame neurológico, o enfermeiro deve relacionar os dados encontrados com os valores dos sinais vitais. Hipertensão arterial, bradicardia e alterações no padrão respiratório podem fazer parte da Tríade de Cushing, em pacientes com hipertensão intracraniana descompensada que apresentam alteração no nível de consciência.

Depressão respiratória ou alterações do padrão respiratório podem ser encontrados em pacientes submetidos a cirurgia da fossa posterior.

Hipertermia

Um leve aumento da temperatura pode ocorrer no pós-operatório por causa do trauma cirúrgico, devido a uma reação inflamatória no organismo. Altas temperaturas devem ser tratadas pois acarretam aumento do metabolismo cerebral, o que é contraindicado para pacientes com HIC. Além da administração de antitérmicos prescritos, deve-se remover a roupa excessiva, arejar o ambiente e realizar compressas frias, visando à diminuição da temperatura de forma gradual, prevenindo calafrios ou tremores que aumentam a PIC. A temperatura deve ser mantida menor que 37,5 °C.

Assistência hemodinâmica e respiratória

No paciente neurocirúrgico, devem ser evitadas situações como hipóxia (PaO$_2$ < 60 mmHg/SatO$_2$ < 95%), hipotensão arterial (PAS < 90 mmHg) e hipercapnia (PaCO$_2$ > 45 mmHg), hipocapnia (PaCO$_2$ < 30 mmHg), pois esses fatores agravam o edema cerebral e a hipertensão intracraniana.

A avaliação pulmonar deve ser realizada cuidadosamente, pois atelectasia e pneumonia podem manifestar-se precocemente e são as principais complicações pós-operatórias. Os pacientes com ventilação mecânica invasiva devem ser manipulados com cuidado durante o banho no leito ou mudança de decúbito, devido ao risco de deslocamento da cânula orotraqueal e intubação seletiva, geralmente para o brônquio principal direito ou extubação. Os principais sinais de intubação seletiva são expansão pulmonar unilateral, ausência de murmúrio vesicular no hemitórax esquerdo, queda da SatO$_2$ e acionamento do alarme de pico de fluxo no ventilador.

A aspiração da cânula orotraqueal deve ser realizada no máximo de 10 a 15 segundos, observando alterações na saturação de oxigênio. Se necessário, deve ser utilizada ventilação prévia com fração inspirada de O$_2$ a 100% para prevenção de hipóxia.

Controles como a mensuração da pressão venosa central (PVC) e balanço hídrico são instituídos conforme rotina e necessidade do paciente.

Posicionamento, movimentação no leito e deambulação

A cabeceira do leito deve ficar elevada a 30°, associada a um alinhamento mento-esternal (cabeça em posição neutra) para facilitar o retorno venoso e diminuir a PIC. A dorsiflexão extrema do quadril e a flexão lateral e anterior do pescoço devem ser evitadas, podendo ser usados coxins na lateral da cabeça, se necessário. Para pacientes submetidos a cirurgias infratentoriais, o posicionamento da cabeça deve ser preferencialmente lateralizado, com o uso de um travesseiro baixo, mantendo sempre o alinhamento mento-esternal.

O paciente deve ser estimulado a sair do leito precocemente e quando houver tolerância à posição vertical. Naqueles inconscientes ou imobilizados por longos períodos, devem ser tomadas medidas para evitar pé equino e mão em garra, como o uso de talas ou botas de espuma, exercícios passivos e ativos, e massagem de conforto com hidratante. Também devem ser mantidas medidas de prevenção à TVP, como meias de compressão nos membros inferiores e botas de compressão pneumática intermitente. Os membros inferiores devem ser inspecionados diariamente para verificar sinais de TVP (hiperemia, edema, dor e calor local).

Controle da glicemia

Tanto a hipoglicemia (< 60 mg/dL) como a hiperglicemia (> 150 mg/dL) estão associadas a um pior desfecho em pacientes com hipertensão intracraniana. Os valores da glicemia devem ser mantidos entre 90 e 150 mg/dl ou conforme o protocolo da instituição. Atenção especial deve ser dada ao paciente em uso de bomba de insulina, devido ao risco de hipoglicemia.

Cuidados com a pele

O paciente deve ser submetido ao banho de aspersão ou no leito na manhã seguinte à cirurgia, de acordo com suas condições e prescrição médica. O curativo cefálico não deve ser molhado. A hidratação da pele durante a massagem de conforto pode ser realizada com qualquer hidratante corporal, glicerina ou óleo de amêndoa que não contenha álcool na sua formulação, no mínimo uma vez ao dia.

A mudança sistemática de decúbito para prevenção de lesão (úlcera) por pressão deve ser realizada a cada duas horas, e medidas como colchão piramidal, aplicação de películas na pele, uso de coxins e outros devem ser instituídas conforme a necessidade do paciente e pela avaliação da escala de Braden. Nos pacientes com risco de lesão por pressão, deve-se instituir o protocolo de prevenção da instituição.

Nos casos de HIC severa, deve ser mantido um alinhamento corporal correto, e a manipulação excessiva do paciente deve ser evitada. Em alguns casos, com a monitorização da PIC, pode-se realizar alívio da região sacral com uma discreta mudança de decúbito, mantendo o alinhamento do corpo e avaliando os valores da PIC após o novo posicionamento.

No paciente em coma, a higiene ocular deve ser realizada com solução fisiológica 0,9% (SF 0,9%) no mínimo três vezes ao dia na UTI, e os olhos devem ser avaliados para sinais de irritação ou presença de secreção. Pode ocorrer edema e hematoma periorbital bilateral ou do mesmo lado da incisão cirúrgica nas primeiras 12 horas de pós-operatório, prejudicando a avaliação pupilar. Compressas frias podem ser aplicadas nessa área nas primeiras 48 horas. Na presença de hematoma periorbital, deve ser evitada tanto a utilização de compressa quente como o uso de pomadas fibrinolíticas.

Cuidados com o curativo cefálico

O curativo pode apresentar intensa exsudação sanguinolenta nas primeiras horas após a cirurgia; nesse caso, pode ser aberto, e a presença do neurocirurgião para avaliação da incisão pode ser solicitada. Uma sutura complementar pode ser necessária, ou curativo compressivo. Nos pacientes submetidos à cirurgia de fossa posterior, a avaliação deve ser realizada frequentemente devido ao maior risco de sangramento, já que essa região não permite que sejam feitos curativos compressivos.

O curativo deve ser aberto inicialmente entre 24 e 48 horas da cirurgia. É realizada a limpeza da incisão com SF a 0,9% e oclusão com gaze estéril, sendo aplicado um turbante de atadura de crepe. A faixa de compressão deve estar acima do pavilhão auricular, pois se for colocada sobre o lobo da orelha, há risco de lesão por pressão devido à compressão da atadura.

Na inspeção da ferida cirúrgica, deve ser registrada a localização, formato e aspecto da incisão, e a presença de abaulamento local (coleção subgaleal). Nesse caso, a região deve ser palpada para determinar se o conteúdo é líquido ou endurecido. Na presença de abaulamento da coleção subgaleal, suficiente para causar tensão sob a linha de sutura, pode ser necessária a punção da coleção pelo neurocirurgião. Após a punção da coleção subgaleal, deve-se aplicar um curativo compressivo em seguida e anotar o aspecto e volume do líquido drenado.

Atenção especial deve ser dada à coleção líquida que aparece a partir do quinto dia de pós-operatório sob a incisão cirúrgica, sugestiva de fístula liquórica. O médico deve ser comunicado para avaliação e diagnóstico. A conduta a seguir inclui: manutenção do curativo compressivo, tratamento com droga (acetazolamida), repouso absoluto e/ou derivação lombar externa (DLE).

O curativo oclusivo cefálico deve ser mantido durante as primeiras 48 horas de pós-operatório. Em alguns casos ou a pedido do paciente, o curativo pode ser mantido oclusivo após as 48 horas, até a retirada dos pontos. O crescimento do cabelo pode provocar prurido, e o paciente pode coçar a região da ferida cirúrgica, aumentando o risco de sangramento e infecção. O couro cabeludo pode ser lavado após 48 horas de cirurgia e então diariamente, e os pontos devem ser removidos após 7 a 10 dias de pós-operatório.

Avaliação da dor

Pacientes submetidos a craniotomia referem dor no pós-operatório. Sinais como hipertensão arterial, taquicardia, taquipneia e sudorese podem estar relacionados com a presença de dor. Escalas de avaliação de dor devem ser utilizadas juntamente com a avaliação dos sinais vitais. O paciente deve ser avaliado após o analgésico administrado atingir o seu nível sérico. Drogas utilizadas para analgesia podem interferir no exame neurológico, principalmente os opioides.

Nutrição e hidratação

O paciente permanece em jejum nas primeiras 24 horas de pós-operatório. A dieta é iniciada e continuada de forma progressiva conforme tolerância do paciente, e após a certificação de que os reflexos de deglutição e vômito estão preservados. Atenção especial deve ser dada a pacientes submetidos a cirurgias na região infratentorial, com lesão dos nervos cranianos baixos, responsáveis pela deglutição e pelo reflexo do vômito.

Se houver a necessidade de restrição hídrica, a quantidade diária recomendada deve ser estritamente seguida.

Eliminação vesical e intestinal

A sonda vesical de demora (SVD) deve ser retirada tão logo se alcance estabilidade neurológica e hemodinâmica. Após a retirada da SVD, avaliar a retenção urinária.

Para o paciente que apresenta dificuldade na eliminação urinária, a região suprapúbica deve ser palpada para verificar a presença de retenção urinária, traduzida por um abaulamento na região vesical. Um programa de cateterismo intermitente pode ser instituído, realizado em intervalos de quatro a seis horas, dependendo do débito urinário a cada sondagem. O enfermeiro é responsável por esse planejamento, considerando que o débito urinário não deve ser superior a 400 ml em cada sondagem. O paciente deve ser orientado a diminuir a ingestão hídrica no final da tarde ou início da noite.

A constipação intestinal pode ocorrer no pós-operatório como consequência da imobilização prolongada, ingestão hídrica deficiente, baixa ingestão de fibras e uso de algumas medicações. A propedêutica abdominal deve ser realizada diariamente, atentando para a presença de fezes impactadas no reto. O médico deve ser comunicado, pois a alteração da dieta e prescrição de suplementos ou medicamentos pode ser necessária para auxiliar na eliminação intestinal.

Complicações pós-operatórias

O tratamento neurocirúrgico pode acarretar numerosas complicações imediatas ou tardias no paciente no pós-operatório. Essas complicações podem ser neurológicas ou sistêmicas e estão relacionadas às condições pré-operatórias, à técnica cirúrgica e anestésica e às patologias preexistentes.

Complicações neurológicas

A prevenção das complicações neurológicas se faz a partir das informações do procedimento cirúrgico realizado, das intercorrências cirúrgicas e/ou anestésicas do intraoperatório, da comparação do exame neurológico de pré-operatório com o exame neurológico de pós-operatório, da análise dos exames de imagem e laboratoriais no pós-operatório, dos sinais e sintomas da HIC e da avaliação da medida e da forma da onda da monitorização da PIC no pós-operatório.

- **HIC:** complicação relacionada a hematoma ou manipulação cirúrgica (trauma cirúrgico) do encéfalo, que apresenta edema no período intraoperatório e que pode ser agravado no período pós-operatório. Incidência de 31% no pós-operatório. O paciente apresenta sinais e sintomas associados ao aumento da pressão intracraniana (PIC) com pico de 72 horas após o procedimento. O diagnóstico é feito pelos sinais e sintomas apresentados pelo paciente e também por exames de imagem.
- **Hemorragias e hematomas cerebrais:** sangramentos que podem ocorrer durante o período intraoperatório e continuarem como hematomas no período pós-operatório, com incidência de 15%. São classificados de acordo com a área de acometimento: intraparenquimatoso, subdural e extradural, e apresentam alta taxa de mortalidade (de 1% a 33%), de acordo com a localização. Sinais e sintomas apresentados pelo paciente estão relacionados ao aumento da PIC e sinais localizatórios. O diagnóstico é feito pelo exame físico associado a um exame de imagem, como a tomografia computadorizada. O tratamento é imediato, com nova abordagem cirúrgica para drenagem do hematoma.
- **Crises convulsivas:** ocorrem devido ao sofrimento cerebral induzido – no caso, pela manipulação cirúrgica. Apresentam incidência de 5% a 37% e ocorrem com maior frequência após uma semana do procedimento. São classificadas como focais ou generalizadas. Muitas vezes, a utilização de anticonvulsivantes antes do procedimento cirúrgico é realizado como medida profilática a essa complicação. O diagnóstico é feito por sinais e sintomas clínicos associados ou não com eletroencefalograma (EEG).
- **Pneumoencéfalo hipertensivo:** caracterizada como entrada de ar nos espaços extradural, subdural, subaracnóideo, intraparenquimatoso e intraventricular. O paciente apresenta sintomas imediatos ou em poucas horas após o procedimento cirúrgico, como deterioração neurológica com sinais de rebaixamento do nível de consciência, confusão e desorientação. É uma complicação associada às cirurgias em posição sentada, em abordagens da fossa posterior ou através da trepanação. A incidência de pneumoencéfalo hipertensivo é rara, e ocorre em 2,5% dos casos. É diagnosticado pelos sinais e sintomas clínicos, e exames de imagem como tomografia computadorizada e ressonância magnética. Geralmente, o pneumoencéfalo é gradualmente reabsorvido, sem o paciente apresentar o quadro clínico de HIC. Entretanto, uma quantidade maior de ar pode produzir efeito de massa, requerendo intervenção cirúrgica.
- **Fístula liquórica:** está fortemente associada às cirurgias de abordagem transfenoidal. Manifesta-se pela saída de líquor (LCR) pela incisão cirúrgica, cavidade nasal ou meato auricular, e possui incidência de 3%. A diferenciação entre LCR e secreção serosa/muco se faz a partir do teste de glicosúria: o LCR apresenta cerca de 2/3 do valor da glicemia e quantidade de cloro superior àquela do eletrólito sérico, enquanto o muco não contém glicose. Outro teste utilizado é a observação da saída do LCR com formação do "duplo-halo" no travesseiro, numa gaze ou lençol. O tratamento pode ser clínico, com repouso absoluto e drenagem lombar externa ou em novo procedimento cirúrgico para correção da fístula. Na craniotomia, devido à abertura da dura-máter e da aracnoide, pode ocorrer fístula liquórica abaixo da ferida cirúrgica, com presença de uma coleção líquida na palpação. O tratamento é a punção e aspiração da coleção e curativo do tipo turbante, oclusivo e compressivo.
- **Hidrocefalia:** ocorre devido ao edema cerebral ou hemorragia subaracnóideo (HSA), prejudicando a passagem de LCR pelos forames cerebrais ou sua absorção nas vilosidades aracnóideas. Possui incidência de 8% no pós-operatório e é diagnosticada por meio de sinais clínicos e exame de imagem. O tratamento consiste na drenagem do LCR, por drenagem ventricular externa (DVE) ou drenagem ventrículo-peritoneal (DVP).
- **Meningite:** possui incidência de 2% a 11% em craniotomias e 3% em cirurgias de abordagem transfenoidal, e mortalidade de 30%. É fortemente associada às neurocirurgias devido à manipulação do sistema nervoso central (SNC). O uso de antibioticoterapia profilática é fortemente recomendado a partir do período intraoperatório.

Complicações sistêmicas

A prevenção das complicações sistêmicas são realizadas a partir da monitorização cardíaca e respiratória, pelo exame físico geral e pelos exames de imagem e laboratoriais.

Complicações respiratórias

Em pós-operatório de neurocirurgias de abordagens cranianas, as complicações respiratórias estão mais associadas à necessidade da ventilação mecânica:

- **Depressão respiratória**: apresenta incidência de 3%, associada ao rebaixamento do nível de consciência após o procedimento cirúrgico ou cirurgia na região da fossa posterior, levando o paciente à reintubação de emergência.
- **Obstrução de vias aéreas**: pode estar associada à queda da língua do paciente na reversão da anestesia, depressão do nível de consciência ou acúmulo de secreções nas vias aéreas superiores. O paciente deve ser mantido em decúbito elevado, mantendo alinhamento mento-esternal. Caso for necessário, colocar na cavidade a cânula de Guedel para a prevenção da queda da língua. A aspiração de vias aéreas não deve ser feita rotineiramente, mas sempre que necessário.
- **Broncoaspiração**: durante o procedimento cirúrgico, pode haver lesão dos nervos intracranianos inferiores (IX e X pares), resultando em perda definitiva ou temporária dos reflexos de tosse, vômito e deglutição, aumentando o risco de broncoaspiração. A cabeceira do leito deve ser mantida sempre elevada (acima de 30°), e a dieta deve ser oferecida da maneira mais adequada – e por sondas, quando necessário.

Complicações cardiovasculares

Disfunções cardíacas relatadas durante o procedimento cirúrgico podem estar associadas à súbita diminuição da pressão intracraniana durante a aplicação de pressão negativa durante drenagens intracranianas ou por distúrbios hidroeletrolíticos:

- **Alterações da pressão arterial (PA)**: muitos pacientes no pós-operatório podem apresentar queda da PA devido à perda de líquidos durante o procedimento cirúrgico e aumento da PA devido à manipulação do paciente, com efeitos diretos no sistema neurológico. Essas alterações ocorrem em 6% dos pacientes que apresentam oscilações importantes da PA.
- **Arritmias**: comuns no pós-operatório de abordagem da fossa posterior, exigindo monitorização cardíaca e controle dos níveis de potássio. Cerca de 7% dos pacientes apresentam alterações importantes, relacionadas ao ritmo cardíaco e pressão arterial.
- **Tromboembolismo venoso (TEV)**: ocorre na forma de tromboembolismo pulmonar (TEP) e trombose venosa profunda (TVP). Complicação comum em pacientes submetidos a neurocirurgias do crânio devido às anormalidades hemostáticas e ao tempo cirúrgico prolongado. Durante o período pós-operatório, é necessário o uso de profilaxia farmacológica e/ou mecânica, de acordo com as condições de cada paciente.

Complicações gástricas

Hemorragias digestivas, úlceras gástricas e de estresse têm sido associadas a procedimentos neurocirúrgicos e doenças do SNC, principalmente em cirurgias de fossa posterior e em pacientes que recebem dexametasona, fenitoína e antibióticos:

- **Náuseas e vômitos**: são as complicações mais frequentes – além das úlceras gástricas –, presentes em 23% a 56% dos pacientes.

Complicações metabólicas

Causadas pela manipulação cirúrgica e mudanças do volume intracelular do SNC e alterações da osmolaridade celular:

- **Alterações do nível sérico de sódio**: representadas pelo diabetes *insipidus*, síndrome perdedora de sal e síndrome da secreção inapropriada do hormônio antidiurético, além de poliúria durante o pós-operatório. Essas complicações são mais frequentes após a abordagem transfenoidal.
- **Alterações da glicemia**: muito frequentes em pós-operatório de neurocirurgias, as alterações glicêmicas devem ser rigorosamente controladas, pois tanto a hipoglicemia quanto a hiperglicemia podem causar lesão cerebral secundária.
- **Alterações da temperatura corporal**: episódios de hipertermia podem estar associados às infecções e manipulação cirúrgica do SNC. É necessário o controle rigoroso da temperatura, preferencialmente via central, e tratar a hipertermia, com medidas farmacológicas e mecânicas, como remoção de roupas e uso de compressas frias gradualmente, evitando calafrios e consequente aumento da PIC.

Complicações infecciosas

Estudos associam as infecções no pós-operatório de neurocirurgias à imunossupressão induzida pelo sofrimento cerebral. Dentre as infecções que acometem os pacientes neurocirúrgicos, a pneumonia, a infecção do trato urinário e da corrente sanguínea, bem como a flebite, estão fortemente associadas ao uso prolongado de sondas e cateteres.

- **Infecção do sítio cirúrgico**: possui incidência de 2% a 6% e aumenta proporcionalmente com o tempo cirúrgico. O diagnóstico é feito por cultura da secreção, mas os sinais precoces já identificam uma provável infecção, como hiperemia e secreção purulenta no local (Figuras 10.1 e 10.2).
- **Dor**: nos pacientes em pós-operatório imediato, 48% referem dor intensa. É necessária uma avaliação adequada da dor por meio de escalas, de acordo com a capacidade do paciente de qualificar e quantificar a dor referida.

Déficits neurológicos no pós-operatório

Os déficits neurológicos no pós-operatório podem ser resultantes de lesão cirúrgica e da quantidade de edema cerebral devido ao trauma cirúrgico. Os déficits decorrentes de lesões em áreas anatômicas específicas podem ser definitivos, com perda da função, ou podem ser temporários, com melhora após reabilitação. Os déficits acarretados pela compressão de determinada região por edema cerebral tendem

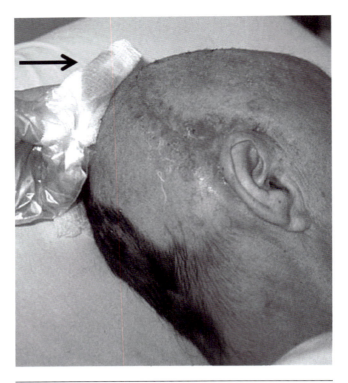

Figura 10.1 Infecção em sítio cirúrgico em craniotomia pterional à direita com presença de secreção seropurulenta.
Fonte: Acervo pessoal da Profa. Dra. Solange Diccini.

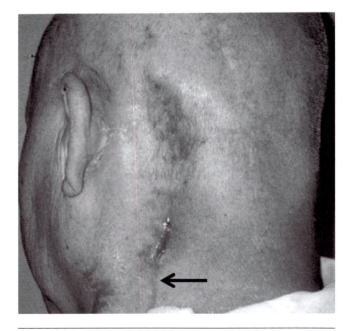

Figura 10.2 Infecção em sítio cirúrgico em craniotomia suboccipital lateral esquerda com presença de deiscência no terço inferior da incisão e presença de secreção seropurulenta.
Fonte: Acervo pessoal da Profa. Dra. Solange Diccini.

a desaparecer completamente após sua resolução. O enfermeiro deve realizar o exame neurológico no pós-operatório, comparando com o exame de pré-operatório e relacionando as possíveis áreas anatômicas afetadas durante o procedimento neurocirúrgico. A avaliação deve ser diária com a finalidade de evoluir a melhora, a estabilização ou piora dos déficits, auxiliando na recuperação ou oferecendo outras alternativas no caso de perda definitiva da função.

As cirurgias supratentoriais que são realizadas acima da tenda do cerebelo, na região dos hemisférios cerebrais, podem acarretar disfunções corticais (do nível de consciência, cognitivas ou emocionais) ou nos pares de alguns nervos cranianos, como no II par (nervo óptico), III par (nervo oculomotor), IV par (nervo troclear) e VI par (nervo abducente).

As cirurgias infratentoriais costumam causar lesões nas estruturas situadas na fossa posterior (tronco encefálico e cerebelo). Podem ocorrer lesões nos nervos cranianos III, IV, VI pares (responsáveis pela movimentação ocular extrínseca [MOE]), VII par (nervo facial, cuja lesão causa alteração na motricidade facial), VIII (nervo vestíbulo-coclear, cuja lesão causa diminuição da audição, tontura e nistagmo), IX e X (nervos glossofaríngeo e vago, respectivamente, cujas lesões acarretam disfagia, disfonia e hipotensão ortostática) e o cerebelo (cuja lesão pode ocasionar ataxia de marcha, dificuldade na realização de movimentos finos e coordenação motora).

Os principais déficits neurológicos que podem ser avaliados no pós-operatório são:

- **Alterações do nível de consciência:** podem ocorrer devido às complicações cirúrgicas nos períodos intra e pós-operatório. As alterações do nível de consciência, mais frequentes, podem estar relacionadas a sedação, HIC, isquemia cerebral, hipotensão arterial, anemia, hipoglicemia, hiperglicemia e hipernatremia. No pós-operatório, é necessária a avaliação adequada do nível de consciência por escalas ou pelo exame neurológico e por escalas específicas para pacientes sob sedação.
- **Alterações na linguagem:** alterações na fala e compreensão que aparecem no período pós-operatório podem ser decorrentes de lesões patológicas ou cirúrgicas localizadas na topografia cerebral responsável por essas funções, ou devido ao edema pós-cirúrgico. No primeiro caso, a alteração pode ser definitiva ou se reverte lentamente, necessitando de acompanhamento fonoaudiológico, enquanto no segundo caso, a alteração tende a se resolver com a regressão do edema. Devem estar sempre registrados os déficits pré e pós-operatórios para estabelecer comparação entre os padrões.
- **Déficits motores e sensitivos:** assim como nos déficits de comunicação, a resolução ocorre após melhora do edema, se a área responsável por essas funções estiver íntegra. Requerem tratamento médico, de enfermagem e fisioterapia para reabilitação do paciente. O enfermeiro deve encorajar a realização das atividades de vida diária na medida do possível e instruir o uso de órteses se indicado.

- **Ataxia cerebelar:** definida como distúrbio da coordenação muscular causada por distúrbio do cerebelo ou vias cerebelares. É uma complicação comum em abordagens cirúrgicas da fossa posterior e é diagnosticada durante o exame físico do paciente.
- **Cefaleia:** sintoma esperado nos primeiros dias de pós-operatório, de moderada a forte intensidade, devido à manipulação cirúrgica ou distensão dos nervos do couro cabeludo, dura-máter ou grandes vasos cerebrais. Pode ser intensificada pelo curativo compressivo. A avaliação deve ser por escala de dor e deve-se proporcionar analgesia segundo prescrição médica.
- **Edema periorbital:** resulta da manipulação cirúrgica entre o couro cabeludo e a calota craniana, com a formação de coleção subgaleal no espaço subgaleal. Pode estar associado à equimose periorbital, que ocorre entre 48 e 72 horas após a cirurgia. A incidência da coleção subgaleal pode variar de 7% a 33% das craniotomias, e a do edema periorbital, de 2,8% a 100%. O edema desaparece após 5 ou 6 dias, e a equimose, entre 10 e 14 dias. O edema periorbital pode dificultar o exame pupilar do mesmo lado onde foi realizada a cirurgia. A utilização de compressa fria no pós-operatório imediato pode diminuir a formação do edema periorbital.
- **Ausência ou diminuição dos reflexos de vômito e de deglutição:** esses reflexos são controlados pelo IX par (glossofaríngeo) e X par (vago) de nervos cranianos, localizados na região inferior do tronco cerebral; portanto, mais sujeitos à lesão, estiramento e compressão resultante da manipulação cirúrgica da fossa posterior. Pode ocorrer perda temporária da função que retorna após regressão do edema do sítio operatório.
- **Alterações visuais:** acontecem devido à manipulação ou lesão do nervo óptico (II par), que pode ocasionar amaurose ou hemianopsias, como também do oculomotor (III par), troclear (IV par) e abducente (VI par), com alteração da movimentação ocular extrínseca.
- **Ausência do reflexo córneo-palpebral:** esse reflexo é iniciado pela estimulação da córnea, cuja sensibilidade está relacionada ao nervo trigêmeo (V par). A resposta a esse estímulo consiste na oclusão da pálpebra, mediada pelo nervo facial (VII par). Na alteração de um ou ambos nervos responsáveis por esse reflexo, a integridade da córnea se torna comprometida, com consequente ulceração ou abrasão por lesão direta ou falta de lubrificação, podendo ocasionar amaurose. Medidas para a prevenção incluem a oclusão da pálpebra com fita adesiva hipoalergênica ou hidrocoloide, lubrificação da córnea com solução fisiológica ou colírio de lágrimas artificiais, e instrução do paciente a fechar a pálpebra manualmente em intervalos constantes e durante a noite.
- **Alterações na personalidade:** depende da área manipulada, com alterações definitivas causadas geralmente por anóxia cerebral ou cirurgias no lobo frontal, ou temporárias, que regridem após resolução do edema.

ASSISTÊNCIA DE ENFERMAGEM NO PÓS-OPERATÓRIO DE CIRURGIA TRANSFENOIDAL

Avaliação neurológica

Deve ser realizada avaliação do nível de consciência, função motora e sensitiva, acuidade visual, movimentação ocular extrínseca (diplopia, estrabismo, ptose palpebral, presença do reflexo fotomotor) e linguagem. O paladar e o olfato geralmente retornam em duas a três semanas, e o paciente pode apresentar cefaleia devido à congestão dos seios da face.

Posicionamento no leito e repouso

A cabeceira do leito deve ser elevada a 30° para facilitar a drenagem venosa, controlar a PIC e prevenir a hemorragia no sítio cirúrgico. Deve ser mantido repouso no leito durante as primeiras 24 horas, liberado conforme tolerância do paciente.

Incisão cirúrgica e tampão nasal

O paciente geralmente não apresenta dor na sutura oronasal, pois as fibras dolorosas dessa região são seccionadas durante a cirurgia. Deve ser realizada higiene oral com espátula envolvida em gaze ou espuma e antisséptico bucal, evitando o uso de escova de dentes durante pelo menos 10 dias. A cavidade oral também pode ser lavada com solução de peróxido de hidrogênio (água oxigenada) diluída ao meio a cada uma a duas horas, para eliminar o sangue seco e favorecer a cicatrização. Sinais de deiscência na região da sutura sob o lábio superior devem ser avaliados, e os lábios ressecados pela respiração oral devem ser lubrificados com vaselina líquida ou manteiga de cacau.

A mucosa nasal demora cerca de um mês para cicatrizar, e o tampão nasal deve ser removido após 24 a 48 horas de cirurgia. Antes disso, deve ser trocada a cobertura de gaze externa toda vez que estiver saturada, e o médico deve ser comunicado se houver sangramento excessivo. Após a retirada do tampão, o paciente deve ser instruído a não assoar o nariz, espirrar ou tossir, evitando assim aumento da pressão sobre a sela túrcica e prevenindo escape de LCR. Atenção especial deve ser dada à presença de rinoliquorreia anterior ou posterior decorrente de fístula liquórica, que constitui a principal complicação pós-operatória desse tipo de cirurgia.

Nutrição, hidratação e equilíbrio hídrico

A dieta leve deve ser introduzida nas primeiras 48 horas e evoluída progressivamente conforme tolerância do paciente. A administração de líquidos também é precoce e deve ser seguida de forma rigorosa, conforme prescrição médica. A cirurgia transfenoidal é utilizada para acessar lesões na região da sela túrcica, onde se situa a glândula hipófise. A manipulação dessa região pode produzir alterações hormonais, como a inibição da liberação do hormônio antidiurético (ADH), com consequente diabetes *insipidus* (DI). Assim, o balanço hídrico de hora em hora deve ser realizado para detectar a presença de diabetes *insipidus* (DI), prevenindo a desidratação e alterações eletrolíticas mais graves (hipernatremia).

Eliminação urinária

O débito urinário superior a 200 mL/hora por duas horas consecutivas pode indicar DI. A medida da densidade urinária deve ser realizada a cada hora, e o médico deve ser comunicado se o valor for inferior a 1.005.

Exames laboratoriais

Os resultados de exames devem ser monitorados a cada 4 a 6 horas durante as primeiras 24 horas: eletrólitos séricos, osmolaridade sérica e urinária, densidade urinária e hemograma:

- **Osmolaridade sérica normal:** 280 a 295 mOsm/LH_2O (aumentada no DI).
- **Osmolaridade urinária normal:** 500 a 800 mOsm/L H_2O (diminuída no DI).
- **Na^+ sérico normal:** 135 a 145 mEq/L (aumentada no DI).

Reposição hormonal

A reposição hormonal é realizada no paciente submetido à hipofisectomia total, e refere-se ao uso do hormônio adrenocorticotrófico (ACTH), tiroxina, acetato de cortisona, e hormônio antidiurético (ADH). O enfermeiro tem papel fundamental no ensino do paciente e família, esclarecendo os objetivos da terapia de reposição hormonal. O paciente deve ser orientado quanto à importância da monitorização do peso diário, sinais de subdose e *overdose*, efeitos colaterais e alterações do estilo de vida como resultado dessa terapia.

Complicações da cirurgia transfenoidal

- **Diabetes *insipidus* (DI):** condição em que não há eliminação de hormônio antidiurético (ADH) pela hipófise posterior, por doença ou lesão do hipotálamo, trato epifisário supraóptico ou hipófise superior. A monitorização do DI é a maior responsabilidade do enfermeiro após a cirurgia transfenoidal. Alguns pacientes apresentam DI transitório, e caso sejam capazes de ingerir líquido suficiente por via oral, o tratamento não é indicado. Para aqueles que necessitam de reposição de ADH no POI, pode ser utilizada vasopressina sintética, por via endovenosa, sublingual ou retal. Após a remoção do tampão, a droga pode ser utilizada por via intranasal. O enfermeiro deve instruir o paciente quanto ao uso da droga e verificar os sinais *de overdose*, como a intoxicação hídrica (confusão mental, sonolência). O peso deve ser monitorado diariamente, e deve ser orientada a ingestão oral balanceada com o débito urinário diário.
- **Outras complicações:** fístula liquórica, hemorragia ou epistaxe, alterações da MOE, alteração visual (amaurose, hemianopsia), sinusite e lesão da artéria carótida.

■ INTERVENÇÕES DE ENFERMAGEM EM PACIENTES COM DRENOS CRANIANOS E LOMBAR

Drenos e cateteres cranianos são comuns em pacientes neurocirúrgicos e têm como finalidade a drenagem de coleções adquiridas após traumatismo craniencefálico, hemorragias intracranianas e procedimentos neurocirúrgicos; servem também para a monitorização e drenagem do líquido cefalorraquidiano (LCR) nos casos do aumento da PIC.

Drenos ou cateteres lombares têm como objetivo a drenagem de coleções adquiridas após cirurgias lombares, drenagem de LCR no tratamento de fístulas liquóricas ou da hipertensão intracraniana.

Para o enfermeiro, é de fundamental importância o conhecimento do local da inserção, do posicionamento do sistema de drenagem e dos cuidados para a manutenção do dreno ou cateter craniano ou lombar.

Dreno subgaleal

O couro cabeludo é uma estrutura vascularizada que reveste o crânio e é formado por cinco camadas: pele, tecido subcutâneo, gálea aponeurótica, tecido areolar frouxo e pericrânio. No início da craniotomia, o neurocirurgião descola o pericrânio, com ruptura das veias emissárias que atravessam o tecido areolar frouxo. No final na cirurgia, ocorre a sutura do couro cabeludo, e sob a gálea aponeurótica ocorre acúmulo de coleção líquida, formando a coleção subgaleal. Nas craniotomias anteriores, a coleção subgaleal pode ser intensa devido à secção das veias de drenagem da região frontal. Na presença da coleção subgaleal, o paciente pode evoluir com dor, equimose facial, edema periorbital e dificuldade na acuidade visual. A coleção subgaleal pode dificultar a aderência do couro cabeludo ao plano osteomuscular e também a cicatrização da incisão cirúrgica, e pode ser um fator de risco para a infecção da ferida cirúrgica e osteomielite.

O dreno subgaleal é colocado no espaço subgaleal com a finalidade de prevenir a formação da coleção subgaleal. O dreno pode ser de polietileno ou de silicone conectado a um sistema de drenagem de pressão negativa ou não. Se o sistema de drenagem for mantido com pressão negativa, a bolsa coletora pode permanecer em qualquer nível da cama, evitando tracionamento e possível deslocamento do dreno. Se a bolsa coletora não estiver com a pressão negativa, a drenagem da coleção subgaleal ocorre por gravidade, e a bolsa coletora deve ser posicionada abaixo da inserção do dreno, ao nível da cama.

O tempo de permanência do dreno pode ser de 24 a 48 horas. De preferência, o volume e o aspecto do conteúdo drenado devem ser anotados após a retirada do dreno. O primeiro curativo deve ser realizado após 24 horas de sua colocação, com SF 0,9% e antisséptico, permanecendo oclusivo. Deve-se evitar dobras, compressão, tração do sistema e deslocamento do dreno.

Dreno extradural ou epidural

O espaço extradural ou epidural é um espaço virtual que está situado entre os ossos do crânio e a dura-máter. O dreno pode ser de polietileno ou de silicone conectado a um sistema de drenagem a vácuo ou em bolsa coletora estéril, tipo bolsa de sangue, sem conservantes ou anticoagulantes. O tempo de permanência do dreno pode ser de 24 a 48 horas. A bolsa de drenagem do tipo bolsa de sangue deve ser mantida ao nível do meato acústico externo (MAE) e fixada sobre a cabeceira da cama, principalmente se houver conexão com o espaço subaracnóideo, com presença de drenagem do LCR. No sistema de drenagem a vácuo com pressão negativa, a bolsa coletora pode permanecer em qualquer nível da cama ou abaixo da mesma. Se a bolsa coletora não estiver com a pressão negativa, deve ser posicionada abaixo da inserção do dreno, ao nível da cama. No sistema de drenagem a vácuo, deve ser anotado o volume e o aspecto do conteúdo drenado ao final de cada plantão. A bolsa de drenagem do tipo bolsa de sangue deve ser trocada de forma asséptica quando apresentar 2/3 de sua capacidade preenchida, e o volume deve ser anotado. O primeiro curativo deve ser realizado após 24 horas de sua inserção, com SF 0,9% e antisséptico, permanecendo oclusivo. O dreno deve ser avaliado em relação a sua fixação no couro cabeludo e aos sinais de processo inflamatório. Deve-se evitar dobras, compressão, tração do sistema e deslocamento do dreno.

Dreno subdural

O espaço subdural é um espaço virtual que está situado entre a dura-máter e a aracnoide. O dreno pode ser de polietileno ou de silicone, conectado a um sistema de bolsa coletora estéril, tipo bolsa de sangue, sem conservantes ou anticoagulantes.

Nos pacientes com drenagem do hematoma subdural agudo, a cabeceira da cama é de 30 graus e a bolsa de drenagem deve ser mantida ao nível do meato acústico externo (MAE) fixada sobre a cabeceira da cama, principalmente se houver conexão com o espaço subaracnóideo, com presença de drenagem do LCR. De preferência, o neurocirurgião deve prescrever o decúbito da cabeceira da cama e o local da bolsa de drenagem. O tempo de permanência do dreno pode ser de 24 a 48 horas.

Nos pacientes com drenagem do hematoma subdural crônico, o neurocirurgião pode tanto prescrever a cabeceira da cama a 0° como a 30°. Independentemente do nível da cabeceira da cama do paciente, a bolsa de drenagem do tipo bolsa de sangue deve ser mantida ao nível do meato acústico externo (MAE) e fixada sobre a cabeceira da cama, principalmente se houver conexão com o espaço subaracnóideo com presença de drenagem do LCR. A bolsa de drenagem deve ser trocada de forma asséptica quando apresentar 2/3 de sua capacidade preenchida, e o volume deve ser anotado. O primeiro curativo deve ser realizado após 24 horas de sua inserção, com SF 0,9% e antisséptico, permanecendo oclusivo. O dreno deve ser avaliado em relação a sua fixação no couro cabeludo e aos sinais de processo inflamatório. Deve-se evitar dobras, compressão, tração do sistema e deslocamento do dreno. O tempo de permanência do dreno pode variar de 72 a 120 horas. Após a retirada do dreno, o médico pode prescrever repouso absoluto no leito durante 48 horas ou liberar para mobilização fora do leito. Tanto a manutenção do sistema de drenagem por mais de 48 horas como o repouso absoluto no leito podem diminuir a recidiva do hematoma, apesar da pouca evidência científica.

Derivação ventricular externa

A ventriculostomia ou derivação ventricular externa (DVE) é definida como um tratamento temporário que permite a drenagem do LCR a partir de um dreno localizado no ventrículo lateral, conectado a um sistema externo de drenagem. A DVE pode ser utilizada tanto para a monitorização da PIC como também para a drenagem de LCR na ocorrência de HIC secundária a hidrocefalia aguda, meningite, encefalite, tumores ao redor de 3º e 4º ventrículos, TCE, HSA e no pós-operatório de cirurgias intracranianas, principalmente na região da fossa posterior.

A DVE pode ser colocada no centro cirúrgico ou à beira-leito na unidade de terapia intensiva (UTI), utilizando técnica asséptica. O cateter de DVE deve ser tunelizado pelo tecido subcutâneo, com um ponto de exteriorização a 5 cm do ponto de inserção do cateter (Figura 10.3). A tunelização do cateter diminui o risco de infecção.

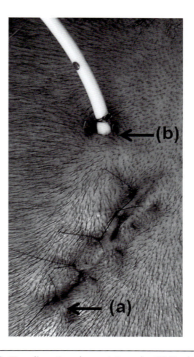

Figura 10.3 Tunelização do cateter de DVE. (a) Ponto de inserção do cateter de DVE. (b) Ponto de exteriorização do cateter de DVE.

Fonte: Acervo pessoal da Profa. Dra. Solange Diccini.

O tempo de permanência da DVE é variável, dependendo da instabilidade da HIC e da necessidade da drenagem do LCR. Quanto maior o tempo de permanência, maior o risco de meningite e/ou ventriculite.

O sistema é composto por um cateter de silicone, flexível, conectado a um sistema de drenagem graduada que possui uma câmara de gotejamento e uma câmara coletora.

No paciente com DVE, é necessária a prescrição médica dizendo se a DVE deve ser mantida aberta ou fechada. Antes de manter a DVE aberta, é necessário determinar os pontos de referência. No sistema nervoso central, o "ponto zero" é o Forame de Monro, ponto interno localizado no começo do III ventrículo. No paciente, o «ponto zero» é o meato acústico externo (MAE), ponto externo mais próximo do Forame de Monro. Porém, podem ser adotados outros pontos, como o canto lateral do olho ou o ponto médio entre o meato acústico externo (MAE) e o epicanto lateral. O importante é que seja definido o "ponto zero" na unidade, a ser adotado em todos os plantões. O mais utilizado é o MAE, utilizando a região do tragus na orelha como ponto de referência (Figura 10.4).

No sistema de drenagem da DVE, o "ponto zero" é o da escala de pressão, fixada a câmara de gotejamento em relação ao MAE do paciente (Figura 10.5).

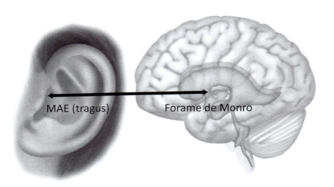

Figura 10.4 Ponto de referência do forame de Monro e meato acústico externo (MAE).

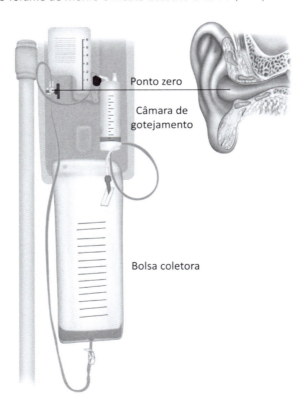

Figura 10.5 Ponto de referência do sistema de drenagem e do meato acústico externo (MAE).

Antes de abrir a drenagem da DVE, o médico deve prescrever a altura da câmara de gotejamento (em centímetros) em relação ao MAE. A altura da câmara de gotejamento oscila entre 8 e 20 cm do meato auditivo externo (MAE), conforme a medida da PIC (Figura 10.6).

Os cuidados do paciente com DVE devem ser baseados nos protocolos da instituição. Em muitos hospitais, o enfermeiro é o responsável por esses cuidados. Porém, é importante a orientação e a educação aos outros profissionais da equipe de enfermagem e da equipe multiprofissional que cuidam do paciente com DVE. A seguir estão descritos os principais cuidados:

- A DVE deve ser transportada do centro cirúrgico para a UTI ou para a unidade de internação sempre fechada. Tanto a câmara de gotejamento como a bolsa coletora devem ser transportadas na posição vertical, evitando que o LCR molhe o filtro de ar, causando diminuição da drenagem devido à pressurização do sistema. A DVE deve ser aberta somente após a colocação da câmara de gotejamento, na altura prescrita pelo médico.
- A avaliação e o registro do exame neurológico devem ser realizados conforme a rotina da unidade. Pacientes instáveis em relação à medida da HIC devem ser avaliados mais frequentemente. Nas situações em que ocorre obstrução do cateter da DVE ou quando a altura da câmara de gotejamento estiver acima do nível prescrito pelo médico, não ocorre drenagem do LCR, e o paciente pode evoluir para HIC, com alteração do nível de consciência. Nos casos em que a câmara de gotejamento está abaixo do MAE, ocorre hiperdrenagem do LCR com hipotensão liquórica, colapso ventricular e risco para a formação de hematoma subdural, herniação supratentorial, HIC e alteração do exame neurológico. Com a DVE aberta, a câmara de gotejamento não deve estar abaixo do "ponto zero" do paciente, isto é, nunca abaixo do MAE.
- Manutenção do decúbito elevado a 30° e alinhamento mento-esternal do paciente.
- Localização da câmara de gotejamento da bolsa de drenagem conforme prescrição médica.
- À qualquer alteração na altura da cabeceira do paciente, a DVE deve ser fechada previamente, a câmara de gotejamento deve ser reposicionada na altura prescrita e o sistema deve ser reaberto;
- O sistema de drenagem da DVE deve ser fechado temporariamente para transporte, banho, mobilização fora do leito e deambulação. O paciente deve ser mobilizado com cautela, evitando a tração e/ou desconexão do sistema. Após o posicionamento do paciente no leito, a câmara de gotejamento deve ser colocada na altura

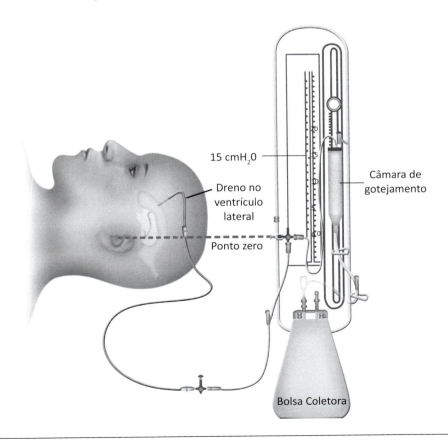

Figura 10.6 Posicionamento da câmara de gotejamento a 15 cm do meato acústico externo (MAE).

prescrita e a DVE deve ser reaberta. Durante o período de tempo em que a DVE estiver fechada, avaliar alterações no nível de consciência.
- O primeiro curativo deve ser realizado após 24 a 48 horas da inserção do cateter e, depois diariamente. A técnica deve ser asséptica, com soro fisiológico a 0,9% e clorexidina alcoólica, e o curativo deve ser mantido oclusivo. Observar a presença de sinais flogísticos, coleção subgaleal e saída de LCR. Com maior tempo de permanência da DVE, pode ocorrer um afrouxamento dos pontos no couro cabeludo, com risco de deslocamento do cateter. O neurocirurgião deve ser informado para nova sutura e quando da presença de extravasamento do LCR pericateter. Os pontos da incisão cirúrgica são retirados entre o 7º e 10º dia de pós-operatório.
- A observação e o registro do aspecto e medida do volume drenado devem ser realizados a cada plantão. O débito do LCR esperado em 24 horas pode variar de 450 a 700 mL, dependendo da PIC.
- O volume da câmara de gotejamento deve ser drenado para a bolsa coletora a cada final de plantão ou quando o volume do LCR se aproximar da capacidade máxima da câmara de gotejamento, cerca de 100 mL. Não deve ser permitido o volume máximo na câmara de gotejamento (100 mL), pelo risco de molhar o filtro de ar na extremidade superior da câmara, o que pode causar sua pressurização, com alteração ou ausência da drenagem.
- Esvaziamento da bolsa coletora quando esta se apresenta com 3/4 preenchidos, usando técnica asséptica.
- Evitar dobras, compressão e tração do sistema, mantendo as conexões íntegras e estéreis. Caso ocorra o descolamento do cateter, não reintroduzir e comunicar a equipe médica.
- Nunca aspirar ou injetar solução no cateter ventricular. Na suspeita de obstrução da drenagem da DVE (ausência de LCR na câmara de gotejamento, ausência de pulsatilidade ao nível da coluna de LCR, presença de coágulos ou grumos de proteínas no sistema), o enfermeiro pode verificar a permeabilidade do sistema, abaixando lentamente a bolsa de drenagem, observando o gotejamento ou não do LCR e reposicionando o sistema na altura prescrita. No caso de obstrução, comunicar ao neurocirurgião.
- Na presença de sinais e sintomas de infecção, como mudança na coloração normal do LCR (incolor e límpido), febre, confusão mental, rebaixamento do nível de consciência e alteração pupilar, o médico deve ser comunicado.
- A coleta de LCR pode ser realizada de forma asséptica na porção mais proximal do cateter da DVE. Deve-se realizar antissepsia com clorexidina alcoólica e utilizar técnica asséptica. Aspirar lentamente e desprezar os 2 mL iniciais do LCR. O volume determinado de LCR deve ser aspirado lentamente, colocado em frasco apropriado e encaminhado prontamente ao laboratório. Devem ser registrados a hora, o dia, o local e o volume coletado. A manipulação do sistema para coleta de LCR aumenta o risco de infecção.
- A administração de medicação via intratecal deve ser realizada somente por médicos e com técnica asséptica.
- Nos pacientes com a DVE fechada e monitorização da PIC, qualquer mobilização do paciente, aspiração traqueal ou fisioterapia respiratória ou motora podem desencadear aumentos nos valores da PIC. A PIC elevada e sustentada deve ser comunicada ao médico, que pode manter a DVE aberta de forma transitória, até a estabilização do paciente.
- Quando a DVE é utilizada tanto para drenagem de LCR como para monitorização da PIC (com transdutor de pressão e coluna líquida), alguns cuidados devem ser realizados para a medida da PIC: fechar a via de drenagem do LCR, zerar o transdutor de pressão, anotar o valor da PIC e PPC, avaliar o traçado da PIC e reabrir o sistema de drenagem.

Para retirar a DVE, o sistema deve permanecer fechado por no mínimo 24 horas, conforme recomendação médica, avaliando sempre o nível de consciência do paciente ou a medida da PIC. Após TC de controle, o cateter é retirado pelo médico, a sutura do couro cabeludo é realizada e o curativo oclusivo é feito. Caso haja necessidade permanente da derivação ventricular, a DVE é convertida para derivação ventricular peritoneal (DVP) ou derivação ventricular atrial (DVA).

As principais complicações da DVE são: obstrução do sistema (por coágulos de sangue, LCR purulento, elementos celulares do LCR, partículas de plexo coroide e epêndima), infecção na inserção do cateter, meningite, ventriculite, fístula liquórica, sangramento intraventricular, acidentes de punção com colocação da ponta do cateter no parênquima cerebral, hipodrenagem ou hiperdrenagem devido ao nível inadequado da câmara de gotejamento, além de complicações mecânicas devido a defeitos na confecção do sistema. Também podem ocorrer acidentes durante a mudança de decúbito, o banho, a agitação psicomotora, a confusão e o transporte, tais como: desconexão do sistema e sua contaminação, dobras, parada da drenagem e quebra do sistema.

Derivação ventricular peritoneal

A derivação ventricular peritoneal ou derivação ventrículo peritoneal (DVP) tem a função de drenar o LCR do interior do ventrículo para a região do peritônio. É realizada no tratamento de pacientes com hidrocefalia e consequente HIC. O sistema de DVP é composto pelo conjunto cateter ventricular, válvula e cateter peritoneal. A válvula tem como funções estabelecer um gradiente de pressão que permita o fluxo do LCR e evite o seu refluxo. O cateter ventricular é conectado à válvula, que é posicionada abaixo do couro cabeludo, na loja subgaleal retroauricular. A válvula é conectada ao cateter abdominal, que, por via subcutânea, é colocado na cavidade peritoneal, ao nível do quadrante superior do abdome (Figura 10.7)

Intervenções de Enfermagem no Paciente Submetido ao Tratamento Neurocirúrgico

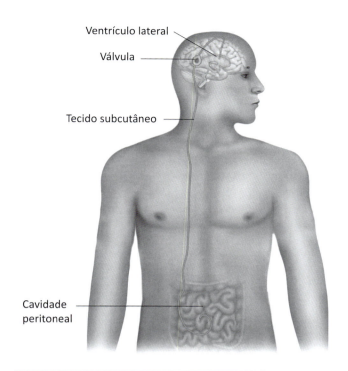

Figura 10.7 Derivação ventrículo peritoneal (DVP).

de DVP é composto pelo conjunto cateter ventricular, válvula e cateter atrial. A válvula tem a mesma função descrita na DVP. O cateter ventricular é conectado à válvula, que é posicionada abaixo do couro cabeludo, na loja subgaleal retroauricular. A válvula é conectada ao cateter atrial, que, por via subcutânea, é inserido na veia facial ou na veia jugular interna, até a junção com a veia cava superior (Figura 10.8). As complicações da DVA são as mesmas descritas na DVP, porém o risco de infecção da DVA é a endocardite. Os cuidados de enfermagem com a DVA são os mesmos referentes à DVP.

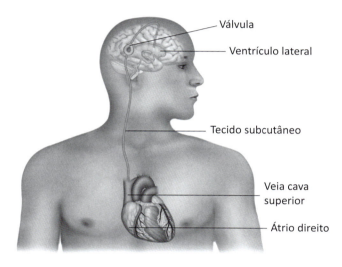

Figura 10.8 Derivação ventrículo atrial (DVA).

As complicações mais frequentes da DVP são obstrução do sistema, hiperdrenagem, hipodrenagem, infecções (ferida cirúrgica, meningite, ventriculite e peritonite, ao longo do trajeto), cistos e migração do cateter (hérnia inguinal, hidrocele).

Os cuidados de enfermagem estão relacionados ao curativo da incisão cirúrgica do couro cabeludo e da região abdominal, que devem ser realizados de 24 a 48 horas após a cirurgia e diariamente até a retirada dos pontos, com soro fisiológico a 0,9%. Deve ser mantido oclusivo nas primeiras 48 horas ou até a retirada dos pontos, conforme orientação do neurocirurgião. Os pontos são retirados entre o 7º e 10º dia de pós-operatório. O enfermeiro deve avaliar sinais flogísticos de infecção do sítio cirúrgico, bem como sinais e sintomas de meningite/ventriculite e peritonite. Atenção especial deve ser dada à posição da cabeça, que deve ser mantida em decúbito contrário ao lado da inserção do cateter e da válvula, devido ao risco de lesão por pressão, principalmente em recém-nascidos/lactentes. Avaliar sinais e sintomas de HIC devido a hiperdrenagem, hipodrenagem ou obstrução do cateter.

Derivação ventricular atrial

A derivação ventricular atrial ou derivação ventrículo atrial (DVA) tem a função de drenar o LCR do interior do ventrículo para a região do átrio. É realizada no tratamento de pacientes com hidrocefalia e consequente HIC. O sistema

Derivação lombar externa

A drenagem lombar externa (DLE) é indicada para tratamento de fístula liquórica, devido à complicação pós-operatória de exérese de tumor de hipófise por via transfenoidal, de craniotomia supratentorial ou de cirurgia na coluna vertebral. A drenagem do LCR induz à hipotensão liquórica, que favorece a cicatrização da fístula liquórica. O paciente deve ser orientado em relação ao procedimento e posicionado em decúbito lateral, próximo à borda da cama, na mesma posição utilizada para coleta de LCR na região lombar. Podem ser colocados travesseiros entre as pernas para conforto e alinhamento da coluna, e o paciente deve ser instruído a evitar movimentos bruscos que dificultem a punção ou possam causar trauma. O procedimento é realizado de forma asséptica. Após anestesia local, um cateter lombar é introduzido entre L2 e L3 ou L3 e L4, até o espaço subaracnóideo. O cateter de silicone ou de peridural pode ser posicionado de forma retrógrada ao nível de T12 e conectado a um sistema de drenagem com bolsa coletora ou do tipo bolsa de sangue, sem conservantes ou anticoagulantes. Pode ser realizada a tunelização ou não do cateter lombar.

Capítulo 10

Os cuidados do paciente com DLE devem ser baseados nos protocolos da instituição. Em muitos hospitais, o enfermeiro é o responsável por esses cuidados. Porém, é importante a orientação e a educação dos outros profissionais da equipe de enfermagem e da equipe multiprofissional que cuidam do paciente com DLE. A seguir estão descritos os principais cuidados para o paciente com DLE:

- Durante o transporte do paciente, a DLE deve ser fechada, como prevenção de drenagem excessiva do líquor. Abrir a DLE após a chegada do paciente na unidade.
- O exame neurológico deve ser realizado, e qualquer alteração deve ser comunicada ao médico, principalmente cefaleia ou piora da cefaleia. Esse sintoma pode estar relacionado a complicação de hiperdrenagem ou infecção.
- O posicionamento do paciente e da bolsa coletora é fundamental para evitar complicações de drenagem lombar. O paciente deve ser mantido em repouso absoluto e o decúbito pode variar de 0 a 15 graus, conforme a prescrição médica. O ponto zero para o nível da bolsa coletora pode variar conforme a prescrição médica. A bolsa coletora pode permanecer sobre a cama ao nível da inserção do cateter, ao nível da coxa ou em suporte de soro, onde o nível da câmara de gotejamento é colocado ao nível da inserção do cateter. A drenagem deve ser em torno de 10 a 15 mL/h.
- A bolsa coletora não pode ficar abaixo do nível de inserção do cateter lombar, pois cria-se um efeito sifão, com hiperdrenagem do LCR, que pode evoluir para pneumoencéfalo, hematoma subdural e herniação cerebral. Os sinais e sintomas precoces que o paciente pode apresentar na situação de hiperdrenagem são: cefaleia intensa, náuseas, vômitos e alteração do nível de consciência. Na presença de hiperdrenagem, o sistema deve ser fechado, e o médico deve ser comunicado com urgência.
- O primeiro curativo deve ser realizado após 48 horas da inserção do cateter, com técnica asséptica, soro fisiológico a 0,9% e clorexidina alcoólica, e mantido oclusivo. O curativo deve ser diário. Nos casos de curativo com filme transparente, este deve ser trocado de 5 a 7 dias – conforme a orientação do fabricante –, se estiver molhado ou na presença de secreção. Observar a presença de sinais flogísticos, presença de coleção no subcutâneo e extravasamento de LCR no local de inserção do cateter. Atentar para a coloração do líquor, que deve ser claro e translúcido, bem como para os sinais de meningite, manifestados por rigidez de nuca, hipertermia, cefaleia, fotofobia e alterações do humor. O tempo de permanência da DLE pode variar de 7 a 10 dias.
- A bolsa coletora, do tipo bolsa de sangue, deve ser esvaziada quando atingir 3/4 da sua capacidade total, com técnica asséptica. O volume e aspecto do LCR devem ser anotados a cada plantão ou conforme o protocolo da instituição.
- Em caso de coleta do LCR, anotar o local da coleta, que pode ser realizada por punção lombar ou pelo cateter lombar. A técnica deve ser realizada de forma asséptica.
- Nunca aspirar ou injetar medicamento ou solução no cateter. Em caso de obstrução, comunicar a equipe médica.
- A manipulação do paciente durante o banho, a mudança de decúbito ou outros cuidados de enfermagem deve ser cuidadosa, evitando tracionamento, dobras, compressão e deslocamento do cateter. Caso ocorra o descolamento do cateter, não reposicionar e comunicar a equipe médica.
- Na presença de fístula liquórica, principalmente na região da base do crânio, com presença de rinorreia ou otorreia, não realizar aspiração nasal. Orientar o paciente a não assoar o nariz, não espirrar e não tossir. Essas manobras dificultam a cicatrização da fístula liquórica
- À qualquer alteração do nível da cabeceira do paciente, a DLE deve ser fechada.
- A retirada do cateter lombar deve ser realizada pelo médico, de forma asséptica. A ponta do cateter pode ser enviada para cultura. Curativo oclusivo é aplicado sobre o local da remoção do cateter. Na presença de rinorreia após a retirada do cateter, o médico deve ser comunicado.
- As principais complicação da DLE são: infecção, meningite, obstrução do cateter, irritação da raiz nervosa, hiperdrenagem (pneumoencéfalo, hematoma subdural e herniação cerebral).

PREPARO PARA ALTA E REABILITAÇÃO DO PACIENTE NEUROCIRÚRGICO

A alta do paciente da UTI para a unidade de internação (UI) só é indicada após estabilização hemodinâmica e neurológica, e depois dos exames laboratoriais e de imagem. O enfermeiro da UTI deve realizar a passagem de plantão ao enfermeiro da UI de forma a fornecer informações sobre a evolução do paciente na UTI, como exame neurológico, intercorrências clínicas e cirúrgicas, aspecto da incisão cirúrgica, presença de drenos e cateteres, com a finalidade de garantir a continuidade dos cuidados de enfermagem.

Durante todo o período de internação, o enfermeiro deve encorajar o paciente a participar do seu plano de cuidados, dependendo de suas condições, e deve incentivá-lo ao autocuidado. O paciente esclarecido e colaborativo com o tratamento tem uma adaptação mais fácil à nova situação, elabora estratégias de enfrentamento mais efetivas e tem melhor preparo para a alta hospitalar, garantindo a continuidade do cuidado no domicílio.

BIBLIOGRAFIA CONSULTADA

1. Madden LK, Tham PK, Shahlaie K. Management of patients undergoing neurosurgical procedures. In: Hickey JV. The clinical practice of neurological and neurosurgical nursing. 7.ed. Philadelphia: Lippincott Williams & Wilkins, 2014. p.300-24.
2. Diccini S. Assistência de enfermagem em pacientes submetidos a tratamento neurocirúrgico. In: Braga FM, Melo PMP. Neurocirurgia. 1.ed. São Paulo: Manole, 2005.
3. Lam P, White CL, Runions S, Miller SA. Continuity of care short-stay neurosurgery patients: a quality improvement initiative. Axone. 2001;23(2):14-21.
4. American Association of Neuroscience Nurses. Care of the patient undergoing intracranial pressure monitoring/ external ventricular drainage or lumbar drainage. In: Glenview IL. American Association of Neuroscience Nurses, 2011. [Internet] [Acesso em 2016 sept 07]. Disponível em: http://www.aann.org/pubs/content/guidelines.html
5. Teles AR, Falavigna A, Kraemer J. Surgical treatment of chronic subdural hematoma: systematic review and meta-analysis of the literature. Arq Bras Neurocir. 2016;35(2):118-27.
6. Brooks C. Critical care nursing in acute postoperative neurosurgical patients. Crit Care Nurs Clin N Am. 2015;27:33-45.
7. Basali A, Mascha EJ, Kalfas I, Schubert A. Relation between perioperative hypertension and intracranial hemorrhage after craniotomy. Anesthesiology. 2000;93:48–54.
8. Feil M, Irick NA. Principles of neuroanesthesia in neurosurgery for intensive care unit nurses. Crit Care Nurs Clin N Am. 2016;28:87-94.
9. Moraes EAS, Cruz OO. Cuidados de enfermagem no paciente neurocrítico - parte I: cuidados gerais. In: Rojas SSO, Veiga VC. Manual de neurointensivismo da Beneficência Portuguesa. 1.ed. São Paulo: Atheneu, 2013. p.455-66.
10. Moraes EAS, Cruz OO. Cuidados de enfermagem no paciente neurocrítico - parte II: cuidados específicos. In: Rojas SSO, Veiga VC. Manual de neurointensivismo da Beneficência Portuguesa. 1.ed. São Paulo: Atheneu, 2013. p.469-79.
11. Piazenski I, Vieira DFVB, Severo IM, Marona DS. Cuidados de enfermagem no pós-operatório de neurocirurgia. In: Chaves MLF, Finkelsztejn A, Stefani MA. Rotinas em neurologia e neurocirurgia. 1.ed. Porto Alegre: Artmed, 2008. p.689-707.
12. Chernov MF, Ivanov PI. Urgent reoperation for major regional complications after removal of intracranial tumors: outcome and prognostic factors in 100 consecutive cases. Neurol Med Chir (Tokyo). 2007;47:243-9.
13. Jaffe J, Alkhawan L, Du H, Tobin K, O'Leary J, Pollock G, et al. Outcome predictors and spectrum of treatment eligibility with prospective protocolized management of intracerebral hemorrhage. Neurosurg. 2009;64:436–46.
14. Su TM, Lee TH, Chen WF, Lee TC, Cheng CH. Contralateral acute epidural hematoma after descompressive surgery of acute subdural hematoma: clinical features and outcome. J Trauma. 2008;65(6):1298-302.
15. Chen CW, Kuo JR, Lin HJ, Yeh CH, Wong BS, Kao CH, et al. Early post-operative seizures after burr-hole drainage for chronic subdural hematoma: correlation with brain CT findings. J Clin Neurosci. 2004;11(7):706-9.
16. Faleiro RM, Faleiro LCM, Caetano E, Gomide I, Pita C, Coelho G, et al. Descompressive craniectomy. Arq Neuropsiquiatr. 2008;66(2-B):369-73.
17. Reichert MCF, Medeiros EAS, Ferraz FAP. Hospital-acquired meningitis in patients undergoing craniotomy: incidence, evolution and risk factors. Am J Infect Control. 2002;30(3):158-64.
18. Borges GAS, Diccini S. Protocolo de curativo em craniotomia e incidência de infecção. Acta Paul Enferm. 2004;17(2):195-200.
19. Agarwal M, Thomas P. Prevalence of post-op. Nosocomial infection in neurosurgical patients and associated risk factors – a prospective study of 2441 patients. Nurs J India. 2003;94(9):197-8.
20. Schoihet MS. Prevención de enfermedad tromboembólica en pacientes neuroquirúrgicos e neurológicos. Rev Chil Cir. 2007;59(4):311-6.
21. Gottschak A, Berkow LC, Stevens RD, Mirski M, Thompson RE, White ED, et al. Prospective evaluation of pain and analgesic use following major elective intracranial surgery. J Neurosurg. 2007;106(2):210-6.
22. Thibalt M, Girard F, Moumdjian R, Chouinard P, Boudreault D, Ruel M. Craniotomy site influences postoperative pain following neurosurgical procedures: a restrospective study. Can J Anaesth. 2007;54(7):544-8.
23. Ferreira LR, Pedreira MLG, Diccini S. Flebite no pré e pós-operatório de pacientes neurocirúrgicos. Acta Paul Enferm. 2007;20(1):30-6.
24. Valentini LG, Casali C, Chatenoud L, Chiaffarino F, Uberti-Foppa C, Broggi G. Surgical site infections after elective neurosurgery: a survey of 1747 patients. Neurosurgery. 2007;61:88-96.
25. Torres AC, Siciliano MLIP, Diccini S. Interferência e características do edema periorbital no exame pupilar após craniotomia. Acta Paul Enferm. 2015;28(1):7-12.
26. Diccini S, Yoshinaga SN, João Fernando Marcolan JF. Hair removal repercussions on patient's self-esteem in craniotomy. Rev Esc Enferm USP. 2009;43(3):593-8.
27. Diccini S, Camaduro C, Iida LIS. Incidência de úlcera por pressão em pacientes neurocirúrgicos de hospital universitário. Acta Paul Enferm. 2009;22(2):205-9.

28. Peón AU, Diccini S. Dor pós-operatória em craniotomia. Rev Latino-am Enferm. 2005;13(4):489-95.
29. Kern M. Protocolo de manejo das derivações ventriculares externas. In: Nácul FE, Júnior JMV, Gutierrez F, Fernandes MA. Atualização em medicina intensiva cirúrgica. 1.ed. Rio de Janeiro: Revinter, 2013. p.45-60.
30. Nanidis N, Korfias S, Sakas DE. Flow-regulated external lumbar drain: applications and complications. Acta Neurochir. 2014;156(11):2201-5.

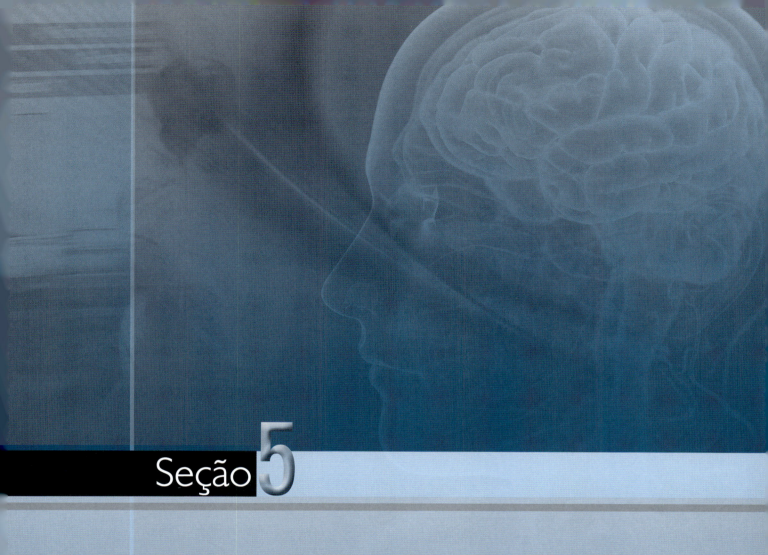

Seção 5

Neurotrauma

capítulo 11

Regina Marcia Cardoso de Sousa
Cristiane de Alencar Domingues
Lilia de Souza Nogueira

Traumatismo Craniencefálico e Intervenções de Enfermagem

■ MORBIMORTALIDADE POR TRAUMA CRANIENCEFÁLICO NO BRASIL

No Brasil, os acidentes e a violência configuram um problema de saúde pública de grande magnitude com forte impacto na mortalidade da população. Nos últimos anos, as causas externas, isto é, as ocorrências e circunstâncias ambientais que causaram lesões, envenenamentos e outros efeitos adversos, ocuparam o primeiro lugar como causa de morte na ampla faixa etária de 1 aos 39 anos de idade.[1]

No conjunto das lesões decorrentes das causas externas, o trauma craniencefálico (TCE) destaca-se em termos de magnitude, sobretudo devido às suas consequências. É a causa mais importante de morte e incapacidade entre crianças e adultos na faixa etária de 1 a 44 anos, segundo estimativa americana.[2]

Entretanto, nota-se nos últimos anos um aumento de TCE em idosos vítimas de quedas, sendo essa a principal causa desse tipo de lesão nessa população,[3-5] decorrente do declínio sensorial, motor e cognitivo, característico do processo de envelhecimento.[5]

Análises sobre as consequências do trauma demonstram nitidamente que os pacientes que sofreram TCE são os que apresentam pior prognóstico, tanto em relação à mortalidade como à morbidade.[6] No entanto, a obtenção de dados específicos desse tipo de lesão é sempre difícil.

Quanto à mortalidade, conforme regras internacionais, nos casos de acidentes e violências, o sistema para coleta de informações utiliza como referencial a causa externa, por exemplo, acidentes de trânsito, homicídios, quedas e suicídios. Consequentemente, as informações não permitem identificar as vítimas de TCE.

A alta frequência de TCE observada entre vítimas de causas externas e a alta mortalidade por acidentes e violências descritas nas estatísticas brasileiras e internacionais são as informações de mortalidade que direcionam a prevenção e assistência a essas vítimas no Brasil.

Para a morbidade, diferentemente da mortalidade, o referencial para coleta de informações é a natureza da lesão, ou seja, fraturas, luxações, ferimentos, contusões e outras. No Brasil, as estatísticas relativas à morbidade são baseadas na autorização de internação hospitalar (AIH).[1]

Estima-se que as informações provenientes da AIH permitam o conhecimento de aproximadamente 80% da assistência médico-hospitalar prestada à população brasileira, representando cerca de 1,3 milhão de internações por mês e 15,6 milhões de internações por ano, em aproximadamente 6 mil unidades hospitalares.[1]

Dessa forma, é possível ter-se um desenho, ainda que incompleto, da morbidade mais grave por TCE: a que leva à hospitalização da vítima em uma condição na qual essa lesão é o diagnóstico principal.

Cabe destacar que as lesões decorrentes de causas externas são as responsáveis por mais de 7% de todas as internações nos últimos anos, ocupando o primeiro ou segundo posto entre as principais grandes causas de internação na faixa etária de 10 a 39 anos, quando excluídas as internações por gravidez, parto e puerpério. Entre essas internações, na última década, o percentual de hospitalizações por TCE alcançou valores de até 20%, mantendo-se aproximadamente em 14% nos últimos anos.[1]

Considerando as internações por traumas, vale mencionar que há uma influência significativa da situação socioeconômica regional na sua frequência, uma vez que áreas geográficas de menor renda apresentam maior incidência de internações por causas externas,[5] especialmente por violência.[7]

Ainda que se observem vários problemas de ordem metodológica nos estudos de morbimortalidade por TCE, sabe-se por meio das informações disponíveis no nosso meio da importância desse tipo de lesão entre os acidentes e as violências que ocorrem no Brasil.

■ CONCEITOS E TIPOS DE LESÕES PRIMÁRIAS

Frente à alta morbimortalidade, tratar vítimas de TCE é, para o profissional da saúde, uma atividade frequente, que usualmente envolve três intervenções principais: a rápida e efetiva reanimação da vítima; as cirurgias para remoção de massas intracranianas, tais como hematomas, contusões ou corpos estranhos, e a prevenção de lesões secundárias.[8,9]

O mecanismo de trauma nas vítimas de TCE pode ser penetrante ou contuso. Os traumas penetrantes são causados pela penetração de projétil ou instrumento penetrante através do crânio, e os contusos, pelo impacto da cabeça em superfície rígida ou pelo deslocamento do encéfalo dentro da caixa craniana, decorrente do mecanismo de aceleração e desaceleração do trauma.

As lesões craniencefálicas consequentes a esses tipos de trauma podem ser primárias e secundárias. As lesões primárias ocorrem na hora do evento, comprometendo crânio, encéfalo, vasos sanguíneos, nervos cranianos, meninges e couro cabeludo. Estão diretamente relacionadas com o mecanismo do trauma e a remoção de massa intracraniana. As correções cirúrgicas são as modalidades de intervenções terapêuticas que, hoje em dia, são empregadas para esse tipo de lesão. As lesões secundárias, consequentes às primárias, são aquelas decorrentes de um estado fisiopatológico caracterizado por inflamação, permeabilidade vascular progressiva e edema tecidual. Atualmente são os principais focos do tratamento após o TCE. Na Tabela 11.1, são descritos os principais tipos de lesões primárias, segundo a natureza e a estrutura lesada.

As lesões primárias encefálicas podem ser localizadas ou difusas. Como a própria nomenclatura sugere, as lesões difusas comprometem várias partes do encéfalo simultanea-

Tabela 11.1 Principais tipos de lesões primárias, segundo a natureza e a estrutura lesada.

Lesão	Estrutura lesada	Natureza de lesão	
DIFUSA	Encéfalo	Concussão	
		Lesão axonal difusa (LAD)	
LOCALIZADA	Couro cabeludo	Abrasão	
		Contusão	
		Laceração	
	Meninges	Laceração	
	Crânio	Fratura	Da abóbada
			Da base (fossa anterior ou média)
			Linear
			Cominutiva
			Com afundamento
			Fechada
			Aberta
	Encéfalo	Contusão	
		Laceração	
	Nervos cranianos	Contusão	
		Laceração	
	Vasos sanguíneos	Laceração	Hematoma subgaleal
			Hematoma extradural ou epidural
			Hematoma subdural (agudo, subagudo e crônico)
			Hematoma intracerebral
			Hemorragia subaracnóidea
			Hemorragia intraventricular

mente. Lesões difusas incluem a concussão e a lesão axonal difusa (LAD). A concussão é definida como a incapacidade funcional transitória do neurônio causada pelo traumatismo; ela provoca sintomas temporários que rapidamente desaparecem na concussão leve e permanecem por períodos mais longos nas concussões clássicas. O diagnóstico desse tipo de lesão é confirmado pela sintomatologia, que inclui principalmente cefaleia, tonturas, zumbidos, vômitos, amnésia pós-traumática e perda de consciência momentânea no trauma. Pacientes que apresentam outras lesões traumáticas, tipo contusão ou laceração encefálica, geralmente têm concussão associada.[10]

A lesão axonal difusa (LAD) é uma lesão microscópica dos axônios nos hemisférios cerebrais, corpo caloso e tronco cerebral. Nesses casos, o mecanismo do trauma provoca rotação do encéfalo e deslocamento diferente das substâncias cinzenta e branca (Figura 11.1). Isso causa o rompimento do axônio em relação ao corpo celular e a interrupção da transmissão de impulsos da célula nervosa. Inicialmente os casos descritos desse tipo de lesão eram de vítimas de TCE grave, e por isso acreditava-se tratar de uma lesão sempre grave. Entretanto, hoje se admite que a LAD também pode ser leve ou moderada, dependendo do dano resultante do trauma.[8,10]

As lesões localizadas atingem partes de estruturas específicas nas regiões frontal, parietal, occipital ou outras, e comprometem couro cabeludo, crânio, meninges e/ou encéfalo. Além disso, podem ser resultado de lesão em pares de nervos cranianos ou de ruptura de vasos que formam hematomas nos espaços extradural, subdural ou no próprio parênquima cerebral.

Composto de pele e periósteo, o couro cabeludo protege a integridade dos ossos cranianos contra os golpes externos (Figura 11.2). As lesões dessa estrutura podem ser classificadas em abrasão, contusão e laceração. A abrasão se caracteriza como lesão da parte mais superficial do couro cabeludo e causa pequenas perdas de sangue e linfa. As contusões e lacerações comprometem as camadas mais profundas do couro cabeludo e apresentam como principal diferença uma ruptura da integridade da pele – que ocorre na laceração e não está presente na contusão. As lacerações do couro cabeludo podem causar perdas significativas de sangue. O hematoma subgaleal é uma lesão decorrente de rompimento de vasos do espaço subgaleal, próximo à camada do couro cabeludo, junto ao crânio. As lesões de couro cabeludo, ainda que consideradas na maioria das vezes de menor gravidade, são importantes indicadores de presença de lesão encefálica.

As lesões de crânio podem atingir as regiões da abóbada ou da base do crânio. Condições anatômicas tornam as fraturas de base do crânio de grande risco para formação de fístulas liquóricas, complicação que pode agravar a condição da vítima de trauma devido à contínua perda de líquido cefalorraquidiano através da dura-máter. Essa perda propicia meningites, osteomielites da caixa craniana e outros quadros infecciosos, além da possibilidade de formação de abscessos e septicemias.

Conforme o local da lesão, as fraturas de base de crânio podem ser de fossa anterior ou média. Os seguintes sinais e sintomas presentes nas fraturas em fossa anterior facilitam seu diagnóstico: rinoliquorreia (perda de líquido cefalorraquidiano pelas narinas), hemorragia subconjuntival e sinal de *raccoon* ou sinal de guaxinim (equimose periorbital). Nas fraturas de base de crânio em fossa média, observa-se a otoliquorreia (perda de líquido cefalorraquidiano pelo ouvido), hemotímpano (presença de sangue sob a membrana timpânica) e sinal de Battle (equimose sobre o osso mastoide).[10]

A otoliquorreia ou rinoliquorreia são evidências da presença de fístula liquórica. Entretanto, como essa perda quase sempre é acompanhada de sangue, existe dificuldade para identificar a presença desse fluído. O aparecimento de um halo amarelado ao redor da mancha de sangue, que se forma quando o paciente drena líquido do nariz ou ouvido para um pano ou compressa limpos, é altamente sugestivo de presença de líquido cefalorraquidiano no conteúdo drenado.

As fraturas de crânio também são classificadas conforme o dano causado no osso, podendo ser do tipo linear, cominutiva ou com afundamento. Na fratura linear, não há fragmentação ou deslocamento ósseo; em geral, essas fraturas são as menos graves e de tratamento mais simples. A presença de fragmentação óssea é a característica principal da fratura cominutiva (Figura 11.3). Na fratura com afundamento, evidencia-se a deformação do crânio devido à depressão de parte da caixa craniana.

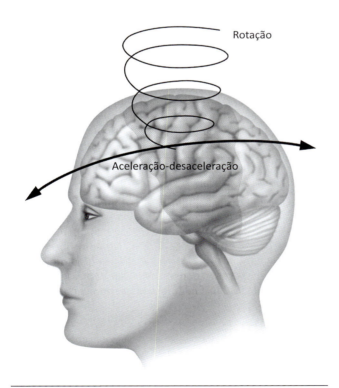

Figura 11.1 Mecanismo da lesão axonal difusa – aceleração-desaceleração e rotação.

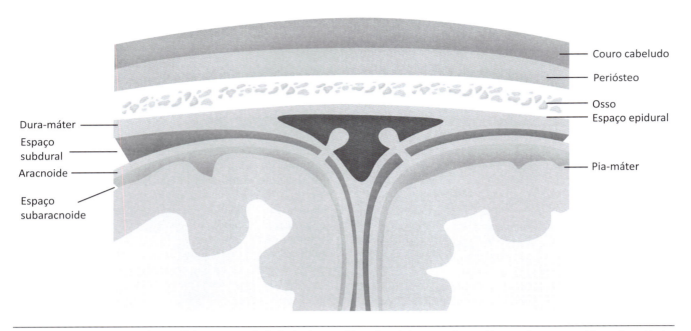

Figura 11.2 Envoltórios do encéfalo: couro cabeludo (pele e periósteo), crânio e meninges (dura-máter, aracnoide e pia-máter).

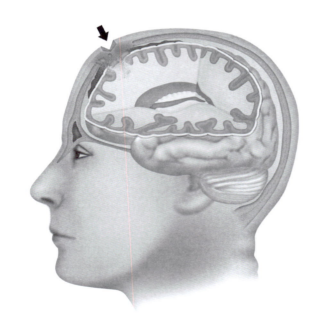

Figura 11.3 Fratura de crânio cominutiva.

Fraturas de crânio ainda são classificadas como abertas ou fechadas. Se houver uma laceração do couro cabeludo acompanhando a fratura, ela é aberta; caso contrário, é considerada fechada. As fraturas abertas, com frequência, são acompanhadas de laceração da dura-máter e apresentam alto risco de infecção para os ossos cranianos e meninges. A perda de líquido cefalorraquidiano através do ferimento do couro cabeludo também é frequente nesses casos e pode ser precocemente identificada por meio da observação cuidadosa do local da lesão.

Dentro do crânio, revestindo e cobrindo o encéfalo, estão as meninges, que são constituídas por três camadas: a dura-máter, aracnoide e pia-máter (Figura 11.2). A camada mais externa, junto à caixa craniana, é a dura-máter. A aracnoide está situada entre a dura-máter e a pia-máter. A camada meníngea mais interna é a pia-máter, uma membrana delgada e transparente que adere à superfície do encéfalo.

De maneira geral, as lesões das meninges incluem a laceração da dura-máter e as fístulas liquóricas. Esse tipo de lesão ocorre em conjunto com as fraturas de base de crânio e as fraturas com afundamento de osso temporal ou frontal, podendo ainda estar presente nas fraturas de face.[10]

As lesões de pares de nervos cranianos, tipo contusão e laceração, também podem ocorrer em consequência ao trauma, acompanham as fraturas de base de crânio e comprometem mais frequentemente o I, II, III, IV, VII e VIII pares. Como decorrência dessas lesões, as vítimas podem apresentar deficiências temporárias ou permanentes do olfato, visão ou audição, além de alterações de motricidade facial ou equilíbrio.[11]

A contusão e a laceração encefálica são resultados do ferimento direto no parênquima encefálico. Podem ocorrer devido à fratura com afundamento ou a fratura aberta, o trauma penetrante ou ainda, por causa da rápida mudança na velocidade do encéfalo dentro da caixa craniana, que ocorre no efeito de aceleração-desaceleração. Nesses casos, a abrupta parada da cabeça por impacto, contra o solo ou outra superfície, resulta em lesão local do parênquima encefálico (golpe) e também lesão diametralmente oposta por contragolpe (efeito inercial), ambas causadas pelo impacto do encéfalo contra a superfície rígida do crânio (Figura 11.4).

A contusão e a laceração encefálica caracterizam-se por lesões necro-hemorrágicas, porém este último tipo de lesão diferencia-se pela presença de dilaceramento do tecido nervoso.

As hemorragias intracranianas traumáticas são frequentes após TCE. Embora o sangramento inicie imediatamente após o trauma, sua presença não é percebida clinicamente até que o volume de sangue acumulado na caixa craniana provoque o efeito de massa e a elevação da pressão intracraniana. O intervalo entre o sangramento e o aparecimento de sintomas pode ser de minutos ou semanas, dependendo do local e da quantidade de sangue extravasado do vaso.

Uma perda de consciência momentânea, seguida de um intervalo lúcido, ocorre com frequência durante a formação dos hematomas intracranianos. A diminuição do nível da consciência que segue o intervalo lúcido é em geral um alerta importante para a possível necessidade de evacuação cirúrgica dos hematomas, evitando-se assim as consequências mais graves da hipertensão intracraniana. Esse fato reafirma a importância da avaliação clínica frequente das vítimas que apresentam esse tipo de lesão.

As lesões mais importantes associadas com sangramentos no TCE são os hematomas intracerebral ou intraparenquimatoso (Figura 11.5), extradural ou epidural (Figura 11.6) e subdural (Figura 11.7), além das hemorragias subaracnóidea e intraventricular.

O hematoma intracerebral forma-se devido ao sangramento no parênquima encefálico (Figura 11.5). Em geral, o sangramento acontece em uma área encefálica traumatizada onde há laceração ou contusão.

O espaço extradural, também chamado de espaço epidural, é um espaço virtual entre a superfície interna da caixa craniana e a dura-máter. Esse espaço virtual pode tornar-se real quando um indivíduo sofre um TCE e desenvolve um hematoma extradural ou epidural (Figura 11.6). Esse hematoma comumente resulta de uma laceração da artéria meníngea média direita ou esquerda, em associação com uma fratura craniana na junção parietotemporal.

Outro espaço virtual, o espaço subdural, está entre a dura-máter e a aracnoide. É o espaço dos hematomas subdurais, frequentemente de origem venosa, resultantes da laceração das veias durais (Figura 11.7). Os hematomas subdurais são classificados em agudos, subagudos e crônicos, conforme o intervalo de tempo que ocorre entre o trauma e o aparecimento dos sintomas. Nos agudos, o aparecimento de sintomas ocorre em até 48 horas; nos subagudos, entre 2 dias e até 3 semanas; e nos crônicos, em período superior a 3 semanas.

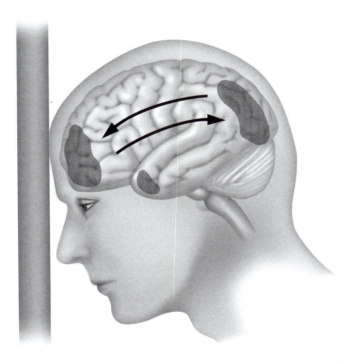

Figura 11.4 Mecanismo do trauma de aceleração-desaceleração.

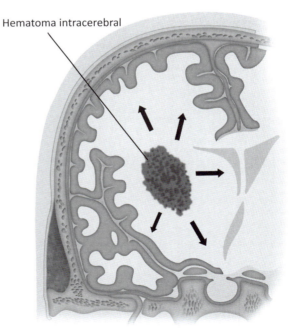

Figura 11.5 Hematoma intracerebral ou intraparenquimatoso.

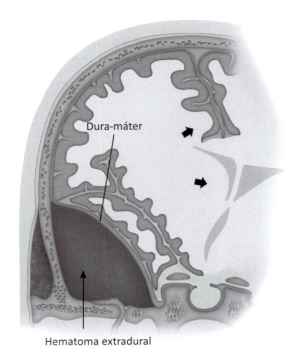

Figura 11.6 Hematoma epidural ou extradural.

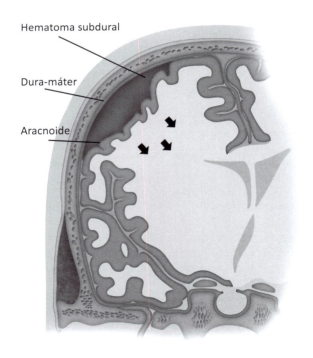

Figura 11.7 Hematoma subdural.

O espaço subaracnóideo, situado entre a aracnoide e a pia-máter, é um espaço real preenchido com líquido cefalorraquidiano, que envolve o encéfalo. A presença de sangue no líquido cefalorraquidiano indica a existência de hemorragia subaracnóidea. Esse tipo de hemorragia pode ser de causa traumática e desencadear condições clínicas e de risco similares às descritas no capítulo sobre doenças cerebrovasculares. A hemorragia intraventricular pode ocorrer secundária à hemorragia subaracnóidea ou hematoma intracerebral.

A maioria das vítimas de TCE apresenta múltiplas lesões primárias, podendo-se assim observar diferentes combinações dessas lesões. Ferimentos em outras regiões corpóreas, associados ao TCE, também são muito frequentes, e essas lesões tornam mais complexas as decisões sobre a assistência prestada.

O papel primordial dos enfermeiros junto aos pacientes com lesões primárias está na avaliação para detecção precoce das complicações e dos fatores predisponentes para lesões secundárias. Nos casos de indicação de tratamento neurocirúrgico, a assistência de enfermagem no pré e pós-operatório, descrita no Capítulo 10, torna-se também prioritária.

■ LESÕES SECUNDÁRIAS E SUA PREVENÇÃO NA ASSISTÊNCIA À VÍTIMA DE TCE

Durante as últimas duas décadas, a compreensão da fisiopatologia do TCE tem aumentado expressivamente. Um conceito central que agora está presente é que nem todo dano neurológico ocorre no momento do impacto, mas continua durante o período que se segue.

A tendência atual para o tratamento do TCE é a prevenção das lesões secundárias, e os enfermeiros têm papel crucial na prevenção desse tipo de lesão. Monitorização rigorosa das condições das vítimas é extremamente importante para detectar alterações precocemente.[12] Além disso, conhecer os fundamentos da fisiopatologia da potencial lesão secundária é uma importante ferramenta na tentativa de combater as incapacidades neurológicas permanentes e a morte.

A lesão secundária é consequência da diminuição do fluxo sanguíneo encefálico (FSE) e de alterações metabólicas que resultam em isquemia cerebral. Essas lesões podem ocorrer minutos, horas ou dias após a lesão primária. Causas da lesão secundária incluem hipóxia, hipotensão, queda na perfusão cerebral, hipertensão intracraniana, problemas respiratórios, distúrbios metabólicos e infecção.[8,9,12]

A isquemia é comum após o TCE. Cerca de 60% dos pacientes que morrem e apresentam essa lesão têm evidência de isquemia à necropsia. O FSE normal em adultos saudáveis é de aproximadamente 50 mL/100 g/min. Os estudos evidenciam que a lesão cerebral suficientemente grave para produzir coma pode causar redução de 50% do FSE dentro das primeiras 6 a 12 horas após TCE. No mapa do fluxo sanguíneo regional, observa-se que, além das depressões globais de FSE após a lesão, ocorre depressão regional em áreas como as que circundam as contusões e abaixo dos hematomas subdurais.[8]

O significado fisiológico dessas quedas do FSE é obscuro. Após uma lesão, o cérebro pode realizar uma diminuição do seu metabolismo e do FSE apropriada para o cérebro lesado. Entretanto, essas quedas próximas ao limiar isquêmico podem não atender à demanda metabólica do cérebro e constituir uma ameaça de infarto em consequência da isquemia (Figura 11.8). Ainda que essa dúvida continue pairando, quando intervenções para vítimas de TCE são propostas, sabe-se que a hipotensão e a hipóxia agravam os riscos de isquemia consequentes ao baixo FSE e são as principais causas de aumento da morbidade e da mortalidade nessas vítimas.[8,9,12]

Na isquemia, o neurônio passa por várias fases antes da morte celular. Essas fases podem ser caracterizadas de forma simplificada como perda da função celular, seguida da perda da integridade estrutural e, finalmente, a desintegração e destruição celular, ou seja, morte celular. Existem consequências neuroquímicas em todos esses estágios (Figura 11.9).

A isquemia inicial dá origem ao metabolismo anaeróbio, que é uma maneira ineficiente de fornecer energia à célula. O metabolismo anaeróbio resulta em acidose láctica. As células completamente lesadas não têm qualquer mecanismo para produzir lactato, mas as células parcialmente lesadas ou reperfundidas podem converter o excesso de glicose em lactato. O lactato parece ser tóxico, resultando em tumefação celular e deterioração do metabolismo energético das mitocôndrias, o que inibe ainda mais a recuperação celular. A acidose láctica tecidual também reduz a utilização cerebral de glicose[10] (Figura 11.9).

Por outro lado, a isquemia grave resulta em comprometimento da permeabilidade da membrana celular. A falha na produção de trifosfato de adenosina (ATP) no processo isquêmico leva à falência da "bomba de sódio e potássio", responsável pela homeostasia intracelular desses íons. Uma consequência dessa alteração é a saída de potássio para fora da célula. O aumento no potássio extracelular resulta em hiperexcitabilidade elétrica e maior demanda energética na vigência de um menor suprimento de energia[10] (Figura 11.9).

Acompanhando a saída do potássio na célula, observa-se a entrada de sódio e água, levando ao edema citotóxico. Além disso, há influxo de cálcio para o intracelular, resultando na inibição da função mitocondrial, na alteração da organização celular, na produção de radicais livres e na ativação das proteases, muitas das quais destroem o citoesqueleto celular. Assim, o influxo de cálcio constitui uma via destrutiva comum final para muitos mecanismos da lesão neurológica[10] (Figura 11.9).

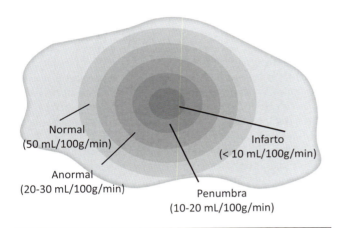

Figura 11.8 Área de fluxo sanguíneo encefálico (FSE) normal, área de FSE anormal, área de penumbra e área de infarto após TCE.

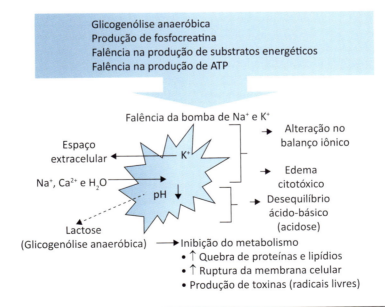

Figura 11.9 Consequências da isquemia a nível celular.

Intervenções que objetivam prevenir a isquemia e as consequentes lesões secundárias iniciam-se na cena do evento traumático com uma adequada manutenção da ventilação e circulação, que continua durante o tratamento hospitalar.

Apropriada assistência na fase aguda de tratamento dessas vítimas pode significar redução das mortes associadas com o TCE. As condutas nas últimas décadas incluem: oxigenação e suporte para manutenção da pressão arterial sistêmica, monitorização da pressão intracraniana e pressão de perfusão cerebral e técnicas de hiperventilação.[13]

Em 1995, tendo em vista as evidências de pesquisas clínicas, um grupo de neurocirurgiões americanos publicou as normas para o tratamento de vítimas de TCE grave (*Guidelines for the Management of Severe Head Injury*) sob responsabilidade da *Brain Trauma Foundation* e com apoio da *American Association of Neurologic Surgeons*. Esse documento, revisado em 2007, prioriza condutas para prevenir lesões secundárias, oferece diretrizes para monitorização da pressão intracraniana, contraindica o uso de esteroides em pacientes com TCE grave bem como as manobras de hiperventilação profilática (anteriormente muito utilizadas), e valoriza a pressão de perfusão cerebral no cuidado das vítimas com esse tipo de lesão, além de oferecer outros elementos para tratamento desses pacientes.[14,15]

Episódios de hipotensão (pressão arterial sistólica < 90 mmHg) e hipóxia (pressão parcial de oxigênio < 60 mmHg) devem ser evitados em vítimas de TCE ou, pelo menos, corrigidos imediatamente quando presentes.

A reposição de volume e a terapia com vasopressores são utilizadas para manter a pressão arterial sistêmica e a pressão de perfusão cerebral adequadas. Uma opção para o tratamento das vítimas de TCE grave é manter a pressão arterial média acima de 90 mmHg na tentativa de manutenção da pressão de perfusão cerebral acima de 70 mmHg.[15] Considera-se que a pressão de perfusão cerebral é o resultado da diferença entre pressão arterial média e pressão intracraniana. Pode-se, com a pressão arterial média acima de 90 mmHg, assegurar uma boa pressão de perfusão cerebral nas vítimas com TCE grave, mesmo quando a pressão intracraniana apresenta valores próximos a 20 mmHg.

A monitorização da pressão intracraniana é indicada em vítimas com TCE grave, isto é, com escore na escala de coma de Glasgow (ECGl) ≤ 8 e que apresentam alterações na tomografia computadorizada. É também indicada em vítimas de TCE grave com tomografia computadorizada normal, nos casos em que é observada a presença de duas ou três das seguintes condições: idade > 40 anos, presença de descerebração ou decorticação e pressão arterial sistólica < 90 mmHg. Nas vítimas com TCE leve ou moderado, a monitorização da pressão intracraniana não é rotineiramente indicada, sendo nesses casos a avaliação clínica o indicador da evolução do paciente.[15]

O adequado julgamento e a experiência clínica são necessários no cuidado ao paciente com monitorização da pressão intracraniana. A monitorização da pressão intracraniana permite a rápida implementação da terapia que reduz a hipertensão intracraniana, descrita no Capítulo 6, e a adequada avaliação de sua efetividade. A enfermeira deve reconhecer os problemas associados com o equipamento de medida da pressão intracraniana, além de prontamente identificar na evolução da vítima as alterações que exigem intervenções imediatas.

A monitorização da pressão intracraniana é com frequência acompanhada da monitorização da pressão arterial média. Esses dois parâmetros permitem a contínua avaliação da pressão de perfusão cerebral da vítima monitorizada, lembrando que:

$$PPC = PAM - PIC$$

Nessa fórmula, PPC é a pressão de perfusão cerebral, PAM é a pressão arterial média e PIC é a pressão intracraniana observada no monitor.

O enfermeiro, quando monitoriza e registra esses parâmetros fisiológicos, identifica atividades ou intervenções que abaixam a pressão arterial média ou elevam a pressão intracraniana, os quais, portanto, podem afetar a pressão de perfusão cerebral. Essas observações são parâmetros importantes para avaliar a terapêutica instituída e direcionar as condutas de enfermagem e da equipe médica.

Na prevenção de lesões secundárias, deve-se considerar que o dióxido de carbono (CO_2) e a concentração de íon de hidrogênio têm um importante efeito nos vasos cerebrais. A redução do pH e o aumento da pressão arterial de CO_2 resultam em vasodilatação cerebral, enquanto vasoconstrição ocorre na presença do pH e pressão arterial de O_2 elevados. Considerando essas respostas orgânicas, o tratamento de hiperventilação foi largamente utilizado na prática clínica com a perspectiva de rapidamente diminuir a pressão intracraniana por meio da diminuição da pressão arterial de CO_2, aumento de O_2, vasoconstrição e consequente redução do volume sanguíneo encefálico.

Atualmente, na ausência de aumento da pressão intracraniana, a terapia de hiperventilação profilática é contraindicada, principalmente nas primeiras 24 horas após TCE grave, quando pode comprometer a perfusão cerebral durante um período em que o FSE já está reduzido. A terapia de hiperventilação só deve ser utilizada por curtos períodos quando a vítima apresenta hipertensão intracraniana refratária à sedação, drogas paralisantes, drenagem liquórica e diuréticos osmóticos.[15] Nesses casos, valores de $PaCO_2$ entre 25 e 30 mmHg, atingidos durante a hiperventilação, são aceitáveis por curto período de tempo.[8]

Episódios de hipóxia devem ser enfaticamente evitados tendo em vista, tanto os danos decorrentes da falta de oxigênio para célula nervosa, como a vasodilatação encefálica devido ao aumento da pressão arterial de CO_2 que, em geral, acompanha a hipóxia. Essa vasodilatação aumenta o volume sanguíneo encefálico e, em consequência, a pressão intracraniana (Figura 11.10).

A hipertermia após TCE pode ser causada por dano nos centros reguladores da temperatura corpórea no hipo-

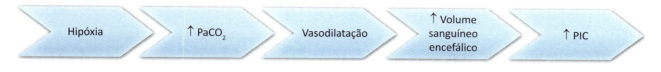

Figura 11.10 Relação entre hipóxia, volume sanguíneo encefálico e pressão intracraniana.

tálamo, assim como por infecções locais ou generalizadas. Esse aumento da temperatura corpórea deve ser evitado, uma vez que eleva o metabolismo e contribui para a vasodilatação encefálica.[15,16]

A utilização da hipotermia tem sido considerada no tratamento de doentes com TCE. No entanto, os resultados dos estudos ainda são insuficientes e não têm mostrado consistente e significativa redução da mortalidade quando os doentes são submetidos à hipotermia; o que se tem encontrado são melhores resultados neurológicos observados na *Glasgow Outcome Scale* – escores compatíveis com incapacidade moderada ou boa recuperação.[15]

O manitol é efetivo no controle da hipertensão intracraniana traumática, mas deve ser utilizado com parcimônia em doentes hipotensos, por ser um potente diurético. Ele é indicado nos casos de déficit neurológico agudo.[8,15]

Quanto à utilização de soluções salinas hipertônicas, as evidências atuais não são consistentes o suficiente para recomendar seu uso. A administração de esteroides não é recomendada para diminuição da PIC. Em pacientes com TCE moderado ou grave, a administração de altas doses de metilprednisolona está associada com o aumento da mortalidade, contraindicando o seu uso.[15]

Outros fatores que contribuem para o aumento da PIC (e que consequentemente devem ser controlados) incluem agitação, dor, convulsões e excesso de estímulos externos, tais como a aspiração endotraqueal e o barulho ambiental. Os fármacos vasodilatadores, a posição de Trendelemburg e a flexão de pescoço devem ser evitados, pois ocasionam o aumento do volume sanguíneo encefálico, ou pelo maior afluxo de sangue para dentro da caixa craniana ou pela menor drenagem venosa.[12,17]

Analgésicos e sedativos são comumente utilizados no controle do aumento da PIC, apesar de não haver evidências que suportem sua eficácia. Quando administrados, deve-se atentar para o risco indesejado de causar lesões secundárias, devido à hipotensão arterial. Os barbitúricos podem ser utilizados em altas doses quando nenhuma outra medida ou tratamento cirúrgico demonstrou sucesso no controle da PIC; não devem ser utilizados profilaticamente para evitar o aumento da PIC ou em doentes hemodinamicamente instáveis. A monitorização de múltiplos parâmetros dos pacientes submetidos a tratamento com altas doses de barbitúricos deve ser constante. A terapia anticonvulsivante profilática está indicada apenas precocemente, ou seja, nos primeiros sete dias pós-trauma[15].

Quanto à nutrição, estudos têm mostrado que a vítima de TCE perde nitrogênio suficiente para reduzir 15% do seu peso corporal por semana. Esses dados reforçam que esses pacientes devem ser alimentados nos primeiros dias após o trauma, objetivando atingir o suporte calórico total a partir do sétimo dia pós-trauma.[15]

GRAVIDADE DO TCE

Devido à grande frequência e a importância do TCE para estabelecer prognóstico desfavorável, existe grande interesse da comunidade científica em determinar indicadores para estabelecer a gravidade dessa lesão.

O dano encefálico consequente ao TCE implica em uma série de mudanças estruturais, fisiológicas e funcionais na atividade do sistema nervoso central. Esse dano pode comprometer várias funções cerebrais, e suas consequências potenciais estão relacionadas com os próprios mecanismos do TCE sofrido. Assim, o tipo de lesão primária, a extensão e a localização do dano desempenham um papel primordial na definição das consequências. O tipo de trauma, perfurante ou contuso, é um fator que se relaciona com os diferentes resultados do dano encefálico. Os ferimentos por projétil de arma de fogo na região de face e crânio que atingem o encéfalo oferecem, em geral, maiores riscos de morte do que os traumas contusos.

Nos últimos anos, as alterações de consciência têm sido consideradas como importante indicador de gravidade do TCE e da duração de disfunções físicas e cognitivas, além de ser o mais seguro índice para prever mortalidade quando está presente nesse tipo de lesão.

O significado dos vários sinais clínicos reunidos na Escala de Coma de Glasgow (ECGl), a facilidade de sua aplicação e a objetividade da medida resultante de seu uso fizeram dessa a escala mais largamente usada para graduar alterações da consciência. Por isso, ela tem sido usada principalmente nos quadros agudos e de trauma, e é também empregada frequentemente para mensurar a gravidade inicial da lesão encefálica, já que permite uma definição confiável do nível de consciência. Pela ECGl, a pontuação até 8 tem sido indicador importante de TCE grave; entre 9 e 12, trauma moderado; e maior ou igual a 13, trauma leve[18] (Figura 11.11).

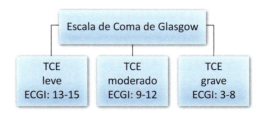

Figura 11.11 Gravidade do TCE segundo a Escala de Coma de Glasgow.

Existem, entretanto, algumas restrições para o uso da ECGl como indicador da gravidade do TCE. Na ECGl, escores baixos podem não retratar a gravidade do TCE no atendimento inicial, mas sim alterações sistêmicas graves que podem alterar esse parâmetro, ou ainda serem consequência do uso de drogas ou estado pós-ictal.[19] Por isso, tem sido recomendado que, para avaliar a gravidade do TCE, seja utilizada a pontuação obtida seis ou mais horas pós-trauma, para permitir que o efeito de álcool ou drogas seja eliminado, ou após as medidas de reanimação e tratamento de lesões extracranianas. O período de seis horas, entretanto, pode ser problemático à medida que intervenções precoces – tais como cirurgias, administração de medicamentos e sobretudo sedação – possam alterar drasticamente esse parâmetro.

Por outro lado, indivíduos com valores mais altos na ECGl podem apresentar complicações ou danos encefálicos localizados que causam disfunção neurológica focal sem perda de consciência. Uma fratura com afundamento, com laceração da dura-máter e até perda de tecido cerebral pode não ocasionar prejuízo inicial da consciência. Entretanto, no mecanismo de aceleração e desaceleração que gera dano cerebral difuso, essa alteração está constantemente presente.

A duração da amnésia pós-traumática é outro parâmetro valorizado para estabelecer a gravidade do TCE contuso. Em 1932, Russel apresentou, pela primeira vez, esse parâmetro como um indicador de gravidade da lesão craniana e da duração da incapacidade subsequente.[18]

A memória humana requer a atuação de áreas cognitivas complexas e integradas, e é uma das funções superiores mais sensíveis ao dano cerebral traumático. As alterações de memória após um TCE são frequentes e estão presentes principalmente quando ocorrem lesões nos lobos temporais e frontais, lesões hipocampais bilaterais e LAD, uma vez que, nesses casos, as estruturas comprometidas estão relacionadas a funções de memória e atenção.[20,21]

Define-se amnésia pós-traumática como o período após o TCE, durante o qual a vítima não consegue memorizar eventos. Entretanto, há de se considerar que o período de amnésia pós-traumática muitas vezes tem início momentos antes do evento traumático. A duração da amnésia pós-traumática é usada frequentemente nos serviços de reabilitação para quantificar a gravidade do trauma, porém diversas são as classificações utilizadas. A Tabela 11.2 apresenta as diferentes propostas de Russel (1932), Jennett/Teasdale (1981), Bond (1990) e Kolb/Whishaw (1990), citadas em publicações.[18,20]

Para utilizar essas classificações, é importante saber se o paciente sofreu amnésia pós-traumática de minutos, horas ou dias; portanto, é necessário sistematizar a forma de se obter essa informação.

Até a década de 1980, a duração e o término da amnésia pós-traumática eram estabelecidos retrospectivamente, questionando-se o paciente depois de restaurada a memória contínua. Devido a dúvidas sobre a fidedignidade dos resultados obtidos, métodos prospectivos foram propostos para estabelecer esses parâmetros.

Em 1979, Levin, O'Donnel e Grossman publicaram o *Galveston Orientation and Amnesia Test*.[22] Esse foi um dos primeiros de uma série de instrumentos que têm o propósito de estabelecer de forma prospectiva a duração da amnésia após o TCE. Na língua portuguesa, esse teste foi denominado teste de amnésia e orientação de Galveston, depois de traduzido e validado para uso em nosso meio.[21]

O teste de amnésia e orientação de Galveston, apresentado na Tabela 11.3, avalia as maiores esferas de orientação: tempo, lugar e pessoa; faz uma estimativa do intervalo após a lesão durante o qual o paciente é incapaz de lembrar qualquer evento (e, portanto, determina o período de amnésia pós-traumática); e faz uma estimativa do intervalo que antecede a lesão, quando os eventos não são lembrados, ou seja, a amnésia retrógrada.

Tabela 11.2 Classificações do TCE segundo a duração da amnésia pós-traumática.

Russell (1932)	Jennett/Teasdale (1981)	Bond (1990)	Kolb/Whishaw (1990)
< 1 hora TCE leve	< 5 minutos TCE muito leve	< 1 dia TCE leve	< 1 hora TCE leve
	5-60 minutos TCE leve		
1-24 horas TCE moderado	1-24 horas TCE moderado		1-24 horas TCE moderado
1-7 dias TCE grave	1-7 dias TCE grave	1-7 dias TCE moderado	> 24 horas TCE grave
> 7 dias TCE muito grave	7-28 dias TCE muito grave	7-28 dias TCE grave	
	> 28 dias TCE extremamente grave	> 28 dias TCE muito grave	

Tabela 11.3 Teste de amnésia e orientação de Galveston.

	Pontos de Erro
1. Qual o seu nome? Qual a data do seu nascimento? Onde você vive?	
2. Onde você está agora? cidade hospital	
3. Qual a data em que você foi admitido neste hospital? Como você chegou aqui?	
4. Qual foi a primeira coisa que você lembrou depois do acidente? Você pode descrever com detalhes (data, hora, pessoas) a primeira coisa que você lembrou depois do acidente?	
5. Você pode descrever a última coisa de que se lembra antes do acidente? Você pode descrever com detalhes (data, hora, pessoas) a última coisa de que se lembra depois do acidente?	
6. Que horas são agora?	
7. Que dia da semana é hoje?	
8. Que dia do mês é hoje?	
9. Em que mês estamos?	
10. Em que ano estamos?	
TOTAL DE PONTOS DE ERRO	
ESCORE TOTAL = 100 – TOTAL DE PONTOS DE ERRO	

INSTRUÇÕES PARA PONTUAR
(A numeração antes de cada instrução refere-se ao número da questão do teste)

1. Assinale 2 pontos de erro se o paciente errar seu primeiro e último nome; 4 pontos se o paciente errar sua data de nascimento; 4 pontos são marcados se o paciente errar a cidade onde mora (não é necessário citar o seu endereço completo). Um máximo de 10 pontos de erro podem ser computados e marcados na coluna situada à extrema direita do formulário do teste.
2. Se o paciente é incapaz de afirmar em que cidade está no momento da entrevista, 5 pontos são computados; 5 pontos adicionais são computados se o paciente não constata que está no hospital, embora não seja necessário mencionar o nome do hospital.
3. 5 pontos são computados se o paciente é incapaz de lembrar a data de admissão no hospital; 5 pontos adicionais são marcados se o paciente não sabe descrever acuradamente como foi transportado para o hospital.
4. 5 pontos de erro são dados quando o paciente é incapaz de lembrar qualquer evento após o acidente (p. ex. acordando no quarto do hospital); esses pacientes terão 5 pontos de erro adicionais na segunda parte desse item. Aqueles pacientes que descrevem um evento confiável ou ao menos um evento plausível após o trauma, mas são incapazes de dar detalhes, terão 5 pontos de erro nesta questão.
5. 5 pontos de erro são computados por uma lembrança vaga de um evento anterior ao trauma (p. ex. uma breve lembrança de estar dirigindo um carro antes do acidente), ao passo que 10 pontos são atribuídos para completa falha de lembrança do evento anterior ao trauma.
6. Compute 1 ponto de erro para cada meia hora que a resposta do paciente se desvia da hora correta, até um máximo de 5 pontos.
7. Assinale 1 ponto de erro para cada dia que a resposta do paciente se afasta do dia correto da semana.
8. Compute 1 ponto de erro para cada dia do mês que a resposta do paciente se desvia da data correta, até um máximo de 5 pontos.
9. 5 pontos de erro são computados para cada mês que a resposta do paciente se distancia do mês correto, até um máximo de 15 pontos.
10. 10 pontos de erro são marcados para cada ano que a resposta do paciente se afasta do ano correto, até um máximo de 30 pontos de erro.

Pontuações menores de 75 obtidas nesse teste indicam que a vítima ainda se encontra no período de amnésia. Considera-se o término da amnésia pós-traumática quando a vítima atingir, por dois dias consecutivos, escore maior ou igual a 75.

Determinar a duração da amnésia pós-traumática de forma prospectiva evidencia dificuldades e restrições a serem ponderadas: a aplicação diária do instrumento pode prorrogar-se por muitos dias; o período de permanência hospitalar é o mais viável para as avaliações diárias (entretanto, o tempo de amnésia pós-traumática pode superar esse período); existem muitas condições durante a internação hospitalar das vítimas de TCE que impossibilitam a comunicação verbal e inviabilizam, independentemente do método, a avaliação da memória.

A despeito das dificuldades de chegar a indicadores seguros da gravidade do TCE, a perspectiva de prover a base para maior fidedignidade no prognóstico de vítimas dessa lesão tem proporcionado a continuidade dos estudos. Um prognóstico confiável traria muitas vantagens às pessoas envolvidas na assistência e pesquisa em TCE: proveria um padrão para orientar familiares de vítimas e para realizar apropriado tratamento e reabilitação; ofereceria esclarecimentos dentro da fisiopatologia do TCE e poderia proporcionar novas formas de estudos terapêuticos.[18]

■ CONSEQUÊNCIAS DO TCE

As consequências do TCE vão além da fase aguda de tratamento, estendendo-se por longos períodos após sua ocorrência. O período até seis meses pós-trauma é o de recuperação mais intensa das vítimas, porém esse processo pode se estender até um ano ou mais após o evento traumático.[23]

As vítimas que sobrevivem ao TCE podem apresentar deficiências, incapacidades e desvantagens temporárias ou permanentes. As alterações anatômicas e fisiológicas decorrentes do TCE, devido à abrangência das funções do sistema nervoso, resultam em deficiências que se caracterizam por ocasionar perdas ou alterações tanto na esfera física quanto mental da vítima, sendo a capacidade mental dos pacientes alterada não só na área cognitiva, mas também comportamental.[18]

Sobre essa combinação das deficiências físicas e mentais, perdas ou alterações cognitivas e comportamentais são indicadas como primariamente responsáveis pelas incapacidades residuais em muitas vítimas, enquanto déficits neurológicos motores têm sido apontados como menos debilitantes.[18]

Outra característica observada nas deficiências após TCE é a variabilidade nas funções físicas, cognitivas e comportamentais. Analisando-se a natureza das deficiências físicas, podem-se reconhecer três tipos principais: sinais de contínua disfunção de hemisférios cerebrais, alteração da função de um ou mais nervos cranianos e a epilepsia pós-traumática. Entre as disfunções dos hemisférios cerebrais, a hemiparesia se destaca, junto com a disfasia. A epilepsia pós-traumática se caracteriza por crises epilépticas recorrentes após-TCE. As crises apresentadas podem ser parciais ou generalizadas e incidem com maior frequência nas vítimas com traumas penetrantes, hematomas intracranianos, contusões e fraturas com afundamento.[24]

Na área cognitiva, alterações em diferentes domínios têm sido identificadas, sendo o foco principal a memória e o processo de pensamento. Entre os sintomas mentais após o trauma, a mudança de personalidade, do temperamento e das emoções tem se apresentado também como uma importante queixa apontada por pacientes e principalmente familiares no período que se segue ao evento traumático.[18]

Nas avaliações dos pacientes após TCE, tem sido habitual considerar a capacidade do indivíduo como um todo funcional e integrado, englobando os aspectos físico, mental e social. Nesse intuito, algumas escalas têm sido propostas, sendo a mais utilizada a *Glasgow Outcome Scale*, conhecida em nosso meio como escala de resultados de Glasgow (ERG). Essa escala foi elaborada por Jennett e Bond[25] para avaliação da saída funcional após dano encefálico, inclusive os decorrentes de lesões traumáticas, e, como tal, considera a heterogeneidade das incapacidades físicas e psicológicas presentes nas vítimas de TCE, assim como o efeito de tais incapacidades sobre a função social.

A escala original, publicada em 1975, contém cinco categorias para classificação dos pacientes: morte, estado vegetativo persistente (EVP), incapacidade grave (IG), incapacidade moderada (IM) e boa recuperação (BR) (Figura 11.12).

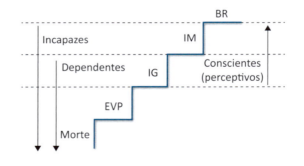

Figura 11.12 Escala de resultados de Glasgow.

Na Escala de Resultados de Glasgow (ERG), a situação de morte só é considerada uma categoria quando sua causa é imputável a dano cerebral primário e não a lesão extracraniana ou complicações. A categoria estado vegetativo persistente é utilizada para designar a condição de indivíduos que sobrevivem por períodos prolongados após terem sofrido TCE grave, sem nenhum comportamento que evidencie manifestação de atividade mental superior.

A condição da vítima com incapacidade grave é descrita pela expressão "consciente, mas dependente". A definição operacional para considerar o indivíduo consciente é indicada pelos próprios autores da escala quando apresentam suas categorias, afirmando que pacientes que obedecem a comandos simples ou pronunciam qualquer palavra são classificados na categoria incapacidade grave. A dependência, por sua vez, é considerada a condição em que o paciente necessita da assistência de outra pessoa para realizar alguma atividade da vida diária. Esta pode variar desde a contínua e total dependência de outrem para realizar as atividades da vida diária até a necessidade de assistência em uma única atividade.

Na categoria incapacidade moderada são incluídos indivíduos "incapazes, mas independentes". Tais pacientes são capazes de cuidar de si, sair, fazer compras; no entanto, algumas atividades prévias na vida social dessas pessoas não são possíveis devido à deficiência física ou mental.

Boa recuperação é o termo usado para descrever os sobreviventes que são capazes de reassumir o estilo de vida que mantinham antes do acidente. São capazes de retomar seus papéis sociais nas atividades da comunidade e família, embora possam apresentar leves alterações físicas ou mentais.

■ CONSIDERAÇÕES FINAIS

Além da capacidade funcional, o retorno à produtividade é um parâmetro considerado para a análise das consequências do TCE. É inegável que o primeiro interesse em alcançar a recuperação consequente a uma doença é fazer que o indivíduo retorne a sua maior atividade social esperada, isto é, retornar ao emprego, à escola ou que mantenha atividades domésticas ou outras relevantes.[18]

Uma elevada proporção de pacientes não consegue se reincorporar a uma atividade produtiva depois de um TCE. Na literatura especializada, o percentual de emprego posterior ao TCE oscila de 10% a 70%. Essas divergências nos resultados das pesquisas se explicam em grande parte pelas diferenças de método e das amostras, mas também pelas características e flexibilidade de cada mercado de trabalho, pelos diferentes níveis de proteção social existentes para essas pessoas e pela sensibilidade social e empresarial para esse tipo de problema.[18]

Apesar de ser a população com TCE grave a mais frequentemente estudada, vale ressaltar, no quadro de deficiências após lesão craniencefálica, os muitos pacientes com TCE leve ou moderado, que previamente acreditava-se serem completamente recuperáveis em curto espaço de tempo e que têm, no entanto, dificuldades na cognição, no comportamento e no humor por tempo prolongado. Essas alterações, embora sutis, são suficientes para ocasionar dificuldades no retorno e manutenção do indivíduo no seu trabalho. Problemas de ordem familiar e social podem também estar presentes na vida do indivíduo que sofreu tal lesão,[12] e o enfermeiro desempenha papel fundamental no tratamento e recuperação do paciente vítima de TCE, visando minimizar possíveis sequelas, para que ele possa ser inserido novamente na sociedade.

■ REFERÊNCIAS BIBLIOGRÁFICAS

1. Ministério da Saúde. Informações de Saúde. Brasília: DATASUS. [Internet] [Acesso em 2016 sept 09]. Disponível em: http://tabnet.datasus.gov.br/cgi/tabcgi.exe?sim/cnv/obt10uf.def
2. The Brain Trauma Foundation. TBI Statistics. [Internet] [Acesso em 2016 sept 09]. Disponível em: https://www.braintrauma.org/tbi-faqs/tbi-statistics/
3. Masson F, Thicoipe M, Aye P, Mokni T, Senjean P, Schmitt V, et al. Epidemiology of severe brain injuries: a prospective population- based study. J Trauma. 2001;51(3):481-9.
4. Abelson-Mitchell N. Epidemiology and prevention of head injuries: literature review. J Clin Nurs. 2008;17(1):46-57.
5. Bruns Jr J, Hauser WA. The epidemiology of traumatic brain injury: a review. Epilepsia. 2003;44(Suppl. 10):2-10.
6. Lannoo E, Van Rietveld F, Colardyn F, Lemmerling M, Vandekerckhove T, Jannes C, et al. Early predictors of mortality and morbidity after severe closed head injury. J Neurotrauma. 2000;17(5):403-14.
7. Mauritz W, Wilbacher I, Majdan M, Leitgeb J, Janciak I, Brazinova A, et al. Epidemiology, treatment and outcome of patients after severe traumatic brain injury in European regions with different economic status. Eur J Public Health. 2008;18(6):575-80.
8. Advanced trauma life support course for doctors (student course manual). 9.ed. Chicago: American College of Surgeons, 2014.
9. Advanced Trauma Care for Nurses (student course manual). 2.ed. Chicago: Society of Trauma Nurses, 2014.
10. Hickey JV. The clinical practice of neurological and neurosurgical nursing. 5.ed. Philadelphia/New York: Lippincott Williams & Wilkins, 2003. p.373-403.
11. Ribas GC, Manreza LA. Traumatismo craniencefálico. In: Nitrini R, Bacheschi LA. A neurologia que todo médico deve saber. 2.ed. São Paulo: Atheneu, 2003. p.189-203.
12. MacNett MM, Gianakis A. Nursing interventions for critically ill traumatic brain injury patients. J Neurosci Nurs. 2010;42(2):71-9.
13. Iacono LA. Exploring the Guidelines for the management of severe head injury. J Neurosci Nurs. 2000;32(1):54-60.
14. Hesdorffer DC, Ghajar J, Iacono L. Predictors of compliance with the evidence-based guidelines for traumatic brain injury care: a survey of United States trauma centers. J Trauma. 2002;52(6):1202-9.
15. Brain Trauma Foundation, American Association of Neurological Surgeons, Congress of Neurological Surgeons, Joint Section on Neurotrauma and Critical Care. Guidelines for the management of severe traumatic brain injury. J Neurotrauma. 2007;24(Suppl 1):S1–S106.
16. Lasater M. Intravascular temperature modulation as an adjunct to secondary brain injury prevention in a patient with an epidural hematoma. J Neurosci Nurs. 2008;40(4):198-200.

17. Haddad SH, Arabi YM. Critical care management of severe traumatic brain injury in adults. Scand J Trauma Resusc Emerg Med. 2012;20:12.
18. Muñoz-Céspedes JM, Paúl-Lapedriza N, Pelegrin-Valero C, Tirapu-Ustarro J. Factores de pronóstico en los traumatismos craneoencefálicos. Rev Neurol. 2001;32(4):351-64.
19. Brain Trauma Foundation, American Association of Neurological Surgeons, Joint Section on Neurotrauma and Critical Care. Glasgow coma scale score. J Neurotrauma. 2000;17(6-7):563-71.
20. Ladera-Fernández V. Síndrome amnésico postraumático. Rev Neurol. 2001;32(5):467-72.
21. Silva SCF, Sousa RMC. Galveston Orientation Amnesia Test (GOAT). Rev Esc Enferm USP. 2009;43(spe1):1027-33.
22. Levin HS, O'Donnel VM, Grossman RG. The Galveston Orientation and Amnesia Test: a practical scale to assess cognition after head injury. J Nerv Ment Dis. 1979;167(11):675-84.
23. Sousa RMC, Koizumi MS. Recuperação das vítimas de trauma craniencefálico entre 6 meses e 1 ano. Arq Bras Neurocir. 1998;17(2):72-80.
24. Koizumi MS, Sousa RMC, Prado C, Silva SCF, Araújo GL, Pacheco RC. Crises convulsivas após trauma crânio-encefálico: análise em pacientes ambulatoriais. Rev Paul Enferm. 2002;21(3):240-8.
25. Jennett B, Bond M. Assessment of outcome aftewr severe brain damage. Lancet. 1975;1(7905):480-4.

capítulo 12

Ana Cristina Mancussi e Faro
Carla Roberta Monteiro
Rita Lacerda Aquarone

Traumatismo Raquimedular e Intervenções de Enfermagem

■ INTRODUÇÃO

As lesões medulares traumáticas (LMTs) são eventos catastróficos, decorrentes, na sua maioria, de causas externas ligadas à violência urbana. A lesão da medula espinhal é uma grave síndrome incapacitante neurológica e se caracteriza por alterações da mobilidade, locomoção, sensibilidade superficial e profunda e distúrbios neurovegetativos.

O traumatismo causa destruição mecânica do tecido neural e hemorragia intramedular. A lesão primária significa a perda funcional dos axônios. A lesão secundária é consequente a uma alteração química em cascata com significante perda axonal. As hemorragias aparecem na substância cinzenta medular, imediatamente após o traumatismo, alastrando-se para um período de quatro horas, alcançando a periferia da substância branca e formando cistos. A apoptose é um fenômeno que ocorre na lesão secundária, o qual consiste em alterações químicas intracelulares, culminando com a morte da célula.[1]

A LMT ocorre como consequência da morte dos neurônios da medula e da interrupção da comunicação entre os axônios que se originam no cérebro e suas conexões. Esse rompimento da comunicação entre o cérebro e todas as partes do corpo que ficam abaixo da lesão determina as diferentes alterações observadas nas pessoas com LMT.[2]

■ EPIDEMIOLOGIA NO BRASIL

A LMT constitui-se em uma afecção heterogênea, podendo ocasionar desde uma fratura simples sem déficit neurológico até casos de lesão neurológica grave e lesões sistêmicas graves. A lesão medular é uma condição devastadora com enormes custos financeiros, sociais e pessoais. Um adequado entendimento da prevalência do TRM é essencial para o planejamento custo-benefício no atendimento e desenvolvimento de estratégias preventivas.[3-5]

A lesão medular traumática (LMT) é um grande problema em saúde pública no Brasil, onde se pode observar um índice elevado de pacientes que apresentam lesão medular. O trauma raquimedular é frequente e diversificado quanto ao sexo, idade, causas, nível da lesão e à gravidade do trauma, atingindo mais jovens, com predomínio do sexo masculino, no auge de sua produtividade.[6-10]

As lesões medulares são cada vez mais frequentes devido principalmente ao aumento da violência urbana. Dentre as principais causas do trauma raquimedular (TRM), destacam-se os acidentes automobilísticos, queda de altura, acidente por mergulho em água rasa, ferimentos por arma de fogo (FAF) e ferimento por arma branca (FAB). O índice de morbidade e mortalidade é elevado, e sua incidência aumenta cerca de 4% ao ano.[6-8]

O coeficiente de incidência de lesão medular traumática no Brasil é desconhecido, e não existem dados precisos a respeito da sua incidência e prevalência, uma vez que essa condição não é sujeita à notificação.[7,8]

Os dados epidemiológicos são baseados em estimativas nas quais é possível verificar grande variedade da incidência do TRM de país para país. No Brasil, estima-se que o coeficiente de incidência de lesão medular é de 71 novos casos por milhão de habitantes/ano.[11]

A lesão da medula espinhal ocorre em cerca de 15% a 20% das fraturas da coluna vertebral, e a incidência desse tipo de lesão apresenta variações nos diferentes países. Nos Estados Unidos estima-se que essa cifra varia de 32 a 52 casos novos anuais por milhão de habitantes, e, no Brasil, cerca de 40 casos novos anuais por milhão de habitantes, perfazendo um total de 6 a 8 mil casos por ano, cujo custo aproximado é de US$ 300 milhões por ano no brasil.[6,12-15]

A LMT compõe 80% do total das lesões medulares, sendo causadas geralmente por acidentes de trânsito, FAF, FAB, quedas e acidentes de trabalho ou de prática de esporte.[12]

De acordo com as estimativas disponíveis para a população mundial, cerca de 20 a 40 indivíduos/milhão/ano apresentam LMT, sendo que o segmento proporcionalmente mais atingido é constituído por jovens do sexo masculino e com menor grau de escolaridade. Considera-se que o homem está mais vulnerável e exposto ao trauma por questões culturais, em que predomina a cultura machista.[1,16-19]

Nos acidentes domésticos, vale destacar, para o sexo feminino, as quedas da própria altura, bem como de lajes, muros e escadas. Nos acidentes de trânsito, as mulheres geralmente são vítimas de atropelamentos ou, quando no veículo, são passageiras, estando ao lado do motorista ou no banco de trás.[20]

Em visita técnica a outras regiões do Brasil, Norte e Nordeste, foi possível observar e ouvir dos profissionais que atuam no resgate às vítimas de acidentes algumas peculiaridades do trauma raquimedular. No Norte, mais especificamente em Manaus, a queda do açaizeiro é uma das causas externas relacionadas a esse trauma, bem como os acidentes por mergulhos e os ferimentos por arma branca oriundos de brigas entre adultos. No Nordeste, particularmente no Rio Grande do Norte, além dos ferimentos por arma de fogo e acidentes com água, a queda da rede de descanso tem ocasionado trauma raquimedular predominantemente em coluna toracolombar.

■ MECANISMOS DE TRAUMA RAQUIMEDULAR E TRATAMENTO CLÍNICO

As notáveis diferenças anatômicas nos segmentos da coluna vertebral condicionam o aparecimento de lesões traumáticas diferentes, que podem ocorrer pelos mecanismos de compressão, distração e rotação. O enfoque será dado à coluna cervical, coluna toracolombar e sacro, apenas com finalidade didática.

O segmento da coluna cervical a ser estudado é o da terceira a sétima vértebra, no qual podem ocorrer fraturas pelos mecanismos de compressão-flexão, compressão vertical, distração-flexão, fratura e/ou luxação por compressão-extensão, fratura e/ou luxação por flexão lateral. No segmento mais alto da coluna cervical, há mecanismos específicos e que podem ser fraturas e luxações de C_1 e C_2, fratura do Atlas, luxações do Atlas, fraturas do dente do áxis e fratura do enforcado[21] (Figura 12.1).

A fratura do enforcado ou espondilolistese traumática do áxis tem mecanismo de trauma denominado de hiperextensão-distração, no qual há a fratura de C_2 e deslizamento sobre C_3. Raramente ocorre lesão medular, pois o mecanismo causa um alargamento do canal vertebral. O tratamento é predominantemente com o uso de aparelho gessado do tipo Minerva por três meses.[21]

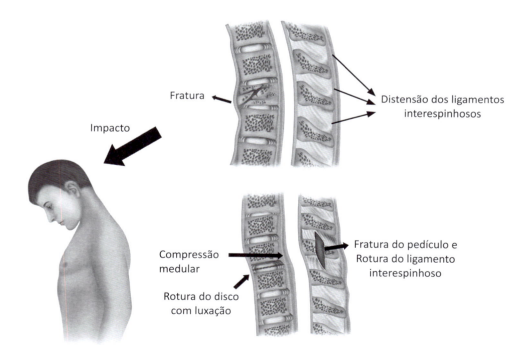

Figura 12.1 Lesão por hiperflexão.

Nos mecanismos de flexão, compressão axial ou distração é indispensável visualizar toda a coluna cervical, pois o ombro pode estar sobreposto às últimas vértebras cervicais, principalmente em pacientes obesos, muito musculosos e com o pescoço curto (Figura 12.2).

O tratamento das lesões traumáticas da coluna cervical sempre tem caráter de urgência diante das possíveis incapacidades que podem ocasionar.

As luxações comumente causam lesão medular e o tratamento é a colocação de tração com halo craniano, inicialmente em posição de repouso e com 4 a 8 kg, conforme o peso do paciente. A cama fica em proclive, funcionando como contratração. A tração é aumentada, e um controle radiológico é instituído até que se obtenha a redução da luxação. Em tratamento conservador, o paciente deverá permanecer por três a quatro semanas com posterior colocação de aparelho Minerva, caso não haja lesão neurológica. Havendo lesão medular, o procedimento cirúrgico é instituído imediatamente.[21]

Nas lesões traumáticas da coluna toracolombar (Figura 12.3), o tratamento cirúrgico tem sido o preferido de imediato, garantindo a estabilidade do segmento e a reabilitação precoce.

A flexão é o mecanismo de trauma mais comum, sendo que os traumas em flexão geralmente ocasionam fratura do tipo compressão.[21]

Nas fraturas instáveis do segmento lombar e sem lesão neurológica, o tratamento é conservador, e desse modo o paciente permanece imobilizado com colete gessado até que haja a consolidação da fratura. O tratamento cirúrgico é instituído nas fraturas instáveis e com lesão neurológica em pacientes muito idosos e em condições clínicas desfavoráveis, os quais não suportariam o aparelho gessado por um período de tempo prolongado.[21]

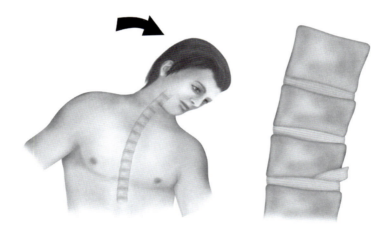

Figura 12.2 Lesão por hiperflexão lateral, com deslocamento anterior. Compressão ou fratura do corpo vertebral.

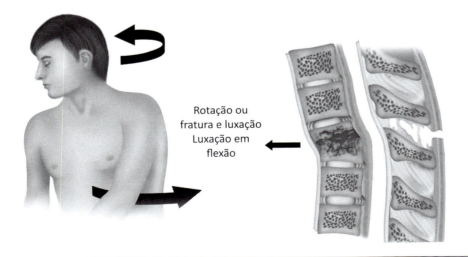

Figura 12.3 Lesão por flexão-rotação.

Capítulo 12

A fratura de Chance[21] refere-se a fraturas do segmento lombar. O mecanismo de distração ocorre pela desaceleração rápida na vigência do uso de cinto de segurança somente de apoio abdominal em automóveis, acometendo mais comumente as quatro primeiras vértebras lombares (Figura 12.4).

As fraturas por compressão vertical ocorrem por compressão axial, não ocorrendo flexão, rotação ou flexão lateral. A vértebra é comprimida entre os corpos vertebrais e discos adjacentes, acarretando um achatamento do corpo vertebral. Nos casos em que há lesão neurológica, é indicada a descompressão cirúrgica.[21]

O mecanismo de trauma compreende o movimento de flexão e rotação da coluna vertebral, ou seja, a pelve permanece fixa e o tórax gira sobre o eixo da coluna ocasionando luxação ou fratura-luxação.[21] A indicação de tratamento é cirúrgica, com osteossíntese para a fixação.

As fraturas da região sacra, dentre as fraturas da coluna vertebral, correspondem a 1% aproximadamente. Em geral, estão associadas a quedas de altura originando fraturas transversas no sacro, sobretudo na zona III, ou seja, fraturas raras e que comprometem o canal central do sacro. Em cerca de 56% das vezes apresentam lesões neurológicas. As fraturas da zona III sem danos neurológicos têm tratamento incruento, sendo que nos casos com desvio é necessária a redução por via retal. Quando há lesão neurológica, pode ser indicada a descompressão cirúrgica pela laminectomia e foraminectomia, ainda na fase aguda, com resultados satisfatórios quanto à recuperação neurológica.[22]

Um estudo envolvendo pescadores do litoral do Rio Grande do Norte que sofreram a doença da descompressão mostrou a lesão medular como o segundo agravo mais prevalente (57,1%), seguido apenas pelos sintomas dor e parestesia de membros (67,9%), destacando a doença descompressiva como mecanismo de trauma medular relevante entre a população que realiza atividade de mergulho.[23]

Sinais e sintomas de acometimento do Sistema Nervoso Central, particularmente no nível da medula espinhal, podem se desenvolver, com a presença de parestesias ou alterações da sensibilidade em extremidades em cerca de 60% dos casos no mergulho recreativo.[24]

A doença da descompressão, também conhecida como mal da descompressão, embolia gasosa ou paralisia dos mergulhadores, ocorre quando o mergulhador retorna rapidamente ao nível do mar. Conforme o mergulhador desce, aumenta a quantidade de gases dissolvidos no sangue, principalmente oxigênio e nitrogênio, e quando a despressurização ocorre de forma brusca pode ocorrer formação de bolhas de nitrogênio, que podem atingir órgão vitais, ocasionando desde sintomas leves até graves, incluindo torpor, fraqueza e paralisia. Considera-se a substância branca da medula espinhal vulnerável à formação de bolhas pelo nitrogênio por este ser altamente solúvel na mielina. Os locais da coluna vertebral mais comumente acometidos são a coluna torácica inferior, seguida pelas regiões lombar/sacral e cervical.[25]

■ AVALIAÇÃO E PROGNÓSTICO FUNCIONAL

Considerando o encadeamento dos conteúdos deste capítulo, na sequência da epidemiologia e mecanismos do trauma, faz-se necessário abordar a avaliação e o prognóstico funcional, compondo a base de dados para a intervenção clínica do enfermeiro e para a visualização dos resultados pertinentes à avaliação e intervenções com vistas à prevenção do trauma e reabilitação precoce.

A lesão medular é uma síndrome incapacitante complexa, orgânica, social e psicologicamente. No âmbito das alterações decorrentes dessa síndrome, observa-se, conforme o nível e grau da lesão, déficit motor e sensitivo superficial e profundo, disfunções vasomotoras, alterações esfincterianas e autonômicas e disfunção sexual.

Na esfera psicossocial, observa-se a dificuldade para inserção em programas de reabilitação e para a reintegração social no trabalho e lazer, bem como no contexto familiar.[17-19]

Há um período controverso quanto à sua duração – mas que começa logo após a lesão medular – denominado choque medular. Caracteriza-se por arreflexia tendinosa e anestesia superficial e profunda, com alterações vasomotoras, disfunção vesical e intestinal. Ainda nas lesões da coluna cervical e da torácica alta, pode ocorrer insuficiência respiratória pela paralisia da musculatura respiratória acessória.

Em lesões completas da medula, o quadro clínico depende do nível da lesão. Nas incompletas poderá ocorrer

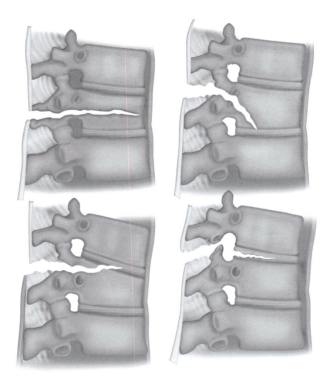

Figura 12.4 Tipos de fraturas de flexão-distração (fraturas de Chance).

retorno da atividade muscular e sensitiva, conforme a extensão da lesão.[16]

As lesões medulares são classificadas segundo dois critérios, que são o nível neurológico da lesão e a extensão ou grau da lesão em completa ou incompleta. O nível neurológico da lesão é determinado pelo mais caudal segmento sensitivo e motor preservado bilateralmente. Porém, o funcionamento motor pode estar comprometido em nível diferente do sensorial, e as perdas podem ser assimétricas. Nesses casos, até quatro segmentos neurológicos podem ser descritos em um mesmo paciente: sensorial direito, sensorial esquerdo, motor direito e motor esquerdo.[26]

Uma lesão completa, no plano transverso, é definida como ausência de função motora e sensitiva nos miótomos e dermátomos inervados pelos segmentos sacrais da medula. Em uma lesão incompleta, há preservação da função motora e/ou sensitiva abaixo do nível neurológico, incluindo os segmentos sacrais.[12]

A *American Spinal Injury Association* (ASIA) descreveu uma escala de deficiência para definição da extensão das lesões medulares:[26]

- **ASIA A – completa:** nenhuma função sensorial ou motora nos segmentos sacrais S_4-S_5.
- **ASIA B – incompleta:** nenhuma função motora, porém alguma função sensorial é preservada abaixo do nível neurológico, incluindo os segmentos sacrais S_4-S_5.
- **ASIA C – incompleta:** função motora preservada abaixo do nível neurológico, e mais da metade dos músculos-chave abaixo do nível neurológico têm grau de força muscular abaixo de 3.
- **ASIA D – incompleta:** função motora preservada abaixo do nível neurológico, e pelo menos metade dos músculos-chave abaixo do nível neurológico têm grau de força muscular maior ou igual a 3.
- **ASIA E – normal:** funções motora e sensitiva normais.

Para se avaliar clinicamente a lesão medular e conhecer as possibilidades de funcionalidade com vistas à reabilitação, algumas classificações são utilizadas, como a classificação de Frankel e a da *American Spinal Cord Injury Association* (ASIA), que se valem da avaliação motora e sensitiva (Figura 12.5).

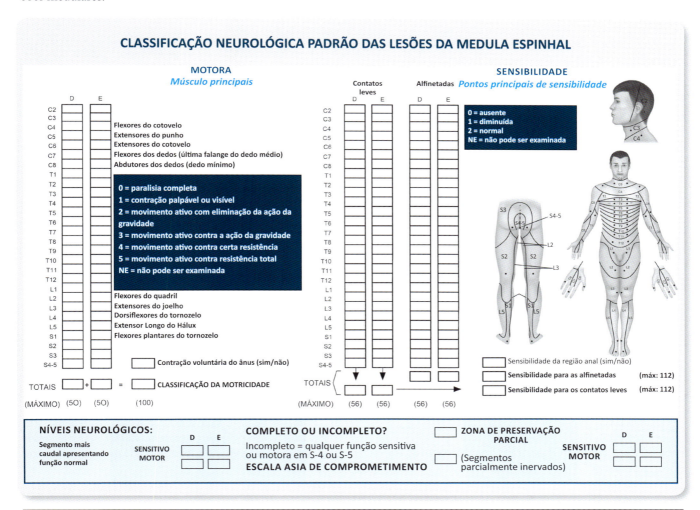

Figura 12.5 Classificação das lesões da medula espinhal.

Das alterações vasomotoras, abordaremos a crise autonômica hipertensiva ou também conhecida por disreflexia autonômica. Essa alteração é decorrente de uma liberação do sistema nervoso autônomo, as quais ocorrem nas lesões acima de T_5, mais especialmente nas cervicais, podendo se manifestar desde a fase aguda da lesão.[16,27]

As características clínicas são: cefaleia latejante, sudorese profusa, rubor facial, congestão nasal e hipertensão arterial, sendo desencadeadas por qualquer estímulo nociceptivo, sendo a distensão vesical o mais frequente. O tratamento de urgência consiste em esvaziar a bexiga por meio do cateterismo vesical de alívio, busca e remoção de qualquer outro estímulo e instalação da terapêutica medicamentosa para o controle da pressão arterial.

Para a avaliação funcional da lesão medular, utilizaremos a avaliação proposta por especialistas nacionais. O prognóstico funcional para a pessoa com lesão medular é sempre individualizado e considera o grau de preservação sensitivo-motora, bem como outros fatores que podem interferir no resultado do tratamento, como idade, obesidade, deformidades osteoarticulares, função cardiorrespiratória e problemas emocionais. A avaliação descrita a seguir se refere aos pacientes com lesão medular completa.[16,28]

Para melhor compreensão e com finalidade didática, descreveremos algumas atividades diretamente relacionadas à capacidade funcional na lesão medular:[17,28]

- **Atividades da vida diária (AVD):** vestir e despir o tronco, MMSS, MMII: calçados, meias, abotoar, manuseio de zíperes, colchetes; alimentação e hidratação: manusear talheres e copos, cortar e separar alimentos, servir-se, conduzir o alimento à boca;[6] higiene básica e elementar: banho, pentear cabelo, fazer a barba, escovar os dentes.
- **Atividades da vida prática (AVP):** escrita no computador, manuscrita; manuseio de aparelhos: telefone, liquidificador, abrir e fechar gavetas; transferências: da cama para a cadeira e vice-versa, da cadeira para o carro e vice-versa; mudanças de posição: mudança de decúbito, deitar, sentar, descompressão isquiática ou *push up*; manejo de cadeira de rodas: no plano, subir, descer rampas, dirigir carro adaptado com comando para membros superiores; ortostatismo; marcha terapêutica ou não funcional (entre paralelas, ou com andador para curtas distâncias, uso da cadeira de rodas dentro e fora de casa); marcha domiciliar (anda com órteses dentro de casa e com a cadeira de rodas fora de casa); marcha comunitária (anda dentro e fora de casa com ou sem órteses e pode usar a cadeira de rodas para longas distâncias).

Prognóstico funcional para lesões completas da coluna cervical[16,28]

- C_1 a C_4: dependência total para as AVD. Para as AVP é recomendado o uso de dispositivos elétricos e computadorizados, como comando de voz para função de escrita, leitura, pintura, uso do telefone. Locomoção em cadeira de rodas com propulsão elétrica e comando adaptado.
- C_5: independência parcial para alimentação com adaptadores, na digitação de computador, no uso do telefone, na locomoção em cadeira de rodas com propulsão elétrica. O paciente auxilia pouco nas transferências e mudança de decúbito ou posição, pode impulsionar a cadeira de rodas em curtas distâncias, mas preferencialmente usar cadeira motorizada com comando manual.
- C_6: os pacientes são independentes para a alimentação, higiene, vestuário de tronco com o uso de adaptadores. São independentes parcialmente nas AVP com adaptação, locomoção em cadeira de rodas com propulsão manual em curtas distâncias e no plano ou elétrica em rampas.
- C_7: são independentes para as AVD e AVP com o uso de algumas adaptações; independentes parcialmente nas transferências e nas mudanças de posição ou de decúbito. Manejam cadeira de rodas em rampas.

Prognóstico funcional para lesões completas da coluna torácica[16,28]

- T_1 a T_5: os MMSS estão preservados, porém o equilíbrio de tronco ainda é precário. Apresentam independência total para o autocuidado; as transferências são com adaptações e locomoção em cadeira de rodas sem limites. Marcha não funcional em ambientes internos e em curtas distâncias com andador de dois pontos. É possível dirigir automóveis adaptados.
- T_6 a T_{10}: independência total em AVD e AVP, uso de cadeira de rodas com comando manual, marcha não funcional em ambientes internos e curtas distâncias com bengalas canadenses ou andadores de quatro pontos, sem restrições para dirigir automóveis adaptados.
- T_{12}: independência total nas AVD e AVP, com locomoção em cadeira de rodas, marcha não funcional com órteses mecânicas e/ou elétricas com o uso de bengalas canadenses ou andadores em ambientes externos, sem restrições para dirigir automóveis adaptados.

Prognóstico funcional nas lesões da coluna lombossacra

- L_1 e L_2: bom controle de tronco e de quadril, possibilitando independência total para as AVD e AVP, marcha domiciliar com órteses longas, em barras paralelas, andadores e muletas.
- **Lombar baixa e sacra:** possuem total independência em todas as atividades e podem realizar marcha comunitária independente com auxílio de órteses, muleta ou bengala.

A avaliação do desempenho das atividades de vida diária é imprescindível para se estabelecer um plano de cuidados individualizado, prever o impacto do agravo na vida social do indivíduo bem como acompanhar seu progresso dentro do programa de reabilitação.

A Classificação Internacional de Funcionalidade, Incapacidade e Saúde (CIF) é preconizada pela Organização Mundial da Saúde para a classificação quanto à funcionalidade e incapacidade.[29] Por meio da aplicação da CIF é possível avaliar os possíveis ganhos decorrentes das intervenções de reabilitação e/ou readaptação, sendo possível descrever, por meio dos diferentes códigos, as mudanças no nível de independência e participação social, explicitando os benefícios dos usos de equipamentos ortopédicos e de possíveis estratégias de acessibilidade. Já foram desenvolvidos conjuntos de categorias da CIF que descrevem a funcionalidade de um grupo de pessoas com determinadas condições de saúde para as condições lesão medular subaguda[30] e lesão medular crônica.[31]

O uso de instrumentos padronizados para a avaliação funcional apresenta uma série de vantagens, dentre elas: a possibilidade da padronização da história funcional do paciente; a coleta de dados consistente pelo mesmo profissional ao longo do tempo, e a observação dos mesmos dados por diferentes profissionais; a quantificação dos dados direcionada para a orientação de pacientes e familiares; a identificação de déficits funcionais potencialmente reversíveis; o direcionamento da equipe para objetivos uniformes; a avaliação da eficiência do tratamento e o pouco tempo despendido para sua aplicação.[32]

■ LESÃO MEDULAR – FASE AGUDA

O tratamento de emergência da vítima de trauma raquimedular é crítico porque a manipulação incorreta pode provocar o segundo acidente com lesão adicional. Até que seja comprovado o contrário, qualquer vítima de trauma direto na cabeça e no pescoço deve ser tratada como portador de lesão raquimedular.

O socorrista deve também presumir que há lesão de coluna instável nas seguintes situações: impacto violento por mecanismo contuso em cabeça, pescoço, tronco ou pelve; incidentes que provoquem súbita aceleração e desaceleração ou inclinação lateral de pescoço ou tronco; queda; ejeção de veículos; acidentes em água rasa; danos significativos em capacete; fraturas por impacto nas pernas e quadris; e trauma penetrante em região da coluna.[25]

Como sinais clínicos de lesão de coluna, podemos descrever: dor no trajeto da lesão; deformidades; dificuldade de movimentação dos membros ou alteração da sensibilidade, que pode estar aumentada ou diminuída; e priapismo. As dificuldades respiratórias podem se instalar dependendo do nível da lesão. Há ainda, em lesões torácicas abaixo do nível T_6, a possibilidade de ocorrer choque neurogênico, com a tríade clássica de bradicardia, hipotensão arterial e vasodilatação distal.[24]

Sendo assim, o tratamento da coluna se inicia pela imobilização adequada e em bloco, que deve ser feita desde a região cervical com colar até a coluna toracolombar, com prancha rígida, em alinhamento e em posição neutra e supina.[24,25]

Após a lesão medular, ocorrem perdas motoras, sensitivas, dos reflexos e da função autonômica abaixo do nível da lesão.[17,18,28,29] As respostas imediatas à lesão completa e que caracterizam a fase de choque medular são:

- Paralisia flácida de todos os músculos abaixo do nível da lesão;
- Ausência de todos os reflexos abaixo do nível da lesão;
- Disfunção urinária e intestinal;
- Alteração da sudorese abaixo do nível da lesão;
- Perda da sensação tátil, dolorosa, propriocepção e regulação da temperatura corporal;
- Dor que pode ser percebida em região de hiperestesia imediatamente acima do nível da lesão.

A lesão medular pode apresentar efeitos diferentes segundo sua localização, conforme descrito a seguir.[16,19,23]

Síndrome medular central

Causada por lesão ou edema da medula central, mais comum na área cervical. Caracterizada por:

- Déficits motores nos MMSS em comparação aos MMII;
- Perda sensorial mais pronunciada nos MMSS;
- Disfunção vesical/intestinal variável, podendo estar preservada.

Síndrome de Brown-Séquard ou do cordão lateral

Causada por hemissecção transversal da medula em consequência de ferimento por arma branca ou arma de fogo, por ruptura aguda de disco, por fratura-luxação unilateral de processo articular. Caracterizada por:

- **Do lado da lesão:** perda da função motora, da propriocepção e da percepção de vibração e toque fino.
- **Do lado contralateral:** perda da sensibilidade dolorosa, térmica e pressórica.

Síndrome medular anterior

Causada por herniação aguda do disco intervertebral ou lesões por hiperflexão associadas à fratura-luxação de vértebra, por lesão na artéria espinhal anterior. Caracterizada por:

- perda da função motora e das sensibilidades térmica e dolorosa abaixo do nível da lesão;
- as sensibilidades proprioceptivas, tátil, de pressão e de vibração permanecem preservadas.

Síndrome medular posterior

Causada pela lesão da artéria espinhal posterior ou por compressão direta do funículo medular posterior devido a fratura do arco neural posterior. Caracterizada por:

- Perda da propriocepção, da sensibilidade vibratória e diminuição da sensibilidade tátil do mesmo lado da lesão.

Síndrome do cone medular

Causada por lesões vertebrais em L$_1$, com lesão na medula sacra, com ou sem lesão das raízes lombares. Caracterizada por:

- Disfunção vesical e intestinal, com menor grau de comprometimento motor em MMII;
- Alterações sensitivas perineais e em MMII são variáveis;
- Sinal de Babinski pode estar presente.

Síndrome da cauda equina

Causada pela lesão das raízes lombossacrais, devido a hérnias discais traumáticas, fraturas e luxações lombares. Caracterizada por:

- Arreflexia vesical e intestinal;
- Variável déficit motor e sensitivo em MMII, clássica paraparesia com anestesia perineal em sela, sem sinais piramidais.

Tetraplegia

Causada por lesão medular na coluna cervical. Caracteriza-se por alteração motora e sensitiva em MMSS e MMII, disfunção vesical e intestinal.

Paraplegia

Causada por lesão medular na coluna toracolombar ou sacral, com alteração motora e sensitiva em MMII, disfunção vesical e intestinal.

■ TERAPIA MEDICAMENTOSA

Especificamente, a administração de metilprednisolona, dentro de aproximadamente oito horas de lesão, melhora o prognóstico e reduz a incapacidade. Uma dose EV inicial de 30 mg/kg é infundida durante 15 minutos. Depois de um período de 45 minutos, são infundidos continuamente 5,4 mg/kg, prosseguindo durante 23 horas. Com esse protocolo, a melhora clínica é significativa.[20]

■ ESCOLHA DO TRATAMENTO

O objetivo fundamental do tratamento da lesão medular é otimizar os resultados, evitando complicações e mantendo o melhor possível as funções neurológicas.

Um estudo sobre a epidemiologia de fraturas de coluna descreveu o método de tratamento empregado nessas situações, se conservador ou cirúrgico.[27] No tratamento conservador das fraturas cervicais, utilizou-se o colar cervical tipo Philadelphia; nas toracolombares, o colete tipo Jewett ou colete gessado toracolombar antigravitacional com a coluna em extensão. Nessa pesquisa, o tratamento empregado foi o conservador na maioria dos casos (62,96%), principalmente nos casos de vítimas de atropelamento (72,22%), queda (69,32%), ferimentos por arma de fogo (65,22%) e acidentes automobilísticos (51,20%). O tratamento cirúrgico foi o tratamento de escolha nos casos de mergulho (66,67%). Nas lesões por outros mecanismos, houve 50,0% de indicações de tratamento conservador e cirúrgico.

Até o momento, não há um tratamento cirúrgico que possa restaurar as funções da medula espinhal lesionada. O objetivo do tratamento cirúrgico é realinhar e recuperar a estabilidade do segmento vertebral lesionado, de modo a evitar lesões adicionais da medula espinhal e favorecer a sua recuperação.[28]

Redução e tração esquelética

As fraturas e luxações da coluna cervical são reduzidas (restauração da composição normal) por meio de tração esquelética com o uso de halo craniano (Figura 12.6). A força de tração é exercida ao longo do eixo longitudinal dos corpos vertebrais com o pescoço em posição neutra. Portanto, o paciente fica em decúbito dorsal e horizontal, em proclive no leito, exercendo, dessa maneira, força de contratração com o peso corporal e favorecendo o alinhamento das vértebras – e, assim, a redução.

Ao se conseguir a redução, verificada por meio de radiografias sequenciais da coluna cervical, os pesos do fio de *nylon* do halo são removidos gradualmente até que se alcance a quantidade exata de pesos que mantenha o alinhamento. Os pesos, devidamente protegidos e presos aos fios de tração do halo, devem pender livremente.[17]

O paciente em tração do tipo halo craniano deve ser movimentado em bloco, com um enfermeiro manuseando o halo e mais dois auxiliares: um para o ombro e quadril, e o terceiro para a higienização e troca da roupa de cama. O banho no leito de pacientes em tração do tipo halo craniano deve ser iniciado pela higiene de toda a região anterior,

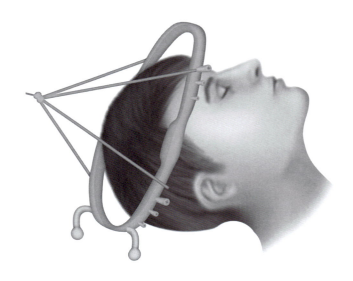

Figura 12.6 Tração e halo craniano.

soltando os lençóis do colchão para facilitar a troca. O paciente somente é virado de lado e em bloco após a higiene completa da região anterior. Procede-se então à higiene da região posterior ou dorsal do paciente, com a troca imediata dos lençóis e da arrumação do leito. O paciente retorna à posição decúbito dorsal e horizontal em proclive e em perfeito alinhamento corporal. Durante a realização do procedimento, a tração é mantida com os pesos pendendo livremente.

As lesões em coluna torácica e lombar sem lesão neurológica são tratadas com colete gessado, e as cervicais, também sem lesão, são tratadas com aparelho gessado do tipo Minerva, o qual recolhe a cabeça, o pescoço e o tórax. De acordo com a lesão e as condições clínicas do paciente, pode ser usado colar cervical rígido, a critério médico.

Já as lesões torácicas e lombares com lesão neurológica são usualmente tratadas cirurgicamente para reduzir fraturas ou luxações ou descomprimir a medula espinhal.[1,17] As indicações para a intervenção cirúrgica são:

- Fragmentos ósseos no canal espinal;
- Comprometimento neurológico exacerbado;
- Compressão da medula evidente;
- Lesão por fratura composta.

■ COMPLICAÇÕES DAS FASES AGUDA E SUBAGUDA

Os cuidados com a pessoa com lesão medular são especializados, propostos e executados por uma equipe interdisciplinar com vistas à reabilitação precoce, otimizando resultados e prevenindo complicações.

Cabe ao enfermeiro a responsabilidade por cuidados destacados a seguir:[1,17]

- **Selecionar a cama**: esta deve prover sustentação para a coluna vertebral e ter condições para manutenção do paciente em tração. Há camas elétricas e específicas para as pessoas com trauma raquimedular, as quais favorecem o alinhamento corporal, o posicionamento e a mudança de decúbito. Mesmo para as camas manuais, o alinhamento, o posicionamento e a mudança de decúbito devem ser prescritos e realizados conforme as condições clínicas do paciente e em períodos regulares. Suportes de espuma são utilizados para a prevenção de deformidades e de úlceras por pressão.
- **Manter a eliminação urinária**: executar o cateterismo vesical intermitente a períodos regulares em média de três horas. Evitar cálculos vesicais, assim como distensão da bexiga e infecção do trato urinário, é prerrogativa da reabilitação precoce.
- **Estimular a função intestinal**: observar o desenvolvimento de íleo paralítico que pode ocorrer em decorrência da paralisia neurogênica do intestino. Conhecer o padrão de eliminação intestinal anterior à lesão é de fundamental importância para a reabilitação. Minimamente, a ausculta de ruídos hidroaéreos e monitoramento da evacuação são necessários no dia-a-dia;
- **Evitar a disreflexia autonômica**, enquanto emergência aguda, com crise de hipertensão arterial:
  - colocar o paciente sentado;
  - esvaziar a bexiga por meio de cateterismo;
  - examinar o reto e promover o esvaziamento;
  - remover áreas de pressão na pele;
  - medicar conforme prescrição médica;
  - orientar o paciente, principalmente aqueles com lesão acima de T_6, sobre os riscos, o tratamento de emergência e a prevenção da disreflexia autonômica.
- **Manter a integridade da pele:** usar colchões adequados, lençóis limpos e esticados, posicionamento correto com espumas e, sobretudo, mudança de decúbito regular, podendo variar entre duas e quatro horas.

A fase aguda merece atenção pela necessidade de adaptação inicial às novas condições de vida e, principalmente, pela prevenção de complicações, desenvolvendo a reabilitação precoce.

■ METAS NA REABILITAÇÃO DA PESSOA COM LESÃO MEDULAR

O trauma raquimedular tem sido considerado um problema de saúde pública não somente no Brasil mas também no exterior. A sociedade ainda tem muitas dificuldades em absorver pessoas que apresentam deficiências, e especificamente no caso da lesão medular, considerando a sua magnitude e complexidade, a reabilitação física e motora está bastante desenvolvida, porém o contingente de profissionais preparados para atuar na reabilitação do binômio paciente-família ainda é pouco expressivo. A reabilitação psicossocial está mais comprometida, pois a reintegração social com emprego, lazer, acesso ou continuidade dos estudos, bem como a reintegração na família e na comunidade, tem sido amplamente discutida, porém pouco resolvida.

Por se compreender a lesão medular como uma síndrome altamente incapacitante são necessários diferentes profissionais na área de saúde com preparo específico para compartilharem do processo de reabilitação.

O programa de reabilitação para indivíduos com lesão medular é compreendido como um conjunto de atividades desenvolvidas por profissionais especializados, com objetivos estabelecidos para o tratamento do indivíduo com deficiência física e melhora da qualidade de vida. No caso dos enfermeiros, as atividades são voltadas para os cuidados com a pele, destacando as ações preventivas para a úlcera por pressão, cuidados com a eliminação urinária e fecal, prevenção de deformidades e treinamento para o desempenho das atividades de vida diária, de maneira sistematizada e inter-relacionada com vistas à assistência integral ao indivíduo, bem como ao cuidado com o indivíduo e a família próxima.[33]

Inicialmente abordamos o programa de reabilitação motora e funcional. Nesse programa, o que compete ao enfermeiro é acompanhar o desempenho do paciente enquanto o fisioterapeuta trabalha nas ações que lhe são pertinentes. Cabe também ao enfermeiro intervir na reabilitação com enfoque preventivo e educativo para o autocuidado do paciente. Nesse programa são desenvolvidos exercícios passivos, de fortalecimento e reeducação neuromuscular, condicionamento cardiorrespiratório, treino de atividades motoras e de autocuidado.[16]

Programa de reabilitação na disfunção intestinal

Os cuidados de reabilitação face à disfunção intestinal decorrente da lesão medular ainda são pouco descritos.

Na fase aguda da lesão medular, é comum a ocorrência de íleo paralítico ou adinâmico, o que pode provocar distensão abdominal severa ou desconforto respiratório. Dessa forma, cabe adotar medidas que visem ao esvaziamento intestinal estimulado por uma dieta rica em fibras e pobre em carboidratos, bem como hidratação diária de aproximadamente 1 L a 1,5 L, estímulo retal com supositório neutro ou toque retal, além de laxantes suaves de superfície.[34]

É oportuno destacar que os reflexos de armazenamento e esvaziamento retal e anal se dão na medula espinhal e na cauda equina no centro toracolombar (T_{11}-S_2) e sacral (S_2-S_4).

O programa deve se basear no nível da lesão medular, considerando os centros nervosos já citados, bem como os hábitos alimentares e de eliminação intestinal anteriores à lesão medular. Consiste na adequação dos hábitos alimentares e de ingesta hídrica, dentro das possibilidades e preferências alimentares do paciente.

Devemos compartilhar a busca pela manutenção do ritmo de esvaziamento intestinal pelo menos a cada dois dias. Propõe-se também a realização de massagem abdominal (*Rosing*) no sentido horário, precocemente indicada e diariamente após cada refeição, até que o paciente perceba o seu padrão de horário e frequência para as evacuações.

A realização de enemas somente deve ocorrer nos casos em que o paciente apresente impactação fecal, sendo o seu uso restrito, pois não se trata de uma intervenção que promova a reeducação intestinal. Devemos estar atentos à possibilidade de crise autonômica hipertensiva, principalmente nos pacientes com lesão cervical ou acima de T_6 e que estejam apresentando distensão abdominal.[16,34,35]

Trombose venosa profunda (TVP)

É uma complicação comum em pessoas com trauma raquimedular decorrente da imobilidade. A presença de TVP é avaliada pela mensuração da circunferência da panturrilha. A profilaxia é feita mediante terapia com anticoagulantes, uso de meias elásticas e execução de exercícios fisioterápicos que promovam amplitude de movimentos. O tratamento envolve o posicionamento adequado no leito, com ligeira elevação e movimentação passiva.[35]

Disfunção vésico-esfincteriana

A bexiga é controlada por mecanismos voluntários e involuntários e, após o trauma raquimedular, não é possível a contração pela atividade reflexa, sendo a retenção urinária o resultado imediato da lesão medular. O paciente não percebe a distensão vesical, e quando há lesão do centro miccional nas raízes de S_2, S_3, S_4 e nível vertebral de T_{11}-T_{12}, a bexiga é isolada da medula, não ocorrendo o esvaziamento vesical.

Dessa forma, conforme o nível da lesão medular, se procede ao programa de reabilitação da bexiga, por meio de avaliação urodinâmica e instituição de cateterismo vesical intermitente ou autocateterismo vesical intermitente com técnica limpa, a cada quatro horas ou seis horas, de acordo com o balanço hídrico do paciente para evitar o superestiramento da bexiga, bem como a infecção do trato urinário.[17,35]

Insuficiência respiratória

No traumatismo da coluna cervical alta, a insuficiência respiratória aguda é a causa mais comum de morte. Os músculos abdominais e intercostais são enervados por T_1 a T_{11}, e o diafragma, pelo nervo frênico do plexo cervical com raízes em C_3 a C_5.[35]

O reflexo da tosse está diminuído, e a expansibilidade torácica, comprometida, dificultando a eliminação de secreções brônquicas e faríngeas. É necessária a monitorização constante do padrão respiratório do paciente, auxiliando na eliminação de secreções e aspirando com cuidado.

Úlceras por pressão

A imobilidade; as alterações da sensibilidade superficial e profunda, do turgor, da elasticidade da pele e as alterações circulatórias, bem como a disfunção intestinal e vésico-esfincteriana, são ameaças constantes e que levam ao desenvolvimento de úlceras por pressão. A inspeção cuidadosa da pele, a mudança de decúbito e posicionamento sentado, bem como a higiene íntima adequada e o uso pertinente de vestuário, são cuidados fundamentais na prevenção de tais feridas.

Uma vez instalada a ferida, o tratamento está baseado no alívio da pressão local, avaliação da profundidade e da extensão e tratamentos tópicos com agentes e coberturas adequadas às condições da lesão.[35]

Alterações psicossociais

É bastante complexo para o paciente e a família compreender e aceitar a magnitude das incapacidades resultantes do trauma raquimedular. O ajustamento à incapacidade tende ao desenvolvimento de metas realistas para o futuro, reconhecendo os limites e as possibilidades com vistas ao investimento em relacionamentos e outras atividades.

Um estudo analisou os domínios da qualidade de vida e identificou que o aspecto físico e a capacidade funcional foram os mais comprometidos. O aspecto social permitiu avaliar o contexto da qualidade de vida quanto à reinserção da pessoa com lesão medular na sociedade, ainda prejudicada pelo despreparo da sociedade e pela falta de políticas públicas no atendimento dessas pessoas.[36]

É um longo processo, entendido como a reabilitação, no qual os cuidados físicos são os primeiros a serem assimilados, enquanto os de ajustamento devem ser contínuos, num aprendizado diário e transformador.

■ CONSIDERAÇÕES FINAIS

A complexidade do evento traumático da medula espinhal desencadeia um processo não menos complexo para a vida das pessoas direta e indiretamente envolvidas para uma sociedade que ainda não está preparada para absorver pessoas com deficiências e incapacidades.

A idade da população e as mudanças nos serviços de saúde que hoje priorizam curtos períodos de hospitalização, bem como a longa sobrevida fora do hospital, contribuem para aumentar significativamente a sobrecarga sobre o cuidado prestado pelos cuidadores.[37] Faz-se necessária uma rede de apoio ao indivíduo com lesão medular, bem como à sua família, uma vez que a situação da assistência à saúde dessas pessoas ainda apresenta perfil de fragilidade, desarticulação e descontinuidade de ações nas esferas pública e privada, sendo que a maioria dos programas é centralizada e atende a um número reduzido de pessoas com deficiência.

Como visto, a epidemiologia do trauma raquimedular demonstra o predomínio de uma população jovem, do sexo masculino, com baixo nível de escolaridade, o que exige forte retaguarda da comunidade e boa estruturação organizacional. A escolaridade é um indicador importante de saúde, estando relacionada à aquisição de comportamentos saudáveis e de habilidades para o gerenciamento da doença e do tratamento.[36]

É necessário o preparo do profissional de saúde, sobretudo do enfermeiro, para intervir com propriedade nesse processo. Também é esperada desse profissional uma participação ativa na disseminação da assistência a essa clientela, bem como intervenções nas políticas públicas para o acesso aos programas de reabilitação física e funcional e no tratamento integral.

A magnitude da assistência à pessoa com lesão medular ressalta o papel do enfermeiro reabilitador como educador em saúde e um profissional articulador na equipe de reabilitação, que compreende o homem no todo da sua essência e potencialidades.

A reabilitação intervém para maximizar a funcionalidade, bem como a independência física, emocional e social, dirigindo a ação para a prevenção e o tratamento. A Enfermagem em Reabilitação, por sua vez, vem despontando para um novo paradigma, esboçando as suas investigações para ousar mudar a prática, evitando que a diferença se transforme em desigualdade.[38]

O processo assistencial de enfermagem em reabilitação deve incorporar o conceito de independência funcional que envolve a realização das atividades de vida diária (AVD) as quais estão diretamente relacionadas com a capacidade de autocuidado do indivíduo, o cuidado do seu entorno e a participação social.[39]

As bases teóricas abordadas brevemente neste capítulo oferecem possibilidades para o desenvolvimento de propostas de prevenção do trauma raquimedular, bem como de reabilitação precoce do binômio paciente-família no contexto socioeconômico atual.

■ REFERÊNCIAS

1. Taricco MA. Etiologia das lesões medulares. In: Greve JMD'A, Casalis MEP, Barros Filho TEP. Diagnóstico e tratamento da lesão da medula espinhal. São Paulo: Roca, 2001. p.1-8.
2. Venturini DA, Decesaro MN, Marcon SS. Conhecendo a história e as condições de vida de indivíduos com lesão medular. Rev Gaúcha Enferm. 2006;27(2):219-29.
3. Anderle DV, Joaquim AF, Soares MS, Miura FK, Leopoldo e Silva F, Veiga JC, et al. Avaliação epidemiológica dos pacientes com traumatismo raquimedular operados no Hospital Estadual "Professor Carlos da Silva Lacaz". Coluna/Columna. 2010;9(1):58-61.
4. Pereira CU, Carvalho LF, Santos EA. Complicações clínicas do traumatismo raquimedular: pulmonares, cardiovasculares, genitourinárias e gastrintestinais. Arq Bras Neurocir. 2010;29(3):110-7.
5. Rahimi-Movaghar V, Saadat S, Rasouli MR, Ganji S, Ghahramani M, Zarei MR, et al. Prevalence of spinal cord Injury in Tehran, Iran. J Spinal Cord. 2009;32(4):428-31.
6. Gonçalves AM, Rosa LN, D'ângelo CT, Savordelli CL, Bonin GL, Squarcino IM, et al. Aspectos epidemiológicos da lesão medular traumática na área de referência do Hospital Estadual Mário Covas. Arq Méd ABC. 2007;32(2):64-6.
7. Campos MF, Ribeiro AT, Listik S, Pereira CA, Andrade Sobrinho J, Rapoport A. Epidemiologia do traumatismo da coluna vertebral. Rev Col Bras Cir. 2008;35(2):88-93.
8. Solino JL, Melo MF, Silva DH, Elias N. Traumatismos da coluna vertebral: avaliação da etiologia, incidência e frequência. Rev Bras Ortop. 1990;25(6):185-90.
9. Faro AC. Estudo das alterações da função sexual em homens paraplégicos [tese]. São Paulo: Universidade de São Paulo, Escola de Enfermagem, 1991.
10. Pickett GE, Campos-Benitez M, Keller JL, Duggal N. Epidemiology of traumatic spinal cord injury in Canada. Spine (Phila Pa 1976). 2006;31(7):799-805.
11. Masini M. Estimativa da incidência e prevalência de lesão medular no Brasil. J Bras Neurocir. 2001;12(2):97-100.
12. Lianza S, Casalis ME, Greve JM, Eichberg R. A lesão medular. In: Lianza S. Medicina de reabilitação. Rio de Janeiro: Guanabara Koogan, 2001. p.299-322.
13. Meyers AR. The epidemiology of traumatic spinal cord injury in the United States. In: Nesathurai S. The rehabilitation of people with spinal cord injury. Boston: Boston Medical Center, 2001. p.9-13.
14. Venturini DA, Decésaro MN, Marcon SS. Alterações e expectativas vivenciadas pelos indivíduos com lesão raquimedular e suas famílias. Rev Esc Enferm USP. 2007;41(4):589-96.

15. Schmitz TJ. Lesão medular traumática. In: O'Sullivan SB, Schmitz TJ. Fisioterapia: avaliação e tratamento. 4.ed. São Paulo: Manole, 2004. p.874-87.
16. Greve JMD'A. Reabilitação da lesão da medula espinal. In: Barros Filho TEP, Basile Júnior B. Coluna vertebral – diagnóstico e tratamento das principais patologias. São Paulo: Sarvier, 1997. p.199-227.
17. Faro ACM. Cuidar do lesado medular em casa - a vivência singular do cuidador familiar [tese de livre docência]. São Paulo (SP): Escola de Enfermagem da USP, 1999.
18. Faro ACM, Ferreira GR. A enfermagem e o controle da dor no contexto da lesão medular. In: Leão ER, Chaves LD. Dor 5º sinal vital – reflexões e intervenções de enfermagem. São Paulo: Maio; 2004, p. 225-234.
19. Mancussi e Faro AC. La rehabilitación de la persona con lesión de la medula espinal: tendências de la investigación en Brasil. Revista Enfermería Global, n.3, noviembre, 2003, Espanha /www.um.es/eglobal/.
20. Hickey JV. Vertebral and spinal cord injuries. In: Hickey JV. Clinical Practice of Neurological and Neurosurgical Nursing. USA: Lippincott, 2003. p.407-50.
21. Oliveira RP, Barros EMKP, Taricco MA, Barros Filho TEP. Atendimento inicial ao trauma raquimedular. In: Greve JMD'A, Casalis MEP, Barros Filho TEP. Diagnóstico e tratamento da lesão da medula espinhal. São Paulo: Roca, 2001. p.9-32.
22. Silva J dos S. Fraturas do sacro. In: Barros Filho TEP, Basile Júnior R. Coluna vertebral – diagnóstico e tratamento das principais patologias. São Paulo: Sarvier, 1997. p.188-91.
23. Cavalcante ES. Trajetória de vida dos pescadores vítimas de lesão medular no litoral do Rio Grande do Norte/RN. [Tese]. Natal: Universidade Federal do Rio Grande do Norte, 2014.
24. Vinhares ENG. Doenças Disbáricas. In: Pré Hospitalar/GRAU(Grupo de Resgate e Atenção ás Urgências e Emergências. 1.ed. São Paulo: Manole, 2013. p.508-13.
25. American College of Surgeons.Disfunção Neurológica: Trauma cerebral e de coluna. In: American College of Surgeons. Atendimento pré-hospitalar ao traumatizado: Primeira resposta no trauma (PHTLS/NAEMT). Rio de Janeiro: Elsevier, 2013. p.148-83.
26. Merskey H, Bogduk N. Classification of chronic pain [internet]. Seatle International Association for the Study of pain, 1994. [Internet] [Acesso em 2016 sept 08]. Disponível em: http://www.iasp-pain.org/terms-p.html
27. Koch A, Graells XS, Zaninelli EM. Epidemiologia de fraturas da coluna de acordo com o mecanismo de trauma: análise de 502 casos. Coluna/Columna. 2007;6(1):18-23.
28. Defino HLA. Trauma raquimedular. Medicina. 1999; 32(4):388-400.
29. Organização Mundial de Saúde. CIF: Classificação Internacional de Funcionalidade, Incapacidade e Saúde. São Paulo: EDUSP, 2003.
30. Cieza A, Kirchberger I, Biering-Sorensen F, Baumberger M, Chalifue S, Post MW, et al. ICF core sets for individuals with spinal cord injury in the long-term context. Spinal Cord. 2010;48(4):305-12.
31. Kirchberger I, Cieza A, Biering-Sorensen F, Baumberger M, Chalifue S, Post MW, et al. ICF core sets for individuals with spinal cord injury in the early post-acute context. Spinal Cord. 2010;48(4):297-304.
32. Monteiro CR. Independência Funcional dos idosos vítimas de fraturas: da hospitalização ao domicílio. [Dissertação]. São Paulo: Escola de Enfermagem da USP, 2007.
33. Leite VBE. Análise do efeito de possíveis fatores determinantes de úlceras por pressão em paraplégicos. [dissertação de mestrado]. São Paulo (SP). Escola de Enfermagem da Universidade de São Paulo, 2005.
34. Ares MJJ. Disfunção intestinal na lesão medular. In: Greve JMD'A, Casalis MEP, Barros Filho TEP. Diagnóstico e tratamento da lesão da medula espinhal. São Paulo. Roca, 2001. p.293-4.
35. Bruni DE, Strazzieri KC, Gumiero MN, Giovanazzi R, Sá VG, Faro ACMe. Aspectos fisiopatológicos e assistenciais de enfermagem na reabilitação da pessoa com lesão medular. Rev Esc Enferm USP. 2004;38(1):71-9.
36. Melo VRD. Avaliação da qualidade de vida de pacientes com lesão medular acompanhados em regime ambulatorial. [dissertação de mestrado]. Recife (PE). Universidade Federal de Pernambuco, Recife, Pernambuco, 2009.
37. Nogueira PC. Sobrecarga do cuidado e qualidade de vida relacionada à saúde de cuidadores de indivíduos com lesão medular. [tese de doutorado]. Ribeirão Preto (SP) Escola de Enfermagem de Ribeirão Preto da Universidade de São Paulo, 2010.
38. Faro ACMe, Tuono V. Trauma raquimedular. In: Sousa RMC de, Calil AM, Paranhos WY, Malvestio MA. Atuação no trauma- uma abordagem para a enfermagem. São Paulo: Atheneu, 2009. p.289-301.
39. Faro ACMe, Sousa LAde. Enfermagem na reabilitação de pessoas com lesão medular: bases para o gerenciamento. In: Malagutti W, Caetano KC. Gestão do serviço de enfermagem no mundo globalizado. Rio de Janeiro: Rúbio, 2009.

capítulo 13

Fábio Veiga de Castro Sparapani

Traumatismo dos Nervos Periféricos

■ INTRODUÇÃO

Traumatismos no sistema nervoso periférico ocasionam lesões nas fibras nervosas tanto nos membros superiores como nos inferiores. Essas lesões podem causar déficits motores e sensitivos, temporários ou definitivos, com repercussões nas atividades de vida diária e socioeconômicas do paciente.

Diversos são os mecanismos e as causas de lesão do nervo periférico, com necessidade de aprendizado e de treinamento no atendimento e reconhecimento de tais lesões, principalmente, de sua estrutura mais complexa e importante: o plexo braquial.

■ LESÃO TRAUMÁTICA DO PLEXO BRAQUIAL

A lesão traumática do plexo braquial em geral acomete indivíduos jovens no auge da vida produtiva, de forma potencialmente duradoura e com reflexos devastadores, tanto físicos como psíquicos.

A maioria dos casos está associada à alta velocidade, geralmente decorrente de acidentes envolvendo veículos motorizados. Os acidentes motociclísticos são responsáveis por duas vezes mais casos que os decorrentes de acidentes automobilísticos, embora essa estatística possa chegar a 84% dos casos, dependendo da casuística. Com o aumento da violência no nosso meio, cresce também o número de lesões decorrentes de ferimentos por projéteis de arma de fogo.

O plexo braquial é formado pelos ramos ventrais (divisões primárias anteriores dos nervos espinhais) das quatro últimas raízes cervicais (C_5, C_6, C_7 e C_8) e a primeira raiz torácica (T_1). Denominaremos os ramos ventrais como raízes de acordo com a imensa maioria da literatura. O plexo é dividido anatomicamente em raízes, troncos, divisões, cordões e, por fim, nervos, embora no sentido estrito de definição, as raízes e os nervos periféricos não sejam considerados parte do plexo. As raízes do plexo braquial C_5 e C_6 se unem para formar o tronco superior. A raiz de C_7 continua como tronco médio, e as raízes de C_8 e T_1 se unem para formar o tronco inferior. Cada um dos três troncos divide-se em divisão anterior e divisão posterior. As divisões anteriores do tronco superior e médio formam o cordão lateral; a divisão anterior do tronco inferior forma o cordão medial, e as três divisões posteriores unem-se para compor o cordão posterior. Os três cordões (nomeados de acordo com suas relações com a artéria axilar) dividem-se para formar os nervos. Os ramos dos cordões medial e lateral unem-se para formar o nervo mediano. O remanescente do cordão lateral constitui o nervo músculo cutâneo, e o remanescente do cordão medial torna-se o nervo ulnar. O cordão posterior divide-se no nervo axilar e no nervo radial.

As manifestações clínicas da lesão do plexo braquial podem ser motoras, sensitivas ou autonômicas, com sintomatologia predominante distal (Figura 13.1). O déficit motor restringe-se ao território do nervo acometido. Os reflexos profundos encontram-se diminuídos ou até abolidos. Anormalidades na sensibilidade podem ser caracterizadas por perversão, aumento ou perda da sensação. Parestesia é sintoma provocado por alteração sensitiva. Disestesia é a mudança na interpretação no estímulo, ou seja, estímulo tátil causando sensação dolorosa. Hiperestesia refere-se ao aumento da sensibilidade ao estímulo, em geral de qualidade, percebido como uma sensação desagradável. Hipoestesia é a diminuição da sensibilidade ao tato ou ao estímulo doloroso.

O conhecimento preciso da natureza das lesões e da sua topografia é fundamental para as indicações terapêuticas, e as condições pré-existentes não podem ser negligenciadas.

Enfermagem em Neurologia e Neurocirurgia

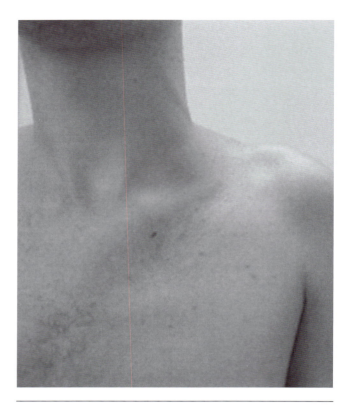

Figura 13.1 Lesão do plexo braquial esquerdo completa: amiotrofia proximal.
Fonte: Fábio Veiga de Castro Sparapani.

Tipos de lesão

As lesões podem ser do tipo esmagamento, tração, compressão, lacerações e térmica.

- **Esmagamento:** causada por impacto direto e contundente acometendo o pescoço e o membro superior, com ou sem lesões associadas. O plexo pode ser comprimido entre a clavícula e a primeira costela.
- **Tração:** associada à flexão do pescoço em direção contralateral com ou sem a hiperextensão do membro superior. A tração caudal costuma afetar as raízes superiores e a tração cefálica, as raízes inferiores. A cavitação decorrente da penetração de um projétil também pode levar a tração e lesão do plexo.
- **Compressão:** pode decorrer pela presença de hematomas ou por estruturas adjacentes lesadas, independente da causa do trauma.
- **Lacerações:** decorrentes de ferimentos corto-contusos ou objetos cortantes.
- **Térmica:** associada a ferimentos por projéteis de arma de fogo.

As lesões também podem ser divididas em pré-ganglionar ou pós-ganglionar, referindo-se ao gânglio da raiz posterior, o que infere pior ou melhor prognóstico, respectivamente, devido à avulsão ou não das raízes envolvidas.

Diagnóstico

O paciente com lesão traumática de plexo braquial adentra a sala de emergência, em cerca de 60% dos casos, politraumatizado e com rebaixamento do nível de consciência. Isso dificulta o reconhecimento da lesão, que pode ser suspeita pela flacidez, arreflexia ou menor movimentação de um só membro superior.

Como toda doença, o diagnóstico deve se basear na história e em exame físico, que vão nortear o tratamento e sugerir o prognóstico.

O examinador deve pesquisar o tônus, a força, a sensibilidade (tátil, dolorosa e a discriminação de 2 pontos), para topografar corretamente as lesões. Alguns sinais como a presença do sinal de Tinel e a presença da síndrome de Horner não devem ser esquecidos. O sinal de Tinel é realizado a partir da percussão do trajeto do nervo mediano, ulnar ou radial, em que o paciente refere a sensação de choque, com irradiação distal, no segmento do nervo avaliado. A presença do sinal de Tinel é importante para o acompanhamento da regeneração ou não dos axônios. A presença da síndrome de Horner sugere avulsão das raízes C_8 e T_1 e, consequentemente, um mau prognóstico. A síndrome de Horner é caracterizada por ptose parcial (queda parcial da pálpebra superior), miose, enoftalmia (afundamento do olho) e anidrose (diminuição da transpiração em um dos lados da face).

Exames subsidiários

Exames de imagem

O paciente deve ser submetido a exames radiológicos da coluna cervical para afastar fraturas de processos transversos que podem indicar avulsão de raízes associadas. O raio-X de ombro pode mostrar fraturas de clavícula e de escápula, ou sua dissociação, indicando lesões graves supraclaviculares. O raio-X de tórax, inspirado e expirado, dever ser realizado para avaliar uma possível lesão do nervo frênico, indicando uma lesão muito proximal do plexo.

A mielotomografia e a ressonância magnética de coluna cervical são utilizadas para verificar a presença de pseudomeningoceles, o que sugere fortemente a avulsão das raízes nessa topografia, embora não seja patognomônico.

A ressonância magnética também pode ser utilizada para evidenciar a lesão do próprio plexo ou de estruturas vizinhas, sendo na atualidade o exame de escolha para tais lesões. A chamada neurografia feita por ressonância magnética, que evidência de forma clara a lesão e sua extensão, ainda não é difundida no nosso meio.

Exames eletrofisiológicos

Esses exames devem ser feitos por profissionais com experiência em lesões de plexo e dos nervos periféricos, haja vista que o sistema nervoso periférico pode estar acometido em vários locais nestes pacientes.

A degeneração walleriana, que resulta no aparecimento de descargas elétricas espontâneas ou fibrilações na musculatura acometida, aparece de forma mais evidente três semanas após o trauma. Assim sendo, o exame deve esperar esse prazo para ser realizado. O exame visa localizar, quantificar o grau e sugerir o prognóstico da lesão.

Alguns dados são de pesquisa obrigatória, como a realização da eletromiografia da musculatura paravertebral, pois sinais de sua desnervação sugerem fortemente a avulsão das raízes correspondentes, pois são inervados pelos ramos dorsais das mesmas. O mesmo se dá com o relato do achado de um padrão normal de velocidade sensitiva num membro flácido e anestésico, pois é um sinal de mau prognóstico, uma vez que evidencia a avulsão das raízes, tornando sua regeneração espontânea impossível.

Tratamento

Nos casos que apresentam sinais precoces de recuperação ou lesões parciais o tratamento pode ser conservador. Nos casos sem sinais clínicos nem eletrofisiológicos de recuperação ou com dor intratável clinicamente, a exploração cirúrgica está indicada.

A cirurgia precoce está indicada nos casos de lesões cortantes limpas, nas quais a transecção do nervo é presumida. Outra indicação para a cirurgia precoce é a piora progressiva do déficit neurológico, que pode decorrer da presença de hematomas, fístulas arteriovenosas ou pseudoaneurismas.

A cirurgia tardia está indicada nos casos decorrentes de lesões em continuidade, em geral decorrente de traumas fechados. Esses pacientes devem ser seguidos por dois a três meses, na procura de sinais clínicos ou eletrofisiológicos de recuperação, mas, mesmo assim, não são garantia de uma recuperação funcional e podem atrasar o tratamento cirúrgico, levando a um pior prognóstico.

Pacientes com suspeita de lesões mais focais como por ferimento por projétil de arma de fogo, fraturas ou contusões devem ser abordados em dois a três meses. Já os que apresentam uma lesão provavelmente mais extensa, como as decorrentes de tração, devem ser abordados em três a quatro meses.

Pós-operatório

Como todo pós-operatório, os cuidados com o curativo (avaliação constante, troca com técnicas de antissepsia) e a avaliação da incisão (hiperemia, deiscência ou formação de hematoma devem ser imediatamente relatados) são fundamentais para a boa evolução da cirurgia e a recuperação do paciente.

Caso o paciente tenha sido submetido a enxerto neural com parte do tratamento, é possível que haja necessidade de imobilização do membro por um tempo determinado. Assim sendo, é de fundamental importância o cuidado de evitar a mobilização brusca desse membro durante o banho ou qualquer outro procedimento aos quais o paciente possa vir a ser submetido.

Reabilitação

A fisioterapia deve ser instituída o quanto antes após a lesão para evitar contraturas, anquiloses e retardar o processo de amiotrofia. Deve ser recomeçada depois da cirurgia. Exames clínicos e eletrofisiológicos de repetição devem ser feitos para documentação da recuperação ou orientação do tratamento a ser introduzido.

■ LESÕES TRAUMÁTICAS DOS NERVOS PERIFÉRICOS

Nos membros superiores, o mais acometido é o nervo radial, seguido pelo ulnar e depois o mediano. Nos membros inferiores, o mais afetado é o ciático, seguido pelo fibular e mais raramente, o tibial e o femoral. Sua identificação na sala de emergência é difícil pelas mesmas razões expostas nas lesões do plexo braquial.

Classificação das lesões dos nervos periféricos

O nervo periférico é formado por vários tipos de fibras nervosas (motoras, sensitivas e simpáticas) e pelo tecido conjuntivo (endoneuro, perineuro e epineuro). Em um nervo periférico, vários axônios agrupam-se e formam um fascículo nervoso, que é recoberto pelo perineuro. O epineuro é um tecido conjuntivo que recobre todo o nervo (Figura 13.2).

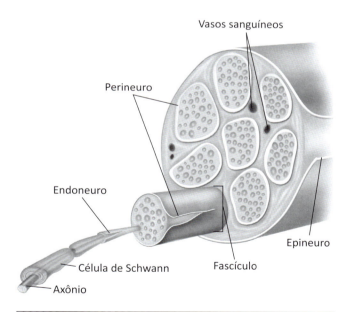

Figura 13.2 Anatomia do nervo periférico.
Fonte: Fábio Veiga de Castro Sparapani.

As classificações mais utilizadas para as lesões nas fibras nervosas são a de Seddon (1943) e a de Sunderland (1951).

A classificação de Seddon é a mais simples, sendo divididas as lesões em três grupos:

1. **Neuropraxia:** lesão reversível da bainha de mielina, cuja recuperação ocorre em semanas ou meses.

2. **Axonotmese:** lesão axonal com lesão intraneural variável, mas com preservação do epineuro. A recuperação pode ser boa ou pobre em decorrência do grau de preservação das estruturas de suporte e da distância até o músculo efetor.
3. **Neurotmese:** lesão completa, incluindo o epineuro. Não há recuperação espontânea, a cirurgia é necessária.

A classificação de Sunderland na realidade somente subdivide a axonotmese de Seddon em três graus, correspondendo o grau 1 à neuropraxia, e o grau 5, à neurotmese. Os graus são os seguintes:

1. **Grau 2:** lesão axonal com endoneuro preservado. Boa recuperação dependendo da distância até o músculo efetor.
2. **Grau 3:** lesão axonal, lesão do endoneuro, com o perineuro preservado. Recuperação pobre pode haver necessidade de cirurgia.
3. **Grau 4:** lesão axonal, lesão do endoneuro, lesão do perineuro, com o epineuro preservado. Recuperação pobre, em geral há necessidade de cirurgia.

Diagnóstico

Os princípios já descritos para o plexo braquial também são aqui aplicáveis. Assim sendo, serão descritas as funções motora e sensitiva dos nervos, para guiar o diagnóstico clínico.

Lesão do nervo mediano

Esse nervo fornece sensibilidade cutânea para a superfície palmar dos dedos polegar, indicador, médio e metade lateral do anular, tal como, a porção dorsal da pele da falange distal dos mesmos.

A lesão do nervo mediano leva à perda parcial, mas importante, da pronação do antebraço e ao desvio ulnar ao se tentar fletir o carpo. A paralisia do músculo flexor superficial dos dedos incapacita a flexão das articulações interfalangeanas proximais dos dedos indicador, médio, anular e mínimo. Já com a paralisia do músculo flexor profundo dos dedos, não há a flexão das articulações interfalangeanas distais dos dedos indicador e médio.

A lesão da musculatura tênar leva a sua atrofia e à perda da oponência do polegar, com perda da capacidade da pinça da mão. Com isso a mão adquire um aspecto achatado, sendo chamada de simiesca. Ao tentar fechar a mão o paciente não consegue fletir o polegar e o indicador, lembrando a posição da mão de um padre ao dar a benção, sendo chamado de "sinal da benção" ou "mão de benzedor".

Lesão do nervo ulnar

A área sensitiva desse nervo compreende a face dorsal e palmar da mão correspondente a porção medial do dedo anular e o dedo mínimo.

Sua lesão leva à chamada "garra ulnar", que se apresenta mais evidente quando o paciente tenta abrir a mão e os dedos anular e mínimo, que permanecem hiperestendidos na articulação metacarpofalangeana e fletidos nas articulações interfalangeanas proximais sem a flexão das distais. É uma postura semelhante ao "sinal da benção", vista na lesão do nervo mediano ao se tentar fechar a mão (Figura 13.3). A paralisia do flexor ulnar do carpo leva a um desvio radial ao se tentar fletir o carpo. Com a perda dos interósseos dorsais e palmares, ocorre perda da abdução e adução dos dedos.

O sinal de Froment é característico dessa lesão e é testado pedindo ao paciente que segure uma folha de papel entre o polegar e a face lateral do indicador. O examinador, ao tentar retirar essa folha, observa que o paciente flete a falange

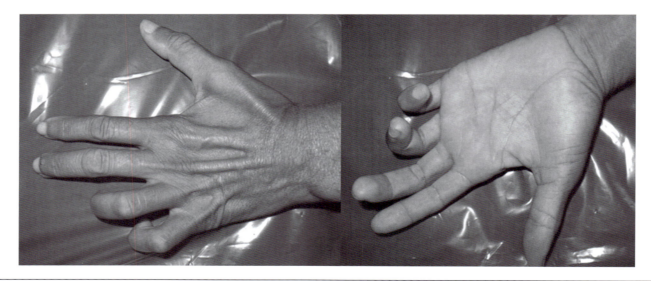

Figura 13.3 Lesão do nervo ulnar esquerdo: "mão em garra". Notar a amiotrofia dos interósseos dorsais e sinal da benção.
Fonte: Fábio Veiga de Castro Sparapani.

distal do polegar para mantê-la entre os dedos. Uma pessoa não afetada por essa lesão seguraria a folha de papel com facilidade, sem necessitar desse subterfúgio.

Lesão do nervo radial

A área cutânea que costuma apresentar maior alteração na lesão do nervo radial é a região dorsal da mão localizada entre o primeiro e o segundo metacarpianos, já que nas outras áreas pode ocorrer sobreposição de inervação por nervos adjacentes ou acometimento somente de fascículos motores.

A alteração mais típica é a mão caída ou "sinal da bandeira", na qual a paralisia dos músculos extensor radial longo e curto do carpo e extensor ulnar do carpo impede sua extensão. Também ocorre perda da extensão das articulações metacarpofalangeanas pela lesão do músculo extensor comum dos dedos.

A paralisia dos músculos abdutor longo e extensor curto do polegar leva à perda da sua abdução radial ("sinal de positivo").

As lesões mais altas podem acometer o músculo tríceps, que leva à incapacidade de estender o antebraço.

Lesão do nervo ciático

A lesão do nervo ciático é constituída por duas divisões, fibular comum e tibial, geralmente unidos por um epineuro comum.

Na coxa a divisão tibial inerva o adutor magno, o semimembranoso, o semitendíneo e a cabeça longa do bíceps femoral. Já a cabeça curta do bíceps femoral é inervada pela divisão fibular comum. Não há ramos sensitivos do tronco do ciático.

Lesão do nervo tibial

Há perda na sensibilidade na planta do pé e na região lateral do pé e calcanhar. Sua lesão implica no déficit da flexão plantar e inversão do pé, na musculatura intrínseca e dos flexores longos dos dedos.

Lesão do nervo fibular

Sua área sensitiva é a face anterolateral da perna e dorso do pé e dos dedos. Sua lesão completa leva à perda da dorsiflexão e eversão do pé, tal como a extensão dos dedos resultando num pé caído e na marcha equina ou escarvante que se caracteriza pela elevação excessiva do joelho para não arrastar a ponta do pé caído e fazendo barulho quando o pé toca o solo.

Exames subsidiários

Exames de imagem

O paciente deve ser submetido a exames radiológicos para evidenciar a presença ou não de fraturas associadas.

A ressonância magnética também pode ser utilizada para evidenciar a lesão do próprio nervo ou de estruturas vizinhas.

Exames eletrofisiológicos

Esses exames devem ser feitos por profissionais com experiência em nervos periféricos, seguem os preceitos já descritos para as lesões do plexo braquial e têm os mesmos objetivos.

Tratamento

A cirurgia precoce está indicada nos casos de lesões cortantes limpas, nas quais a transecção do nervo é presumida.

A fisioterapia deve ser instituída o mais precocemente possível após a lesão, para evitar contraturas, anquiloses e retardar o processo de amiotrofia. Deve ser recomeçada após a cirurgia.

Exames clínicos e eletrofisiológicos de repetição devem ser feitos para documentar a recuperação ou orientação do tratamento a ser introduzido.

No caso das lesões fechadas, em que não haja melhora clínica após o terceiro mês, o tratamento deve ser cirúrgico, dependendo do tipo de lesão encontrada.

As cirurgias mais comumente realizadas são: "neurólise", enxertias ou transferências neurais.

Pós-operatório

Os cuidados pós-operatórios descritos na lesão do plexo braquial são igualmente fundamentais nas lesões dos nervos periféricos.

■ BIBLIOGRAFIA CONSULTADA

1. Antoniadis G, Kretschmer T, Pedro MT, König RW, Heinen CPG, Richter HP. Iatrogenic nerve injuries – prevalence, diagnosis and treatment. Dtsch Arztebl Int. 2014;111(16):273-9.
2. Bertorini TE. Neuromuscular Case Studies. Amsterdã: Elsevier, 2008.
3. Kim DH, Midha R, Murovic JA, Spinner RJ, Teil R. Kline and Hudson's Nerve Injuries. 2.ed. Philadelphia: Saunders, 2007.
4. Preston DC, Shapiro BE. Electromyography and Neuromuscular Disorders. Clinical-Electrophysiologic Correlations. Oxford: Butterworth-Heinemann, 1998.
5. Fox IK, Mackinnon SE. Adult peripheral nerve disorders – nerve entrapment, repair, transfer and brachial plexus disorders. Plast Reconstr Surg. 2011;127(5):1-21.
6. Houdek MT, Shin AY. Management and complications of traumatic peripheral nerve injuries. Hand Clin. 2015;31:151–63.
7. Immerman I, Price AE, Alfonso I, Grossman JAI. Lower extremity nerve trauma. Bull Hosp Jt Dis. 2014;72(1):43-52.
8. Martins RS, Bastos D, Siqueira MG, Heise CO, Teixeira MJ. Traumatic injuries of peripheral nerves: a review with emphasis on surgical indication. Arq Neuropsiquiatr. 2013;71(10):811-4.
9. Aminoff MJ. Neurology and General Medicine. 2.ed. London: Churchill Livingstone, 1995.

10. Schunke M, Schulte E, Schumacher U, Voll M, Wesker K. Prometheus. Atlas de anatomia. Rio de Janeiro: Guanabara Koogan, 2006.
11. Dick PJ, Thomas PK. Peripheral Neuropathy. 3.ed. Philadelphia: W.B. Saunders, 1993.
12. Braga JLS, Silva PG, Gazzalle A. Lesões do plexo braquial. RevAMRIGS. 2010;54(3):344-9.
13. Simon NG, Spinner RJ, Kline DG, Kliot M. Advances in the neurological and neurosurgical management of peripheral nerve trauma. J Neurol Neurosurg Psychiatry. 2015;0:1–11.
14. Siqueira MG, Martins RS. Surgical treatment of adult traumatic brachial plexus injuries. An overview. Arq Neuropsiquiatr. 2011;69(3):528-35.

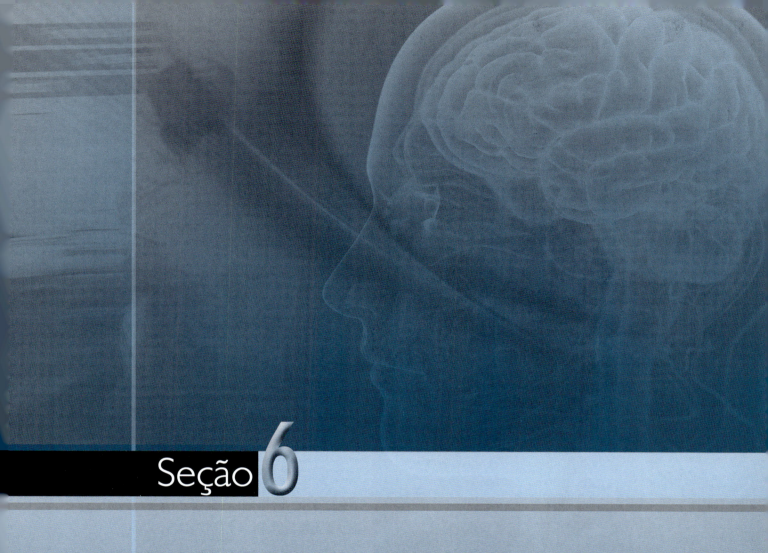

Seção 6

Tumores do Sistema Nervoso

capítulo 14

Oreste Paulo Lanzoni
Fernando Antônio Patriani Ferraz[†]

Tumores Encefálicos

■ INTRODUÇÃO

A incidência dos tumores cerebrais na população em geral fica em torno de quatro a cinco pessoas por 100 mil habitantes. Esses tumores podem ser primários ou secundários. Primários são aqueles que nascem do próprio tecido nervoso, de seus envoltórios ou de qualquer tecido localizado na cavidade craniana. São secundários os tumores metastáticos. Com relação aos tumores primários, cerca de metade são gliomas, 15% meningiomas, 5% tumores da hipófise, e os demais 30% se distribuem entre tumores dos nervos cranianos (neuromas ou schvanomas), linfomas, tumores de células germinativas, hemangioblastomas, meduloblastomas, craniofaringeomas, cordomas, pinealomas, lipomas, cistos dermóides, epidermóides, papilomas do plexo coróide etc. Os tumores cerebrais nos adultos e crianças de até 1 ano são predominantemente supratentoriais, enquanto os de crianças de até 10 anos são na fossa posterior. Muitas tentativas de classificação dos tumores intracranianos foram feitas, porém não há nenhuma universalmente aceita. A mais utilizada é a da Organização Mundial de Saúde (OMS), que pode ser consultada em qualquer livro-texto sobre o assunto.

De modo geral, os tumores cerebrais primários podem ser divididos em neurogliais (gliomas) e não gliais. Os três gliomas mais comuns são o astrocitoma, o oligodendroglioma e o ependimoma. Alguns autores incluem os tumores do plexo coróide como gliomas. Os gliomas podem ter mais de um tipo celular, e nesse caso são chamados mistos, como, por exemplo, o oligoastrocitoma.

A graduação tumoral é muito importante para se avaliar o prognóstico e o tratamento. O mais aceito é o da Organização Mundial da Saúde (OMS), que divide esses tumores em astrocitoma pilocítico (grau I, benigno), astrocitomas de baixo grau de malignidade (grau II), astrocitoma anaplásico (grau III) e glioblastoma multiforme (grau IV).

Essa classificação, morfológica, não permite que se obtenha uma avaliação exata do prognóstico do paciente.

As dificuldades para graduar os tumores do sistema nervoso em maior ou menor malignidade se devem a dois fatores basicamente: o tipo de célula que constitui o sistema nervoso e a possibilidade de desdiferenciação progressiva que os tumores gliais apresentam. No que se refere ao tipo celular, o fato de as células do sistema nervoso serem chamadas de permanentes, ou seja, com um ciclo celular extremamente lento, faz um dos fatores usados na maioria das neoplasias como critério de malignidade não poder ser levado em consideração no sistema nervoso, ou seja, a presença de figuras de mitose, que demonstram um ciclo celular ativo, com formação de outras células ocorrendo. O fato de os tumores gliais poderem apresentar uma progressão da desdiferenciação implica em entender que uma pessoa operada com diagnóstico inicial de astrocitoma de baixo grau de malignidade pode, no caso de uma recidiva, apresentar uma piora nesse grau de malignidade.

Com base nesses dois conceitos, foram propostos meios de aquilatar a desdiferenciação através de índices de proliferação celular, como o Ki67, que permite identificar num tumor de histologia de menor grau de malignidade um potencial evolutivo para uma maior malignidade, validando o conceito inferido de que os tumores do sistema nervoso podem progredir para uma forma com pior evolução. O método utilizado para realizar a pesquisa do Ki67, a imunohistoquímica, foi um dos avanços na tentativa de avaliar de maneira mais precisa os tumores de modo geral, incluindo os tumores do sistema nervoso central.

Com a utilização de métodos de biologia molecular foram conseguidas evoluções ainda maiores, a ponto de estar sendo esperada uma nova classificação para os tumores do sistema nervoso central, já em fase muito adiantada de preparo, em que poderemos entender por que determinado astrocitoma classificado como de baixa malignidade, mas que apresente alterações detectadas pela avaliação baseada na biologia molecular, vai evoluir para um grau de maior malignidade. Essa classificação, baseada na presença ou não de mutação do fator IDH I e na presença de deleção dos genes 1 e 19, permite ao neurocirurgião e ao neuro-oncologista prognosticar com maior precisão a evolução do paciente.

Apesar do aparecimento dessas novas técnicas, não se exclui, de forma alguma, a necessidade de um diagnóstico anatomopatológico baseado na morfologia do tecido tumoral, uma vez que primeiro devemos saber que o tumor que foi operado é um astrocitoma, para então pesquisar o índice de proliferação celular (Ki67) e a presença de mutação no IDH I ou de alteração nos cromossomos 1 e 19.

Outros elementos são utilizados, tanto no que diz respeito ao diagnóstico por imagem como no que se refere ao diagnóstico anatomopatológico, para poder estabelecer com maior de exatidão o grau de malignidade. Exemplificando, a presença de perfusão aumentada em uma lesão tumoral intracraniana sugere um maior grau de vascularização do tumor, sugerindo a presença de fatores de estímulo à proliferação vascular e, consequentemente, uma maior chance haver componentes com maior malignidade no tumor que está sendo analisado. Em paralelo, a presença de proliferação vascular numa biópsia de tumor cerebral é o correspondente a uma produção aumentada de fatores de proliferação vascular, igualmente implicando em um maior grau de malignidade. Esse último dado é utilizado na classificação de Dumas-Deport como indicativo de maior malignidade da lesão.

Além da sequência de perfusão, a difusão e a espectroscopia também contribuem para uma melhor avaliação da lesão na ressonância magnética. Na difusão, uma restrição à movimentação da água dentro do tumor permite inferir que a lesão é mais celular. No que diz respeito à espectroscopia, a análise das quantidades de colina, creatina e de N-acetil-aspartato permite identificar uma maior proliferação celular e, consequentemente, uma maior malignidade, assim como um aumento da curva de lactato vai permitir identificar a presença de necrose dentro da lesão tumoral.

QUADRO CLÍNICO

A história clínica do paciente pode sugerir a presença de um tumor cerebral, seja ele primário ou secundário.

São dados importantes da história a presença de cefaleia, a presença de déficit neurológico, a presença de sinais de hipertensão intracraniana e a presença de crises convulsivas.

A cefaleia, na maioria das vezes, é de instalação lentamente progressiva, em peso, piorando com o decúbito baixo e podendo até apresentar-se de modo mais comum durante a noite, levando o paciente a acordar pela cefaleia. A rapidez de instalação dessa cefaleia ou do aparecimento de déficit neurológico ou ainda de hipertensão intracraniana é bastante influenciado por eventual complicação relacionada com o tumor, por exemplo, a ocorrência de um sangramento intratumoral. Recomenda-se que, no caso do aparecimento de uma cefaleia nova, seja sempre incluída, entre os diagnósticos diferenciais causais, a presença de um tumor cerebral.

A identificação pelo paciente ou pelo examinador de um déficit motor ou sensitivo, em especial os que comprometem um hemicorpo, é um forte indício da eventual presença de um tumor intracraniano.

Os sinais clássicos de hipertensão intracraniana, como vômitos em jato, bradicardia, hipertensão arterial e cefaleia são dados de exame clínico e de história que permitem levantar a suspeita da presença de um tumor cerebral.

O aparecimento de crises convulsivas, em especial as que ocorram tardiamente (início após os 25 anos), obriga a realização de exame de imagem para descartar a presença de processo expansivo intracraniano.

Além de sugerir a presença de um tumor intracraniano, os sinais clínicos podem orientar o diagnóstico também de localização da lesão intracraniana. Assim sendo, um paciente que apresente um déficit sensitivo que acometa o hemicorpo esquerdo sugere a existência de uma lesão no lobo parietal do hemisfério direito.

Como na maioria das doenças neurológicas, uma história clínica detalhada pode ser de fundamental importância para não só se suspeitar da presença de um tumor cerebral como também sugerir sua localização.

GLIOMAS DE BAIXO GRAU

Os chamados gliomas de baixo grau de malignidade são tumores não anaplásicos e têm uma historia natural muito mais favorável que os gliomas de alto grau ou anaplásicos. Os gliomas de baixo grau mais comuns são os astrocitomas, os oligodendrogliomas e os tumores mistos (oligoastrocitomas). Os astrocitomas são tumores cujas células predominantemente assemelham-se a astrócitos, e dois tipos bem distintos são descritos: um mais circunscrito com pouca capacidade infiltrativa representados pelo astrocitoma pilocítico, astrocitoma subependimário de células gigantes e xantoastrocitoma pleomórfico, e outro de caráter infiltrativo. Nesse segundo grupo existem quatro tipos, denominados de protoplasmático, gemistocítico, fibrilar e misto.

Astrocitoma pilocítico

Os astrocitomas pilocíticos ocorrem com mais frequência em crianças e adultos jovens. São encontrados no cerebelo, hipotálamo, nas vias ópticas anteriores, no tronco cerebral e, mais raramente, nos hemisférios cerebrais, tendo em geral um curso clínico relativamente favorável. A alteração genética que os diferencia dos infiltrativos é a perda do cromossomo 17q, mas não a dos 17p, 10 ou 19, o que explica que pacientes com neurofibromatose tipo I desenvolvam astrocitomas pilocíticos mais frequentemente que astrocitomas infiltrativos (Figura 14.1).

Astrocitoma subependimário de células gigantes

São tumores relativamente benignos, que nascem da camada subependimária dos ventrículos laterais e ocorrem com mais frequência em adolescentes. Podem estar ou não associados com esclerose tuberosa. Cerca de 15% dos portadores de esclerose tuberosa desenvolvem esse tumor. O

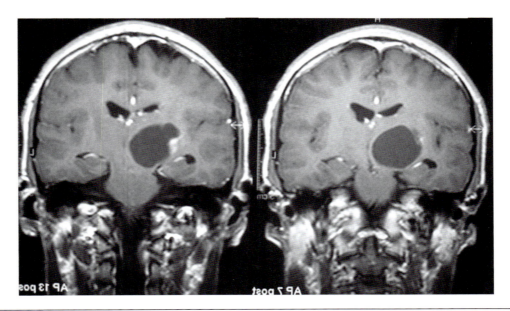

Figura 14.1 Astrocitoma pilocítico, RM com contraste.

tratamento é cirúrgico, e a exérese total proporciona uma boa sobrevida.

Xantoastrocitoma pleomórfico

Esse raro tumor ocorre mais frequentemente na superficialidade dos hemisférios cerebrais de adultos jovens. Nos exames de imagem são tumores que tanto na Tomografia Computadorizada (TC) quanto na Ressonância Magnética (RM) têm grande realce da parte sólida ao meio de contraste. Também é comum a formação tumoral cística, o que às vezes se confunde com o astrocitoma pilocítico hemisférico. O tratamento ideal é a exérese mais radical possível, que proporciona uma boa sobrevida.

Astrocitomas infiltrativos de baixo grau de malignidade

Esses tumores originam-se predominantemente nos hemisférios cerebrais, sendo mais comuns nos lobos frontal e temporal (Figura 14.2). O pico de incidência é entre 25 e 45 anos, e a distribuição entre os sexos é igual. Alterações genéticas foram encontradas nesses tumores, e cerca de 33% dos astrocitomas infiltrativos não anaplásicos têm mutações no gene p53 do cromossomo 17p. Esses tumores crescem devagar, e muitos anos podem se passar entre o início dos sintomas e o diagnóstico. O principal sintoma inicial é a crise convulsiva em cerca de 50% dos casos. Dores de cabeça e vômitos são outros sinais que aparecem no curso da doença. Quando o tumor atinge um determinado tamanho podem aparecer edema de papila, distúrbios de fala, visuais, déficits sensitivos, déficits motores e alterações de consciência. A presença de crises convulsivas durante longo período, sem sintomas deficitários, é fator de prognóstico mais favorável, assim como a idade. Uma grande parcela desses tumores sofre transformação maligna durante seu curso. Estudos atuais de perfusão por RM mostram que dentro de tumores com aspecto de baixo grau, encontramos áreas com comportamentos diferentes, o que talvez explique a presença de zonas mais agressivas no seu interior. Biópsias realizadas em pontos diferentes de uma mesma lesão podem demonstrar aspectos histológicos diversos quanto à graduação. Na avaliação anatomopatológica dessas lesões, a análise da proporção de células em fase proliferativa no ciclo celular pode dar

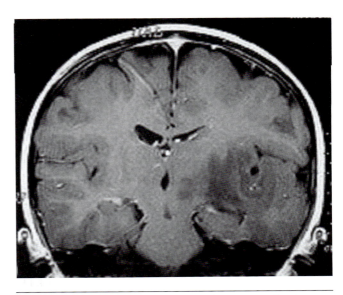

Figura 14.2 Astrocitoma grau II, lobo temporal, RM com contraste.

uma ideia da agressividade do tumor, embora exista ainda controvérsia sobre esse assunto. Os métodos mais empregados são: citometria de fluxo, Ki67, PCNA, e MIB1. Nos tumores de baixo grau o índice celular é muito menor na fase S (de síntese).

Astrocitoma anaplásico (AA)

Esse tumor é bastante frequente, em cerca de 30% das astrocitomas. Acomete preferencialmente adultos, entre os 40 e 60 anos de idade. É difusamente infiltrativo, de difícil erradicação total e proporciona uma sobrevida média de cerca de 2 anos. Ocorrem em todos os hemisférios cerebrais, porém são mais comuns nos lobos frontal e temporal.

Glioblastoma multiforme (GBM)

É o mais maligno dos tumores cerebrais e representa cerca de 50% dos gliomas encefálicos (Figuras 14.3 e 14.4). Acomete com mais frequência pessoas acima dos 50 anos e proporciona em média uma sobrevida de cerca de 36 semanas. A sintomatologia dos AA e GBM é semelhante aos de baixo grau, porém com curso mais rápido.

Diagnóstico por imagem

Na TC, os astrocitomas infiltrativos de baixo grau em geral são hipodensos em relação ao parênquima cerebral, com pouco ou nenhum edema peritumoral e, depois da administração de contraste, não realçam. Na RM as imagens pesadas em T1 são isointensas ou hipointensas e, em T2 e Flair, hiperintensas. Não costumam realçar após administração de contraste. Esses tumores raramente sangram, e calcificações são raras. Os AA na TC são massas infiltrativas, heterogêneas, edema peritumoral frequente e com presença de reforço pelo contraste. Na RM observa-se massa irregular, infiltrativa, heterogênea em T1 e T2, edema vasogênico e com frequente reforço de contraste. A diferença marcante entre os AA e os GBM em relação à imagem é maior heterogeneidade da lesão, formação de cistos, necrose, maior reforço ao contraste e muito edema adjacente.

■ OLIGODENDROGLIOMAS

Os oligodendrogliomas são tumores cujas células lembram oligodendrócitos. São na maioria das vezes infiltrativos e podem ser não anaplásicos e anaplásicos. Os não anaplásicos têm um prognóstico em geral mais favorável que seus análogos astrocitomas. As alterações genéticas estão localizadas no cromossomo 19q e mais raramente no 17p. Cerca de 4% de todos os gliomas intracranianos são oligodendrogliomas, e a maior incidência é ao redor da terceira, quarta e quinta décadas da vida. São tumores típicos dos hemisférios cerebrais, e com menos frequência localizam-se na fossa posterior; têm crescimento lento, e os primeiros sintomas costumam ser crises convulsivas, aparecendo posteriormente sinais deficitários focais e hipertensão intracraniana. Calcificações intratumorais são bastante comuns nos

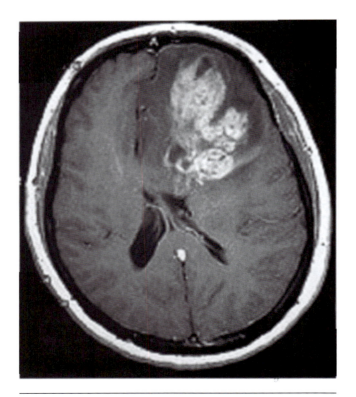

Figura 14.3 Glioblastoma multiforme, RM com contraste.

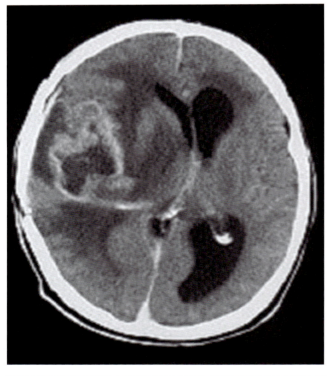

Figura 14.4 Glioblastoma multiforme, TC com contraste.

oligodendrogliomas. Na RM apresentam-se na maioria das vezes hipointensos em T1 e hiperintensos em T2, com exceção das regiões calcificadas. Na TC, fase sem contraste, eles são geralmente isodensos ou hipodensos, e as calcificações são mais bem visualizadas que na RM. Nos tumores de baixo grau não se costuma observar realce pelo contraste tanto na TC quanto na RM.

■ EPENDIMOMAS

Os ependimomas são tumores que se originam das células ependimárias, e há diversas variantes histológicas: as mais comuns são a celular, a anaplásica, e o subependimoma. Sua incidência varia entre 2% e 8% dos tumores intracranianos primários e é cerca de cinco vezes mais comuns em crianças. Nelas eles constituem cerca de 20% das neoplasias da fossa posterior e 90% estão no IV ventrículo. Cerca de 40% são supratentoriais, e nesses casos são mais comuns fora dos ventrículos cerebrais. A sobrevida média é de cerca de cinco anos.

■ GLIOMAS MISTOS

Os gliomas mistos mais comuns são os oligoastrocitomas, que têm comportamento biológico intermediário entre os dois tipos de componentes da lesão. Outros tipos de tumores mistos podem ser compostos por células oligo ou astrocitárias, ou ambas dentro de ependimomas ou astrocitomas pilocíticos.

Tratamento cirúrgico

Tem como objetivo principal a exérese total da lesão, mas sempre levando em consideração a manutenção da qualidade de sobrevida do paciente. Muitas vezes são preferíveis exéreses parciais e tratamentos adjuvantes, evitando-se lesões em áreas eloquentes. A importância da exérese cirúrgica é a redução ou eliminação da população celular tumoral, alívio dos sintomas, prevenção da malignização da lesão, maior efetividade da radioterapia e quimioterapia pela citorredução e diagnóstico anatomopatológico do tumor.

■ MENINGIOMAS

Os meningiomas são tumores em sua maioria benignos, que se originam de células principalmente das granulações aracnóideas, assim como da tela e do plexo coróide. É um tumor típico do adulto, e sua incidência aumenta com a idade, variando de 0,3 por 100 mil na infância até 8,4 por 100 mil nas populações mais velhas. Existe uma predominância de 2:1 para o sexo feminino na idade adulta devido à presença de receptores hormonais, em particular de progesterona, nas células tumorais. O pico de incidência é de 43 anos nas mulheres e 52 anos nos homens. Os meningiomas malignos têm uma frequência estimada em 0,17 por 100 mil habitantes e não têm predominância no sexo feminino. Os meningiomas são supratentoriais em 90% dos casos, sendo intraventriculares em 1,3% deles. Estes últimos são mais comuns nos ventrículos laterais. Na região supratentorial os locais mais frequentes são: parassagital, foice, convexidade e asa do esfenoide. Localizações menos frequentes são: goteira do nervo olfatório, tubérculo da sela e fossa média. Na fossa posterior, as localizações mais comuns são: tentorial, ângulo ponto-cerebelar, forame magno e petroclivais. Na raque, os meningiomas mais frequentemente encontrados são os tumores intradural e extramedular, junto com os schvanomas.

Etiologia

Trauma craniano, infecções virais e radiação ionizante sempre estiveram no centro das investigações de muitos autores, porém estudos epidemiológicos e pesquisas prospectivas randomizadas nunca demonstraram com clareza essa relação causa-efeito. Do ponto de vista genético, existe uma grande associação entre meningiomas e neurofibromatose tipo II (neurofibromatose central). Embora os estudos se concentrem em alterações do cromossomo 22, anormalidades dos cromossomos 1, 3, 6, 7, 8, 10, 12, 14, 18, X e Y têm sido relatadas.

Patologia

Macroscopicamente são tumores em geral globosos, algumas vezes lobulados, aderidos à dura-máter, que no local da inserção é espessada. Sua coloração é branca acinzentada. Quando na foice do cérebro ou tentório, tendem a crescer dos dois lados, tendo forma de ampulheta. Normalmente têm consistência fibrosa, são bastante vascularizados, podendo conter calcificações. Hemorragias tumorais e degeneração cística são raras. Como são tumores de crescimento lento, aos poucos a massa vai deslocando o parênquima, podendo atingir grande tamanho sem causar sintomas. Nos meningiomas malignos, o tumor em vez de escavar e deslocar o parênquima, pode invadi-lo. A histopatologia é muito variada, e o diagnóstico, quando difícil pela microscopia comum, pode se feito através da imunohistoquímica.

Classificação

Existem várias classificações de meningiomas, porém a mais utilizada é a da OMS (Tabela 14.1).

Tabela 14.1 Classificação dos meningiomas pela Organização Mundial de Saúde.

Grupo	Tipo	Variantes
Tumores das células meningoteliais	Meningioma	Meningotelial, fibroso, transicional, psamomatoso, angiomatoso, microcístico, secretório, de células claras, cordóides, metaplásico
	Meningioma anaplásico	

Como no caso dos gliomas, a mensuração do KI67 do meningioma operado vai permitir uma avaliação de prognóstico melhor.

Quadro clínico

O quadro clínico dos meningiomas é bastante variado e depende fundamentalmente da localização do tumor. No entanto, alguns sintomas de ordem neurológica geral devem chamar a atenção do médico, tais como: crises epiléticas tardias, alterações de olfato, visão, audição, paresias ou parestesias lentamente progressivas e alterações mentais.

Diagnostico por imagem

O raio-X simples não é mais utilizado na investigação diagnóstica, porém, pode mostrar sinais indiretos da presença deste tumor. Os mais comuns são hiperostoses, calcificações intracranianas e alargamento exagerado das impressões vasculares na calota óssea. A TC e a RM são os métodos de escolha, tendo cada um deles suas vantagens. Na TC, os meningiomas em placa e os associados com comprometimento ósseo são mais bem vistos. Na fase sem contraste, a imagem característica é uma lesão isodensa ao parênquima encefálico ou ligeiramente hiperdensa, homogênea, com margens bem delimitadas. Pequenas calcificações podem ser vistas no interior da lesão, e no cérebro circundante com frequência há pouco edema perilesional. Na fase com contraste, vemos um realce em geral homogêneo e intenso. No osso adjacente à lesão frequentemente existe hiperostose. A RM é o exame de escolha, pois, além de apresentar imagem mais rica em detalhes, pode ser feita em plano axial, coronal e sagital, facilitando assim o planejamento cirúrgico. São isointensos em T1 2/3 dos tumores, e 1/3 são hipointensos. Em T2 podem ser hipo ou hiperintensos, e existe certa correlação com o tipo histológico. Os meningiomas fibroblásticos tendem a ser hipointensos, e os meningoteliais, hiperintensos. Quase sempre se pode ver uma interface hipointensa entre o tumor e o cérebro, que representa a aracnóide que o envolve, um grande reparo para o cirurgião; essa imagem, chamada de fenda liquórica, caracteriza o meningioma com um tumor que comprime o tecido cerebral sem invadi-lo, podendo ser chama de tumor extra-axial. É também típico dos meningiomas um espessamento da dura-máter adjacente à base de implantação do tumor na dura-máter e é chamado de *dural tail* (Figuras 14.5 a 14.7).

Angiografia

Hoje em dia não é utilizada de rotina no diagnóstico, mas em alguns casos ainda é muito útil, principalmente para o planejamento cirúrgico. Ela mostra a posição de artérias e veias importantes, o nível de vascularização do tumor, os vasos nutrientes mais significativos, patência de seios durais e pode ajudar a decidir se uma embolização pré-operatória deve ser realizada.

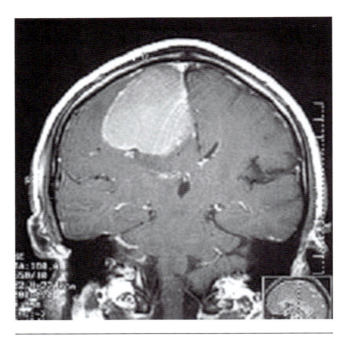

Figura 14.5 Meningioma parassagital, RM com contraste (corte coronal).

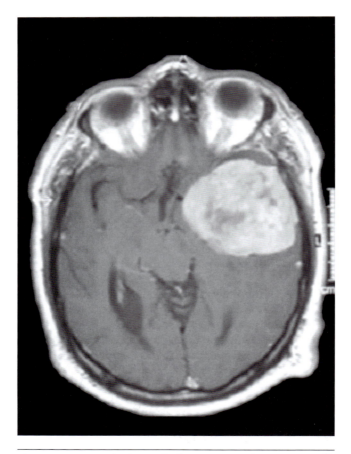

Figura 14.6 Meningioma da fossa temporal, RM com contraste (corte axial).

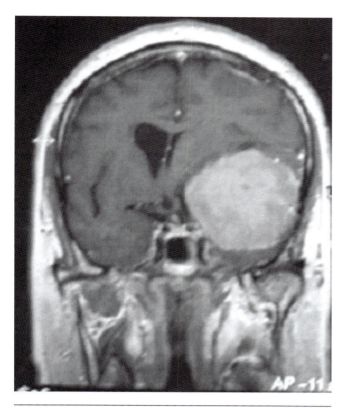

Figura 14.7 Meningioma da fossa temporal, RM com contraste (corte coronal).

Tratamento cirúrgico

O tratamento definitivo e mais eficaz para esses tumores é a remoção cirúrgica, se possível total. No entanto, deve-se avaliar cada caso segundo suas peculiaridades antes de decidir qual a melhor conduta. Deve-se levar em consideração alguns fatores, tais como a idade do paciente, seu estado neurológico, o índice de Karnofsky, a localização e o tamanho do tumor e a correlação entre a imagem e os sintomas do paciente. Nos pacientes sintomáticos, com sinais de hipertensão intracraniana ou sinais neurológicos deficitários, a indicação cirúrgica é indiscutível. A ressecção total ou até mesmo parcial pode levar à cura ou à remissão dos sintomas por muitos anos na maioria dos pacientes.

Recorrência

As principais causas de recorrência dos meningiomas são: invasão óssea, infiltração da dura-máter adjacente ao tumor ressecado, invasão de seios venosos e exérese subtotal. A taxa de recorrência é de cerca de 9% nos casos de ressecção total e de 100% nos casos de ressecção parcial. Por esse motivo deve-se sempre procurar a exérese total desses tumores e no caso de ressecções parciais, o seguimento por imagem deve ser cuidadoso. Ao primeiro sinal de recorrência ou de recrescimento do tumor, nova avaliação e conduta precisam ser tomadas.

O controle das recorrências por meio de radiocirurgia ou de radioterapia estereotáxica fracionada é uma das possibilidades atuais de tratamento, conseguindo-se um alto índice de estabilização da lesão e um índice menor de involução da lesão. Essas opções, se aplicadas para os meningiomas localizados em áreas cuja manipulação pode causar grande morbidade para o paciente (por exemplo, o seio cavernoso), diminuem significativamente a morbidade para os pacientes.

■ METÁSTASES CEREBRAIS

Nos dias de hoje as metástases cerebrais já são os tumores intracranianos mais frequentes, e a razão disso é a maior longevidade da população, a maior sobrevida dos pacientes com tumores malignos proporcionada por tratamentos mais efetivos, o diagnóstico precoce e, por último, o acesso à saúde de um número crescente de indivíduos. Entre 20% e 40% dos pacientes portadores de tumores de todo tipo desenvolvem metástases cerebrais no decurso de sua doença. As células tumorais podem atingir o cérebro por via hematogênica, através da circulação arterial, porém em alguns casos a via pode ser o plexo venoso vertebral, chamado de plexo de Batson. Estima-se hoje que de 2/3 a 3/4 das metástases intracranianas sejam múltiplas. Metástases provenientes do cólon, rins e mama são em geral únicas, enquanto os melanomas e tumores pulmonares desenvolvem mais metástases múltiplas.

Os tumores que mais causam metástase para o cérebro são pulmão, mama, rins, pele, trato geniturinário e gastrintestinal. Elas podem manifestar-se como o primeiro sintoma da doença ou aparecerem mais tarde após o diagnóstico da lesão primária. Sua distribuição dentro do sistema nervoso obedece aproximadamente ao peso de tecido e ao fluxo sanguíneo da área. Desta forma, temos muito mais lesões nos hemisférios cerebrais (80%), que no cerebelo (15%) ou tronco cerebral (15%). Também temos mais lesões metastáticas no território de irrigação da artéria cerebral média que nos outros territórios. Dentro do tecido cerebral, encontramos mais metástases na junção da substância branca com a cinzenta, onde há estreitamento dos vasos sanguíneos que atuam como um sifão, retendo as células tumorais. Elas tendem a ser mais frequentes em áreas de circulação terminal e áreas divisórias de circulação.

As metástases podem ser sólidas e, nesse caso, se alojam no parênquima encefálico ou no espaço subdural e extradural. Podem ser infiltrações leptomeníngeas difusas ou multifocais, se disseminando com mais facilidade pelo líquido cefalorraquiano. Esse tipo de metástase é mais comum nos linfomas e leucemias. As metástases sólidas intracranianas em geral são circunscritas, nodulares e com necrose no seu interior, e quase invariavelmente são acompanhadas de muito edema peritumoral que piora a intensidade dos sintomas. Seu tamanho varia desde milímetros a alguns centímetros.

Quadro clínico

O quadro clínico é bastante semelhante ao de outros tumores intracranianos: o primeiro sintoma em geral é cefaleia de pequena intensidade, que aumenta progressivamente e pode perdurar dias ou semanas até que outro sintoma apareça. Vômitos, como indicativo de pressão intracraniana elevada e papiledema, são comuns. Sinais neurológicos deficitários estão diretamente relacionados com a localização da lesão. Certos tipos de metástases, em especial os melanomas, podem apresentar hemorragia intratumoral que ocasiona déficits neurológicos agudos e súbitos, muitas vezes como primeira manifestação da doença.

Diagnóstico

O método de escolha para o diagnóstico das metástases cerebrais é a RM e, em segundo lugar, a TC, ambas com contraste. Muitas vezes, num exame de rotina que demonstra apenas uma lesão, a repetição com mais contraste e retardo pode evidenciar outras lesões, ainda incipientes. É muito comum a presença de edema perilesional intenso, que muitas vezes é mais responsável pela sintomatologia que a própria lesão em si. Uma combinação da história clínica, exame físico e neurológico com as neuroimagens permite diferenciar na grande maioria dos casos, um tumor metastático de um glioma, abscesso cerebral, infartos ou hemorragias. Na presença de uma lesão suspeita, sem evidência de um foco primário, deve-se investigar de início o pulmão, que é a principal fonte de metástases cerebrais. Sendo negativa essa pesquisa, deve-se prosseguir através de exames de mama, próstata, trato gastrintestinal e geniturinário. Não sendo possível localizar a lesão primária, pode ser necessária uma biópsia cerebral estereotáxica para verificar o tipo histológico da lesão (Figura 14.8).

Tratamento

O tratamento das metástases cerebrais é quase sempre paliativo, pois é raro obter-se conseguir a cura do paciente. Não existe uma conduta padronizada para esses casos e podemos afirmar, com base em estudos randomizados controlados, que a cirurgia seguida de radioterapia é a melhor forma de tratamento para metástases únicas, tanto em relação à qualidade quanto à sobrevida. Outras formas de tratamento podem ser utilizadas: corticosteroide, radioterapia, radiocirurgia, braquiterapia intersticial, quimioterapia, cirurgia ou uma combinação de várias delas.

- **Corticosteroide:** essas drogas são muito úteis devido ao fato de reduzirem o edema peritumoral com rapidez, proporcionando alívio dos sintomas. São paliativas e exercem um bom efeito nas primeiras semanas. São também coadjuvantes nas outras formas de terapia.
- **Radioterapia:** a radioterapia de cérebro total ou fracionada foi uma das modalidades mais utilizadas até o advento da radiocirurgia. Está atualmente sendo utilizada em situações muito particulares, pela constatação de grande associação entre o método e a ocorrência de demência actínica. Sua indicação está restrita aos casos de metástases múltiplas sem indicação de cirurgia e sem possibilidade de radiocirurgia. Discute-se, no momento, se nos pacientes com diagnóstico de carcinoma de pequenas células pulmonar ainda haveria indicação de radioterapia de cérebro total como forma preventiva.
- **Radiocirurgia:** a radiocirurgia é uma forma de radioterapia realizada estereotaxicamente com alta precisão, e altas doses podem ser administradas ao paciente em uma única sessão. As metástases são consideradas as lesões ideais para a radiocirurgia por serem em geral esféricas. Sendo menores que 3 cm, são suscetíveis de tratamento por esse método. Os resultados relatados na literatura são semelhantes tanto com o acelerador linear quanto com a Gama Knife. Metástases múltiplas podem ser tratadas por esse método, que também é coadjuvante na radioterapia convencional. Ainda dentro da

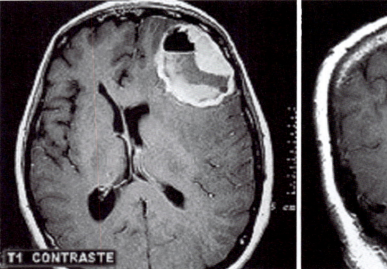
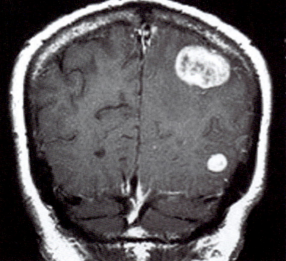

Figura 14.8 Metástases cerebrais, RM com contraste.

radiocirurgia, a forma fracionada deve ser considerada como opção nos casos em que o tamanho da lesão ultrapasse os 3 cm ou que o volume total a ser irradiado seja muito grande. Outra vantagem da radiocirurgia em dose única é que mesmo tumores com resposta ruim à radioterapia, chamados de radiorresistentes, poderão ser tratados com sucesso, uma vez que a dose administrada é tão alta que não é levada em consideração a radiorresistência. Outra forma utilizada de radioterapia, nesse caso pós-operatória, é a radiocirurgia estereotáxica fracionada no leito da lesão metastática, com boa eficiência e com proteção não só contra a persistência de células tumorais mas também como forma de acrescentar uma opção de tratamento complementar com baixo nível de lesão do tecido cerebral de forma geral.
- **Quimioterapia:** a eficácia da quimioterapia no tratamento das metástases cerebrais não está satisfatoriamente demonstrada, embora casos específicos possam ser beneficiados. O grande obstáculo parece ser a presença da barreira hematoencefálica, que não permite que a droga chegue em concentração adequada e por tempo suficiente para eliminar as células tumorais. Novos métodos de administração dos quimioterápicos, utilizando metodologia de nanopartículas e a descoberta de mutações de fatores como o BRAF nos tumores primários, também são uma possibilidade que deve ser considerada como uma linha viável de tratamento das metástases cerebrais
- **Cirurgia:** era praticamente consenso que metástases únicas, localizadas em áreas acessíveis, e as originadas de tumores radiorresistentes em pacientes com bom estado clínico devem ser operadas, e metástases múltiplas devem ser tratadas com radioterapia cérebro-total. Os linfomas e os tumores pulmonares de pequenas células, por serem radiossensíveis, na maioria dos casos não devem ser operados. Todas as outras situações devem ser analisadas caso a caso. No entanto, se o paciente tem uma boa perspectiva de sobrevida e a metástase está causando hipertensão intracraniana severa, pondo em risco a vida do paciente, mesmo que seja múltipla, o paciente deve ser operado para a ressecção das lesões que estão causando o quadro de compressão maior sobre o SNC e posteriormente prosseguir o tratamento com radioterapia (pode ser considerada a utilização também de radiocirurgia, com o intuito de preservar o tecido cerebral normal). Na vigência de um quadro radiológico típico de lesão secundária, mas sem o diagnóstico do tumor primário, a exérese cirúrgica ou biópsia da lesão deve ser realizada para o diagnóstico histopatológico. A literatura mostra que o melhor resultado em relação à sobrevida verifica-se nos casos de lesão única operada e tratamento radioterápico cérebro-total adjuvante.

Atualmente existe um conceito, adotado nos maiores centros de neuro-oncologia, de que metástases em número de até quatro, que estejam causando efeito de massa importante ou sintomatologia importante são passíveis de tratamento cirúrgico.

A avaliação do paciente, utilizando o índice de Karnofsky, tem se mostrado bastante eficiente em predizer a evolução do paciente com metástases cerebrais, devendo-se considerar o valor de 70 como o limite para indicar um tratamento cirúrgico mais agressivo.

Técnica cirúrgica

As metástases cerebrais, em geral subcorticais, quando pequenas, são muito difíceis de visualizar após a abertura da dura-máter. Para a preservação do tecido cerebral circundante é necessária a utilização de métodos de localização que direcionem o cirurgião diretamente à lesão. O ultrassom e a estereotaxia são os meios mais comuns para esse fim. O neuronavegador é o método mais moderno, porém ainda incipiente em nosso país. As metástases são geralmente circunscritas e quase sempre separadas do tecido cerebral, o que permite uma exérese total. Nas autópsias verifica-se que em 25% dos casos há infiltração do cérebro vizinho, o que acarreta recrescimento no mesmo local; por esse motivo, recomenda-se que, antes da manipulação da lesão, seja feita uma proteção do tecido cerebral adjacente e, onde houver possibilidade, seja feita a ressecção com margem de segurança. É necessário sempre evitar as áreas eloquentes para não adicionar novos déficits ao paciente, e isso pode ser feito através do planejamento estereotáxico, no qual ângulos de entrada, tanto para a biópsia quanto para a craniotomia, podem ser planejados com antecedência. Deve-se procurar a dissecção cortical através da profundidade do sulco, preservando-se assim a integridade dos giros cerebrais; o ultrassom intraoperatório e o neuronavegador permitem igualmente uma escolha do melhor e mais curto caminho até a lesão.

■ CARCINOMATOSE MENÍNGEA

A infiltração metastática das leptomeninges significa envolvimento de todo o sistema nervoso com a doença e constitui situação extremamente grave. Células malignas podem estar disseminadas pelo líquor e por implantes tumorais, como em qualquer parte do espaço subaracnoideo. Nesses casos o tratamento deve ser radioterapia do neuroeixo e/ou quimioterapia intratecal. Essa forma de quimioterapia pode ser realizada por meio de de punções lombares repetidas ou por cateteres intraventriculares com um reservatório subcutâneo (Omaya).

■ TUMORES DA HIPÓFISE

A glândula pituitária ou hipófise está situada dentro da sela túrcica, mede cerca de 1,2 cm no seu maior diâmetro, pesa por volta de 0,5 g e tem duas porções: a anterior, chamada adeno-hipófise, e a posterior, neuro-hipófise. Ela controla a função da maioria das glândulas endócrinas e é controlada pelo hipotálamo, ao qual está ligado por uma estrutura chamada talo. Os tumores mais comuns nascem na adeno-hipófise e, por isso, são chamados de adenomas, podendo ser secretantes de hormônios pituitários ou não secretantes. Os secretantes mais comuns são os produtores de prolactina, vindo a seguir os secretores de hormônio do crescimento, adeno-corticotróficos, folículo-estimulantes, luteinizantes e mistos, sendo a maioria deles histologicamente benignos. Os não secretantes costumam crescer silenciosamente, causando hipopituitarismo, e podem atingir grande tamanho antes de dar sintomas, em geral de compressão das vias ópticas. Esses tumores também são classificados por seu tamanho e sua agressividade: os microadenomas são menores que 1 cm, e os maiores são chamados de macroadenomas. Os adenomas denominados invasivos comprometem as estruturas vizinhas, principalmente o seio cavernoso. O adenocarcinoma hipofisário é extremamente raro. A apresentação clínica desses tumores pode ser dividida em geral e específica. Entre os sintomas gerais temos cefaleia, manifestações visuais representadas pela hemianopsia bitemporal na maioria dos casos, ou por outras alterações do campo visual que vão depender do grau e tipo de expansão do tumor. Também podem ocorrer alterações do nervo óculo-motor, troclear, abducente, 1º e 2º ramo do trigêmeo quando há invasão do seio cavernoso. Nos tumores mais volumosos, que excedem os limites da sela túrcica, podem aparecer hidrocefalia e distúrbios neurológicos relativos ao comprometimento do tecido cerebral adjacente. Os sintomas específicos são relativos a alteração hipotalâmica e hipofisária, representados por disfunção hormonal. O prolactinoma é o tumor hipersecretante mais comum, sendo cerca de 30% entre todos. Os sinais clínicos são galactorreia, amenorreia e infertilidade nas mulheres e impotência e diminuição da libido nos homens. Os tumores secretantes de hormônio do crescimento causam gigantismo antes do fechamento das epífises ósseas ou acromegalia nos adultos, acompanhado de *diabetes mellitus*, hipertensão arterial e aumento dos órgãos internos. Nos tumores produtores de hormônios adrenocorticotróficos, o quadro mais comum é a síndrome de Cushing, caracterizada por obesidade centrípeta, hirsutismo, fraqueza muscular, acne, amenorreia, hipertensão arterial, alterações mentais etc. Outros tumores menos comuns são os produtores de hormônio tireoidiano e gonadotrópicos. Alguns podem secretar mais de um tipo de hormônio e são chamados adenomas mistos.

Diagnóstico

O diagnóstico, além do exame clínico, é feito por meio de testes laboratoriais hormonais e exames de imagem. O raio-X simples pode mostrar aumento da sela túrcica, e isto é fortemente indicativo da presença de um tumor intra-selar, porém a TC e, principalmente, a RM são os métodos de escolha (Figuras 14.9 e 14.10).

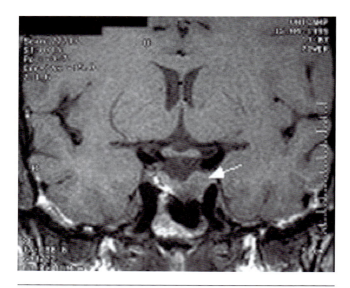

Figura 14.9 Microadenoma de hipófise, RM com contrate (corte coronal).

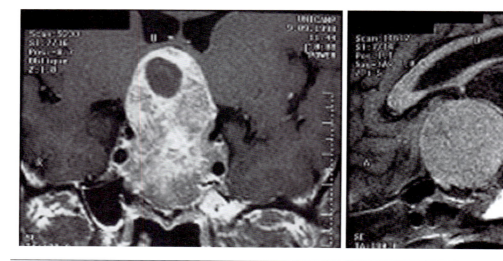

Figura 14.10 Macroadenoma de hipófise, RM com contrate (corte axial e sagital).

No caso da RM, a análise localizada da região hipofisária e a utilização de método de retardo da absorção de contraste permitem uma maior certeza no diagnóstico, além de identificar invasões do seio cavernoso, comprometimento da artéria carótida, modificando assim até a técnica cirúrgica a ser adotada.

Também nos tumores de hipófise a evolução dos métodos anatomopatológicos permitiram especificar qual o tipo de hormônio que estaria sendo secretado pelas células tumorais, influindo igualmente no tratamento e no prognóstico do paciente.

Tratamento

Não há uma única forma de tratar esses tumores. Cada caso deve ser avaliado com cuidado para se escolher a abordagem mais eficaz. Alguns respondem a tratamento medicamentoso tanto para baixar os níveis hormonais quanto para diminuir o tamanho da lesão. Entre todos os tumores de hipófise, o que tem o melhor resultado é o prolactinoma, e as drogas de escolha são a bromocriptina e a cabergolina. Nos secretores de hormônio do crescimento, a droga de escolha é o ocreotide e nos adrenocorticotróficos, o cetoconazole.

O tratamento cirúrgico pode ser feito por meio da via transesfenoidal clássica (incisões sublabial ou endonasal), transesfenoidal endoscópica ou intracraniana. A indicação da via depende do tamanho e extensão do tumor e dos sintomas clínicos do paciente. A via transesfenoidal, sublabial ou endonasal é reservada para os tumores pequenos, intra-selares e aqueles nos quais o cirurgião julga que pode descomprimir a via óptica. A abordagem transesfenoidal endoscópica tem a vantagem de permitir um grau de exérese tão bom ou melhor que a transesfenoidal clássica, com a vantagem da segurança de estar trabalhando sob visão direta. A abordagem intracraniana deve ser feita nos tumores com grande expansão supra-selar e invasivos, além daqueles em que as expansões laterais, anteriores e posteriores sejam muito grandes; nos casos de expansão para a região da fossa anterior, ainda é possível a utilização da técnica de endoscopia, na modalidade de abordagem expandida transesfenoidal A radiocirurgia pode ser utilizada como tratamento adjuvante da cirurgia, uma vez que o comprometimento dos seios cavernosos é frequente e impede uma ressecção total da lesão; o resultado é muito bom, com controle hormonal satisfatório. Nos casos em que existir uma proximidade muito grande com as vias ópticas, pode-se utilizar a radiocirurgia estereotáxica fracionada. A radioterapia realizada sem os refinamentos de técnicas citadas acima não deve ser considerada como opção de tratamento.

Pós-operatório

No pós-operatório imediato nas intervenções dessa região deve-se sempre lembrar das alterações mais comuns, que é o *diabetes insipidus*, por alterações do eixo hipotálamo-hipofisário, que em geral são resolvidas em poucos dias com tratamento medicamentoso (acetato de desmopressina). Outra complicação comum e importante é a fístula liquórica, que pode ter cura espontânea ou necessitar de abordagem cirúrgica.

■ BIBLIOGRAFIA CONSULTADA

1. Brower V. Large variations seen in treatment of adults with brain cancer. J Natl Cancer Inst. 2005;97(7):478-9.
2. Chanson P, Salenave S. Diagnosis and treatment of pituitary adenomas. Minerva Endocrinol. 2004;29(4):241-75.
3. DeAngelis LM. Chemotherapy for brain tumors – a new beginning. N Engl J Med. 2005;352(10):1036-8.
4. Devos A, Simonetti AW, van der Graaf M, Lukas L, Suykens JA, Vanhamme L, et al. The use of multivariate MR imaging intensities versus metabolic data from MR spectroscopic imaging for brain tumour classification. J Magn Reson. 2005;173(2):218-28.
5. Gilman S. Imaging the brain. N Eng J Med. 1998; 338(13):889-96.
6. Lanzoni OP, Stavale JN, Malheiros SMF, Canteras MM. Emergências Tumorais Intracranianas, in Neuroemergências. São Paulo: Editora Atheneu, 2005. p.243-81.
7. Lefranc F, Brotchi J, Kiss R. Possible future issues in the treatment of glioblastomas: special emphasis on cell migration and the resistance of migrating glioblastoma cells to apoptosis. J Clin Oncol. 2005;23(10):2411-22.
8. Lovo IE, Torrealba MG, Villanueva GP, Gejman R, Tagle MP. Survival of patients with brain metastases. Rev Med Chil. 2005;133(2):190-4.
9. McCarthy BJ, Kruchko C. Consensus conference on cancer registration of brain and central nervous system tumors. Neuro Oncol. 2005;7(2):196-201.
10. Menkes DB, Davison MP, Costello SA, Jaye C. Stereotactic radiosurgery: the patient's experience. Soc Sci Med. 2005;60(11):2561-73.
11. Michotte A, Neyns B, Chaskis C, Sadones J, In't Veld P. Neuropathological and molecular aspects of low-grade and high-grade gliomas. Acta Neurol Belg. 2004;104(4):148-53.
12. Polin RS, Marko NF, Ammerman MD, Shaffrey ME, Huang W, Anderson FA Jr, Caputy AJ, Laws ER. Functional outcomes and survival in patients with high-grade gliomas in dominant and nondominant hemispheres. J Neurosurg. 2005;102(2):276-83.
13. Prados MD, Berger MS, Wilson CB. Primary central nervous sydtem tumors: advances in knowledge and treatment. CA Cancer J Clin. 1998;48:331-60.
14. Proescholdt MA, Macher C, Woertgen C, Brawanski A. Level of evidence in the literature concerning brain tumor resection. Clin Neurol Neurosurg. 2005;107(2):95-8.
15. Tonn JC. Microneurosurgery and radiosurgery – an attractive combination. Acta Neurochir Suppl. 2004;91:103-8.

capítulo 15

Manoel Antonio de Paiva Neto

Tumores Raquimedulares

■ INTRODUÇÃO

Tumores raquimedulares (TR) correspondem de 10% a 15% dos tumores do Sistema Nervoso Central (SNC) em adultos. São lesões classificadas de acordo com sua topografia e células de origem.[1]

Com relação às células de origem podem ser classificados como primários quando se originam de células da medula espinhal, meninge, revestimento de raiz nervosa ou tecido ósseo; e secundários quando se originam da disseminação de tumores primários de outra localização (metástases). De acordo com a topografia, os tumores podem ser classificados como extradural, intradural extramedular e intramedular. Os tumores extradurais surgem no corpo vertebral. Os intradurais extramedulares aparecem na região compreendida entre a medula e a dura-máter, e os intramedulares, dentro da medula espinhal propriamente dita.

■ TUMORES INTRADURAIS-EXTRAMEDULARES

São lesões que aparecem de revestimento de nervos cranianos ou meninges. São cerca de cinco vezes menos frequentes que seus similares intracranianos, com incidência de 3 a 10/100.000 habitantes. A maioria é benigna: meningiomas e schwannomas. Mais raramente podem ocorrer cistos, metástases e paragangliomas.[2]

Tipos histológicos
Tumores de bainha nervosa

Correspondem a cerca de 25% dos tumores intradurais do adulto. A maioria é solitária e pode ocorrer em qualquer topografia da coluna do adulto. Homens e mulheres têm incidência similar de aparecimento com pico entre quarta e sexta décadas.

Esses tumores em geral se originam da raiz dorsal ou sensitiva dos nervos espinhais e podem ser totalmente intradurais ou assumir forma de ampulheta (quando se exteriorizam através do forame vertebral). A maioria destes tumores tem comportamento benigno, porém cerca de 2% apresenta histopatologia maligna.

Podem se esporádicos ou associados à doença genética denominada Neurofibromatose Tipo I ou doença de Von Recklinghausen; neste último caso o paciente apresenta schwannomas múltiplos intraraquianos e periféricos.[2]

Meningiomas

São tumores originados da aracnoide medular. Ocorrem cerca de 8 a 10 vezes com mais frequência em mulheres e têm pico de incidência entre quinta e sétima décadas de vida.

A imensa maioria tem origem totalmente intradural e localização antero-lateral à medula espinhal. São mais frequentemente observados na coluna torácica ou dorsal. Mais de 90% desses tumores têm histologia benigna, sendo que 5% a 10% podem ter comprometimento mais agressivo (grau histológico II ou III segundo classificação da Organização Mundial da Saúde).[3]

Quadro clínico

Costumam apresentar sintomas de longa evolução. O quadro neurológico depende da localização do crescimento da lesão (cervical, torácica ou lombar). O principal sintoma apresentado é uma dor que pode ser dor local ou radicular no território da raiz acometida pelo tumor. Particularmente em schwannomas que acometem uma raiz nervosa, a dor pode acometer um território radicular e indicar a topografia da lesão. Déficits motores e sensitivos abaixo do nível da lesão podem ser observados, como fraqueza muscular em geral espástica e nível sensitivo (hipoestesia ou anestesia abaixo da lesão) ocasionados por compressão de tratos medulares motores e sensitivos. Se houver comprometimento dos tratos dorsais da medula espinhal, os pacientes podem apresentar ataxia de marcha e alteração de tato e sensibilidade vibratória. Disfunção vesical e intestinal podem ser observados em casos de compressões graves.[2,3]

Diagnóstico

O exame diagnóstico de escolha é a Ressonância Magnética (RM) do nível acometido (Figuras 15.1 e 15.2). Nas sequências ponderadas em T1 são lesões isointensas ou hipointensas sendo que os schwannomas em geral são hiperintensos em T2. Tanto meningiomas ou schwannomas tendem a captar contraste, sendo que meningiomas podem apresentar uma captação da dura-máter adjacente chamada de cauda dural. Schwannomas podem se exteriorizar por forames vertebrais, causando erosão dos mesmos e assumir uma forma de ampulheta.

Em pacientes que apresentam contraindicação de realização de RM, como portadores de marcapasso, a tomografia de alta resolução ou a mielotomografia podem ser realizadas, porém com acurácia menor em relação à RM.[2,3]

Tratamento

O tratamento dessas lesões é cirúrgico, sendo a ressecção completa ideal para evitar-se a recidiva dessas lesões. A monitorização eletrofisiológica intraoperatória permite maior segurança para realização da cirurgia. A abordagem cirúrgica costuma ser realizada com microscopia cirúrgica por meio de ressecções completas das lâminas vertebrais (laminectomias) ou parciais (hemilaminectomias) dos níveis a serem tratados cirurgicamente.[2,3,4]

Prognóstico

Em geral essas lesões apresentam excelente prognóstico pós-operatório. A ressecção completa pode ser alcançada com segurança na grande maioria dos casos, o que confere cura oncológica. A evolução neurológica depende, em grande parte, do estado funcional do paciente no pré-operatório. Melhores resultados são observados em pacientes com déficits neurológicos leves ou moderados. Porém, mesmo pacientes com déficits neurológicos severos podem apresentar melhora progressiva em até dois anos após a cirurgia.[3,4]

■ TUMORES INTRAMEDULARES

São classificados de acordo com a célula de origem em: astrocitomas e ependimomas. Outro tumor que pode ser observado é o hemangioblastoma. Geralmente têm ocorrência esporádica apesar de ependimomas poderem ser observados em neurofibromatose tipo 2 e hemangioblastomas em Von Hippel Lindau.

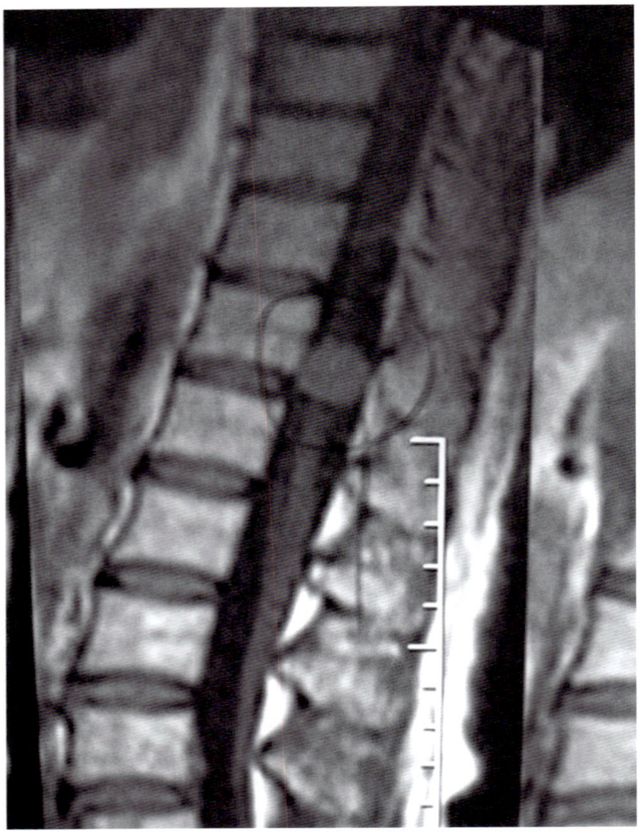

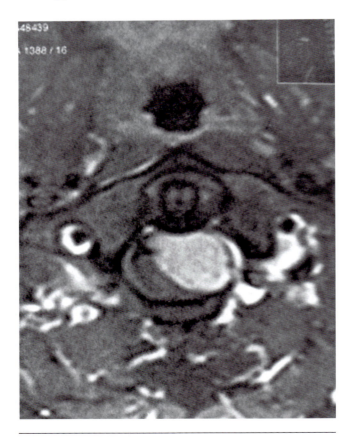

Figura 15.1 RM em plano sagital e sequência T1 após injeção de contraste paramagnético. Tumor intradural de T12 de topografia extramedular (schwannoma).

Figura 15.2 RM em corte axial depois da injeção de contraste mostra lesão extradural à esquerda com captação homogênea de contraste que desloca a medula para a direita (meningioma).

Tipos histológicos
Astrocitomas

Podem ocorrer em qualquer faixa etária, porém são mais frequentes no grupo pediátrico. Correspondem a 90% dos tumores intramedulares na infância. A maioria desses tumores se localiza na região cervical. Quanto ao grau histológico podem ser subclassificados em baixo grau (I e II) e alto grau (III e IV).[5]

Ependimomas

São os tumores intramedulares mais frequentes do adulto. Vários subtipos histológicos podem ser observados, sendo a maioria benignos. Costumam ser tumores bem encapsulados e não invadem tecido medular.

Quadro clínico

O quadro mais frequente é dor mal definida, seguida de déficit neurológico. Em geral a dor é localizada na topografia tumoral, e o déficit neurológico apresenta meses ou anos de evolução. Sintomas urinários e fecais tendem a aparecer mais precocemente em relação aos tumores extramedulares.[5,6]

Diagnóstico

A RM é o exame de escolha para o diagnóstico desses tumores. Geralmente ocorre alargamento de uma região medular com consequente diminuição do espaço liquórico local acompanhado de captação anômala de contraste (Figura 15.3).

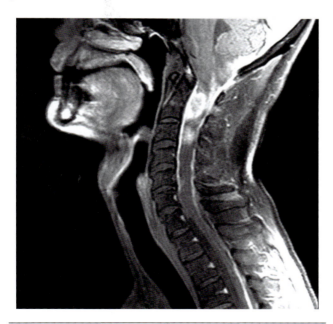

Figura 15.3 RM de coluna cervical em corte sagital após administração de contraste endovenoso, mostra lesão intramedular com captação homogênea de contraste (glioma medular de alto grau).[6,7]

Ependimomas costumam ter topografia central na medula e deslocam a medula radialmente. Em geral têm captação homogênea de contraste e cistos em regiões superiores e inferiores.

Astrocitomas geralmente são tumores heterogêneos, assim, assimétricos e com origem não central na medula. Os benignos não costumam captar contraste e têm margens difusas na medula.

Hemangioblastomas geralmente têm componente cístico com nódulo mural captante de contraste.

Tratamento

A cirurgia é o método de tratamento mais efetivo para essas lesões. Ressecções completas estão associadas a um melhor índice de sobrevida livre de doença. Ependimomas e hemangioblastomas são lesões que apresentam boa interface com tecido medular normal e podem ser ressecados completamente com maior facilidade. Astrocitomas em geral são tumores infiltrativos sem bordas nítidas com tecido medular funcionante, o que torna mais difícil sua ressecção completa. Atualmente essas lesões são ressecadas com auxílio de microscopia e de monitorização eletrofisiológica da funções neurológicas intraoperatórias, que auxiliam na preservação da função neurológica durante a ressecção tumoral.[5,7]

■ EVOLUÇÃO PÓS-OPERATÓRIA

A evolução pós-operatória depende da localização do tumor, da função neurológica pré-operatória e do tipo histológico. Tumores extramedulares têm resultado funcional cirúrgico significativamente melhor que intramedulares. A maioria dos pacientes apresenta melhora neurológica no pós-operatório, excluindo pacientes com déficits severos e com longa evolução dos sintomas.

Com relação aos pacientes portadores de lesões intramedulares, muitos podem apresentar pioras principalmente da função sensitiva no pós-operatório devido a manipulação do cordão posterior da medula. Em geral pacientes com pior grau funcional no pré-operatório não apresentam recuperação significativa dos déficits. É provável que lesões torácicas tenham pior evolução por apresentarem circulação sanguínea mais delicada.

Quanto ao tipo histológico, os ependimomas e hemangioblastomas, se ressecados totalmente, podem não apresentar recidiva.

Astrocitomas na grande maioria das vezes são ressecados de forma incompleta com objetivo de diagnosticar e atrasar a progressão. A progressão para subtipos histológicos pode ocorrer e em geral a recidiva é universal e pode ser tratada com esquemas de quimioterapia e radioterapia.[5-8]

■ TUMORES EXTRADURAIS
Conceito

Os tumores extradurais podem ser classificados em primários ou secundários. São tumores relacionados aos corpos vertebrais. Os tumores secundários costumam ser provenientes de disseminação de um tumor primário.

O câncer afeta milhões de pessoas no mundo por ano, e menos da metade dos pacientes consegue ser curada. O esqueleto ósseo é o terceiro lugar mais frequente de acometimento de metástases, perdendo somente para pulmão e fígado. Acredita-se que metástases vertebrais podem ser encontradas em até 90% dos pacientes portadores de câncer no momento do óbito. Os tumores primários mais frequentemente associados a metástases cerebrais são de mama, pulmão e próstata.

Os tumores extradurais primários correspondem a cerca de 10% dos tumores raquimedulares e são mais frequentes em homens. São eles cordomas, condrossarcomas, osteossarcomas e sarcomas de Ewing.

Em crianças o sarcoma de Ewing e o granuloma eosinofílico são os tumores mais frequentes.

Os tumores vertebrais benignos mais frequentes são hemangiomas, osteomas osteóides, osteoblastomas e os cistos ósseos aneurismáticos.[9-11]

Quadro clínico

Pacientes com tumores de coluna podem apresentar clínica de acordo com grau de acometimento vertebral; e, nos casos de câncer, isso depende do grau de acometimento sistêmico. Assim como em outros tumores, a compressão nervosa pode gerar sintomas radiculares ou déficits neurológicos. Porém, a progressão dos sintomas costuma ser mais rápida.

Alguns tumores podem se manifestar com dores noturnas, como condrossarcoma e osteossarcoma.

Pacientes com metástases para a coluna costumam apresentar história de câncer. O primeiro sintoma em geral é dor local, que pode ser noturna e melhorar com movimentação. Com a progressão da destruição óssea, os pacientes podem apresentar dor devido à instabilidade, que piora com ortostase dos pacientes.[9-11]

Exames complementares

A RM de coluna é o exame de escolha no tratamento dessas lesões. Nas lesões primárias benignas tende a acometer a região posterior das vértebras. Os tumores malignos primários e metastáticos acometem preferencialmente os pedículos vertebrais e corpo.

O raio-X simples pode mostrar sinais de fraturas patológicas e destruição óssea como pedículo nos casos de tumores metastáticos.

A cintilografia óssea em geral é utilizada em pacientes com câncer para avaliação do acometimento vertebral.

A RM é o exame mais específico para diagnóstico destas lesões. Permite também a avaliação de grau de comprometimento medular e paravertebral.

Pacientes portadores de metástase também são submetidos a avaliação do grau de comprometimento sistêmicos pelo câncer e estagiados para se decidir tratamento específico da lesão vertebral.[12-14]

Tratamento

Depende de o tumor ser primário ou secundário. No caso de metástases os objetivos da cirurgia são: controle da dor, melhora neurológica e estabilização da coluna. Geralmente são submetidos a cirurgia pacientes portadores de metástases radioresistentes, com sinais de compressão neurológica ou instabilidade da coluna. Devem ser considerados fatores pré-operatórios como estado nutricional e expectativa de vida devido ao comprometimento sistêmico. Em geral, pacientes com expectativa de vida menor que seis meses devem receber tratamento paliativo.

Tumores radiossensíveis em pacientes sem instabilidade mecânica da coluna podem ser tratados somente com radioterapia.

Alguns procedimentos paliativos, como cifoplastia ou vertebroplastia (injeções de acrílico intravertebrais), podem ser utilizados para controle da dor.

A radioterapia e a quimioterapia são utilizadas em pacientes com tumores sensíveis a esse tipo de tratamento e sem instabilidade de coluna ou compressões medulares significativas.

Os tumores primários geralmente têm tratamento cirúrgico.[9-10]

Prognóstico

Com a melhora das técnicas cirúrgicas e dos protocolos de radioterapia e quimioterapia, a qualidade de vida de pacientes com tumores metastáticos da coluna melhorou significativamente. No entanto esses pacientes necessitam acompanhamento regular para detecção de recidivas.

■ REFERÊNCIAS

1. Ogden A, Schwartz TH, Mccormick PC. Spinal Cord tumors in Adults. In: Youmans Neurological Surgery VI Edition. Philadelphia: Saunders, 2011. p.3131-43.
2. Engelhard HH, Villano JL, Porter KR, Stewart AK, Barua M, Barker FG, et al. Clinical presentation, histology, and treatment in 430 patients with primary tumors of the spinal cord, spinal meninges, or cauda equina. J Neurosurg Spine. 2010;13:67–77.
3. Sandalcioglu IE, Hunold A, Muller O, Bassiouni H, Stolke D, Asgari S. Spinal meningiomas: critical review of 131 surgically treated patients. Eur Spine J. 2008;17:1035–41.
4. Hirano K, Imagama S, Sato K, Kato F, Yukawa Y, Yoshihara H, et al. Primary spinal cord tumors: review of 678 surgically treated patients in Japan. A multicenter study. Eur Spine J. 2012;21:2019–26.
5. Benes V 3rd, Barsa P, Benes V Jr, Suchomel P. Prognostic factors in intramedullary astrocytomas: a literature review. Eur Spine J. 2009;18:1397–422.
6. Engelhard HH, Villano JL, Porter KR, Stewart AK, Barua M, Barker FG, et al. Clinical presentation, histology, and treatment in 430 patients with primary tumors of the spi-

nal cord, spinal meninges, or cauda equina. J Neurosurg Spine. 2010;13:67–77.
7. Klekamp J, Samii M. Surgery of spinal tumors. Springer: Heidelberg, 2006.
8. Lonjon M, Goh KY, Epstein FJ. Intramedullary spinal cord ependymomas in children: treatment, results and follow-up. Pediatr Neurosurg. 1998;29:178–83.
9. Sciubba DM, Gokaslan ZL. Diagnosis and management of metastatic spine disease. Surg Oncol. 2006;15(3):141–51.
10. Sundaresan N, Rosen G, Boriani S. Primary malignant tumors of the spine. Orthop Clin North Am. 2009;40(1):21–36.
11. Donthineni R. Diagnosis and staging of spine tumors. Orthop Clin North Am. 2009;40(1):1–7.
12. Knoeller SM, Uhl M, Gahr N, Adler CP, Herget GW. Differential diagnosis of primary malignant bone tumors in the spine and sacrum. The radiological and clinical spectrum: minireview. Neoplasma. 2008;55(1):16–22.
13. Sciubba DM, Chi JH, Rhines LD, Gokaslan ZL. Chordoma of the spinal column. Neurosurg Clin N Am. 2008;19(1):5–15.
14. Abul-Kasim K, Thurnher MM, McKeever P, Sundgren PC. Intradural spinal tumors: current classification and MRI features. Neuroradiology. 2008;50(4):301–14.

capítulo 16

Ingrid Gabriele Iscaro
Solange Diccini

Intervenções de Enfermagem nos Tumores Encefálicos e Raquimedulares

■ INTRODUÇÃO

Tumores intracranianos são lesões expansivas que ocupam espaço dentro da caixa craniana. Eles exercem efeito de massa e podem comprimir as estruturas adjacentes, produzir edema perilesional, infiltrar o tecido cerebral difusamente, irritar os tecidos adjacentes, interromper o fluxo de liquido cefalorraquidiano e apresentar angiogênese causando hemorragia.[1] Atualmente, estima-se que, em cada 100 mil pessoas, 27 desenvolverão neoplasias primárias do sistema nervoso central (SNC), com maior prevalência entre as mulheres (58%). A média de idade dos pacientes ao serem diagnosticados é de 59 anos.[2] O aparecimento de sinais e sintomas depende principalmente da área anatômica envolvida e da velocidade de crescimento da lesão, consistindo em manifestações clínicas difusas causadas pela hipertensão intracraniana (HIC) ou sinais focais, dependendo da área comprometida. Com relação à localização atingida, as mais comuns são as meninges (36,1%), seguida pela glândula pituitária e pelo trato craniofaringeo (16,2%), pelo lobo frontal (8,6%), pelos nervos cranianos (6,7%), pelo lobo temporal (6,4%), pelo lobo parietal (4%), pela coluna espinhal e pela cauda equina (2,9%), pelo cerebelo (2,6%), pelo tronco encefálico (1,5%), pelos ventrículos (1,1%), pelo lobo occipital (1,1%), pela glândula pineal (0,5%), pelos tumores olfatórios e por outros (0,6%).[2] Além disso, os tumores do SNC podem ser classificados em diversos grupos segundo sua origem histológica e em geral causam a morte por HIC ou comprometimento das funções vitais do indivíduo, sendo que a taxa de sobrevida em dez anos para pacientes com tumores do SNC como um todo é de 28,5%.[2]

Os tumores primários da coluna vertebral são raros, e a maioria dessas lesões são metástases.[3] A localização do tumor pode ser na região extradural, subdural (ou intradural) ou intramedular (Figura 16.1). Com relação às lesões na coluna vertebral, 50% delas estão na região torácica, 30% na região cervical e 20% na região lombosacral.[3] Assim como os tumores intracranianos, os déficits motores e sensitivos estão relacionados ao nível onde se localiza a lesão. A dor de origem radicular, com característica lacerante e irradiante, é o sintoma mais comum nesses pacientes.[3]

Apesar do desenvolvimento de diversas técnicas, a cirurgia constitui o tratamento de escolha para as patologias encefálicas ou raquimedulares na maioria das vezes. Entretanto, a ressecção completa da lesão nem sempre é possível, e a remoção parcial passa a ser realizada com o objetivo de aliviar os sinais e sintomas e proporcionar maior tempo de sobrevida e qualidade de vida.

O tratamento com radioterapia e quimioterapia costuma ser realizado como coadjuvante ao tratamento cirúrgico, sendo ainda a radioterapia utilizada como tratamento. A biópsia estereotáxica é utilizada em pacientes que não apresentam estado clínico estável para a realização de craniotomia, apresentam lesão profunda onde o acesso cirúrgico poderia agravar o estado neurológico ou naqueles em que a identificação do grupo histológico a que pertence o tumor direciona a conduta terapêutica. Outros métodos de tratamento, como a radiocirurgia e a embolização, também estão sendo utilizados atualmente.[3]

De todo modo, o diagnóstico de neoplasia produz um forte impacto na vida do paciente e da família, e durante a

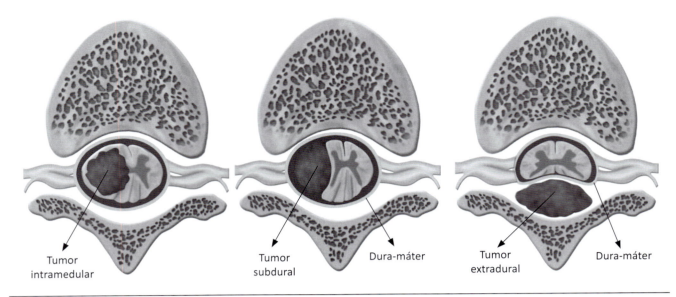

Figura 16.1 Localização dos tumores raquimedulares.

fase de hospitalização a equipe de enfermagem deve estar capacitada a oferecer um suporte emocional adequado e um cuidado pré e pós-operatório sistematizado, baseado nas necessidades individuais do paciente.[4]

■ PRÉ-OPERATÓRIO DE PACIENTES COM TUMORES ENCEFÁLICOS

A assistência de enfermagem no pré-operatório de pacientes com tumores intracranianos é a mesma prestada para outras enfermidades neurocirúrgicas (Capítulo 10). Todavia, além do preparo para a cirurgia, o enfoque do cuidado deve ser dado no apoio e no suporte emocional ao paciente e à família.

O processo saúde-doença vivenciado por cada indivíduo deve ser avaliado de modo privado pela enfermeira. As informações obtidas têm como objetivo levantar problemas, implementar cuidados e avaliar os resultados, direcionando a melhor intervenção de enfermagem. Para tal, sugere-se o uso do processo de enfermagem aplicado ao paciente em período perioperatório, conhecido como Sistematização da Enfermagem Perioperatória.[5]

Admissão do paciente

O histórico de enfermagem deve conter dados sobre a história da doença atual, com enfoque no início e duração dos sinais e sintomas, fatores desencadeantes, agravantes e atenuantes. A classificação da cirurgia como eletiva ou de urgência deve ser considerada, em função de diferentes situações e características vivenciadas. Em nossa prática clínica observa-se que o paciente que vivencia a cirurgia eletiva apresenta-se apreensivo, porém com pensamentos positivos em relação a esse momento. Isso pode estar relacionado a um maior tempo para educação do paciente. Por outro lado, nas cirurgias de urgência, o paciente sente-se mais inseguro, pois é um evento não planejado em sua vida e pode gerar uma ansiedade maior. Além disto, existe um tempo menor para educação do paciente, ou ela pode não ser possível devido a alterações cognitivas.[3]

Os antecedentes patológicos, cirúrgicos e anestésicos, bem como as alergias, devem ser questionados e registrados. As medicações utilizadas previamente também devem ser registradas e discutidas com o médico responsável. Em caso de alguma alteração na prescrição médica, a enfermeira deve educar e orientar o paciente sobre a razão pela qual alguma medicação tenha sido temporariamente suspensa ou adicionada.

Um exame físico geral deve ser realizado, com ênfase na avaliação neurológica. Os sinais e sintomas apresentados pelo paciente dependem da localização da lesão expansiva e diferem entre tumores encefálicos e tumores raquimedulares.

Os sinais e sintomas relacionados aos tumores encefálicos podem ser gerais ou focais. Os sinais e sintomas gerais mais frequentes são: cefaleia, náuseas e vômitos, crises convulsivas e alterações no nível de consciência. Os déficits focais estão relacionados a lesão ou disfunção de áreas específicas do encéfalo causado pelo tumor, como: plegia ou paresia, alterações de sensibilidade, afasia, disartria, disfagia, acusia, ataxia, déficit de memória, acromegalia, entre outros.

Em pacientes com tumores cerebrais, a cefaleia é o sintoma mais comum, presente em 53% deles e costuma levar ao diagnóstico médico. A localização e a intensidade são variáveis e podem estar associadas a náuseas, vômitos e atividades que aumentam a pressão intracraniana (PIC). Ela costuma ser pior durante o período matinal.[5] O uso de corticosteroides, como a dexametasona, é prescrito, pois suas propriedades anti-inflamatórias contribuem para a diminuição do edema perilesional e, consequentemente, com a diminuição de sinais e sintomas.[1,3,6] Além disto, apresenta propriedades antieméticas, atuando também nos sintomas de náusea e vômitos.

A presença de náuseas e vômitos pode estar relacionada ao aumento da PIC pelo tumor. Em geral ocorre pela manhã, não está relacionada com as refeições e pode ser do tipo "em jato". Sua causa pode ser a estimulação direta do centro do vômito, localizado na formação reticular lateral na medula, principalmente em tumores da fossa posterior.

As crises convulsivas podem ocorrer nesses pacientes e sua frequência, seu tempo de duração, a ocorrência ou não de liberação esfincteriana urinária e/ou fecal e características pós-ictais devem ser avaliadas e registradas.[6] As crises convulsivas podem ser do tipo focal ou generalizada. Em pacientes que não apresentaram crises convulsivas a profilaxia atual é controversa, embora bastante usada na prática clínica. Estudos recentes evidenciam que não há aumento da sobrevida nos pacientes que usam profilaxia em relação aos que usam, e a taxa de novos eventos é baixa. Contudo, a fenitoína é um medicamento com diversos efeitos colaterais, e sua metabolização hepática pode comprometer a eficácia de outros medicamentos.[7]

Alterações no nível de consciência estão presentes quando o paciente tem tumor na região do lobo frontal ou quando apresenta sintomas de descompensação da PIC devido ao efeito massa do tumor encefálico. No início essas alterações decorrentes da HIC podem ser sutis, evoluindo para um discreto estado confusional, sonolência, estupor e coma.

Os sinais e sintomas focais estão relacionados a específicas áreas anatômicas do encéfalo, como o lobo frontal, lobo temporal, lobo parietal, lobo occipital, ventrículos lateral e III ventrículo, hipotálamo e glândula hipófise, tronco encefálico, região da pineal, IV ventrículo e cerebelo.[3]

O paciente com um tumor no lobo frontal anterior pode apresentar alterações cognitivas e de personalidade, tais como: déficits de memória de curta duração (curto prazo) ou de longa duração (longo prazo), dificuldade de concentração, diminuição do tempo de reação dos processos mentais, incapacidade relativa ou temporária de tomar decisões (falta de vontade), dificuldade em cálculos, dificuldade de resolução de problemas, introspecção, abstração, síntese de ideias, labilidade emocional, falta de iniciativa e espontaneidade, perda do autocontrole e do comportamento social. Quando o tumor está localizado no lobo frontal posterior o paciente pode apresentar alteração na expressão da fala, déficits de força motora (hemiparesia ou hemiplegia) e convulsão focal.

No caso de tumores do lobo temporal os achados neurológicos podem ser: convulsões (do tipo parcial complexa), fraqueza, déficits de memória, déficits de fala e linguagem, quadrantanopsia superior contralateral, alucinações olfativas, auditivas ou visuais acompanhadas de crises convulsivas, paramnésia (forma de ilusão da memória que leva o paciente a crer já ter visto alguma coisa ou situação desconhecida ou nova).

Tumores no lobo parietal podem causar hipoestesia ou hiperestesia da sensibilidade tátil, parestesia (sensação desagradável e anormal sobre a pele, na ausência do estímulo, como formigamento, queimação, pressão), perda da discriminação táctil de dois pontos, incapacidade de reconhecer números e letras, agnosia digital (incapacidade de distinguir os dedos na mão), anosognosia (incapacidade de reconhecer a doença ou déficit motor ou sensitivo), autotopagnosia (incapacidade de localizar ou de reconhecer um membro ou uma parte do próprio corpo), astereognosia (incapacidade de reconhecer a forma dos objetos pelo tato), perda da discriminação direita-esquerda (confusão direita-esquerda), negligência do hemicorpo contralateral (incapacidade de reconhecer o hemicorpo ou o hemiespaço oposto ao tumor), acalculia, afasia, apraxia de construção (se o paciente é solicitado a desenhar um relógio, o mesmo ignora o lado do relógio oposto a localização do tumor).

Em tumores do lobo occipital, os sintomas podem estar associados a alterações na visão, como: quadrantanopsia homônima (perda de um quadrante do campo visual), hemianopsia homônima (perda parcial ou completa da visão em uma das metades do campo visual de um ou ambos olhos), alexia (incapacidade de reconhecer palavras escritas ou de ler), alucinações visuais, crises convulsivas visuais e incapacidade de reconhecer objetos familiares.

Pacientes com tumores na região do hipotálamo podem apresentar alterações no metabolismo das gorduras e dos carboidratos, no balanço hídrico, no padrão do sono, no apetite e no desejo sexual. Pacientes com tumores na região da glândula hipófise podem apresentar déficits no campos visuais (hemianopsia bitemporal), amaurose (cegueira), paralisia de um ou mais músculos extraoculares, cefaleia, disfunção da hipófise (síndrome de Cushing, acromegalia, gigantismo, insuficiência adrenal, hipotireoidismo, queda dos pelos, amenorreia, galactorreia).

Os achados clínicos em pacientes com tumores na região da glândula pineal podem estar relacionados a hidrocefalia, devido à compressão do aqueduto cerebral, causando uma obstrução parcial ou total da circulação do liquor, com sinais e sintomas de hipertensão intracraniana e a síndrome de Parinaud (síndrome do mesencéfalo dorsal ou síndrome pré-tectal). Nessa síndrome o paciente apresenta incapacidade de olhar para cima, ausência de reação pupilar à luz, distúrbios de convergência, retração palpebral bilateral (sinal de Collier) e, às vezes, estrabismo vertical.

Em pacientes com tumores dentro dos ventrículos laterais e do III ventrículo podem ocorrer obstrução da circulação do liquido cefalorraquidiano (LCR) e hidrocefalia. Consequentemente, os pacientes apresentam sinais e sintomas relacionados ao aumento da pressão intracraniana. Nos pacientes com tumor no III ventrículo o paciente pode apresentar disfunção hipotalâmica e alterações na memória.

Tumores da região do tronco encefálico produzem vários sinais e sintomas, como alterações motoras e sensitivas, déficits dos nervos cranianos baixos (IX, X, XI e XII) (alteração ou ausência do reflexo do vômito, alterações na deglutição e na articulação), nistagmo, disfagia, náusea e vômito, soluços, ataxia, incoordenação e vertigem. Hidrocefalia pode ocorrer por obstrução da circulação liquórica pelo tumor. Parada respiratória ou parada cardíaca podem causar morte súbita, em função da invasão do tumor nos centros respiratório ou cardiovascular no tronco cerebral.

Os sinais e sintomas de pacientes com tumores no IV ventrículo são causados pela obstrução da circulação do LCR, que ocasiona hidrocefalia e HIC ou pela compressão do tronco encefálico ou do cerebelo. Sintomas comuns são cefaleia, vômito e rigidez de nuca. Devido à compressão dos nervos cranianos baixos, podem ocorrer alterações nos reflexos do vômito e de deglutição. Morte súbita por parada respiratória ou por parada cardíaca podem ocorrer pela compressão do tumor nos centros respiratório ou cardiovascular.

No paciente com tumor de cerebelo os sinais e sintomas são: nistagmo, náuseas, ataxia, incoordenação e vertigem. Além deles, pode apresentar outros sinais e sintomas devido à compressão do tumor na circulação do LCR (hidrocefalia e HIC) e no tronco encefálico, já descritos acima.

A enfermeira deve correlacionar os achados do exame físico com as atividades da vida diária do paciente para determinar os cuidados de enfermagem necessários durante o pré-operatório e o pós-operatório.

Apoio e suporte emocional

As respostas do paciente e família diante do diagnóstico de tumor cerebral variam e são influenciadas pelo tipo, grau e localização da lesão, alterações neurológicas instaladas e o quanto interferem nas atividades de vida diária. Contudo, a maior parte das famílias vivencia momentos de angústia e medo durante o tratamento cirúrgico de seu familiar.[4] A equipe de enfermagem é são os profissionais mais próximos do paciente e devem estar preparados para lidar com a situação e fornecer todo o suporte emocional necessário, oferecendo informações, esclarecendo dúvidas e realizando um plano de cuidados integral e individualizado. A enfermeira deve informar à família o preparo que será realizado com o paciente, em especial, a solicitação de vaga em Unidade de Terapia Intensiva (UTI) para o paciente no pós-operatório, evitando um aumento no nível de ansiedade nos familiares.

Preparo pré-operatório imediato

As rotinas básicas do período pré-operatório são conduzidas da mesma forma que em outros procedimentos neurocirúrgicos (ver Capítulo 10). Os cuidados no pré-operatório são relacionados ao banho pré-operatório, jejum, remoção e armazenamento correto de próteses dentárias, exames pré-operatórios, reserva de sala cirúrgica, tipagem sanguínea e avaliação pré-anestésica. O uso de meias compressivas é recomendado para procedimentos de longa duração antes do encaminhamento ao centro cirúrgico (CC), pois pacientes com tumores intracranianos apresentam alto risco de trombose venosa profunda (TVP) e tromboembolia pulmonar (TEP).[8] A realização de movimentos ativos ou passivos com o pé e tornozelo estimulam a circulação dos membros inferiores e deve ser estimulada.[9]

Hipertensão intracraniana

O paciente consciente internado para cirurgia eletiva pode não apresentar sinais de HIC, exibindo função cognitiva ótima e desempenhando normalmente as atividades de vida diária. Porém, esse paciente também apresenta risco de descompensação do HIC e deve ser monitorado até seu encaminhamento ao CC.

A alteração súbita no nível de consciência manifestada por sonolência, agitação psicomotora e/ou confusão mental, associada ou não a cefaleia, náusea e/ou vômito em jato, pode indicar o primeiro sinal de aumento da pressão intracraniana (PIC).[10] Podem aparecer sinais focais como paresia ou plegia, postura anormal de decorticação ou descerebração, convulsões, e atenção especial devem ser dada principalmente à anisocoria com midríase unilateral na compressão do nervo oculomotor.[10] Nesse sentido, a assistência de enfermagem deve ser instituída a fim de prevenir a descompensação da HIC. Cuidados como a elevação da cabeceira do leito a 30°, alinhamento mentoesternal e o controle cuidadoso dos sinais vitais se tornam muito importantes.[11]

Eliminação intestinal

A avaliação diária da eliminação intestinal e a prevenção de constipação intestinal também fazem parte da assistência de enfermagem nesses pacientes. A manobra de Valsalva, esforço que ocorre durante a evacuação, aumenta a pressão intra-abdominal, a pressão intratorácica, diminui o retorno venoso pelas veias jugulares e aumenta a PIC.[10]

A constipação intestinal torna-se prejudicial ao paciente com tumor cerebral à medida que gera uma manobra de Valsalva excessiva e que pode descompensar o quadro de HIC. Assim, torna-se necessário avaliar diariamente a aceitação alimentar do paciente, realizar a propedêutica abdominal e registrar e comunicar a presença ou ausência de eliminação intestinal. Essas questões devem ser discutidas com o médico e a nutricionista. A implementação de medidas como o aumento da ingesta hídrica, ingesta de fibras, o incentivo à deambulação, a administração substâncias prescritas como suplementos de fibras, laxativos emolientes, supositórios de glicerina, leite de magnésia e agentes osmóticos apresentam resultados eficazes com baixo custo.[12] Enemas e enteroclismas devem ser usados com cautela em pacientes que apresentam HIC, pois podem ocasionar uma manobra de Valsalva excessiva, com acentuado aumento da PIC.

Biópsia estereotáxica

Algumas lesões podem apresentar-se em regiões mais profundas e delicadas ou necessitar ter o tipo histológico definido antes do início do tratamento. Nesses casos, o neurocirurgião pode optar pela biopsia estereotáxica. Este procedimento consiste basicamente em acessar uma área específica por meio do cruzamento de coordenadas ajustadas através de um halo craniano e imagens de tomografia computadorizada (TC) ou ressonância magnética (RM).[3] A colocação do halo craniano para a realização da biópsia estereotáxica em geral é realizada no CC, mas em alguns casos o procedimento pode ser feito na unidade de internação (UI). Assim, a enfermeira é responsável pela orientação do paciente e familiar, pelo preparo antecipado do material necessário, pelo auxílio ao neurocirurgião durante o procedimento e pelo encaminhamento do paciente para a realização de TC ou RM após a colocação do halo craniano. Em geral é realizada anestesia local durante a colocação do halo craniano, e analgésicos sistêmicos são prescritos. A avaliação da dor apresentada pelo paciente deve ser realizada durante o procedimento e complementada a analgesia, se necessário, conforme prescrição médica.

■ PÓS-OPERATÓRIO DE PACIENTES COM TUMORES INTRACRANIANOS

No período pós-operatório a enfermeira é responsável pelo cuidado do paciente na UTI e UI, pela detecção e pela prevenção de complicações pós-operatórias e pelo preparo do paciente e família para a alta hospitalar. Na maioria das cirurgias o paciente é encaminhado para a UTI, com exceção daquele submetido à biópsia estereotáxica, que é conduzido a UI após estabilização na sala de recuperação pós-anestésica (RPA). A assistência de enfermagem na UTI ou UI não difere daquela prestada em outras cirurgias intracranianas.

Avaliação neurológica

A manipulação cirúrgica intracraniana pode resultar em edema cerebral com consequente hipertensão intracraniana. A enfermeira que cuida desse paciente deve reconhecer qualquer alteração do quadro clínico e/ou neurológico prontamente, para que se possa instituir tratamento imediato. A frequência da avaliação depende da condição de estabilidade e tempo de pós-operatório, no entanto recomenda-se que seja realizada a cada quinze à trinta minutos nas primeiras oito a doze horas e a cada uma hora nas doze horas seguintes.[3]

A avaliação inicial do paciente sob efeito residual anestésico é realizada por meio das pupilas, dos sinais vitais e da escala de sedação conforme rotina institucional, sendo a escala de *Richmond Agitation Sedation Scale* (RASS) recomendada.[13] A anisocoria pupilar pode revelar lesão prévia do nervo oculomotor ou herniação do úncus do lobo temporal devido a HIC, sendo necessária a informação pré-operatória para fazer a diferenciação.[3] Depois do término da anestesia, deve ser realizado exame neurológico mais detalhado, identificando os déficits atuais e comparando com o exame neurológico de pré-operatório. Em alguns casos, os déficits no pós-operatório resultam do edema causado pela manipulação cirúrgica e desaparecem conforme sua resolução.[1,3] É importante discutir com o neurocirurgião as intercorrências no intraoperatório e se existem recomendações específicas em relação ao cuidado do paciente no pós-operatório.

Sinais e sintomas de HIC nas primeiras horas de pós-operatório podem ser causados pela formação de hematoma no leito cirúrgico ou devido ao edema cerebral pelo trauma cirúrgico. Pacientes submetidos à ressecção de tumores na região do tronco encefálico podem apresentar lesões nos nervos cranianos.

Ocasionalmente um cateter de mensuração de PIC pode ser inserido no paciente durante o intraoperatório ou no pós-operatório imediato. A PIC deve ser mantida entre 10 e 15 mmHg nos pacientes em que há monitorização, sendo comunicado o médico caso o valor ultrapasse 20 mmHg.[1,14] Muitas vezes, a derivação ventricular externa (DVE) é colocada no paciente submetido à cirurgia infratentorial ou da região da fossa posterior, pois a manipulação cirúrgica dessa área pode ocasionar obstrução do quarto ventrículo devido ao edema, com consequente hidrocefalia aguda. Em alguns casos, a DVE não é instalada, sendo deixado um orifício de trepanação para facilitar a colocação de uma DVE de urgência.

Avaliação hemodinâmica

O manejo hemodinâmico é de extrema importância e está diretamente relacionado com a pressão de perfusão cerebral (PPC).[14] Nesse contexto, tanto a hipotensão quanto a hipertensão devem ser evitadas. A área manipulada pode estar edemaciada e suscetível a hipoperfusão em caso de hipotensão, causando isquemia local.[15] A hipertensão pode causar um sangramento no leito cirúrgico ou aumento do edema cerebral por falha da autoregulação.[16] Em alguns casos, parâmetros específicos podem ser prescritos pelo médico responsável, e a enfermeira deve estar atenta a esses valores.

O uso de meias compressivas deve ser mantido no pós-operatório, enquanto a profilaxia medicamentosa não estiver liberada. A enfermeira deve avaliar diariamente os membros do paciente, observando se há sinais de TVP como hiperemia, edema ou dor.[3,8]

Avaliação respiratória

A monitorização respiratória por meio da propedêutica pulmonar, oximetria de pulso, exames de imagem, padrão e frequência respiratória deve ser realizada diariamente a fim de prevenir complicações pulmonares pós-operatórias como a atelectasia e pneumonia. Em pacientes submetidos a cirurgias de fossa posterior, em especial quando o tronco encefálico for manipulado, podem ocorrer alterações do padrão respiratório. A presença beira-leito da enfermeira pode identificar essas alterações de forma precoce com objetivo de prevenir maiores complicações. A patência da via aérea também deve ser avaliada, muitas vezes prejudicada por rebaixamento do nível de consciência (Escore na Escala de Coma de Glasgow menor que 8) ou disfagia grave, e uma via aérea artificial pode ser indicada.[3] Em pacientes submetidos a cirurgias intracranianas com grande manipulação e ressecção tumoral com grande risco de sangramento, a extubação pode ser adiada.[16] A aspiração endotraqueal deve ser realizada no máximo em dez a quinze segundos, acompanhando a queda de saturação de oxigênio no monitor, podendo ser utilizada a ventilação prévia com fração inspirada de oxigênio a 100%.

Recomenda-se cuidado especial no desmame da ventilação mecânica em pacientes submetidos a cirurgias de ressecção de tumores na região infratentorial. Eles podem apresentar alterações no padrão respiratório ou parada respiratória devido a edema ou formação de edema no leito cirúrgico que comprime o centro respiratório no bulbo.

Posicionamento e movimentação no leito

A cabeceira do leito deve ser mantida a 30 graus associada a um alinhamento mentoesternal para facilitar o retorno venoso do cérebro ao coração e diminuir a PIC.[11,16] Deve-se evitar apoiar o sítio operatório sobre o colchão, do lado do hemisfério cerebral em que um grande tumor foi removido, para prevenir desvio do conteúdo craniano secundário a gravidade. Em pacientes com déficit motor, deve-se avaliar a necessidade de auxílio para mudança de decúbito a cada duas horas.[3] A pele deve ser inspecionada em busca de sinais de lesão por pressão, inclusive durante a admissão, devido ao posicionamento prolongado do intraoperatório.

O paciente deve ser encorajado a deambular precocemente, de acordo com suas condições. Entretanto, aquele submetido a cirurgia infratentorial pode demorar um pouco mais para apresentar tolerância à posição vertical devido ao edema transitório na área do nervo vestíbulo-coclear, o que pode acarretar tontura.[16] Em todos os casos, a enfermeira deve acompanhar a primeira saída do paciente do leito, observando sinais de possível hipotensão postural e avaliando os fatores de risco para queda.

Cuidados os olhos

O paciente que apresenta lesão do nervo facial (VII) perde a capacidade de ocluir totalmente a pálpebra e lacrimejar do lado afetado, apresentando alto risco de desenvolver lesão de córnea por ressecamento e irritação, com consequente amaurose.[3] A enfermeira deve instruir o paciente a fechar a pálpebra com a própria mão toda vez que lembrar e a ocluir a pálpebra com fita adesiva hipoalergênica ou placa de hidrocolóide ao deitar. Algumas pomadas ou lágrimas artificiais podem ser aplicadas no olho afetado conforme prescrição médica. A córnea deve ser inspecionada a cada quantro horas para sinais de irritação, ressecamento ou drenagem.

Edema e hematoma periorbital são esperados durante as primeiras 48 à 72 horas do pós-operatório e podem ser tratados com compressas frias nas primeiras horas, promovendo conforto do paciente.[15,17]

Curativo cefálico

O curativo deve ser aberto inicialmente entre 24 a 48 horas após a cirurgia e incisão cirúrgica pode ser lavada durante o banho depois de 72 horas.[18] A limpeza da incisão é realizada com SF 0,9%, e o curativo é ocluído com gaze estéril, sendo aplicado um turbante de atadura de crepe.

A enfermeira deve avaliar e registrar as condições da ferida operatória em relação aos pontos, a integridade destes, sinais de hiperemia e presença de exsudato ou crostas. Em regiões próximas, sinais de coleções subgaleais devem ser registrados e comunicados ao neurocirurgião. A enfermeira deve atentar para a saída de LCR pela incisão, indicativo de fístula liquórica, sendo o neurocirurgião comunicado imediatamente.[3,15] Para o paciente que mantém um cateter de DVE, a inserção deve ser avaliada quanto à presença de sinais flogísticos e à integridade dos pontos que fixam o cateter. O curativo deve ser realizado com SF 0,9% e antisséptico, conforme rotina institucional, ocluído com fita adesiva.

Alimentação

De início o paciente é mantido em jejum nas primeiras 24 horas. A dieta é introduzida gradualmente, conforme aceitação do paciente. O nível de consciência do paciente deve ser avaliado antes da oferta.[15] Podem ocorrer náuseas e vômitos, em especial nos pacientes submetidos à cirurgia na região infratentorial, em que houve manipulação dos nervos cranianos originados inferiormente no tronco cerebral. Nesses pacientes, deve ser realizada avaliação minuciosa dos reflexos de deglutição, vômito e tosse (proteção das vias aéreas), uma vez que a manipulação ou lesão dos nervos cranianos baixos (IX, X, XII) pode resultar em disfagia. Os reflexos podem ser testados pela enfermeira encostando uma espátula na parte posterior da faringe e a resposta esperada é a contração da faringe e elevação do véu palatino e úvula.[3]

A lesão do nervo facial prejudica a alimentação à medida que o alimento pode escorrer pelo canto da boca do lado da hemiface afetada ou pode ocorrer regurgitação nasal. A lesão do ramo motor do nervo trigêmeo também prejudica a mastigação à medida que é responsável pela inervação dos músculos masseter, temporal e pterigóideos. A avaliação desses casos pelo fonoaudiólogo é indicada e deve ser compartilhada com a equipe multiprofissional, composta pela enfermeira, médico, fonoaudióloga e nutricionista. Desta maneira, a equipe pode optar pela via de administração e o tipo de dieta mais segura para o paciente.[15]

Eliminação vesical e intestinal

A sonda vesical de demora (SVD) colocada durante a cirurgia deve ser retirada depois que o paciente alcançar estabilização neurológica e hemodinâmica, permanecendo o menor tempo possível para evitar infecção do trato urinário.[3] Nos pacientes inconscientes em que há a necessidade de controle rigoroso da diurese, a SVD pode ser mantida, e, nos pacientes do sexo masculino, um dispositivo uretral externo pode ser utilizado. Alguns pacientes podem apresentar dificuldade para eliminação vesical no pós-operatório imediato (POI) devido ao efeito anestésico residual. Deve ser realizada uma sondagem vesical de alívio conforme orientação médica.

A constipação intestinal pode ocorrer devido ao jejum, imobilização no leito, ingestão inadequada de líquidos e fibra alimentar, uso de diuréticos e opioides. A propedêutica abdominal deve ser realizada, e medidas como o aumento da ingesta hídrica, ingesta de fibras, o incentivo à deambulação, a administração substâncias prescritas como suplementos de fibras, laxativos emolientes, supositórios de glicerina podem ser utilizadas.[12]

■ PRÉ-OPERATÓRIO DE PACIENTES COM TUMORES MEDULARES E DE COLUNA VERTEBRAL

A admissão e os cuidados gerais de enfermagem no pré-operatório não diferem daqueles prestados aos pacientes com tumores encefálicos, já descritos no início deste capítulo.

Um exame físico geral deve ser realizado, com ênfase na avaliação neurológica. Os sinais e sintomas apresentados pelo paciente dependem da localização anatômica do tumor (intramedular, subdural ou extradural), da localização em relação ao nível da coluna vertebral (cervical, torácica, lombar ou sacral) e os nervos espinhais envolvidos.

Os sinais e sintomas, de modo geral, são: dor, déficits motores, déficits sensitivos, disfunção respiratória, disfunção vesical, disfunção intestinal e sexual.

Além do preparo para a cirurgia, a enfermeira deve orientar o paciente e seus familiares quanto ao procedimento cirúrgico e às rotinas a serem realizadas, diminuindo o nível de ansiedade. Depois de discutir o caso com o médico responsável, a enfermeira deve educar o paciente sobre os possíveis cuidados pós-operatórios esperados e as complicações possíveis, de forma clara e compatível com o quadro apresentado.[19]

■ PÓS-OPERATÓRIO DE PACIENTES COM TUMORES MEDULARES E DE COLUNA VERTEBRAL

A assistência de enfermagem é semelhante àquela prestada para os pacientes submetidos a laminectomia e corpectomia e os cuidados específicos dependem do nível segmentar da lesão e da presença de déficits neurológicos instalados ou potenciais.

Avaliação neurológica

Na maioria das vezes os pacientes em pós-operatório são conduzidos para a UI após estabilização na RPA, com exceção dos pacientes submetidos à cirurgia na região cervical alta que são encaminhados para a UTI.

O exame neurológico com ênfase na função motora e sensitiva deve ser realizado na admissão do paciente e deve ser comparando ao exame pré-operatório. A identificação de qualquer deterioração deve ser relatada ao neurocirurgião imediatamente.

O paciente deve ser orientado quanto à possível piora da função motora, sensitiva e esfincteriana no POI, causada pelo edema pós-cirúrgico. O uso de dexametasona por 24 a 48 horas é indicado quando há manipulação excessiva da raiz nervosa ou quando novos déficits se instalam durante o POI.[19]

Hoje em dia, os neurocirurgiães têm optado por técnicas cirúrgicas minimamente invasivas, tornando o pós-operatório menos doloroso. No entanto, a enfermeira deve ter em mente que a maioria desses pacientes apresenta dor neuropática ou dor crônica, e isso deve ser avaliado constantemente. O uso prévio de diversas medicações analgésicas pode tornar a dor desses pacientes refratária à maioria das terapias tradicionais e deve ser acompanhado por equipe especializada. O uso de métodos como Analgesia Controlada pelo Paciente (ACP) e medicações como antidepressivos e neurolépticos são eficazes no controle da dor desses pacientes.[20] A enfermeira deve estar familiarizada como tais métodos, bem como com a educação e a avaliação do paciente em relação aos efeitos colaterais e aos resultados esperados da analgesia pós-operatória.

A mobilização e deambulação, desde que liberadas pelo neurocirurgião, têm grande impacto na reabilitação, e a dor não deve ser um fator limitante dessas atividades.

Posicionamento no leito e repouso

A orientação sobre a mobilização do paciente é feita pelo neurocirurgião e deve estar registrada em prontuário. O uso órteses como colete ou colar cervical são indicados pelo neurocirurgião em casos específicos, e a enfermeira deve orientar o paciente quanto o seu uso e mantê-lo ajustado. O uso de colete e colar no pós-operatório deve ser seguido de avaliação constante sobre as áreas de pressão, prevenindo o desenvolvimento de úlceras por pressão.

A movimentação em bloco pode ser necessária caso exista instabilidade da coluna vertebral. As funções motoras e sensitivas do paciente devem ser avaliadas após a mobilização. Caso não existam restrições orientadas pela equipe médica, a mobilização precoce deve ser estimulada, contribuindo para redução da dor e de outras complicações como pneumonia, TVP, tromboembolismo pulmonar (TEP) e infecção.[19,21] O paciente deve ser instruído a utilizar algumas técnicas durante a mobilização, como colocar as pernas para fora da cama levantando o corpo simultaneamente ou como levantar de uma cadeira utilizando os músculos dos membros inferiores.[19]

Curativo

O curativo pode ser aberto após as primeiras 24 a 48 horas de cirurgia e deve ser trocado todos os dias. Os pontos são retirados entre dez a catorze dias de PO. O curativo dever permanecer ocluído durante a internação hospitalar, devido ao atrito com o lençol. O paciente deve evitar o seu posicionamento sobre a ferida operatória. Além disso, deve-se observar a presença de sinais flogísticos, exsudato, edema ou hematoma no local da incisão cirúrgica e atentar em especial para a drenagem de líquor ou coleção sob a incisão, indicativas de fístula liquórica. A fístula liquórica é tratada inicialmente com repouso absoluto no leito e decúbito zero por 24 á 48 horas, curativo compressivo. Caso seja necessário, uma ressutura na ferida operatória pode ser realizada.[22]

A infecção do sítio operatório em que foi realizada instrumentação cirúrgica (placas, parafusos e outros materiais usados na fixação da coluna vertebral) pode levar a um atraso na recuperação do paciente, pois em alguns casos é necessária a retirada desse material.

Nutrição

O estado nutricional do paciente está relacionado a sua recuperação e alimentação deve ser iniciada assim que houver a liberação pelo médico. Após ser submetido ao procedimento cirúrgico na região cervical, o paciente pode apresentar disfagia e a avaliação do fonoaudiólogo é indicada nesses casos. O tipo de dieta, sua consistência e a via a ser utilizada devem ser discutidos multiprofissionalmente entre enfermeira, nutricionista fonoaudiólogo e médico.[23] O controle glicêmico deve ser realizado, evitando a hiperglicemia, que está associada diretamente ao aumento das complicações pós-operatórias e permanência hospitalar.[24]

Eliminação urinária e intestinal

A SVD colocada para o procedimento cirúrgico deve ser retirada precocemente e conforme orientação médica. Pode ocorrer retenção urinária devido ao efeito anestésico residual, à imobilidade prolongada ou à baixa ingestão de líquidos, manifestada por distensão na região suprapúbica, ao desconforto na região inferior do abdome, à agitação ou inquietação do paciente. A micção pode ser facilitada colocando o paciente em posição confortável, abrindo torneiras e oferecendo privacidade. Essa alteração costuma ser temporária e deve ser tratada com cateterismo vesical intermitente.

Entretanto, os pacientes também apresentam perda da capacidade de eliminação urinária espontânea temporária ou definitiva, de acordo com a localização do tumor e área operada, sendo o problema mais acentuado na cirurgia da região lombar. Um programa de cateterismo vesical intermitente deve ser instituído de acordo com a prescrição médica, com objetivo de estabelecer um método de controle vesical, eliminar a necessidade de um cateter uretral de demora, evitar distensão excessiva da bexiga, reduzindo o risco de infecção e possibilitando a recuperação da atividade urinária normal. A enfermeira é responsável pela determinação do intervalo entre as sondagens de acordo com o débito urinário obtido em cada uma delas, que não deve ser superior a 400 ml, geralmente quatro à seis vezes ao dia.[25] Antes do procedimento de cateterização, deve-se estimular o paciente a esvaziar a bexiga por manobras de Credé ou Valsalva, ou outros métodos que facilitem a micção espontânea. O retorno da função vesical pode ser alcançado em alguns dias conforme se resolva o edema do sítio operatório, e devem ser realizadas sondagens vesicais de alívio após cada micção até que o débito seja inferior a 100 ml.[26]

Infelizmente, em alguns casos as enfermidades medulares evoluem com bexiga neurogênica com incontinência ou retenção urinária permanente. Para a retenção urinária permanente também deve ser instituído um programa de cateterismo intermitente na fase intra-hospitalar preparando o paciente para alta. A sondagem vesical de demora pode ser realizada durante a internação, encaminhando o paciente para treinamento e acompanhamento ambulatorial posteriormente. O paciente que desenvolve incontinência urinária pode ficar envergonhado e constrangido, cabendo à enfermeira oferecer orientações, apoio e suporte emocional.

Alguns pacientes podem desenvolver íleo paralítico ou incontinência fecal no pós-operatório, sendo necessário um conhecimento prévio de sua função intestinal pelo histórico de enfermagem do pré-operatório. A enfermeira deve realizar a propedêutica abdominal, identificar a ausência de ruídos hidroaéreos e a presença de impactação fecal, comunicando ao médico caso ocorra.

A equipe multiprofissional composta por enfermeira, médico e nutricionista deve estar envolvida. Favorecer ingestão hídrica adequada, monitorar a frequência e a consistência das fezes, estimular a deambulação conforme prescrição médica para administração substâncias prescritas como suplementos de fibras, laxativos emolientes, supositórios de glicerina e reeducação intestinal também constituem responsabilidades da enfermeira, assim como a promoção de um ambiente privativo e confortável.[12,19]

Extremidades

O uso de meias de compressão, anticoagulação profilática e exercícios passivos em pacientes que se encontram em repouso absoluto no leito ou com a mobilização comprometida são medidas utilizadas para a prevenção de TVP. A realização de movimentos com o pé e o tornozelo estimula a circulação sanguínea dos membros inferiores e deve ser estimulada.[9] A inspeção dos membros inferiores para sinais de TVP também deve ser realizada diariamente.

■ PRINCIPAIS COMPLICAÇÕES DA CIRURGIA ESPINHAL E DA COLUNA VERTEBRAL

As principais complicações são déficits motores, como plegia ou paresia, déficits sensitivos, como hipoestesias ou parestesias, fístula liquórica, hematoma e/ou infecção na incisão cirúrgica.[19]

■ ORIENTAÇÃO PARA ALTA

Cuidar de pacientes neurooncológicos constitui uma tarefa difícil. O paciente submetido ao tratamento cirúrgico nem sempre alcança a cura, sendo necessário muitas vezes tratamento complementar com quimioterapia e radioterapia, situações que acarretam estresse adicional ao paciente e família. Além disso, déficits motores, déficits sensitivos cognitivos e comportamentais que acompanham tumores cerebrais ou raquimedulares interferem com a qualidade de vida do paciente e limitam suas atividades de vida diária. Assim, a reabilitação deve partir da equipe multiprofissional deve ser exaustiva e, principalmente, deve ter início na fase intra-hospitalar, de modo a motivar o paciente na conquista diária, encorajando-o para a nova adaptação de acordo com as limitações presentes.

REFERÊNCIAS BIBLIOGRÁFICAS

1. AANN American Association of Neuroscience Nurse – Clinical Practice Guideline Series: Care of the Adult Patient with Brain Tumor. 2014. [Internet] [Acesso em 2016 sept 08]. Disponível em: http://www.aann.org/pubs/content/guidelines.html
2. CBTRUS. Statistical Report: Primary Brain and Central Nervous System Tumors Diagnosed in the United States in 2007–2011. Neuro-Oncology. 2014;16:1-63.
3. Hickey J. The Clinical Practice of Neurological and Neurosurgical Nursing. 7.ed. Philadelphia: Lippincott Williams & Wilkins, 2014.
4. Tastan S, Kose G, Iyigun E, Ayhan H, Coskun H, Hatipoglu S. Experiences of the Relatives of Patients Undergoing Cranial Surgery for a Brain Tumor: A Descriptive Qualitative Study. J Neurosci Nurs. 2011;43(2):77-84.
5. Cristoforo BEB, Carvalho DS. Cuidados de enfermagem realizados ao paciente cirúrgico no período pré-operatório. Rev Escola Enferm USP. 2009;43:14-22.
6. Lovely MP. Symptom Management of Brain Tumor Patients. Semin Oncol Nurs. 2004;20:273-83.
7. Wu AS, Trinh VT, Suki D, Graham S, Forman A, Weinberg JS. A prospective randomized trial of perioperative seizure prophylaxis in patients with intraparenchymal brain tumors. J Neurosurg. 2013;118:873-83.
8. Smith TR, Lall RR, Graham RB, McClendon J Jr, Lall RR. Development of venous thromboembolism (VTE) in patients undergoing surgery for brain tumors: Results from a single center over a 10 year period. J Clin Neurosci. 2015;22:519-25.
9. Palamone J, Brunovsky S, Groth M, Morris L, Kwasny M. "Tap and Twist": Preventing Deep Vein Thrombosis in Neuroscience Patients Through Foot and Ankle Range-of-Motion Exercises. J Neurosci Nurs. 2011;43(6):308-14.
10. Arbour R. Intracranial Hypertension – Monitoring and Nursing Assessment. Crit Care Nurs. 2004;24:19-32.
11. Ng I, Lim J, Wong HB. Effects of head posture on cerebral hemodynamics: its influences on intracranial pressure, cerebral perfusion pressure, and cerebral oxygenation. Neurosurgery. 2004;54(3):593-7.
12. Bharucha AE, Dorn SD, Lembo A, Pressman A. Gastroenterological Association Medical Position Statement on Constipation. Gastroenterology. 2013;144(1):211-7.
13. Le Roux P, Menon DK, Citerio G, Vespa P, Bader MK, Brophy GM, et al. Consensus summary statement of the International Multidisciplinary Consensus Conference on Multimodality Monitoring in Neurocritical Care: a statement for healthcare professionals from the Neurocritical Care Society and the European Society of Intensive Care Medicine. Neurocrit Care. 2014;21(2):1-26.
14. AANN American Association of Neuroscience Nurse – Clinical Practice Guideline Series: Care of the Patient Undergoing Intracranial Pressure Monitoring/External Ventricular Drainage or Lumbar Drainage, 2011. [Internet] [Acesso em 2016 sept 08]. Disponível em: http://www.aann.org/pubs/content/guidelines.html
15. AANN American Association of Neuroscience Nurse – Clinical Practice Guideline Series: Guide to the Care of the Patient with Craniotomy Post–Brain Tumor Resection, 2006. [Internet] [Acesso em 2016 sept 08]. Disponível em: http://www.aann.org/pubs/content/guidelines.html
16. Pritchard C, Radcliffe J. General Principles of Postoperative Neurosurgical Care. Anaesth Intensive Care Med. 2014;15;267-72.
17. Shin YS, Lim NY, Yun SC, Park KO. A randomized controlled trial of the effects of cryotherapy on pain, eyelid edema and facial ecchymosis after craniotomy. J Clin Nurs. 2009;18(21):3029–36.
18. Ireland S, Carlino K, Gould L, Frazier F, Haycock P, Ilton S, et al. Shampoo after craniotomy: A pilot study. Can J Neurosci Nurs. 2007;29(1):14–9.
19. AANN American Association of Neuroscience Nurse – Clinical Practice Guideline Series Thoracolumbar Spine Surgery: A Guide to Preoperative and Postoperative Patient Care, 2014. [Internet] [Acesso em 2016 sept 09]. Disponível em: http://www.aann.org/pubs/content/guidelines.html
20. Lai LT, Ortiz-Cardona JR, Bendo AA. Perioperative Pain Management in the Neurosurgical Patient. Anesthesiol Clin. 2012;30:347–67.
21. Epstein NE. A review article on the benefits of early mobilization following spinal surgery and other medical/surgical procedures. Surg Neurol Int. 2014;5(3):66–73.
22. AANN American Association of Neuroscience Nurse – Clinical Practice Guideline Series: Cervical Spine Surgery: A Guide to Preoperative and Postoperative Patient Care, 2014. [Internet] [Acesso em 2016 sept 09]. Disponível em: http://www.aann.org/pubs/content/guidelines.html
23. Rihn JA, Kane J, Albert TJ, Vaccaro AR, Hilibrand AS. What is the incidence and severity of dysphagia after anterior cervical surgery? Clin Orthop Relat Res. 2011;469(3):658-65.
24. Godoy DA, Di Napoli M, Biestro AB, Lenhardt R. Perioperative Glucose Control in Neurosurgical Patients. Anesthesiol Res Pract. 2012;2012:1-13.
25. Newman KD, Willson MM. Review of Intermittent Catheterization and Current Best Practices. Urol Nurs. 2011;48:12-29.
26. O'Leary ML, Dierich M. Urinary Tract Dysfunction in Neurological Disorders: The Nurses' Role in Assessment and Management. J Neurosci Nurs. 2010;42:E8-E22.

capítulo 17

Gabriela Boschetti
Kellen Paiva Fermon
Adrialdo José Santos

Neuro-Oncologia

■ TUMORES CEREBRAIS PRIMÁRIOS

Os tumores cerebrais primários representam cerca de 2% a 3% de todos os tipos de câncer em adultos e, a despeito de sua relativa raridade, apresentam morbimortalidade desproporcionalmente alta. A Organização Mundial de Saúde (OMS) classifica os tumores cerebrais primários de acordo com a origem celular e o aspecto histológico.

■ MENINGIOMAS

Os meningiomas são os tumores primários intracranianos mais frequentes do adulto, correspondendo a cerca de 33,5% de todos os tumores primários intracranianos, seguidos pelo glioblastoma (15,8%). São raros em crianças e, no adulto, são mais prevalentes no sexo feminino, a partir da sexta década. Nesses casos, representam 38% de todas as neoplasias intracranianas e 20% nos homens. Nas crianças, não há predominância no sexo feminino e correspondem a apenas 1% a 4% de todos os tumores da infância.

A radioterapia é o principal fator de risco estabelecido para o surgimento de meningiomas. Traumatismos cranianos têm sido sugeridos, mas ainda não confirmados como fatores de risco. Estimulação hormonal endógena ou exógena também foi apontada como fator relacionado a esses tumores, especialmente pela maior frequência em mulheres, associação a alguns tipos de câncer de mama e ao aumento do tumor na gravidez. Algumas infecções virais (SV-40) também foram apontadas, mas não há dados que suportem isso. Pacientes com neurofibromatose tipo 2 têm risco aumentado de meningiomas e outros tumores.

Em geral são tumores de histologia benigna, podendo ter comportamento agressivo. Os casos com histologia atípica ou anaplásicos são mais comuns em homens. Os sintomas e o quadro clínico dependem da localização do tumor, de suas dimensões e da velocidade de crescimento. Em geral, têm crescimento lento, e os sintomas são insidiosos. As manifestações mais comuns são crise convulsiva e cefaleia, mas também é muito comum que seja uma lesão assintomática, encontrada incidentalmente em um exame radiológico por investigação de cefaleia (que muitas vezes não tem relação com o meningioma) ou investigação de outra doença. Nessas situações, é frequente que seja uma lesão pequena. Dependendo da localização, esses casos podem ser acompanhados com exames de imagem periódicos, em especial em pacientes mais idosos e mulheres após a menopausa.

Os meningiomas se originam das células meningoteliais, que costumam se distribuir pelas trabéculas aracnoides e ocorrem primariamente na convexidade, região paraselar e na base do crânio, mas podem produzir grandes massas em outras localizações, incluindo dentro dos ventrículos e ao longo do revestimento da medula espinhal.

É utilizada a graduação de I a III da *World Health Organization* (WHO). Grau I são teoricamente os menos agressivos e com menor risco de recidiva após tratamento cirúrgico. Grau II e grau III teriam maior chance de recorrência e de comportamento mais agressivo. Em geral o grau I são os chamados benignos, o grau II engloba os atípicos, e o grau III, os malignos. A invasão do parênquima cerebral pode ocorrer nos graus I, II ou III. A maioria dos meningiomas é histologicamente benigna. São tratados primariamente com ressecção cirúrgica. Mesmo aqueles pacientes submetidos a uma ampla ressecção do meningioma podem evoluir com recidiva. O grau de ressecção costuma ser utilizado para predizer o paciente que tem maior chance de recidiva (Classificação de Simpson de ressecção cirúrgica). Algumas localizações podem impedir ou dificultar a ressecção como a proximidade ou envolvimento de grandes vasos do parênquima, como por exemplo o seio sagital e o seio cavernoso. Infarto venoso cerebral após a cirurgia ou durante o procedimento (maior risco do segundo ao quinto dia após o procedimento) é uma complicação frequente, em especial nos tumores mais volumosos. O paciente deve ser bem monitorizado no perioperatório, e a vigilância clínica e hemodinâmica deve ser rigorosa. Essa complicação e outras, como infecções, acidente vascular encefálico, crises convulsivas e morte, devem ser discutidos antes do procedimento. Esses riscos são minimizados quando há cuidado pós-operatório adequado, que inclui hidratação intravenosa, uso de heparina de baixo peso molecular (40 mg, via subcutânea, a partir do segundo dia pós-operatório) e mobilização precoce.

Algumas características histológicas, como a presença de atipia, algumas variantes como papilar, rabdóide, meningioma de células claras e alto índice de proliferação celular (Ki-67), se presentes, tornam o paciente elegível para ser considerado tratamento complementar após a cirurgia. Em alguns casos, recomenda-se radioterapia adjuvante ou radiocirurgia. Não ressecar todo o tumor é comum mesmo com neurocirurgiões experientes. Alguns tumores com histologia benigna podem ser irradiados após a cirurgia, no caso de haver lesão residual. Existem diversas técnicas de radioterapia fracionada (3DCRT, IMRT, SRT) que podem ser utilizadas para tumores circunscritos ou mais difusos, e o planejamento é feito visando não apenas o tratamento da lesão, mas a proteção de estruturas intracranianas que não devem receber doses altas de radiação. A radiocirurgia é reservada para casos selecionados e com volumes de lesão relativamente pequenos.

Com relação à quimioterapia, têm sido descritos poucos relatos de boa resposta a alguns agentes em pequenas séries. Podem ser úteis em meningiomas malignos, atípicos ou recorrentes. Até o momento, não há grande estudo que indique uma resposta boa e consistente a qualquer quimioterápico isoladamente. Agentes como CPT-11, temozolamida, hidroxiuréia, tamoxifeno, RU46, ciclofosfamida, doxorrubicina, vincristina e hidroxiprogesterona têm sido desapontadores. Novos agentes como antagonista do receptor da tirosina quinase têm sido estudados. Alfa interferon tem sido usado em meningiomas malignos, e há estudos com outros inibidores moleculares que podem ajudar.

■ GLIOMAS

Os tumores neurogliais representam cerca de 80% das neoplasias primárias sendo derivados de astrócitos, oligodendrogliócitos ou de células ependimárias e são referidos conjuntamente como gliomas. De acordo com essa classificação, os gliomas são divididos em quatro graus histológicos correlacionados com seu comportamento biológico, de modo que os tumores de grau I e II são denominados tumores de baixo grau, e os de grau III e IV são classificados como de alto grau. O astrocitoma pilocítico, que é o glioma mais comum em crianças, é o protótipo de tumor de grau I, enquanto o glioblastoma é o tumor de comportamento mais agressivo (grau IV). Embora essa classificação seja a mais utilizada, o diagnóstico anatomopatológico muitas vezes é difícil, ocorrendo discordâncias em até um terço dos casos quando o diagnóstico é revisado. Outra classificação proposta é a Classificação do Hospital Sainte-Anne (Daumas-Duport), a qual correlaciona os achados clínicos com os de neuroimagem, mas ainda não é utilizada internacionalmente pela comunidade científica. Para os próximos anos aguarda-se uma nova classificação que incorpore os conhecimentos mais recentes da biologia tumoral, conferindo maior valor preditivo e prognóstico.

Os chamados astrocitomas de "baixo grau" possuem um padrão característico de infiltração difusa e atipia celular isolada, o que lhe confere o grau II na classificação da OMS.

Astrocitomas grau I e II

Os astrocitomas grau II representam 25% dos gliomas difusos. A maior incidência desse tumor ocorre na faixa entre 30 a 45 anos, e um episódio de crise convulsiva, acompanhada ou não por sinais focais, costuma abrir o quadro clínico e levar ao diagnóstico.

A ressonância magnética (RM) é o exame de escolha para o diagnóstico desses tumores. A imagem difusa, infiltrativa e sem impregnação pelo contraste é característica dos astrocitomas difusos, porém, em até 40% dos casos, pode corresponder a astrocitomas anaplásicos ou até mesmo glioblastomas.

A história natural dos gliomas de baixo grau se caracteriza por um crescimento lento e contínuo ao longo de anos. Em situações ocasionais pode ocorrer transformação maligna para tumores de maior grau, provavelmente relacionada ao acúmulo de alterações genéticas.

Não se conhece ainda tratamento curativo para o astrocitoma difuso. A conduta nesses pacientes é ainda controversa.

Estudos retrospectivos sugerem que uma ressecção extensa e segura aumente a sobrevida e postergue uma eventual transformação maligna. A cirurgia deve, quando possível, ter como objetivo a remoção de toda a área de realce em T2-FLAIR na RM pós-operatória. Apesar de os gliomas de baixo grau com frequência se localizarem em áreas eloquentes, a ressecção segura em geral é possível, especialmente devido à plasticidade e reorganização cerebral que ocorre frente ao longo tempo de crescimento da lesão.

Nos tumores não acessíveis à ressecção cirúrgica ampla, os métodos de imagem (FDG-PET ou RM com estudo de perfusão) podem auxiliar na escolha do melhor alvo, reduzindo o risco de erros de amostragem nas biópsias estereotáxicas. É importante ressaltar que o procedimento cirúrgico não significa cura para os tumores grau II, portanto, preservar a funcionalidade do paciente deve manter-se como o objetivo principal durante o tratamento.

Alguns aspectos parecem influir favoravelmente no prognóstico dos astrocitomas difusos, tais como menoridade, melhor estado funcional, menor índice de proliferação celular e menor volume de tumor residual pós-operatório.

A radioterapia com 50 a 54 Gy permanece o tratamento padrão para esses gliomas, entretanto, o momento certo para lançar mão dessa terapia permanece incerto. Radioterapia imediata pós-operatória aumenta em 2 anos a sobrevida livre de progressão, porém não modifica a sobrevida global da doença quando comparada à radioterapia realizada tardiamente, no momento da recidiva. O receio quanto aos efeitos deletérios da radioterapia na cognição faz com muitos profissionais optarem por reservar a radioterapia até o recrescimento tumoral comprovado. Logo, contanto que o paciente mantenha-se oligossintomático e com bons fatores prognósticos, a conduta expectante após a cirurgia pode ser uma opção. Nesse caso o paciente deve ser acompanhado rigorosamente, com exames clínicos e de imagem periódicos, que permitam o diagnóstico de progressão.

Estudos clínicos prospectivos vêm tentando definir o uso da quimioterapia para esses tumores, bem como o momento ideal para início. A resposta dos gliomas de baixo grau aos quimioterápicos como temozolomida e PCV tende a ser menor quando comparada aos demais gliomas. Entretanto, a presença da codeleção 1p19q, metilação MGMT e mutação IDH1 são alterações que parecem estar relacionadas a um melhor prognóstico e melhor resposta à quimioterapia (QT).

O manejo desses pacientes, bem como as decisões quanto às opções terapêuticas disponíveis, depende da consideração de todos os fatores descritos aliados à experiência do profissional, mas sempre embasados nas evidências dos estudos clínicos conhecidos.

Astrocitomas anaplásicos e glioblastoma

Os tumores que apresentam, além da atipia celular, sinais de anaplasia e atividade mitótica, são chamados de astrocitomas anaplásicos e recebem o grau III na classificação da OMS. Já aqueles que, além das alterações já descritas, possuam proliferação microvascular e/ou necrose, são classificados como grau IV e conhecidos como glioblastomas.

Os astrocitomas grau III correspondem a aproximadamente 7,5% dos tumores gliais. A maior incidência desse tumor ocorre durante a quarta década de vida, seguida pela terceira década.

Esse tumor em geral se apresenta à RM como uma lesão com captação de contraste com crescimento rápido. Costuma possuir limites mal definidos, efeito expansivo e realce irregular.

O melhor tratamento para pacientes diagnosticados com astrocitoma anaplásico ainda é motivo de discussões e estudos. O manejo desses paciente acaba variando enormemente, desde o tratamento exclusivo com radioterapia, concomitante com quimioterapia, até terapia adjuvante.

A maior parte dos estudos até o momento contempla apenas o tratamento de glioblastomas. Sem um consenso estabelecido, muitos profissionais extrapolam os resultados desses estudos e empregam, nos astrocitomas anaplásicos, os tratamento propostos para os glioblastomas.

O tratamento padrão inclui máxima ressecção cirúrgica com segurança e radioterapia (60Gy). Nos pacientes com tumores inacessíveis à ressecção cirúrgica, a biópsia é útil para confirmar o diagnóstico, embora exista sempre o risco de erros de amostragem. A ressecção ampla tem as vantagens de melhorar a qualidade do diagnóstico histológico, melhorar o efeito expansivo e, consequentemente, reduzir a necessidade de corticosteroides, além de possibilitar citorredução. O papel da extensão da ressecção como fator prognóstico, entretanto, é ainda controverso.

No que diz respeito à radioterapia, algumas modalidades de radioterapia localizada com fonte externa (radiocirurgia estereotáxica) ou implantes (braquiterapia) têm sido utilizadas no tratamento dos astrocitomas malignos em casos selecionados (tumores com diâmetro menor do que 3 a 4 cm, bem delimitados, em regiões acessíveis).

Os gliomas anaplásicos demonstraram-se sensíveis à quimioterapia. Verificou-se que a quimioterapia adjuvante ou neoadjuvante com vincristina (PCV) associada à radioterapia aumenta a sobrevida livre de doença, porém não altera a sobrevida global dos pacientes. Entretanto, esses achados foram baseados em seguimento de curto prazo. Outros estudos estão em andamento considerando um longo prazo de seguimento, a comparação entre quimioterapia e radioterapia isoladas, bem como o status 1p-19q dos pacientes. Isso posto, a decisão quanto ao início do tratamento com quimioterapia e radioterapia, isoladas ou não, ainda é motivo de discussão entre os especialistas. A maior contribuição dos estudos conhecidos até o momento foi, muito provavelmente, a comprovação de que o status 1p-19q, IDH 1 e MGMT são importantes preditores de sobrevida.

A indicação de radioterapia (RT) em pacientes acima de 70 anos e de QT em pacientes acima de 60 a 65 anos é ainda mais discutível e deve ser avaliada caso a caso, pelo maior risco de toxicidade e menor probabilidade de benefício.

A possibilidade de cura completa é remota com as opções terapêuticas disponíveis, em decorrência da heterogeneidade e de características biológicas desses tumores. As alternativas de "controle" do crescimento e a preocupação crescente com a qualidade de vida dos pacientes têm sido a grande motivação na busca de tratamentos menos tóxicos e de mais fácil administração.

Glioblastomas são as lesões malignas do sistema nervoso central (SNC), com crescimento infiltrativo, que correspondem aos astrocitomas grau IV na classificação da OMS. Correspondem a 50% dos gliomas, e a incidência em caucasianos tende a ser o dobro do que em descendentes de africanos ou asiáticos.

O glioblastoma pode se apresentar em qualquer idade, mas o pico de incidência é por volta de 64 anos. Em pacientes mais jovens, o glioblastoma secundário é o mais frequente e possui pico de incidência aos 45 anos.

A etiologia desses tumores permanece incerta, porém há evidências de que exposição à radiação ionizante e predisposição genética sejam fatores de risco já confirmados. Síndromes genéticas como Li Fraumeni, Turcot e Neurofibromatose tipo 1 e 2 possuem, comprovadamente, um maior risco de desenvolvimento de glioblastoma. Outros possíveis fatores causais vêm sendo estudados, como uso de telefones celulares, trauma cranioencefálico e a ingestão de compostos nitrosos.

A maioria dos pacientes com glioblastoma (90%) apresentam uma história clínica com desenvolvimento rápido, em dias ou semanas. Entretanto, em até 10% dos casos, a evolução pode decorrer de uma progressão gradual de um astrocitoma de baixo grau. Nesses pacientes, serão chamados de glioblastomas secundários. Apesar de indistinguíveis histologicamente, o glioblastoma primário e secundário possuem diferenças moleculares relevantes que, em breve, se tornarão rotina durante o estudo imunohistoquímico dessas lesões e serão cruciais na decisão terapêutica.

A apresentação clínica inicial é muito variável e depende, principalmente, da localização da lesão. Sintomas comuns incluem déficits neurológicos focais como afasia, parestesia, alterações visuais, também podem surgir alterações de humor ou comportamento, crises convulsivas e sintomas de hipertensão intracraniana (náusea, vômito e cefaleia). A RM é o exame de escolha para o estudo dessas lesões.

A ressecção cirúrgica é o tratamento inicial de escolha para esses pacientes e pode levar a uma rápida melhora dos sintomas. Entretanto, devido ao seu padrão de crescimento infiltrativo, células tumorais residuais persistem no local apesar de uma aparente ressecção completa macroscopicamente. A localização em áreas eloquentes, bem como o acometimento do corpo caloso, podem impedir uma abordagem cirúrgica mais agressiva. Nos tumores irressecáveis (20% a 30% dos pacientes), a biópsia é realizada e apenas para fins diagnósticos. O planejamento cirúrgico deve ser cuidadoso e envolver todos os métodos de imagem disponíveis como RM funcional e sequências que visualizem áreas funcionais e tratos, sempre como o objetivo de máxima ressecção segura que não repercuta com sequelas aos pacientes.

O tratamento padrão para o paciente com diagnóstico recente de glioblastoma continua sendo a radioterapia com quimioterapia concomitante com temozolomida, seguida por terapia adjuvante com quimioterapia. Esse regime é bem tolerado, mas deve ser acompanhado com cautela, uma vez que pode apresentar hematotoxicidade grave, mas manejável, em cerca de 7% dos casos. A radioterapia em geral engloba à área de realce tumoral mais uma margem delimitada para então planejar a distribuição da radioterapia no alvo. A dose padrão gira em torno de 50 a 60 Gy, em frações de 1,8 a 2,0 Gy.

Já no que diz respeito à quimioterapia, a dose de temozolomida durante a terapia concomitante é de 75 mg/m²/dia, diariamente durante o período de RT. A terapia adjuvante se faz com 150 a 200 mg/m²/dia, por 5 dias, a cada 28 dias em um total de seis a doze ciclos.

Novas medicações vêm sendo amplamente estudadas como coterapia, entre elas os inibidores de integrinas (cilengitide) e o anticorpo anti-VEGF (bevacizumab). Estudos randomizados em fase III procuram elucidar o real benefícios dessas medicações no tratamento dos glioblastomas.

Polímeros biodegradáveis de carmustina (discos ou "wafers"), podem ser implantados no leito tumoral durante a cirurgia, e permanecem liberando a medicação localmente por cerca de 3 semanas. Apesar de considerados seguros de modo geral, o implantes de *wafers* estão associados à aumento do risco de edema, fístula liquórica, infecções intracraniana e convulsões. O benefício da utilização dos implantes como opção terapêutica ainda é motivo de avaliação e constituem uma limitação para a avaliação por neuroimagem.

O manejo do pacientes idosos também permanece motivo de discussão entre os especialistas. O fracionamento da RT, bem como a redução no tempo de tratamento, em geral são preferíveis nos pacientes idosos. O benefício da radioterapia e quimioterapia isoladas para esses pacientes vem sendo amplamente discutido, mas ainda sem um consenso estabelecido. Vale ressaltar que a idade por si só não determina a decisão terapêutica para esses doentes, e, cada vez mais, a *performance* dos pacientes torna-se muito mais relevante nas tomadas de decisões.

Nos casos de aparente recidiva do glioblastoma, o real recrescimento do tumor deve ser distinguido dos casos de pseudoprogressão. A pseudoprogressão é uma reação ao tratamento, em geral relacionada ao regime de radioterapia com temozolomida (TMZ), que pode manifestar-se como um aumento na área de contraste ou do edema visualizados na RM. Essa reação tecidual local é desencadeada por um aumento na permeabilidade vascular e infiltração inflamatória, induzidos pelo tratamento, que resulta em edema e geralmente apresenta remissão espontânea. O melhor entendimento e a avaliação dessas alterações, através de múltiplas técnicas de imagem, pode prevenir que pacientes sejam submetidos a intervenções cirúrgicas desnecessárias, assim como à interrupção precoce do tratamento adjuvante.

Oligodendrogliomas e oligoastrocitomas

Os oligodendrogliomas representam 2,3% dos tumores cerebrais. De acordo com a classificação da OMS, os oligodendrogliomas são divididos em 3 subtipos: 1. Não maligno (oligodendroglioma), puramente oligodendroglial; 2. Misto (oligoastrocitoma), com componente astroglial associado; e 3. Maligno (anaplásico), considerado grau III. Já entre os patologistas, entretanto, os oligodendrogliomas são divididos em duas classes: aqueles com ou sem alterações características de anaplasia.

As variantes anaplásicas correspondem a apenas 10% dos oligodendrogliomas em sua apresentação inicial, no entanto, pode haver progressão para a variante anaplásica em até 50% dos oligodendrogliomas recorrentes. Já entre todos os gliomas malignos, os oligodendrogliomas e oligoastrocitomas anaplásicos correspondem à cerca de 7,4% dos casos.

Oligodendrogliomas anaplásicos podem ser facilmente confundidos com glioblastomas, todavia, novos marcadores moleculares têm ajudado nessa distinção, como a deleção 1p19q e a expressão do gene OLIG1/2. A constatação de algumas dessas características moleculares confere peculiaridades clínicas a esses tumores.

De modo geral, os oligodendrogliomas e oligoastrocitomas tornaram-se alvo de grande interesse em neuro-oncologia, a partir das observações de que esses tumores apresentavam respostas à quimioterapia e sobrevida mais favoráveis quando comparados com os astrocitomas. Essas diferenças foram associadas à perda alélica (*LOH*) do cromossomo 1p e/ou 19q. Os estudos atuais comprovaram que os pacientes com a deleção 1p19q, por exemplo, tendem a responder melhor à quimioterapia e a apresentar uma sobrevida global superior, independe do tratamento realizado. A análise cromossômica tende a se tornar, portanto, um passo essencial nas decisões terapêuticas e na avaliação do prognóstico destes pacientes.

Com um pico de incidência a partir da quarta década de vida, o quadro clínico dos oligodendrogliomas e oligoastrocitomas não difere muito dos astrocitomas. A cefaleia costuma ser o sintoma inicial em pelo menos 70% dos pacientes. Vale ressaltar que em até 50% dos casos, o primeiro sintoma pode ser hemiparesia, alteração do nível de consciência e crises convulsivas. Os sintomas ocorrem, em média, até 24 meses antes do diagnóstico da doença.

No que diz respeito aos exames de imagem, o oligodendroglioma anaplásico costuma se apresentar à tomografia computadorizada (TC) de crânio como uma imagem hipodensa, circunscrita e com calcificações em até 70% dos casos. Na RM, a imagem é hipointensa em T1 e hiperintensa em T2. Assim como os glioblastomas, pode estar associado à edema perilesional, necrose e ao realce por contraste. O envolvimento cortical e hemorragias espontâneas também são observados com mais frequência, quando comparados com os astrocitomas.

No que tange o tratamento dos oligodendrogliomas e oligoastrocitomas de baixo grau, as recomendações seguem essencialmente aquelas preconizadas para os astrocitomas difusos. Conforme recomendação da *National Compherensive Cancer Network* (NCCN) 1.2015, de início o tratamento inclui a máxima ressecção cirúrgica segura possível. Uma vez operado, se o paciente não apresentar maiores fatores de risco (> 40 anos e ressecção parcial), a conduta pode ser tanto expectante quanto iniciar radioterapia fracionada ou quimioterapia isoladas. Já naqueles pacientes de alto risco, preconiza-se a RT com quimioterapia adjuvante com PCV-*lomustina, procarbazina e vincristina* (nível I) ou TMZ (nível IIB). A QT concomitante e adjuvante com TMZ também pode ser utilizada, por sua vez, com nível IIB de evidência. Vale ressaltar que, no caso da conduta expectante, esse paciente deve ser acompanhado de perto e com exames de imagem periódicos frequentes.

Para as variantes anaplásicas desses tumores, estratifica-se o tratamento dependendo da presença ou não da codeleção 1p-19q. Nos pacientes com a codeleção o tratamento adjuvante pode ser feito com radioterapia fracionada associada à quimioterapia com PCV ou TMZ, ou quimioterapia isoladamente (IIB). Já nos pacientes sem a codeleção 1p-19q, utiliza-se a radioterapia fracionada isolada, associada à temozolomida ou esquema de quimioterapia isolada, com PCV ou TMZ.

É importante lembrar que os pacientes devem ser acompanhados de perto devido à potencial toxicidade dos quimioterápicos. A lomustina, assim como da carmustina, apresenta toxicidade predominantemente hematológica e pulmonar e é também cumulativa. Quanto à vincristina, são comuns leucopenia, neuropatias periféricas e obstipação intestinal, além de alopecia. É importante lembrar também, que além da toxicidade hematológica e das náuseas e vômitos, a procarbazina tem efeito inibidor da MAO (monoamino oxidase) e, portanto, os pacientes devem ser orientados a seguir dieta com restrição de alimentos contendo tiramina.

A temozolomida também pode apresentar toxicidade hematológica, principalmente com leucopenia e plaquetopenia.

O acompanhamento desses pacientes deve ser feito com RM de duas a seis semanas após a RT e, depois, a cada dois a quatro meses nos tumores de alto grau. Naqueles de baixo grau, a RM pode ser realizada a cada três a seis meses.

Ependimomas

São neoplasias raras em adultos, predominando nas crianças. Nelas, correspondem de 6% a 12% das neoplasias intracranianas, sendo que nas menores de três anos, podem chegar a 30%. Podem ocorrer em qualquer localização, sendo mais frequente na fossa posterior. Em geral, lesões nesta topografia causam hidrocefalia e hipertensão intracraniana, que se manifestam por cefaleia, náuseas, vômitos e rebaixamento do nível de consciência de forma aguda (dias ou horas) ou subaguda (em geral não mais de três meses de sintomas antes do diagnóstico). Podem haver outros sintomas e em crianças muito jovens, especialmente abaixo de 2 anos, em que as suturas dos ossos do crânio ainda não estão fechadas, é comum haver irritabilidade, letargia e neuropatias cranianas. Cerca de 5% das crianças (menos em adultos) têm doença disseminada ao diagnóstico (metástases leptomeníngeas). Assim, todo o neuroeixo deve ser investigado (idealmente por ressonância magnética) em todos os pacientes, mesmo na ausência de sintomas a distância. O tratamento é eminentemente cirúrgico, podendo ser seguido de radioterapia em alguns casos. O sucesso da cirurgia depende da localização e está diretamente relacionado com o prognóstico desse tumor. O estudo por RM nas primeiras 48 horas após a cirurgia deve fazer parte da avaliação pós-operatória de rotina para determinar a extensão da ressecção. Histologicamente, graduamos essa neoplasia em dois tipos: ependimoma e ependimoma anaplásico, tendo este último maior probabilidade de ter comportamento mais agressivo. Em qualquer dos tipos, a extensão da ressecção é o fator prognóstico mais importante. Quando há remanescente tumoral, se possível, uma nova abordagem neurocirúrgica é proposta (*second-look*), antes de considerar quimioterapia ou radioterapia. O tratamento de crianças costuma ser mais agressivo do que em adultos. Nas crianças com boa ressecção, costuma-se irradiar o leito operatório, mas não todo o neuroeixo como nos meduloblastomas (também tumores mais frequentes na faixa etária pediátrica). Nos adultos, só há indicação de irradiação do leito tumoral se houver lesão que não foi possível ressecar. Há pouca evidência que suporte o tratamento com quimioterapia adjuvante de rotina, pois não mostrou aumento na sobrevida livre de doença nos pacientes que receberam radioterapia. Em alguns casos de recidiva, é considerado reirradiar, antes de iniciar outros tratamentos.

■ LINFOMA PRIMÁRIO DO SISTEMA NERVOSO CENTRAL

O linfoma primário do sistema nervoso central (PCNSL) é um tumor relativamente raro, representando menos de 5% das neoplasias intracranianas. De modo diferente do linfoma sistêmico, o PCNSL é restrito ao parênquima cerebral, aos leptomeninges, olhos e à medula espinhal. Em geral são linfomas não Hodgkin difuso de grandes células B. Apresentam forte associação com a imunodeficiência, como transplantados renais, pacientes HIV positivos ou aqueles com imunodeficiência congênita. Podem ocorrer também em pacientes imunocompetentes, por volta da quinta e sexta décadas de vida, e a incidência nestes tem aumentado. Nos pacientes com imunodeficiência, se associam a infecção pelo vírus Epstein-Barr (EBV).

O PCNSL é extremamente agressivo, apresentando, assim, alta velocidade de crescimento. A duração dos sintomas antes do diagnóstico costuma ser de apenas um a três meses, refletindo a velocidade de crescimento. Os primeiros sintomas, que são semelhantes tanto no imunocompetente como no imunocomprometido, caracterizam-se por alterações cognitivas e comportamentais, podendo haver déficits focais. Crise convulsiva como primeira manifestação clínica é pouco frequente.

Diante da suspeita clínica, além de estudo por RM (incluindo coluna em alguns casos), são necessários uma investigação complementar com estudo citológico do líquido cefalorraquidiano (e pesquisa de células neoplásicas), tomografias de tórax, abdome e pelve, exame oftalmológico com lâmpada de fenda, ultrassonografia de testículo (especialmente naqueles acima de 60 anos), sorologia para HIV, biópsia de medula óssea e FDG-PET corporal. Nos pacientes com suspeita clínica e radiológica é importante que não seja utilizado corticosteroide, se possível até que se realize a biópsia, já que não é incomum o desaparecimento do tumor em resposta a corticoterapia, dificultando o diagnóstico e retardando o tratamento.

Devido à sua natureza infiltrativa e multifocal, a ressecção cirúrgica extensa não tem a mesma importância observada nos outros tumores primários do SNC e pode ser acompanhada de acentuada morbidade. Desta forma, a biópsia permite o diagnóstico definitivo e é o procedimento de escolha nos casos suspeitos.

O linfoma primário do sistema nervoso central é sensível à radioterapia e à quimioterapia, entretanto a sobrevida permanece baixa, e muitas drogas ainda continuam sem um consenso definido de esquema ideal. Por ser uma doença rara, os estudos apresentam limitações. O tratamento aumenta consideravelmente a sobrevida. A cirurgia de ressecção total permanece sem evidencia de benefício, podendo aumentar a morbidade, recomendando-se apenas biópsia na maioria dos casos. Cirurgias mais amplas somente são recomendadas se o paciente apresentar efeito expansivo importante e uma descompressão de urgência for necessária. Se o diagnóstico for firmado após a cirurgia, a definição do tratamento adjuvante é avaliada caso a caso. Podemos utilizar radioterapia de modo isolado, quimioterapia com radioterapia, esquemas de quimioterapia (optando por drogas de primeira linha), imunoterapia (baseada em rituximabe) e ainda quimioterapia em altas doses com transplante autólogo de células tronco. Se o paciente tiver uma imunodeficiência, o tratamento desta é fundamental. Há relatos de resposta ao tratamento exclusivo com antirretrovirais em altas doses. Nesses pacientes, a QT é ainda controversa.

A RT de todo o encéfalo, apesar da boa resposta clínica e radiológica, na maioria dos pacientes apresenta recidiva após doze a dezoito meses, e seus efeitos deletérios tardios também não são incomuns, em especial nos pacientes mais idosos, levando a quadros demenciais progressivos e incapacitantes. Doses de 40 a 50 Gy são utilizadas, com o maior fracionamento possível (2 Gy ou menos). A RT em combinação com a quimioterapia aumenta as taxas de remissão. A sobrevida livre de doença pode chegar a 40 meses. Estão sendo estudadas doses menores de RT. A QT baseia-se em altas doses de metotrexato (MTX), e a maioria dos autores considera a QT intratecal desnecessária. Há esquemas com MTX em altas doses isoladamente (monoterapia) e outros em combinação com outras drogas. A opção de adiar a RT ou reduzir a dose naqueles pacientes que apresentam resposta completa à QT (especialmente acima de 60 anos), em decorrência da elevada neurotoxicidade, é motivo de grande interesse. Irradiação de todo o neuroeixo não é recomendada, a despeito de ser comum a disseminação microscópica pelo líquor. Radioterapia estereotáxica também não é recomendada para o PCNSL.

■ TUMORES DA REGIÃO DA PINEAL

Os tumores da região pineal incluem tumores da linhagem germinativa (germinomas, teratomas, carcinomas embrionários e coriocarcinomas), tumores do parênquima da pineal (pineocitomas e pineoblastomas) e gliomas. Assim, apesar de ocorrerem na mesma topografia, é um grupo heterogênio em relação a histologia, história natural e resposta às terapias. Representam apenas 1,2% de todos os tumores primários do SNC, sendo, portanto, raros. Existem ainda cistos comuns nessa região, os cistos simples de pineal, que não devem ser confundidos com as neoplasias que vamos comentar, pois não necessitam intervenção, apenas seguimento radiológico.

A maioria dos pacientes com tumores nessa região apresenta-se clinicamente com sintomas de hidrocefalia obstrutiva (cefaleia, náuseas/vômitos, letargia e sintomas de compressão de tronco). Além do exame radiológico por RM (em alguns casos de todo o neuroeixo), é necessária dosagem sérica de marcadores tumorais de células germinativas, bem como a pesquisa destes no líquor. O aumento importante de gonadotrofina coriônica humana (beta-hCG), por exemplo, indica coriocarcinoma, ao passo que leves aumentos dessa mesma substância falam a favor de germinoma. Elevação de alfa feto proteína (AFP) é sugestiva de alguns tipos de carcinomas embrionários.

A abordagem terapêutica é difícil e, no passado, eles eram considerados irressecáveis. Alguns tumores dessa região podem ser tratados com RT isolada, pois apresentam boa resposta. Durante longo tempo, tais tumores eram tratados empiricamente com RT, sem cirurgia ou biópsia prévia.

Entretanto, muitas lesões nessa topografia (cerca de 30%) são benignas e podem ser tratadas apenas com cirurgia, não havendo a necessidade de expor o paciente aos efeitos da radiação. O tratamento ideal baseia-se na abordagem cirúrgica ou biópsia, seguida de RT, associada ou não a QT, dependendo do diagnóstico histológico. Radiocirurgia estereotáxica é uma opção na presença de contraindicações à cirurgia. Atualmente, a irradiação sem diagnóstico histopatológico firmado é usada em pouquíssimos e selecionados casos.

Os germinomas são as neoplasias mais frequentes na região da pineal. Quando esse diagnóstico é feito por biópsia, o tratamento padrão é a RT e os resultados são bons, exceto em raros casos em que há componente de sinciciotrofoblasto e pode haver disseminação. A maioria dos germinomas incide em adolescentes do sexo masculino ou homens jovens. Quando ocorre em criança muito jovem, a RT pode ser postergada, pois classicamente respondem bem à QT. Naquelas que apresentem resposta completa à QT, a RT pode ser adiada, desde que com acompanhamento rigoroso.

■ MEDULOBLASTOMAS E OUTROS TUMORES NEUROECTODÉRMICOS PRIMITIVOS

Os meduloblastomas são tumores malignos que incidem preferencialmente em crianças, na fossa posterior ou em outros locais do sistema nervoso central (SNC), em que recebem a denominação de tumores neuroectodérmicos primitivos (PNET). Nas crianças, representa quase 20% de todos os tumores primários malignos do SNC, e, nos adultos, esse percentual é bem menor (menos de 1%). São bem comuns nas primeira década de vida, por volta dos 5 aos 7 anos, e raros no primeiro ano de vida. Há discreto aumento da prevalência no sexo masculino. Algumas síndromes genéticas familiares têm aumento da incidência desses tumores, como a síndrome de Turcot, a síndrome de Gorlin e a síndrome de Li-Fraumeni.

Existem diferentes subtipos histológicos, bem como quatro subgrupos biologicamente distintos. Na maioria das séries de pacientes adultos com meduloblastoma, a variante histológica costuma ser mais frequentemente desmoplásica e a localização hemisférica.

O quadro clínico depende da localização. Nas crianças, a apresentação costuma ser bem aguda (dias a poucas semanas). A RM é o exame de escolha por sua maior sensibilidade para avaliar as lesões de fossa posterior.

Ao diagnóstico, por seu alto risco de disseminação, deve ser realizada coleta do líquido cefalorraquidiano (LCR) com pesquisa de células tumorais, RM do neuroeixo e, em caso de suspeita clínica, deve ser feito o estadiamento sistêmico, de preferência com PET CT. A ressecção cirúrgica deve ser a mais ampla possível. O grau de ressecção tem significado prognóstico. Uma RM pós-operatória deve ser adquirida o quanto antes (primeiras 48 horas) para que possa ser avaliado o grau de ressecção. Se realizada tardiamente, não permite a diferenciação entre lesão residual e sinais inflamatórios decorrentes da manipulação cirúrgica. Lesões residuais menores que 1,5 cm^3 não afetam o desfecho. Após alguns dias da cirurgia, RT de todo o neuroeixo, com dose maior na fossa posterior (*boost*) é o tratamento considerado padrão nesses pacientes, com exceção das crianças menores de 3 anos.

O planejamento da quimioterapia (QT) adjuvante varia de acordo com a avaliação de risco. De alto risco seriam crianças menores de três anos, com ressecção parcial, ou disseminação (leptomeníngea ou sistêmica). De baixo risco seriam crianças maiores de três anos, sem doença residual ou metástase a distância identificada. Crianças de menor risco podem ser tratadas com dose menor de radiação para minimizar os efeitos deletérios dessa terapêutica, seguido de QT baseada em cisplatina. Alto risco deve receber dose maior de radiação e outro regime de quimioterapia adjuvante. O uso da QT ajuda a reduzir os efeitos deletérios da RT, tanto neurológicos como sistêmicos. O uso de QT também tem evidência de remissão temporária nas recidivas, sugerindo a possibilidade de prolongar a sobrevida. Quando há recorrência intracraniana do tumor, o local mais frequente é onde estava primariamente a lesão. Algumas crianças muito jovens podem se beneficiar se a RT for postergada, utilizando a QT com essa finalidade. Há relatos de remissão com QT de modo isolado, usando indução sistêmica seguida de altas doses de quimioterapia com transplante autólogo de células tronco. Para o tratamento de adultos, em nosso serviço, temos utilizado um dos vários esquemas de QT propostos com ifosfamida e etoposide seguidos de carboplatina e vincristina por um a dois ciclos antes da RT, sem, contudo, retardar o início da mesma. O mesmo esquema também é utilizado para prolongar a sobrevida dos pacientes nas recidivas após radioterapia.

■ TUMORES SECUNDÁRIOS (METASTÁTICOS) DO SISTEMA NERVOSO

As metástases são os tumores intracranianos mais frequentes no adulto, ocorrendo em até 40% dos pacientes com câncer, dependendo da série estudada. A incidência aumenta de acordo com o aumento da sobrevida dos pacientes com câncer, com o aumento do envelhecimento populacional e o advento de melhores exames de diagnóstico.

As metástases podem estar associadas a qualquer tipo de câncer sistêmico. A maioria delas tem origem nos carcinomas de pulmão (carcinoma de pequenas células e adenocarcinoma) e de mama, melanomas, carcinomas de rim, cólon e reto. O melanoma é o que mais tem propensão a evoluir com metástase intracraniana, acometendo cerca de 40% a 50% dos pacientes com melanoma. Porém o câncer de pulmão é mais prevalente na população geral, sendo, portanto, o mais relacionado. A ocorrência de metástases de origem desconhecida é relativamente frequente (até 15%), em especial nas séries de serviços neurocirúrgicos (até 40%).

Em geral, apresentam-se como lesões múltiplas na neuroimagem, ainda que os sintomas iniciais sejam decorrentes de apenas uma delas. Cerca de 50% a 80% dos pacientes com metástases tem lesões múltiplas. É raro termos lesão única e, se o paciente se apresentar com lesão única e não tiver sitio primário conhecido de câncer sistêmico, outros diagnósticos devem ser pensados do início. Melanoma é o que tem a maior tendência de produzir múltiplas lesões, ao passo que câncer renal está mais associado a lesão única. É importante ressaltar também que os pacientes com câncer sistêmico conhecido podem apresentar massas intracranianas que, em alguns casos, não são metástases.

Os sintomas das metástases dependem da localização, do tamanho e do número de lesões, assim como da velocidade de crescimento e da presença de complicações. Apresentam-se em geral de forma subaguda e progressiva, embora possam ter início abrupto, como no caso de crises epilépticas ou hemorragia intratumoral aguda. É mais comum encontrarmos cefaleia, déficits focais, déficits cognitivos, crises epilépticas e ataxia, que eventualmente podem ser a primeira manifestação clínica de tumor primário desconhecido. Metástases assintomáticas, encontradas apenas em necrópsias ou por ocasião do estadiamento são comuns. Cerca de 30% dos pacientes são assintomáticos.

A RM com contraste é o método ideal para o diagnóstico, por ser mais sensível do que a TC, em especial no comprometimento da fossa posterior, fornecendo melhores informações com relação à localização anatômica, aos diagnóstico diferencial e em particular ao número de lesões, dado fundamental para as decisões terapêuticas. Histologicamente, podem invadir o parênquima ou estruturas circunjacentes, embora macroscopicamente, com frequência, sejam bem delimitadas. Em geral, metástases são menos infiltrativas que os tumores primários mais agressivos do sistema nervoso central.

O tratamento das metástases parenquimatosas, assim como nos tumores primários, compreende o tratamento sintomático e o tratamento específico. O tratamento deve iniciar-se sempre com estabilização neurológica do doente, por meio do controle da hipertensão intracraniana (HIC) e das crises epilépticas. Crises epilépticas podem ocorrer em até 25% dos pacientes e dependem da localização e do tipo de tumor.

As opções de tratamento são cirurgia e tratamento radioterápico ou uma combinação entre eles. Nas últimas décadas obtivemos diversos avanços no tratamento da metástases, sendo uma das áreas mais estudadas na neuro-oncologia, o que tem influenciado no desfecho dos pacientes. A escolha do tratamento irá depender do número de lesões, da histologia, do estadiamento sistêmico e do estado funcional do paciente. No passado, os pacientes com metástases intracranianas tinham sempre um prognóstico muito ruim, independente do controle da doença sistêmica.

A cirurgia é o principal tratamento das metástases intracranianas e o único método capaz de permitir diagnóstico histológico e produzir alivio sintomático com mais rapidez. O aprimoramento da técnica cirúrgica tem reduzido o risco de disseminação local e leptomeníngea. Classicamente, recomenda-se sempre que a metástase for única, em localização acessível, em pacientes com bom estado funcional e doença sistêmica controlada, em especial quando o volume da lesão for relativamente grande e quando houver efeito expansivo ou hidrocefalia. Cerca de 30% dos pacientes apresentam metástase única, entretanto, quase metade deles não tem indicação cirúrgica pelo fato de as lesões serem inacessíveis ou de a doença sistêmica ser disseminada. Em algumas situações de mais de uma metástase, porém não mais de três, os benefícios da ressecção cirúrgica têm sido demonstrados quando o paciente apresenta boa condição sistêmica e dependendo do tipo histológico suposto (em especial tumores radiorresistentes como melanoma, carcinoma renal e de cólon).

A RT realizada após a cirurgia (tridimensional em todo o crânio ou na forma milimétrica da radiocirurgia) reduz o risco de recidiva local e a distância, bem como a morte por causa neurológica, quando comparada com a cirurgia isolada. A radioterapia de todo o encéfalo é usada principalmente no contexto de múltiplas metástases, em especial naquelas radiossensíveis, como o câncer de pulmão. Pode ser usada após cirurgia ou mesmo isoladamente. É o único tratamento capaz de controlar bem as micrometástases ou aquelas muito pequenas. A maior desvantagem é a exposição do cérebro normal à radiação, com diversos efeitos desfavoráveis. Os efeitos dependem da dose total de radiação e do seu fracionamento e incluem perda de cabelo, cefaleia, náuseas e vômitos, letargia, radionecrose, edema cerebral, atrofia, leucoencefalopatia e quadros demenciais. Um dos grandes avanços que minimizam a chance de evolução para demência – um dos mais incapacitantes efeitos colaterais – é o uso da técnica VMAT (Arco Volumétrico com Intensidade Modulada), que permite proteção ao hipocampo, estrutura relacionada à memória. Tradicionalmente, o paciente é exposto a dez sessões de 3 Gy. O fracionamento de quinze doses de 2 Gy tem sido utilizado em grandes centros nos pacientes com boa *performance* funcional.

A radioterapia localizada com fonte externa (radiocirurgia estereotáxica utilizando acelerador linear ou *gamma-knife*) é uma alternativa ao tratamento cirúrgico. A indicação dessa modalidade é para os pacientes que apresentam menor número de metástases, com diâmetro inferior a 3 ou 4 cm, em localizações de difícil acesso cirúrgico, bem como pacientes com lesão residual depois da ressecção cirúrgica. Quanto menor o volume tumoral, maior a chance de controle da lesão. Além do volume da lesão, deve ser considerado o possível tipo histológico, pois, como já mencionado, alguns tumores respondem pobremente a radiação. Outra indicação possível é a complementação de radioterapia externa de todo o encéfalo nos pacientes com micrometástases associadas com metástases de maior diâmetro, que apresentam menor probabilidade de resposta à RT convencional, assim como nas metástases recorrentes após RT convencional. A radiocirurgia pode ser uma boa opção também nos pacientes com comorbidades clínicas que limitam a indicação cirúrgica. A radiocirurgia isolada ou associada com a RT de todo o encéfalo tem apresentado resultados superiores em relação ao controle local e qualidade de vida, quando.

A radioterapia externa convencional é o tratamento de escolha nos pacientes com metástases múltiplas (que correspondem a cerca de dois terços dos casos) ou metástase única com doença sistêmica disseminada. Pacientes com expectativa de vida muito curta, entretanto, em geral não são submetidos a radioterapia e recebem apenas tratamento de suporte.

A quimioterapia pode ser utilizada sempre que houver medicações viáveis, em pacientes pouco sintomáticos, de preferência antes do uso de corticosteroides (que restabelecem parcialmente a barreira) e da RT (quando o suprimento sanguíneo do tumor ainda está preservado) ou concomitantemente a ela, na esperança de potencial efeito sinérgico entre ambas. Entre os quimioterápicos utilizados incluem-se a cisplatina e o etoposide e, mais recentemente, a temozolomida (para as metástases de melanoma e de carcinoma pulmonar de pequenas células) e o topotecano (nos casos de tumor pulmonar de pequenas células).

Nos pacientes com metástases parenquimatosas sem tratamento específico, a sobrevida mediana é de cerca de dois meses, e o óbito, em mais da metade dos pacientes, decorre ou da progressão sistêmica ou neurológica. Vários estudos sugerem os seguintes fatores como indicativos de prognóstico favorável: melhor estado funcional (*Karnofsky Performance Status* ≥ 70), metástase única, ausência de metástases sistêmicas, controle do tumor primário e idade menor que 60 a 65 anos.

■ BIBLIOGRAFIA CONSULTADA

1. Agazzi S, Pampallona S, Pica A, Vernet O, Regli L, Porchet F, et al. The origin of brain metastases in patients with a undiagnosed primary tumour. Acta Neurochir (Wien). 2004;146:153-7.
2. Anton K, Baehring JM, Mayer T. Glioblastoma multiforme overview of current treatment and future perspectives. Hematol Oncol Clin North Am. 2012;26(4):825-53.
3. Bhagavathi S, Wilson JD. Primary Central Nervous System Lymphoma. Arch Pathol Lab Med. 2008;132:1830-4.
4. Buckner JC, Brown PD, O'Neill BP, Meyer FB, Wetmore CJ, et al. Central Nervous System Tumors. Mayo Clin Proc. 2007;82(10):1271-86.
5. Chandana SR, Movva S, Arora M, Singh T. Primary brain tumors in adults. Am Fam Physician. 2008;77(10):1423-30.
6. Chiang AC, Massague J. Molecular basis of metastasis. N Engl J Med. 2008;359:2814-23.
7. De Angelis L, Posner JB. Intracranial metastases. IN: Neurologic complications of câncer. Edited by De Angelis L, Posner J. New York: Oxford University Press, 2009. p.141-93.
8. Figarella-Branger D, Colin C, Coulibaly B, Quilichini B, Maues De Paula A, Fernandez C, et al. Classification histologique et moléculaire dês gliomes. Rev Neurol. 2008;I64:505-15.
9. Fokas E, Steinbach JP, Rödel C. Biology of brain metastasis and novel target therapies: time to translate the research. Biochim Biophys Acta. 2013;1835(1):61-75.
10. Gaspar L, Scott C, Rotman M, Asbell S, Phillips T, Wasserman T, et al. Recursive portioning analysis (RPA) of prognostic factors in three Radiation Therapy Oncology Group (RTOG) brain metastases trials. Int J Radiat Oncol Biol Phys. 1997;37:745-51.
11. Jebjubsib MD, Haylock B, Shenoy A, Husband D, Javadpour M. Management of cerebral metastasis: Evidence-based approach for surgery, stereotactic radiosurgery and radiotherapy. Eur J Cancer. 2011;47:649-55.
12. Johung KL, Yao X, Li F, Yu JB, Gettinger SN, Goldberg S, et al. A clinical model for identifying radiosensitive tumor genotypes in non-small cell lung cancer. Clin Cancer Res. 2013;19:5523-32.
13. Kleihues P, Burger PC, Aldape KD, Brat DJ, Biernat W, et al. Glioblastoma. In: Louis DN, Ohgaki H, Wiestler OD, Cavenee WK. WHO Classifcation of Tumours of the Central Nervous System. Lyon: IARC, 2007. p.33-49.
14. Klos KJ, O'Neill BP. Brain metastases. Neurologist. 2004;10:31-46.
15. Nayak L, Lee EQ, Wen PY. Epidemiology of brain metastases. Curr Oncol Rep. 2012;14:48-54.
16. Omay SB, Piepmeier JM, Knisely JPS. Low-grade gliomas, when and how to treat. Hematol Oncol Clin North Am. 2012;26(4):797-809.
17. Patchell RA, Tibbs PA, Walsh JW, Dempsey RJ, Maruyama Y, Kryscio RJ, et al. A randomized trial of surgery in the treatment of single metastases to the brain. N Engl J Med. 1990;322:494-500.
18. Pinkham MB, Whitfield GA, Brada M. New Developments in intracranial stereoctactic Radiotherapy for metastases. Clin Oncol (R Coll Radiol). 2015;27(5):316-23.
19. Polyzoidis KS, Miliaras G, Pavlidis N. Brain metastasis of unknown primary: a diagnostic and therapeutic dilemma. Cancer Treat Rev. 2005;31:247-55.
20. Ricard D, Idbaih A, Ducray F, Lahutte M, Hoang-Xuan K, Delattre JY. Primary brain tumors in adults. Lancet. 2012;379(9830):1984-96.
21. Riemenschneider MJ, Reifenberger G. Molecular neuropathology of gliomas. Int J Mol Sci. 2009;10:184-212.
22. Roser F, Honegger J, Schuhmann MU, Tatagiba MS. Meningiomas, nerve sheath tumors, and pituitary tumors: diagnosis and treatment. Hematol Oncol Clin North Am. 2012;26(4):855-79
23. Seoane, J, De Mattos-Arruda L. Brain metastasis: New opportunities to tackle therapeutic resistance. Mol Oncol. 2014;8:1120-31.
24. Shehata MK, Young B, Reid B, Patchell AR, St Clair W, Sims J, et al. Stereotatic radiosurgery of 468 brain metastases or= 2cm: implications for SRS dose and whole brain radiation therapy. Int J Radiat Oncol Biol Phys. 2004;59:87-93.
25. Soffietti R, Cornu P, Delattre JY, Grant R, Graus F, Grisold W, et al. EFNS Guidelines on diagnosis and treatment of brain metastases: report of a EFNS Task Force. Eur J Neurol. 2006;13:674-81.

26. Sperduto PW, Kased N, Roberge D, Xu Z, Shanley R, Luo X, et al. Summary report on the graded prognostic assessment: an accurate and facile diagnosis-specific tool to estimate survival for patients with brain metastases. J Clin Oncol. 2012;30:419-25.
27. Sperduto PW, Kased N, Roberge D, Xu Z, Shanley R, Luo X, et al. Effect of tumor subtype on survival and the graded prognostic assessment for patients with breast cancer and brain metastases. Int J Radiat Oncol Biol Phys. 2012;82:211-2117.
28. Vecht CJ, Haaxma-Reiche H, Noordijk EM, Padberg GW, Roormolen JH, Hoekstra FH, et al. Treatment of single brain metastasis: radiotherapy alone or combined with neurosurgery? Ann Neurol. 1993;33:583-90.

capítulo 18

Selma Montosa da Fonseca

Intervenções de Enfermagem em Neuroncologia

■ INTRODUÇÃO

O câncer é uma doença crônica degenerativa de desenvolvimento multifatorial: fatores intrínsecos e extrínsecos contribuem para seu aparecimento. Assim, os hábitos de vida das populações contribuem para que a doença se desenvolva, porém os fatores genéticos também podem determinar o aparecimento ou não da patologia.

Dentre as modalidades de tratamento loco-regionalizadas temos a radioterapia e a cirurgia, e, na modalidade sistêmica, a quimioterapia. Em diferentes proporções, as diversas modalidades de tratamento para o câncer são geradoras de necessidades das esferas biopsicossociais nos pacientes, proporcionando aos enfermeiros possibilidades diversificadas de intervenção.

As últimas estimativas do Instituto Nacional de Câncer para a incidência dessa doença em nosso país segundo recente relatório da Agência Internacional para Pesquisa em Câncer (IARC)/OMS, mostra que o impacto global do câncer mais que dobrou em trinta anos. O contínuo crescimento populacional, bem como seu envelhecimento, afetará de forma significativa o impacto do câncer no mundo. Esse impacto recairá principalmente sobre os países de médio e baixo desenvolvimento, onde metade dos casos novos e cerca de dois terços dos óbitos por câncer ocorrerão. No Brasil, a estimativa para o ano de 2014, que será válida também para o ano de 2015, aponta para a ocorrência de aproximadamente 576 mil casos novos, incluindo os de pele não melanoma, reforçando a magnitude do problema do câncer em nosso país. Os tipos mais incidentes na população brasileira serão: câncer de pele não melanoma (182 mil casos novos), seguido pelos tumores de próstata (69 mil), mama feminina (57 mil), cólon e reto (33 mil), pulmão (27 mil), estômago (20 mil) e colo de útero (15 mil), acompanhando o mesmo perfil da magnitude observada para a América Latina.

A incidência dos tumores do sistema nervoso central aumentou na última década e aparece como o segundo tipo de câncer mais incidente na pediatria, correspondendo a 25% das neoplasias em crianças com menos de 15 anos. O segundo pico de incidência desses tumores é no final da idade adulta, nas sétima e oitavas décadas.

Os tumores do sistema nervoso central se dividem em primários ou metastáticos, podendo ser cerebrais ou da medula espinhal. Suas manifestações incluem sinais e sintomas relacionados com o intelecto, mudança de personalidade, labilidade de humor, memória, atividade motora, fala, visão, audição, equilíbrio, edema cerebral, hidrocefalia, aumento da pressão intracraniana, convulsão, cefaleias, náusea e vômitos, diminuição da concentração e da função psicomotora, déficits neurológicos focais, deslocamento de estruturas cerebrais (herniação), compressão medular, lesão das raízes nervosas e oclusão de vasos sanguíneos espinhais, déficits neurológicos progressivos, dependendo da localização e do estadio.

Além da avaliação clínica dos sinais e sintomas, exames de imagem como tomografia computadorizada, ressonância magnética e biópsia permitem o diagnóstico e estadiamento da doença.

Apesar de serem pouco incidentes, os tumores malignos do sistema nervoso central podem acometer tanto adultos jovens quanto pacientes idosos, apresentando poucas possibilidades de cura, evolução rápida e requerendo abordagem terapêutica sintomática e específica. O tratamento específico costuma ser combinado, incluindo cirurgia, radioterapia e quimioterapia.

O enfermeiro tem importante papel na assistência a ser prestada nas diversas fases do tratamento destes pacientes. A cuidadosa avaliação neurológica do paciente se faz necessária ao longo de todo o tratamento; também destacaremos os principais cuidados nas modalidades de tratamento de radioterapia e quimioterapia.

RADIOTERAPIA

Na radioterapia utiliza-se a radiação com o objetivo de destruir as células do tumor. A radiação causa dano tanto à célula neoplásica como à normal adjacente, levando à perda da função de todas as células que estiverem dentro do campo de ação da radioterapia. As principais intervenções de enfermagem são descritas abaixo:

- Ressaltar que a tinta utilizada para a demarcação do campo a ser irradiado deve ser mantida;
- Os cuidados com a pele no local irradiado incluem uso de água e sabonete neutro. Está contraindicado o uso de cremes e pomadas à base de óleo, pois essas substâncias, se não devidamente retiradas no momento da aplicação da radioterapia, promovem maior agressão local;
- Observar sinais e sintomas de hipertensão intracraniana causada por edema. Orientar em relação ao uso adequado dos corticóides prescritos;
- Orientar quanto à possibilidade de convivência com a alopécia com o uso de bonés, perucas etc. A alopécia costuma ser permanente nos casos em que se utiliza mais de 4500 cGy;
- Verificar o ressecamento de mucosas, caso as glândulas salivares estejam no campo de irradiação. Promover um plano de cuidados com vistas a facilitar a hidratação da cavidade oral para que o paciente possa comer, falar e engolir, aumentando a ingestão de líquidos por via oral, usando saliva artificial ou balas cítricas que estimulam a produção de saliva;
- Nos casos de desenvolvimento de radiodermite, as ações de alívio dos sintomas são bastante controversas, mas a utilização de compressas de chá de camomila (infusão de dois sachês do chá em 500 mL de água fervente) em temperatura ambiente e de creme de aloe vera, no local das lesões de grau 0 e I (lesões secas), tem mostrado bom resultados. Para os outros graus de lesão (II e III), outras medidas são recomendadas, conforme os protocolos estabelecidos em cada instituição.

QUIMIOTERAPIA

Trata-se do emprego de drogas combinadas com a finalidade de destruir as células do tumor. Esse processo não é seletivo, assim, células normais também são destruídas, porém se recuperam com mais rapidez que as neoplásicas, tornando viável o tratamento. Atualmente vem sendo bastante utilizada a poliquimioterapia, na qual são associados dois ou mais medicamentos, com a finalidade de aumentar a possibilidade de resposta tumoral à droga e diminuir a possibilidade de resistência tumoral ao tratamento.

Com relação à manipulação de quimioterápicos, algumas recomendações devem ser observadas:

1. Por se tratar de drogas citostáticas, que têm a capacidade de desenvolver mutações ou danos em quem as manipula, é obrigatório que sua manipulação seja realizada por profissional treinado (de preferência farmacêuticos ou enfermeiros), em local centralizado para esse fim, que conte, obrigatoriamente, com capela de fluxo laminar vertical classe IIB.
2. Além do equipamento de proteção coletiva, é determinado o uso de equipamento de proteção individual (EPI) pelos profissionais que manipulam os quimioterápicos:
    - **para o preparo:** avental de manga longa, fechado atrás, preferencialmente impermeável, óculos, touca, propé, luvas cirúrgicas de látex trocadas a cada duas horas, máscara de carvão ativado que tem a capacidade de reter 99% das partículas de até 0,3 micras, que podem ser aerolisadas no momento da manipulação;
    - **para a administração:** avental de manga longa, luvas de procedimento que devem ser trocadas sempre que necessário e uso opcional da máscara de carvão ativado.
3. Todo profissional que manipula quimioterápicos deve ser submetido a exames periódicos, colhendo sangue para hemograma, uréia, creatinina, TGO, TGP (no mínimo), urina I e protoparasitológico, realizando um raio-X de tórax e passando por avaliação médica, com objetivo de observação constante de seu estado de saúde. As gestantes e nutrizes devem ser afastadas da manipulação da droga durante os respectivos períodos.
4. Os quimioterápicos podem ser administrados por via oral, intramuscular, subcutânea, intratecal, intracavitária e endovenosamente. A administração endovenosa é a mais comum e deve ser feita por enfermeiro ou sob sua supervisão direta, por via periférica ou central (cateteres percutâneos em veias de grosso calibre ou cateteres de infusão de longa permanência totalmente implantáveis ou semi-implantáveis).

No caso da utilização de veia periférica, recomenda-se sempre a mais distal e calibrosa possível, tendo-se o cuidado de manter um soro de manutenção (soro fisiológico a 0,9%) para garantir a permeabilidade da veia durante toda a infusão das drogas que compõem o protocolo quimioterápico escolhido.

As drogas citostáticas são administradas em paralelo com o soro de manutenção da veia, seja em *bolus* ou diluídas. Recomenda-se que: se inicie a infusão com a droga mais vesicante, já que nesse momento o endotélio vascular está mais íntegro e resistente, diminuindo assim o risco de extravasamentos; haja um intervalo mínimo de quinze minutos entre o término de infusão de um quimioterápico e o início da outra infusão; ao término da infusão, a veia seja lavada com soro fisiológico (SF) a 0,9%.

Quando possível, é recomendável que o tratamento quimioterápico seja infundido em cateteres venosos centrais de longa permanência, já que o uso recorrente do acesso venoso periférico torna a visualização e a punção da veia cada vez mais difícil, aumentando o risco de extravasamento das drogas antineoplásicas irritantes ou vesicantes, para os tecidos adjacentes. Além disso, a desnutrição, a fragilidade e a esclerose capilar agravam cada vez mais o problema.

Existem inúmeras opções em cateteres venosos centrais de longa permanência com estruturas e formatos diferentes. Dentre eles destacam-se os semi-implantáveis e os totalmente implantados, estes últimos muito utilizados em pacientes ambulatoriais. Os cateteres totalmente implantados ficam alocados sob a pele, dispensando o uso de curativos locais e necessitando heparinização somente a cada 30 dias, quando não estão em uso.

Para aumentar a durabilidade do cateter, deve-se escolher material adequado para sua manipulação. A indicação da agulha para a punção do mesmo é a do tipo Huber, por possuir bisel do tipo penetrante e não cortante, como o das agulhas comuns. O bisel do tipo penetrante aumenta a vida útil do cateter, pois permite até 3 mil punções sem riscos, variando apenas o calibre da agulha utilizada.

Instituições hospitalares que oferecem opção de uso de cateteres de longa permanência aos pacientes precisam padronizar seus cuidados de enfermagem e suas condutas a fim de prevenir complicações agudas e tardias, uniformizando as atividades desenvolvidas, fornecendo informações necessárias para o correto manuseio desses dispositivos e colaborando para o aumento da vida útil do cateter e conforto do paciente.

No ambulatório de quimioterapia do Hospital São Paulo – Universidade Federal de São Paulo foram preconizadas as seguintes intervenções de enfermagem:

- **Responsável pela punção:** deve ser o enfermeiro, capacitado e consciente das responsabilidades a serem assumidas em relação ao procedimento.
- **Material necessário para punção:** agulha de Huber (20 G ou 22 G), 1 par de luvas estéreis, 1 seringa de 10 mL, 1 seringa de 20 mL, 2 ampolas de SF a 0,9%, PVPI degermante, PVPI alcoólico, máscara cirúrgica, 1 agulha 40 × 12, campo estéril e pinças, fita adesiva para fixação da agulha e gaze estéril para antissepsia e curativo e heparina se a punção tem finalidade de manutenção. Observação: na falta da agulha de Huber a punção será feita com cateter periférico (do tipo *scalp*), ressaltando-se que a vida útil do cateter será reduzida.
- **Antissepsia da pele para punção:** com luva estéril, aplicar PVPI alcoólico sem tocar no local limpo, em movimentos circulares e centrífugos ampliando-os; deixar agir e secar por dois minutos, protegendo o local de punção com uma lâmina estéril. Observação: o PVPI degermante deve ser aplicado antes do PVPI alcoólico, quando o paciente estiver hospitalizado ou quando a pele do paciente apresentar sujidades ou excesso de gordura, de forma que forme espuma, retirando-o com gaze estéril em seguida.
- **Técnica de punção:** o profissional que deve realizar o procedimento de punção é o enfermeiro capacitado para a manipulação desse cateter. Pode ser necessária a ajuda de um funcionário para aspirar as soluções necessárias para o procedimento. A lavagem rigorosa das mãos e colocação de máscara cirúrgica deve preceder a abertura de materiais da punção e curativo. Depois da abertura de todo o material, deve-se calçar luva estéril e testar o material, conectando a agulha de Huber à seringa de 10 mL com 2 mL de SF a 0,9%, de forma que preencha a extensão e teste a permeabilidade de toda a agulha. Fazer a antissepsia descrita no tópico anterior. Delimitar a região a ser puncionada e, com a agulha a 90° do reservatório, introduzi-la de modo a atravessar o septo e encontre resistência do fundo do reservatório. Aspirar 6 mL do conteúdo do cateter, de forma que teste o correto posicionamento da agulha. Em seguida realizar *flush* com 20 mL de SF a 0,9%, atentando para sinais de infiltração subcutânea. Então a medicação deve ser instalada, e o curativo, realizado no local da punção. Fixar o tubo extensor na parede torácica, evitando tracioná-lo.
- **Curativo:** diário ou quando necessário, como nos casos de diaforese excessiva, sangramentos, secreção ou sujidades. Com luva estéril ou pinça, realizar curativo com SF 0,9% seguido de PVPI tópico, ocluir com gaze estéril e fita adesiva, realizando rodízio do local da pele para fixação. Observar diariamente se há presença de sinais flogísticos, sangramento ou secreção por meio de expressão do local puncionado.
- **Troca da agulha:** a cada sete dias.
- **Periodicidade e técnica da heparinização:** a heparinização deve ser realizada todo mês. A solução de heparina deve ser preparada imediatamente antes do uso com a concentração de 100 UI/mL (solução 9,8 mL de água destilada (AD) e 0,2 mL de heparina na concentração 5 mil UI/mL) e injetar 4 mL. Considerar os frascos de heparina multidose que devem conter solução estéril, apesar das inúmeras punções do frasco.

Na Tabela 18.1 é apresentada uma proposta de anotação de enfermagem, na forma de carimbo na folha de prescrição médica e de controles do ambulatório de quimioterapia do Hospital São Paulo – Universidade Federal de São Paulo.

Tabela 18.1 Anotação de Enfermagem após a manipulação de cateter totalmente implantado – Hospital São Paulo – Universidade Federal de São Paulo.

Última punção: ___/___/___	Próxima punção: ___/___/___
Tipo de agulha:	( ) Huber ( ) *Scalp*
Local da punção:	( ) HT____ ( ) M____
Refluxo: ( ) ótimo ( ) bom ( ) regular	
Fluxo: ( ) ótimo ( ) bom ( ) regular	
Intercorrências e conduta: _____	
Assinatura e COREN _____ Data: ___/___/___	

Fonte: Selma Montosa da Fonseca.

O uso de medicação antiemética pré-quimioterápica é de fundamental importância para manutenção do conforto do paciente. Atualmente a ondansentrona é a medicação mais recomendada para o controle da emese causada por quimioterapia.

Para os tumores do sistema nervoso os protocolos de escolha têm sido os que empregam as drogas carmustina, lomustina, procarbazina, temozolomida, vincristina, carboplatina, cisplatina, ciclofosfamida, etoposide, methotrexato e irinotecano.

Carmustina

A carmustina (Becenum®) é uma nitrosureia com propriedades alquilantes, responsável pela quebra do DNA e impossibilidade da formação do RNA. A administração é endovenosa, com metabolização feita pelo fígado e excretada através da urina. A dose usual costuma ser de 150 a 200 mg/m² a cada seis ou cinco semanas. Os principais cuidados de enfermagem são:

- Para sua reconstituição devem ser utilizados em primeiro lugar os 3 mL de álcool anidro que acompanha os frascos ampola e após intensa agitação, acrescentar 27 mL de água destilada estéril;
- A administração deve ser feita em paralelo com soro fisiológico a 0,9%, respeitando-se o tempo e a concentração adequada, pois, apesar de a droga ser apenas irritante, causa dor e queimação no trajeto da veia periférica utilizada. Sua utilização em bolus é contraindicada, e é recomendado o uso de cateteres venosos centrais de longa permanência;
- Os principais efeitos colaterais são: mielossupressão tardia e cumulativa, náusea e vômito severo e alopécia.

Lomustina

A lomustina (Citostal®) é um agente alquilante do grupo das nitrosureias, droga ciclo celular não específica. Possui solubilidade em lipídeos, o que facilita sua absorção em nível intestinal. A dose usual é de 100 a 130 mg/m² em dose única por via oral a cada seis semanas. Os principais cuidados de enfermagem são:

- Atenção aos principais efeitos colaterais como mielodepressão: náusea e vômito, confusão mental e letargia, elevação das enzimas hepáticas e da creatinina;
- Orientar para que o paciente tome os comprimidos juntos e com o estômago vazio, evitando a ingestão de alimentos ou de líquidos durante as duas primeiras horas após administração da droga;
- Como a absorção da droga é muito rápida, caso ocorra vômito não se indica que se repita a administração dos comprimidos, a menos que o vômito aconteça imediatamente após sua ingestão.

Procarbazina

O procarbazina (Natulanar®) é um alquilante do grupo das metil-hidrazinas, também ciclo celular não específico. A droga é rapidamente absorvida depois da ingestão oral e metabolizada pelo fígado. A dose usual é de 100 mg/m²/dia, por via oral, durante sete a catorze dias, a cada quatro semanas. Os principais cuidados de enfermagem são:

- Atenção aos principais efeitos colaterais como: mielodepressão, náusea e vômitos, cefaleia, neuropatias periféricas, hipotensão, alopécia e elevação de transaminases;
- Sempre preceder a administração da droga com antieméticos potentes;
- Orientar que o paciente não pode ingerir bebidas alcoólicas nem alimentos que contenham tiramina (leite e derivados, principalmente o queijo; banana; fígado de galinha; baunilha e alimentos que contêm cafeína, como café, chocolate e chás derivados do mate) ou medicamentos que reajam com a droga (simpatomiméticos, antidepressivos tricíclicos, fluoxetina, hipoglicemiantes, anti-histamínicos e digoxina) enquanto estiver fazendo uso do medicamento quimioterápico, sob o risco de apresentar reações que vão desde a intensificação de náuseas e vômitos, tremores, hiperpirexia, depressão respiratória, até coma e morte.

Temozolomida

A temozolomida (Temodal) é um citostático do grupo dos alquilantes. A administração do medicamento é feita por via oral em doses de 200 mg/m² (para pacientes não tratados anteriormente com quimioterapia) ou 150 mg/m² para pacientes tratados anteriormente com quimioterapia), administrado uma vez ao dia por cinco dias seguidos e com intervalo de 28 dias. Em geral, nos casos de glioblastoma, a droga é utilizada concomitantemente à radioterapia. Nos casos de glioma ou astrocitoma, utiliza-se na ocorrência de refratariedade ao tratamento padrão.

Os principais cuidados de enfermagem são:

- As cápsulas devem ser deglutidas com água, estando o paciente em jejum, depois de tratamento prévio com antiemético;
- Caso ocorra vômito após a administração, não é recomendado administrar uma segunda dose no mesmo dia;
- Os principais efeitos tóxicos esperados relacionam-se à toxicidade hematológica, especialmente à neutropenia e à plaquetopenia;
- A neutropenia deixa os pacientes susceptíveis às infecções oportunistas e, entre elas, destaca-se o risco para desenvolver pneumonia por *Pneumocystis carinnii* (PPC). Portanto, faz-se importante a observação dos sinais e dos sintomas que evidenciem doenças respiratórias, como a tosse e a dispneia;
- Entre os efeitos tóxicos da droga, aparecem também fadiga e sonolência, que contraindicam as atividades que exigem atenção, como dirigir veículos ou operar maquinário pesado, com vistas a prevenir acidentes que possam colocar em risco a integridade física e/ou a vida dos pacientes.

Vincristina

A vincristina (Oncovim®) é um alcaloide derivado da vinca, celular específico que age nas fases S e M. A administração é endovenosa, e a metabolização ocorre no fígado. A dose usual em adultos é de 0,4 a 1,4 mg/m² semanalmente. Os principais cuidados de enfermagem são:

- Atenção aos principais efeitos colaterais como: mielodepressão, náusea e vômitos, obstipação, íleo paralítico, alopécia, neuropatia periférica (parestesias e formigamentos de extremidades), cefaléia, depressão, tontura, elevação de transaminases e fotofobia;
- Como se trata de droga vesicante é necessário que a administração em bolus por veia periférica seja feita por profissionais de enfermagem especializados para evitar o risco de extravasamento. Quando administrada sob infusão contínua, é necessário o uso de cateter central, e recomenda-se proteger da luz quando a infusão for superior a 24 horas.

Carboplatina

Trata-se de um alquilante derivado da platina, cujo efeito colateral mais importante é a mielossupressão, sendo a trombocitopenia dose limitante. É nefrotóxica, irritante e fotossensível. Quando administrada em protocolos que incluem os taxanos, a mielossupressão é minimizada, e a eficácia do tratamento, aumentada, se for infundida antes dos taxanos.

Ciclofosfamida

A ciclofosfamida (Enduxan) é um alquilante que pode ser administrado EV ou VO. O efeito colateral de mielossupressão é dose limitante. Quando administrada por VO, o medicamento deve ser ingerido junto com as refeições para minimizar as náuseas e vômitos. O estímulo da ingesta hídrica ajuda a minimizar os efeitos tóxicos no rim e bexiga.

Cisplatina

A cisplatina (Platiram) é um alquilante derivado da platina que tem como efeitos colaterais de maior importância: mielossupressão (que é dose limitante), náusea aguda e tardia severas, ototoxidade, nefrotoxicidade severa e neuropatia periférica. É irritante e fotossensível. A infusão EV deve ser feita com uso de manitol para promover diurese osmótica ativa e preservar a função renal.

Etoposido

O etoposido (Velban) é um alcaloide epipodofilotoxina que pode ser usado EV ou VO. É irritante e a mielossupressão é seu principal efeito colateral. Pode desencadear reação de hipersensibilidade com anafilaxia durante a infusão. Não pode ser feito em bolus por ser muito oleoso, e a infusão deve ser feita entre 30 e 60 minutos e monitorada para estar livre de precipitações.

Methotrexato

Trata-se de um antimetabólito, análogo ao ácido fólico, que pode ser administrado, VO, EV, IM e IT. Além da mielossupressão, os efeitos colaterais incluem fotossensibilidade, toxicidade renal e hepática (altas doses). Um importante cuidado de enfermagem é manter o pH urinário > 7, utilizando adequadamente o bicarbonato de sódio conforme prescrito. A prevenção de toxicidades excessivas é feita com o resgate com ácido folínico, iniciado 24 horas após o início da infusão do methotrexato.

Irinotecano

Trata-se de um alcaloide inibidor da topoisomerase I, de uso EV. É uma droga irritante que deve ser administrada em 90 minutos. Seu principal efeito colateral é a diarreia severa, e o uso de atropina antes de sua infusão é fundamental para minimizá-lo.

■ NEUROCIRURGIA ROBÓTICA

A cirurgia robótica, que surgiu há algum tempo, tem sido aproveitada em oncologia cirúrgica. O método consiste em utilizar um robô, que não é autônomo e funciona ao comando do cirurgião, para ampliar as possibilidades do cirurgião na abordagem do tumor, com as vantagens de que o robô possui filtro de tremor e escalonamento de movimentos, assim, se o cirurgião optar por escalonamento de 10:1, significa que um movimento de 1,0 mm em sua mão será reproduzido pelo robô em 0,1 mm; permite a realização de microcirurgias complexas em procedimentos mais simples, o que aumenta significativamente a precisão da cirurgia, que passa a ser menos invasiva. Nesse sentido, para a enfermagem, passa a ser importante o conhecimento centrado nas biotecnologias, na tecnologia de informação e no cuidado com o corpo, uma vez que o adequado posicionamento do paciente para o ato cirúrgico é condição *sine qua non* para o êxito do procedimento, apontando para a necessidade de estudos nessa área.

■ CONSIDERAÇÕES FINAIS

Finalizando, queremos destacar a importância do enfermeiro no acompanhamento de pacientes com tumores neurológicos, visto que a doença costuma ser muito agressiva, e o objetivo do tratamento é a manutenção da qualidade de vida do paciente. Assim, o enfermeiro pode contribuir, e muito, na orientação da família e de seus cuidadores no manejo dos sinais e sintomas que se instalarem no decorrer da evolução da patologia.

■ BIBLIOGRAFIA

1. Ayoub AC, et al. Planejando o cuidar na enfermagem oncológica. São Paulo: Lemar, 2000.
2. Bonassa EMA. Enfermagem em terapêutica oncológica. São Paulo: Atheneu, 2000.

3. Buzaid AC, Hoff PM, et al. Manual Prático de Oncologia Clínica do Hospital Sírio Libanês. 4.ed. São Paulo: Dendrix Edição e Design Ltda., 2006.
4. Clark J, McGee R. Enfermagem oncológica – um currículo básico. Porto Alegre: Artes médicas, 1997.
5. Diegues SRS, Pires AMT. A atuação do enfermeiro em Radioterapia. Rev Bras Cancerol. 1997;43(4):251-5.
6. Farmer F. Nursing management and radiation oncology. Aust Nurs J. 1999;7(1):150-6.
7. Fonseca SM, et al. Manual de quimioterapia antineoplásica. Rio de Janeiro: Reichmann & Affonso, 2000.
8. Lavery BA. Skin care during radiotherapy: a survey of UK practice. Clin Oncol. 1995;7:184-7.
9. Porock D, Kristjanson L. Skin reactions during radiotherapy for breast cancer: the use and impact of topical agents and dressings. Eur J Cancer Care. 1999;8:143-53.
10. Porock D, Nikoletti S, Kristjanson L. Management of radiation skin reactions: literature review and clinical application. Plastic Surg Nurs. 1999;19(4):185-92.
11. Rodrigues EV, Fonseca SM. Manejo da radiodermite aguda: implicações para a prática de enfermagem. In: VI Encontro da Sociedade Brasileira de radioterapia e II Encontro de Enfermeiros Especialistas em Oncologia/Radioterapia. São Paulo: Poster, 2004.
12. Schwartsmann G, et al. Oncologia clínica – princípios e prática. Porto Alegre: Artes médicas, 1991.
13. Tonon LM. Rotina do manuseio de cateter venoso central totalmente implantado em um hospital escola. Monografia apresentada para obtenção do título de especialista do curso de Especialização em Enfermagem – modalidade residência. São Paulo: Unifesp, 2003.
14. [Internet] [Acesso em 2016 sept 08]. Disponível em: http://www.inca.gov.br/estimativa/2014/index
15. Barbosa M, Pereira R. O estado da arte da robótica em neurocirurgia. Trabalho final de mestrado integrado em medicina, apresentado à Faculdade de Medicina da Universidade de Coimbra, 2014.
16. Fonseca SM, Pereira SR. Enfermagem em Oncologia. São Paulo: Atheneu, 2014.

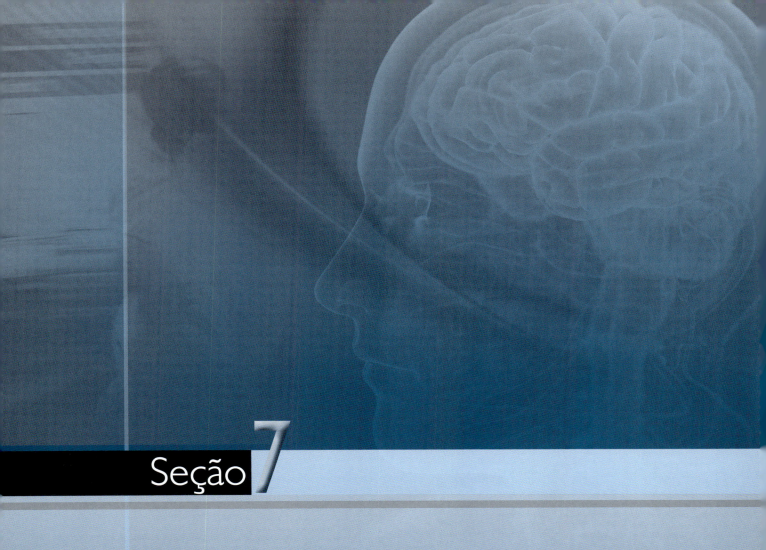

Seção 7

Doenças Cerebrovasculares

capítulo 19

Denis Bernardi Bichuetti

Acidente Vascular Encefálico Isquêmico

■ INTRODUÇÃO

O acidente vascular encefálico (AVE) é uma das principais causas de incapacidade e mortalidade no mundo, comprometendo cerca de 15 milhões de pessoas por ano, segundo dados da Organização Mundial de Saúde.[1] Estima-se que a cada seis minutos uma pessoa sofra um AVE no mundo, e esses números tendem a aumentar com o envelhecimento da população e mudança do perfil de risco cardiovascular pelos hábitos da sociedade pós-moderna.[2]

O AVE é uma emergência clínica em que todos os profissionais de saúde devem saber atuar, pois um pequeno atraso no atendimento pode ter implicações clínicas importantes, especialmente incapacidade física permanente, firmando o conceito de que "tempo é cérebro".[3] Dessa forma, é prioritário que todos envolvidos em um serviço de emergência estejam familiarizados com seu quadro clínico, diagnóstico e plano terapêutico. Neste capítulo focaremos na apresentação clínica, no diagnóstico e no atendimento de emergência do paciente com AVE isquêmico (AVEi).

■ APRESENTAÇÃO CLÍNICA

O paciente com AVEi apresenta-se sempre como um déficit súbito, por isso era anteriormente chamado de "icto" (icto = golpe), em que o paciente ou a família dizem que algo mudou de forma súbita; podemos escutar os termos: "de repente", "de uma hora para outra", "assim, do nada", "acordei e percebi".[4,5] Esses déficits são focais, específicos e localizados no território de irrigação de uma vaso intracraniano ou extracraniano (Tabelas 19.1 e 19.2).

O exame neurológico é a melhor forma de avaliar um paciente por completo na sala de emergência, e ele deve sempre ser precedido do exame clínico geral, com atenção especial para medidas cardiovasculares e metabólicas, como glicemia capilar, pois além de influenciarem na evolução do acidente vascular cerebral isquêmico (AVCi), muitas doenças clínicas podem simular um déficit agudo. Para o plantonista é essencial a identificação de sinais de alerta que sugiram a presença de uma doença neurológica objetiva, presentes em dados de história clínica e exame físico. No ambiente de urgências pode-se realizar um exame neurológico resumido, voltado para a identificação de lesões em nervos cranianos, alterações de linguagem e assimetrias motoras que apontem para a necessidade de investigação aprofundada. Seguem passos que podem ajudar o plantonista a identificar alterações objetivas:

1. **Nível de consciência:** identificar vigília, desatenção e sonolência.
2. **Avaliação de linguagem:** compreensão da palavra falada, nomeação e repetição (Tabela 19.3).
3. **Pupilas:** assimetria na forma ou reação fotomotora direta e consensual.
4. **Movimentação ocular extrínseca:** pedir que o paciente movimente os olhos em pelo menos quatro posições: acima, abaixo, direita e esquerda. Observar paralisias, convergências ou divergências do olhar conjugado. Avaliar presença de nistagmo espontâneo ou apenas à mirada.
5. Avaliar os campos visuais em busca de hemianopsias.
6. Notar simetria ou assimetria facial.
7. Notar se o palato, a úvula e a língua se encontram simétricos em repouso e na movimentação.
8. **Observar marcha:** normal, parética, atáxica, escarvante, talonante.
9. Observar e avaliar a força muscular, seja por manobras de contraposição objetivas ou manobras deficitárias, como manobra de membros superiores estendidos ou manobra de Mingazzini, ou pela graduação objetiva.
10. Avaliação objetiva de reflexos osteotendíneos e sinais piramidais de liberação, como sinal de Babinski.

Tabela 19.1 Regra prática na identificação de etiologia em manifestações neurológicas.

Tempo	Manifestação clínica	
	Focal	Difuso
Agudo Horas a poucos dias	Vascular	Metabólico
Subagudo Dias a semanas	Inflamatório Infeccioso	Inflamatório Infeccioso
Crônico > 3 meses	Tumoral	Degenerativo

Tabela 19.2 Apresentações clínicas de AVE isquêmico de acordo com o local de comprometimento.

Território comprometido	Artéria cerebral média	Artéria cerebral anterior	Artéria cerebral posterior	Artérias vertebrais e/ou basilar	Artéria carótida interna
Sintomas	Paresia ou anestesia contralateral envolvendo duas áreas: face, membro superior, membro inferior	Paresia contralateral, geralmente pior na perna que braço	Hemianopsia contralateral	Cegueira cortical (bilateral)	Cegueira ipsilateral
	Comprometimento cortical: afasia, apraxia, agnosia, negligência	Comprometimento de funções executivas: raciocínio, planejamento, julgamento, desinibição, apatia	Déficit de memória recente	Alteração de nível de consciência	Paresia contralateral
	Hemianopsia contralateral			Síndromes de tronco cerebral**	Anestesia contralateral
	Afasia (se hemisfério dominante)*				Hemianopsia contralateral
					Afasia (se hemisfério dominante)*

* Na maioria das pessoas, mesmo as canhotas, o hemisfério esquerdo é dominante para linguagem.
** Nesses casos em geral existe o comprometimento de um ou vários núcleos de nervos cranianos do lado lesionado e déficit motor contralateral.

11. Avaliação de coordenação: manobra index-nariz, index--index e calcanhar joelho.
12. Avaliação de rigidez nucal (Brudizinski e Kernig) e irritação radicular (Lasegue).
13. Avaliação de fundo de olho em busca de edema de papila (se disponível).

É importante para o avaliador saber diferenciar uma alteração súbita de linguagem de delirium. No primeiro caso não há alteração do nível de consciência nem troca de ciclo sono vigília, e o paciente apresenta uma dificuldade pontual e mensurável (Tabela 19.3). Já pacientes com delirium decorrente de alguma alteração clínica, em geral metabólica ou infecciosa, apresentarão alteração do ciclo sono vigília (sonolência, hipervigilia ou troca do dia pela noite) e confusão mental, mas não um déficit de linguagem objetivo.[6,7] Além disso, o delirium costuma progredir em alguns dias a semanas, e não acontecer de forma súbita como no AVEi.

Duas escalas clínica são bastante usadas, a escala de avaliação pré-hospitalar de Los Angeles (*Los Angeles Prehospital Stroke Screen* – LAPSS),[8] escala de triagem por enfermeiros e paramédicos com forte valor preditivo positivo, indicando 97% de chance de AVE se todos os critérios forem respondidos como SIM. Por esse motivo a LAPSS tem amplo uso na triagem de pacientes para seleção daqueles com maior indicação de atendimento emergencial daqueles que podem aguardar um pouco para ser atendidos. A escala de AVC dos Institutos Nacionais de Saúde (*National Institutes of Health Stroke Scale* – NIHSS) é usada para pontuar e padronizar o exame neurológico em protocolos de AVE e centros de pesquisa e deve ser sempre realizada no atendimento emergen-

Tabela 19.3 Classificação das afasias.

Tipos de afasia	Fluência/nomeação	Compreensão	Repetição
Expressão (Broca)	Prejudicada	Preservada	Prejudicada
Compreensão (Wernicke)	Preservada	Prejudicada	Prejudicada
Mista/global	Prejudicada	Prejudicada	Prejudicada
Transcortical motora	Prejudicada	Preservada	Preservada
Transcortical sensitiva	Preservada	Prejudicada	Preservada
Transcortical mista	Prejudicada	Prejudicada	Preservada
Nominativa	Prejudicada apenas nomeação	Preservada	Preservada

cial, em especial em candidatos para trombólise, mas não substitui por completo o exame neurológico descritivo. A NIHSS apresenta pontuação de 0 a 42, na qual quanto mais alta, pior o comprometimento neurológico, e pode ser realizada por qualquer profissional de saúde. Seu treinamento e certificação em língua portuguesa está disponível no site: https://secure.trainingcampus.net/uas/modules/trees/windex.aspx?rx=nihss-portuguese.trainingcampus.net.

■ FATORES DE RISCO E CLASSIFICAÇÃO

Os fatores de risco associados a AVCi incluem os mesmos de outras doenças vasculares arteriais, como hipertensão, diabetes, dislipidemia, tabagismo e obesidade, por exemplo. Mas existem fatores próprios associados, como doenças cardíacas (fibrilação atrial, forame oval patente, alterações de mobilidade ventricular), doenças sistêmicas (doenças inflamatórias e infecciosas, como sífilis) e trombofilias, estas últimas mais associadas ao paciente com menos de 45 anos e sem os fatores de risco vasculares. A classificação etiológica mais conhecida é a TOAST,[9,10] descrita na Tabela 19.5.

■ EXAMES COMPLEMENTARES

Podemos dividir os exames complementares necessários ao paciente com AVEi em exames de primeiro atendimento e exames de investigação etiológica. Os primeiros visam conhecer o indivíduo e avaliar suas morbidades com foco no tratamento trombolítico (intravenoso ou intra-arterial), e os segundos, a identificação da causa segundo a Tabela 19.6, sendo recomendado ter essa definição em 48 horas da internação.[11,12] Na fase aguda a tomografia computadorizada de crânio é preferida sobre a ressonância magnética, pois além de ser de realização muito mais rápida, apresenta excelente sensibilidade para exclusão de sangramento e inclusão no protocolo de trombólise intravenosa ou intra-arterial.

Tabela 19.4 Escala de avaliação pré-hospitalar de Los Angeles (*Los Angeles Prehospital Stroke Screen* – LAPSS).

Critério		Sim	Desconhecido	Não
Idade > 45 anos				
Sem história de convulsões ou epilepsia				
Duração dos sintomas < 24 horas				
O paciente não estava previamente em cadeira de rodas ou acamado				
Glicemia entre 60 e 400				
Queda óbvia (direita *vs.* esquerda) em qualquer uma das 3 categorias de exame (deve ser unilateral):				
	Igual		Debilidade	Dir/Esq
Sorriso/expressão facial			Queda	/
Preensão			Queda	/
			Sem prensão	/
Força nos braços			Cai lentamente	/
			Cai rapidamente	/

Todos os critérios positivos: 97% de chance de AVC.

Tabela 19.5 Classificação etiológica do AVCi segundo TOAST*.

Mecanismo do AVC	Etiologia
Lacunar ou pequenos vasos (lesão < 20 mm)	• Lipo-hialinose de vasos perfurantes • Fatores de risco: hipertensão arterial, diabetes, tabagismo, etilismo, obesidade, dislipidemia
Trombose de médios e grandes vasos	• Trombose in situ ou embolia arterio-arterial • Fatores de risco: hipertensão arterial, diabetes, tabagismo, etilismo, obesidade, dislipidemia
Cardioembólico	• Prótese valvar (mecânica > biológica) • Estenose mitral com fibrilação atrial • Trombo no átrio ou ventrículo esquerdo • Arritmias, principalmente fibrilação atrial • Infarto há menos de quatro semanas • Cardiomiopatia dilatada e/ou insuficiência cardíaca com fração de ejeção menor que 35% • Segmento acinético do ventrículo esquerdo • Mixoma atrial • Endocardite infecciosa
Outras etiologias	• Vasculopatias não arteriais: Dissecção arterial cervicocefálica, trauma, vasculopatia induzida por radiação, doença de Moya-Moya, displasia fibromuscular, vasculite, infarto migranoso • Primárias: deficiência de antitrombina III, deficiência de proteína C, deficiência de proteína S, mutação do fator V de Leiden, mutação do gene 20210 da protrombina, a-, dis- ou hipofibrinogenemia, deficiência de ativadores do plasminogênio, anticorpos anticardiolipina e anticoagulante lúpico • Secundárias: neoplasia, puerpério, uso de contraceptivo oral, síndrome nefrótica, policitemia vera, trombocitemia essencial, hemoglobinúria paroxística noturna, homocistinúria, anemia falciforme, púrpura trombocitopênica trombótica, quimioterapia • Homocistinúria, doença de Fabry, síndrome de Marfan, síndrome de Osler-Rendu-Weber, síndrome de Ehlers-Danlos, síndrome de Susac, síndrome hipereosinofílica, angiopatia amiloide cerebral, embolia gasosa, gordurosa, de líquido amniótico e de corpos estranhos • Doenças inflamatórias ou infecciosas: lúpus eritematoso sistêmico, síndrome de Sjögren, doença de Behçet, infecção por HIV, HCV, HBV ou sífilis
Etiologia indeterminada	• Duas ou mais causas identificadas • Investigação inconclusiva

HBV: vírus da hepatite B; HCV: vírus da hepatite C; HIV: vírus da imunodeficiência adquirida.
* Trial of ORG 10172 in Acute Stroke Treatment.[10]

Tabela 19.6 Exames complementares no paciente com AVEi[11, 12]

Primeiro atendimento*	Investigação complementar
Tomografia ou ressonância de crânio	Ecocardiograma transtorácico Ecocardiograma transesofágico em casos selecionados, como suspeita de forma oval patente
Hemograma	Imagem de carótidas: ultrassonografia Doppler, angiotomografia ou antirressonância
Eletrólitos (sódio, potássio, ureia e creatinina)	Perfil lipídico completo, incluindo HDL, LDL e triglicérides
ALT, AST	Glicemia e hemoglobina glicada
Tempo de protrombina e tempo de tromboplastina parcial ativado	Holter: casos de alta suspeita de arritmia
Glicemia	Outros: testes específicos de acordo com fatores de risco, idade e história, como testes genéticos, sorologias, investigação de anemia falciforme, entre outros
Eletrocardiograma	
Radiografia de tórax	

PROTOCOLO DE ATENDIMENTO EMERGENCIAL

Paciente atendidos com menos de seis horas do início dos sintomas são candidatos a terapia de reperfusão, tradicionalmente realizadas por via intravenosa até três horas do inicio dos sintomas e intra-arterial de três a seis horas; casos selecionados podem receber tratamento intravenoso com 4,5 horas do inicio dos sintomas.[11,13,14] A medicação usada é o rtPA ou ativador do plasminogênio tecidual recombinante, na dose de 0,9 mg, sendo o máximo de 90 mg, 10% em bolus lento (de um a dois minutos) e o restante por via intravenosa em 60 minutos. O uso de rtPA para tratamento de AVEi deve ser realizado na presença de um neurologista experiente e, preferencialmente, em serviço com protocolo de atendimento padronizado (Tabela 19.7). Faz-se necessário o funcionamento de um aparelho de tomografia operante 24 horas por dia, banco de sangue e neurocirurgião disponível a pelo menos duas horas do serviço, isso porque 6% dos casos podem apresentar hemorragias intracranianas, sendo que 1% de todos os pacientes tratados podem precisar de intervenção por hemorragia sintomática. O tratamento intra-arterial é realizado apenas em serviço especializado, mas o cuidado do paciente envolve o mesmo conceito que o rtPA intravenoso.

OS CUIDADOS PÓS-TROMBÓLISE SÃO[14]

1. Não utilizar antitrombóticos nas 24 horas após administrar rtPA.
2. Não realizar cateterização arterial ou punção venosa profunda nas primeiras 24 horas.
3. Não passar sonda vesical até 30 minutos após o término do rtPA.
4. Evitar sonda nasogástrica nas primeiras 24 horas.
5. Realizar tomografia de crânio e Hb, Ht, tempo de protrombina (TP), tempo de tromboplastina parcialmente ativada (TTPA) entre 12 a 24 horas, para avaliar terapêutica antitrombótica após 24 horas.
6. Manter PAS < 185 mmHg e PAS < 110 mmHg e monitorizar PA durante as primeiras 24 horas:
   - a cada 15 minutos por 2 horas
   - a cada 30 minutos por 4 horas
   - a cada hora por 18 horas

Tabela 19.7 Critérios para uso de rtPA no AVCi.[14]

Critérios de inclusão e exclusão para o uso de rtPA endovenoso em 3 horas
Critérios de inclusão: • Diagnóstico de AVCi causando déficit neurológico mensurável • Início dos sintomas < 3 horas (pacientes não diabéticos são candidatos até 4,5 horas do inicio dos sintomas) • Idade ≥ 18 anos
Critérios de exclusão: • Traumatismo craniano significativo ou AVCi em ≤ 3 meses • Sintomas sugestivos de hemorragia subaracnóidea • Punção arterial em sítio não compressível nos sete dias anteriores • História prévia de hemorragia intracraniana • Neoplasia, malformação ou aneurisma intracranianos • Cirurgia intracraniana ou intraespinhal recente • Pressão arterial elevada (sistólica > 185 mmHg ou diastólica > 110 mmHg) • Sangramento interno ativo • Diátese hemorrágica aguda, incluindo: • Contagem de plaquetas < 100 mil/ mm^3* • Uso de heparina nas últimas 48 horas, resultando em elevação do TTPa acima dos níveis da normalidade • Uso de anticoagulante com INR > 1,7 ou TP > 15 segundos* • Uso atual de inibidores diretos da trombina ou inibidores do fator Xa com elevação de testes laboratoriais (TTPa, contagem de plaquetas, TT, ou testes apropriados para dosar atividade do fator Xa) • Concentração sérica de glicose < 50 mg/dL (2,7 mmol/L) • TC demonstrando infarto multilobar (hipodensidade > 1/3 do hemisfério cerebral)
Critérios de exclusão relativos: • AVCi leve, ou com melhora rápida dos sintomas (de forma espontânea) • Gravidez • Crises epilépticas no início dos sintomas • Grandes cirurgias ou traumas graves nos últimos 14 dias • Sangramento gastrointestinal ou urinário recente (últimos 21 dias) • Infarto agudo do miocárdio recente (últimos 3 meses)

* Pacientes que não estejam usando anticoagulantes orais e não tenham sinais de sangramento evidente podem receber rtPA antes do resultado destes exames com intenção de redução do tempo de espera para serem medicados.

7. Temperatura a cada 2 horas e glicemia a cada 4 horas.
8. Uso de compressão pneumática nas primeiras 24 horas para prevenção de trombose venosa profunda

Todos os pacientes com AVCi agudo devem ser mantidos em ambiente de terapia intensiva ou semi-intensiva por um período de pelo menos 24 a 48 horas e acompanhados por equipe multiprofissional, incluindo enfermagem, fisioterapia, fonoaudiologia, nutricionista e terapia ocupacional. Aqueles não elegíveis para trombólise devem receber os mesmos cuidados.

TRATAMENTO GERAL DO PACIENTE COM AVCI[11,14,15]

- Respeitar o ABC do tratamento de emergência
  - *Airway*: vias aéreas
  - Breathing: respiração e ventilação
  - Cardiovascular: suporte e tratamento hemodinâmico se indicado
- Observar em UTI ou semi por 24 a 48 horas
- Tolerar PAS < 220 mmHg e PAD < 110 mmHg para os não candidatos a trombólise e PAS < 185 mmHg e PAS < 110 mmHg para os que tenham recebido rtPA (ver Tabela 19.7)
  - Usar medicação intravenosa para PA se necessário: nitroprussiato ou labetalol
  - Atenção para doenças de base, que podem reduzir esse limite, como aneurisma de aorta e doença coronariana
- Hidratação inicial: evitar soluções hipotônicas
- Uso de acido acetilsalicílico (100 a 300 mg) associado ou não a clopidogrel 75 mg (se associado, acido acetilsalicílico na dose de 100 mg), de acordo com protocolo institucional ou médico assistente*
- Controle glicêmico com alvo de glicemia <140 mg/dL
- Temperatura axilar < 37,5 °C
- Correção de distúrbios hidroeletrolíticos
- Cuidados específicos conforme indicação de doença de base
- Cabeceira elevada 30°
- O_2 apenas se indicado (SaO_2 < 92%)
- Intervenções precoce de reabilitação, preferencialmente dentro das primeiras 24 horas: fisioterapia, fonoaudiologia, terapia ocupacional

ACOMPANHAMENTO APÓS ATENDIMENTO EMERGENCIAL

Passado o atendimento inicial, o próximo passo é a identificação da etiologia do evento de acordo com a Tabela 19.5 e os exames propostos na Tabela 19.6. A intenção é obter essa resposta dentro de 48 horas para a programação do tratamento preventivo: antiagregação, anticoagulação ou intervenção para estenose de carótida. Alguns pacientes podem permanecer um tempo prolongado em unidade de terapia intensiva, especialmente aqueles com lesões neurológicas mais graves, e devem ser tratados para suas complicações de acordo com recomendações locais e internacionais, como pneumonia associada e ventilação mecânica, úlcera de decúbito, deformidades por espasticidade, desnutrição, entre outras complicações clínicas.

É importante dizer que o atendimento estruturado e a criação de um protocolo de trombólise, além de reduzir a prevalência de sequelas neurológicas, reduz o tempo de internação e custo total desses pacientes para o sistema de saúde e para a sociedade.

CONSIDERAÇÕES FINAIS

O atendimento ao paciente com AVEi deve ser sempre multiprofissional, integrado e, especialmente, ágil e rápido. Todos os profissionais de um serviço de emergência devem conhecer os sinais de alerta e sua identificação, assim como os passos iniciais de tratamento. A existência de protocolo estruturado de atendimento é altamente recomendado, reduzindo os tempos da chegada a trombólise, bem como realização de exames e orientação de alta. Como os fatores de risco para AVEi são comuns a doenças cardiovasculares, o empenho na orientação dos fatores de risco e prevenção é essencial e também deve ser sempre realizado por todos os profissionais de saúde, em especial porque a janela de tempo para tratamento de reperfusão é muito curta (três a seis horas do inicio dos sintomas), beneficiando apenas uma pequena percentagem de pacientes que chegam na unidade de emergência neste tempo.

O ataque isquêmico transitório, definido como déficit neurológico de etiologia vascular isquêmica e reversível em 24 horas, não foi discutido neste texto. Esses pacientes, obviamente, não são candidatos a trombólise, mas devem ser também internados em unidades de terapia intensiva ou semi intensiva por 24 a 48 horas e seguir os mesmos passos de tratamento geral e investigação aqui discutidos, pois apresentam 10% de chance de desenvolver um AVCi em sete dias e 30% em 90 dias[17].

Neste capítulo abordamos os passos mais importantes na identificação, triagem, atendimento inicial, terapia de reperfusão intravenosa e investigação inicial, no entanto existem técnicas de tratamento mais avançadas que podem ser implementas. A seleção de pacientes para trombólise além de seis horas do início dos sintomas, a craniectomia descompressiva[18] e a hipotermia terapêutica[19] podem ser implementados em serviços experientes. É possível que nos próximos anos consigamos tratar uma percentagem ainda maior de pacientes em fase aguda e com melhor eficácia, mas os conceitos principais e bases de atendimento partirão sempre dos protocolos aqui discutidos.

---

* O uso de acido acetilsalicílico em conjunto com clopidogrel é recomendando nos primeiros três meses após o AVCi, mas deve ser ponderado com cautela, pois pode aumentar a chance de transformação hemorrágica em alguns pacientes.[16]

REFERÊNCIAS

1. Barreto AD. Intravenous thrombolytics for ischemic stroke. Neurotherapeutics. 2011;8:388-99.
2. Sauser K, Burke JF, Reeves MJ, Barsan WG, Levine DA. A systematic review and critical appraisal of quality measures for the emergency care of acute ischemic stroke. Ann Emerg Med. 2014;64:235-244 e235.
3. Jivan K, Ranchod K, Modi G. Management of ischaemic stroke in the acute setting: review of the current status. Cardiovasc J Afr. 2013;24:86-92.
4. Strambo D, Zambon AA, Roveri L, Giacalone G, Di Maggio G, Peruzzotti-Jametti L, et al. Defining Minor Symptoms in Acute Ischemic Stroke. Cerebrovasc Dis. 2015;39:209-15.
5. Gargano JW, Wehner S, Reeves MJ. Presenting symptoms and onset-to-arrival time in patients with acute stroke and transient ischemic attack. J Stroke Cerebrovasc Dis. 2011;20:494-502.
6. Aliberti S, Bellelli G, Belotti M, Morandi A, Messinesi G, Annoni G, et al. Delirium symptoms during hospitalization predict long-term mortality in patients with severe pneumonia. Aging Clin Exp Res. 2015;27(4):523-31.
7. Bush SH, Lawlor PG. Delirium. CMAJ. 2015;187:129.
8. Oostema JA, Nasiri M, Chassee T, Reeves MJ. The quality of prehospital ischemic stroke care: compliance with guidelines and impact on in-hospital stroke response. J Stroke Cerebrovasc Dis. 2014;23:2773-9.
9. Kolominsky-Rabas PL, Weber M, Gefeller O, Neundoerfer B, Heuschmann PU. Epidemiology of ischemic stroke subtypes according to TOAST criteria: incidence, recurrence, and long-term survival in ischemic stroke subtypes: a population-based study. Stroke. 2001;32:2735-40.
10. Adams HP Jr, Bendixen BH, Kappelle LJ, Biller J, Love BB, Gordon DL, et al. Classification of subtype of acute ischemic stroke. Definitions for use in a multicenter clinical trial. TOAST. Trial of Org 10172 in Acute Stroke Treatment. Stroke. 1993;24:35-41.
11. Alonso de Lecinana M, Egido JA, Casado I, Ribó M, Dávalos A, Masjuan J, et al. Guidelines for the treatment of acute ischaemic stroke. Neurologia. 2014;29:102-22.
12. Fuentes B, Gallego J, Gil-Nunez A, Morales A, Purroy F, Roquer J, et al. Guidelines for the preventive treatment of ischaemic stroke and TIA (II). Recommendations according to aetiological sub-type. Neurologia. 2014;29:168-83.
13. Figueroa SA, Zhao W, Aiyagari V. Emergency and critical care management of acute ischaemic stroke. CNS Drugs. 2015;29:17-28.
14. Jauch EC, Saver JL, Adams HP Jr, Bruno A, Connors JJ, Demaerschalk BM, et al. Guidelines for the early management of patients with acute ischemic stroke: a guideline for healthcare professionals from the American Heart Association/American Stroke Association. Stroke. 2013;44:870-947.
15. Fisher M. Acute ischemic stroke therapy: current status and future directions. Expert Rev Cardiovasc Ther. 2013;11:1097-9.
16. Gorelick PB, Farooq MU. Aspirin plus clopidogrel in acute minor ischaemic stroke or transient ischaemic attack is superior to aspirin alone for stroke risk reduction: CHANCE trial. Evid Based Med. 2014;19:58.
17. Fuentes B, Gallego J, Gil-Nunez A, Morales A, Purroy F, Roquer J, et al. Guidelines for the preventive treatment of ischaemic stroke and TIA (I). Update on risk factors and life style. Neurologia. 2012;27:560-74.
18. Agarwalla PK, Stapleton CJ, Ogilvy CS. Craniectomy in acute ischemic stroke. Neurosurgery. 2014;74 Suppl 1:S151-62.
19. Wan YH, Nie C, Wang HL, Huang CY. Therapeutic hypothermia (different depths, durations, and rewarming speeds) for acute ischemic stroke: a meta-analysis. J Stroke Cerebrovasc Dis. 2014;23:2736-47.

capítulo 20

Silvia Cristina Fürbringer e Silva

Intervenções de Enfermagem no Acidente Vascular Encefálico Isquêmico

■ INTRODUÇÃO

O acidente vascular cerebral (AVC) é o distúrbio neurológico mais frequente em adultos, com altíssima morbidade. No Brasil, é a principal causa de morte em pessoas acima de 40 anos.

A isquemia cerebral geralmente está relacionada à estenose e oclusão da artéria responsável pela irrigação de determinada região do cérebro, resultando em irrigação insuficiente e, eventualmente, em interrupção do abastecimento de sangue dessa região, provocando distúrbios localizados das funções cerebrais.

A isquemia ocorre no território de artérias cerebrais ocluídas por êmbolos devido a fibrilação atrial (FA), infarto agudo do miocárdio (IAM) recente, valvulopatias, coágulos sanguíneos, fragmentos de placas ateromatosas, vegetações, lipídeos ou ar; ou na presença de lesões ateromatosas ou, ainda, em áreas vasculares nas quais notou-se diminuição da pressão de perfusão cerebral (PPC), como acontece nas crises hemodinâmicas caracterizadas por hipotensão e diminuição do débito cardíaco.

Sempre que se pensa no cuidar de um paciente neurológico, deve-se objetivar o retorno do indivíduo à sua vida diária com um mínimo possível de sequelas.

O enfermeiro é o profissional que passa mais tempo próximo ao paciente e é quem deve observar, avaliar e reportar quaisquer mudanças no seu estado, para que condutas adequadas sejam tomadas de forma eficiente, mantendo o objetivo inicial no cuidado ao paciente.

Com o advento das terapias trombolíticas para o tratamento do paciente com AVC isquêmico, o foco do cuidado ao paciente, que antes era mais voltado à reabilitação, direcionou-se aos serviços de emergência. Isso porque quando falamos em AVC isquêmico, estamos falando de uma emergência em que o tempo é um fator determinante da conduta e tratamento, e muitas vezes do prognóstico do paciente.

A escala mais largamente utilizada para avaliar o déficit neurológico do paciente com AVC isquêmico é a do *National Institute of Health* (NIH *Stroke Scale* – NIHSS). Trata-se de um instrumento de uso sistemático que permite uma avaliação quantitativa dos déficits neurológicos relacionados com o AVC (Quadro 20.1).

A NIHSS foi inicialmente elaborada como instrumento de investigação, para medir o estado neurológico inicial nos ensaios clínicos da fase aguda do AVC. Atualmente, é utilizada para avaliar o AVC agudo, para prever seu tamanho e sua gravidade, na determinação do tratamento mais apropriado e na previsão do prognóstico, tanto em curto como longo prazos, nos pacientes com AVC. Adicionalmente, a escala serve para monitorizar o estado do paciente, é útil no planejamento dos cuidados e permite uma linguagem comum para troca de informações entre os profissionais de saúde.

A NIHSS é uma escala com 15 itens de exame neurológico para avaliação do efeito do AVC agudo no nível de consciência, linguagem, motricidade, atendimento a comandos, perda de campo visual, movimentos oculares, força muscular, ataxia, disartria e perda sensitiva. A escala varia de 0 a 42 pontos. Um observador treinado classifica a capacidade do doente para responder às questões e atender a comandos. A avaliação completa requer cerca de 10 minutos.

Os pacientes com déficits neurológicos importantes se apresentam com NIHSS > 22 e têm pior prognóstico, associado com maior risco de transformação do AVCI em AVC hemorrágico.

Quadro 20.1 Escala de AVC do NIHSS.

Avaliação	Pontuação
1a. Nível de consciência	0 = Alerta 1 = Não alerta, mas acorda aos pequenos estímulos com resposta adequada 2 = Não alerta, responde somente com estímulos repetidos ou dolorosos para realizar movimentos não estereotipados 3 = Responde somente com reflexo motor ou autonômico, ou totalmente irresponsivo, flácido ou arreflexo.
1b. Nível de consciência – orientação	0 = responde corretamente a duas perguntas 1 = responde uma questão corretamente 2 = Não responde a nenhuma questão corretamente
1c. Nível de consciência – resposta a comandos	0 = Realiza dois comandos 1 = Realiza um comando 2 = Não realiza nenhum comando
2. Olhar conjugado	0 = Normal 1 = Paralisia parcial 2 = Desvio do olhar conjugado ou paralisia total, não modificada com manobra oculocefálica.
3. Campo visual	0 = Normal 1 = Hemianopsia parcial 2 = Hemianopsia completa 3 = Hemianopsia bilateral (cegueira cortical ou por outra causa)
4. Paralisia facial	0 = Normal 1 = Leve (assimetria no sorrir, apagamento do sulco nasolabial) 2 = Parcial (paralisia total ou quase total da porção inferior da face) 3 = Completa (de um ou dos dois lados)
5. Resposta motora (MMSS)	0 = Sem queda a 45° (90°) por 10 segundos 1 = Queda (não total) antes de completar 10 segundos 2 = Queda (até a cama) antes de 10 segundos, com dificuldade de vencer a gravidade 3 = Discreto movimento, mas sem vencer a gravidade 4 = Sem movimento NI = não testável
6. Resposta motora (MMII)	0 = Sem queda a 30° por 5 segundos 1 = Queda (não total) antes de completar 5 segundos 2 = Queda (até a cama) antes de 5 segundos, com dificuldade de vencer a gravidade 3 = Discreto movimento, mas sem vencer a gravidade 4 = Sem movimento NI = não testável
7. Ataxia apendicular	0 = Ausente 1 = Presente em um membro 2 = Presente em dois membros
8. Sensibilidade	0 = Normal 1 = Leve a moderado déficit de sensibilidade do lado afetado, mas o paciente tem consciência de estar sendo tocado 2 = Severo ou total déficit da sensibilidade (face/MMSS/MMII)
9. Linguagem	0 = Normal 1 = Afasia leve a moderada, perda da fluência ou facilidade da compreensão, sem significante limitação nas palavras expressas. Redução na fala ou compreensão. 2 = Afasia severa, toda comunicação é por meio de expressões fragmentadas. Grande necessidade de inferir, adivinhar e questionar por parte do examinador 3 = Mutismo, afasia global
10. Disartria	0 = Ausente 1 = Leve a moderada (paciente pode ser compreendido com certa dificuldade) 2 = Severa/mutismo/anartria 9 = Entubado ou com outra barreira (Explicar)
11. Extinção/Inatenção	0 = Normal 1 = Visual, tátil, auditiva, espacial ou extinção aos estímulos simultâneos sensoriais, em uma das modalidades sensoriais 2 = Hemi-inatenção severa ou em mais de uma modalidade

Adaptada de: <http://www.saude.df.gov.br/sites/100/163/00004801.doc>.

CUIDADOS DE ENFERMAGEM AO PACIENTE SUBMETIDO À TERAPIA TROMBOLÍTICA NA EMERGÊNCIA

A trombólise com ativador do plasminogênio tissular recombinante (rt-PA) é recomendada para pacientes com a instalação dos sinais e sintomas entre 3 horas a 4 horas e 30 minutos. Como a janela terapêutica é muito curta, a avaliação deve ser rápida e eficiente, realizada por uma equipe interdisciplinar devidamente treinada para este tipo de tratamento.

O enfermeiro tem função decisiva neste momento, já que colhe importantes informações para a equipe por meio do histórico de enfermagem, auxiliando dessa forma na decisão da escolha da terapia trombolítica, com informações dos critérios de inclusão ou exclusão do paciente à terapia.

Após 3 horas a 4 horas e 30 minutos do início do evento, alguma necrose já pode ter ocorrido e o rt-PA é contraindicado, pois ele pode reperfundir o tecido cerebral que já está se tornando necrótico, podendo causar sangramento.

Até a aprovação do rt-PA pelo *Food and Drug Administration* (FDA), em junho de 1996, como trombolítico para os casos de AVC isquêmico, não havia nos Estados Unidos protocolos de trombólise para o tratamento destes pacientes. Estudo realizado pelo *The National Institute of Neurologicla Disorders and Stroke* (NINDS) rt-PA Stroke Study Group mostrou que os pacientes tratados com rt-PA até três horas do início dos sintomas de AVC isquêmico tiveram no mínimo 30% a mais de chances de apresentarem sequelas mínimas ou ausência de sequelas, comparado ao grupo que não recebeu a droga.

Muitos estudos têm sido realizados a respeito da utilização do rt-PA, criação de protocolos para seu uso adequado e treinamento das equipes para o atendimento especializado.

São critérios de inclusão para o tratamento com trombolíticos:

- Idade acima de 18 anos
- Diagnóstico clínico de acidente vascular encefálico isquêmico como causa de um déficit neurológico mensurável
- Determinação inequívoca do início dos sintomas há menos de 3 horas

São contraindicações absolutas para o tratamento com trombolíticos:

- Déficits neurológicos mínimos ou em rápida melhora
- História de hemorragia intracraniana
- Sintomas sugestivos de hemorragia subaracnóidea
- Qualquer evidência de sangramento na TC realizada antes do tratamento
- Neoplasia intracraniana, malformação arteriovenosa (MAV) ou aneurisma não tratado
- Presença de alterações isquêmicas precoces identificadas pela TC realizada antes do tratamento
- Acidente vascular encefálico, cirurgia intracraniana ou traumatismo craniano grave nos últimos 3 meses
- Cirurgia de grande porte nos últimos 14 dias
- Pressão arterial sistólica maior que 185 mmHg
- Pressão arterial diastólica maior que 110 mmHg
- Necessidade de tratamento anti-hipertensivo agressivo para manter a pressão arterial abaixo desses níveis
- Hemorragia gastrintestinal ou do trato urinário nos 21 dias anteriores ao evento isquêmico
- Punção arterial em sítio não compressível ou punção lombar
- Uso de heparina nas últimas 48 horas e tempo de tromboplastina parcialmente ativada (TTPA) elevado
- Contagem de plaquetas inferior a 100.000/mm^3
- INR maior que 1,7 ou diástase hemorrágica conhecida

São contraindicações relativas para o tratamento com trombolíticos:

- Convulsões no início da isquemia
- Glicemia menor que 50 mg/dl ou maior que 400 mg/dl
- Doença ocular hemorrágica e outras condições que possam causar comprometimento visual diante de eventual sangramento
- Infarto do miocárdio nos últimos 6 meses
- Suspeita de embolia séptica, ou diagnóstico estabelecido de endocardite infecciosa.

Todo paciente com suspeita ou diagnóstico confirmado de AVC isquêmico deve ser internado na unidade de terapia intensiva (UTI), para ser adequadamente monitorado e avaliado por equipe interdisciplinar adequadamente treinada.

INTERVENÇÕES DE ENFERMAGEM NA FASE AGUDA PÓS-TROMBÓLISE

As intervenções de enfermagem após o uso de trombolítico são descritas a seguir:

- Avaliações neurológicas frequentes – a transformação do AVC isquêmico para hemorrágico é um evento possível de acontecer, principalmente nos pacientes submetidos à terapia trombolítica. Assim como o edema causado pela necrose, pode levar o paciente à hipertensão intracraniana, causando alteração do nível de consciência. Avaliações do nível de consciência, do diâmetro pupilar, da motricidade e funções sensoriais, movimentos oculares, nervos cranianos e reflexos são fundamentais para detecção precoce de complicações da patologia ou da terapêutica. De acordo com o The National Institutes of Health Stroke Scale (NIHSS), a avaliação neurológica do paciente que recebeu terapia trombolítica deve ser realizada conjuntamente com a verificação dos sinais vitais a cada 15 minutos nas primeiras 2 horas após a medicação, a cada 30 minutos nas próximas 6 horas e, então, de hora em hora até 24 horas após o tratamento;
- As queixas de cefaleia, náuseas e vômitos, concomitantes com a piora da avaliação neurológica, devem ser investigadas de imediato, uma vez que também apontam para aumento da pressão intracraniana;

- Verificação dos sinais vitais: pressão arterial, frequências cardíaca e respiratória devem ser checadas em conjunto com as avaliações neurológicas. A pressão arterial é o sinal vital de maior importância para o paciente neurológico, uma vez que a hipertensão pode acarretar um aumento do fluxo sanguíneo cerebral e levar o paciente com isquemia a ter um sangramento; por outro lado, a hipotensão pode comprometer o suprimento de nutrientes e oxigênio para manter as necessidades metabólicas cerebrais;
- Manutenção de acesso venoso, se periférico, de preferência dois, principalmente se o paciente for candidato à terapia trombolítica, já que após receber o trombolítico evita-se qualquer procedimento invasivo pelo risco de ocorrer sangramentos;
- Verificar a ocorrência de sangramentos – o paciente que recebeu trombolítico tem alto risco de sangramentos;
- AVC hemorrágico, o que causa alteração do nível de consciência e motricidade e instabilidade dos sinais vitais;
- Pode apresentar sangramento gengival e hematúria;
- Evita-se punções e procedimentos invasivos nas primeiras 24 horas após a medicação trombolítica (passagem de sonda nasogástrica, passagem de sonda vesical, punções venosas e arteriais);
- Monitoração cardíaca para verificação de arritmias cardíacas, frequentes no paciente com AVC isquêmico agudo e que possam comprometer a circulação encefálica e o aporte de nutrientes para o encéfalo;
- Realizar balanço hídrico e monitorar eletrólitos, evitando alterações do nível de consciência que não sejam de origem neurológica (por exemplo, a hiponatremia e a hipoglicemia causam rebaixamento do nível de consciência);
- Nas primeiras 24 horas pós-terapia trombolítica, normalmente o paciente é mantido em jejum, caso seja necessário algum procedimento de emergência;
- Manter o paciente em repouso absoluto no leito, evitando esforços desnecessários que possam levar a qualquer tipo de sangramento;
- Manter cabeceira da cama elevada no máximo a 30°, facilitando o retorno venoso, principalmente nos pacientes com hipertensão intracraniana;
- Manter o paciente em um leito de fácil acesso, visual inclusive, para que qualquer alteração seja rapidamente verificada.

INTERVENÇÕES DE ENFERMAGEM NA FASE AGUDA SEM TERAPIA TROMBOLÍTICA (TRATAMENTO CONSERVADOR)

Os pacientes que chegam na emergência com suspeita de AVC isquêmico, com mais de 4 horas e 30 minutos após o início dos sintomas, com TC normal, e não irão realizar terapias endovasculares, devem ser encaminhados à UTI para observação e monitoração adequados do nível de consciência e manutenção dos sinais vitais.

Considerando-se que a terapia trombolítica nesses casos é contraindicada pelo alto risco de sangramento, o paciente é tratado quando a causa da isquemia é embólica, de origem cardiogênica (fibrilação atrial, cardiomegalia, *cor pulmonale*), e recebe terapia anticoagulante endovenosa contínua por bomba de infusão.

Os cuidados de enfermagem para o paciente recebendo anticoagulação plena são:

- Manter acesso venoso, de preferência dois, de modo a não haver necessidade de novas punções, devido ao risco de sangramentos;
- Verificar presença de sangramentos (gengival, urinário) e evitar procedimentos invasivos que possam acarretá-los;
- Havendo necessidade de novas punções, ou retirada de punções antigas, efetuar compressão manual do local, evitando a formação de hematomas; manter posterior observação do local;
- Realizar avaliações neurológicas frequentes e reportar as alterações;
- Acompanhar resultados de tempo de protrombina (TP), tempo de tromboplastina parcialmente ativada (TTPA) e razão normalizada internacional (RNI), adequando a velocidade de infusão do anticoagulante, conforme rotina/protocolo da equipe médica (TTPA entre 1,5 a 2 vezes os valores basais; RNI entre 2 e 3);
- Informar outros profissionais da terapia anticoagulante do paciente antes de procedimentos (punções venosas realizadas pelos técnicos de laboratório, p. ex.), para que seja feita compressão adequada do local após o procedimento;
- Manter repouso no leito, cabeceira elevada a 30° e realizar mudanças de decúbito e massagens de conforto a cada duas horas, mantendo alinhamento corporal do paciente.

INTERVENÇÕES DE ENFERMAGEM AO PACIENTE NO PÓS-OPERATÓRIO DE CRANIECTOMIA DESCOMPRESSIVA

O paciente que evolui com intenso edema cerebral, com hipertensão intracraniana, alterações pupilares e risco de herniação, é submetido a craniectomia descompressiva de urgência (Figura 20.1).

Ao chegar na UTI, o paciente deve receber os mesmos cuidados do paciente neurológico grave, que são:

- manutenção das vias aéreas pérvias, realizando aspiração da cânula endotraqueal sempre que necessário;
- manter normocapnia. A hiperventilação pode ser realizada por períodos curtos para que a pressão intracraniana (PIC) diminua, ou antes, de procedimentos que possam aumentar a PIC;
- realizar mudanças de decúbito a cada duas horas, efetuando massagem de conforto e mantendo o paciente alinhado. Evitar o decúbito do lado que o paciente não tem a calota craniana, para não exercer compressão;

Intervenções de Enfermagem no Acidente Vascular Encefálico Isquêmico

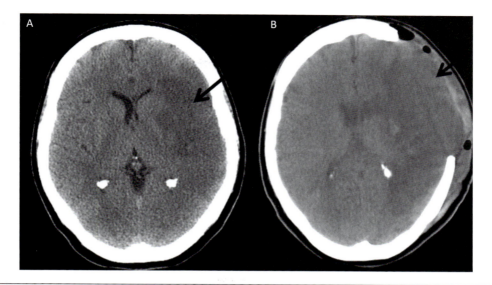

Figura 20.1 Tomografias computadorizadas de crânio, mostrando grande isquemia em hemisfério D (A), com efeito de massa, antes e depois da craniectomia descompressiva (B).

- Realizar troca do curativo cirúrgico, observando presença e características de possíveis drenagens;
- Para o paciente entubado e sedado, especial cuidado na higiene oral, que muitas vezes é deixada em segundo plano, sendo foco de infecções e odores desagradáveis. A boca é uma fonte importante da pneumonia associada à ventilação mecânica (PAVM) e tem sido alvo de muitos estudos para sua prevenção no paciente entubado ou traqueostomizado. A higiene ocular também deve ser realizada periodicamente (quatro vezes por dia ou mais, se necessário), bem como a certificação de que as escleróticas estão bem hidratadas. Muitas vezes o paciente fica com os olhos semicerrados, o que causa ressecamento das escleras e córnea, podendo causar úlceras de córneas ou infecções, como a conjuntivite;
- Avaliação do nível de consciência de acordo com a gravidade do paciente;
- Cuidados específicos com cateteres centrais ou periféricos, manter via de acesso venoso pérvio;
- Realizar balanço hídrico;
- Cuidados específicos com sondas para alimentação, pesar o paciente diariamente, se possível. O paciente neurológico acamado perde muito peso e massa muscular pela inatividade. A monitorização do peso do paciente é uma maneira de verificar a efetividade da alimentação por via enteral ou parenteral.

INTERVENÇÕES DE ENFERMAGEM NAS CIRURGIAS DE CARÓTIDA – ENDARTERECTOMIA

O paciente submetido à endarterectomia de carótida costuma ter um pós-operatório sem muitas intercorrências. Porém, por ter alguns riscos potenciais, deve ficar pelo menos de 6 a 24 horas em observação na UTI.

O primeiro risco é o de sangramento, então a monitoração do local da cirurgia, do local e do curativo são importantes nas primeiras horas do pós-operatório. Avaliar queixas de desconforto na região cervical, como também a presença de inchaço, que podem ser sinais de hemorragia. Na presença de dreno, anotar volume e aspecto da drenagem.

Outro risco é o de insuficiência respiratória e bradicardia, por estimulação vagal, secundário ao edema inerente à cirurgia e a proximidade do nervo vago ou devido a formação de hematoma. Assim, é necessário que o paciente fique com monitoração cardíaca e respiratória nas primeiras horas do pós-operatório. Após as seis primeiras horas, esse risco diminui consideravelmente. Com relação à monitoração da pressão arterial, deve-se evitar a hipotensão arterial, com risco de isquemia encefálica e trombose no local da cirurgia, como também a hipertensão arterial, com risco de hemorragia.

A avaliação neurológica também é importante para esse paciente, uma vez que sua alteração pode indicar intercorrências graves, como AVC isquêmico.

INTERVENÇÕES ENDOVASCULARES

As terapias endovasculares para o tratamento do AVC isquêmico estão aumentando consideravelmente nos últimos anos. Para o paciente que não é mais elegível para a terapia trombolítica endovenosa, por ter ultrapassado as 4 horas e 30 minutos do início dos sintomas, a terapia fibrinolítica intra-arterial é uma opção até 6 horas do início dos sintomas. Da mesma forma, a trombectomia mecânica (aspiração mecânica do coágulo) pode ser realizada até 8 horas do início dos sintomas e a angioplastia com colocação de *stent*, ambos utilizados para restaurar o fluxo de sangue, já são realidade nos grandes centros especializados. A terapia endovascular é mais uma alternativa para o tratamento da isquemia, porém requerem, além do treinamento e agilidade das equipes de assistência pré e intra-hospitalar de urgência, centros de hemodinâmica adequadamente montados e com pessoal treinado para a realização destes procedimentos, o que infelizmente acontece em poucos centros hospitalares.

Para o paciente submetido a este tipo de terapia, além dos cuidados de enfermagem citados na terapia conservadora, após o procedimento o paciente é encaminhado para a monitorização em UTI, e é fundamental que o enfermeiro avalie o sítio de punção arterial, verificando presença de sangramentos ou hematoma, além de verificar aquecimento e perfusão do membro puncionado.

ANGIOPLASTIA DE CARÓTIDA

A angioplastia e colocação de *stent* em artérias extracranianas (carótidas e vertebrais) tem sido realizada predominantemente para a prevenção do AVC isquêmico. Na maioria das vezes a angioplastia de carótida com a colocação de *stent* requer a utilização de antiagregantes plaquetários. Na admissão do paciente na unidade, o enfermeiro deve avaliar no membro inferior a presença ou ausência do introdutor na região inguinal (artéria femoral). Na sua presença, o paciente deve permanecer em repouso, com membro estendido e ser avaliado a presença de sangramento peri-inserção do introdutor e sistêmico, como também a perfusão periférica dos membros inferiores.

Após a retirada do introdutor, deve ser realizada a compressão da região inguinal por volta de 30 minutos, curativo compressivo e monitoração de sangramento e da perfusão periférica dos membros inferiores. O aumento da circunferência da coxa do membro de que foi retirado o introdutor pode indicar a presença de sangramento interno. O paciente deve permanecer em repouso absoluto de 6 a 12 horas e a avaliação neurológica deve ser realizada pelo menos uma vez a cada plantão, já que ele tem risco para AVC.

INTERVENÇÕES DE ENFERMAGEM AO PACIENTE COM AVC ISQUÊMICO PÓS-FASE AGUDA

O paciente na fase crônica do AVC isquêmico pode depender dos cuidados de terceiros, de acordo com a gravidade das sequelas.

O paciente com déficits motores e acamado merece toda a atenção da enfermagem. Os cuidados destinados aos pacientes acamados são:

- Avaliação do nível de consciência;
- Manutenção de vias aéreas pérvias. Se traqueostomizado, proceder à aspiração traqueal sempre que se fizer necessário;
- Manter decúbito elevado até 30º;
- Realizar mudanças de decúbito a cada duas horas, mantendo alinhamento corporal e realizar massagem de conforto;
- Controle de sinais vitais, em especial a pressão arterial;
- Cuidados específicos com sondas e drenos (sonda vesical de demora, sonda nasoenteral, drenos liquóricos etc.).

Logo que o paciente é internado na UTI, a equipe está voltada quase exclusivamente para ele, ficando sua família relegada a segundo plano.

Muitas vezes os familiares sofrem a falta de informação sobre o estado do paciente pela equipe interdisciplinar da UTI. Isso gera ansiedade, insatisfação e muitas vezes insegurança sobre as condutas que estão sendo tomadas, se são as melhores para o seu familiar.

É de fundamental importância que o enfermeiro, nessa hora, possa manter os familiares informados sobre tudo o que se passa no interior da UTI com seu parente, de modo a facilitar o trabalho de todos. O familiar que é bem orientado desde o início, inclusive sobre as normas da UTI, costuma ser mais acessível e menos ansioso.

Um estudo realizado para investigar as necessidades dos familiares de pacientes internados em UTI listou as dez necessidades mais importantes reportadas: sentir que há esperança, sentir que o cuidado dado ao seu familiar pela equipe do hospital é personalizado, ter uma sala de espera próxima ao paciente, ser chamado em casa quando houver mudança na condição do paciente, saber o prognóstico, ter suas perguntas respondidas honestamente, saber fatos específicos sobre o prognóstico do paciente, receber informações do estado do paciente diariamente, em linguagem de fácil compreensão, e poder ver o paciente com frequência.

Devemos considerar também que este tipo de paciente, via de regra, é aquele que sofre um período de internação longo, ficando dependente de terceiros para alguns cuidados mais específicos, especialmente aquele que fica com déficits motores.

Atualmente, os serviços de *home care* são chamados para acompanhar esse paciente na sua residência, mas aqueles que não dispõem desse tipo de atendimento acabam sendo cuidados por pessoas da família ou amigos, que necessitam de certo treinamento.

Dessa forma, é necessário que o enfermeiro, assim que o paciente estabilize o quadro e saia da fase aguda, inclua os familiares no cuidado ao paciente, uma vez que estes devem se acostumar com os cuidados para quando o paciente for para casa.

Infelizmente nem todos os cuidadores são devidamente treinados, e os pacientes acabam reinternados por problemas secundários, tais como úlceras de decúbito, infecções pulmonares e urinárias, o que piora muito o prognóstico e a sobrevida desses pacientes.

CONCLUSÃO

No Brasil, o tratamento do paciente com AVC isquêmico ainda é conservador, com uso de anticoagulantes e antiagregantes plaquetários, repouso e tratamento das complicações. O que vemos na nossa realidade é que os pacientes demoram muito para procurar tratamento nestes casos, e quando o procuram já se passou muito mais do que 4 horas e 30 minutos do início dos sintomas; além disso, devemos considerar que muitos hospitais não estão preparados para terapia trombolítica ou mesmo intervenções endovasculares.

Uma vez que a janela terapêutica para uso de trombolítico nos pacientes é tão pequena, há necessidade de um maior treinamento das equipes interdisciplinares não só das instituições hospitalares, mas principalmente das equipes de atendimento pré-hospitalar, e também uma maior orientação da população quanto aos sintomas e fatores de risco, para que o AVC isquêmico seja detectado o mais precocemente possível, e que o paciente saia do hospital com um mínimo possível de sequelas. Os familiares dos pacientes ainda são relegados a segundo plano na maioria das instituições, tanto no que diz respeito à informação do estado de seu familiar quanto ao seu preparo para cuidar do paciente quando o mesmo for para casa. Assim, é necessária uma maior informação a respeito da patologia para a população e um maior preparo dos profissionais no atendimento destes pacientes e seus familiares.

■ BIBLIOGRAFIA CONSULTADA

1. Barch C, Spilker J, Bratina P, Rapp K, Daley S, Donnarumma R, et al. Nursing management of acute complications following rt-PA in acute ischemic stroke. J Neurosci Nurs. 1997;29(6):367-72.
2. Bonnono C, Criddle LM, Lutsep H, Stevens P, Kearns K, Norton R. Emergi-paths and stroke teams: na emergency department approach to acute ischemic stroke. J Neurosci Nurs. 2000;32(6):298-305.
3. Braimah J, Kongable G, Rapp K, Daley S, Bratina P, Sailor S, et al. Nursing care of acute stroke patients after receiving rt-PA therapy. J Neurosci Nurs. 1997;29(6):373-83.
4. Bratina P, Rapp K, Barch C, Kongable G, Donnarumma R, Spilker J, et al. Pathophysiology and mechanisms of acute ischemic stroke. J Neurosci Nurs. 1997;29(6):356-60.
5. Donnarumma R, Kongable G, Barch C, Braimah J, Bratina P, Daley S, et al. Overview: Hyperacute rt-PA stroke treatment. J Neurosci Nurs. 1997;29(6):351-5.
6. Ferguson KN, Kidwell CS, Starkman S, Saver JL. Hyperacute treatment initiation in neuroprotective agent stroke trials. J Stroke Cerebrovasc Dis. 2004;13(3):109-12.
7. Ferraz AC, Pedro MA. Acidente vascular cerebral isquêmico. In: Knobel E. Terapia Intensiva – Neurologia. São Paulo: Atheneu, 2002; cap. 8. p.93-110.
8. Grant J. Problems and associated feelings by family caregivers of stroke survivors during the second and third month of caregiving. J Neurosci Nurs. 2004;36(2):107-10.
9. Hickey JV, Olson DM. Intracranial hypertension: theory and management of increased intracranial pressure. In: Hickey JV. The clinical practice of neurological and neurosurgical nursing. 6.ed. Philadelphia: J.B. Lippincott Company, 2009. p.270-307.
10. Hickey JV, Todd AQ. Stroke. In: Hickey JV. The clinical practice of neurological and neurosurgical nursing. 6.ed. Philadelphia: J.B. Lippincott Company, 2009. p.588-619.
11. Hinkle JL, Forbes E. Pilot project on functional outcome in stroke. J Neurosci Nurs. 1996;28(1):13-8.
12. Lam P, Beaulieu M. Experiences of families in the neurological ICU: a "bedside phenomenon". J Neurosci Nurs. 2004;36(3):142-52.
13. Manzella SM, Galante K. Establishment of stroke treatments plans: one hospital's experience. J Neurosci Nurs. 2000;32(6):306-10.
14. Maze LM, Bakas T. Factors associated with hospital arrival time for stroke patients. J Neurosci Nurs. 2004;36(3):136-43.
15. Pierce LL, Steiner V, Govoni AL, Hicks B, Thompson TL, Friedemann ML. Caregivers dealing with stroke pull together and feel connected. J Neurosci Nurs. 2004;36(1):32-40.
16. NIHSS. [Internet] [Acesso em 2016 sept 08]. Disponível em: http://www.nihstrokescale.org/portuguese.shtml
17. Rapp K, Bratina P, Barch C, Braimah J, Daley S, Donnarumma R, et al. Code stroke: rapid transport, triage and treatment using rt-PA therapy. J Neurosci Nurs. 1997;29(6):361-6.
18. Schretzman D. Acute ischemic stroke. Nurse Pract. 1999;24(2):71-88.
19. Shephard TJ, Fox SW. Assessment and management of hypertension in the acute ischemic stroke patient. J Neurosci Nurs. 1996;28(1):5-12.
20. Silva Junior JM, Rezende E, Guimarães T, Campos EV, Magno LA, Consorti L, et al. Epidemiological and microbiological analysis of ventilator-associated pneumonia patients in a public teaching hospital. Braz J Infect Dis [online]. 2007;11(5):482-8.
21. Spilker J, Kongable G, Barch C, Braimah J, Brattina P, Daley S, et al. Using The NIH Stroke Scale to assess stroke patients. J Neurosci Nurs. 1997;29(6):384-92.
22. Wang DZ, Rose JA, Honings DS, Garwacki DJ, Milbrandt JC. Treating acute stroke patients with intravenous tPA – The OSF Stroke network experience. Stroke. 2000;31:77-81.
23. Jauch EC, Saver JL, Adams HP Jr, Bruno A, Connors JJ, Demaerschalk BM, et al. Guidelines for the early management of patients with acute ischemic stroke: a guideline for healthcare professionals from the American Heart Association/American Stroke Association. Stroke. 2013;44:870–947.
24. Somes J, Bergman DL. ABCDs of acute stroke intervention. J Emerg Nurs. 2007;33:228-34.

capítulo 21

Hamilton Roberto Franco Cavalcante
Mirto Nelso Prandini
Samuel Damin Carr De Muzio

Hemorragia Subaracnóidea

■ INTRODUÇÃO

O cérebro está envolto pelas membranas pia-aracnoide e dura-máter. Necessitamos entender a pia-aracnoide tridimensionalmente: formada por uma superfície mais externa em contato com a dura-máter, facilmente destacável, e uma mais interna em contato com a superfície do cérebro, tecnicamente inseparável, acompanhando seus sulcos e giros. Entre essas duas partes existe um trabeculado entremeado pelo líquido cefalorraquidiano (LCR), a que chamamos de espaço subaracnoide. O espaço subaracnóideo é subdividido em cisternas, como a *ambiens* em torno do nervo craniano III ou a silviana em torno da artéria cerebral média. Após penetrarem no crânio, os quatro vasos sanguíneos, as artérias carótidas e vertebrais, distribuem-se pela convexidade cerebral por este espaço, assim como as veias que confluem formando os seios venosos. As artérias, quando penetram o parênquima cerebral, levam consigo um "manguito" de pia--aracnoide com seu espaço subaracnoide, também chamado de espaço de Virchow-Robin. Diferentemente de um hematoma, que é o acúmulo de sangue por falta de espaço, um sangramento no espaço subaracnoide é chamado de hemorragia subaracnóidea ou meníngea.

Hemorragia subaracnóidea (HSA), ou meníngea, se dá pelo extravasamento de sangue para o interior deste espaço por conta da ruptura de um vaso arterial, na maioria dos casos. A artéria carótida interna entra no crânio por meio de um seio venoso, o seio cavernoso, e penetra no espaço subaracnóideo ramificando-se; após a emissão de alguns ramos menores, as artérias hipofisária, oftálmica, comunicante posterior e coroidea bifurcam-se nas artérias cerebral média (ACM) e cerebral anterior (ACA). Na ocorrência de uma ruptura vascular, o sangue extravasado espalha-se por este espaço, misturando-se ao LCR.

A principal causa de HSA é a traumática. As HSAs espontâneas ocorrem em uma incidência que varia de 2 por 100.000 habitantes na China a 22,5 por 100.000 habitantes na Finlândia, ou tão alta quanto 32 por 100.000 habitantes no Japão. Aproximadamente de 20 (0,02%) por 100.000 habitantes por ano, sendo 80% em consequência de dilatações arteriais chamadas de aneurismas (Ans). A incidência de Ans na população brasileira é da ordem de 7% (350 vezes maior que o risco da HSA). Estima-se que 12% dos pacientes que sofrem uma HSA não recebem atendimento médico e muitos casos não são diagnosticados.

A mortalidade é elevada, atingindo cerca de 45% com uma morbidade significante entre os sobreviventes.

A incidência de HSA aumenta com a idade, ocorrendo mais comumente entre os 40 a 60 anos. Em nosso meio, encontramos uma idade média de 51 anos e uma distribuição 2,7 vezes maior nas mulheres.

■ QUADRO CLÍNICO

A vítima de uma HSA é geralmente hígida em plena força de trabalho, sem qualquer sintoma relacionado à doença. Esta hemorragia pode ocorrer em qualquer momento, dormindo ou durante a realização de um esforço físico. Tipicamente, o paciente manifesta "a pior dor de cabeça em sua vida" em 80% das ocorrências, podendo apresentar, às vezes, um quadro menor, chamado de hemorragia sentinela. O início do quadro costuma estar associado a, pelo menos, mais um sinal adicional, como náuseas e/ou vômitos e alteração da consciência, além de sinais meníngeos ou sinais neurológicos focais.

A chamada hemorragia sentinela costuma preceder a grande HSA em 2 a 8 semanas podendo ser acompanhada de náuseas e/ou vômitos e raramente pelos sinais meníngeos ou alteração da consciência.

Convulsões podem ocorrer em 20% dos pacientes com HSA, principalmente nas primeiras 24 horas, sendo mais comumente associada a um hematoma intraparenquimatoso (HIP), hipertensão arterial sistêmica (HAS) e Ans das artérias cerebrais média (ACM) e anterior (ACA).

COMORBIDADE

A alta prevalência de comorbidades em nossa população contribui para o desencadeamento da hemorragia subaracnóidea e influi no prognóstico desses pacientes. A hipertensão arterial sistêmica (HAS), o diabetes melito, a aterosclerose, a dependência química, e, sobretudo, o tabagismo são fatores associados à HSA e devem ser levados em consideração ao avaliarmos os Ans incidentais (não-rotos).

SINTOMAS

O quadro clínico é bem característico. Na ruptura de um An, encontramos habitualmente uma tríade composta por cefaleia súbita, náuseas e/ou vômitos e alteração da consciência (redução). A instalação da cefaleia é súbita, explosiva, instantânea, abrupta, relatada frequentemente pelos pacientes como a sensação de que algo rompeu dentro de sua cabeça; é holocraniana, de forte intensidade, podendo demorar dias para desaparecer e com pouco melhora com analgésicos. Após o início da cefaleia, o paciente pode apresentar náuseas e/ou vômitos, mal-estar geral, distúrbios vegetativos, como palidez cutânea e sudorese, e um comprometimento da consciência variando de uma redução de curta duração, um torpor, ou mesmo ao coma profundo. A intensidade do acometimento da consciência correlaciona-se à gravidade do quadro neurológico. A HSA é causa de morte súbita.

SINAIS

Na HSA, a redução da consciência ocorre, inicialmente, pelo aumento súbito da pressão intracraniana (PIC) com a consequente redução da pressão de perfusão cerebral (PPC), que é resultante da pressão arterial (PA), a um patamar de 30 mm de Hg. Com uma redução da PPC para valores menores, em torno de 20 mm de Hg, acontece morte neuronal. O organismo frequentemente reage com um aumento da PA (também bradicardia e alteração do ritmo respiratório, conhecidos como tríade de *cushing*), numa tentativa de compensar o aumento da PIC mantendo uma PPC mínima (acima de 50 mm de Hg).

Essa elevação da PA é interpretada frequentemente, inclusive pelos profissionais da saúde, como uma "crise hipertensiva", menosprezando-se sua gravidade. Na maioria das vezes, sinais meníngeos (rigidez de nuca, sinal de Lasègue, Kernig, Brudzinski) e elevação da temperatura, causados pela "irritação" do sangue (nas meninges), estão presentes, podendo ser nos casos mais leves a única alteração existente.

- **Teste de rigidez de nuca:** observa-se a resistência à flexão cervical ou a ocorrência de qualquer reação do paciente ao flexionar o pescoço, elevando-se o segmento cefálico em direção ao tórax, de um paciente em decúbito horizontal.
- **Sinal de Kernig:** com o paciente em decúbito dorsal, flete-se passivamente a coxa sobre o quadril, formando um ângulo reto. A seguir, tenta-se estender a perna sobre a coxa. No caso em que o sinal está positivo, observa-se resistência e limitação ao movimento, como dor referida pelo paciente.
- **Sinal de Brudzinski:** há flexão involuntária dos quadris quando da realização do teste de rigidez de nuca.

Em geral, não aparecem sinais de déficit motor ou outras alterações focais.

Dependendo da localização do An e de sua orientação, uma hemorragia intensa pode romper a pia-máter e provocar um hematoma intraparenquimatoso com a presença de alterações neurológicas focais.

Uma redução da motricidade, com ou sem um déficit focal, acompanhada ou não por um rebaixamento da consciência, pode ocorrer entre o 4º e o 12º dias de sangramento devido a um vasoespasmo (VS) das artérias cerebrais.

A ocorrência de uma hidrocefalia, secundária a uma HSA, pode levar a uma hipertensão intracraniana (HIC), com a consequente redução da PPC e da consciência.

CUIDADOS ESPECIAIS – PREVENÇÃO DO RESSANGRAMENTO

Internação

Uma vez feita a suspeita diagnóstica de HSA, o paciente deve ser internado sob cuidados especiais. Todo cuidado é direcionado à prevenção do ressangramento.

Dieta e hidratação

A dieta deve ser do tipo laxante, para minimizar o esforço físico. Não se recomenda a prescrição de dietas hipossódicas e deve-se evitar a administração de fluidos hipotônicos. Entre 10% a 30% dos pacientes com HSA apresentam uma hiponatremia, sendo mais comuns naqueles em mau estado geral, nos portadores de An da artéria comunicante anterior (ACoA) e hidrocefalia. Alguns estudos sugerem uma relação entre hiponatremia (devida a uma natriurese excessiva) e contração de volume.

A restrição de fluidos está associada ao aumento da incidência de lesões isquêmicas tardias e a contração de volume ao vasoespasmo sintomático.

Anticonvulsivante

O risco e as implicações das convulsões associadas com a HSA não estão bem definidas, assim como sua eficácia e necessidade terapêutica. Estudos recentes demonstraram uma baixa frequência de convulsões variando entre 6% a 18% e as convulsões tardias acontecem em 7% dos pacientes. O uso rotineiro de anticonvulsivante profilático durante o período pré-operatório não está claramente estabelecido como benéfico.

Os fatores de risco para convulsões após HSA, em vários estudos retrospectivos, têm sido associados a Ans de ACM, a hematomas intraparenquimatosos, infartos e antecedentes de HAS.

Um estudo retrospectivo investigou o impacto do uso de anticonvulsivantes profiláticos no prognóstico cognitivo e encontrou uma associação entre a carga de fenitoína e a piora da função cognitiva, ao terceiro mês após HSA.

Atualmente, preconiza-se o uso da fenitoína, na dose de 300 mg ao dia fracionado em três tomadas por três dias, imediatamente após o *ictus* hemorrágico, podendo ser recomendado por um período prolongado naqueles pacientes com fatores de risco associados como hematoma intraparenquimatoso, infarto e Ans de ACM.

Anti-hipertensivo

Não há dados objetivos sobre a influência do controle pressórico na prevenção do ressangramento. Uma revisão retrospectiva demonstrou a menor ocorrência do ressangramento naqueles pacientes tratados. O ressangramento parece estar mais relacionado a uma variação súbita da pressão do que a valores absolutos.

Embora permaneça não esclarecida a relação entre HAS e HSA, o tratamento da hipertensão com medicamentos anti-hipertensivos é recomendado para a prevenção do *ictus* isquêmico, da HIP e a lesão de órgãos como coração e rins.

Devemos evitar o uso de nitroprussiato de sódio nas emergências neurológicas por conta de sua tendência em elevar a pressão intracraniana (PIC), e redução da PPC, e a seus efeitos tóxicos com a infusão prolongada.

Ácido tranexâmico

Apresentou uma redução maior que 60% na taxa de ressangramento, mas com um aumento na taxa de infarto cerebral.

Antivasoespasmo

O objetivo no tratamento do vasoespasmo (VS) cerebral é reduzir a ameaça de dano neuronal isquêmico pelo controle da PIC, redução do metabolismo de oxigênio e aumento do fluxo sanguíneo cerebral (FSC).

É óbvio que a hipovolemia, a hipotensão e a hemoconcentração são deletérias e a terapia hipertensiva e hipervolêmica tem sido o eixo central da terapêutica do VS. É imperativo evitar insultos metabólicos e sistêmicos, como a hiperglicemia, acidose, alterações nos eletrólitos, hipóxia e hipertermia, e o tratamento agressivo de potenciais episódios sépticos.

A dose de albumina a 5% auxilia na prevenção da perda de fluidos e sódio. O uso de bloqueadores de cálcio, como a nimodipina, está associado a uma redução da morbidade e melhora do prognóstico funcional, principalmente em razão da proteção cerebral do que a um efeito na vasculatura cerebral, pois não têm sido demonstradas reduções no VS angiográfico naqueles pacientes em uso desta medicação.

Sedação

Uma sedação leve com benzodiazepínicos é benéfica, mas sempre procurando manter o nível de consciência.

Analgesia

A dor deve ser tratada com analgésicos potentes, se necessário.

Corticoide

O uso de dexametasona ou do acetato de fludrocortisona e solução salina hipertônica são razoáveis para a correção da hiponatremia, mas seu uso é controverso.

O uso de dexametasona rotineiramente e em baixas doses (≤ 1 mg/dia) pode ser benéfico.

Repouso

Repouso no leito deve ser sempre preconizado, porém, isoladamente, não é condição suficiente para prevenir um ressangramento após a HSA.

Outros

O uso de substâncias hiperosmóticas (manitol a 20% – 250 mg/kg de peso, em bólus, cada 8 ou 6 horas) é útil para combater a hipertensão intracraniana, agudamente.

Sondagem vesical, sonda gástrica, entubação endotraqueal, controle da pressão arterial média e da pressão venosa central são medidas reservadas para os casos mais graves.

■ DIAGNÓSTICO DA HSA

O arsenal complementar de propedêutica armada compreende.

Tomografia axial de crânio (TAC)

O diagnóstico da HSA pode ser feito com rapidez por meio de uma tomografia computadorizada axial do crânio (TAC), que pode demonstrar a presença de sangue nas cisternas, principalmente na base e nos sulcos corticais (Figuras 21.1 e 21.2).

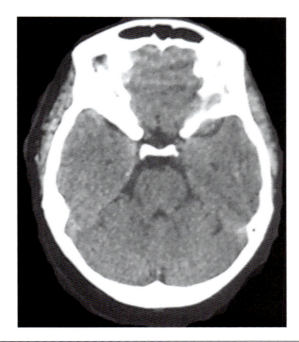

Figura 21.1 Tomografia axial de crânio normal.

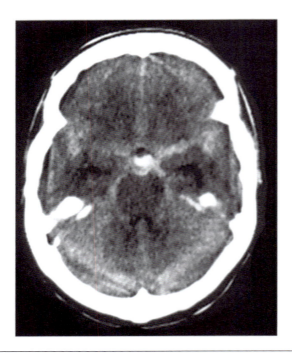

Figura 21.2 Tomografia axial de crânio com HSA.

Nas primeiras 12 horas após a HSA, a sensibilidade varia de 98% a 100%, reduzindo-se para 93% após 24 horas e de 57% a 85% no sexto dia.

A presença de sangue no interior do ventrículo (hemoventrículo) ou do parênquima cerebral e uma dilatação ventricular podem também ser diagnosticadas (Figura 21.3).

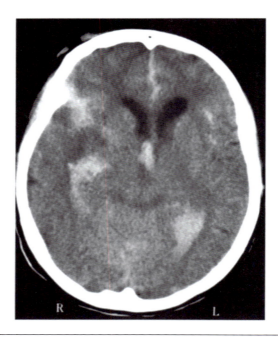

Figura 21.3 TAC com hematoma intraparenquimatoso (R) e hemoventrículo (L).

Líquido cefalorraquidiano (LCR)

Embora o exame de LCR seja mais sensível que a tomografia axial do crânio (TAC), não deve ser o exame inicial, devendo ser realizado, quando indicado, após a realização da TAC. O procedimento para a coleta do LCR pode levar a uma redução da PIC com o consequente ressangramento de um An.

Uma TAC normal não descarta a hipótese de uma HSA, mas o quadro clínico da HSA é semelhante ao da meningite infecciosa, que é diagnóstico diferencial da HSA. Frente a uma TAC de crânio normal, torna-se obrigatória a realização de exame de LCR para descartar (ou diagnosticar) a meningite.

Quando os pacientes chegam ao hospital tardiamente, a TAC pode não detectar a presença de sangue, mas no exame do LCR a presença de HSA pode ser confirmada mesmo 30 dias após seu início.

O uso de contraste na TAC é útil, auxiliando no diagnóstico da causa da HSA, de um An maior ou de uma malformação arteriovenosa.

Doppler transcraniano (DTC)

A indicação para a angioplastia é o vasoespasmo (VP) sintomático, que não responde à terapia médica. O DTC é útil na tomada de decisão, pois outras alterações clínicas podem estar relacionadas aos sintomas neurológicos e devem ser excluídas, como alterações metabólicas.

A literatura é inconclusiva quanto a sua sensibilidade e especificidade, e sua aplicação nas unidades de cuidado intensivo permanece controverso.

Ressonância nuclear magnética (RNM)

Seu uso tem aumentado o diagnóstico de HSA (Figura 21.4). Entretanto, as suas limitações práticas na emergência, como disponibilidade, dificuldade na realização em um paciente grave, longa duração do exame e custo, limitam seu uso na HSA aguda.

Angiorressonância (AngioRM)

Tem se desenvolvido na última década, mas ainda não substituiu a angiografia realizada por cateterismo na investigação inicial para identificação e localização dos Ans.

Não requer contraste iodado e radiação ionizante e pode ser útil na avaliação de gestantes.

Fatores como tamanho do An, sequências de aquisição usada e o tipo de pós processamento das imagens utilizadas para a interpretação da AngioRM podem influenciar nos resultados. A sensibilidade da AngioRM para Ans situa-se entre 55% a 93% e esta variação deve-se principalmente aos diferentes tamanhos dos Ans. Enquanto essa sensibilidade pode atingir 85% a 100% naqueles maiores que 5 mm, cai para 56% nos menores que 5 mm. A AngioRM também tem limitações na caracterização do pescoço do An e na sua relação com vasos vizinhos.

Hemorragia Subaracnóidea

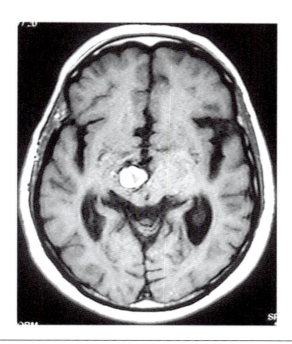

Figura 21.4 RM com aneurisma de topo de artéria basilar.

Angiografia cerebral por cateterismo (CAT)

É o exame de escolha (padrão-ouro) para o diagnóstico e o estudo do An intracraniano, servindo de referência comparativa para os demais métodos (Figura 21.5).

Alguns autores recomendam a realização rotineira de angiogramas intracirúrgicos apenas em Ans complexos, enquanto outros sugerem seu uso em todas as neurocirurgias vasculares abertas. A angiografia intracirúrgica revela um número significativo de achados, e em cerca de metade dos casos necessitam uma intervenção adicional, sendo associados a uma baixa taxa de complicações. As doses médias de radiação recebida pelo pessoal durante o procedimento é negligenciável e não adiciona taxas significativas aos limites anuais.

Angiografia por tomografia computadorizada (AngioTC)

Os avanços na AngioTC têm sido muito rápidos, com vantagens como rapidez da aquisição de imagem e a natureza não invasiva (Figura 21.6). É um exame adequado para a detecção da lesão e o planejamento do tratamento em mais de 75% dos casos, mas ainda não substitui a CAT. Sua sensibilidade para Ans maiores é semelhante à angiografia por cateterismo. A sensibilidade para os Ans ≥ 5 mm é da ordem de 95% a 100% e de 64% a 83% nos menores que 5 mm. A possibilidade da realização de re-

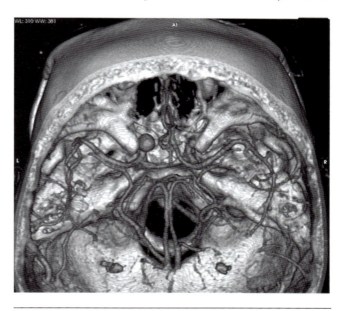

Figura 21.6 AngioTC com aneurisma de artéria carótida interna (ACI), segmento oftálmico.

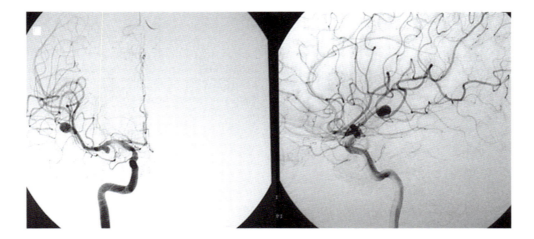

Figura 21.5 CAT com aneurisma de artéria cerebral média (ACM).

construção em 3D pode ser usada para esclarecer algumas questões sobre um determinado An. A tortuosidade dos vasos reduz a especificidade da AngioTC principalmente na região das ACM, ACoA e PICA. A sensibilidade e especificidade para a detecção dos Ans aumentam com a experiência do examinador.

Comparando-se Ans detectados pelo CAT e submetidos à cirurgia, encontramos uma correlação de 100% entre os exames CAT e a AngioTC.

A AngioTC é melhor que o CAT para definir calcificações na parede, trombose intraluminal do An, orientação com respeito a HIP e relação entre o An e referências ósseas.

A AngioTC é eficiente na detecção do VS severo, mas é menos sensível frente ao VS leve ou moderado.

Outros

Todos os pacientes admitidos no hospital com sinais e sintomas neurológicos sugestivos de doença vascular cerebral devem ser avaliados para diagnóstico e correção de alterações clínicas que podem levar à piora do paciente. Como exemplos: a HAS grave (PAsist acima 180 mm de Hg ou PAdiast acima de 120 mm de Hg), alterações do ritmo cardíaco, alterações da glicemia ou quadros respiratórios.

Os exames de imagem devem aguardar a estabilização clínica do paciente. Nas doenças vasculares do encéfalo, a tomografia cerebral é o exame de escolha na urgência.

A punção e coleta do LCR devem ser realizadas nos casos em que a TAC não mostra alterações sugestivas de sangramento e afasta lesões compatíveis com hipertensão intracraniana, para confirmação diagnóstica e exclusão de meningite. A presença de lesões expansivas intracranianas com desvio de estruturas contraindica a punção liquórica. A técnica adequada de coleta e a análise criteriosa do LCR pode ser diagnóstica, mesmo após vários dias da ocorrência da HSA.

■ CLASSIFICAÇÕES

Hemorragia

A HSA foi classificada, no *International Study on Unruptured Intracranial Aneurysms* (ISUIA), como:

- Indubitável (sintomas de HSA com achados positivos na TAC ou RM, cirurgia ou necropsia);
- Altamente provável (sintomas e achados positivos no líquido cefalorraquidiano);
- Provável (apenas sintomas).

Escala de Fisher

A HSA é identificada na tomografia cerebral pela presença de imagens hiper-densas (brancas) que desenham as cisternas cerebrais (perimesencefálicas, silvianas) ou os sulcos corticais. Os Ans da artéria carótida interna e região da artéria comunicante anterior levam ao sangramento nas cisternas perimesencefálicas. Os Ans da região da artéria cerebral média levam à presença de sangue em uma das cisternas silvianas. Ans micóticos ou pós-traumáticos são de localização distal na árvore arterial e podem levar ao sangramento identificado entre os sulcos corticais.

A ocorrência de sangue no espaço subaracnoide à tomografia pode ser classificada pela escala de Fisher, que apresenta uma boa correlação com o risco de vasoespasmo (VS).

Na suspeita de HSA devemos solicitar a tomografia cerebral com cortes "finos" (1 mm) na região das cisternas perimesencefálicas. A escala de Fisher é utilizada na classificação da HSA e tem valor prognóstico (Tabela 21.1) da ocorrência do VP.

Tabela 21.1 Escala de Fisher.

Grau	Descrição
1	Sem evidências de hemorragia subaracnóidea
2	Presença de sangue no espaço subaracnóideo em uma espessura ≤ 1 mm
3	Presença de sangue no espaço subaracnóideo em uma espessura ≥ 1 mm
4	Presença de sangue (qualquer espessura) no espaço subaracnóideo associado a sangue intraventricular e/ou intraparenquimatoso

Diagnóstico diferencial

A HSA espontânea tem como diagnósticos diferenciais principais a meningite, a dissecção da artéria vertebral e a trombose de seios venosos intracranianos. Assim como na HSA, essas doenças apresentam-se com quadro de cefaleia de início súbito associada com sinais de HIC (vômitos, diminuição da consciência). Entretanto, na trombose de seio venoso cerebral e na dissecção da artéria vertebral, são frequentes os sinais neurológicos maiores (paralisia de pares cranianos e/ou paralisia em dimídio corporal). Na investigação desses pacientes, a TAC de crânio e a CAT são diagnósticas para as doenças.

Estado clínico do paciente

Numerosas classificações têm sido propostas para graduar o prognóstico clínico dos pacientes com HSA em consequência de uma ruptura de um An intracraniano, mas a literatura permanece deficiente com respeito à uniformidade e consistência de seus usos.

A intensidade da hemorragia associada à HIC e aos eventos isquêmicos (globalmente no encéfalo), que acontecem agudamente, determina a apresentação clínica. O registro do diagnóstico clínico é enriquecido pela utilização da escala de Hunt & Hess (eHH) (Tabela 21.2) para pacientes com HSA, de excelente, e já estabelecido, valor na indicação de uma craniotomia para o tratamento de um An, excluindo-o da circulação como medida profilática a uma nova hemorragia.

Tabela 21.2 Escala de Hunt-Hess.

Grau	Descrição
0	Aneurisma não roto
1	Assintomático ou discreta cefaleia, rigidez da nuca
1a	Nenhuma reação meníngea ou cerebral. Comprometimento de par craniano
2	Paralisia de nervos cranianos, rigidez da nuca. Cefaleia moderada ou severa
3	Discreto déficit focal, sonolência ou confusão mental
4	Torpor. Hemiparesia moderada ou severa. Esboça descerebração
5	Coma profundo. Rigidez de descerebração. Moribundo

Adicionar 1 ponto na classificação inicial para doenças sistêmicas: hipertensão arterial, diabetes melito, aterosclerose, doença pulmonar obstrutiva crônica. Acrescentar 1 ponto na presença de VP severo identificado na angiografia cerebral.

Complicações

Existem três complicações principais em pacientes com HSA: o VS, o HIP e o ressangramento (RS), que serão descritas especificamente quando analisarmos os Ans.

■ ETIOLOGIA DA HSA

Várias são as etiologias da HSA espontâneas: An intracraniano, malformação arteriovenosa (MAV) e fístulas durais (agrupados como malformações vasculares cerebrais). Ainda, a hipertensão arterial sistêmica, tumores cerebrais (principalmente os malignos), discrasias sanguíneas e o uso de anticoagulantes são causas menos frequentes, como também um grupo no qual a causa da HSA não é detectada (em torno de 10%). Dentre elas, os An$_s$ cerebrais e as MAVs são mais frequentes. Por corresponder a mais de 80%, podemos considerar HSA e An como sinônimos.

Aneurismas intracranianos

São malformações saculares, que se formam devido à presença de uma deficiência congênita da parede de artéria cerebral (da camada média, ou túnica, muscular elástica), com uma evaginação progressiva da íntima. Estas alterações congênitas são mais presentes nas bifurcações arteriais, ponto em que ocorre o maior impacto da pressão sanguínea. Ao lado dos Ans congênitos, saculares, podem ocorrer, bem mais raramente, os chamados Ans fusiformes, em geral arterioscleróticos; os micóticos, relacionados com infecções da parede do vaso principalmente por estreptococos; ou os traumáticos, por lesão traumática da parede arterial (Figura 21.6).

A HSA ocasionada pela ruptura de um An ocorre mais frequentemente entre os 40 e 60 anos (51 anos em média no nosso meio), em geral 2,7 vezes mais em mulheres. Quanto mais complicado o An (múltiplos, gigantes), maior sua frequência no sexo feminino. A presença do An pode se dar na circulação anterior, território das carótidas ou, mais raramente, na posterior, território do sistema vértebro-basilar (polígono de Willis) (Figura 21.7).

Aneurismas da circulação anterior e posterior

Aneurismas da circulação anterior são bem mais frequentes (80% a 85%) em relação aos da circulação posterior. Apresentam algumas localizações mais comuns: artéria comunicante anterior (ACoA), artéria carótida junto ao início da artéria comunicante posterior (ACoP) e junto à bifurcação ACM. Em algumas estatísticas, os mais frequentes estão localizados na ACoA (35%), depois na carótida (30%), seguidos por aqueles da bifurcação da ACM (25%). Na circulação anterior ocorrem Ans em outras localizações menos frequentes: na porção oftálmica da carótida, porção inicial da artéria cerebral anterior (A1), porção inicial da ACM (M1), bifurcação da carótida e artéria pericalosa. Podem também se localizar dentro do seio cavernoso, em geral mais volumosos, que não produzem HSA e se manifestam por dor localizada na testa e oftalmoplegias. No sistema

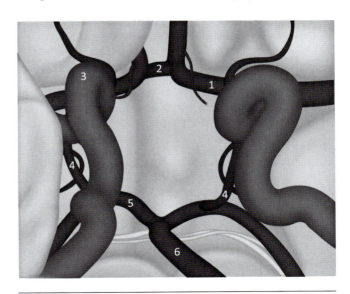

Figura 21.7 Artérias que formam o polígono de Willis. Circulação anterior: artéria cerebral anterior (1), artéria comunicante anterior (2), artéria carótida interna (3). Circulação posterior: artéria comunicante posterior (4), artéria cerebral posterior (5), artéria basilar (6).

vertebro-basilar ocorrem de 20% a 25% dos casos e dentre eles os mais frequentes estão localizados no topo da artéria basilar e junto da artéria vertebral e na emergência da artéria cerebelar posteroinferior (PICA).

Os Ans podem ter tamanhos variados, sendo mínimos, quando têm até 3 mm, pequenos, de 4 a 9 mm, médios de 9 a 14 mm, grandes ou globosos de 15 a 24 mm e gigantes, acima 25 mm. Na determinação do tamanho é considerado não somente o achado angiográfico, mas também o observado na TAC ou RM, que pode mostrar um tamanho bem maior, com aumento de sua parede pela presença de camadas de coágulo organizado (trombos) e mesmo de calcificações. Os Ans saculares de pequeno tamanho (até 8 mm) são os mais frequentes, portanto, os maiores responsáveis pelos quadros de HSA. Os globosos (grandes) e gigantes são frequentemente diagnosticados pela presença de sinais focais localizatórios, tais como paralisia do nervo oculomotor, nervo óptico e mesmo de vias motoras. É importante enfatizar que os Ans da carótida interna no segmento da ACoP, podem se apresentar por uma paralisia do III nervo craniano (nervo oculomotor), com ptose palpebral, desvio ocular lateroinferiormente e midríase. Esta instalação pode estar associada ou não ao quadro de HSA e frequentemente a precede.

Os Ans da ACM são os mais associados à ocorrência de hematomas intraparenquimatosos e também à presença, embora bem rara, de um hematoma subdural. Em cerca de 20% dos pacientes, pode haver múltiplos Ans, em diferentes localizações. Nestes casos, sempre um deles é o que sangrou e deve ser tratado com preferência.

Fatores de risco para a HSA aneurismática

Encontramos como fatores independentes de risco: a HAS, o tabagismo e o alcoolismo. O uso de drogas simpaticomiméticas (cocaína e fenilpropanolamina) acarreta HSA em pacientes mais jovens. Diabetes melito não parece ser um fator de risco à HSA.

Os mesmos fatores de riscos são implicados no risco de Ans múltiplos (fumo, gênero feminino, HAS, história familiar de doença cerebrovascular e estado pós-menopausa).

Existe também uma interessante influência dos fatores meteorológicos e temporais na incidência da HSA (Figura 21.8).

Complicações da ruptura do aneurisma

Ocorrem complicações frequentes em pacientes com HSA por ruptura do An: o vasoespasmo (VS), o ressangramento (RS), o hematoma intraparenquimatoso (HIP) e a hidrocefalia. A mortalidade nos primeiros 30 dias dos pacientes que sofreram uma HSA por ruptura de um An é de 45%, com a maioria dos óbitos ocorrendo no início do período.

O HIP ocorre em razão do sangramento mais intenso e a ruptura da pia-aracnoide, com o sangue penetrando no parênquima cerebral. Por conta da lesão do parênquima cerebral, com liberação de tromboplastina, forma-se um coágulo, de tamanho variável, que frequentemente comprime e produz efeito de massa, dando um quadro focal e podendo levar o paciente à morte por hipertensão intracraniana (HIC). Dependendo do estado de consciência do paciente e do efeito de massa visto na TAC, o hematoma deve ser evacuado com urgência. Com certa frequência estes hematomas podem romper para dentro do sistema ventricular, enchendo os ventrículos de sangue, agravando o caso.

O RS é uma complicação frequente e geralmente proveniente do mesmo An com uma taxa de fatalidade de 70%. O RS é mais comum dentro das primeiras 24 horas, mas pode ocorrer também com grande frequência nos 10 primeiros dias. O risco de RS com a terapia conservadora é de 20% a 30% no primeiro mês, estabilizando depois em uma taxa de 3% ao ano.

Recentes estudos demonstraram que o risco de um RS ultraprecoce dentro das primeiras 24 horas da HSA inicial

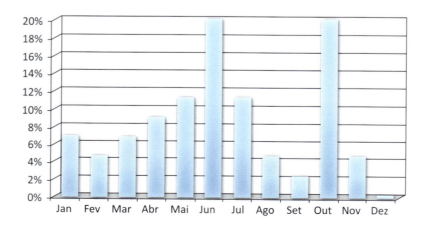

Figura 21.8 Fatores meteorológicos e temporais na incidência da HSA.
Fonte: Incidência anual dos Ans (Hospital São Paulo – SP, 2008 a 2010).

é de 15% com uma alta taxa de mortalidade; 70% destes RS ultraprecoces acontecem nas primeiras 2 horas.

O VS é outra complicação frequente e bastante temível pela morbidade e mortalidade que causa. O VS angiográfico é visto em 30% a 70% dos pacientes com início típico entre o 3º ao 5º dia da HSA, um estreitamento máximo entre o 5º ao 14º dia e com uma resolução gradual dentro de 2 a 4 semanas. O VS é bem mais comum na HSA provocada pelo An roto do que por outras causas, como traumas ou sangramentos de MAVs. É causado por elementos da degradação das hemácias, pela presença de catecolaminas, prostaglandinas e outros elementos, que junto com a agressão à parede do vaso causado pela ruptura do An produzem uma contração vascular patológica, intensa, que leva a uma isquemia. O VS, de certa maneira, pode ser evitado quando tratado profilaticamente, mas uma vez instalado dificilmente pode ser revertido. Entre 15% a 20% desses pacientes sofrem uma lesão isquêmica ou sucumbem ao VS apesar da terapia máxima. O aparecimento de um novo déficit focal inexplicável por uma hidrocefalia ou um ressangramento é o primeiro sinal objetivo de um VS sintomático. Elevações inexplicáveis da PA média podem ocorrer como uma tentativa da autorregulação arterial cerebral para compensar e prevenir a isquemia na circulação cerebral. Caracteriza-se por uma piora no estado de consciência e pela instalação de sinais localizatórios. Pode levar a grandes lesões funcionais cerebrais, ao estado vegetativo e, evidentemente, ao óbito. O VS evidenciado pela angiografia pode ser local, junto ao vaso que sangrou ou até difuso atingindo vários territórios vasculares. A sua presença está associada a sangramentos maiores, que preenchem mais as cisternas da base. É rotineiro o uso de medicação preventiva do VS nos serviços de neurocirurgia, com o uso de nimodipina, um inibidor dos canais de cálcio, ministrado por via oral ou sonda gástrica em doses de dois comprimidos a cada quatro horas. Esta medicação é mantida por dias após a cirurgia. Ao mesmo tempo é feito o uso da conhecida terapia dos 3Hs, ou seja, hipertensão arterial, hemodiluição e hipervolemia, por meio da administração de maior quantidade de líquidos (ringer lactato, soro fisiológico). A terapia dos 3Hs utilizada após a HSA pode facilitar um novo sangramento e este é um dos motivos para que o tratamento (a exclusão do An da circulação) deva ser realizado o mais precocemente, quando então tal terapia pode ser usada mais seguramente.

Uma quarta complicação, também importante, é a formação da hidrocefalia comunicante, uma dilatação dos ventrículos cerebrais por bloqueio das cisternas da base devido ao sangramento e presença de coágulos e/ou bloqueio das vilosidades aracnóideas, local da absorção do LCR. A dilatação ventricular pode ser de instalação subaguda ou crônica, que evoluindo com repercussão clínica, leva o paciente à sonolência, torpor e perda da iniciativa. Às vezes é difícil distinguir o quadro de sonolência, confusão mental e apatia como consequência da própria hemorragia ou da dilatação ventricular, observada na TAC. A derivação ventricular externa do LCR ou via derivação ventrículo--peritoneal produzem uma melhora rápida quando a hidrocefalia for o fator importante. Por outro lado, a instalação de uma derivação, que acarreta a redução da HIC, pode levar a um RS do An.

Tratamento

A máxima "um An uma vez diagnosticado deve ser tratado", ou melhor, excluído da circulação, não parece tão verdadeira. Muitos fatores são envolvidos no tratamento de pacientes com Ans intracranianos não rotos. O tamanho, localização e grupos específicos de história natural devem ser comparados com o tamanho, risco, localização e idade específicos de reparo de cada paciente.

O tratamento do An intracraniano não roto é controverso. Os investigadores do ISUIA buscaram estudar a história natural do An não roto e determinar o risco associado ao seu reparo (Tabela 21.3). Centros no EUA, Canadá e Europa estudaram prospectivamente pacientes com An$_s$ não tratados e determinaram a morbimortalidade associada ao reparo de Ans não rotos tanto pela cirurgia aberta como pelos procedimentos endovasculares. Os achados iniciais foram: 4.060 pacientes sem história de HSA, 1.692 não tratados, 1.917 submetidos à cirurgia aberta e 451 submetidos a procedimentos endovascular.

Tabela 21.3 Taxa de ruptura do aneurisma.

	Circulação anterior (a. carótida interna, a. cerebral anterior e média)	Circulação posterior (a. comunicante posterior etc.)
< 7 mm	0%	2,5%
7 a 12 mm	2,6%	14,5%
13 a 24 mm	14,5%	18,4%
≥ 25 mm	40%	50%

Estas taxas foram frequentemente igualadas ou excedidas pelo risco associado com o reparo cirúrgico ou endovascular de lesões equiparadas.

A idade do paciente é um forte preditor do prognóstico cirúrgico. O tamanho e a localização do An predizem ambos os prognósticos cirúrgicos e endovascular.

O tratamento pode ser feito por meio da craniotomia com clipagem do aneurisma, cirurgia a céu aberto (Figura 21.9) ou técnica endovascular (Figura 21.10), hoje em aceitação crescente.

O tratamento de um An é um tratamento profilático, ou seja, busca a prevenção de um novo sangramento. Não existem medidas heroicas para um paciente que acaba de sofrer uma HSA. A natureza contorna bem, em regra, nas primeiras horas da HSA.

A consequente HIC advinda de uma HSA é o principal fator que impede o ressangramento de um An nas primeiras horas. Medidas intempestivas, como punção liquórica ou

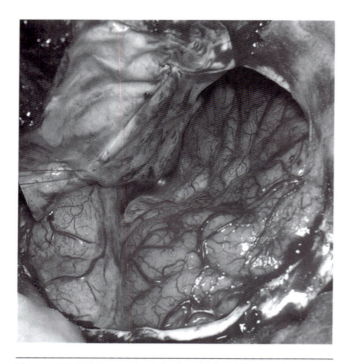

Figura 21.9 Tratamento cirúrgico do An. ACoP. – clip.

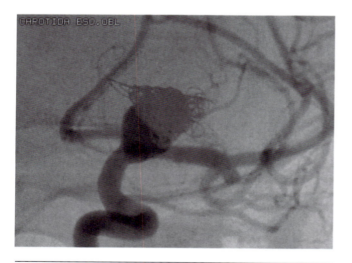

Figura 21.10 Tratamento neuroendovascular – molas (microespiras) no interior do An cerebral – recanalização.

uma craniotomia, podem reduzir a PIC, acarretando um ressangramento. Uma vez indicada a craniotomia, leva-se horas até que o paciente esteja posicionado e com a dura-máter exposta. A técnica microcirúrgica é lenta e cuidadosa, de impossível execução frente a um evento hemorrágico corrente. Em condições ideais, leva-se entre 30 minutos e três horas para localizar e clipar um An, a partir da dura-máter.

A decisão entre as indicações terapêuticas, craniotomia ou endovascular, é complexa. Alguns casos, como regra geral, são de indicação eminentemente endovascular, como naqueles pacientes mais idosos, portadores de comorbidades importantes ou nos Ans da ACoA, quando a relação corpo-colo for adequada. Em outros casos, por exemplo, nos pacientes mais jovens, com um An na artéria cerebral média, a indicação de uma craniotomia é preferível.

Quando os pacientes se encontram em estado clínico ou neurológico precário, em graus III, IV e V, na escala de Hunt & Hess (eHH), a craniotomia deixa de ser uma boa opção, assim como naqueles com Ans grandes localizados junto ao sistema vértebro-basilar, no qual o procedimento endovascular é muito menos agressivo.

O tratamento deve ser feito precocemente. O ideal é a exclusão do An da circulação, poucas horas após o diagnóstico angiográfico. Ainda, uma maioria de pacientes chega ao serviço neurocirúrgico dias após a instalação inicial. O tratamento precoce tem a vantagem de evitar nova hemorragia.

Acreditava-se que uma limpeza das cisternas da base, retirando o sangue, diminuiria a possibilidade de VS. Mas os estudos atuais não conseguem comprovar esta hipótese.

Outra vantagem do tratamento precoce é a possibilidade da instituição da terapia dos 3Hs, que em tese diminui o risco do VS, o que também não está comprovado. Porém, esta terapia facilita o ressangramento daqueles An_s não excluídos da circulação.

A terapêutica cirúrgica pode ser indicada nos pacientes que estão bem neurologicamente (graus I e II de eHH). Nos pacientes em graus maiores ou iguais a III de eHH, a indicação de uma cirurgia imediata deve ocorrer apenas quando da existência de um hematoma intracerebral (HIP). Nestes casos, a indicação cirúrgica não é o tratamento do An e sim a exclusão da lesão expansiva, com efeito de massa (o hematoma). É uma boa conduta, a realização de uma angiografia cerebral precedendo a craniotomia, a existência de um microscópio cirúrgico, clips e instrumental microcirúrgico em sala. Muitas vezes, é realizada a angiografia carotídea (CAG_e) no próprio centro cirúrgico, como uma medida desesperada para obter um diagnóstico topográfico do An. Atualmente, com o advento da AngioTC com reconstrução em 3D, tal medida tem se tornado cada vez mais rara.

A craniotomia para o tratamento de um An (clipagem) não é um procedimento de urgência, devendo ser realizada em condições ótimas: paciente bem avaliado, no primeiro horário e equipe cirúrgica treinada e descansada.

Os resultados são muito piores nas cirurgias em pacientes com estado neurológico precário, pois o cérebro se apresenta amolecido, friável e sangrante. Mesmo quando a cirurgia vai bem, os resultados finais são desapontadores, com maior morbidade e mortalidade. Frente a um paciente grave, é melhor tratá-lo conservadoramente e aguardar até que se obtenha uma melhora clínica, mesmo com o risco do RS.

No geral, a craniotomia precoce parece reduzir a mortalidade e aumentar a morbidade dos pacientes com HSA devida a An.

A cirurgia dos An_s da circulação anterior é realizada com técnica microcirúrgica, por cirurgião experiente, com a exposição do An e clipagem de seu colo, procurando evitar a todo custo o fechamento de qualquer outro vaso.

Procuramos acordar o paciente logo após a cirurgia para observar suas condições neurológicas, sua reação à dor e sua movimentação. Caso seja necessário, o paciente é sedado novamente. O controle na UTI é realizado por intensivista com experiência e uma TAC controle deverá ser feita oportunamente. Em situações especiais, o neurocirurgião solicita um exame de tomografia computadorizada imediatamente após o término da cirurgia. No pós-operatório é realizada uma angiografia cerebral pós-clipagem do aneurisma (Figura 21.11).

■ MALFORMAÇÕES ARTERIOVENOSAS

Malformação arteriovenosa (MAV) cerebral é um grupo de anomalias do desenvolvimento vascular do sistema nervoso central. A classificação amplamente aceita de McCormick inclui malformação arteriovenosa, malformação cavernosa, malformação venosa e telangiectasia.

De uma maneira simplificada, estas lesões podem ser vistas como um enovelado de artérias e veias anormais com diferentes tamanhos e graus variados de anastomoses entre si. Funcionalmente, representariam um curto-circuito (*shunting*) arteriovenoso sem a presença de capilares. Entretanto, embora não exista um leito capilar dentro da MAV, uma proliferação anormal de capilares é frequentemente vista na periferia da lesão (Figura 21.12).

Histologicamente, encontra-se no permeio uma pequena quantidade de tecido nervoso, usualmente não funcional. Surgem ainda na vida intrauterina, entre o 45º e o 60º dia de vida embrionária, apresentando crescimento e remodelação ao longo da vida.

A primeira excisão completa de uma MAV, com bom resultado, foi realizada pelo cirurgião francês Péan em maio de 1889 em um menino de 15 anos que apresentava crises convulsivas tipo Bravais & Jackson (início focal e generalização secundária).

Cushing, em 1928, escreveu que um "ataque cirúrgico destes angiomas é fútil e tem risco extremo de levar a lesão cortical séria..." e aconselhava que a MAV devesse ser deixada de lado quando encontrada por um cirurgião. Desde estas colocações pessimistas de Cushing, houve um significativo desenvolvimento no tratamento das MAV_s intracranianas, principalmente na última década.

Sua incidência na população geral varia entre 0,14% a 0,52%, com discreta predominância no sexo masculino. A idade média ao diagnóstico é 33 anos. Uma porcentagem alta dos doentes com MAV se apresenta com 40 anos de idade.

Quadro clínico

A apresentação clínica nos pacientes portadores de MAV cerebral é muito variada.

Cefaleia crônica, crises convulsivas, quadros deficitários progressivos ou hematoma intraparenquimatoso (HIP) são as manifestações mais frequentes em pacientes portadores de MAV.

Apesar da evolução clínica da MAV não ser completamente conhecida, muitas vezes, após o diagnóstico ser confirmado, pode ocorrer piora neurológica relacionada a novos sangramentos ou situações de isquemia por desvio de fluxo sanguíneo regional. Após a primeira manifestação, progride frequentemente com novos episódios de sangramento e deterioração.

As principais formas de apresentação relacionam-se a quadros hemorrágicos ou convulsivos. O paciente pode apresentar uma história de crises convulsivas de início recente, generalizadas ou parciais (com ou sem generalização secundária), dependendo da localização da malformação. Pode ainda ser acometido por um quadro súbito, ictal, raramente

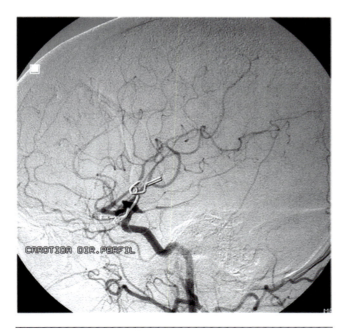

Figura 21.11 Angiografia cerebral pós-clipagem de An de ACM.

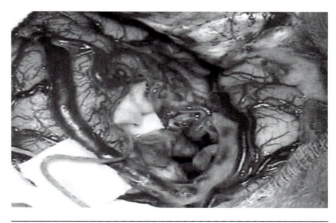

Figura 21.12 Aspecto microcirúrgico da MAV opercular, mostrando grande veia de drenagem arterializada e a porção superficial do nidus.

caracterizado como cefaleia súbita. Os quadros hemorrágicos geralmente determinam rebaixamento do nível de consciência e quadros neurológicos focais, podendo levar à morte.

Ondra, Troupp e George acompanharam pacientes tratados conservadoramente por 24 anos e estimaram um risco de sangramento de 4% ao ano, mortalidade de 1% ao ano e morbidade de 2,7% ao ano para a população de pacientes com diagnóstico de MAV. Nas suas estimativas, 23% destes pacientes morreram em decorrência de uma hemorragia cerebral em média 15 anos antes do que aqueles falecidos por outras causas.

As MAVs gigantes apresentam uma taxa de hemorragia anual de 1,5%. Já as MAVs de tronco cerebral apresentam um risco anual de sangramento de 15,1%. A drenagem venosa profunda tem sido um importante fator preditivo de um prognóstico desfavorável em pacientes com MAVs grandes. Alguns fatores hemodinâmicos indicam uma maior propensão a sangramento.

Sintomas de isquemia transitória por roubo de fluxo ou devidos a efeito de massa também podem ser a forma de apresentação inicial. Os pacientes podem queixar-se de episódios transitórios de afasia, nos casos de malformações situadas próximas à área da fala, ou podem queixar-se de episódios de hemiparesia nas localizadas próximas à área motora e assim por diante.

Como se vê, o quadro clínico está na direta dependência de fatores hemodinâmicos e da localização da malformação. Malformações localizadas em áreas eloquentes produzem déficits catastróficos quando sangram.

De uma forma geral, as formas mais frequentes de apresentação são as crises convulsivas e as hemorragias (aproximadamente 50%). Sintomas de isquemia transitória, déficits focais progressivos, cefaleias tipo enxaquecosas, déficits de memória e alterações psíquicas são menos frequentes.

Diagnóstico

A hemorragia espontânea é a apresentação mais comum da malformação arteriovenosa cerebral, sendo responsável por 41% a 79% dos casos diagnosticados.

A HIC é a alteração secundária mais comum e evidente nestes pacientes. Ela tem como consequência imediata a redução no nível de consciência.

A hemorragia é comumente intraparenquimatosa (HIP), mas ocasionalmente pode apresentar-se como subdural ou HSA. A hemorragia intraventricular acontece em 5% a 10% dos casos diagnosticados presumivelmente pela ruptura de canais venosos arterializados no *nidus* da malformação.

A hemorragia de uma MAV é frequentemente menos catastrófica do que aquelas originadas por um An intracraniano. Essa observação está relacionada ao fato de que a hemorragia ocorre mais comumente no lado venoso da MAV, em que a pressão intravascular é menor. O vasoespasmo (VS), frequente nos Ans, é raro após o sangramento nas MAVs. Mohr acredita que o impacto neurológico do sangramento em uma MAV tende a ser pequeno porque a hemorragia aconteceria em uma região de tecido cerebral não funcionante, diferente do que ocorre na hemorragia hipertensiva (secundária à HAS), que sempre compromete tecido cerebral funcionante.

Estima-se que entre 80% e 90% dos pacientes vítimas com hemorragia cerebral relacionada à MAV sobrevivem à ruptura inicial. Por outro lado, estima-se uma sobrevida entre 50% e 60% para os pacientes que apresentam ruptura de um An cerebral.

A segunda forma mais comum de apresentação das MAVs é a convulsão e responde por 11% a 33% dos casos diagnosticados. Outras formas comuns de apresentação são: cefaleia, déficit neurológico progressivo e falência cardíaca.

A tomografia de crânio pode mostrar imagens espontaneamente hiperdensas junto ao parênquima cerebral, com grande impregnação por contraste, sugestivas de estruturas vasculares. A RM define melhor a localização da lesão, fornecendo imagens multiplanares e a sua relação com as áreas eloquentes (Figuras 21.13 e 21.14).

A angiografia digital (CAT) é o exame fundamental para o planejamento cirúrgico, pois mostra com detalhes quais são os pedículos vasculares, o tamanho exato da lesão, a sua drenagem venosa e outros fatores hemodinâmicos (Figuras 21.15 e 21.16).

Mais recentemente o desenvolvimento da AngioTC vem ganhando espaço destacado em nosso meio. Exame realizado via contraste endovenoso, com imagens adquiridas em modernos tomógrafos, fornece a perfeita visualização da malformação e sua relação às estruturas ósseas adjacentes. Por vezes detecta ainda lesões associadas (An$_s$ em outras localizações) não reveladas pela angiografia digital devido ao roubo de fluxo propiciado pela malformação.

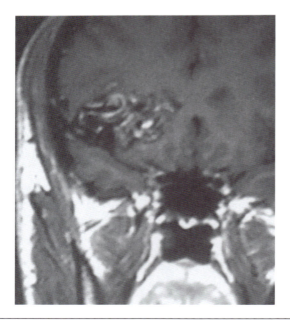

Figura 21.13 Ressonância magnética em plano frontal, mostrando o nidus da MAV opercular.

Hemorragia Subaracnóidea

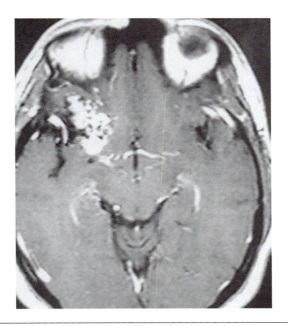

Figura 21.14 Ressonância magnética em plano axial, mostrando o nidus da MAV junto à área opercular.

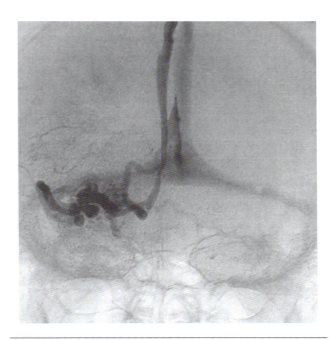

Figura 21.16 Angiografia cerebral em AP mostrando nidus da MAV nutrido por ramos das artérias cerebral média e anterior, com veia de drenagem indo ao seio sagital.

O desenvolvimento da angiografia digital tridimensional é promissor, porém ainda de uso restrito em nosso meio em razão de sua pouca disponibilidade.

Classificação

A classificação de Spetzler-Martin, de 1986, é utilizada para classificar a MAV, variando do grau 1 ao grau 5 (Tabela 21.4). Embora não ideal, permite uma avaliação do risco cirúrgico e do prognóstico. Nesta classificação, três fatores são levados em consideração: o tamanho, a localização e o padrão de drenagem venosa. De uma forma geral, quanto menor o grau, melhor o prognóstico. No grau 1 o paciente

Tabela 21.4 Classificação de Spetzler-Martin para MAV.

Característica graduada	Pontos
Tamanho	
• pequena (< 3 cm)	1
• média (3 a 6 cm)	1
• grande (> 6 cm)	3
Eloquência do cérebro adjacente	
• não eloquente	0
• eloquente	1
Padrão de drenagem venosa	
• superficial	0
• profunda	1

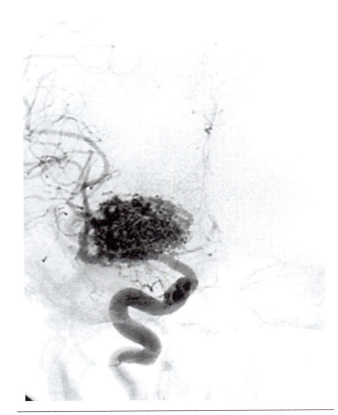

Figura 21.15 Angiografia cerebral em plano AP mostrando nidus da MAV nutrido por ramos da artéria cerebral média e anterior.

não apresenta déficits, e no grau 5 o paciente apresenta déficits leves (disfunção leve do tronco cerebral, afasia ou ataxias leves) e déficits graves (hemiparesia, afasia aumentada, hemianopsia homônima).

Em uma revisão crítica, Lawton, em 2003, mostra que MAVs grau I e II têm baixa taxa de morbidade (0% a 5%) associada com a sua ressecção e, portanto, são tratadas com ressecção cirúrgica na maioria das vezes. Por outro lado, MAVs de alto grau (IV e V) têm alta taxa de morbidade (12% a 38%) associada a sua ressecção e por esse motivo são frequentemente acompanhadas clinicamente. As MAVs grau III representam um grupo no qual o tratamento proposto pode ser cirúrgico, não cirúrgico (endovascular ou radiocirurgia estereotáxica) ou uma associação dos mesmos.

Diagnóstico diferencial

A inespecificidade do quadro clínico faz com que o número de patologias que se confundem com MAV seja muito grande. Nestas se encaixam todas aquelas doenças causadoras de cefaleia e, principalmente, as que se acompanham por sintomatologia neurológica, como a migrânea e a HAS (com ou sem um HIP). O mesmo vale para a isquemia cerebral e as fístulas durais.

A HSA espontânea dos Ans intracranianos, a meningite, simula uma hemorragia intracraniana e/ou um aumento na PIC, uma arterite temporal, um glaucoma e sua consequente diminuição da acuidade visual ou até mesmo uma dissecção arterial (como as artérias carótida ou vertebral).

As psicopatias, como as neuroses, especialmente a de conversão, somatizando e simulando déficits neurológicos paroxísticos, mimetizam a síndrome de roubo da MAV.

Tratamento

Em pouquíssimas situações na medicina, a decisão de se, quando ou como tratar é tão difícil. Neste caso, vale o dito hipocrático *primum non nocere*. A decisão de tratamento conservador em uma lesão volumosa, comprometendo áreas eloquentes (como o córtex motor primário ou área da fala) e com drenagem venosa profunda parece indiscutível no momento. No outro extremo (MAVs pequenas localizadas em áreas não eloquentes), a decisão de exérese cirúrgica parece ser o melhor tratamento para o paciente. Entretanto, mesmo nessas situações, alguns autores ainda discutem a forma de tratamento.

Atualmente, existem três formas principais de tratamento: o endovascular, a radiocirurgia e a cirurgia. Todas possuem indicações, limites e contraindicações. De forma geral, as malformações com graus baixos (I ou II de Spetzler-Martin) são boas para tratamento por qualquer uma das técnicas.

A terapêutica por via endovascular encontra-se melhor indicada para lesões pequenas, com poucos ramos nutrientes e, preferencialmente, com drenagem por mais de uma veia. Neste tipo selecionado de pacientes, o índice de cura radiológica pode chegar a 80%. Lesões maiores que 3 cm, com múltiplos pedículos nutridores, com veia única de drenagem são casos nos quais o resultado endovascular é insatisfatório, com cura inferior a 30%, risco de mortalidade entre 1% a 2% e morbidade entre 6% a 8%. São necessárias várias sessões, sob anestesia geral, até que a cura radiológica seja obtida. Existem relatos na literatura de malformações completamente embolizadas e que apresentaram recanalização após anos da terapia (mais de 10 anos).

A radiocirurgia é uma excelente opção para as malformações pequenas e que nunca sangraram. O seu princípio baseia-se em mudanças nas paredes dos vasos induzidas pela radiação, que ocorrem de forma progressiva ao longo de dois ou três anos. Em malformações menores do que 3 cm, o índice de cura em 2 ou 3 anos atinge 80%. Sua principal desvantagem, no entanto, é só promover a cura após este longo intervalo. Para pacientes que já sangraram, portanto, não constitui boa indicação, uma vez que mantém o risco de sangramento nos dois primeiros anos.

A radiocirurgia apresenta ainda o risco, ainda que pequeno, de desenvolvimento de angiopatia em vasos normais, adjacentes à malformação e desenvolvimento de tumores. Atualmente, com os modernos *softwares* de planejamento e o advento do Gamma Knife®, esses eventos são cada vez mais raros.

A cirurgia convencional permanece como padrão-ouro no tratamento da maioria dessas lesões. Lesões com baixo grau (I ou II de Spetzler-Martin) são tratadas em única sessão cirúrgica, com índice de cura de 100% e morbimortalidade próxima a zero. Lesões maiores ou situadas em áreas eloquentes apresentam um maior risco de morbimortalidade para todas as técnicas. Lesões mais complexas, por conta de tamanho ou localização inacessível à cirurgia (tálamo, substância perfurada anterior etc.), são tratadas em conjunto por radiologistas intervencionistas, neurocirurgiões e "radiocirurgiões".

A avaliação neuropsicológica destes pacientes é parte importante do tratamento, especialmente em lesões localizadas em áreas eloquentes. A assistência fisioterápica especializada é parte fundamental da reabilitação destes pacientes, trazendo-os de volta às condições pré-operatórias em tempo reduzido.

De forma geral, MAVs com baixos graus de Spetzler-Martin (I ou II) são indicadas primariamente para tratamento neurocirúrgico. Lesões com graus acima de III são discutidas, sendo raramente utilizada a embolização adjuvante.

Pacientes portadores de MAVs em locais de difícil acesso cirúrgico (profundas) e que não apresentaram sangramento são referenciadas a serviços de radiocirurgia.

Pacientes que apresentam lesões grau IV ou V não são candidatos, de forma geral, a tratamento cirúrgico isolado. Alguns pacientes com MAV grau IV são tratados com o auxílio de embolização adjuvante, cirurgia e radiocirurgia. Os pacientes com MAV grau V são, em geral, tratados clinicamente.

BIBLIOGRAFIA CONSULTADA

1. Bederson JB, Awad IA, Wiebers DO, Piepgras D, Haley EC Jr, Brott T, et al. Recommendations for the management of patients with unruptured intracranial aneurysm. A statement for healthcare professionals from the Stroke Council of the American Heart Association. Stroke. 2000;31:2742-50.
2. Bederson JB, Connolly ES Jr, Batjer HH, Dacey RG, Dion JE, Diringer MN, et al. Guidelines for the Management of Aneurysmal Hemorrhage. Stroke. 2009;40(3):994-1025.
3. Bracard S, Lebedinsky A, Anxionnat R, Neto JM, Audibert G, Long Y, et al. Endovascular treatment of Hunt and Hess grade IV and V aneurysm. Am J Neuroradiol. 2002;23:953-7.
4. Brown RD Jr, Wiebers DO, Forbes G, O'Fallon WM, Piepgras DG, Marsh WR, et al. The natural history of unruptured intracranial arteriovenous malformations. J Neurosurg. 1988;68:352-7.
5. Buchanan KM, Elias LJ, Goplen GB. Differing perspectives on outcome alter subarachnoid hemorrhage: the patient, the relative, the neurosurgeon. Neurosurgery. 2000;46(6):1326-34.
6. Ellamushi HE, Grieve JP, Jäger HR, Kitchen ND. Risk factors for the formation of multiple intracranial aneurysms. J Neurosusrg. 2001;94:728-32.
7. Frizzel RT, Fisher III WS. Cure, morbidity and mortality associated with embolisation of brais arteriovenous malformations: a review of 1246 patients in 32 series over 35-years period. Neurosurgery. 1995;37:1031-40.
8. Graf CJ, Perret GE, Torner JC. Bleeding from cerebral arteriovenous malformations as part of their natural history. J Neurosurg. 1983;58:331.
9. Hamburger C, Sconberger J, Lange M. Management and prognosis of intracranial giant aneurysms. A report on 58 cases. Neurosurg Rev. 1992;15:97-103.
10. Hamilton MG, Spetzler RF. The prospective application of a grading system for arteriovenous malformations. Neurosurgery. 1994;34:2–7.
11. Han PP, O'Neill B, Spetzler RF. Surgical Management of Giant Arteriovenous Malformations: Operat Techniq Neuros. 2003;6(2):95-9.
12. Hayashi S, Arimoto T, Itakura T, Fujii T, Nishiguchi T, Komai N. The association of intracranial aneurysms and arteriovenous malformation of the brain: Case report. J Neurosurg. 1981;55:971-75.
13. Juvela S, Porras M, Poussa K. Natural history of unruptured intracranial aneurysms: probability of and risk factors for aneurysm rupture. J Neurosurg. 2000;93:379-87.
14. Koivisto T, Vanninen R, Hurskainen H, Saari T, Hernesniemi J, Vapalahti M. Outcomes of early endovascular versus surgical treatment of ruptured cerebral aneurysm. Stroke. 2000;31:2369-77.
15. Krayenbuhl H, Wiebenmann R. Small vascular malformations as a cause of primary intra-cerebral hemorrhage. J Neurosurg. 1965;22:7.
16. Lawton MT, Quinones-Hinojosa A, Sanai N, Malek JY, Dowd CF. Combined microsurgical and endovascular management of complex intracranial aneurysm. Neurosurgery. 2003;52:263-75.
17. Luessenhop AJ. Cerebral arteriovenous malformations: Parts I and II. Contemp Neurosurg. 1989;11:1.
18. Mattle HP, Schroth G, Seler RW. Dilemmas in the management of patients with arteriovenous malformation. J Neurol. 2000;247:917-28.
19. Mccormick WF. The pathology of vascular arteriovenous malformation. J Neurosurg. 1996;24:807-16.
20. Mccormick WF. Classification, pathology and natural history of angiomas of the central nervous system. Neurol Neurosurg. 1978;1:3.
21. Mohr JP. Neurological manifestations and factors related to therapeutic decisions. In: Wilson CB, Stein BM. Intracranial Arteriovenous Malformations. Baltimore: Williams & Wilkins, 1984. p.1–11.
22. Morgan MK, Rochford AM, Tsahtsarlis A, Little N, Faulder KC. Sugical Risks Associated with the Management of Grade I and II Brain Arteriovenous Malformations. Neurosurgery. 2004;54:832-9.
23. Ondra SL, Troupp H, George ED. The natural history of symptomatic arteriovenous malformations of the brain: A 24 year follow-up assessment. J Neurosurg. 1990;73:387.
24. Osborn AG. Angiografia cerebral diagnóstica. 2.ed. Rio de Janeiro: Revinter, 2002.
25. Pan DH, Unger F, Papaefthymiou G, Eustacchio S. Gamma Knife radiosurgery as a single treatment modality for large cerebral arteriovenous malformation. J Neurosurgery. 2000;93:107-12.
26. Perret G, Nishioka H. Arteriovenous malformations: An analysis of 545 cases of cranio-cerebral arteriovenous malformations and fistulae reported to the cooperative study. J Neurosurg. 1966;25:467.
27. Pollock BE, Flickinger JC, Lunsford LD, Maitz A, Kondziolka D. Factors associated with successful arteriovenous malformation radiosurgery. Neurosurgery. 1998;42:1239-47.
28. Raaymakers TWM, Rinkel GJ, Limburg M, Algra A. Mortality and morbidity of surgery for unruptured intracranial aneurysm: a meta-analysis. Stroke. 1998;29:1531-8.
29. Samson D. Surgical treatment of intracranial arteriovenous malformations. Tex Med. 1983;79:52.
30. Samson D. Surgical treatment of intracranial arteriovenous malformations. Tex Med. 1983;79:52.
31. Sinclair J, Kelly ME, Steinberg GK. Surgical Management of Posterior Fossa Arteriovenous Malformations. Neurossurgery. 2006;58:189-201.
32. Warren JD, Hoggard N, Radatz MWR, Kemeny AA, Forster DMC, Wilkinson ID, et al. Cerebral Arteriovenous Malformations: Comparison of Novel Magnetic Resonance Angiografic Techniques and Conventional Catheter Angiography. Neurosurgery. 2001;48:973-83.
33. Wiebers DO, Whisnant JP, Huston J 3rd, Meissner I, Brown RD Jr, Piepgras DG, et al. Unruptured intracranial aneu-

rysms: natural history, clinical outcome, and risks of surgical and endovaxcular treatment. Lancet. 2003;362:103–10.
34. Wilkins RH. Natural history of intracranial vascular malformations: A review. Neurosurgery. 1985;16:421–30.
35. Woodard EJ, Barrow DL. Clinical presentation of intracranial arteriovenous malformations. In: Barrow DL. Intracranial Vascular Malformations: Neurosurgical Topics. Park Ridge, IL, American Association of Neurological Surgeons, 1990. p.53.
36. Yasargil MG. AVM of the brain: History, embryology, pathological considerations, hemodynamics, diagnostic studies, microsurgical anatomy. In Microneurosurgery: IIIA. Stuttgart, Georg Thieme Verlag, 1988.
37. Yasargil MG. AVM of the brain: History, embryology, pathological considerations, hemodynamics, diagnostic studies, microsurgical anatomy. In: Microneurosurgery: IIIA. Stuttgart, Georg Thieme Verlag, 1988.

capítulo 22

Samuel Damin Carr De Muzio

Hemorragia Intraparenquimatosa

■ DEFINIÇÃO

A hemorragia intracerebral espontânea é definida como o acúmulo patológico de sangue no parênquima cerebral em razão de causa não traumática. Corresponde a 10% de todos os acidentes vasculares encefálicos hemorrágicos (AVCHs) e tem diversas causas.

■ CAUSAS E FISIOPATOLOGIA

Dentre as causas possíveis, destacamos a hipertensão arterial essencial, eclampsia, abuso de drogas, arteriopatias (angiopatia amiloide, doença de moyamoya), necrose hemorrágica (tumores e infecções), trombose venosa cerebral e discrasias sanguíneas (pacientes submetidos a trombólise, anticoagulação ou plaquetopênicos).

Devido à hipertensão arterial crônica, instaura-se uma doença de pequenos vasos, caracterizada por lipo-hialinose, necrose fibrinoide e formação de microaneurismas de Charcot-Bouchard, que afeta artérias perfurantes do encéfalo como as lentículo-estriadas, tálamo-perfurantes, ramos paramedianos das artérias cerebelares superiores, cerebelares anteriores inferiores e basilar.

■ LOCALIZAÇÕES FREQUENTES

Em geral, as hemorragias intracerebrais manifestam-se nas seguintes localizações: núcleos da base (40% a 50%), regiões lobares (20% a 30%), tálamo (10% a 15%), ponte (5% a 12%) e outros locais do tronco cerebral (1% a 5%).

O sangramento no interior dos ventrículos ocorre em aproximadamente um terço dos casos de hemorragia intracerebral a partir de extensão do sangramento tálamo-nuclear para o espaço ventricular.

■ EPIDEMIOLOGIA

Ao ano, estima-se que aproximadamente 12 a 15/100.000 pessoas sofram AVCH e que em indivíduos idosos esse número seja de até 350/100.000 habitantes. Sabe-se que a população dos países asiáticos apresenta incidência maior do que nos outros países do mundo. Afro-americanos também, em razão da maior prevalência de hipertensão arterial nessa população. Existe uma leve predominância do AVCH nos homens com relação às mulheres.

■ QUADRO CLÍNICO

Os sintomas geralmente aparecem durante atividades no decorrer do dia desenvolvendo-se em minutos a horas com alteração do nível de consciência, náuseas e vômitos, cefaleia, convulsões e/ou déficits neurológicos focais (p. ex. disfasia, hemiparesia etc.). É importante coletar dados, como história de hipertensão arterial, abuso de drogas ilícitas e discrasias sanguíneas.

O exame físico pode mostrar hipertensão, rigidez nucal, alteração do nível de consciência, anisocoria, hemorragias sub-hialoides no fundo de olho e de acordo com a localização pode se comportar de acordo com a Tabela 22.1.

■ EXAMES LABORATORIAIS

Pacientes com hipótese diagnóstica de acidente vascular cerebral hemorrágico (AVCH) devem passar por uma triagem de exames laboratoriais que inclui:

- Hemograma completo
- Coagulograma
- Bioquímica/eletrólitos
- *Screening* toxicológico
- Em pacientes selecionados: *screening* hematológico, infeccioso e para vasculites.

O hemograma visa rastrear possíveis processos infecciosos e obter a contagem de plaquetas. Neste caso, o coagulograma se refere ao tempo de protrombina e ao tempo de tromboplastina parcial ativada para detecção de discrasias. Bioquímica e eletrólitos são úteis para acessar outras causas e também fazer diagnóstico diferencial.

Tabela 22.1 Local da hemorragia intraparenquimatosa e alterações no exame neurológico.

Local do sangramento	Exame neurológico
Putâmen	hemiparesia contralateral, hemi-hipoestesia contralateral, paralisia contralateral do olhar conjugado, hemianopsia homônima, afasia, negligência ou apraxia
Tálamo	hemiparesia contralateral, hemi-hipoestesia contralateral, paralisia do olhar conjugado, hemianopsia homônima, afasia, confusão mental
Lobar	Hemiparesia e/ou hemi-hipoestesia contralateral, abulia, afasia, paralisia do olhar conjugado, negligência ou apraxia
Núcleo caudado	Hemiparesia contralateral, paralisia do olhar conjugado contralateral ou confusão mental
Tronco cerebral	Tetraparesia, déficit uni ou bilateral de um ou vários nervos cranianos, rebaixamento do nível de consciência, miose, instabilidade autonômica
Cerebelar	Ataxia ipsilateral, alteração da marcha, dismetria e disdiadococinesia ipsilateral, nistagmo.

■ EXAMES DE IMAGEM
Tomografia computadorizada de crânio (TC)

A TC é o exame de escolha para o diagnóstico das hemorragias intracranianas por ser rápido, acessível, ter um custo aceitável e uma excelente sensibilidade. Os hematomas se apresentam na tomografia como alterações elípticas hiperdensas (Figuras 22.1, 22.2 e 22.3).

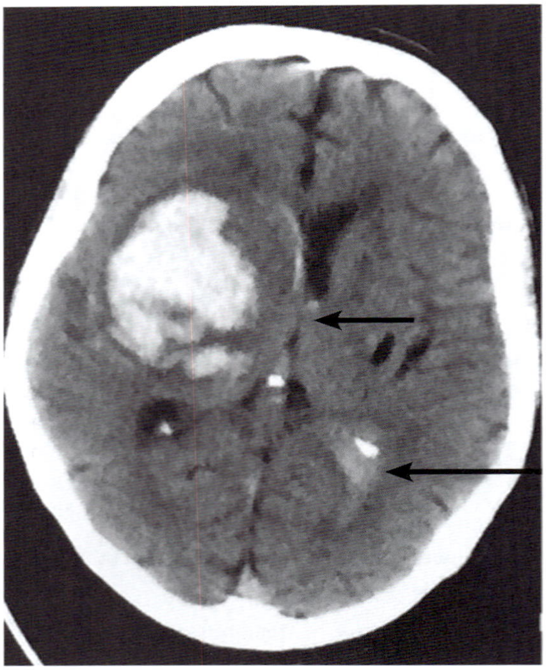

O volume do hematoma em mL ou cm³ pode ser obtido aproximadamente pela equação simplificada da elipsoide: $V = \dfrac{(A+B+C)}{2}$, em que A, B e C representam os maiores diâmetros do hematoma em cada plano ortogonal.

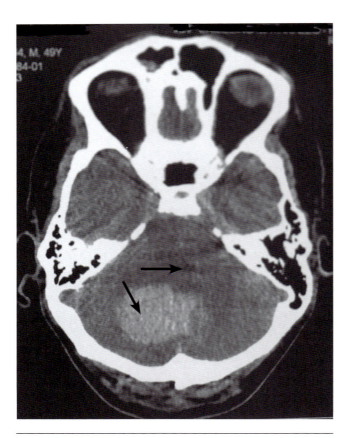

Figura 22.1 AVCH putaminal típico na TC de crânio. Observe o discreto desvio de linha média e o sangue nos ventrículos laterais.

Figura 22.2 TC de crânio mostrando AVCH cerebelar. Note o desvio do quarto ventrículo.

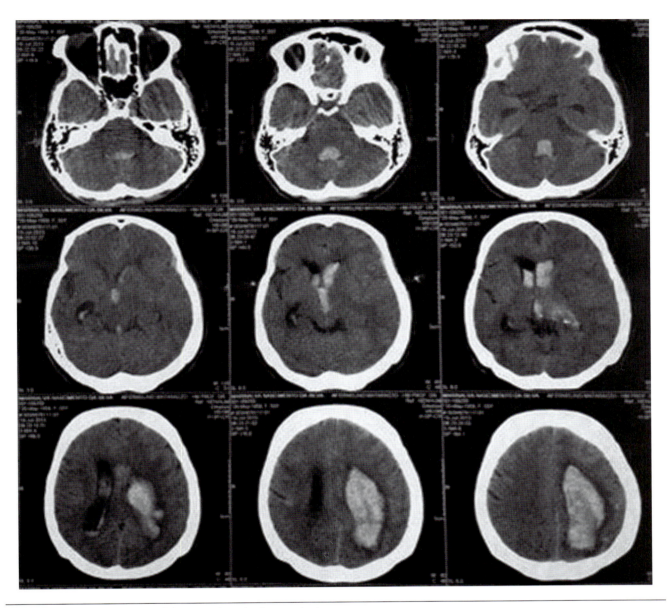

Figura 22.3 Volumoso AVCH lobar com inundação ventricular.

Alterações secundárias ao hematoma podem ser vistas na tomografia como apagamento de sulcos e cisternas, inundação dos ventrículos, herniação subfalcina, herniação uncal ou hidrocefalia.

A injeção de contraste pode ser realizada para detecção de tumores ou malformações vasculares no caso de haver suspeita desses diagnósticos.

Ressonância nuclear magnética do encéfalo (RM)

A aparência de hemorragias e hematomas na RM nas sequências T1 e T2 vai sofrendo mudanças com o passar das horas e dos dias por conta das mudanças químicas que sofre a molécula de hemoglobina (Tabela 22.2). Na fase hiperaguda, essas sequências nas suas formas convencionais não são muito sensíveis para detectar hemorragia. Nesses casos, a obtenção da sequência gradiente eco (GRE) é fundamental para o diagnóstico. Por meio da RM fica mais fácil detectar malformações vasculares e tumores, além de trombose venosa cerebral.

Angiotomografia, angioressonância e angiografia

Angiotomografia e angioressonância são técnicas de obtenção de imagem dos vasos intracranianos que rastreiam de forma satisfatória vasos grandes e médios para visibilizar malformações vasculares, vasculites e outras arteriopatias.

Tabela 22.2 Aspecto da hemorragia e do hematoma da ressonância nuclear magnética do encéfalo.

Fase	Tempo	Molécula	T1	T2
Hiperaguda	< 24 horas	Oxi-hemoglobina	Isointensa ou hipointensa	Hiperintensa
Aguda	1 a 3 dias	Desoxi-hemoglobina	Isointensa ou hipointensa	Hipointensa
Subaguda precoce	> 3 dias	Meta-hemoglobina	Hiperintensa	Hipointensa
Subaguda tardia	> 7 dias	Meta-hemoglobina	Hiperintensa	Hiperintensa
Crônica	> 14 dias	Hemosiderina	Isointensa ou hipointensa	Hipointensa

A angiografia por cateterismo consegue aprofundar o estudo dos pequenos vasos e é um exame que deve ser considerado apenas em casos de AVCH para pacientes jovens, com hemorragia lobar, sem história de hipertensão arterial ou candidatos a cirurgia sem uma causa de sangramento definida.

■ TRATAMENTO CLÍNICO

Visa a estabilizar o paciente do ponto de vista respiratório e hemodinâmico. Pacientes com rebaixamento da consciência (Glasgow < 9) devem ser submetidos à entubação orotraqueal. A pressão arterial deve ser reduzida para uma média (PAM) < 130 mmHg. Estabilizar os sinais vitais e encaminhar o paciente para a TC crânio o mais rápido possível (Figura 22.4).

Do ponto de vista hemodinâmico, deve ser mantida euvolemia a partir do uso de soluções intravenosas isotônicas. Hipertermia deve ser evitada.

Coagulopatias devem ser identificadas a partir de exames complementares e corrigidas de acordo com a causa pela administração de plasma fresco congelado, vitamina K, protamina ou concentrado de plaquetas.

No caso de crises convulsivas ou se a hemorragia for lobar, um anticonvulsivante deve ser iniciado imediatamente, preferencialmente a fenitoína. Providenciar acesso rápido a UTI ou centro cirúrgico se for o caso.

■ TRATAMENTO CIRÚRGICO

A indicação da cirurgia pode ser desde a admissão até dias depois do *ictus*. Depende basicamente do efeito de massa do hematoma ou se há hidrocefalia. Em ambos os casos o procedimento cirúrgico visa a reduzir a pressão intracraniana, seja por aspiração do coágulo ou por drenagem de líquor represado no ventrículo (Figura 22.5 e Figura 22.6).

Em geral, hematomas superficiais com mais de 30 mL são drenados cirurgicamente. Hematomas cerebelares com mais de 15 mL ou que estejam levando à hidrocefalia obstrutiva também têm indicação cirúrgica.

Novas técnicas têm sido utilizadas hoje em dia para o tratamento cirúrgico dos AVCHs como a neuroendoscopia e o uso de trombolíticos intra-hematoma.

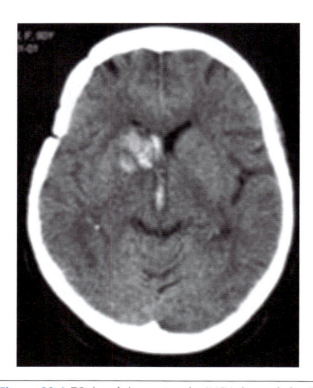

Figura 22.4 TC de crânio mostrando AVCH de caudado. O volume é pequeno, portanto o tratamento é clínico.

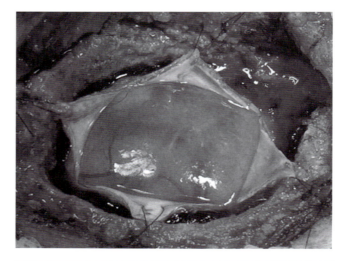

Figura 22.5 Fotografia do intraoperatório mostrando uma pequena craniotomia e a abertura da dura-máter. Aspecto do cérebro com hipertensão intracraniana.

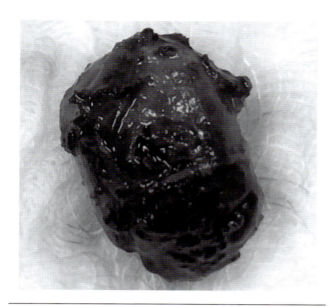

Figura 22.6 Angioma cavernoso após ser retirado cirurgicamente.

■ CUIDADOS AO LONGO DA INTERNAÇÃO

Pacientes neurológicos em geral têm um risco maior para uma série de complicações, que incluem úlceras de pressão, infecção urinária, broncoaspiração etc.

Nas primeiras 24 horas de uma hemorragia intracerebral, é recomendável que o paciente não seja submetido a atividades e que fique em repouso no leito. Providenciar uma nutrição enteral assim que for descartada cirurgia na entrada é algo que deve ser priorizado. Controle glicêmico nesses pacientes é extremamente importante no sentido de evitar extremos como hipoglicemia ou hiperglicemia e reduzir dano secundário ao encéfalo.

Após as primeiras 24 horas, mobilização e mudança de decúbito são primordiais para evitar as complicações mencionadas.

Fisioterapia precoce, tanto motora quanto respiratória, deve ser realizada para iniciar a reabilitação e reduzir tempo de internação nesses pacientes.

■ PROGNÓSTICO

O AVCH é uma doença grave e altamente incapacitante. Em geral, os pacientes que possuem hematomas lobares têm um melhor prognóstico. Hematomas maiores, profundos, hemoventrículo e hidrocefalia estão associados a um pior prognóstico neurológico, assim como os pacientes com rebaixamento precoce do nível de consciência.

■ REFERÊNCIAS

1. Kernan WN, Viscoli CM, Brass LM, Broderick JP, Brott T, Feldmann E, et al. Phenylpropanolamine and the risk of hemorrhagic stroke. N Engl J Med. 2000 Dec 21;343(25):1826-32.
2. Vespa PM, O'Phelan K, Shah M, Mirabelli J, Starkman S, Kidwell C, et al. Acute seizures after intracerebral hemorrhage: a factor in progressive midline shift and outcome. Neurology. 2003 May 13;60(9):1441-6.
3. Woo D, Haverbusch M, Sekar P. Effect of untreated hypertension on hemorrhagic stroke. Stroke. 2004 Jul. 35(7):1703-8.
4. Wada R, Aviv RI, Fox AJ, Sahlas DJ, Gladstone DJ, Tomlinson G, et al. CT angiography "spot sign" predicts hematoma expansion in acute intracerebral hemorrhage. Stroke. 2007 Apr. 38(4):1257-62.
5. Bang OY, Buck BH, Saver JL, Alger JR, Yoon SR, Starkman S, et al. Prediction of hemorrhagic transformation after recanalization therapy using T2*-permeability magnetic resonance imaging. Ann Neurol. 2007 Aug. 62(2):170-6.
6. Nishihara T, Nagata K, Tanaka S. Newly developed endoscopic instruments for the removal of intracerebral hematoma. Neurocrit Care. 2005;2(1):67-74.
7. Mayer SA, Brun NC, Begtrup K. Recombinant activated factor VII for acute intracerebral hemorrhage. N Engl J Med. 2005 Feb 24;352(8):777-85.
8. Zaaroor M, Soustiel JF, Brenner B, Bar-Lavie Y, Martinowitz U, Levi L. Administration off label of recombinant factor-VIIa (rFVIIa) to patients with blunt or penetrating brain injury without coagulopathy. Acta Neurochir (Wien). 2008 Jul;150(7):663-8.
9. Honner SK, Singh A, Cheung PT, Alter HJ, Dutaret CG, Patel AK, et al. Emergency department control of blood pressure in intracerebral hemorrhage. J Emerg Med. 2011 Oct;41(4):355-61.
10. Qureshi AI, Palesch YY, Martin R, Novitzke J, Cruz-Flores S, Ehtisham A. Effect of systolic blood pressure reduction on hematoma expansion, perihematomal edema, and 3-month outcome among patients with intracerebral hemorrhage: results from the antihypertensive treatment of acute cerebral hemorrhage study. Arch Neurol. 2010 May;67(5):570-6.
11. Biffi A, Devan WJ, Anderson CD, Ayres AM, Schwab K, Cortellini L, et al. Statin use and outcome after intracerebral hemorrhage: Case-control study and meta-analysis. Neurology. 2011 May 3;76(18):1581-8.
12. Finelli PF, Kessimian N, Bernstein PW. Cerebral amyloid angiopathy manifesting as recurrent intracerebral hemorrhage. Arch Neurol. 1984 Mar;41(3):330-3.
13. Ritter MA, Droste DW, Hegedus K. Role of cerebral amyloid angiopathy in intracerebral hemorrhage in hypertensive patients. Neurology. 2005 Apr 12;64(7):1233-7.
14. Castellanos M, Leira R, Tejada J. Predictors of good outcome in medium to large spontaneous supratentorial intracerebral haemorrhages. J Neurol Neurosurg Psychiatry. 2005 May;76(5):691-5.

15. Alberts MJ, Latchaw RE, Selman WR. Recommendations for comprehensive stroke centers: a consensus statement from the Brain Attack Coalition. Stroke. 2005 Jul;36(7):1597-616.
16. Auer LM, Deinsberger W, Niederkorn K, Gell G, Kleinert R, Schneider G, et al. Endoscopic surgery versus medical treatment for spontaneous intracerebral hematoma: a randomized study. J Neurosurg. 1989 Apr;70(4):530-5.
17. Bradley WG Jr. MR appearance of hemorrhage in the brain. Radiology. 1993 Oct;189(1):15-26.
18. Broderick J, Connolly S, Feldmann E, Hanley D, Kase C, Krieger D, et al. Guidelines for the management of spontaneous intracerebral hemorrhage in adults: 2007 update: a guideline from the American Heart Association/American Stroke Association Stroke Council, High Blood Pressure Research Council, and the Quality of Care and Outcomes in Research Interdisciplinary Working Group. Stroke. 2007 Jun;38(6):2001-23.
19. Broderick JP, Brott T, Tomsick T, Miller R, Huster G. Intracerebral hemorrhage more than twice as common as subarachnoid hemorrhage. J Neurosurg. 1993 Feb;78(2):188-91.
20. Broderick JP, Brott TG, Tomsick T, Barsan W, Spilker J. Ultra-early evaluation of intracerebral hemorrhage. J Neurosurg. 1990 Feb;72(2):195-9.
21. Chiquete E, Ruiz-Sandoval MC, Alvarez-Palazuelos LE, Padilla-Martínez JJ, González-Cornejo S, Ruiz-Sandoval JL. Hypertensive intracerebral hemorrhage in the very elderly. Cerebrovasc Dis. 2007;24(2-3):196-201.
22. Connor MD, Modi G, Warlow CP. Accuracy of the Siriraj and Guy's Hospital Stroke Scores in urban South Africans. Stroke. 2007 Jan;38(1):62-8.
23. Demaerschalk BM, Aguilar MI. Treatment of acute intracerebral hemorrhage. Curr Treat Options Neurol. 2008 Nov;10(6):455-67.
24. Derex L, Nighoghossian N. Intracerebral haemorrhage after thrombolysis for acute ischaemic stroke: an update. J Neurol Neurosurg Psychiatry. 2008 Oct;79(10):1093-9.
25. Fiehler J, Remmele C, Kucinski T. Reperfusion after severe local perfusion deficit precedes hemorrhagic transformation: an MRI study in acute stroke patients. Cerebrovasc Dis. 2005;19(2):117-24.
26. Flemming KD, Wijdicks EF, St Louis EK, Li H. Predicting deterioration in patients with lobar haemorrhages. J Neurol Neurosurg Psychiatry. 1999 May;66(5):600-5.
27. Greenberg SM. Cerebral amyloid angiopathy: prospects for clinical diagnosis and treatment. Neurology. 1998 Sep;51(3):690-4.
28. Pontes-Neto OM, Oliveira-Filho J, Valiente R, Friedrich M, Pedreira B, Rodrigues BCB, et al. Diretrizes para o manejo de pacientes com hemorragia intraparenquimatosa cerebral espontânea. Arq Neuropsiquiatr. 2009;67(3-B):940-50.
29. Frontera JA, Lewin JJ, Rabinstein AA, Aisiku IP, Alexandro AW, Cook AM, et al. Guideline for reversal of antithrombotics in intracranial hemorrhage. Neurocrit Care. 2016;24(1):6-46.
30. Miller J, Kinni H, Lewandowski C, Nowak R, Levy P. Management of hypertension in stroke. Ann Emerg Med. 2014;64(3):248-55.
31. Steiner T, Salman RA, Beer R, Christensen H, Cordonnier C, Csiba L, et al. European Stroke Organisation (ESO) guidelines for the management of spontaneous intracerebral hemorrhage. Int J Stroke. 2014;9(7):840-55.
32. Badenes R, Bilotta F. Neurocritical care for intracranial haemorrhage: a systematic review of recent studies. Br J Anaesth. 2015;115 Suppl 2:ii68-74.
33. Birkeland P, Høgedal L, Poulsen F. An expanding intracerebral haematoma. BMJ. 2015;25;351:h5014.

capítulo 23

Solange Diccini
Suzana Esteves de Nazaré
Elizabete Mitsue Pereira
Sibila Lilian Osis

Intervenções de Enfermagem no Acidente Vascular Encefálico Hemorrágico

■ INTRODUÇÃO

As doenças cerebrovasculares (DCV) merecem uma atenção especial dos profissionais de saúde por serem patologias neurológicas que apresentam déficit focal agudo no sistema nervoso central por alterações vasculares. A cada ano ocorrem nos Estados Unidos aproximadamente 610 mil acidentes vasculares cerebrais, ocorrendo em média um a cada 40 segundos e causando uma morte a cada quatro minutos.

As DCV apresentam uma evolução silenciosa, muitas vezes agravada por fatores como estresse, hipertensão arterial sistêmica, diabetes melito, dislipidemias além de hábitos diários como fumo, álcool e uso de drogas.

As alterações causadas pelas DCV no estado neurofisiológico podem ser transitórias ou definitivas, causadas por distúrbios hemodinâmicos e de coagulação (sangue, endotélio e variáveis hemodinâmicas), secundário a algum episódio isquêmico, como trombos e/ou êmbolos, ou hemorrágico.

O acidente vascular encefálico hemorrágico (AVEH) é causado pela ruptura espontânea ou não traumática de um vaso. São eventos catastróficos que necessitam de intervenções rápidas por apresentarem início silencioso, rápido e inesperado, assim como a forte intensidade dos sintomas iniciais, que se não tratados precocemente, podem piorar o estado neurológico do indivíduo ou até mesmo tornar esses déficits permanentes.

As primeiras horas são consideradas as mais críticas no manejo do paciente com AVEH, por causa do risco de aumento da pressão intracraniana (PIC) e diminuição do nível de consciência.

Pelo risco de subdiagnóstico ou diagnóstico tardio, está recomendado investigar a possibilidade de AVE em todo paciente com queixa de cefaleia severa de inicio súbito, porém 10% a 43% dos AVEs podem preceder com um sangramento sentinela que se apresenta como uma cefaleia mais leve. Outros sinais que também devem ser considerados são a náusea, vômito, rigidez nucal, fotofobia, rebaixamento de nível de consciência e déficit neurológico focal.

Os estudos indicam que a população negra tem taxas mais elevadas de incidência e mortalidade do AVE com uma maior prevalência de pré-hipertensão, hipertensão, obesidade e diabetes melito, porém estudos sugerem que as diferenças étnicas podem ser o resultado de determinantes sociais, incluindo as características de bairro, geografia, idioma, natividade, e o acesso e utilização dos serviços de saúde. Um dos fatores de risco modificáveis é a hipertensão arterial sistêmica, pois 77% dos pacientes com AVE apresentam uma pressão arterial sistólica (PAS) acima de 140 mmHg e pressão arterial diastólica (PAD) acima de 90 mmHg.

A hemorragia intraparenquimatosa (HIP), que corresponde a 10% dos AVEH, ocorre dentro do parênquima cerebral. Seus efeitos são altamente devastadores e podem levar rapidamente o indivíduo ao coma e à morte, sem chance de reverter o quadro neurológico. Por volta de 20% dos pacientes apresentam queda de 2 pontos na escala de coma de Glasgow antes da admissão ao setor de emergência e de 15% a 23% continuam apresentando deterioração neurológica nas primeiras horas após internação.

A hemorragia subaracnóidea (HSA) é o extravasamento de sangue dos grandes vasos cerebrais para o espaço subaracnóideo após uma lesão vascular (aneurismas, malformação arteriovenosa, traumas). A taxa de mortalidade tem uma variação de 8% a 67% sendo influenciada por diversos fatores (gênero, raça, comorbidades). Aproximadamente 12% dos pacientes que sobrevivem evoluem com restrições significativas e estima-se que 20% apresentam comprometimento cognitivo global. Estima-se que ocorrem no mundo 2 a 16 hemorragias subaracnóideas por aneurisma a cada 100 mil habitantes, sendo mais comum em mulheres. A principal prevenção é o tratamento da hipertensão arterial sistêmica.

Os déficits neurológicos podem ser permanentes ou não, sendo determinados pela intensidade do sangramento inicial, pois quanto maior o volume da hemorragia inicial maior a deterioração do estado neurológico e menores as chances de recuperação do paciente, tendo influência a precocidade no início do atendimento em pacientes diagnosticados com AVE. Por isso, é de extrema importância que o paciente receba o tratamento adequado de toda a equipe, desde a admissão no pronto-socorro até a alta hospitalar.

Os protocolos internacionais recomendam que os pacientes com AVE devem ser internados em unidades específicas de tratamento, com diminuição da chance de óbito e sequelas em comparação a unidades de atendimento geral. As equipes que atuam em unidades exclusivas de tratamento de AVE têm treinamentos específicos referentes à avaliação, monitorização, tratamento, cuidados e acompanhamento desses pacientes.

As intervenções de enfermagem ao paciente que apresenta AVEH iniciam na abordagem pré-hospitalar com protocolos específicos, no tratamento clínico até o tratamento cirúrgico ou neuroendovascular.

■ INTERVENÇÕES DE ENFERMAGEM NA SALA DE EMERGÊNCIA

Os pacientes que entram na emergência com suspeita de AVE devem ser acompanhados atentamente, de forma rápida e eficiente por toda a equipe até a definição do tipo (isquêmico ou hemorrágico), da terapêutica clínica ou cirúrgica e transferência para uma unidade de tratamento intensivo ou não, especializada em cuidados neurológicos e neurocirúrgicos. A expansão de um hematoma e deterioração precoce são comuns nas primeiras horas após o início de um sangramento no paciente com hemorragia intraparenquimatosa.

Independentemente da etiologia, a avaliação clínica deve conter pelo menos história clínica, exame físico completo, exames laboratoriais de sangue e urina, neuroimagem e eletrocardiograma. No histórico deve ser pesquisado tipo dos sintomas e sua progressão, definição do horário de início, fatores de risco, medicamentos utilizados, trauma ou cirurgia recentes, sinais de demência, uso de álcool e drogas, pesquisar quanto a convulsões, problemas hepáticos, câncer ou alterações hematológicas.

O exame físico deve conter sinais vitais, anamnese com foco em cabeça, coração, pulmão, abdome e extremidades. No exame neurológico deve estar a escala de coma de Glasgow e como recomendação da American Stroke Association a aplicação da Escala NIHSS, em todo tipo de AVE, pois fornece uma quantificação que permite a fácil comunicação da gravidade do evento a outros profissionais e pode ser aplicada durante toda a internação.

Os exames laboratoriais devem conter hemograma completo, eletrólitos, ureia, creatinina. A dosagem elevada de troponina e glicemia indica pior desfecho. Alterações no tempo de protrombina, tempo de ativação da protrombina e INR associado a relato de uso de varfarina estão associados a aumento do volume do hematoma no AVE hemorrágico com risco de expansão, aumentando mortalidade e morbidade. Exame toxicológico para dosagem de drogas simpatomiméticas (como cocaína) pode ser solicitado, pois está relacionado a sangramentos intracranianos. Exame de urina e urocultura é recomendado e teste de gravidez para mulheres em idade fértil. Se for constatada alteração nos fatores de coagulação (trombocitopenia, plaquetopenia, INR elevado), deve ser administrada terapia específica apropriada.

O exame inicial de imagem indicado pode ser tomografia de crânio ou ressonância magnética, e pode ser considerado uma imagem com contraste ou vascular. A tomografia de crânio é muito sensível para identificar hemorragia aguda, sendo considerada padrão-ouro.

Somente pelos sintomas não é possível identificar se a causa do AVE é hemorrágica ou isquêmica, é o exame de neuroimagem que define o diagnóstico. Deve ser priorizado o encaminhamento do paciente com suspeita de AVE rapidamente para o exame de imagem, porém somente com prévia estabilização em sala de emergência.

O controle rigoroso da PA mostrou melhor desfecho nos pacientes com sangramento intracraniano e deve ser priorizado nas primeiras 6 horas após o *ictus*, sendo recomendada redução da pressão sanguínea intensiva para manter a pressão arterial sistólica (PAS) menor que 160 mmHg em menos de uma hora na HSA, e menor que 140 mmHg na HIP. Para pacientes com PAS acima de 220 mmHg, considerar a redução da PA com anti-hipertensivo venoso contínuo e rigorosa monitorização da pressão arterial. Pressão sistólica elevada está associada a uma maior expansão de hematoma, deterioração neurológica, sequelas e morte. O início do controle deve ser precoce e iniciado no departamento de emergência.

Os pacientes com sangramento intracraniano têm grande risco de doença tromboembólica, principalmente mulheres e pessoas negras, sendo recomendada a prevenção por meio de compressão pneumática intermitente que deve iniciar no dia da internação hospitalar. As meias de compressão não são recomendadas. Após confirmar que o sangramento intracraniano cessou, pode-se considerar baixa dose de heparina de baixo peso molecular subcutânea ou heparina não fracionada para prevenção de tromboembolismo venoso em pacientes com falta de mobilidade, após um a quatro dias do *ictus*.

A analgesia deve ser realizada precocemente, pois a dor aumenta a PA, o que pode piorar o quadro neurológico, e sua eficácia deve ser avaliada com escala específica. O uso de antieméticos é necessário no tratamento e prevenção de náuseas e vômitos, principalmente nas primeiras 24 horas, uma vez que o esforço para vomitar pode causar aumento da PIC e risco de sangramento.

Há probabilidade de episódios de convulsão, sendo recomendado o tratamento com drogas anticonvulsivantes, porém medicação profilática não é recomendada até a definição do tipo de AVE.

O controle da glicemia deve ser rigoroso, porém ainda não estão definidos os níveis ideais, sendo recomendado apenas evitar a hipoglicemia.

O infarto agudo do miocárdio está bastante associado a AVE, causado por insuficiência cardíaca, arritmias ventriculares, incluindo taquicardia ventricular, fibrilação e parada cardíaca. Por esta causa foi considerado razoável o rastreamento sistemático para isquemia miocárdica pelo eletrocardiograma e exame de enzimas cardíacas nos pacientes com sangramento intracraniano.

Outras complicações, como insuficiência renal, hiponatremia, hemorragia gastrintestinal, comprometimento nutricional, infecções do trato urinário e depressão após AVE necessitam de mais estudos nos pacientes com sangramento intracraniano para a identificação de estratégias de prevenção ou de tratamento para estas complicações. A orientação de rastrear e monitorizar é essencial para detectar estes eventos.

Os cuidados referentes à monitorização PIC e tratamento da hipertensão intracraniana (HIC) devem ser mantidos (decúbito elevado a 30°, alinhamento mento-esternal, ver Capítulos 7 e 8), mas está recomendada a drenagem ventricular externa (DVE) em caso de hidrocefalia, principalmente nos pacientes com diminuição do nível de consciência. A presença de sangramento intraventricular aumenta o risco de mortalidade para 51%, priorizando a atenção da equipe para esses pacientes. Os pacientes com escala de coma de Glasgow menor ou igual a 8 e com sinais de herniação transtentorial têm indicação de monitorização da PIC.

Os distúrbios relacionados ao sódio podem levar à perda do controle da barreira hematoencefálica, desencadeando edema cerebral e a isquemia cerebral. O balanço hídrico e a dosagem dos eletrólitos devem ser acompanhados; recomenda-se a sondagem vesical de demora em todos os pacientes para controle do balanço hídrico a cada 6 horas.

Cada tipo de AVEH será abordado de forma diferenciada quanto aos cuidados de enfermagem.

■ HEMORRAGIA INTRAPARENQUIMATOSA

A hemorragia intraparenquimatosa cerebral (HIP) é caracterizada por extravasamento do sangue para o interior do cérebro, sendo responsável por 10% a 20% dos casos de AVEH. É o subtipo de pior prognóstico, com até 65% de mortalidade ao ano e de 35% a 52% dos pacientes com HIP morrem nos primeiros 30 dias.

A HIP acomete principalmente pacientes jovens, de meia-idade, da raça branca, quando comparados a outros tipos de AVE mais comuns em negros, latinos e hispânicos. Tem uma maior incidência em todos os tipos de acidente vascular cerebral e as taxas de mortalidade mais elevadas nos negros, em comparação com os brancos.

A HIP é classificada como primária quando ocorre ruptura de pequenos vasos previamente danificados por HAS, sendo a causa de 80% a 85% dos casos. A HIP denominada secundária está relacionada às rupturas de aneurismas, malformações arteriovenosas (MAV), coagulopatias, vasculites, traumas, trombose venosa cerebral, entre outras causas de origem vascular, e acomete de 15% a 25% dos casos.

O diagnóstico da HIP é obtido por TC de crânio, que permite sua diferenciação em lobares, profundas e de fossa posterior. A ressonância magnética tem a mesma eficácia de diagnóstico da TC na fase aguda, mas por ser um exame de alto custo, é indicado quando há suspeita de etiologias não hipertensivas. A angiografia é realizada em casos de localização atípica da HIP ou em pacientes jovens com idade menor que 45 anos para investigar causas secundárias.

Os piores prognósticos da HIP estão relacionados aos que desenvolvem progressivo rebaixamento do nível de consciência em razão da expansão do hematoma, aumentando a morbidade e mortalidade. Outros fatores são o sangramento primariamente da região infratentorial ou intraventricular, intensidade do sangramento e idade avançada. O agravamento do estado neurológico ocorre em até 38% dos pacientes em ambiente hospitalar que não estavam comatosos na admissão.

O diagnóstico precoce de anomalias vasculares subjacentes pode influenciar a conduta clínica e servir de guia no prognóstico em pacientes com HIP. A investigação de causas específicas da hemorragia inclui malformações arteriovenosas venosas, tumores, doença de moyamoya e trombose venosa cerebral.

O atendimento no pré-hospitalar e na emergência seguem o protocolo de estabilização com manutenção de vias aéreas e oxigenação, suporte cardiovascular, se necessário, seguido dos cuidados gerais em vítimas de AVEH.

Para o manejo inicial e monitorização do paciente com HIP também está recomendada a internação em unidade de terapia intensiva, com uma equipe preparada para conduzir esse tipo de paciente. O tratamento inicial deve ser clínico e a determinação de um exame basal serve para comparações posteriores.

Ainda discute-se amplamente o tratamento cirúrgico nos casos de HIP. A justificativa para esse procedimento é que a drenagem do hematoma visa prevenir herniações, reduzir a PIC e diminuir o impacto que a compressão do hematoma gera no tecido encefálico ao redor, reduzindo o efeito de massa ou a toxicidade da degradação dos fatores do sangue. Aos pacientes com hemorragia em cerebelo que apresentam piora dos sintomas, sinais de compressão do tronco cerebral e/ou hidrocefalia por obstrução ventricular as recomendações gerais indicam cirurgia o mais rápido possível. A drenagem de hematoma supratentorial nos pacientes com sintomas progressivos pode ser considerada. A craniectomia descompressiva pode reduzir a mortalidade em pacientes em coma com sangramento intracraniano supratentorial, hematomas com desvio da linha média, ou que apresentem HIC refratária. O enfermeiro deve estar atento a essas possibilidades para conduzir o preparo e estabilização desse paciente para o procedimento.

Pode haver necessidade de cirurgia em caso de piora do quadro neurológico. Pacientes com hematoma cerebral maior que 3 cm de diâmetro e alteração da consciência, edema cerebral ou hidrocefalia podem ser submetidos imediatamente ao procedimento cirúrgico, neste caso a instalação de uma DVE pode ser necessária. Em caso de indicação de craniotomia ou craniectomia recomenda-se que a tricotomia seja realizada imediatamente antes do procedimento no bloco cirúrgico.

A monitorização da PIC está indicada em pacientes com escala de coma de Glasgow menor ou igual a 8 pontos com sinais de herniação transtentorial e dependendo do estado de autorregulação cerebral pode ser mantida uma PPC entre 50 e 70 mmHg.

Intervenções de enfermagem no pré-operatório

A abordagem pré-hospitalar e de emergência devem ser centradas na avaliação das vias aéreas superiores, parâmetros respiratórios e hemodinâmicos, sinais neurológicos focais, alteração de temperatura e de glicemia e sinais e complicações de traumas externos.

Pela instabilidade neurológica e necessidade de medicar e monitorizar frequentemente os pacientes com sangramento intracraniano, cuidados devem ser prestados em UTI neurológica, o que está associado a um menor índice de mortalidade. O controle frequente da PA, avaliações neurológicas, monitorização contínua de eletrocardiograma (ECG) e oximetria de pulso são considerados padrão. Nos pacientes que necessitam de medicamentos intravenosos para controle da PA indica-se a monitorização invasiva para um controle mais preciso e fidedigno, sendo recomendado monitorar pulsos periféricos e níveis de troponina durante a infusão.

A avaliação inicial deve ser centrada no exame neurológico e no exame físico geral. Os parâmetros observados na admissão servem como base de comparação do padrão neurológico do paciente durante o período de internação.

O foco do enfermeiro durante a internação é detectar precocemente complicações, preparar o paciente para a cirurgia e deve incluir a vigilância e monitoramento da PIC, pressão de perfusão cerebral (PPC) e função hemodinâmica; titulação e implementação de protocolos para a gestão da PIC, pressão arterial, ventilação mecânica, febre e glicemia; prevenção de complicações da imobilidade, manutenção das vias aéreas e mobilização dentro da tolerância fisiológica. Os enfermeiros devem ser treinados em avaliação detalhada da função neurológica, incluindo escalas padronizadas como a escala NIHSS, escala de coma de Glasgow e escala de resultados de Glasgow.

A avaliação neurológica deve ser realizada pelo menos uma vez a cada plantão se o paciente apresentar estabilidade, ou em intervalos menores em caso de piora do quadro neurológico. Está recomendado o exame neurológico completo, escala NIHSS e escala de coma de Glasgow, sempre comparando em relação aos exames de admissão. A variação de um quadro de sonolência até o coma são as alterações do nível de consciência mais frequentes. A alteração pupilar presente no caso de rebaixamento do nível de consciência é considerada como emergência neurológica. O enfermeiro deve realizar a avaliação pupilar como rotina, juntamente com a avaliação dos sinais vitais. As pupilas podem estar anisocóricas e arreflexas em razão da compressão do III par, o nervo oculomotor. Essa alteração no exame pupilar ocorre por conta da herniação do úncus do lobo temporal, secundário à HIC.

Os episódios de convulsão ocorrem na primeira semana em até 16% dos pacientes, principalmente quando há envolvimento cortical, sendo recomendado o tratamento com drogas anticonvulsivantes, porém como medicação profilática não é indicado. A monitorização contínua por eletroencefalograma para detecção de convulsão subclínica é aconselhada em pacientes com nível de consciência rebaixado incompatível com o grau de lesão cerebral.

O controle rigoroso da PA mostrou melhor desfecho nos pacientes com sangramento intracraniano e deve ser priorizado nas primeiras 6 horas após o *ictus*. É recomendada a redução da pressão sanguínea intensiva com alvo de manter a sistólica menor que 140 mmHg na HIP. Para pacientes com sistólica acima de 220 mmHg, pode ser considerada a redução da PA com anti-hipertensivo venoso contínuo, com rigorosa monitorização da pressão arterial. Pressão sistólica elevada está associada a uma maior expansão de hematoma, deterioração neurológica, sequelas e morte.

Em casos que exigem ventilação mecânica está indicada a avaliação dos gases arteriais, monitorização com oxímetro de pulso e capnografia. A gasometria arterial indica a eficácia da ventilação mecânica e quais parâmetros necessitam ser ajustados. É recomendado manter uma saturação periférica de oxigênio acima de 90% (evitando hipóxia e isquemia) e capnografia entre 35 e 37 mmHg. A hipercapnia causa vasodilatação cerebral e aumento da PIC, hipocapnia causa vasoconstrição arterial podendo causar isquemia. O aumento dos níveis de pressão expiratória final positiva (PEEP) pode causar hipotensão e levar à isquemia cerebral, sendo importante avaliar a PA após alterações nos níveis de PEEP para identificar precocemente alterações cardiovasculares e hemodinâmicas.

A aspiração traqueal somente deve ser realizada com prévia avaliação e indicação do enfermeiro, pois há risco de elevar a PA ou causar tosse, com aumento do risco de sangramento, elevação da PIC, o que pode causar isquemia.

Os cuidados recomendados são a hiperoxigenação imediatamente antes do procedimento e tempo de aspiração de no máximo 15 segundos. A instilação de solução salina deve ser evitada, já que o reflexo de tosse pode aumentar a PIC.

A avaliação do abdome e da capacidade de deglutição devem ser avaliados a cada plantão, pois a disfagia e a broncoaspiração são as maiores causas de pneumonia. A oferta de dieta por via oral somente deve ser realizada após constatação de ausência de disfagia. Em pacientes com rebaixamento de nível de consciência e disfagia está indicada a dieta por sonda nasoenteral, e o tipo de dieta deve ser discutido com a equipe de nutrição baseada em necessidades nutricionais, comorbidades associadas (diabetes, hipertensão arterial) e possíveis complicações (íleo paralítico). Em caso de hipotensão, a dieta somente deve ser iniciada após a estabilização hemodinâmica. Indica-se uma dieta laxativa e rica em fibras, com aumento da ingesta hídrica (superior a dois litros por dia) e o enfermeiro deve planejar alternativas, pois outro problema que pode acometer os pacientes é a constipação intestinal, causada pela imobilidade no leito, alterações nos hábitos de hidratação, nutrição, uso de medicamentos e estresse. Deve-se realizar profilaxia para formação de úlcera gástrica e hemorragia gastrintestinal.

O controle da glicemia deve seguir o protocolo da instituição, evitando a hiperglicemia ou hipoglicemia, porem não há definição de valores-alvo específicos. Geralmente, a glicemia deve ser mantida abaixo de 180 mg/dL.

A febre ocorre frequentemente em pacientes com sangramento intracraniano, principalmente quando há hemorragia intraventricular, e tem se mostrado sugestiva de piora no desfecho. Porém, ainda não há estudos definindo a manutenção em normotermia ou hipotermia, sendo a hipotermia considerada ainda em fase experimental. A febre deve ser tratada quando a temperatura for ≥ a 37,5°.

O balanço hídrico e a dosagem dos eletrólitos devem ser acompanhados. Está recomendada a sondagem vesical de demora quando houver necessidade de controle intensivo do balanço hídrico a cada 6 horas.

Com relação à tricotomia do couro cabeludo em caso de craniotomia, indica-se a realização no centro cirúrgico.

Os riscos referentes ao procedimento cirúrgico são semelhantes a outras cirurgias cranianas, e incluem infecção, edema cerebral, pneumoencéfalo e os relacionados ao procedimento anestésico. A solicitação de acompanhamento de psicólogo e ou serviço de capelania, caso haja na unidade, pode auxiliar tanto o paciente como familiares a entenderem o processo de doença, com o objetivo de minimizar o estresse, ansiedade e insegurança gerados pela gravidade da patologia e terapêutica, bem como melhorar a interação com a equipe e instituição. Entender que o momento afeta todo o círculo familiar auxilia no acolhimento da família pela equipe.

As complicações mais comuns nos primeiros sete dias de internação e causam 50% dos óbitos são a pneumonia, broncoaspiração, falência respiratória, embolia pulmonar e sepse. A disfagia e a broncoaspiração são as maiores causas de pneumonia.

Intervenções de enfermagem no pós-operatório

O período pós-operatório de craniotomia é realizado em UTI para receber uma atenção contínua por parte da equipe. Os pacientes sem intercorrências no intraoperatório podem ser extubados no centro cirúrgico, chegando à UTI sonolentos pelo efeito residual da sedação, porém responsivos às solicitações verbais.

O exame neurológico, assim como controle de sinais vitais, deve ser realizado a cada hora nas primeiras seis horas do pós-operatório imediato, e em intervalo de tempo menor, caso seja necessário. Depois pode ser realizado a cada duas horas. Deve ser avaliado nível de consciência, pares cranianos e avaliação motora. Qualquer alteração deve ser investigada e as intervenções específicas devem ser discutidas pela equipe, pois podem estar relacionadas à cirurgia, novo sangramento, edema cerebral ou aumento da PIC. A avaliação contínua é vital para esses pacientes, pois as complicações podem se desenvolver rapidamente, e sua identificação precoce e intervenção pode evitar danos a longo prazo para o cérebro.

A monitorização da PIC está recomendada nos pacientes com ECGl ≤ 8 pontos, herniação transtentorial ou hemorragia intraventricular associada. A monitorização deve continuar mesmo após a cirurgia nos pacientes que tenham risco de HIC, pois elevações prolongadas estão associadas à diminuição da pressão de perfusão cerebral, risco de isquemia cerebral e desfecho desfavorável. É recomendado manter uma PPC entre 50 e 70 mmHg. Nos pacientes com DVE, os cuidados na manipulação devem ser rigorosos, visto que a taxa de infecção chega a 9%.

Nos pacientes em ventilação espontânea, a permeabilidade das vias aéreas e ausculta pulmonar deve ser avaliada junto com o exame neurológico, qualquer mudança no padrão deve ser comunicada e discutida. Em caso de entubação traqueal, a realização de aspiração deve ser realizada somente com prévia avaliação e a hiperoxigenação, ofertada antes de iniciar o procedimento. A manutenção de oxigenação adequada é importante para evitar hipóxia e prevenir isquemia cerebral.

No controle da PA, o objetivo é manter a perfusão cerebral e evitar a isquemia. O balanço hídrico deve ser realizado no máximo a cada seis horas para monitorar alterações na volemia. Exames pós-operatórios são colhidos para monitorar alterações na concentração sanguínea e alterações nos níveis séricos de sódio e potássio. A piora do quadro neurológico é agravada por desequilíbrio de eletrólitos, principalmente na hiponatremia, que causa um quadro confusional importante, e na hipocalemia, que pode levar o paciente à morte por paradas cardíacas sucessivas se o nível de potássio não for corrigido rapidamente. Outros exames auxiliares de rotina devem ser realizados como gasometria e radiografia de tórax conforme a necessidade.

Quanto ao posicionamento no leito, o paciente deve permanecer em repouso conforme quadro clínico e avaliação da equipe, com elevação do decúbito a 30 graus e alinhamento mento-esternal. Essas medidas visam melhorar o retorno venoso das veias jugulares e perfusão cerebral.

A oferta de dieta enteral em pacientes com rebaixamento do nível de consciência deve ser precoce, assim que houver liberação pela equipe médica. Em pacientes conscientes, deve ser avaliada a disfagia antes de receber qualquer alimento, líquido ou medicação por via oral. Pode ser necessária a avaliação de um fonoaudiólogo para definir. A dieta deve ser rica em fibras e, após sua introdução, a frequência e aspecto das eliminações, assim como náuseas e vômitos, devem ser observados. Avalia-se a necessidade de antieméticos.

A prevenção de úlcera por pressão deve ser iniciada precocemente, baseada em protocolo institucional e com registro do grau de risco de desenvolvimento por escala específica (escala de Braden, Norton ou Waterlow). Os cuidados com curativos cefálicos devem seguir protocolos institucionais. Deve ser observado diariamente o aspecto da incisão em casos de craniotomia ou craniectomia, e a presença de exsudato claro pode indicar fístula liquórica, comunicando e discutindo os cuidados específicos com a equipe médica.

A alta pode ocorrer após 24 a 48 horas de permanência na UTI se o paciente apresentar boa evolução clínica.

■ HEMORRAGIA SUBARACNÓIDEA

Na hemorragia subaracnóidea (HSA) ocorre extravasamento de sangue dos grandes vasos cerebrais para o espaço subaracnóideo. Este sangramento ocorre após uma lesão vascular que pode ser causada por rompimento de aneurismas, por uma malformação arteriovenosa ou por trauma. A HSA é uma importante causa de mortalidade e morbidade em algumas populações, aproximadamente 12% dos que sobrevivem evoluem com restrições significativas e estima-se que 20% apresentam comprometimento cognitivo global. Estima-se que ocorrem no mundo 2 a 16 hemorragias subaracnóideas por aneurisma a cada 100 mil habitantes, sendo mais comum em mulheres.

A apresentação clínica da HSA se destaca pela queixa do paciente de apresentar "a pior dor de cabeça da vida", o que ocorre em aproximadamente 80% dos casos, com característica de inicio súbito e atingindo a máxima intensidade rapidamente. Essa cefaleia pode estar acompanhada de sinais e sintomas adicionais, incluindo náuseas e ou vômitos, rigidez nucal, fotofobia, perda momentânea da consciência, ou déficits neurológicos focais (incluindo paralisia de nervo craniano).

Os principais fatores de risco relacionados à HSA são a hipertensão arterial, tabagismo, abuso de álcool e uso de drogas ilegais. No gênero feminino, aumentam as chances quando associado a aneurisma não roto, HSA anterior ou história familiar de aneurisma. As recomendações sugerem o tratamento para controle de hipertensão arterial na prevenção de todos os tipos de AVE, redução no uso de tabaco e álcool, aumento da ingesta de fibras e vegetais na alimentação. Aos portadores de aneurisma intracraniano, a avaliação do risco de sangramento e possíveis terapêuticas devem ser analisadas, sendo razoável a sugestão de investigação de forma não invasiva dos parentes de primeiro grau do paciente que teve uma HSA.

Como o risco de ressangramento é elevado e considerado um indicador de pior desfecho, a avaliação e tratamento de pacientes com HSA deve ser prioridade. A gravidade clínica da HSA deve ser avaliada assim que identificada por exame de imagem, sendo sugerida a utilização da escala de Hunt Hess, um indicador de resultado que auxilia a determinar o grau de comprometimento neurológico, podendo ser útil para o prognóstico. Geralmente, os pacientes são admitidos em unidades de internação quando apresentam classificação na escala Hunt Hess I e II enquanto aqueles com IV e V são internados em unidade de terapia intensiva (UTI). Pacientes com classificação na escala Hunt Hess III podem ser internados em unidade de internação ou UTI, dependendo da estabilidade do quadro clínico.

Pela instabilidade neurológica, necessidade de medicar e monitorizar frequentemente os pacientes com sangramento intracraniano, está recomendado que os cuidados sejam prestados em UTI neurológica, o que está associado a um menor índice de mortalidade. O controle frequente da pressão arterial (PA), avaliações neurológicas, monitorização cardíaca contínua e oximetria de pulso são considerados padrão. Nos pacientes que necessitam de medicamentos intravenosos para controle da PA indica-se a monitorização invasiva para um controle mais preciso e fidedigno.

Após estabilização e quando há baixo risco de isquemia cerebral tardia, o paciente com HSA pode ser transferido para a unidade de internação neurológica. Na unidade de internação o exame neurológico completo deve ser realizado a cada quatro a oito horas. Os medicamentos administrados são os mesmos da UTI, porém o paciente não deve requerer drogas vasoativas, pressão venosa central, PA invasiva ou ventilação mecânica.

Os estudos mostram que o tempo para realização do tratamento cirúrgico de clipagem do aneurisma varia numa janela de 4 a 96 horas, não sendo estipulado um período exato, sendo necessário considerar fatores como deterioração neurológica, herniação, tamanho do hematoma, desvio da linha média e HIC refratária. A European Stroke Organization recomenda uma abordagem dentro de 72 horas do *ictus* na HSA, no máximo. O aneurisma deve ser tratado o mais precocemente possível dentro da logística e da capacidade técnica, por conta do risco de ressangramento, e destaca que esse prazo é independente da classificação do paciente.

O risco de ressangramento na HSA é de 4% a 13% nas primeiras 24 horas e está associado a aumento da mortalidade e piores prognósticos funcionais. É importante que a avaliação e o tratamento sejam considerados urgentes e realizados o mais cedo possível.

Na admissão do paciente com AVEH, o enfermeiro deve orientar o paciente e a família quanto aos cuidados no pré-operatório, quando a colaboração dos mesmos é primordial, principalmente na prevenção do ressangramento nos casos de HSA.

O foco do enfermeiro durante a internação é prevenir o ressangramento do aneurisma na HSA, detectar precocemente as complicações e o preparo do paciente para a cirurgia. Os cuidados de enfermagem no paciente com malformação arteriovenosa (MAV) são os mesmos dedicados aos pacientes com aneurisma cerebral.

A avaliação inicial deve ser centrada no exame neurológico e no exame físico geral. Os parâmetros observados na admissão servem como base de comparação do padrão neurológico do paciente durante o período de internação.

A avaliação neurológica deve ser realizada pelo menos uma vez a cada plantão se o paciente apresentar estabilidade, ou em intervalos menores em caso de piora do quadro neurológico. Está recomendado o exame neurológico completo, escala NIHSS e a escala de coma de Glasgow, sempre comparando em relação ao exame de admissão. Nos pacientes com HSA, o enfermeiro deve estar atento às complicações secundárias, que são: ressangramento, isquemia cerebral tardia, hidrocefalia e HIC.

A variação de um quadro de sonolência até o coma são as alterações do nível de consciência mais frequentes. A alteração pupilar presente no caso de rebaixamento do nível de consciência é considerada como emergência neurológica. O enfermeiro deve realizar a avaliação pupilar como rotina com os sinais vitais. Estas podem estar anisocóricas e arreflexas (compressão do nervo oculomotor III par craniano). Essa alteração no exame pupilar ocorre em razão da herniação do úncus do lobo temporal, secundário à HIC.

Os pacientes, que são diagnosticados com aneurisma da artéria comunicante posterior na HSA, quase sempre apresentam ao exame pupilar ptose palpebral e anisocoria com ausência de fotorreação ipsilateral. Isto ocorre pela compressão do aneurisma no trajeto do nervo oculomotor. Outros déficits relacionados à compressão deste nervo podem aparecer, sendo os mais comuns as lesões temporárias, como diplopia, embaçamento visual, visão turva e fotofobia.

Outros sintomas apresentados pelos pacientes com HSA são cefaleia e rigidez nucal, secundários à irritação meníngea, assim como diminuição de força motora, alterações da sensibilidade, tontura e zumbido, relacionados com a localização do aneurisma.

O controle rigoroso da PA mostrou melhor desfecho nos pacientes com sangramento intracraniano e deve ser priorizado; é aconselhável reduzir a pressão sanguínea intensiva com alvo de manter a sistólica menor que 160 mmHg em menos de uma hora. Para pacientes com sistólica acima de 220 mmHg, considerar a redução da PA com anti-hipertensivo venoso contínuo e rigorosa monitorização da pressão arterial. A hipotensão pode levar a hipoperfusão e isquemia cerebral.

Em casos nos quais é necessária a ventilação mecânica indica-se a avaliação dos gases arteriais, monitorização com oxímetro de pulso e capnografia. A gasometria arterial indica a eficácia da ventilação mecânica e quais parâmetros necessitam ser ajustados. Recomenda-se manter uma saturação periférica de oxigênio acima de 90% (evitando hipóxia e isquemia) e capnografia entre 35 a 37 mmHg. A hipercapnia causa vasodilatação cerebral e aumento da PIC, e a hipocapnia ocasiona vasoconstrição arterial, podendo causar isquemia. O aumento dos níveis de pressão expiratória final positiva (PEEP) podem causar hipotensão e levar à isquemia cerebral, sendo importante avaliar a PA após alterações nos níveis de PEEP para identificar precocemente alterações cardiovasculares e hemodinâmicas.

A aspiração traqueal somente deve ser realizada com prévia avaliação e indicação do enfermeiro, pois pode elevar a PA causando ressangramento, e também elevando a PIC, o que pode causar isquemia. Os cuidados recomendados são a hiperoxigenação imediatamente antes do procedimento e tempo de aspiração de no máximo 15 segundos. A instilação de solução salina deve ser evitada, já que o reflexo de tosse pode aumentar a PIC ou aumentar a PA e causar o ressangramento do aneurisma, naqueles pacientes que ainda não foram submetidos a tratamento.

A avaliação de abdome e capacidade de deglutição devem ser avaliados a cada plantão. A oferta de dieta por via oral somente deve ser realizada após constatação de ausência de disfagia. Em paciente com rebaixamento de nível de consciência e disfagia constatada está indicada a dieta por sonda enteral. O tipo de dieta deve ser discutido com a equipe de nutrição baseada em necessidades nutricionais, comorbidades associadas (diabetes, hipertensão arterial) e possíveis complicações (íleo paralítico). Em caso de hipotensão, a dieta somente deve ser iniciada após a estabilização hemodinâmica. Indica-se uma dieta laxativa e rica em fibras, com aumento da ingesta hídrica (superior a dois litros por dia) e o enfermeiro deve planejar alternativas, pois outro problema que pode acometer os pacientes é a constipação intestinal, causada pela imobilidade no leito, alterações nos hábitos de hidratação, nutrição, uso de medicamentos e estresse.

Após o tratamento cirúrgico ou endovascular, o retorno às atividades deve ser feito de forma progressiva e gradual, podendo haver uma orientação específica da fisioterapia e terapia ocupacional.

Com relação aos cuidados específicos no pré-operatório da HSA por aneurisma no local em que será realizada a clipagem, a tricotomia do couro cabeludo em caso de craniotomia é feita no centro cirúrgico. Os riscos são semelhantes a outras cirurgias cranianas, e incluem infecção, edema cerebral, pneumoencéfalo e os relacionados ao procedimento anestésico.

As possibilidades cirúrgicas na HSA dependem da localização do aneurisma e lesão, sendo as mais comuns a clipagem de aneurisma por craniotomia em hemorragia supratentorial e de fossa posterior, craniectomia em casos específicos (hematomas volumosos, efeito de massa com desvio da linha média e PIC refratária) ou o tratamento endovascular de embolização. A escolha do melhor tratamento (cirúrgico ou endovascular) leva em consideração diversos fatores relacionados ao paciente (idade, comorbidades, grau de sangramento), processo (competência profissional, habilidade, disponibilidade) e grau de interdisciplinaridade. O tratamento endovascular na HSA consiste numa técnica angiográfica, na qual um cateter é guiado até a localização do aneurisma. No preparo para o tratamento endovascular, a tricotomia deve ser realizada no máximo duas horas antes do procedimento em região inguinal bilateral.

A solicitação de acompanhamento de psicólogo e/ou serviço de capelania pode auxiliar tanto o paciente como familiares a entenderem o processo de doença, com objetivo de minimizar o estresse, ansiedade e insegurança gerados pela gravidade da patologia e terapêutica, bem como melhorar a interação com a equipe e instituição. Entender que é um momento que afeta todo um círculo familiar auxilia no acolhimento da família pela equipe.

■ PREVENÇÃO DE RESSANGRAMENTO NA HSA

Mais de um terço dos ressangramentos na HSA ocorrem nas primeiras três horas e metade nas primeiras seis horas do início dos sintomas. Para evitar essa complicação, é essencial que alguns cuidados de enfermagem sejam estabelecidos.

O repouso absoluto no leito, prescrito diariamente pelo médico e enfermeiro, tem a finalidade de prevenir qualquer atividade física ou estimulação desnecessária, que aumente a PA sistêmica e a PIC, assim como o risco de ressangramento. O paciente deve ser mantido em um ambiente tranquilo e recomenda-se limitar as visitas até o tratamento definitivo.

A ansiedade causada tanto pelo diagnóstico como pelo tratamento pode desencadear hipertensão arterial e risco de sangramento. Quando prescrito e necessário, o uso de ansiolíticos e sedativos devem ser administrados. O enfermeiro deve monitorar seus efeitos, a presença de alterações no nível de consciência e a função respiratória. Os sedativos de curta duração são os mais indicados, para que não haja perda de parâmetros neurológicos de avaliação.

A presença de cefaleia pode causar hipertensão arterial em razão da dor e aumentar risco de ressangramento, por isso o paciente deve ser medicado com o analgésico prescrito. O enfermeiro deve avaliar o seu efeito, a partir da escala de dor, além de atentar para possíveis episódios de hipotensão ou constipação causados pelos analgésicos, do tipo opioide.

Em pacientes com aneurisma cerebral, a variação da PA é de extrema importância, uma vez que altos níveis associados ao tratamento clínico podem contribuir para o ressangramento do aneurisma, assim como a hipotensão arterial pode ser prejudicial, reduzindo a perfusão cerebral e causando isquemia. Aneurismas considerados não rotos são aqueles que se manifestam com outros sintomas neurológicos, como paresia do III nervo craniano (desalinhamento dos eixos visuais e diplopia, desvio do olhar, dilatação pupilar não reativa, alterações na fotorreação), déficits visuais, neuralgia do trigêmeo. Nos casos de aneurismas incidentais (não rotos) e sem HSA, os pacientes são orientados ao repouso relativo, em que é permitido ir ao banheiro em cadeira de rodas, para a higiene corporal e eliminações. A cabeceira da cama pode ser elevada entre 30 a 45 graus. Caso ocorra cefaleia persistente e intensa, o repouso relativo deve ser alterado para absoluto.

O esforço para a realização da manobra de Valsalva, nas situações de constipação intestinal, aumenta a pressão arterial, aumentando o risco de sangramento. A frequência e o aspecto das eliminações intestinais devem ser monitorados diariamente. Na presença de constipação intestinal, deve ser discutida com o médico responsável a conduta a ser tomada. Os emolientes fecais devem ser administrados com restrições, pois podem induzir a manobra de Valsalva.

O uso de antieméticos é necessário no tratamento e prevenção de náuseas e vômitos, principalmente nas primeiras 24 horas, uma vez que o esforço para vomitar pode causar aumento da PIC e risco de sangramento. Profilaxia para formação de úlcera gástrica e hemorragia gastrintestinal também se faz necessário.

■ PREVENÇÃO DE COMPLICAÇÕES DA HSA

A isquemia cerebral tardia (ICT), também conhecida como vasoespasmo cerebral, ocorre por conta de um estreitamento do calibre vascular em razão da contração da musculatura lisa da parede da arterial, provavelmente ocasionada pelos produtos da degradação do sangue. Esta é uma das complicações mais complexas da HSA e responsável por grande parte da morbidade e mortalidade.

A diminuição do calibre vascular diminui o fluxo sanguíneo encefálico, podendo ou não causar isquemia. Esse estreitamento vascular frequentemente inicia entre 7º e 10º dia após *ictus*, se resolvendo espontaneamente por volta do 21º dia da HSA. O período mais crítico da diminuição do calibre ocorre entre 48 horas e 96 horas de seu início e qualquer região arterial pode ser afetada. Muitos fatores influenciam para a gravidade do estreitamento, mas a pontuação da escala de coma de Glasgow menor que 13, presença de déficit motor e de hemorragia subaracnóidea são possíveis indicadores de risco.

A nimodipina, um bloqueador dos canais de cálcio, se mostrou como a melhor alternativa para neuroproteção cerebral relacionada a ICT. É administrado 60 mg a cada 4 horas por via oral ou por sonda, e também pode ser administrada por via endovenosa, sendo importante o monitoramento da pressão arterial, pois um dos seus efeitos colaterais é a hipotensão arterial. As interações medicamentosas que precisam ser observadas estão relacionadas aos antiepiléticos (fenitoína, carbamazepina e fenobarbital) que se usados anteriormente ao AVEH, de forma crônica pelo paciente, diminuem o efeito da nimodipina. A fluoxetina e os antagonistas de H_2 podem potencializar o efeito da nimodipina. Em caso de pacientes que utilizem hipotensores (diuréticos, betabloqueadores, inibidores da ECA, Antagonistas A1, antagonistas de cálcio, bloqueadores alfa-adrenérgicos) precisam estar atentos, visto que a nimodipina aumenta o efeito dessas medicações, podendo causar hipotensão acentuada. Durante o uso de nimodipina deve-se evitar a ingestão de toranja (também conhecida por *grapefruit*) ou seu suco, pois eleva as concentrações plasmáticas de nimodipina.

A ICT pode ocorrer entre o 4º e o 14º dias, e seus sinais e sintomas dependem da região afetada. Uma das manifestações mais frequentes é o aumento da cefaleia, que pode ser acompanhada por sinais de irritação meníngea, elevação da temperatura, hipertensão arterial e taquicardia, alterações no nível de consciência (confusão, desorientação, sonolência, letargia) podendo evoluir para o coma, surgimento ou piora de sinais focais. Se a isquemia ocorrer em região de artéria cerebral anterior, pode apresentar incontinência urinária, acinesia e mutismo; se ocorrer na artéria cerebral média, pode ocorrer hemiparesia, hemiplegia com ou sem afasia ou anosognosia, dependendo do hemisfério.

As intervenções de enfermagem direcionadas para a ICT visam a detecção precoce do início de seus sinais e sintomas pela avaliação neurológica frequente, devendo-se comunicar à equipe médica qualquer alteração no quadro clínico do paciente e registrado em prontuário.

Os pacientes de alto risco ou com ICT necessitam de tratamento específico e o acesso venoso central está indicado para melhor controle hemodinâmico e administração de volume com controle da pressão venosa central (PVC) a cada duas horas. Geralmente, para estes cuidados o paciente deve estar na unidade de terapia intensiva.

A manutenção de euvolemia (PVC entre 5 a 8 mmHg ou 7 a 11 cmH$_2$O) e volume circulante normal tem se mostrado eficaz na prevenção de ICT, sendo indicado o controle de balanço hídrico, avaliação dos níveis séricos de sódio e potássio (risco de hiponatremia e hipocalemia), controle rigoroso da PA (risco de ressangramento caso não haja clipagem ou embolização) e mensuração da PVC a cada duas horas. A hipervolemia profilática não tem recomendação, porém está indicado induzir hipertensão arterial se o paciente não for hipertenso anteriormente ou com função cardíaca prejudicada e se o aneurisma estiver clipado ou embolizado.

Para acompanhar a progressão da ICT, pode ser realizado o Doppler transcraniano, que avalia a velocidade do fluxo sanguíneo encefálico. Este pode ser feito à beira do leito por profissional médico habilitado e não necessita de preparo anterior no paciente. O aumento na velocidade média na artéria cerebral média maior que 120 cm/s e índice de Lindegaard maior que 3 sugerem vasoespasmo. Os valores devem ser registrados para comparações posteriores e, se elevados, a equipe deve discutir quais estratégias de cuidados e tratamentos serão iniciados, mantidos ou alterados.

A hidrocefalia é outra complicação que ocorre em 15% a 87% dos pacientes com HSA, causada por pequenos coágulos sanguíneos que causam obstrução nos canais de escoamento e nos locais de absorção do líquor. A produção liquórica normal com sua circulação ou absorção alteradas causa dilatação ventricular (hidrocefalia) e consequente HIC. O tratamento é urgente, com a necessidade de intervenção cirúrgica imediata para colocação de derivação ventricular externa.

O sinal indicativo de hidrocefalia é a alteração no nível de consciência que ocorre de forma progressiva, podendo apresentar associado ou não pupilas mióticas e não reativas nos pacientes que apresentavam reflexo de tronco preservado. O diagnóstico pode ser confirmado pela tomografia computadorizada de crânio.

O paciente com AVE por HSA pode apresentar convulsão, que ocorre em cerca de 6% a 26% dos pacientes, contudo ainda não há evidências que possam afirmar seu impacto no prognóstico, morbidade e mortalidade. É recomendado o início de profilaxia anticonvulsivante imediatamente após o episódio hemorrágico, sendo aconselhado o uso a longo prazo somente nos casos de risco de convulsão tardia, hematoma intracerebral, hipertensão intratável, infarto ou aneurisma na artéria cerebral média. As complicações referentes ao uso de anticonvulsivantes devem ser observadas a cada plantão pelo enfermeiro para detectar precocemente e intervir. Em caso de uso de fenitoína endovenosa, deve ser avaliado a cada plantão o acesso venoso pelo risco de flebite em razão da sua alcalinidade, e alterações cardiovasculares a cada administração. No uso por via oral, o risco de constipação deve ser avaliado diariamente, bem como o risco de alterações hepáticas.

■ MANEJO DE COMPLICAÇÕES NA UTI

Os pacientes que apresentam complicações durante os procedimentos de tratamento de aneurisma apresentam complicações (edema cerebral, HIC) no pós-operatório permanecem por tempo prolongado na UTI.

A avaliação neurológica e sinais vitais devem ser monitorizados a cada 2 horas ou em menor tempo em caso de instabilidade do quadro. Alterações respiratórias, diminuição da frequência cardíaca e aumento da PA representam a tríade de Cushing e caracterizam aumento da PIC, indicando uma emergência neurológica e necessidade de intervenção urgente.

Em pacientes com MAV que realizaram clipagem ou embolização é comum, após o tratamento, o aumento da PIC pela reperfusão das áreas nas quais antes não circulavam o fluxo sanguíneo. A PIC deve permanecer menor que 20 mmHg. Estas modificações indicam que o paciente está em sofrimento cerebral e pode necessitar com urgência de intervenção para descompressão craniana ou, se for o caso, drenagem do sangramento intraparenquimatoso.

Os pacientes que apresentam HIC devem ser manipulados com o objetivo de reduzir a PIC e manter um fluxo sanguíneo cerebral adequado, por meio da manutenção de uma pressão de perfusão cerebral (PPC) e oxigenação. Os cuidados referentes à HIC envolvem o conhecimento hemodinâmica cerebral e suas alterações frente a distúrbios metabólicos e respiratórios, alterações cardiovasculares, monitorização invasiva e não invasiva, procedimentos que podem afetar a PIC (aspiração traqueal, higiene oral, cabeceira), e devem ser específicos.

Nos casos de paciente com cateter de Swan-Ganz, deve ser avaliado o débito cardíaco, pressão de capilar pulmonar (12 a 15 mmHg) e pressão venosa central (5 a 8 mmHg) buscando manter euvolemia.

REFERÊNCIAS

1. Alexander S, Gellek M, Presciutti M, Zrelak P. American Association of Neuroscience Nurses. Care of the patient with aneurysmal subarachnoid hemorrhage. Glenview (IL): American Association of Neuroscience Nurses, 2012. p.30. (Thompson HJ, editor. AANN Clinical Practice Guideline Series)
2. Hemphill III JC, Greenberg SM, Anderson CS, Becker K, Bendok BR, Cushman M, et al. Guidelines for the management of spontaneous intracerebral hemorrhage in adults 2007 update: a guideline from the American Heart Association/American Stroke Association. Stroke. 2015 July;46:2032-60.
3. Connolly ES, Rabinstein AA, Carhuapoma JR, Derdeyn CP, Dion J, Higashida RT, et al. Guidelines for the management of the aneurysmal subarachnoid hemorrhage: a guideline from the American Heart Association/American Stroke Association. Stroke. 2012 Jun;45:1711-37.
4. Bowles E. Cerebral aneurysm and aneurysmal subarachnoid haemorrhage. Nurs Stand. 2014 Apr;28(34):52-9.
5. Williams LN, Brown RD. Management of unruptured intracranial aneurysms. Neurol Clin Pract. 2013 Apr;3(2)99-108.
6. Thompson BG, Brown RD, Amin-Hanjani S, Broderick JP, Cockroft KM, Connolly ES Jr, et al. Guidelines for the management of patients with unruptured intracranial aneurysms: a guideline from healthcare professionals from the American Heart Association/American Stroke Association. Stroke. 2015;46(8):2368-400.
7. Steiner T, Juvela S, Unterberg A, Jung C, Forsting M, Rinkel G. European Stroke Organization Guidelines for the Management of Intracranial Aneurysms and Subarachnoid Haemorrhage. Cerebrovasc Dis. 2013;35:93–112.
8. Diagnóstico de Enfermagem da NANDA: definições e classificação 2012-2014. Porto Alegre: Artmed, 2012.
9. Morton PG, Fountaine D. Cuidados críticos de enfermagem: uma abordagem holística. 9.ed. In: Cabral IE, Vecchi A, Mundim FD, Figueiredo JDF, Voeux PL. Rio de Janeiro: Guanabara Koogan, 2011. p.901-30.
10. Stávale M. Hemodinâmica das malformações arteriovenosas encefálicas. In: Stávale M. Bases da terapia intensiva neurológica. Fisiopatologia e princípios terapêuticos. 2.ed. São Paulo: Santos Editora, 2011. p.253-80.
11. Halpern H, Stávale M. Pressão intracraniana e hemorragia cerebromeníngea espontânea. In: Stávale M. Bases da terapia intensiva neurológica. Fisiopatologia e princípios terapêuticos. 2.ed. São Paulo: Santos Editora, 2011. p.231-46.
12. Sanne DM, Rinkel GJE, Feigin VL, Algra A, van den Bergh WM, van Gijn J. Calcium antagonists for aneurysmal subarachnoid haemorraghe. Cochrane Database Syst Rev. 2005 Jan;25(1):CD000277.
13. Mozaffarian D, Benjamin EJ, Go AS, Arnett DK, Blaha MJ, Cushman M, et al. Heart disease and stroke statistics—2015 update: a report from the American Heart Association. Circulation. 2015 Jan;131:e29-e322.
14. Jeong D, Seo JH, Kim ST, Jung CK. Clinical practice guideline for the management of intracranial aneurysms. Neurointervention. 2014 Sep;9:63-71.
15. Mink J, Miller J. Stroke part 2: respond aggressively to hemorrhagic stroke. Nursing. 2011 Mar;41(3):36-42.
16. Anderson CS, Huang Y, Wang JG, Arima H, Neal B, Peng B, et al. Intensive blood pressure reduction in acute cerebral haemorrhage trial; a randomized pilot trial. Lancet Neurol. 2008;7:391-9.
17. Andre C, de Freitas GR, Fukujima MM. Prevention of deep venous thrombosis and pulmonary embolism following stroke: a systematic review of published articles. Eur J Neurol. 2007;14:21-32.
18. Bethel J. Subarachnoid haemorrhage: case study and literature review. Emerg Nurs. 2010 Apr;18(1):22-6.
19. Hickey JV, Livesay SL. Intracerebral hemorrhagic stroke. In: Hickey, JV. The clinical practice of neurological and neurosurgical nursing. 7.ed. Philadelphia: Lippincott Williams & Wilkins, 2014. p.542-53.
20. Buckley DA, Hickey JV. Cerebral aneurysms. In: Hickey JV. The clinical practice of neurological and neurosurgical nursing. 7.ed. Philadelphia: Lippincott Williams & Wilkins, 2014. p.554-91.
21. Buckley DA, Hickey JV. Arteriovenous malformations and other cerebrovascular anomalies. In: Hickey JV. The clinical practice of neurological and neurosurgical nursing. 7.ed. Philadelphia: Lippincott Williams & Wilkins, 2014. p.592-611.
22. Conforto AB, Yamamoto FI. Doença cerebrovascular. In: Nitrini R, Bacheschi LA. A neurologia que todo médico deve saber. 3.ed. São Paulo: Editora Atheneu, 2015. p.177-86.
23. Pereira JLB, Santana DLP, Gorgulho A, Dalles A. Acidente vascular cerebral hemorrágico. In: Carrion MJM, Félix EPV. Guia prático de emergências neurológicas. 1.ed. São Paulo: Editora Atheneu, 2015. p.159-68.
24. Rojas SSO. Acidente vascular cerebral hemorrágico - manejo intensivo. In: Rojas SSO, Veiga VC. Manual de neurointensivismo da Beneficência Portuguesa. 1.ed. São Paulo: Editora Atheneu, 2013. p.137-44.
25. Neto FEAC, Filho JMC, Dória-Netto HL, Neto MR, Oliveira EPL. Hemorragia cerebral espontânea. In: Rojas SSO, Veiga VC. Manual de neurointensivismo da Beneficência Portuguesa. 1.ed. São Paulo: Editora Atheneu, 2013. p.169-78.
26. Qureshi AI, Tuhrim S, Broderick JP, Batjer HH, Hondo H, Hanley DF. Spontaneous intracerebral hemorrhage. N Engl J Med. 2001;344:1450-60.
27. Smith M. Intensive care management of patients wiht subarachnoid haemorrhage. Curr Opin Anaesthesiol. 2007;20:400-7.

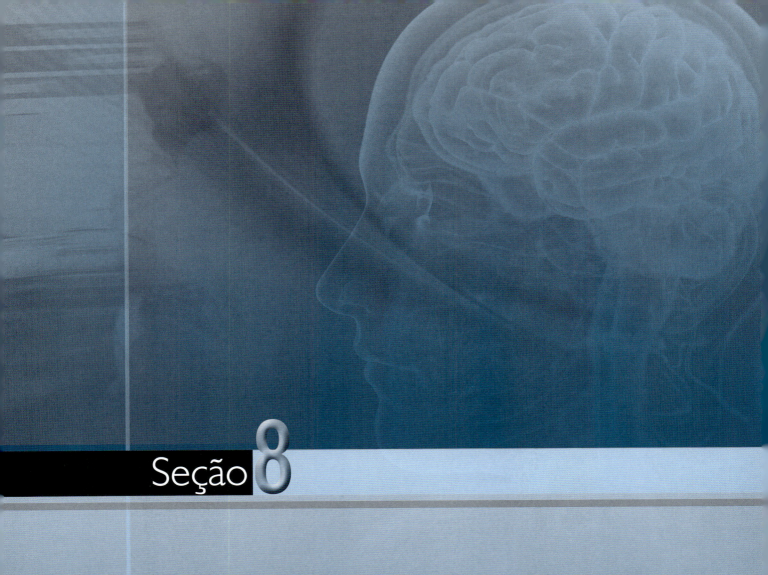

Seção 8

Epilepsia

capítulo 24

Miriam Salvadori Bittar Guaranha

Epilepsia e Estado de Mal Epiléptico

■ EPILEPSIA

Epilepsia é uma condição neurológica comum que afeta aproximadamente 1% da população geral. Em nosso meio, estudo realizado em São José do Rio Preto (SP) evidenciou uma prevalência de 1,86%, semelhante a outros países em desenvolvimento.[1]

Além disso, cerca de 10% da população apresenta uma crise epilética em algum momento da vida.[2]

■ DEFINIÇÃO DE CRISE EPILÉPTICA

Uma crise é a ocorrência transitória de sinais e/ou sintomas devidos a uma atividade neuronal anormal, excessiva ou síncrona no cérebro. Não implica necessariamente que a pessoa com sintomas tenha epilepsia.

Existem numerosos tipos de crises e as suas manifestações podem ser sutis, como mioclonias palpebrais, ou dramáticas, a exemplo da crise tônico-clônica generalizada; podem ainda ser breves ou longas, frequentes ou raras. São classificadas em dois grupos principais: focais e generalizadas, embora estas categorias não sejam apropriadas para descrever todos os tipos.[3]

■ CLASSIFICAÇÕES

É fundamental utilizar um único parâmetro para que a denominação dos fenômenos clínicos permita sua identificação e a troca de informações entre profissionais da saúde e pesquisadores. A classificação das crises epilépticas se baseou amplamente em observações e opiniões de especialistas. A divisão oficial ainda válida foi publicada em 1981 para crises (*Commission on Classification and Terminology of the International League Against Epilepsy*, 1981) e em 1989 para epilépticas ou síndromes epilépticas (*Commission on Classification and Terminology of the International League Against Epilepsy*, 1989). Essas classificações da *International League Against Epilepsy* (ILAE) foram baseadas em conceitos originados antes sobre neuroimagem, tecnologias genéticas e biologia molecular modernas. Os próprios autores previram que haveria necessidade de mudanças à medida que novas informações fossem adquiridas.[3,4] Embora tentativas de atualização tenham sido feitas aos documentos de 1981 e 1989;[5,6,7] não existe ainda uma proposta definitiva.

■ CLASSIFICAÇÃO DAS CRISES EPILÉPTICAS

Gowers classificou as crises em grande mal, pequeno mal e histeroide, de acordo com a fenomenologia clínica.

O conceito de classificação em crises generalizadas e parciais vem da época de Jackson, que estabeleceu correlações das crises com as patologias cerebrais e assim inaugurou a era localizacionista.

A primeira classificação oficial de 1969, quando Henri Gastaut foi presidente da *International League Against Epilepsy* (ILAE), distinguiu crises generalizadas desde o início, daquelas focais ou parciais ao início e podiam se tornar secundariamente generalizadas.

A classificação de 1981 definiu como parciais ou focais aquelas crises em que as primeiras alterações clínicas e eletroencefalográficas indicam a ativação de um sistema de neurônios limitados à parte de um hemisfério cerebral (Figura 24.1). Elas foram subdivididas em crises parciais simples (CPS), sem prejuízo da consciência, e crises parciais complexas (CPC), nas quais este ocorre. Operacionalmente, se referiu à consciência como a capacidade de percepção e/ou de responsividade do paciente aos estímulos aplicados externamente. A percepção pode ser verificada pela identificação e recordação de estímulos apresentados e a responsividade, por meio da execução de comandos simples.

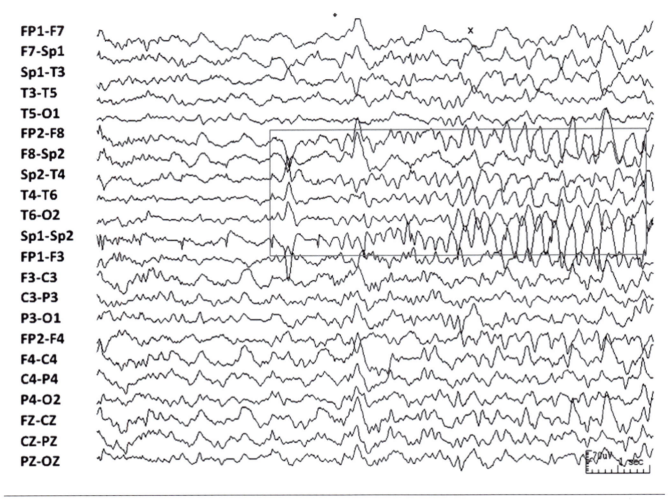

Figura 24.1 Crise focal. Observe descarga epileptiforme de tipo onda aguda, seguida de ritmo na faixa teta, ambos assinalados no retângulo, indicando início localizado na região temporal esquerda.

Nas crises com prejuízo da consciência, aberrações do comportamento (automatismos) poderiam existir. Os automatismos são movimentos sem propósito aparente, que supostamente ocorrem pela perda da inibição cortical.

As crises generalizadas foram definidas como aquelas nas quais as primeiras alterações clínicas indicam um envolvimento inicial de ambos os hemisférios. A consciência pode estar prejudicada e as manifestações motoras são bilaterais. Os padrões eletroencefalográficos inicialmente são bilaterais, presumivelmente refletindo a descarga neuronal que seria disseminada em ambos os hemisférios (Figuras 24.2 e 24.3).

As crises foram assim classificadas em parciais ou focais (simples ou complexas), generalizadas (convulsivas ou não convulsivas) e crises não classificadas.

Crises parciais ou focais

As crises parciais ou focais se subdividem em simples e complexas.

Crises parciais simples

1. Com sinais motores: focal com ou sem marcha jacksoniana, versiva, postural, fonatória (vocalização ou interrupção da fala). Eletroencefalograma (EEG) interictal com descargas contralaterais e EEG ictal com descargas nem sempre visualizadas no escalpo.
2. Com sintomas somatossensitivos ou sensoriais: somatossensitivos (p. ex. formigamento na face), visuais (p. ex. luzes piscantes), auditivos (p. ex. zumbido), olfatórios, gustatórios, vertiginosos.
3. Com sintomas ou sinais autonômicos: sensação epigástrica, palidez, sudorese, rubor facial, piloereção, dilatação pupilar.
4. Com sintomas psíquicos (distúrbio de função mental superior), geralmente experimentados em crises parciais complexas: afasia, dismnésia (p. ex. *déjà-vu*), cognitiva (p. ex. estados oníricos, distorções da sensação de tempo), afetiva (medo, raiva etc.), ilusões (macropsia), alucinações estruturadas (músicas, cenas).

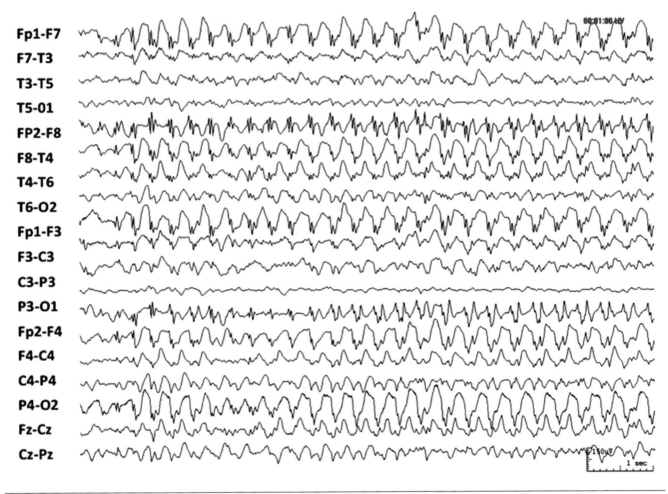

Figura 24.2 Crise generalizada. Observe o padrão de complexos espícula-onda ritmados a três por segundo, de projeção generalizada.

Crises parciais complexas

1. Crises parciais simples seguidas de prejuízo da consciência
   a) Com características parciais simples
   b) Com automatismos
2. Com prejuízo da consciência desde o início
   a) Apenas com prejuízo da consciência
   b) Com automatismos
3. Crises parciais evoluindo para crises secundariamente generalizadas
   a) Crises parciais simples evoluindo para crises generalizadas
   b) Crises parciais complexas evoluindo para crises generalizadas
   c) Crises parciais simples evoluindo para crises parciais complexas, evoluindo para crises generalizadas

Crises generalizadas (convulsivas ou não convulsivas)

A. 1. **Crises de ausência:** com prejuízo da consciência apenas, com leves componentes clônicos, com componentes atônicos, com componentes tônicos, com automatismos, com componentes autonômicos. EEG interictal com atividade de base geralmente normal e atividade paroxística de espículas ou complexos espícula-onda, geralmente regulares e simétricos. EEG ictal com anormalidades bilaterais, complexos espícula-onda 2-4Hz, geralmente regulares e simétricos, possíveis complexos poliespícula-onda.

2. **Ausências atípicas:** as alterações no tônus podem ser mais pronunciadas que nas crises de ausência, o início e o término não são tão abruptos. A atividade de base geralmente é anormal e a atividade interictal

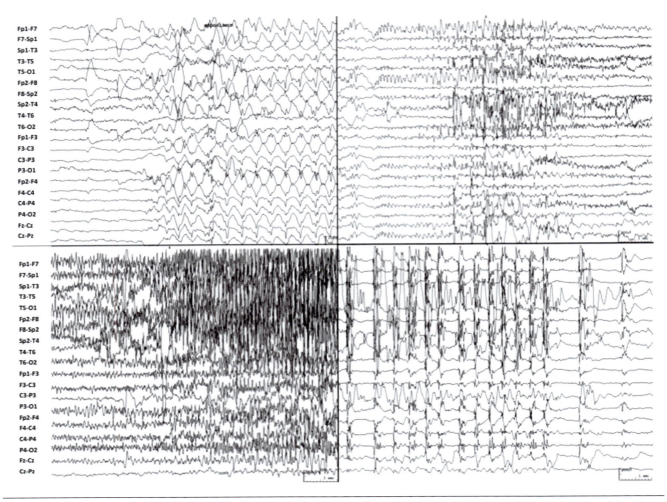

Figura 24.3 Crise generalizada de tipo tônico-clônica. Padrão generalizado desde o início com espícula-onda, seguida de ritmo rápido difuso e posterior padrão de poliespícula-onda.

paroxística, tais como espículas e complexos espícula-onda, frequentemente é irregular e assimétrica.

B. **Crises mioclônicas:** abalos súbitos e breves semelhantes a choques, únicos ou múltiplos. EEG interictal e ictal compostos por poliespícula-onda, espícula-onda ou onda aguda.

C. **Crises clônicas:** contrações ritmadas; interictal com espícula-onda ou poliespícula-onda, padrão ictal de atividade rápida (10 por segundo ou mais) ou padrão de espícula-onda.

D. **Crises tônicas:** contrações mantidas, interictal espícula-onda, poliespícula-onda ou onda aguda e ictal com atividade rápida de baixa voltagem ou ritmo rápido de 9-10 por segundo ou mais, evoluindo com aumento da amplitude e redução da frequência.

E. **Crises tônico-clônicas:** fase inicial tônica, seguida de fase clônica, interictal com espícula-onda, poliespícula-onda e ondas agudas, EEG ictal semelhante ao da crise tônica, interrompido por ondas lentas na fase clônica.

F. **Crises atônicas:** com perda do tônus, geralmente axial com queda do segmento cefálico e tronco; poliespículas e ondas lentas no interictal e poliespícula-onda ou atenuação ou atividade rápida de baixa voltagem no registro ictal.

Crises não classificadas

Incluem-se todas as crises que não podem ser classificadas por dados inadequados ou incompletos ou que não se encaixam em nenhuma das categorias. Isto inclui algumas crises neonatais (p. ex. movimentos oculares rítmicos, movimentos de bocejo ou de nadar).

■ REVISÃO DE CONCEITOS RELACIONADOS À CLASSIFICAÇÃO DAS CRISES EPILÉPTICAS

Em 2010, a Comissão de Classificação da ILAE revisou o conceito de crises focais e generalizadas. Por esta proposta, as crises epilépticas focais passariam a ser conceituadas como aquelas que se originam em redes limitadas a um hemisfério. Estas redes podem ser mais localizadas ou mais amplamente distribuídas. Existe ainda a possibilidade de origem em estruturas subcorticais (como um nódulo de heterotopia cortical ou até no cerebelo ou no hipotálamo). Para cada tipo de crise, o início ictal é consistente de uma crise para outra, com padrões preferenciais de propagação que podem envolver o hemisfério contralateral.[7]

As crises epilépticas generalizadas foram conceituadas como aquelas que se originam em algum ponto e rapidamente engajam redes distribuídas bilateralmente, que podem incluir estruturas corticais e subcorticais, mas não necessariamente todo o córtex cerebral. Embora o início de uma crise possa parecer localizado, a localização e lateralização não são consistentes de uma crise para outra.[7] As crises generalizadas podem ser assimétricas. Essa redefinição de crise generalizada é importante para evitar o frequente erro diagnóstico observado especialmente na epilepsia mioclônica juvenil, mas também em outras síndromes generalizadas com crises de ausência. Não é incomum a ocorrência de manifestações clínicas de tipo mioclonias assimétricas ou unilaterais e alterações ao EEG também focais ou assimétricas, o que frequentemente leva a erro diagnóstico caso não se considere o quadro clínico e eletroencefalográfico como um todo.

■ DEFINIÇÃO CLÁSSICA E REVISADA DE EPILEPSIA

Em 1991, Hauser forneceu uma definição operacional de epilepsia como uma condição com duas crises epilépticas não provocadas, ocorrendo ao intervalo de pelo menos 24 horas.[8] As pessoas com epilepsia e os profissionais envolvidos nos cuidados sabem que esse distúrbio não se resume à recorrência de crises. Assim, uma definição conceitual foi proposta pela ILAE em 2005, como um distúrbio do cérebro caracterizado pela predisposição persistente para gerar crises epilépticas e por suas consequências neurobiológicas, cognitivas, psicológicas e sociais.

Em 2014, a definição de epilepsia foi revisada pela ILAE. A definição prática (operacional) de Hauser foi refinada:[9]

Na definição atual, a epilepsia passou a ser considerada uma doença do cérebro com: 1) pelo menos duas crises não provocadas (ou reflexas), ocorrendo com intervalo de mais de 24 horas; 2) uma crise não provocada (ou reflexa) e uma probabilidade de novas crises ocorrerem nos próximos 10 anos, semelhante ao risco de recorrência após duas crises não provocadas (de pelo menos 60%); 3) o diagnóstico de uma síndrome epiléptica. A epilepsia é considerada resolvida para indivíduos cuja idade ultrapassa a idade aplicável para uma síndrome epiléptica idade-dependente ou para aqueles que permanecerem livres de crises pelos últimos 10 anos e sem medicações antiepilépticas nos últimos 5 anos.

A seguir, cabe tentar esclarecer alguns pontos:

1. A epilepsia passa a ser considerada uma doença e não um distúrbio, porque se acredita que o termo doença expresse melhor a gravidade do problema.

2. Crises não provocadas dizem respeito a crises geradas por hiperexcitabilidade primária do sistema nervoso central. Tais crises são distintas de crises sintomáticas agudas provocadas por alterações da homeostase sistêmica ou por fatores externos, como as que ocorrem durante um estado de uremia, hiperglicemia etc. ou após um traumatismo agudo de crânio, as quais se resolvem após o desaparecimento do agente externo. Já as crises reflexas, embora sejam provocadas por estímulos do ambiente, como luz intermitente, ruído ou mesmo por atividade cognitiva (cálculo, leitura etc.), são crises que não seriam desencadeadas pelo mesmo estímulo aplicado a indivíduos com cérebros normais.

3. Pela nova definição, basta a ocorrência de uma crise para que se determine que o indivíduo tenha epilepsia, desde que ele tenha risco semelhante ao de uma pessoa que já tenha apresentado pelo menos duas crises, o qual é de pelo menos 60%. Este risco pode se evidenciar na prática pela presença de fatores clínicos de risco como lesão estrutural em sistema nervoso central (Figuras 24.4 e 24.5), deficiência mental, déficit neurológico focal, anormalidade ao EEG. O diagnóstico de epilepsia após uma única crise requer o conhecimento do risco de recorrência em determinada circunstância clínica, mas os dados sobre tais riscos ainda são limitados no presente. Uma pessoa que apresente uma única crise após a ocorrência de um AVC tem um risco de recorrência de 70%, portanto, deve-se aplicar o diagnóstico de epilepsia. Outro exemplo seria de uma criança que apresente uma crise com uma possível causa remota (p. ex. hipóxia perinatal) e uma alteração epileptiforme ao EEG.

4. Quanto ao conceito de epilepsia resolvida, se o paciente apresenta, por exemplo, uma epilepsia da infância com espículas centrotemporais, mas já se encontra na terceira década de vida, sua idade ultrapassou aquela em que a epilepsia se manifesta e pode ser considerado um caso resolvido. A outra situação seria a de uma pessoa sem crises há pelo menos 10 anos e sem medicações antiepilépticas há pelo menos 5 anos. Pode ser importante do ponto de vista legal ou ocupacional para estas pessoas terem este diagnóstico de epilepsia considerada como resolvida.

■ DIAGNÓSTICO DIFERENCIAL DE EPILEPSIA (IMITADORES DE EPILEPSIA)

Cerca de 20% a 30% dos pacientes admitidos para investigação em um centro terciário apresentam eventos de natureza não epiléptica (Tabela 24.1). O problema é agravado

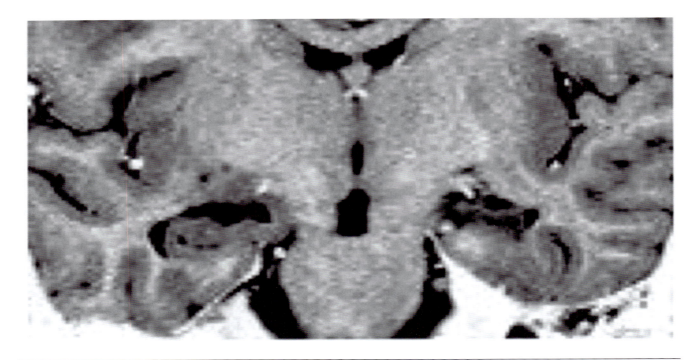

Figura 24.4 Esclerose do hipocampo esquerdo evidenciada por redução de volume e alteração do sinal na sequência FLAIR em RM de paciente com epilepsia focal do lobo temporal.

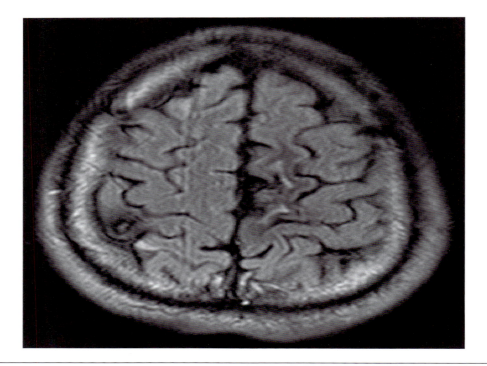

Figura 24.5 Múltiplos cavernomas como etiologia de epilepsia focal sintomática. A zona epileptogênica neste caso correspondia ao cavernoma localizado na região frontal esquerda.

pelo fato de aproximadamente 30% dos pacientes com crises genuinamente epilépticas também apresentarem crises não epiléticas, principalmente psicogênicas.

Os eventos paroxísticos não epilépticos podem ser divididos em fisiológicos/orgânicos e psicogênicos. Os orgânicos apresentam um grande espectro variando desde mioclonias fisiológicas do sono a uma variedade de distúrbios cerebrais ou sistêmicos. Deve-se lembrar que uma história inadequada é a causa mais frequente de erro diagnóstico.

O estado de mal epiléptico (EME) psicogênico pode ter consequências graves quando confundido com EME convulsivo, por levar a iatrogenias.

Seguem descrições sumárias de alguns imitadores de crises epilépticas:[10,11]

- **Síncope:** é definida pela perda de consciência e do tônus postural causada pela hipoperfusão cerebral com recuperação espontânea. Se acompanha de palidez e sudorese, enrijecimento extensor breve (durante segundos) ou espasmos e poucos abalos mioclônicos irregulares dos membros podem ocorrer. Sintomas premonitórios se desenvolvem durante um a cinco minutos e incluem sensação de cabeça leve, náusea, calor, sudorese, palpitação, escurecimento ou turvamento visual, audição *muffled* e sensação de distanciamento. Nesse ponto a síncope pode ser evitada deitando-se em posição horizontal com a cabeça baixa e as pernas elevadas. Geralmente se identificam fatores precipitantes, como levanter-se rapidamente ou após longa permanência deitado, particularmente se associado à vasodilatação periférica (lugares quentes, com muitas pessoas e mal ventilados, após uso de álcool ou drogas ou por aumento do tônus vagal, com estímulos dolorosos ou visões de sangue, cenas assustadoras). Em geral, as síncopes são classificadas em neurogênicas, tipicamente benignas e cardiogênicas associadas a distúrbios cardíacos estruturais ou do ritmo cardíaco. A síndrome do QT longo se caracteriza por síncopes cardiogênicas geralmente convulsivas e tem origem genética relacionada a mutações de canais de sódio ou cálcio. A síndrome de Brugada também tem origem genética e se manifesta por síncope cardiogênica, sendo caracterizada por anormalidades do segmento ST.
- **Perda de fôlego:** são síncopes reflexas desencadeadas por estímulo vagal em crianças de 6 meses a 6 anos de idade, com pico entre 2 a 3 anos. Uma batida inesperada na cabeça, um susto ou a visão de sangue desencadeiam uma descarga vagal, causando bradicardia, eventualmente a assistolia, síncope e uma crise anóxica. A criança cai inconsciente, pálida como um papel, por vezes parecendo morta. Existem dois tipos de perda de fôlego: a pálida e a cianótica. A cianótica é a forma mais comum, consiste de apneia expiratória. Embora involuntária, geralmente é desencadeada por frustrações ou raiva. A pálida são síncopes assistólicas. O tratamento consiste na modificação do comportamento dos pais perante os episódios. A forma cianó-

Tabela 24.1 Diagnósticos diferenciais de epilepsia.

Síncope e crises anóxicas
- Síncope vasovagal
- Crises anóxicas reflexas
- Crises de perda de fôlego
- Síncope por hiperventilação
- Valsalva compulsiva
- Síncope neurológica
- Obstrução de vias aéreas superiores
- Intolerância ortostática
- Síncope cardiogênica e QT longo
- Crises hipercianóticas

Distúrbios comportamentais, psicológicos e psiquiátricos
- Sonho vigil/desatenção
- Gratificação infantil
- Crises de pânico
- Estados dissociativos
- Crises não epiléticas
- Alucinações em distúrbios psiquiátricos
- Doença fabricada/factícia

Condições relacionadas ao sono
- Distúrbios rítmicos do movimento relacionados ao sono
- Abalos hipnagógicos
- Parassonias
- Distúrbios do sono REM
- Mioclonia benigna neonatal do sono
- Movimentos periódicos das pernas
- Narcolepsia-cataplexia

Distúrbios paroxísticos do movimento
- Tiques
- Estereotipias
- Discinesia paroxística cinesiogênica
- Discinesia paroxística não cinesiogênica
- Discinesia paroxística induzida pelo exercício
- Desvio tônico paroxístico dos olhos para cima
- Ataxias episódicas
- Hemiplegia alternante
- Hiperecplexia
- Síndrome do opsoclônus-mioclonus

Distúrbios associados à enxaqueca
- Enxaqueca com aura visual
- Enxaqueca familial hemiplégica
- Torcicolo paroxístico
- Vertigem posicional benigna
- Vômito cíclico

Miscelânea
- Mioclonia benigna da infância e crises de tremor
- *Jitteriness*
- Síndrome de Sandifer
- Quedas cefálicas não epiléticas
- *Spasmus nutans*
- Hipertensão intracraniana
- Distúrbio de dor extrema paroxística
- Mioclonia medular

tica pode se associar à carência de ferro e responder à sua suplementação. Na forma pálida, o uso de agentes atropina-like e até de marcapasso pode raramente se fazer necessário.
- **Distúrbios de movimentos**: tais como tremores, tiques, estereotipias e maneirismos são frequentemente confundidos com crises epiléticas.
- *Jitteriness*: que pode ser traduzido como tremores. São os tremores que envolvem vários membros em bebês, acontecem comumente nos primeiros dias ou meses de vida, de forma espontânea, mas principalmente quando a criança chora.
- **Crises tônicas reflexas da infância precoce**: distúrbio de movimento benigno, principalmente de bebês de 2 a 3 meses saudáveis, caracterizados por episódios de extensão dos quatro membros, apneia e cianose, sem perda da consciência, com duração de 3 a 10 segundos, desencadeados por movimento ou estímulo tátil, quando a criança é segurada na posição vertical. Remite após cerca de dois meses do início.
- **Torcicolo paroxístico benigno**: desvio lateral do pescoço, algumas vezes associado com torção do tronco e choro, vômitos, palidez e ataxia. Os lados podem se alternar. Remite antes dos 2 anos.
- **Movimentos comportamentais rítmicos**: iniciam por volta de 1 ano e remitem aos 2-3 anos, movimentos rítmicos do corpo e da cabeça em crianças normais principalmente quando estão alegres.
- *Spasmus nutans*: é uma tríade clínica de uma forma distinta de nistagmo assimétrico, lateralização da cabeça e flexões cefálicas, que podem ser confundidas com crises atônicas ou espasmos epilépticos. Suspeita-se que na realidade seja um mecanismo compensatório para controlar o nistagmo.
- **Crises de estremecimento**: podem imitar crises em bebês com desenvolvimento normal. Consistem de rápidos tremores da cabeça, ombros e ocasionalmente do tronco, que duram poucos segundos geralmente. A fisiopatologia é desconhecida, embora sejam relatadas relação com tremor essencial e resposta ao propranolol.
- **Distúrbio de autogratificação**: também chamado de masturbação infantil, observado entre 3 meses e 5 anos, a criança assume determinada posição, muito comum em cadeiras de automóveis.
- **Refluxo gastroesofágico (síndrome de Sandifer)**: postura distônica associada ao refluxo, em opistótono envolvendo a região cervical, dorso e extremidades superiores. Ocorre dentro de uma hora após a alimentação.
- **Mioclonia benigna neonatal do sono**: ocorre em sono não REM em bebês normais. Afeta principalmente a porção distal das extremidades. São mioclonias rápidas e agrupadas.
- **Mioclonia não epilética da infância precoce (síndrome de Fejerman)**: Pico aos 6 meses de idade em bebês normais. Pode se manifestar como espasmos, mioclonias, contrações tônicas, episódios de atonia ou mioclonia negativa, tremores, sem alteração eletrográfica concomitante.
- **Hiperecplexia**: reação exagerada de susto a estímulos sonoros ou táteis, rigidez generalizada.
- **Movimentos rítmicos do sono**: *jactatio capitis/corporis*. Rotação repetitiva da cabeça e do corpo, se inicia logo antes do início do sono e persiste no sono leve.
- **Terror noturno e sonambulismo**: fazem parte de um contínuo nosológico relacionado a um despertar parcial do sono 3 ou 4, ou seja, são parassonias do sono NREM.
- **Síndrome do vômito cíclico**: crianças de 3 a 9 anos. Os vômitos geralmente se iniciam no sono e podem durar várias horas.
- **Aura visual de enxaqueca**: começa como uma linha piscante, sem cor, em zigue-zague, no centro do campo visual e afetando a visão central. Gradualmente progride para a periferia de um hemicampo e frequentemente deixa um escotoma. A duração total é de 60 minutos.

■ CLASSIFICAÇÃO DAS EPILEPSIAS

A classificação oficial de 1989, utilizada até hoje, definiu uma síndrome epilépticas como um conjunto de sinais e sintomas costumeiramente ocorrendo de forma agrupada, como tipo de crise, etiologia, anatomia, fatores precipitantes, idade de início, cronicidade, ciclagem circadiana e algumas vezes o prognóstico. Uma síndrome não necessariamente tem a mesma etiologia ou prognóstico nem pode evoluir para outra. Por exemplo, uma criança com síndrome de West pode evoluir para síndrome de Lennox-Gastaut, provavelmente como resultado da maturação cerebral. As epilepsias foram divididas em relacionadas à localização (focais, locais ou parciais), generalizadas e indeterminadas. A outra divisão classifica as síndromes em: sintomáticas – as quais teriam etiologia conhecida; idiopáticas – sem uma causa de base, exceto uma predisposição hereditária (etiologia presumivelmente genética), e criptogênicas – presumivelmente sintomáticas (p. ex. criança com atraso do desenvolvimento neuropsicomotor), mas de etiologia desconhecida.

A seguir, serão listados exemplos mais representativos dos diversos tipos de síndromes epiléticas:

1. **Síndromes focais idiopáticas:** epilepsia benigna da infância com espículas centro-temporais, epilepsia da infância com paroxismos occipitais, epilepsia primária da leitura;
2. **Síndromes focais sintomáticas:** epilepsia parcial contínua crônica progressiva da infância (síndrome de Kojewnikow).

As síndromes focais foram também classificadas de acordo com a localização anatômica: epilepsias do lobo temporal, frontal, parietal e occipital.

As epilepsias generalizadas idiopáticas foram classificadas em: convulsões neonatais familiares benignas, convulsões neonatais benignas, epilepsia mioclônica benigna da infância, epilepsia ausência (picnolepsia) da infância, epilepsia ausência juvenil, epilepsia mioclônica juvenil, epilepsia com crises de grande mal ao despertar, epilepsias com modos específicos de ativação.

- **Epilepsias generalizadas sintomáticas:** síndrome de West, síndrome de Lennox-Gastaut, epilepsia com crises mioclono-astáticas, epilepsia com ausências mioclônicas.
- **Síndromes especiais:** convulsões febris, crises ou EME isolados, crises ocorrendo somente com um evento agudo tóxico ou metabólico.

Para exemplificar a construção de um diagnóstico sindrômico, vamos analisar as características da síndrome de West. Geralmente, esta síndrome é constituída por uma tríade, embora um dos elementos possa estar ausente: espasmos epilépticos, interrupção ou regressão do desenvolvimento neuropsicomotor e o padrão de hipsarritmia ao EEG. Os espasmos são contrações breves, porém mais prolongadas que mioclonias, em flexão, extensão ou de padrão misto (extensão dos membros superiores e flexão dos membros inferiores), que geralmente ocorrem em salvas ao adormecer ou despertar. A síndrome é usualmente encontrada no primeiro ano de vida, com pico de início entre 4 a 7 meses, e afeta mais frequentemente o sexo masculino. O prognóstico geralmente é reservado e dependente de um tratamento precoce e da etiologia. Os casos sem etiologia estabelecida (sem atraso do desenvolvimento prévio, sem lesões estruturais) apresentam melhor prognóstico. Existe boa resposta ao tratamento com vigabatrina, especialmente na esclerose tuberosa, condição em que esta deve ser a droga de primeira escolha e com uso de corticosteroides utilizados por via oral ou parenteral (ACTH). Existem várias possibilidades de evolução da síndrome de West: para a normalidade ou quase, para quadro de epilepsia focal ou multifocal e para a síndrome de Lennox-Gastaut, na qual predominam crises generalizadas de ausências atípicas e tônicas.

■ REVISÃO DE CONCEITOS RELACIONADOS À CLASSIFICAÇÃO DAS EPILEPSIAS

Embora a classificação de 1989 permaneça como a oficial, a comissão de classificação propôs que o termo idiopática fosse substituído pelo termo genética. O termo idiopático muitas vezes é utilizado com o significado de epilepsia de base genética, mas outras vezes se refere a condições que apresentam boa resposta ao tratamento e até mesmo resolução espontânea, ou seja, condições ditas benignas. Por outro lado, epilepsias de origem genética, chamadas de benignas, como a epilepsia da infância com espículas centrotemporais, podem cursar com alterações comportamentais e cognitivas leves. Assim, utilizando-se o termo genética, se desvincularia a etiologia do prognóstico. Exemplos de síndromes epilépticas que poderiam ser classificadas como genéticas incluem epilepsia ausência da infância, epilepsia frontal autossômica dominante noturna e síndrome de Dravet. São quadros com etiologia genética bem definida.

O termo sintomática seria substituído por estrutural e metabólica. E o termo criptogênica seria substituído por etiologia desconhecida. Exemplos de síndromes de etiologia desconhecida seriam a epilepsia da infância com crises focais migratórias. Entretanto estas questões ainda estão em debate.[7]

■ EXAMES COMPLEMENTARES (EEG, VÍDEO-EEG, RM, RMF, SPECT, PET)

O eletroencefalograma (EEG) é o primeiro exame a ser solicitado durante a investigação de um quadro de epilepsia. Os achados no EEG de rotina, em associação com os dados clínicos, são fundamentais ao diagnóstico. Por exemplo: criança, com 10 anos de idade, portadora de deficiência mental e múltiplos tipos de crises com predomínio de crises de ausência atípica. O EEG evidenciou descargas epileptiformes do tipo espícula-onda lenta (< 3/segundo), característica das ausências atípicas e que é muito sugestiva de síndrome de Lennox-Gastaut no contexto clínico apresentado (Figura 24.6).

As limitações do EEG seriam o período de captação do exame curto (20 a 40 minutos em geral) e a raridade com que se registram crises, geralmente limitando-se ao registro de anormalidades interictais. Para melhorar a sensibilidade deste exame, deve-se realizá-lo periodicamente, uma vez que é de fácil acesso, rápido, indolor e não invasivo. Também é muito útil a obtenção do registro após privação de sono, solicitando-se ao paciente que durma duas horas mais tarde e desperte duas horas antes do habitual, por exemplo. Este procedimento por si só já é capaz de ativar as anormalidades interictais e aumenta a probabilidade de obter o registro em sono.

A monitorização por vídeo-EEG permite o registro por longos períodos de tempo, geralmente por 24 horas ou vários dias, sendo alta a probabilidade de obter o registro de crises em virtude do tempo prolongado de registro e da possibilidade de redução ou suspensão dos fármacos antiepilépticos (FAE). As manifestações clínicas das crises são captadas pelo registro do vídeo e áudio, e são revisadas em sincronia com o registro eletroencefalográfico, permitindo a correlação entre os dois tipos de manifestações ictais (Figuras 24.7A e 24.7B). A monitorização contínua por vídeo-EEG é útil para o diagnóstico diferencial entre crises epilépticas e outros eventos paroxísticos; para a caracterização do tipo de crise epiléptica, principalmente para a distinção entre crises focais e generalizadas, e é fundamental na avaliação pré-cirúrgica em casos de epilepsia refratária.

A tomografia de crânio tem aplicação restrita, servindo principalmente para a detecção de calcificações. A RM de crânio é o exame de eleição para a investigação das epilepsias. Atualmente, com o desenvolvimento da RM de alta resolução com campos de 1,5-3,0 Tesla e com a possibilidade de pós-processamento das imagens por meio de técnicas como a reconstrução curvilinear, volumetria, tractografia, entre outras, houve aumento da sensibilidade do método (Figura 24.8).

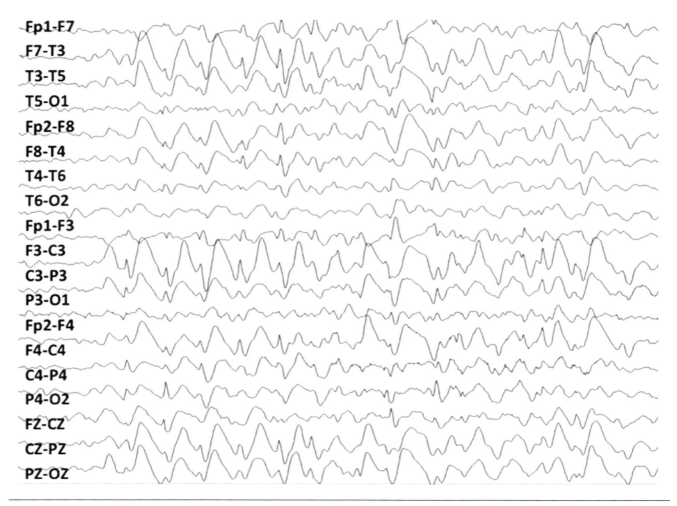

Figura 24.6 Complexos espícula-onda ritmados a cerca de 2/segundo, de projeção generalizada com predomínio em regiões anteriores, encontrados em crises de ausência atípica.

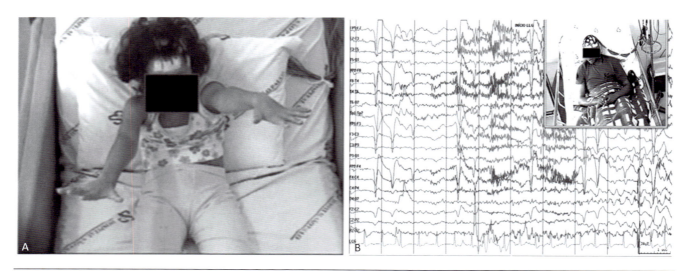

Figura 24.7 (A) Vídeo-EEG: captura de crise de mioclonia negativa envolvendo o membro superior direito. (B) Visualização concomitante de filmagem do paciente e registro eletroencefalográfico.

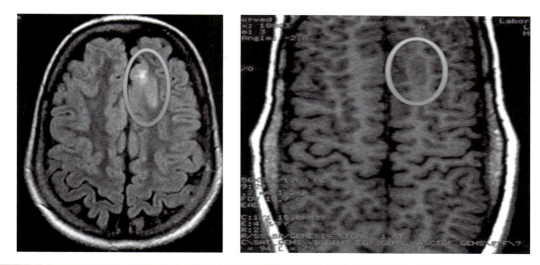

Figura 24.8 Displasia cortical focal no giro frontal superior esquerdo, evidenciada em sequência FLAIR, corte axial e por meio de técnica de pós-processamento do tipo reconstrução curvilinear.

Estudos de imagem funcional fornecem dados sobre a localização da zona epileptogênica. O SPECT (*single photon emission computerized tomography*) é realizado por meio da injeção de radiofármaco (substância com elevada afinidade pelo sistema nervoso central, p. ex. o ECD marcado por traçador radioativo, como o Tecnécio 99). O radiofármaco, injetado nos primeiros segundos da crise, se concentra nas áreas cerebrais de maior fluxo, as quais correspondem à região envolvida na geração da crise. Atualmente, a subtração das imagens de SPECT ictal (Figura 24.9) e interictal seguida de sobreposição às imagens estruturais de RM (SISCOM) fornece melhores dados localizatórios.

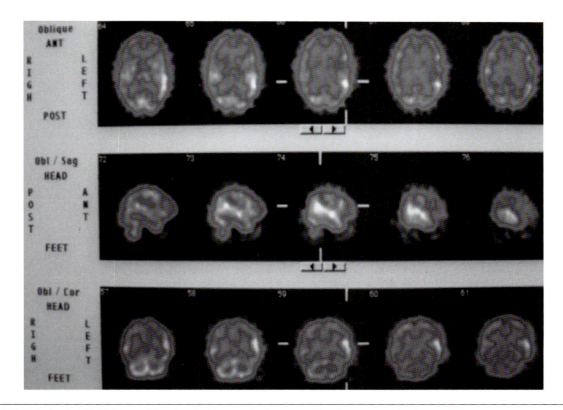

Figura 24.9 Estudo de SPECT ictal evidenciando hiperperfusão na região têmporo-parietal esquerda.

Capítulo 24

O outro método de imagem funcional é o PET scan (*Positron Emission Tomography*), geralmente realizado por meio do uso de glicose marcada com flúor (18F) e fluor-deoxiglicose (18FDG). Diferente do SPECT, que necessita ser obtido durante os primeiros segundos da crise, o PET é exame realizado no período interictal na maioria das vezes. Procura-se identificar área de hipometabolismo cerebral, com redução da captação da glicose marcada (Figura 24.10).

A monitorização invasiva por vídeo-EEG está indicada em casos nos quais a monitorização não invasiva e os demais estudos de imagem e de funções neuropsicológicas não geraram dados suficientes para definir a zona epileptogênica, porém forneceram razoáveis dados localizatórios. Pode ser realizada por meio de duas modalidades de registro intracraniano: eletrodos profundos (estéreo-EEG) e eletrodos subdurais. O objetivo destes estudos é delimitar a extensão da zona epileptogênica e a relação com o córtex eloquente, de forma a permitir o planejamento cirúrgico, caso este seja possível (Figura 24.11).

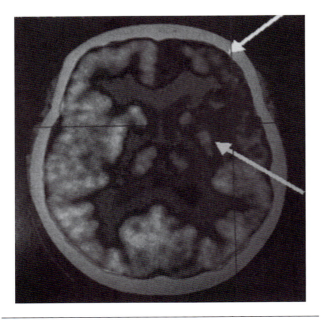

Figura 24.10 PET scan em corte axial evidenciando área de hipometabolismo frontotemporal esquerda.

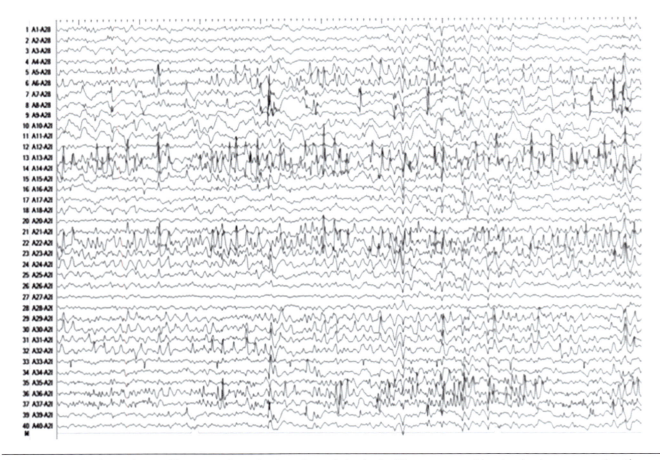

Figura 24.11 Registro eletrográfico com placa de eletrodos subdurais de 32 contatos, evidenciando descargas epileptiformes frequentes.

■ TRATAMENTO

As opções de tratamento para a epilepsia têm percorrido um longo caminho desde os brometos até a era atual, em que temos múltiplas modalidades de tratamento, incluindo medicações, dispositivos implantáveis (neuromodulação) e cirurgia. Os fármacos antiepilépticos (FAE) são a principal forma de tratamento, com cerca de 70% dos pacientes atingindo o controle de crises. A última década assistiu ao surgimento de múltiplos FAE, com mais de 24 FAE para se escolher atualmente. As drogas mais novas nos fornecem novos mecanismos de ação e melhoraram o perfil de segurança. Isso expandiu a possibilidade de escolha de drogas baseadas no perfil de cada paciente. Entretanto, coloca um desafio ao médico, uma vez que existem dados limitados comparando a eficácia entre as drogas. E a despeito do aumento das opções de escolha das medicações, nós ainda somos capazes apenas de tratar os sintomas das crises sem que se tenha feito um progresso significativo em reverter ou parar o mecanismo de base da epileptogênese ou em oferecer neuroproteção contra a epileptogênese. Assim, não surpreende que a prevalência da epilepsia refratária à droga não tenha melhorado.

■ PRINCÍPIOS DO TRATAMENTO CLÍNICO

O maior princípio que rege a escolha da droga antiepiléptica deve ser o tipo de crise a ser tratada, lembrando-se que às vezes estão presentes vários tipos distintos. Entre outros critérios estão a idade, a presença de comorbidades, a interação com outras medicações que o paciente possa fazer uso. Cada droga apropriadamente escolhida deve ser testada com titulação da dose até o controle das crises ou o aparecimento de efeitos adversos não toleráveis. Quando uma droga não tem o efeito desejado, é possível substituí-la por outra ou sua associação e neste último caso o conhecimento dos mecanismos de ação de cada fármaco e o potencial de interação medicamentosa devem ser conhecidos.

■ FÁRMACOS ANTIEPILÉPTICOS TRADICIONAIS

Fenobarbital (PB)

Fenobarbital foi introduzido para uso terapêutico em epilepsia em 1912 e permanece em uso no mundo todo, principalmente pela sua relação custo-efeito favorável[12] e pela longa experiência com seu uso clínico. O derivado primidona (desoxifenobarbitona) tem efeito antiepiléptico por si só, mas acredita-se que grande parte do efeito seja pela metabolização em fenobarbital.

O PB age prolongando a abertura de canais de cloreto pós-sinápticos nos receptores $GABA_A$, hiperpolarizando, assim, a membrana neuronal. A meia-vida é longa, de 3 a 4 dias, fazendo com que sejam necessárias 2 a 3 semanas para que obtenha o efeito de ajustes de dose. Uma dose diária é suficiente para manter níveis estáveis no sangue. Tem boa eficácia nas crises tônico-clônicas generalizadas e ação menor nas crises focais e mioclônicas. É o fármaco de primeira escolha para crises no período neonatal.[13] A apresentação parenteral é utilizada em estado de mal epiléptico. A dose de manutenção é de 50 a 200 mg/dia para adultos e 3 a 5 mg/kg/dia para crianças. As apresentações são: gotas (1 mg/gota), comprimidos de 100 mg e fenobarbital sódico (uso IM ou EV), o nível sérico em geral encontra-se na faixa de 10 a 20 µg/ml. Deve ser retirada gradualmente 20 a 25 mg a cada 2 semanas para se evitar a recorrência de crises e o estado de mal epiléptico. É uma droga indutora do sistema enzimático de metabolização hepática P450 e, portanto, com elevado potencial de interação medicamentosa, acelerando o metabolismo de várias substâncias endógenas (como a vitamina D, levando a osteomalácia) e exógenas. O principal efeito colateral é a sedação e em crianças também é frequente o distúrbio comportamental caracterizado por agitação, hiperatividade e disfunção cognitiva com prejuízo no desempenho escolar.[12]

Embora tenha sido comum em nosso meio a substituição de outros FAE por PB por uma suposta segurança na gestação, não existem evidências para recomendar esta prática. Estudo multicêntrico com filhos de 166 pessoas com epilepsia em uso de PB, em doses inferiores a 150 mg/dia evidenciou taxa de 5,4% de malformações congênitas maiores, e esta chegou a 13,7% em 51 filhos de gestantes em uso de doses maiores.[14]

Mas o PB ainda tem um papel promissor, particularmente em ajudar a reduzir o hiato de tratamento em países de renda baixa durante o seu segundo século em uso.

Fenitoína (PHT)

A PHT foi introduzida na prática clínica em 1938. O sucesso clínico inicial do PB foi responsável pelo fato de a estrutura química dos FAE subsequentes desenvolvidos entre 1938 e 1962 (fenitoína, primidona e etosuximida) apresentarem estrutura química semelhante à do PB. A descoberta empírica da carbamazepina (CBZ) em 1962 e ao acaso do ácido valproico em 1967 fez com que os FAE posteriores àquele período apresentassem estruturas químicas completamente diferentes do PB.[15,16]

A fenitoína teve sua propriedade antiepilética comprovada e uma vantagem em relação aos barbitúricos que foi a ausência do efeito sedativo. Em 1968 comprovou-se sua eficácia em EME quando administrado por via endovenosa. É efetiva no controle de crises focais e tônico-clônicas generalizadas (TCG). Pode agravar crises de ausência e mioclônicas. Não deve ser utilizada nas epilepsias mioclônicas progressivas e nas encefalopatias epiléticas da infância como a síndrome de Lennox-Gastaut, embora possa controlar crises tônicas.

Seu principal mecanismo de ação é o bloqueio de canais de sódio, limitando assim o disparo repetitivo de potenciais de ação. Sulfato de cálcio e antiácidos retardam a sua absorção. Após 15 minutos da infusão endovenosa são atingidos níveis máximos no cérebro. Cerca de 90% se liga às proteínas plasmáticas. Aumentam a fração livre da PHT: gravidez, disfunção renal, salicilatos e valproato. É metabolizado principalmente no sistema P450 pelas enzimas CYP2C9 e

CYP2C19. A farmacocinética é não linear, por isso pequenos ajustes na dose oral podem causar grandes aumentos no nível sérico. Existe boa correlação entre o nível sérico e a resposta clínica. A dose em adultos geralmente é de 200 a 400 mg ao dia e em crianças de 5 a 7 mg/kg/dia. Pelo efeito indutor das enzimas hepáticas, reduz o nível plasmático de substâncias como hormônios sexuais, esteroides, folato, alguns antibióticos, drogas psicotrópicas e lamotrigina. Reduz ainda os metabólitos da vitamina D, contribuindo para a doença óssea, e afeta o metabolismo do colesterol. Em virtude da indução enzimática e da elevada ligação proteica, apresenta elevado potencial para interação medicamentosa.

Efeitos adversos ocorrem principalmente no sistema nervosa central: nistagmo, ataxia, sonolência, toxicidade cerebelar, anormalidades extrapiramidais. Outros: rash cutâneo, alterações cosméticas faciais, hipertrofia gengival, linfoma, hepatotoxicidade, alterações hematológicas (anemia megaloblástica, alterações de coagulação em neonatos de mães que utilizaram PHT, aumento de nódulos linfáticos e raramente linfomas) e distúrbios imunológicos (redução de imunoglobulina A, presença de anticorpos antinucleares).

A administração endovenosa deve ser feita lentamente e com monitorização eletrocardiográfica e de pressão arterial para evitar hipotensão, choque e arritmias cardíacas. Deve-se utilizar em veia calibrosa para evitar estravasamento com lesão tecidual necrotizante. A síndrome da mão violácea se associa a edema e pode ser grave. A velocidade de infusão não deve ultrapassar 50 mg/minuto.

Carbamazepina (CBZ)

A CBZ apresenta uma estrutura tricíclica, semelhante à imipramine e inicialmente foi investigada como uma droga para depressão e psicose. Em 1962 foi comercializada para o tratamento da neuralgia do trigêmeo. Seu uso em crises epilépticas foi publicado pela primeira vez em 1963 e teve a liberação pela *Food and Drug Administration* (FDA) em 1965. O mecanismo de ação é pelo bloqueio da canais de sódio dependentes de voltagem.

Seu uso clínico é em crises focais e secundariamente generalizadas, constituindo tratamento de primeira linha. Pode agravar crises de ausência e mioclônicas. A experiência clínica com a droga é extensa, altamente efetiva e geralmente bem tolerada. Muitos efeitos adversos são transitórios. As doses de manutenção para adultos são de 400 a 1600 mg ao dia; para crianças, 5 a 30 mg/kg/dia e em bebês, 10 a 40 mg/kg/dia. O nível terapêutico é de 4 a 12 µg/ml. A meia-vida de 5 a 26 horas é maior na introdução devido à autoindução do metabolismo. Apresenta como metabólito ativo o 10,11-epóxido carbamazepina responsável em grande parte pelos efeitos adversos da droga.

Os principais efeitos adversos são relacionados à toxicidade ao sistema nervoso central, como sonolência, tontura, ataxia, diplopia, turvamento visual, discinesias. Também são comuns: *rash* cutâneo ou outras reações idiossincrásicas, incluindo alteração de medula óssea e outros órgãos, hiponatremia, arritmias cardíacas, redução da densidade mineral óssea.

É uma droga indutora enzimática e aumenta a taxa de metabolização de outras drogas. É metabolizada principalmente pela enzima CYP3A4.

Valproato de sódio

É a droga de primeira linha para o tratamento de epilepsias generalizadas idiopáticas. Para epilepsias generalizadas sintomáticas, é de primeira linha ou adjuntiva e tem valor nas crises focais, mas geralmente não é o tratamento de primeira linha.

O mecanismo de ação múltipla não é bem definido e inclui a potencialização da inibição GABAérgica e redução da excitação glutamatérgica.

Existem várias formas de apresentação, sendo o divalproato de sódio melhor tolerado que o valproato, e o ácido valproico a forma com pior tolerabilidade. A dose de manutenção para adultos é de 500 a 3000 mg ao dia e para crianças de 20 a 30 mg/kg/dia (ou um pouco mais altas). As doses podem ser divididas em duas a três vezes ao dia e nas formas de liberação prolongada apenas uma vez ao dia. O nível terapêutico é de 50 a 100 mg/L.

Os efeitos adversos são: tremor, sedação, astenia, encefalopatia, sintomas extrapiramidais, náuseas, vômitos, hiperamonemia, ganho de peso, síndrome do ovário policístico, queda de cabelo, distúrbios plaquetários e da coagulação, toxicidade hepática, pancreatite, efeitos teratogênicos, principalmente distúrbios do fechamento do tubo neural, como a espinha bífida. É uma droga inibidora enzimática e pode aumentar o nível de outras drogas. Desloca a fenitoína de sua ligação com proteínas plasmáticas aumentando o risco de toxicidade.

Etosuximida

É terapia de primeira escolha em crises de ausência, útil em EME de ausência e em crises mioclônicas. Não protege das crises tônico-clônicas generalizadas. Foi introduzida em 1958 para o tratamento de crises de ausência. O mecanismo de ação é pelo bloqueio de canais de cálcio de tipo-T neuronais.

É apresentada em cápsulas de 250 mg (somente formulações importadas) ou xarope com 250 mg/5 ml.

A dose de manutenção para adultos é de 750 a 1500 mg/dia e para crianças de 15 a 40 mg/kg/dia. Deve ser administrada 2 a 3 vezes ao dia. Pode ter efeito sinérgico com o ácido valproico.

Os efeitos adversos mais comuns são gastrintestinais, e também sonolência, ataxia, diplopia, tontura, cefaleia, reações psicóticas agudas, sintomas extrapiramidais, discrasias sanguíneas e síndrome lúpus-*like*.

A meia-vida é de 25 a 70 horas, menor em crianças. Tem farmacocinética linear e a principal via de eliminação é pela oxidação pela enzima CYP3A4.

Benzodiazepínicos

Esta classe de drogas habitualmente é utilizada como terapia adjuvante, em associação a outros FAE, em epilepsias generalizadas e focais. Os benzodiazepínicos agem por meio da ligação a sítio específico no receptor $GABA_A$. Não influenciam a farmacocinética de outras drogas mas potencializam os efeitos depressores do SNC de álcool e barbitúricos. A administração rápida por via endovenosa apresenta risco de hipotensão arterial e depressão respiratória. Os efeitos adversos incluem sedação, déficit atencional, irritabilidade, hiperatividade e agressividade, estes últimos particularmente observados em crianças.

Clonazepam

Utilizado por via oral, apresentações de comprimidos de 0,5 e 2 mg e a forma de uso sublingual de 0,25 mg. A dose recomendada é de 0,5 a 4 mg ao dia para adultos e 0,05 a 0,2 mg/kg/dia (até 4 mg) em crianças. É particularmente útil em crises de ausência e mioclônicas, nas epilepsias mioclônicas progressivas e nas epilepsias reflexas.

Clobazam

Tem efeito ansiolítico e sedativo muito inferior ao dos demais benzodiazepínicos. É o BZD mais utilizado cronicamente no tratamento das epilepsias, pois os efeitos adversos são leves e os resultados são bons em todos os tipos de crises, em epilepsias reflexas e em síndrome de Lennox-Gastaut. O problema é o fenômeno de tolerância que leva à necessidade de doses cada vez maiores para obter o mesmo efeito, observada em 50% a 80% dos pacientes.

É útil para prevenção de crises em situações como viagens, entrevistas, eventos sociais, pela rápida velocidade de ação. A dose recomendada é de 0,5 a 1,0 mg/kg/dia.

Nitrazepam

Nitrazepam é utilizado como terapia de segunda ou terceira linha na síndrome de West e em crises mioclônicas, mas também em outras crises generalizadas e focais como adjuvante.[17]

Em nosso meio, a apresentação disponível é de comprimidos de 5 mg. A dose recomendada é de 5 a 20 mg/dia em adultos e de 0,25 a 1,5 mg/kg/dia em crianças.

Novos fármacos antiepilépticos

Foram introduzidos 16 FAE entre 1990 e 2012: acetato de eslicarbazepina, felbamato, gabapentina, lacosamida, lamotrigina (LTG), levetiracetam (LEV), oxcarbazepina (OXC), perampanel, pregabalina, retigabina, rufinamida, estiripentol, tiagabina, topiramato (TPM), vigabatrina e zonisamida (ZNS).[18]

Somente duas drogas novas tiveram efetividade comparável à droga de escolha (carbamazepina de liberação lenta) para o tratamento de crises focais: levetiracetam e zonisamida. Assim, CBZ, PHT, LEV e ZNS são FAE estabelecidos como terapia eficaz para epilepsias focais, com nível A de evidência.[19] Entretanto, LEV e ZNS não estão disponíveis em nosso mercado.

Serão apresentados apenas os novos FAE disponíveis no mercado interno: oxcarbazepina (OXC), lamotrigina (LTG) e topiramato (TPM).

Oxcarbazepina (OXC)

É um cetoanálogo da carbamazepina. É eficaz em crises focais e tônico-clônicas generalizadas e alguns trabalhos demonstraram melhor tolerabilidade quando comparada à carbamazepina.

A forma de apresentação é em comprimidos de 300 e 600 mg e suspensão oral com concentração de 60 mg/mL.

A dose em monoterapia recomendada em adultos é de 600 a 1200 mg ao dia, podendo ser maior quando utilizada em associação. Em crianças, de 30 a 50 mg/kg/dia, não devendo exceder 60 mg/kg/dia.

Um efeito adverso comum é a hiponatremia particularmente em idosos, sendo dependente de dose e de velocidade de titulação. Cerca de 75% dos pacientes que apresentaram reações de hipersensibilidade à CBZ não as manifestam com a OXC.

Não é a dose de primeira escolha em idosos, sendo particularmente útil em crianças.[19]

Lamotrigina (LTG)

O mecanismo de ação principal é pelo bloqueio de canais de sódio e de cálcio voltagem-dependentes.

O uso clínico da lamotrigina é como tratamento em monoterapia ou em associação, de crises focais com ou sem generalização secundária, crises tônico-clônicas primariamente generalizadas e para outras crises generalizadas, incluindo aquelas da síndrome de Lennox-Gastaut.

As apresentações são comprimidos de 25, 50 e 100 mg. A dose deve ser titulada gradualmente com incrementos a cada duas semanas, mais lentamente quando em associação com valproato de sódio para evitar o risco de hipersensibilidade cutânea que pode ser grave, do tipo síndrome de Stevens Johnson. A dose de manutenção para adultos é de 200 a 400 mg ao dia e para crianças de 2,5 a 7,5 mg/kg/dia. Em combinação com valproato, a dose deve ser limitada a 100 a 200 mg/dia. Deve ser administrada 1 a 2 vezes ao dia.

Não reduz os níveis de anticoncepcionais, mas tem o próprio nível reduzido pelos mesmos.

A meia-vida é de 25 horas, com ácido valproico aumenta para 60 horas, e com indutores enzimáticos, de 13 horas. A eliminação ocorre por conjugação com ácido glicurônico. A ligação a proteínas é de 55%. A dosagem sérica é útil para guiar os ajustes de dose. Crianças têm meias-vidas menores. Durante a gravidez, os níveis séricos podem necessitar de ajuste em até 3 a 4 vezes a dose basal.

Os efeitos adversos são tontura, diplopia, visão turva, sonolência, cefaleia, náusea, astenia. Apresenta eficácia para múltiplos tipos de crises e boa tolerabilidade, mas necessita de lento escalonamento de dose.

Topiramato (TPM)

Apresenta múltiplos mecanismos de ação: bloqueio de canais de sódio, potencialização da inibição mediada por receptores $GABA_A$, redução da excitação via receptor AMPA de glutamato, inibição de canais de cálcio e inibição da anidrase carbônica.

Utiliza-se em monoterapia ou associação em crises parciais ou secundariamente generalizadas. Também útil em crises tônico-clônicas primariamente generalizadas e crises da síndrome de Lennox-Gastaut.

As apresentações são em comprimidos de 25, 50 e 100 mg e cápsulas *sprinkle* de 15 e 25 mg. Deve ser utilizado em duas tomadas ao dia. A dose de manutenção é de 100 a 500 mg ao dia para adultos e 2 a 9 mg/kg/dia em crianças. Em estado de mal epiléptico tem sido utilizada até a dose de 13 mg/kg/dia. É eliminado por excreção renal e por metabolismo oxidativo. A ligação proteica é de 13% a 17%.

Pode aumentar os níveis de fenitoína. Os efeitos adversos são tontura, ataxia, cefaleia, parestesia, tremor, sonolência, disfunção cognitiva, confusão, agitação, amnésia, depressão, labilidade emocional, náusea, diarreia, diplopia e perda de peso, nefrolitíase e acidose metabólica.

Em suma, LTG e TPM são drogas de amplo espectro de ação, que podem ser utilizadas em crises focais e generalizadas, sendo a lamotrigina muito mais tolerada, porém com necessidade de titulação lenta de dose pelo risco de hipersensibilidade.

■ EPILEPSIA REFRATÁRIA

Definida como epilepsia na qual houve falha no controle adequado das crises após tentativas com dois FAE apropriadamente escolhidos, utilizados e bem tolerados, tanto em monoterapia quanto em combinações, para atingir o controle sustentado das crises.[20] O uso deste critério é importante como parte do esforço para que o acesso ao tratamento cirúrgico se faça de forma precoce, o que melhora a resposta a este tipo de abordagem. Cerca de 30% das pessoas com epilepsia apresentam refratariedade ao tratamento clínico. Idealmente, todas as pessoas com epilepsia refratária deveriam ser avaliadas em centro especializado para confirmação da natureza epilética dos eventos, determinação do tipo de crises e, eventualmente, para avaliação pré-cirúrgica.

■ PRINCÍPIOS DO TRATAMENTO CIRÚRGICO

A cirurgia de epilepsia é atualmente aceita para o controle de epilepsia focal farmacorresistente. Aproximadamente 10% das pessoas com epilepsia se beneficia do tratamento cirúrgico, ou seja, um terço daquelas com epilepsia refratária. A cognição, o comportamento e a qualidade de vida podem melhorar substancialmente após a cirurgia de epilepsia, particularmente em crianças. A cirurgia de epilepsia tem se mostrado uma estratégia custo-efetiva tanto em crianças como em adultos,[21] entretanto, permanece significativamente subutilizada. Frequentemente é tida como último recurso de tratamento e tipicamente os pacientes são encaminhados após 20 anos de crises, contrastando com os protocolos NICE (*National Institute of Health and Care Excellence*), os quais recomendam a referência a um centro terciário se a epilepsia não for controlada dentro de dois anos.[22] Talvez o avanço mais importante para o futuro seja aumentar a consciência na população geral e a educação entre os profissionais de saúde sobre a segurança e eficácia da cirurgia de epilepsia como uma intervenção precoce na epilepsia focal refratária.

Uma metanálise dos resultados de cirurgia de epilepsia publicada em 2005 evidenciou que a proporção de pacientes livres de crises no longo prazo (≥ 5 anos) foi de 66% para ressecções do lobo temporal, 46% para ressecções parietais e occipitais e de 27% para ressecções frontais.[23]

O conceito geral da investigação pré-cirúrgica permanece inalterado por décadas. O principal objetivo é identificar as áreas cerebrais que necessitam ser ressecadas, destruídas ou desconectadas para oferecer uma ótima chance de liberdade de crises e minimizando o risco de déficit neurológico ou cognitivo. Recomenda-se o que a maioria dos centros de cirurgia de epilepsia pratica no presente, que seria a obtenção de RM de crânio, monitorização contínua por video-EEG para registrar as anormalidade interictais e as crises e avaliação neuropsicológica em todos os candidatos à cirurgia. Outras investigações, em particular o registro com eletrodos intracranianos (subdurais ou profundos), devem ser indicadas quando o video-EEG não invasivo é inconclusivo, mas fornece uma hipótese razoável para a localização da zona epileptogênica.

Outros exames, como a magnetoencefalografia, RM com tractografia, reconstrução curvilinear, RM funcional, a RM funcional guiada por EEG, o SPECT ictal e o PET-CT, teste de Wada, são recursos que servem para definir áreas cerebrais funcionais ou de gênese das crises. Entretanto, não estão disponíveis em todos os serviços e não são necessários para todos os pacientes. Além disso, atualmente estão disponíveis recursos no momento da cirurgia, tais como a neuronavegação, a eletrocorticografia intraoperatória, a monitorização neurofisiológica, a estimulação cortical e a RM intraoperatória. A neuronavegação é técnica que possibilita delinear a área a ser ressecada e acompanhar o progresso da ressecção. Possibilita determinar correspondência bastante precisa entre a posição de sonda colocada no leito cirúrgico e imagem de RM do paciente obtida com protocolo específico (Figura 24.12).

A esclerose do hipocampo é a causa mais comum de epilepsia farmacorresistente tratável cirurgicamente em adultos. A cirurgia da epilepsia do lobo temporal mesial associada à esclerose hipocampal atinge uma taxa de liberdade de crises de cerca de 70% (62% a 83%) dos casos. A mortalidade após ressecção temporal é muito rara (< 1%) e a taxa de complicações neurológicas definitivas é baixa (1%).

■ OUTROS TRATAMENTOS – DIETA CETOGÊNICA E NEUROMODULAÇÃO

A cirurgia ressectiva pode falhar ou não ser uma opção, porque as crises se originam de córtex eloquente, são multifocais ou generalizadas. Estes casos de epilepsia intratável, crianças em particular, podem se beneficiar da dieta cetogênica (DC).[24] A DC é uma dieta rica em gordura e pobre em carboidrato que imita o estado metabólico do jejum, permanecendo normocalórica. As necessidades energéticas do or-

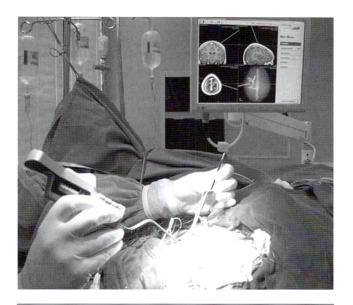

Figura 24.12 Neuronavegação: sonda colocada no leito cirúrgico e correspondência em imagem de ressonância magnética do paciente.

ganismo em DC são fornecidas pela lipólise e beta-oxidação de ácidos graxos, ao invés da quebra de carboidratos.

Outra opção de tratamento para epilepsia intratável pode ser a estimulação do nervo vago (ENV). A ENV é constituída por um gerador de impulsos elétricos semelhante a um marca-passo implantado no tecido subcutâneo, na porção superior do tórax, com um cabo que vai do estimulador a um eletrodo conectado ao nervo vago. Uma vez que o estimulador é ativado, os impulsos são gerados a intervalos regulares dependendo do efeito anticonvulsivante e da tolerância do paciente. Os mecanismos anticonvulsivantes do ENV não são ainda bem conhecidos. A evidência atual aponta para a desativação do núcleo do trato solitário, com projeções amplas para os núcleos dorsais da rafe, lócus ceruleus, hipotálamo, tálamo, amígdala e hipocampo.[25] A ENV foi a primeira terapia por neuroestiumalção aprovada pelo FDA para o tratamento da epilepsia.

Estudo que comparou as duas opções de tratamento encontrou que a DC é mais barata e mais efetiva no primeiro ano de tratamento. Entretanto, ao longo de cinco anos a proporção de pacientes responsivos é de 30% para a dieta e de 42% para o ENV, em razão de uma resposta mais tardia ao estimulador.[26] Além do controle de crises, efeitos benéficos tanto da dieta quanto do estimulador foram relatados sobre o comportamento, alerta, humor e interação social, o que impacta a qualidade de vida dessas pessoas.

A estimulação cerebral profunda (ECP) é outra modalidade de neuromodulação que teria como mecanismo de ação a interrupção da propagação da atividade ictal ou o aumento do limiar para as crises. Múltiplos alvos foram tentados como o núcleo anterior do tálamo, o cerebelo e o tálamo centromediano. Os resultados atuais permanecem modestos e os efeitos adversos mais comuns são os distúrbios psiquiátricos, entre eles a depressão. Revisão dos estudos evidenciou que estimulação cerebral profunda do núcleo anterior do tálamo e estimulação responsiva à zona de início ictal reduzem moderadamente a frequência de crises em pacientes com epilepsia refratária. A estimulação do núcleo anterior do tálamo está associada a taxas mais altas de queixas de depressão e distúrbios de memória. Não existem ainda evidências relacionadas à estimulação hipocampal, talâmica centromediana e cerebelar.[27]

Em ensaio publicado recentemente em estimulação do núcleo anterior do tálamo, houve taxa de resposta (redução de pelo menos 50% na frequência de crises) de 43% com um ano, que subiu para 68% em cinco anos, estando 16% dos pacientes livres de crises há pelo menos seis meses após seguimento de cinco anos.[28]

ESTADO DE MAL EPILÉPTICO

Definição

A classificação das crises de 1981 definiu crises repetitivas ou prolongadas, o EME, como crise que persiste por um período de tempo suficientemente longo ou que se repete frequentemente de forma que não ocorre recuperação entre as crises. O EME foi classificado como parcial (exemplo focal com crises do lobo temporal) ou generalizado (p. ex., *status* de ausência ou *status* tônico-clônico). O *status* motor muito localizado foi referido como epilepsia parcial contínua.[3]

Posteriormente, o EME foi melhor definido como uma crise durando mais que 30 minutos ou uma série de crises sem retorno do nível de consciência à condição de base.[29] Entretanto, o EME requer tratamento de emergência para reduzir a morbidade e mortalidade do paciente e, fazendo jus a esta necessidade, o protocolo da Neurocritical Care Society para o tratamento do EME em crianças e adultos o definiu como "5 minutos ou mais de (i) atividade ictal contínua clínica e/ou eletrográfica (ii) atividade ictal recorrente sem recuperação (retorno à linha de base) entre as crises" e sugere que "o controle do EME deveria ser estabelecido dentro de 60 minutos do início".[30] As razões para adotar esta definição foram assim apresentadas: 1) a maioria das crises clínicas e eletrográficas dura menos que cinco minutos e crises que duram mais que isso frequentemente não param espontaneamente; 2) dados de estudos em animais sugerem que a lesão neuronal permanente e a farmacorresistência possam ocorrer antes da definição tradicional de 30 minutos de atividade ictal contínua; 3) mais recentemente, especialistas têm sugerido uma definição revisada de EME que inclua crises com duração de cinco minutos ou mais, embora ainda existam algumas controvérsias. O comitê reconheceu que a definição proposta de cinco minutos inclui alguns pacientes com crises prolongadas que não preencheriam os critérios para estado de mal epiléptico tradicional. Entretanto, essa definição revisada foi construída pelo reconhecimento de que o tratamento emergencial é fundamental em pacientes com atividade ictal prolongada. Os dados disponíveis sugerem fortemente que o início precoce de farmacoterapia de emergência para as crises resulta em uma resposta melhor ao tratamento e melhores desfechos em termos de morbidade e mortalidade quando comparado ao início tardio do tratamento.[31]

O maior fator de risco para o EME é a história prévia de EME.[32]

Incidência

EME é uma condição relativamente comum. Em um estudo prospectivo populacional, a incidência de EME foi estimada em 41 a 61 por 100 mil pacientes por ano. A maior incidência de EME ocorre durante o primeiro ano de vida e após os 60 anos.

Como o diagnóstico de estado de mal epiléptico não convulsivo (EMENC) requer a monitorização contínua por EEG, sua estimativa é provavelmente conservadora. EMENC foi descoberto em 0% dos pacientes com AVC agudo, 8% dos pacientes comatosos em UTI, 7% dos pacientes com hemorragia intracerebral, 3% a 8% dos pacientes com hemorragia subaracnoide, 6% dos pacientes com câncer metástatico e 6% dos pacientes com traumatismo craniano.

O EME refratário (EMER) ocorre em aproximadamente 30% a 43% dos pacientes com EME. Os fatores de risco identificados para EMER foram encefalite como causa, distúrbio grave da consciência e crises focais motoras ao início.[33]

Classificação

Três grandes categorias de EME foram descritas: EME convulsivo generalizado, EME focal motor (ou epilepsia parcial contínua) de Kojewnikov e estado de mal epiléptico não convulsivo (EMENC). Os dois primeiros são facilmente reconhecidos pela atividade motora evidente tônica ou clônica. O EMENC, entretanto, tem um fenótipo mais obscuro e pode ser dividido em variantes benignas (EME de ausência típica e EME parcial complexo), EME elétrico durante o sono, EME de ausência atípica (geralmente em crianças com distúrbio do aprendizado), ou EME em coma (após lesões cerebrais tais como hipóxia-isquemia), mais comumente encontradas em UTI.

Uma taxonomia mais recente de EME distingue três tipos de EME: 1) EME com sintomas motores proeminentes (convulsivo, mioclônico, tônico ou epilepsia parcial contínua), 2) EME sem sintomas motores proeminentes e 3) síndromes de fronteira (encefalopatia epiléptica, coma agudo com padrões de EEG EME-*like*, distúrbio comportamental epiléptico e psicose e estados confusionais ou delirium com descargas epileptiformes.[34]

EME convulsivo

Caracterizado por movimentos tônico-clônicos das extremidades, alteração do estado mental (coma, letargia, confusão mental), podendo haver déficits neurológicos focais no período pós-ictal (p. ex. a paralisia de Todd, que é um déficit motor reversível que pode durar horas ou dias após uma crise).

EME não convulsivo

A definição de EMENC é mais controversa. Critérios variáveis foram propostos por vários especialistas. A maioria deles concorda com o seguinte: presença de alteração da consciência ou do comportamento por 30 minutos ou mais, ausência de sinais francos de atividade convulsiva durante aquele período e confirmação eletroencefalográfica de crises ou atividade que responde ao tratamento com melhora da consciência.[35]

Dois fenótipos distintos são encontrados: o paciente que se apresenta confuso e tem bom prognóstico e o paciente grave com um distúrbio importante da consciência com ou sem manifestações motoras sutis (abalos musculares rítmicos, desvio tônico dos olhos). Este último tipo frequentemente se segue a crises tônico-clônicas generalizadas (TCG) e é encontrado no ambiente de UTI.

EME refratário

A maioria dos autores aceita que EMER seria aquele no qual crises clínicas ou eletrográficas persistem após o uso de doses adequadas de um benzodiazepínico parenteral seguido do uso de um segundo FAE, em geral a fenitoína. Também se define pela duração de crises que persistem após o tratamento por uma ou duas horas.[36]

Ainda de acordo com o protocolo, a etiologia do EME deve ser identificada e tratada o mais precocemente possível. As diversas etiologias e a mortalidade associada a cada uma delas está ilustrada, conforme trabalho de DeLorenzo e colaboradores (Tabela 24.2).[37]

Tabela 24.2 Etiologias de estado de mal epiléptico, incidência e mortalidade associada.

Etiologia	Frequência (%)	Mortalidade (%)
Baixo nível de FAE	34	4
Sintomática remota (tumor, AVC, trauma)	25	4
Acidente Vascular Encefálico	22	33
Anormalidades metabólicas	15	30
Hipóxia	13	53
Abuso de álcool	13	20
Infecção sistêmica	7	10
Tumor	7	30
Anóxia	5	71
Trauma	3	25
Intoxicação	3	25
Infecção do SNC	3	0
Idiopático	3	25
Hemorragia do SNC	1	0

FAE: fármacos antiepilépticos; AVC: acidente vascular cerebral; SNC: sistema nervoso central.

EME em crianças

Também na infância, o EME é a situação de emergência com risco à vida mais comum.

Com relação ao EME febril, o estudo FEBSTAT evidenciou que em 226 crianças entre 1 mês e 6 anos de idade, que apresentaram EME febril, 22 tiveram alteração na RM com aumento de sinal em T2 no hipocampo, particularmente no setor de Sommer em associação com aumento de volume, na fase aguda. Dentre as 22 crianças, 14 tiveram RM de controle, as quais evidenciaram esclerose hipocampal em 10 e redução de volume do hipocampo em 12. Hipersinal em T2 após o EME febril indica uma lesão aguda frequentemente evoluindo para o aspecto radiológico de esclerose hipocampal após um ano. A relação desses achados com o desenvolvimento da epilepsia do lobo temporal no adulto necessita do seguimento de longo prazo.[38]

Tratamento

O EME convulsivo é uma emergência médica que deve ser prontamente atendida para se reduzir a morbidade e mortalidade. A mortalidade do EME convulsivo é de aproximadamente 10%.

Tratamento pré-hospitalar

Deve-se ressaltar a educação dos familiares e cuidadores para a necessidade de procurar tratamento médico imediato para as crises prolongadas. Além disso, o tratamento inicial em casa com benzodiazepínicos por via retal ou oral pode evitar o estresse da espera pelo tratamento hospitalar. Considerando-se a necessidade de iniciar o tratamento dentro de 5 a 10 minutos de atividade ictal contínua, o tratamento em casa passa a ser quase imperativo para que se alcance este padrão de cuidado ideal. Nos EUA é aprovado para este fim o uso de diazepam retal gel. No mercado nacional até o momento não dispomos deste tipo de formulação que precisa então ser adquirida por importação ou manipulação. No entanto, existem evidências de que o diazepam retal administrado por pessoas leigas treinadas é seguro em adultos e crianças para o tratamento agudo de crises.

Tratamento hospitalar

Inicialmente deve-se avaliar e se assegurar permeabilidade das vias aéreas, a respiração e a circulação (obter via aérea pérvia, acesso intravenoso, administrar O_2 se necessário), utilizar droga abortiva de crise, preferencialmente um benzodiazepínico por via intravenosa e afastar imediatamente causas que ameacem a vida (como meningite, lesão expansiva intracraniana). O benzodiazepínico pode ser admnistrado por outras vias, se a via intravenosa não estiver disponível, como a retal, intramuscular, nasal ou oral.

A proteção de vias aéreas e a respiração podem ser garantidas inicialmente por meio de métodos não invasivos, como o posicionamento da cabeça e a ventilação com máscara, mas uma entubação precoce é aconselhável se FAE intravenosos contínuos forem necessários ou se houver suspeita de hipertensão intracraniana, a qual pode ser tratada com hiperventilação. Devem ser obtidos os sinais vitais, como frequência cardíaca, pressão arterial e saturação de O_2, devendo-se fornecer suporte pressórico se pressão arterial sistólica (PAS) < 90 mmHg ou se pressão arterial média (PAM) < 70 mmHg. Imediatamente se deve medir a glicemia via punção digital para diagnosticar hipoglicemia. Dentro de 5 minutos se deve estabelecer um acesso venoso para admnistração das drogas antiepilépticas abortivas de crise (benzodiazepínicos), corrigir hipovolemia e hipoglicemia lembrando-se de administrar tiamina intramuscular antes da glicose. Dentro de 5 a 10 minutos é preciso colher exames laboratoriais, administrar um FAE após a droga inicial e proceder ao exame neurológico. Na primeira hora de atendimento é necessário proceder à sondagem vesical e estabelecer a monitorização contínua por EEG.

Após 20 a 60 minutos caracteriza-se o EMER, devendo-se proceder ao tratamento do mesmo. Uma vez que o EME tenha sido controlado e os sinais vitais, estáveis, deve-se proceder à complementação diagnóstica com tomografia ou ressonância magnética de crânio, punção lombar, de acordo com a apresentação clínica. Se o paciente faz tratamento com FAE, deve-se determinar o nível das medicações e questionar os acompanhantes quanto à adesão ao tratamento. Se não houver uma etiologia identificada para o EME, a ordem é proceder à triagem toxicológica ou a testes toxicológicos específicos se houver algum dado de história sugestivo de uma determinada toxina.

Se o EME foi tratado por meio da correção de um distúrbio metabólico como hipoglicemia, talvez não seja necessária a terapia de manutenção com FAE.

EMER é definido como a recorrência de crise a despeito do uso de dois FAE apropriadamente escolhidos e com doses adequadas, incluindo um benzodiazepínico. O termo *status epilepticus* super-refratário foi introduzido durante um colóquio em Innsbruck, em 2011, e se refere ao EME que persiste ou retorna 24 horas ou mais após o início do tratamento com FAE anestésicos. Isso inclui casos nos quais se atinge o controle de crises após a indução da anestesia mas que recorre no momento da retirada do anestésico. EMER devem ser tratados em centros experientes com alto volume de atendimento deste tipo de casos.

A maioria dos protocolos hospitalares utilizados é semelhante no que diz respeito ao tipo e sequência de drogas a serem utilizadas, variando apenas as recomendações de dose (Figura 24.13).[39] Deve-se iniciar com um benzodiazepínico de ação curta, em nosso meio, o diazepam. O midazolam é uma alternativa quando existe dificuldade para obtenção de acesso venoso, uma vez que pode ser admnistrado por via intramuscular ou nasal. Segue-se o uso de fenitoína (alternativamente fenobarbital ou valproato de sódio endovenosos). Se a condição persistir deve-se optar por um anestésico, sendo o mais utilizado o midazolam em infusão contínua. Como alternativas, o propofol ou thionembutal. E em caso de estado de mal super-refratário o uso de quetamina ou anestésicos inalatórios como isoflurano, hipotermia e dieta cetogênica.

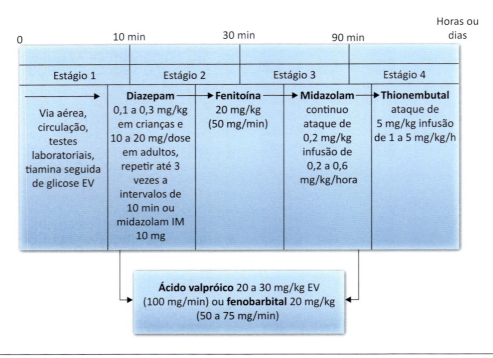

Figura 24.13 Tratamento do estado de mal epiléptico.

■ REFERÊNCIAS BIBLIOGRÁFICAS

1. Borges MA, Min LL, Guerreiro CA, Yacubian EM, Cordeiro JA, Tognola WA, et al. Urban prevalence of epilepsy: populational study in São José do Rio Preto, a medium-sized city in Brazil. Arq Neuropsiquiatr. 2004;62:199-205.
2. Berg AT, Shinnar S. The risk of seizure recurrence following a first unprovoked seizure: a quantitative review. Neurology. 1991;41:965-72.
3. Commission of Classification and Terminology of the International League Against Epilepsy. Proposal for revised clinical and electroencephalographic classification of epileptic seizures. Epilepsia. 1981;22:489-501.
4. Commission on Classification and Terminology of the International League Against Epilepsy. Proposal for revised classification of epilepsies and epileptic syndromes. Epilepsia. 1989;30:389-99.
5. Engel J. A proposed diagnostic scheme for people with epileptic seizures and with epilepsy: report of the ILAE Task Force on Classification and Terminology. Epilepsia. 2001;42:796-803.
6. Engel J. Report of the ILAE Classification Core Group. Epilepsia. 2006;47:1558-68.
7. Berg AT, Berkovic SF, Brodie MJ, Buchhalter J, Cross JH, van Emde Boas W, et al. Revised terminology and concepts for organization of seizures and epilepsies: report of the ILAE Commission on Classification and Terminology, 2005-2009. Epilepsia. 2010;51:676-85.
8. Hauser WA, Annegers JF, Kurland LT. Prevalence of epilepsy in Rochester, Minnesota: 1940–1980. Epilepsia. 1991;32:429-45.
9. Fisher RS. Redefining epilepsy. Curr Opin Neurol. 2015;28:130-5.
10. Panayiotopoulos CP. Imitators of epileptic seizures. In: A clinical guide to epileptic syndromes and their treatment. 2.ed. London: Springer Healthcare Ltda, 2010. p.111-48.
11. Tatum WO. Imitators of epileptic seizures: overview. In: Panayiotopoulos CP. Atlas of Epilepsies. London: Springer-Verlag London Limited, 2010. p.569-74.
12. Vajda FJ, Eadie MJ. The clinical pharmacology of traditional antiepileptic drugs. Epileptic Disord. 2014;16:395-408.
13. Yacubian EMT, Contreras-Caicedo G, Ríos-Pohl L. Tratamento medicamentoso das epilepsias. São Paulo: Leitura Médica Ltda, 2014.
14. Tomson T, Battino D, Bonizzoni E, Craig J, Lindhout D, Sabers A, et al. Dose-dependent risk of malformations with antiepileptic drugs: an analysis of data from the EURAP epilepsy and pregnancy registry. Lancet Neurol. 2011;10:609-17.
15. Bialer M, White HS. Key factors in the discovery and development of new antiepileptic drugs. Nat Rev Drug Discov. 2010;9:68-82.
16. Bialer M. How did phenobarbital's chemical structure affect the development of subsequente antiepileptic drugs (AEDs)? Epilepsia. 2012;53,Suppl 8:3-11.

17. Shorvon S, Perucca E, Engel J. The Treatment of Epilepsy. 3.ed. London: Blackwell Publishing Ltd., 2009.
18. Bialer M, Smith PEM. Phenobarbital: the centenary. Epilepsia. 2012;53(Suppl. 8):1-2.
19. Glauser T, Ben-Menachem E, Bourgeois B, Cnaan A, Guerreiro C, Kälviäinen R, et al. Updated ILAE evidence review of antiepileptic drug efficacy and effectiveness as initial monotherapy for epileptic seizures and syndromes. Epilepsia. 2013;54:551-63.
20. Kwan P, Arzimanoglou A, Berg AT, Brodie MJ, Allen Hauser W, Mathern G, et al. Definition of drug resistant epilepsy: consensus proposal by the ad hoc Task Force of the ILAE Commission on Therapeutic Strategies. Epilepsia. 2010;51:1069–77.
21. Langfitt JT, Holloway RG, McDermott MP, Messing S, Sarosky K, Berg AT, et al. Health care costs decline after successful epilepsy surgery. Neurology. 2007;68:1290–8.
22. National Clinical Guideline Centre. The epilepsies: the diagnosis and management of the epilepsies in adults and children in primary and secondary care: pharmacological update of clinical guideline 20. UK, Royal College of Physicians, 2012. p.534–9.
23. Tellez-Zenteno JF, Dhar R, Wiebe S. Long-term seizure outcomes following epilepsy surgery: a systematic review and meta-analysis. Brain. 2005;128:1188–98.
24. Kossoff EH, Zupec-Kania BA, Amark PE, Ballaban-Gil KR, Christina Bergqvist AG, Blackford R, et al. Charlie Foundation, Practice Committee of the Child Neurology Society; Practice Committee of the Child Neurology Society; International Ketogenic Diet Study Group. Optimal clinical management of children receiving the ketogenic diet: recommendations of the International Ketogenic Diet Study Group. Epilepsia. 2009;50:304-17.
25. Ruffoli R, Giorgi FS, Pizzanelli C, Murri L, Paparelli A, Fornai F. The chemical neuroanatomy of vagus nerve stimulation. J Chem Neuroanat. 2011;42:288-96.
26. de Kinderen RJ, Postulart D, Aldenkamp AP, Evers SM, Lambrechts DA, Louw AJ, et al. Cost-effectiveness of the ketogenic diet and vagus nerve stimulation for the treatment of children with intractable epilepsy. Epilepsy Res. 2015;110:119-31.
27. Sprengers M, Vonck K, Carrette E, Marson AG, Boon P. Deep brain and cortical stimulation for epilepsy. Cochrane Database Syst Rev. 2014;6:CD008497.
28. Salanova V, Witt T, Worth R, Henry TR, Gross RE, Nazzaro JM, et al. Long-term efficacy and safety of thalamic stimulation for drug-resistant partial epilepsy. Neurology. 2015;84:1017-25.
29. Recommendations of the Epilepsy Foundation of America's Working Group on Status Epilepticus. Treatment of convulsive status epilepticus. JAMA. 1993;270:854-9.
30. Brophy GM, Bell R, Claassen J, Alldredge A, Bleck TP, Glauser T, et al. Status Epilepticus Guideline Writing Committee. Guidelines for the evaluation and management of status epilepticus. Neurocrit Care. 2012;17:3-23.
31. Pellock JM, Marmarou A, DeLorenzo R. Time to treatment in prolonged seizure episodes. Epilepsy Behav. 2004;5:192-6.
32. Shinnar S, Berg AT, Moshe SL, Shinnar R. How long do new- onset seizures in children last? Ann Neurol. 2001;49:659-64.
33. Holtkamp M, Othman J, Buchheim K, Meierkord H. Predictors and prognosis of refractory status epilepticus treated in a neurological intensive care unit. J Neurol Neurosurg Psychiatry. 2005;76:534-9.
34. Trinka E, Hofler J, Zerbs A. Causes of status epilepticus. Epilepsia. 2012;53 Suppl 4:127-38.
35. Varelas PN, Spanaki MV, Mirski MA. Status epilepticus: an update. Curr Neurol Neurosci Rep. 2013;13:2-9.
36. Lowenstein DH. The management of refractory status epilepticus: an update. Epilepsia. 2006;47 Suppl 1:35-40.
37. DeLorenzo RJ, Pellock JM, Towne AR, Boggs JG. Epidemiology of status epilepticus. J Clin Neurophysiol. 1995;12:316–325.
38. Lewis DV, Shinnar S, Hesdorffer DC, Bagiella E, Bello JA, Chan S, et al. Hippocampal Sclerosis After Febrile Status Epilepticus: The FEBSTAT Study. Ann Neurol. 2014;75:178-85.
39. Betjemann JP, Lowenstein DH. Status epilepticus in adults. Lancet Neurol. 2015;14(6):615-24.

capítulo 25

Adriana Lara Moraes
Andrea Estevo

Intervenções de Enfermagem na Epilepsia e no Estado de Mal Epiléptico

■ INTRODUÇÃO

A epilepsia é um dos problemas mais importantes do ponto de vista de saúde pública na área das doenças neurológicas. Tem prevalência universal e atinge indivíduos de ambos os sexos, todos os grupos étnicos e todas as faixas etárias. A epilepsia envolve um conjunto amplo de condições clínicas cuja característica comum é a ocorrência crônica de crises epilépticas recorrentes. Na grande maioria dos pacientes, a epilepsia está associada a lesões cerebrais estruturais congênitas (p. ex.: malformações do desenvolvimento cortical) ou adquiridas durante o período pré-natal (infecções do sistema nervoso central [SNC], por exemplo, toxoplasmose), peri-natal (p. ex.: anóxia neonatal, hemorragias intracerebrais) ou pós-natal (traumas cranianos, infartos cerebrais). Estima-se que no Brasil vivam aproximadamente de 1,5 a 2,0 milhões de pacientes com epilepsia, com uma prevalência estimada de 1% da população.

Por outro lado, os estudos epidemiológicos demonstram que 1 em cada 20 indivíduos apresenta pelo menos uma crise epiléptica ao longo de sua vida, ou seja, aproximadamente 5% da população, o que significa que muitas pessoas manifestam crises epilépticas isoladas (p. ex.: convulsão febril, eclâmpsia, crises associadas ao alcoolismo, intoxicações), mas não desenvolvem epilepsia crônica. Ou seja, nem todos os indivíduos que apresentam crise epiléptica são epilépticos. Do ponto de vista da atenção médica e de enfermagem, esta constatação implica que os serviços de saúde devem estar preparados tanto para o atendimento dos pacientes com crises epilépticas isoladas, quanto dos com epilepsia crônica.

Ainda do ponto de vista conceitual é importante ressaltar neste início que os termos "crises epilépticas" e "crises convulsivas" não são sinônimos. Isso decorre do fato de que nem todas as crises epilépticas cursam com manifestações motoras (p. ex.: crises de ausência, crises sensoriais, crises vegetativas) e, portanto, constituem crises epilépticas não convulsivas. Por outro lado, existem crises convulsivas que não são de natureza epiléptica, por exemplo, convulsões associadas à anóxia/hipóxia aguda (p. ex.: convulsão tônica associada a crises de perda de fôlego em crianças pequenas).

Assim sendo, pacientes atendidos com crises epilépticas em unidades de pronto atendimento ou pronto-socorro podem apresentá-las em decorrência de um insulto agudo do sistema nervoso central, as chamadas crises epilépticas sintomáticas agudas, ou como consequência de sequelas de lesões neurológicas prévias ou ainda em função de epilepsia previamente diagnosticada ou em fase de instalação.

As crises epilépticas sintomáticas agudas são comuns na evolução de afecções neurológicas agudas (p. ex.: meningoencefalite, doenças cerebrovasculares, traumatismo cranioencefálico), podendo ainda ocorrer associadas a distúrbios metabólicos ou doenças sistêmicas (anóxia, hipoglicemia, insuficiência renal e hepática). Nesse cenário de crises epilépticas estritamente relacionadas a desencadeantes agudos, não se aplica o diagnóstico de epilepsia.

Por outro lado, epilepsia, conforme exposto inicialmente, caracteriza-se essencialmente pela recorrência de crises epilépticas na ausência de condição tóxica, metabólica ou infecciosa aguda. Os pacientes com epilepsia procuram atendimento em pronto-socorro por ocasião das crises epilépticas, em fases de descontrole agudo da doença, seja por indisciplina no uso das medicações, seja por refratariedade às drogas antiepilépticas (epilepsia fármaco-resistente) ou em períodos de descompensação da doença (quadro infeccioso, febre, alterações metabólicas, mudança do esquema terapêutico, não adesão ao tratamento medicamentoso etc.).

Outra situação de emergência é o estado de mal epiléptico (EME) definido como uma condição caracterizada por crise epiléptica prolongada com duração maior que ou igual a 30 minutos ou episódios de crises epilépticas com duração menor, porém recorrentes a curtos intervalos de tempo, e sem a recuperação da consciência entre elas. O EME pode ocorrer tanto em pacientes com epilepsia prévia quanto em pacientes com crises sintomáticas agudas.

Com relação ao diagnóstico, estudos têm evoluído muito nas últimas décadas na investigação genética, buscando-se as vias moleculares associadas ao processo epileptogênico. Esforços têm sido empregados na identificação de genes associados à epilepsia, por conseguinte, abrem perspectivas para ações preventivas e intervenções terapêuticas mais efetivas. Outra vertente bastante discutida são os fatores inflamatórios associados à epilepsia e às crises epilépticas.

Este capítulo tem por objetivo sistematizar o atendimento de enfermagem em crises epilépticas, tanto na assistência ao evento da crise epiléptica em si (atendimento emergencial da crise), independentemente da sua causa, quanto ao paciente epiléptico que cursa com crises cronicamente recorrentes, durante os procedimentos diagnósticos e terapêuticos a que é submetido, na busca do controle ou cura, indispensáveis para uma melhoria em sua qualidade de vida.

■ AVALIAÇÃO E INTERVENÇÕES DE ENFERMAGEM NO ATENDIMENTO DE CRISES EPILÉPTICAS

A atuação do enfermeiro nas crises epilépticas inicia-se com a identificação do tipo de evento clínico que o paciente apresenta, sendo essencial nesta fase distinguir eventos epilépticos de outros eventos paroxísticos, porém não epilépticos (condições clínicas de distintas etiologias – cerebral, cardiológica, metabólica, psiquiátrica etc.). É importante analisar atentamente as manifestações clínicas do paciente, valorizando detalhes muitas vezes sutis, que poderão ser fundamentais também para definir o diagnóstico e o tratamento médico.

Para traçar o plano de cuidados do paciente epiléptico, o enfermeiro deve reconhecer se as crises são de natureza focal, com envolvimento de apenas uma região de um dos hemisférios cerebral, ou generalizada, com envolvimento dos dois hemisférios.

Dessa forma, questões relevantes que o histórico de enfermagem deve abordar são: história da doença atual, com a descrição das crises, frequência, predomínio no sono, vigília ou despertar, medicações em uso, presença de auras ou fatores desencadeantes, hábitos e estilo de vida. O relato de familiares ou pessoas próximas é muito valioso, já que o paciente pode ter alteração do nível de consciência durante as crises e não saber informar o ocorrido em detalhes.

■ CRISES FOCAIS

Crises epilépticas focais ou parciais caracterizam-se por manifestações clínicas (sinais ou sintomas) que indicam envolvimento inicial de apenas uma parte de um hemisfério cerebral. São subdivididas em crises parciais simples, quando há preservação da consciência, e crises parciais complexas, quando há comprometimento desta.

No eletroencefalograma (EEG), notam-se descargas restritas a determinados eletrodos situados em apenas um dos hemisférios cerebrais (Figura 25.1).

Manifestações clínicas

Os sinais e sintomas de uma crise focal ocorrem de acordo com a região do córtex cerebral inicialmente ativado. Os principais tipos de crises focais são:

- **Crises sensitivo-sensoriais:** crises sensitivas caracterizadas por parestesia, dor, sensações viscerais ou crises sensoriais caracterizadas por manifestações visuais, olfativas, auditivas, gustativas e vertiginosas.
- **Crises motoras focais:** crises caracterizadas por contrações clônicas (contrações musculares fásicas que ocorrem de forma regular e com intervalos menores que 1 a 2 segundos), contrações tônicas (contrações musculares sustentadas com duração de segundos a minutos) ou mioclônicas.

Intervenções de enfermagem

As crises focais raramente demandam intervenções específicas (aspiração, oxigenação), devendo o enfermeiro na maioria das vezes apenas observar a crise e permanecer ao lado do paciente até o término do evento, garantindo um ambiente seguro, evitando lesões por traumas e quedas.

A clínica da crise contribui para a localização do foco epileptogênico, auxiliando na classificação do evento epiléptico. Por exemplo, a fala durante uma crise do lobo temporal sugere zona epileptogênica em hemisfério não dominante. Assim, o enfermeiro deve avaliar se o paciente consegue falar durante a crise epiléptica, pois pode apresentar também algum tipo de afasia ictal ou pós-ictal. Além disso, pode ter ou não o nível de consciência comprometido. Atenção para presença de automatismos, que são caracterizados por movimentos repetitivos de deglutição, mastigação ou de membros superiores, e outras manifestações motoras pelo corpo, além das queixas que o paciente pode referir (sintomas sensitivo-sensoriais).

Portanto, a observação cuidadosa da enfermagem na crise epiléptica torna possível um relato detalhado da manifestação clínica do paciente, favorecendo a conduta terapêutica a ser adotada pela equipe médica.

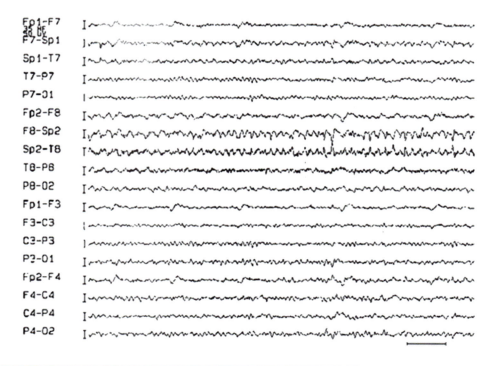

Figura 25.1 Crise eletrográfica restrita ao eletrodo esfenoidal direito (SP2) durante crise focal do lobo temporal direito.

■ CRISES GENERALIZADAS

Nas crises generalizadas, ocorre a ativação de amplas áreas corticais envolvendo os dois hemisférios cerebrais. Elas podem ocorrer na sequência de uma crise focal (crise focal secundariamente generalizada), ou ser generalizada desde o início (crises primariamente generalizadas). O tipo mais conhecido é a crise generalizada tônico-clônica, também conhecida como "grande mal".

O EEG se caracteriza pela presença de descargas epileptiformes generalizadas envolvendo os dois hemisférios cerebrais (Figura 25.2).

Manifestações clínicas

As crises generalizadas ocorrem com o envolvimento cortical bilateral. Em função disso, cursam com perda de consciência, que pode ser a única manifestação clínica (crise de ausência) ou ocorrer associada a manifestações motoras. Conforme assinalado anteriormente, o tipo mais conhecido é a crise generalizada tônico-clônica, que se expressa através de uma fase tônica inicial (contração tônica da musculatura axial e apendicular, acompanhada de desvio ocular para cima e dilatação pupilar), seguida de uma fase clônica (espasmos flexores severos repetitivos com períodos de atonia entre os espasmos). Ao término da crise (fase pós-ictal), observa-se relaxamento global da musculatura com possibilidade de liberação esfincteriana vesical (mais comum) e anal, além de outros sinais e sintomas como sialorreia, cefaleia, confusão mental e sonolência.

Intervenções de enfermagem no atendimento a crises generalizadas

As crises generalizadas, especialmente as formas convulsivas, como a crise generalizada tônico-clônica, exigem do enfermeiro uma atuação imediata e sistemática, visando proteger o paciente, minimizar os riscos de complicações e assegurar a manutenção de suas condições gerais de saúde, até que os medicamentos possam ser administrados e interrompam a crise. Neste contexto os cuidados de enfermagem devem ser considerados como emergenciais. Estes cuidados gerais incluem:

- Providenciar leito ou maca com grades e proteção lateral para evitar quedas (Figura 25.3), podendo alternativamente ser protegidos com coxins de cobertores ou travesseiros para evitar traumas.
- Providenciar acesso venoso calibroso, instalando rapidamente cateter venoso periférico (Figura 25.4), necessário para a administração de medicamentos, especialmente de drogas antiepilépticas.
- Disponibilizar circuito de oxigênio, com extensão flexível (medida mínima de 1,5 m). Oferecer 10 L de oxigênio por minuto (Figura 25.5).
- Providenciar circuito para aspiração orotraqueal (frequentemente utilizado apenas na aspiração oral) (Figura 25.5).

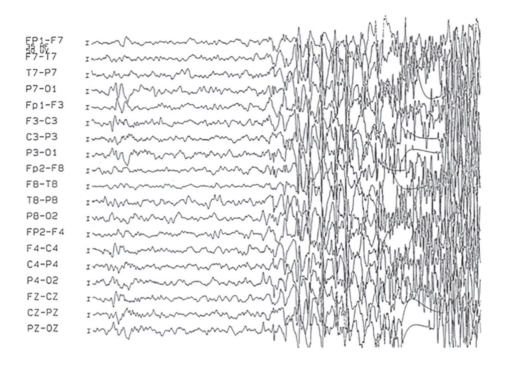

Figura 25.2 Crise eletrográfica generalizada, com atividade epiléptica envolvendo simultaneamente todos os contatos em ambos hemisférios cerebrais.

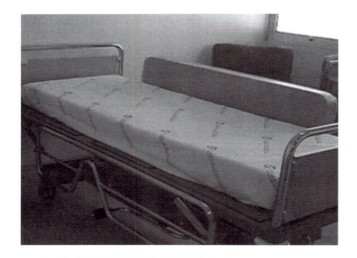

Figura 25.3 Protetores de espuma para grades laterais de cama ou maca.

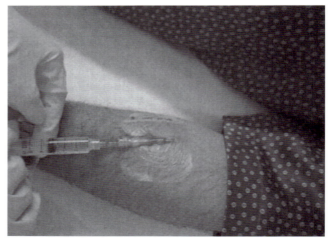

Figura 25.4 Punção venosa, com cateter periférico mantido salinizado.

Particularidades no cuidado da enfermagem no atendimento a crises generalizadas

Durante a crise (fase ictal):

- Não introduzir nenhum objeto rígido na boca do doente, pois tanto este quanto o seu cuidador podem sofrer danos físicos durante as fases tônica ou clônica da crise.
- Oxigenar o paciente utilizando vazão de 10 L de O_2/min, direcionando o oxigênio diretamente nas narinas do paciente por meio do extensor, a fim de oferecer um suporte inicial rápido de oxigênio, já que o paciente tende a hipoventilar e pode até apresentar períodos de apneia.
- Providenciar acesso venoso adequado e administrar medicamentos sob prescrição médica. O uso de drogas

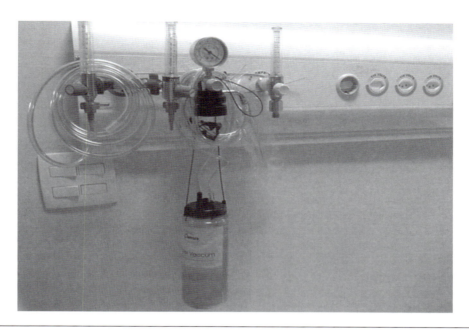

Figura 25.5 Circuito de oxigênio e de aspiração orotraqueal preparados na admissão do paciente epiléptico na unidade hospitalar.

anticonvulsivantes visa interromper imediatamente a crise, impedindo a ocorrência de crises subintrantes e estado de mal epiléptico. Utiliza-se inicialmente um benzodiazepínico, em nosso meio a droga preferida é o diazepam (ampola com 2 mL = 10 mg), nas doses de 10 a 20 mg em adulto e de 0,2 a 0,3 mg/kg em crianças. Deve ser ministrado em bólus, respeitando a velocidade de administração de 2 a 5 mg/min. O diazepam deve ser utilizado sem diluição, pois precipita em soluções concentradas e reage com plásticos de equipos de soro. Os principais efeitos colaterais do diazepam são: hipotensão arterial, depressão respiratória e sedação. A depressão respiratória geralmente está associada à infusão rápida da droga, sendo, portanto, essencial respeitar as recomendações quanto à velocidade de sua infusão.

- Proteger o paciente quanto às possibilidades de trauma ou dano físico, sem restringir os movimentos próprios da crise. Esperar o término da fase tônico-clônica para mobilizar o paciente, evitando deslocamento ou fraturas de ombro ou mesmo de vértebras torácicas, que ocorrem em 5% a 15% de pacientes, mais comumente em crises noturnas e em pacientes idosos (Figura 25.6).

2. Após o término da crise (fase pós-ictal imediata):

- Colocar o doente em decúbito lateral para evitar broncoaspiração de saliva, secreções, sangue ou vômito.
- Aspiração oral visando desobstruir as vias respiratórias.
- Verificar e monitorizar os sinais vitais, especialmente a saturação de oxigênio, parâmetro fundamental na avaliação sobre a necessidade de suporte de oxigênio.

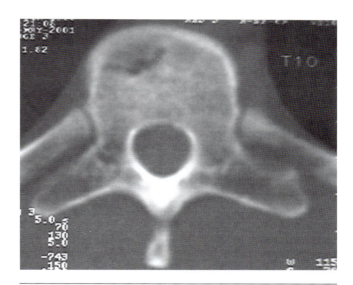

Figura 25.6 Fratura de T_{10} provocada por uma crise tônico-clônica generalizada.

- Instalar suporte de O_2 de acordo com a necessidade (cateter ou máscara).
- Administrar outras drogas antiepilépticas, quando prescritas.

A difenil-hidantoína (DFH) é outra droga frequentemente utilizada no tratamento agudo de crises prolongadas ou de crises subintrantes, durante a evolução do EME. Trata-se de um ácido orgânico fraco e pouco solúvel em água (ampolas de 5 mL = 250 mg). A eventual indicação de "*hidantalização*" (uso agudo de DFH em altas doses) depende da situação clínica, sendo usual uma dose de ataque de 20 mg/kg por via endovenosa. As ampolas de DFH contêm 50 mg/mL, o pH da solução é 12 e o veículo é o propilenoglicol. Do ponto de vista prático, a DFH (além da via oral) pode ser administrada por via endovenosa, sem diluição (precipita quando diluída em soros fisiológico ou glicosado), em bólus ou em equipo bureta. Neste caso, deve-se preencher toda a extensão do equipo com soro fisiológico 0,9%, deixando a DFH sem diluição na seringa (Figura 25.7). Havendo necessidade de diluição, deve ser na razão de 1:10 da droga na solução fisiológica 0,9%, utilizando equipo com filtro. A velocidade de infusão nunca deve ultrapassar 50 mg de DFH/min. Recomenda-se não transferir o paciente para outro setor do hospital até o término da infusão, pois esta deve ser acompanhada atentamente até o seu final, incluindo o monitoramento periódico da frequência cardíaca, para detecção precoce de bradicardia ou arritmias.

A administração endovenosa de DFH pode provocar dor e rubor local, em função do pH da solução e do seu solvente. Deve, portanto, ser administrada lentamente, em veia calibrosa. Quando este estiver sendo mantido por meio de salinização, ou ainda em caso de uso concomitante do mesmo acesso para administração de outras medicações, observar atentamente as condições deste acesso, optando por nova punção sempre que possível. É comum a ocorrência de flebites em vasos menos calibrosos. O extravasamento indesejado da droga para o exterior do vaso, em casos extremos, pode levar à necrose dos tecidos ou lesão de vasos arteriais (Figura 25.8), causando lesão de nervos periféricos ou até síndrome da mão violácea, caracterizada por uma necrose em partes moles e músculos, assim como necrose de vaso venoso que, por sua vez, provoca necrose do vaso arterial e consequente necrose tecidual.

Outra medicação bastante utilizada é o midazolam (benzodiazepínico), principalmente nos casos de estado de mal epiléptico refratário. Em adultos, utiliza-se dose de ataque de 5 a 15 mg, seguida de dose de manutenção de 0,08 a 0,4 mg/kg/h, em infusão contínua. Em crianças, a dose de ataque é de 0,15 a 0,3 mg/kg, e a dose de manutenção, a mesma da utilizada em adultos. A dose de ataque é feita em bólus, sem diluição, não excedendo a velocidade de administração de 4 mg/min. Os efeitos colaterais mais importantes são depressão respiratória (assistência ventilatória e entubação orotraqueal em geral são necessários durante a infusão contínua), hipotensão arterial e tromboflebite no local da infusão. O avanço das pesquisas faz com que novas drogas sejam inseridas para o tratamento das epilepsias, fármacos como levetiracetam, zonisamida, lacosamida, pregabalina e tiagabina fornecem novas opções para o controle das crises epilépticas. Apesar da carência de estudos sobre sua eficácia, o canabidiol (CBD) tem sido usado como tratamento da epilepsia em casos graves.

No prosseguimento do atendimento, a equipe médica pode eventualmente solicitar a realização de tomografia computadorizada de crânio ou de ressonância magnética. Preconiza-se que o transporte do paciente para outros seto-

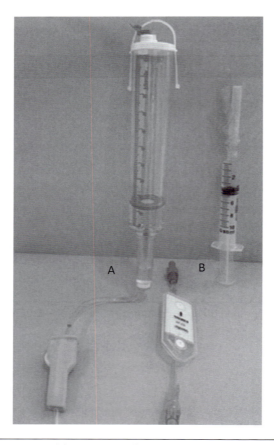

Figura 25.7 (A) Preparo da fenitoína para uso endovenoso. Evitar a mistura com a solução fisiológica a 0,9% da extensão do equipo com a droga no reservatório da bureta, usar filtro 0,2 μm quando a droga for diluída em água destilada na proporção máxima 1:10. (B) Infusão em bólus, com administração da droga sem diluição, obedecendo ao limite de velocidade de infusão.

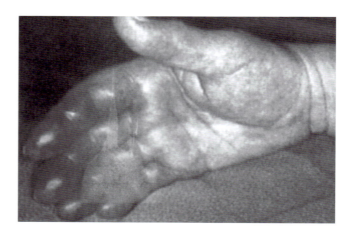

Figura 25.8 Necrose distal de membro superior decorrente de extravasamento de fenitoína.

res do hospital seja sempre acompanhado pelo enfermeiro e realizado em maca com grade e protetor lateral, levando material necessário para o atendimento de crise.

Com frequência, podem-se observar breves períodos de apneia pós-ictal, com duração média de 20 a 30 segundos. Na tentativa de reverter o quadro, pode-se realizar manobra do estímulo esternal, posicionando uma das mãos cerradas sobre o esterno e comprimindo-o (média compressão). Persistindo a apneia, recomenda-se melhorar a permeabilidade das vias aéreas elevando o queixo do doente e estendendo a sua cabeça, iniciando ventilação por uso de bolsa-valva--máscara (mínimo de quatro ventilações). Em geral a apneia pós-ictal é prontamente revertida. Em caso contrário, o material de entubação orotraqueal deve ser imediatamente disponibilizado, para que sejam implementadas todas as medidas visando prevenir a ocorrência de hipóxia.

■ AVALIAÇÃO E ATUAÇÃO DA ENFERMAGEM NO ATENDIMENTO AO ESTADO DE MAL EPILÉPTICO

O EME pode se expressar por meio de crises prolongadas (30 minutos ou mais), ou por crises repetitivas, sem a recuperação completa da consciência entre elas (duração total do episódio de 30 minutos ou mais). É uma condição clínica frequente e tem taxas de morbidade e mortalidade elevadas. Em estudo realizado no Hospital das Clínicas da Faculdade de Medicina de Ribeirão Preto, o índice geral de mortalidade foi de 19,8%, chegando a 55,5% quando considerado apenas o grupo de pacientes acima de 60 anos. O EME é uma emergência neurológica, principalmente quando cursa com crises tipo convulsivas generalizadas.

Dependendo do tipo de crise epiléptica, o EME pode ser classificado em focal ou generalizado, e cada um destes em dois subtipos, convulsivo ou não convulsivo. Obviamente as formas convulsivas, tanto focais quanto generalizadas, são de reconhecimento mais fácil, devendo ser prontamente diagnosticadas e tratadas. As formas não convulsivas (p. ex.: EME de ausência, EME parcial complexo) são de reconhecimento mais difícil, e o paciente geralmente apresenta-se com quadro de confusão mental, torpor ou coma. O profissional da saúde deve estar atento para tal reconhecimento. A confirmação diagnóstica depende do EEG, que é, portanto, fundamental para o diagnóstico do EME não convulsivo. Na Figura 25.9 é demonstrado o caso de um paciente comatoso com registro eletroencefalográfico característico de EME. Na Figura 25.10, observa-se supressão completa das descargas epileptiformes após o tratamento.

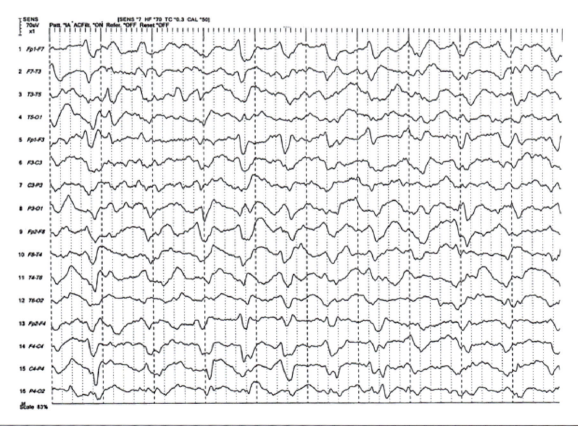

Figura 25.9 EEG de paciente em estado de mal epiléptico não convulsivo. Paciente torporoso e com movimentos clônicos em pálpebras e ocasionalmente desvio ocular. Note as descargas de ondas agudas frequentes e o aumento da incidência de ondas lentas.

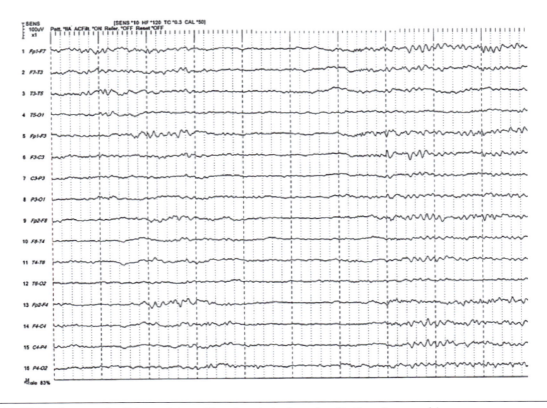

Figura 25.10 EEG após controle clínico e eletrográfico do estado de mal epiléptico não convulsivo.

Cuidados de enfermagem no estado de mal epiléptico

No EME convulsivo, todos os cuidados anteriormente descritos no atendimento às crises epilépticas, focais ou generalizadas devem ser imediatamente implementados, independentemente da duração do evento.

No EME não convulsivo, os cuidados são similares, recomendando-se monitorizar em particular a oximetria de pulso, instalando oxigenoterapia contínua nos casos de saturação de oxigênio menor que ou igual a 90%. O enfermeiro deve sempre avaliar a necessidade de restrição física no leito ou maca em casos de confusão mental, minimizando o risco de injúria física ao paciente.

Após o atendimento emergencial da enfermagem e da equipe médica, incluídos os cuidados ventilatórios, preparação de acesso venoso, administração de drogas anticonvulsivantes, coleta de amostras para testes laboratoriais, realização de EEG e, eventualmente, exames de neuroimagem, o paciente deve ser preparado para transferência para a unidade de terapia intensiva (UTI).

Na UTI, além de participar dos cuidados intensivos que incluem hidratação, alimentação, medicação e higiene, dentre outros, o enfermeiro deve acompanhar os exames rotineiros de eletroencefalografia para avaliação da evolução do quadro clínico, cuidando especialmente da higienização do couro cabeludo para garantir a qualidade dos registros eletroencefalográficos. A instalação de monitorização eletroencefalográfica contínua é ideal para o acompanhamento clínico do EME. Na presença de EEG contínuo, o enfermeiro deve ser treinado para a análise básica do EEG, pelo menos no reconhecimento dos principais padrões ictais, com a finalidade de acompanhar se o paciente persiste ou não em EME.

■ ATUAÇÃO DA ENFERMAGEM EM INTERNAÇÕES ELETIVAS DE PACIENTES COM EPILEPSIA

O tratamento da epilepsia é essencialmente ambulatorial. A admissão hospitalar restringe-se a uma pequena parcela dos pacientes epilépticos e ocorre tanto em situações de urgência, em caso de descontrole agudo das crises epilépticas (abordado na primeira parte deste capítulo), quanto eletivamente, em duas circunstâncias diferentes: para investigação diagnóstica pré-cirúrgica de pacientes com epilepsias fármacos-resistentes (um terço dos pacientes epilépticos) ou, mais tarde, para realização do tratamento cirúrgico.

Avaliação pré-cirúrgica

Para alguns pacientes com controle de crises insatisfatório com as drogas antiepilépticas, existe a possibilidade de tratamento cirúrgico. A monitorização por vídeo-eletroencefalograma (vídeo-EEG) é essencial na avaliação pré-operatória.

Visa ao registro e à análise detalhada dos aspectos eletrográficos e clínicos simultaneamente das crises epilépticas em ambiente hospitalar, sob o pleno controle da equipe médica e de enfermagem. Propicia uma amostragem praticamente ininterrupta da atividade eletroencefalográfica, permitindo capturar descargas epilépticas que, quando infrequentes, podem facilmente escapar aos registros rotineiros que são de curta duração, além de registrar crises de difícil percepção (manifestações sutis ou muito breves). Frequentemente, recorre-se à supressão parcial ou total das drogas antiepilépticas e privação de sono para facilitar a ocorrência das crises.

Em conjunto com os dados do vídeo-EEG, a análise de ressonância magnética de 3T (tesla), ressonância magnética funcional (RMf), magneto EEG (MEG), tomografia computadorizada por emissão de fóton único (Spect), tomografia por emissão de pósitrons (PET) cerebrais e dos testes neuropsicológicos são fundamentais na localização do foco ou zona epileptogênica, na definição das possibilidades e estratégias cirúrgicas e na análise dos riscos cirúrgicos.

Há duas modalidades de vídeo-EEG:

- **Vídeo-EEG não invasivo:** quando se utilizam eletrodos exclusivamente aplicados sobre o couro cabeludo (com exceção dos eletrodos esfenoidais inseridos através de agulhas).
- **Vídeo-EEG invasivo:** quando se utilizam eletrodos intracranianos inseridos cirurgicamente, sob anestesia geral.

Para a ampla maioria dos pacientes fármaco-resistentes, o vídeo-EEG não invasivo é suficiente para definir a localização e a extensão do foco epiléptico (90% dos pacientes). Entretanto, em cerca de 10% dos casos, quando exames de neuroimagem não evidenciam lesão cerebral ou quando a lesão está junto ou próximo de áreas eloquentes (representação motora, linguagem, córtex visual etc.), é necessário um aprofundamento da investigação diagnóstica. O uso de eletrodos intracranianos permite delimitar precisamente a zona epileptogênica e as áreas corticais eloquentes, o que é fundamental para a definição da estratégia cirúrgica, que visa conciliar a retirada do foco epiléptico com a preservação de áreas corticais essenciais.

Outras indicações do video-EEG são:

- Diagnóstico diferencial entre crises epilépticas e eventos não epilépticos, como síncopes, pseudocrises, distúrbios paroxísticos do sono.
- Classificar o tipo de epilepsia.
- Quantificar a frequência das crises.
- Avaliar se o tratamento instituído produziu efeito desejado, em situações em que apenas a observação clínica não é satisfatória por causa da dificuldade de percepção e quantificação das crises (manifestações sutis, como espasmos infantis, crises neonatais e crises de ausência).

Papel da equipe de enfermagem na unidade de vídeo-EEG

A equipe de enfermagem desempenha um papel fundamental no funcionamento das Unidades de vídeo-EEG, sendo, para isso, imprescindível submeter-se a um treinamento minucioso e bastante específico, que a torne capaz de reconhecer as manifestações clínicas e eletrográficas das crises epilépticas, o que possibilita um planejamento adequado da assistência ao paciente durante sua internação.

Essa atuação deve iniciar-se já no primeiro contato com o paciente, no momento do agendamento da monitorização, sendo recomendada uma entrevista com o paciente e seus familiares, com o objetivo de orientá-los a respeito das particularidades do exame. Recomenda-se, sempre que possível, agendar uma visita prévia à unidade de vídeo-EEG, para esclarecimento quanto às rotinas, horários de visitas familiares, preparação do couro cabeludo, objetos e vestuário a serem utilizados durante a internação, e, ao mesmo tempo, tranquilizando e esclarecendo suas dúvidas. Como o registro em vídeo inclui imagem e áudio, o paciente deve ser especificamente orientado quanto à sua conduta dentro da unidade, devendo evitar conversar sobre assuntos pessoais ou confidenciais cuja gravação possa criar embaraços futuros.

Imediatamente após a admissão do paciente, será realizada a colocação de eletrodos de acordo com o sistema internacional de colocação de eletrodos 10-20 (Figuras 25.11 e 25.12). Os eletrodos são fixados no couro cabeludo através de colódio elástico, para que permaneçam firmemente aderidos e permitam registros eletroencefalográficos prolongados.

Após o início do registro propriamente dito, a enfermagem deve permanecer ininterruptamente vigilante aos monitores, assegurando a qualidade técnica do exame e oferecendo cuidados integrais ao paciente, além dos cuidados específicos do atendimento da crise epiléptica, que serão dados imediatamente no seu início para realizar as intervenções necessárias para a coleta e registro de maior número de informações sobre o evento.

Sendo assim, a equipe de enfermagem deve ter conhecimento sobre os equipamentos utilizados e a interpretação básica do EEG, responsabilizando-se por um bom registro

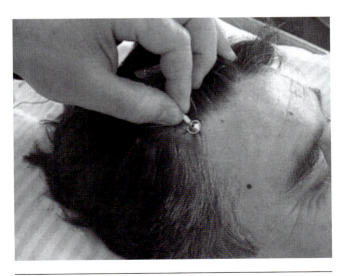

Figura 25.11 Momento da colocação dos eletrodos de escalpo.

eletroencefalográfico e da filmagem, identificando e corrigindo artefatos do traçado e, principalmente, detectando imediatamente o momento do início das crises epilépticas (Figura 25.13).

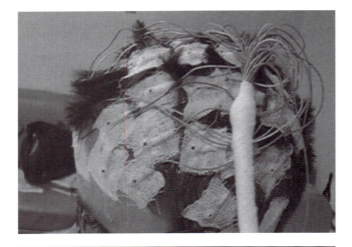

Figura 25.12 Término da fixação dos eletrodos de escalpo, e início do registro vídeo-eletroencefalográfico.

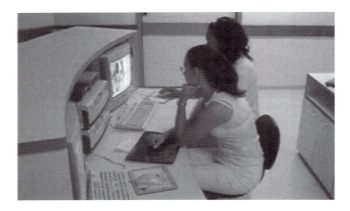

Figura 25.13 Observação ininterrupta da equipe de enfermagem aos monitores na unidade de vídeo-EEG.

Cuidados de enfermagem no atendimento à crise epiléptica durante o vídeo-EEG

A atuação da enfermagem no atendimento às crises epilépticas já foi detalhada no início do capítulo. Na Unidade de vídeo-EEG a atenção à crise é semelhante ao atendimento da crise em situações de emergência, porém acrescido de outros cuidados no sentido de testar o paciente de forma sistematizada, propiciando não apenas o tratamento da crise propriamente dita, mas assegurando a coleta do maior número possível de informações a respeito do evento, informações estas fundamentais para o diagnóstico pré-cirúrgico. Esta atuação encontra-se sistematizada na Tabela 25.1.

Tabela 25.1 Sistematização da assistência de enfermagem no momento da crise epiléptica.

Intervenção	Objetivo
1. Manter a calma	Prestar assistência efetiva, oferecer segurança aos pacientes e familiares
2. Permanecer ao lado do paciente	Evitar traumas ou quedas do paciente
3. Evitar contenção dos movimentos próprios da crise	Evitar agitação e agressividade do paciente. Minimizar riscos de lesões como luxações, fraturas etc., evitando também riscos de lesões na equipe de profissionais de enfermagem
4. Proteger a cabeça com travesseiros ou coxins	Evitar lesões ou trauma
5. Não introduzir objetos na boca do paciente no momento da crise	Evitar lacerações na pele, língua e luxação da mandíbula.
6. Retirar objetos que ofereçam risco ao paciente, como óculos, prótese dentárias etc.	Evitar acidentes com tais objetos.
7. Em casos de crises focais, aplicar protocolo de testagem sistematizada (caracterização dos sintomas, testagem da consciência, memória, linguagem, etc.)	Avaliação da linguagem, memória e nível de consciência. Determinar tipo de sintomatologia inicial (importante para localização do foco)
8. Proceder a oxigenação com volume mínimo de 10 L de O_2/min (quando aplicado diretamente na narina do paciente)	Oxigenação efetiva durante a crise
9. Administração de drogas endovenosas (quando indicada)	Interrupção das crises (geralmente, em caso de crises generalizadas ou prolongadas). Certificar-se das doses, diluições, velocidade ideal de administração etc.
10. Aspiração oral no pós-ictal (pós-crise)	Evitar broncoaspiração por sialorreia excessiva, regurgitação ou vômito
11. Posicionar paciente em decúbito lateral ao término da crise	Evitar broncoaspiração de líquidos orgânicos (apenas ao término da crise para evitar luxação em ombro durante a crise)

Os itens 8, 9, 10 e 11 referem-se aos cuidados de enfermagem nas crises generalizadas.

VÍDEO-EEG invasivo

Conforme mencionado anteriormente, podem ser utilizados diferentes tipos de eletrodos intracranianos, sendo os mais comuns os eletrodos subdurais. Esse tipo de avaliação consiste essencialmente em três etapas:

- A primeira etapa consiste na realização de uma craniotomia sob anestesia geral para implante dos eletrodos subdurais (Figuras 25.14, 25.15, 25.16 e 25.17). Essa etapa tem a duração do tempo cirúrgico de uma craniotomia rotineira.
- Na segunda etapa, com os eletrodos já implantados, o paciente é encaminhado à unidade de vídeo-EEG, para o registro das crises epilépticas, da mesma forma que os registros realizados durante o vídeo-EEG não invasivo. Após o registro das crises, é realizado um segundo tipo de procedimento, que é a estimulação elétrica cortical, para mapeamento funcional das áreas cerebrais cobertas pelos eletrodos subdurais. Este mapeamento é essencial para a definição da estratégia cirúrgica, pois possibilita definir as áreas que podem e que não podem ser removidas durante a cirurgia. Esta segunda etapa tem a duração média de quatro a sete dias.
- Na terceira etapa, depois de concluídos o registro das crises e a estimulação elétrica cortical, o paciente retorna ao centro cirúrgico para, sob nova anestesia geral, proceder a retirada dos eletrodos e a realização da cirurgia de remoção do foco epileptogênico. Esta etapa tem duração aproximada de cinco a seis horas, variando este tempo com a extensão da cirurgia, e ainda com a necessidade

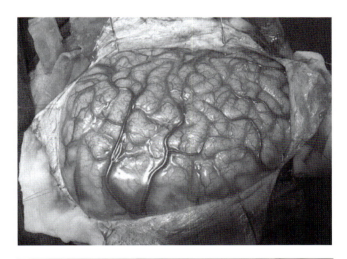

Figura 25.14 Craniotomia com exposição do córtex cerebral.

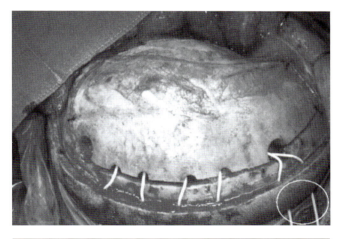

Figura 25.16 Fim do implante dos eletrodos. No círculo branco, observa-se o cabo do eletrodo totalmente exteriorizado e fixado na pele, pronto para ser conectado ao aparelho de EEG.

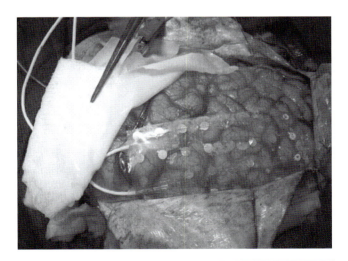

Figura 25.15 Implantação dos eletrodos (placa de 32 contatos) em lobo frontal esquerdo.

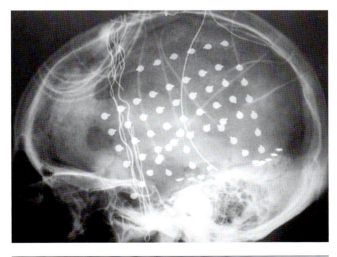

Figura 25.17 Radiografia de crânio, realizada 24 horas após o implante dos eletrodos no crânio, para controle do seu posicionamento.

eventual de complementar informação dentro do centro cirúrgico, por meio da realização de registros eletroencefalográficos (eletrocorticografia intraoperatória) ou mesmo estimulação elétrica intraoperatória.

Durante o vídeo-EEG invasivo, a atuação da enfermagem se faz durante a segunda etapa da avaliação, nos cuidados gerais de um pós-operatório de neurocirurgia e no registro e atendimento das crises epilépticas (segue a mesma sistematização anteriormente descrita), com atenção especial à presença dos eletrodos invasivos, a fim de evitar que o paciente tracione os fios e cabos durante a crise, o que poderia deslocar o posicionamento dos eletrodos subdurais, prejudicando o registro eletrográfico e trazendo agravos à saúde do paciente. Recomenda-se que o primeiro curativo seja feito no segundo dia de pós-operatório e seja trocado tantas vezes quanto forem necessárias, nos dias subsequentes. Deve ser realizado com solução fisiológica 0,9%, não sendo recomendado o uso de nenhum outro produto que possa danificar os fios dos eletrodos junto à pele do paciente. Deve-se limpar cuidadosamente a cicatriz da craniotomia, bem como os pontos de exteriorização dos eletrodos, cobrindo-os com gaze e fixando-os com fita adesiva hipoalergênica (Figura 25.18). Deve-se ter atenção especial para evitar o uso de tesoura para cortar a fita adesiva ou gaze junto à inserção dos cabos, minimizando os riscos de cortar acidentalmente os fios dos eletrodos.

Ao avaliar o curativo do paciente, o enfermeiro deve realizar uma inspeção cuidadosa, atentar-se para sinais de sangramento, infecção ou fístula liquórica (saída de líquor pela inserção dos eletrodos invasivos), observando a presença e o aspecto de secreções ou coleções, além das alterações hemodinâmicas e no exame neurológico.

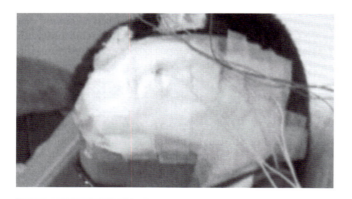

Figura 25.18 Curativo dos eletrodos subdurais.

■ TRATAMENTO CIRÚRGICO DAS EPILEPSIAS

Concluída a avaliação pré-cirúrgica e havendo boa convergência entre os testes laboratoriais e clínicos em relação à localização da zona epileptogênica, ficam definidas tanto a indicação quanto a estratégia cirúrgica que se baseia, essencialmente, na ressecção máxima da zona epileptogênica e preservação máxima de todas as áreas corticais funcionais localizadas nas vizinhanças do foco. Os tipos de cirurgia mais comumente realizados nos centros de epilepsia são as cirurgias para epilepsia do lobo temporal e para as epilepsias extratemporais.

■ ATUAÇÃO DA ENFERMAGEM NA ATENÇÃO AO PACIENTE COM EPILEPSIA CRÔNICA

Nas seções anteriores descrevemos o papel do enfermeiro em situações específicas, como exemplo na assistência emergencial às crises epilépticas e ao estado de mal epiléptico. Caracterizamos ainda sua atuação no atendimento do paciente epiléptico durante internações hospitalares eletivas, durante a realização de procedimentos diagnósticos (vídeo-EEG) e intervenções terapêuticas (cirurgia de epilepsia).

O enfermeiro deve ser capaz de identificar possíveis problemas relacionados ao paciente com epilepsia e assim implementar metas e intervenções visando à assistência de qualidade. Podemos relacionar problemas mais observados durante a internação de pacientes com epilepsia.

- Risco de queda, relacionado ao evento ictal, pós-ictal e uso de medicamentos.
- Risco de broncoaspiração, relacionada ao nível de consciência reduzido no pós-ictal.
- Risco de proteção ineficaz, relacionada à agitação.
- Risco de confusão aguda, relacionada a eventos ictais e pós-ictais.
- Risco de perfusão tissular cerebral ineficaz, relacionada a efeitos secundários relativo ao tratamento medicamentoso.
- Risco de baixa autoestima, relacionada à avaliação de si mesmo como incapaz de lidar com doença.
- Risco de isolamento social, relacionado ao sentimento de rejeição e forte pré-conceito contra doença.

Devemos ressaltar, por fim, que o enfermeiro é parte essencial na equipe de saúde e um agente importante no cuidado de qualquer tipo de doença crônica, da epilepsia em particular, assistindo e orientando o paciente e seus familiares e promovendo a participação ativa deles no tratamento da doença, estimulando o autocuidado.

É valiosa a contribuição do enfermeiro no gerenciamento e monitoramento dos cuidados ao portador de epilepsia, desde a atenção primária a saúde, diminuindo a ansiedade do paciente e sua família por meio de informações sobre a doença, promovendo melhor adesão ao tratamento instituído, satisfação e qualidade de vida.

Os cuidados de enfermagem relevantes neste âmbito são:

- Orientar o paciente e seus familiares quanto à importância da adesão ao tratamento medicamentoso. Estes devem estar sempre atentos quanto à possibilidade de interrupção, esquecimento ou mesmo indisciplinas na condução do tratamento.
- Orientar o paciente a não exceder na ingestão de bebidas alcoólicas durante o uso das drogas anticonvulsivantes.

- Promover o relacionamento afetivo sem restrições. O enfermeiro deve estar disponível para esclarecer dúvidas ao companheiro do paciente.
- Orientar quanto às atividades profissionais, elucidando dúvidas particulares quanto ao desempenho nas tarefas do mercado de trabalho.
- Orientar sobre os riscos de gravidez e epilepsia, reforçando a necessidade de o profissional ser consultado antes de a mulher engravidar.
- Discutir e orientar sobre os efeitos colaterais das drogas anticonvulsivantes, e sobre as possibilidades de interação com outras drogas. Orientar em particular sobre o risco de drogas antiepilépticas diminuírem o efeito dos anticoncepcionais orais.

O enfermeiro exerce inúmeros papéis no cuidado ao paciente epiléptico. Talvez o mais valioso seja o de educação ao paciente e sua família com o objetivo de modificar preconceitos e hábitos, que em alguns casos vem acompanhado de ansiedade e depressão, gerando exclusão social, humilhação e vergonha.

CONSIDERAÇÕES FINAIS

A enfermagem desempenha um importante papel na equipe multidisciplinar envolvida na atenção ao paciente epiléptico, tanto nas situações agudas quanto no atendimento de seus problemas crônicos.

A falta de conhecimento sobre a epilepsia e estigmas sobre a doença acarretam dificuldades biológicas e psicossociais da pessoa portadora desta doença. O enfermeiro deve abordar essas deficiências promovendo um trabalho educativo e de cuidados assistenciais que atendam às necessidades específicas e individuais das pessoas com epilepsia, uma contribuição para melhoria da qualidade de vida.

BIBLIOGRAFIA

1. Duarte MA, Acioly MC. Diagnóstico de enfermagem em paciente epiléptica embasado na teoria do autocuidado: estudo de caso. Nursing. 2000;3(25):30-34.
2. Garzon E, Sakamoto AC, Guerreiro CAM. Estado de Mal Epiléptico. In: Guerreiro CAM, Guerreiro MM, Cendes F, Cendes IL. Epilepsia. São Paulo: Lemos, 2000, Capítulo XXXI. p.351-68.
3. Horta WA. Processo de enfermagem. São Paulo: E.P.U., 1979.
4. Kwan I, Ridsdale L, Robins D. An epilepsy care package: the nurse specialist's role. J Neurosci Nurs. 2000;32(3):145-52.
5. Moraes ALM, Ferrari CMM. Unidade de Monitorização Vídeo-Eletrencefalográfica: Estrutura e Funcionamento. In: Yacubian EMT, Garzon E, Machado HR, Priel M. Avaliação de pacientes com epilepsia de difícil controle medicamentoso: uma visão prática e crítica. São Paulo: Lemos, 2002; capítulo 3. p.56-70.
6. Macdonald D, Torrance N, Wood S, Womersley J. General-practice-based nurse specialists – taking a lead in improving the care of people with epilepsy. Seizure. 2000;9:31-5.
7. McElroy C. Caring for patients with epilepsy. Nurse Pract. 2007 Oct;32(10):34-40.
8. Yacubian EMT, Garzon E. Semiologia das crises epilépticas. São Paulo: Lemos, 2003.
9. Yacubian EMT. Tratamento Medicamentoso das Epilepsias. São Paulo: Lemos, 2000.
10. Gitai DLG, Pereira RNR, Gitai LLG, Leite JP, Cairasco NG, Larson MLP. Gene e Epilepsia I: Epilepsia e Alteração Genéticas. São Paulo, 2008.
11. Lopes RM. Canabinoides Ajudam a Desvendar Aspectos Etiológicos em Comum e Trazem Esperança para o Tratamento de Epilepsia. Brasília: Revista da Biologia, 2014.
12. Mazzola AA. Ressonância Magnética: Princípios de Formação da Imagem e Aplicações em Imagem Funcional. Rio Grande do Sul: Revista Brasileira de Física Médica, 2009.
13. Nitya N. Diagnóstico de Enfermagem Nanda. São Paulo: Artmed, 2012-2014.

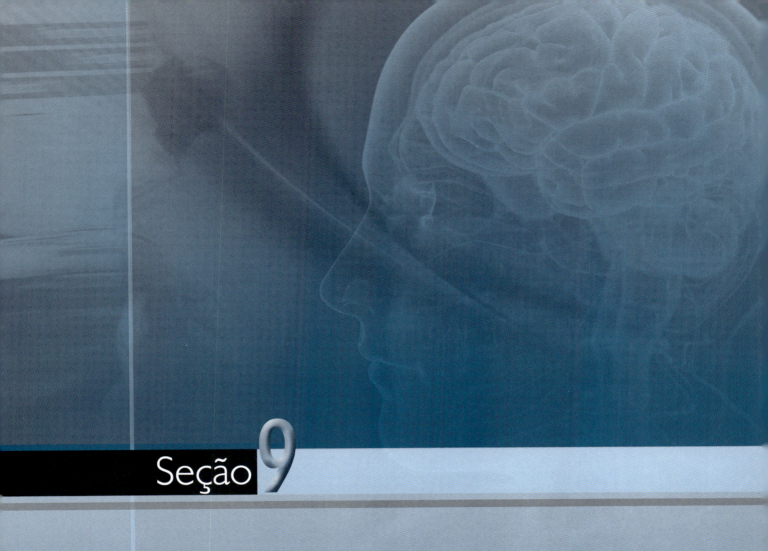

SEÇÃO 9

Infecções do Sistema Nervoso Central

capítulo 26

Carlos Alberto Pires Pereira
Luci Correa

Infecções do Sistema Nervoso Central

■ INTRODUÇÃO

Vários agentes podem infectar o sistema nervoso central (SNC), incluindo vírus, bactérias, fungos, protozoários e helmintos. Além disso, causas não infecciosas, tais como doenças neoplásicas, tumores e cistos intracranianos, medicações, doenças do tecido conectivo, podem mimetizar síndromes semelhantes às infecções de SNC.

O espectro das apresentações clínicas das infecções do SNC pode ser bastante amplo. O paciente com meningite bacteriana pode apresentar um quadro infeccioso ameaçador à vida, enquanto na neurossífilis o paciente pode não apresentar nenhum sintoma. Entretanto estas infecções, na sua maioria, constituem emergências médicas que devem ser investigadas e tratadas prontamente. Nesta situação, é importante a rápida suspeita clínica, agilidade na coleta de exames e na obtenção dos resultados. Especialmente nas MBA, o intervalo de tempo para a obtenção de alguns resultados de exames tem impacto na prescrição do tratamento antimicrobiano adequado e na instituição das medidas de prevenção apropriadas. A abordagem adequada destas infecções requer o estreito relacionamento entre médicos, enfermeiros e o laboratório clínico. O manejo inadequado ou o retardo no tratamento destas infecções pode ter consequências catastróficas, ocasionando sequelas e, em algumas vezes, o óbito.

As manifestações clínicas das infecções que podem acometer o SNC dependem da sua patogênese, especialmente da forma pela qual este microrganismo atinge e se dissemina neste sistema, a virulência do agente etiológico e da área do SNC envolvida. A evolução destas síndromes infecciosas pode ser aguda, subaguda ou crônica. Febre, cefaleia, alteração do nível de consciência e déficits neurológicos focais são as manifestações mais comuns. Esses achados podem ser pouco específicos e nem todos os pacientes apresentam todos esses sintomas. Porém, determinados achados clínicos são mais associados a determinadas síndromes infecciosas e certos agentes etiológicos, como discutiremos a seguir.

Neste capítulo, abordaremos as infecções do SNC mais comuns, incluindo meningites, encefalites e abcessos cerebrais, com foco nas manifestações clínicas, diagnóstico e tratamento.

■ MENINGITES

A meningite é resultante da inflamação das membranas (meninges), pia e aracnoide, que recobrem o encéfalo e o cordão espinhal. A classificação das meningites inclui as meningites agudas, com menos de quatro semanas de evolução, recorrentes, que correspondem a múltiplos episódios dentro de um intervalo menor que quatro semanas; e crônicas, cuja evolução é mais prolongada, acima de quatro semanas.

Pacientes com meningite aguda procuram o serviço de saúde nas primeiras horas ou dentro de poucos dias do início dos sintomas. Geralmente apresentam-se com febre, cefaleia, meningismo e alteração do estado mental. A apresentação clínica pode variar dependendo da idade do paciente e de algumas condições associadas, tais como trauma cranioencefálico, realização recente de neurocirurgia, presença de fístula liquórica ou imunossupressão. O quadro clínico também pode variar de acordo com o agente etiológico da meningite.

Em contrapartida, pacientes com meningite subaguda ou crônica podem ter evolução de semanas, meses e, até mesmo, anos e por isso procuram mais tardiamente os serviços de saúde. Estes pacientes podem também apresentar febre, cefaleia, meningismo e alteração do sensório (como pacientes com meningite aguda), porém o início dos sintomas é gradual. A febre é mais baixa, podendo ser associada à letargia e déficit motor.

MENINGITES AGUDAS

A meningite aguda é um processo inflamatório que envolve a aracnoide, a pia-máter e o líquido cefalorraquidiano (LCR) como resultado da invasão do SNC por bactérias, vírus e fungos. Seu início é agudo e frequentemente associado a aumento do número de leucócitos presentes no LCR.

A infecção da leptomeninge pode ocorrer por propagação direta, pela via hematogênica ou pelas bainhas dos nervos cranianos. A propagação direta se faz por contiguidade (infecção dos ossos, vasos sanguíneos, sistema nervoso, traumatismo craniano ou fístula liquórica). A infecção por via hematogênica é primária ou secundária a foco de infecção a distância. O contágio pela bainha dos nervos se faz em geral pelo nervo olfatório, em consequência de traumatismo da região.

Agentes etiológicos

A síndrome da meningite aguda pode ser causada por vários agentes etiológicos (Tabela 26.1) e também pode estar relacionada a causas não infecciosas (Tabela 26.2).

Tabela 26.1 Agentes etiológicos de meningite aguda.

Bactérias	Haemophilus influenzae Neisseria meningitidis Streptococcus pneumoniae Listeria monocytogenes Escherichia coli Streptococcus agalactiae Propionibacterium acnes Staphylococcus aureus Estafilococos coagulase negativos (p. ex.: Staphylococcus epidermidis) Enterococcus spp Klebsiella pneumoniae Pseudomonas aeruginosa Salmonella spp. Acinetobacter spp. Streptococcus do grupo viridans (p. ex.: S. salivarius) Streptococcus gallolyticus Fusobacterium necrophorum Stenotrophomonas maltophilia Streptococcus pyogenes Streptococcus suis Pasteurella multocida Capnocytophaga canimorsus Nocardia spp.
Vírus	Enterovírus (não pólio) Arbovírus Herpes vírus Vírus da coriomeningite linfocítica Vírus da Imunodeficiência humana Adenovírus Parainfluenza

(Continua)

Tabela 26.1 Agentes etiológicos de meningite aguda.

(Continuação)

Rickettsias	Rickettsia rickettsii Rickettsia conorii Rickettsia prowazekii Rickettsia typhi Orientia tsutsugamushi Ehrlichia e Anaplasma spp.
Espiroquetas	Treponema pallidum (sífilis) Borrelia burgdorferi (Doença de Lyme) Borrelia miyamotoi Leptospira spp.
Protozoários e helmintos	Naegleria fowleri Angiostrongylus cantonensis Baylisascaris procyonis Taenia solium Toxocara spp. Strongyloides stercoralis (estrongiloidíase disseminada)
Outras etiologias infecciosas	Endocardite infecciosa Sindromes pós-infecciosas virais Após vacinação

Tabela 26.2 Causas não infecciosas de síndrome da meningite aguda.

Tumores intracranianos e cistos	Craniofaringioma Cisto dermoide ou epidermoide Teratoma
Medicamentos	Antimicrobianos Anti-inflamatórios não esteroides Azatioprina Muronomab CD3 (OKT3) Citarabina (em altas doses) Carbamazepina Imunoglobulina Ranitidina Fenazopiridina
Doenças sistêmicas	Lúpus eritematoso sistêmico Doença de Behcet Sarcoidose Síndrome de Vogt-Koyanagi-Harada
Miscelânea	Enxaqueca Convulsões

A meningite bacteriana aguda (MBA) pode ser adquirida na comunidade ou no ambiente hospitalar.

Há diferenças na ocorrência de determinadas bactérias de acordo com a faixa etária e a presença de alguns fatores predisponentes descritos na Tabela 26.3.

Tabela 26.3 Agentes etiológicos mais comuns na meningite aguda bacteriana de acordo com a faixa etária e fatores predisponentes.

Faixa etária e fatores predisponentes	Agentes etiológicos mais frequentes
Lactentes < 1 mês	*Streptococcus agalactiae, Escherichia coli, Listeria monocytogenes, Klebsiella pneumoniae*
Crianças de até 2 anos	*Streptococcus agalactiae, Escherichia coli, Haemophilus influenzae, Streptococcus pneumoniae, Neisseria meningitidis*
Indivíduos de 2 a 50 anos	*Streptococcus pneumoniae, Neisseria meningitidis*
Indivíduos > 50 anos	*Streptococcus pneumoniae, Neisseria meningitidis, Listeria monocytogenes*, bacilos Gram-negativos aeróbios
Imunossuprimidos	*Streptococcus pneumoniae, Neisseria meningitidis, Listeria monocytogenes*, bacilos Gram-negativos (*Pseudomonas aeruginosa*)
Fratura de base de crânio	*Streptococcus pneumoniae, Haemophilus influenzae*, estreptococos beta-hemolíticos do grupo A
Trauma craniano, pós-neurocirurgia	*Staphylococcus aureus*, estafilococos coagulase negativos, bacilos Gram-negativos (*Pseudomonas aeruginosa*)

As MBA adquiridas na comunidade são causadas mais frequentemente por *Neisseria meningitidis, Streptococcus pneumoniae* e *Haemophylus influenzae*. Esses três agentes são responsáveis por 80% dos casos. Com a introdução da vacina para *Haemophilus influenzae* tipo b no calendário vacinal, a epidemiologia das meningites bacterianas mudou drasticamente. Antes responsável por cerca de 45% a 48% dos quadros, atualmente houve um declínio importante do número de casos, em torno de 7%.

Outras bactérias responsáveis por MBA são os estreptococos do grupo B, bacilos Gram-negativos entéricos (*Escherichia coli, Proteus* spp e *Salmonella* spp), *Pseudomonas aeruginosa* e *Listeria monocytogenes, Brucella* spp e espiroquetas (*Treponema pallidum*, leptospiras).

Os agentes etiológicos das meningites agudas adquiridas no ambiente hospitalar diferem dos adquiridos na comunidade. Os estafilococos (*S. aureus* e estafilococos coagulase negativos) e bacilos gram negativos estão frequentemente presentes em meningites após neurocirurgias.

Os vírus são a principal causa da síndrome da meningite asséptica. O termo meningite asséptica é utilizado para definir qualquer meningite, com pleocitose à custa de linfócitos e monócitos, na qual não houve a evidência de microrganismos em culturas ou em outros exames de rotina do LCR. Os enterovírus (echovírus, coxsackie A e B, poliovírus e outros) são os vírus responsáveis pela maioria dos casos, entre 85% e 90% dos casos de meningite asséptica. Estimativas do *Centers for Disease Control and Prevention* (CDC) apontam que cerca de 10 a 15 milhões de infecções por enterovírus ocorrem nos Estados Unidos a cada ano, incluindo 30.000 a 75.000 casos de meningite. O vírus HIV pode causar meningite asséptica no momento da infecção primária e soroconversão ou ainda nas fases iniciais da doença. Agentes não virais associados a meningite asséptica são Rickettsias e *Mycoplasma* spp.

Menos comumente os parasitas podem causar meningite aguda (p. ex.: *Naegleria fowleri, Angiostrongylus cantonensis*).

Alguns fungos, tais como *Cryptococcus neoformans, Paracoccidioides brasiliensis, Histoplasma capsulatum,* podem ocasionar meningites agudas, especialmente em pacientes imunodeprimidos.

Quadro clínico

A meningite aguda asséptica é a forma mais comum de meningite. Geralmente tem início com febre elevada e cefaleia de forte intensidade. Pode estar associada a náuseas, vômitos, faringite, diarreia, rigidez de nuca e fotofobia. A recuperação rápida, em curto intervalo de tempo e completa é a evolução mais comum dessa infecção.

As meningites agudas bacterianas ou sépticas são consideradas emergências neurológicas, pois são associadas às elevadas morbidade e mortalidade, respectivamente, 25% e 60%. A apresentação clássica desta infecção inclui febre, cefaleia, alteração do estado de alerta e irritação meníngea. Os sinais de Kernig e Brudzinsky são relacionados à irritação meníngea e estão presentes em somente 50% das crianças e em menor proporção dos adultos com MBA. Pacientes imunodeprimidos, idosos ou em uso de antibióticos podem não apresentar elevação acentuada da temperatura.

Em torno de 10% a 20% dos pacientes com meningite aguda bacteriana têm alteração dos pares cranianos, sendo os III, VI e VIII pares os mais acometidos. Convulsões podem aparecer desde o início do quadro em 15% a 30% dos casos, podendo ser localizadas ou generalizadas. Sinais cerebrais focais como hemiparesias também fazem parte do quadro inicial de 10% a 20% dos pacientes. As convulsões ocorrem mais comumente nas meningites por *S. pneumoniae* e são decorrentes de arterites ou flebites do SNC. Exantema petequial ou purpúrico pode estar presente, principalmente em extremidades, e quase sempre indica infecção por meningococo, requerendo tratamento imediato.

Até os seis meses de idade, frequentemente as meningites estão associadas unicamente aos seguintes sintomas:

choro fácil, irritabilidade, anorexia e abaulamento de fontanela, que algumas vezes pode estar ausente pela desidratação da criança.

Diagnóstico laboratorial

A punção liquórica, realizada após o exame de fundo de olho, para afastar hipertensão intracraniana, é o exame primordial para o diagnóstico de meningite aguda.

O exame macroscópico do líquor, caracterizando a sua aparência em límpido, turvo ou purulento, associado ao quadro clínico e duração da doença, permite classificação inicial da meningite. Posteriormente, essa impressão deve ser confirmada laboratorialmente por meio da presença ou não de células polimorfonucleares neutrófilas. O diagnóstico é estabelecido pela identificação do agente etiológico. Geralmente, nas meningites agudas bacterianas, a pleocitose está entre 100 e 5.000 células por mm³, embora alguns casos possam atingir valores de 50.000 células por mm³, com predomínio de neutrófilos, pressão liquórica aumentada, elevação do nível de proteínas e valor da glicose diminuído em relação ao nível plasmático (Tabela 26.4).

No exame bacterioscópico do centrifugado do LCR, pode-se demonstrar o agente infectante em 60% a 90% dos casos. Infelizmente, algumas vezes não conseguimos isolar o microrganismo responsável pela doença, sendo estas meningites consideradas de etiologia indeterminada. Acredita-se que o uso prévio de antibióticos contribua substancialmente para este insucesso diagnóstico. Algumas vezes, a suspeita clínica inicial sugere que uma amostra de líquor deva ser enviada para estudos virais (cultura ou pesquisas por técnicas de biologia molecular como PCR para herpes ou tuberculose), além da realização da ADA (adenosina-deaminase) que, se elevada, correlaciona-se com meningite por tuberculose.

Testes rápidos para a detecção de antígenos bacterianos, como o teste de aglutinação de partículas de látex ou contraimunoeletroforese, podem ser usados em conjunto com o Gram e a cultura, particularmente nos casos em que foram utilizados antibióticos previamente ao diagnóstico. A sensibilidade destes testes de aglutinação para os agentes mais comuns é variável, sendo 95% para o *H. influenzae*, 64% a 78% para a *N. meningitidis* e 67% para o *S. pneumoniae*.

As hemoculturas colhidas previamente à introdução da terapêutica antimicrobiana podem identificar os agentes em grande número de casos, portanto devem ser colhidas obrigatoriamente, sem adiar o início da terapia.

Também pode auxiliar o diagnóstico a cultura de orofaringe, assim como o exame bacteriológico (Gram) e cultura das lesões de pele, caso existam.

No hemograma, a leucometria periférica pode estar elevada, geralmente de forma mais acentuada nas meningites por estreptococos e meningococos em relação às meningites por hemófilos.

Hiponatremia pode ocorrer devido à síndrome da secreção inapropriada de hormônio antidiurético ou administração inadequada de fluidos e parece estar mais relacionada à meningite causada *por Listeria monocytogenes*.

A radiografia simples de tórax deve ser realizada para identificar possível infecção pulmonar, assim como radiografia simples ou tomografia de seios da face e de mastoide, para a localização de processos infecciosos primários dessas estruturas. A tomografia computadorizada de crânio deve ser solicitada quando houver sinais de hipertensão intracraniana (sinais localizatórios e papiledema).

Tratamento

Terapia empírica inicial

Considerando a gravidade, a alta letalidade e eventuais sequelas, deve-se instituir o tratamento antimicrobiano mesmo antes dos resultados dos exames, algumas vezes até mesmo do LCR, pois o retardo no tratamento específico pode contribuir para o desenvolvimento de um maior número de sequelas e até mesmo morte.

A eficácia do tratamento depende de alguns fatores, tais como a suscetibilidade do microrganismo ao antimicrobiano utilizado, atividade bactericida deste agente e, sobretudo, da capacidade de a droga penetrar no SNC.

A escolha inicial dos antibióticos deve considerar a ação bactericida sobre os agentes mais frequentes e fatores relacionados ao hospedeiro (descritos na Tabela 26.3).

As meningites agudas bacterianas em recém-nascidos (até um mês de idade) são causadas pelos *Streptococcus* do grupo B, *E. coli* e *Listeria monocytogenes*, portanto o tratamento empírico inicial deve ser a associação de ampicilina e cefotaxima. Nesta faixa etária deve ser evitado o uso de ceftriaxona, pela alta ligação proteica que predispõe ao desenvolvimento de *kernicterus*. Como alternativa, pode ser utilizada a ampicilina associada a um aminoglicosídeo, uma vez que, nessa faixa etária, os aminoglicosídeos atravessam a barreira hematoencefálica.

Tabela 26.4 Achados mais comuns no LCR de acordo com agentes etiológicos específicos em pacientes com meningite aguda.

Etiologia	Número de leucócitos (células/mm³)	Células predominantes	Glicose (mg/dL)	Proteína (mg/dL)
Viral	50 a 1.000	Mononucleares[a]	> 45	< 200
Bacteriana	Mais comumente entre 1.000 e 5.000[b]	Neutrófilos[c]	< 40[d]	100 a 500

[a] Pode haver o predomínio de linfócitos no início do quadro.
[b] Pode estar no intervalo de < 100 a > 10.000 células/mm³.
[c] Cerca de 10% dos pacientes têm predomínio de linfócitos.
[d] Estes valores devem sempre ser comparados aos níveis de glicose presentes no sangue, sendo esta relação ≤ 0,4 na maioria dos casos.

Na faixa etária de quatro semanas a três meses, os agentes mais frequentes são o *Streptococcus* do grupo B, *E. coli*, *Listeria monocytogenes*, *Haemophilus influenzae* e *Streptococcus pneumoniae*, portanto a terapia sugerida é a associação da ampicilina com uma cefalosporina de terceira geração (cefotaxima ou ceftriaxona).

Nas meningites que ocorrem dos três meses até os 17 anos, os agentes mais frequentes são *H. influenzae*, *S. pneumoniae* e *N. meningitidis*; recomenda-se o uso de uma cefalosporina de terceira geração (ceftriaxona ou cefotaxima). Nas MBA que ocorrem no adulto (18 a 55 anos) os agentes mais comuns são os *S. pneumoniae* e *N. meningitidis*. A terapia sugerida também é uma cefalosporina de terceira geração (ceftriaxona ou cefotaxima).

Em pacientes acima de 55 anos, gestantes e imunodeprimidos (tais como receptores de transplante de órgãos sólidos, em uso crônico de corticosteroides ou outros imunossupressores), os agentes mais frequentes são os *S. pneumoniae*, *N. meningitidis* e *L. monocytogenes*. Portanto, a terapia deve ser a associação de uma cefalosporina de terceira geração à ampicilina.

Nas meningites bacterianas após uma manipulação cirúrgica ou decorrente da infecção de derivações ventriculares, os agentes mais frequentes são os *Staphylococcus aureus*, estafilococos coagulase negativos, *Pseudomonas aeruginosa* e enterobactérias. O tratamento inicial depende do perfil de sensibilidade destes agentes na instituição; sugere-se a associação da vancomicina a ceftazidima ou cefepima, sobretudo em hospitais com alta prevalência de *Staphylococcus* spp resistentes a oxacilina.

Nas meningites após trauma ou após fístula liquórica, os agentes mais comuns são os *S. pneumoniae*, outros estreptococos e *H. influenzae*. Portanto, a terapêutica deve ser uma cefalosporina de terceira geração.

Terapia dirigida

Após a identificação do agente etiológico, a terapêutica antimicrobiana deve ser dirigida contra este agente (Tabelas 26.5 e 26.6).

Acompanhamento do tratamento

A segunda punção pode ser realizada na ocasião da alta, a fim de verificar se houve alterações no liquor, com queda na celularidade e predomínio de linfomononucleares. A dosagem de glicose e proteínas deve ter valores normais ou discretamente alterados.

As punções de liquor no decorrer do tratamento só devem ser realizadas quando a evolução clínica não for favorável, ou quando se tratar de meningite por *Pseudomonas* spp ou tuberculose.

Duração do tratamento

O tratamento da meningite meningocócica é, em média, de sete dias (até cinco dias após o paciente se tornar afebril). Já para as meningites causadas por *H. influenzae*, o tempo médio deve ser de dez dias (até sete dias após o paciente se tornar afebril). A terapêutica da meningite por *S. pneumoniae* deve ser mais prolongada, por 10 a 14 dias, porque é frequente a presença de otite média, mastoidite ou possíveis focos metastáticos da infecção. Já as meningites hospitalares por bacilos Gram-negativos, assim como as causadas por *S. aureus* e *Staphylococcus* coagulase-negativos, devem ser tratadas por três ou quatro semanas em média, sobretudo as causadas por *P. aeruginosa*.

Tabela 26.5 Terapia antimicrobiana específica para os principais agentes envolvidos nas meningites bacterianas agudas.

Microrganismo	Terapia de escolha	Alternativas
Haemophilus influenzae		
• Não produtor de betalactamase	Ampicilina	Cefalosporina de 3ª geração, cefepima, cloranfenicol
• Produtor de betalactamase	Cefalosporina 3ª geração	Cefepima, cloranfenicol, fluorquinolona
Neisseria meningitidis		
• Penicilina CIM < 0,1 µg/mL	Penicilina ou ampicilina	Cefalosporina 3ª geração, cloranfenicol
• Penicilina CIM 0,1 a 1,0 µg/mL	Cefalosporina 3ª geração	Cloranfenicol, fluorquinolona
Streptococcus pneumoniae		
Penicilina CIM < 0,1 µg/mL	Penicilina ou ampicilina	Cefalosporina de 3ª geração, vancomicina
Penicilina CIM 0,1 a 1,0 µg/mL	Cefalosporina 3ª geração	Cefepima, meropenem, vancomicina
Penicilina CIM ≥ 2,0 µg/mL ou ceftriaxona ou cefotaxima CIM ≥ 1,0 mg/mL	Vancomicina + cefalosporina de 3ª geração	Cefalosporina de 3ª geração + fluorquinolona
Listeria monocytogenes	Ampicilina ou penicilina	Sulfametoxazol-trimetroprim
Streptococcus agalactiae	Ampicilina ou penicilina	Cefalosporina de 3ª geração
Staphylococcus aureus		
• Sensível à oxacilina	Oxacilina	Vancomicina, linezolida, daptomicina
• Resistente à oxacilina	Vancomicina	Linezolida, daptomicina

Tabela 26.6 Doses dos principais antimicrobianos utilizadas para o tratamento da meningite bacteriana aguda.

Antibiótico	Adultos		Crianças	
	Dose diária	Intervalo (em horas)	Dose diária	Intervalo (em horas)
Penicilina cristalina	24.000.000 UI	4	300.000 UI/kg	4
Ampicilina	12 g	4	200 a 400 mg/kg	4
Ceftriaxona	4 g	12	100 mg/kg	12
Cefotaxima	12 g	4	200 mg/kg	4
Ceftazidima	6 g	8	100 a 150 mg/kg	6
Cefepima	6g	8	150 mg/kg	8
Cloranfenicol	4 g	6	75 a 100 mg/kg	6
Vancomicina	2 a 3 g	6	60 mg/kg	6

Mortalidade

Com o diagnóstico precoce, uso de tratamento antimicrobiano apropriado e terapia de suporte, a mortalidade das MBA causadas por *H. influenzae* é de 36%, por *N. meningitidis* de 3% a 13%, por *S. pneumoniae* de 19% a 26% e por bacilos Gram-negativos de 20% a 30%.

Sequelas neurológicas

Têm sido avaliadas principalmente em crianças. Sequelas graves são detectadas em 37% dos casos após um mês do quadro e 10% permanecem definitivas. A maioria apresenta perda de audição, hemiparesias, retardo mental e convulsões.

Profilaxia

O risco de aquisição de meningite para os contatos domiciliares de pacientes com meningite meningocócica é 500 a 800 vezes maior que na população em geral. Portanto, a quimioprofilaxia está indicada nos contactantes que compartilhem o mesmo domicílio do doente ou, no caso de domicílios coletivos (quartéis, orfanatos, internatos etc.), para aqueles que compartilhem o mesmo alojamento, e também para aqueles que tiveram relação íntima e prolongada com o paciente. Também está indicado para os comunicantes de creches ou pré-escola da mesma classe do caso índice (crianças menores de sete anos, normalmente) e os adultos da instituição que tiveram contato com o caso índice. A profilaxia está indicada para os profissionais da área da saúde que tenham participado de manobras de ressuscitação ou aspiração de secreções em pacientes com menos de 24 horas de tratamento específico, sem a adequada proteção, como descrito na Tabela 26.7.

A profilaxia, tanto da meningite meningocócica quanto da causada pelo *Haemophilus*, deve ser administrada o mais precocemente possível, de preferência nas primeiras 24 horas

Tabela 26.7 Quimioprofilaxia para doença meningocócica ou meningite por *Haemophilus influenzae* (Recomendações da Secretaria de Estado da Saúde de São Paulo).

Agente	Indicação	Droga de escolha e dose
Neisseria meningitidis	Para os comunicantes íntimos* que compartilham o mesmo domicílio do doente. Para os colegas comunicantes em creches e escolas. A quimioprofilaxia não está indicada rotineiramente para profissionais de saúde que atenderam caso de doença meningocócica. Exceto para os que participaram de manobras de ressuscitação ou aspiração de secreções antes de 24 h de antibioticoterapia específica, sem uso de equipamentos de proteção individual (óculos e máscara cirúrgica).	Rifampicina** A cada 12 h por 2 dias Adultos 600 mg/dia* Crianças < 1 mês: 5 mg/kg/dose Crianças de 1 mês a 12 anos: 10 mg/kg/dose (máx. 600 mg/dose)
Haemophilus influenzae	Para comunicantes íntimos, inclusive adultos, somente nas situações em que, além do caso índice, houver na mesma residência outra criança < 4 anos. Em caso de creche: se houver criança < 24 meses ou diante da ocorrência de um segundo caso da doença.	Rifampicina Dose única diária por quatro dias. Adultos 600 mg/dia* Crianças < 1 mês: 10 mg/kg/dia Crianças de 1 mês a 12 anos: 20 mg/kg/dia (máx. 600 mg/dia)

* É considerado comunicante íntimo:
  - aquele que teve contato com o paciente nos sete dias que antecederam a doença, pelo menos quatro horas por dia ou
  - aquele que teve contato por oito horas seguidas no dia anterior ao adoecimento ou
  - aquele que teve contato íntimo, com troca de secreções de orofaringe.

** Alternativa: ciprofloxacina 500m g em dose única.

após o contato com caso confirmado, mas pode ser indicada nos comunicantes até 30 dias depois.

■ MENINGITES CRÔNICAS

A meningite crônica é definida arbitrariamente como a presença de inflamação do LCR com duração superior a quatro semanas. É uma situação complexa, pois envolve causas infecciosas e não infecciosas. O quadro clínico em geral tem início subagudo, com febre, cefaleia e vômitos. O curso da doença pode variar entre pacientes e os sintomas podem continuar inalterados, flutuantes ou ter piora progressiva. Deve ser diferenciada da meningite asséptica recorrente, mielorradiculite crônica e encefalite crônica.

Em virtude da diversidade de causas, a literatura referente à meningite crônica é escassa, consiste de relatos de casos, estudos retrospectivos ou série de casos.

Etiologia

Uma gama razoável de agentes infecciosos pode causar a meningite crônica (Tabela 26.8), porém outras condições inflamatórias, neoplásicas ou associadas a doenças não infecciosas podem causar uma síndrome semelhante. A despeito da realização de investigação diagnóstica ampla, cerca de um terço dos casos não tem a etiologia definida. A avaliação inicial destes casos é geralmente complexa. Em alguns pacientes, há a suspeita do diagnóstico, e a confirmação é realizada posteriormente com base em dados epidemiológicos ou na associação de sinais e sintomas que inicialmente pareciam incidentais. Por exemplo, a presença de irite, uveíte ou lesões cutâneas localizadas pode fornecer uma pista para certas doenças, como sarcoidose, síndrome de Behçet, granulomatose de Wegener ou infecção fúngica sistêmica, tendo como manifestação inicial a meningite crônica.

Diagnóstico

Em pacientes com meningite crônica a análise do liquor demonstra anormalidades que raramente podem elucidar o diagnóstico de forma definitiva. Alguns achados podem estar associados a agentes etiológicos específicos. O

Tabela 26.8 Possíveis causas de meningite crônica.

Infecciosas	
Micobactérias	**Fungos**
• *Mycobacterium tuberculosis*	• *Cryptococcus* spp
Espiroquetas	• *Sporothrix* spp
• *Borrelia burgdorferi*	• *Histoplasma* spp
• *Treponema pallidum*	• *Blastomyces* spp
• *Leptospira*	• *Coccidioides* spp
Bactérias	• Outros (*Pseudallescheria,*
• *Brucella* spp	• *Paracoccidioides,* fungos demáceos)
• *Francisella tularensis*	**Parasitas**
• *Actinomyces* spp	• *Taenia solium* (cisticercose)
• *Listeria monocytogenes*	• *Angiostrongylus*
• *Erlichia chafeensis*	• *Schistosoma*
• *Nocardia* spp	• *Toxoplasma*
• *Tropheryma whipplei* (doença de Whipple)	• *Acanthamoeba*
Virais	
• Vírus da imunodeficiência humana	
• Citomegalovírus	
• Epstein-Barr	
• HTLV I e III	
• Enterovirus	
• Herpes simplex	
• Varicella zoster	
Doenças não infecciosas	
• Neoplasias	• Doença de Faby
• Sarcoidose	• Doença de Behçet
• Lúpus eritematoso sistêmico	• Vasculites do SNC
• Granulomatose de Wegener	• Doença de Vogt-Koyanagi-Harada
• Idiopática	
Drogas	
• Anti-inflamatórios não esteroides	• Drogas de uso intratecal
• Imunoglobulinas	

aumento de leucócitos com maior proporção de eosinófilos pode ser uma pista para a presença de parasitas ou *Coccidioides immitis*.

Na maioria das vezes há predomínio de linfócitos, com uma pequena proporção de pacientes com o predomínio de neutrófilos (Tabela 26.9). O diagnóstico diferencial em pacientes com meningite crônica com predomínio neutrofílico no liquor inclui nocardiose, brucelose e micoses endêmicas.

Em geral, é necessária a realização de exames no liquor e no sangue para a investigação diagnóstica (Tabela 26.10).

Tratamento

A terapia empírica para meningite tuberculosa é geralmente instituída em função da gravidade desta infecção.

A prescrição de corticoides nesta situação pode piorar o quadro clínico, se este for uma meningite fúngica. Por outro lado, a evolução desfavorável pode não ser detectada inicialmente em virtude da melhora temporária da hipoglicorraquia, febre e do edema cerebral.

■ ABSCESSO CEREBRAL

O diagnóstico de abscesso cerebral é, muitas vezes, difícil de ser estabelecido no início do processo infeccioso. Contudo, o tratamento precoce é capaz de modificar significativamente a morbidade e mortalidade associada a esta infecção.

O abscesso cerebral manifesta-se clinicamente como lesão expansiva com sintomas e sinais similares aos de outras lesões que ocupam espaço no parênquima cerebral, como os tumores ou metástases no SNC. Abscessos cerebrais, muitas vezes, evoluem mais rapidamente e, mais frequentemente, produzem manifestações meníngeas.

Etiologia

Os microrganismos podem alcançar o cérebro por diferentes vias. O conhecimento do mecanismo patogênico pode auxiliar na instituição da terapêutica empírica adequada.

O mecanismo mais comum é por contiguidade, o comprometimento cerebral ocorre a partir de um foco de infec-

Tabela 26.9 Achados mais comuns no LCR na meningite crônica de acordo com agentes etiológicos específicos.

Etiologia	Número de leucócitos (células/mm³)	Células predominantes	Glicose (mg/dL)	Proteína (mg/dL)
Tuberculosa	50 a 300	Mononucleares[a]	< 45	50 a 300
Criptocócica	20 a 50[b]	Mononucleares	< 40	> 45

[a] Pode ser evidenciado o paradoxo terapêutico no qual o predomínio mononuclear passa a neutrofílico durante o tratamento.
[b] Acima de 75% dos pacientes com síndrome da imunodeficiência adquirida tem < 20 células/mm³.

Tabela 26.10 Diagnóstico laboratorial das meningites crônicas.

Análise do LCR
- Celularidade
- Proteína
- Glicose
- Colorações especiais
- Teste para antígeno de *Cryptococcus*
- PCR para *Mycobacterium tuberculosis*

Culturas (LCR, sangue, outros fluidos)
Aeróbia e anaeróbia
Fungos
Micobactérias

Sorologias (sangue e/ou LCR)
- Sorologias para *Histoplasma, Coccidioides, Sporothrix, Cryptococcus*
- Sorologia para toxoplasmose
- Sorologia para sífilis
- Sorologia para cisticercose
- Sorologia para Brucella
- Sorologia para tularemia
- Anticorpos contra HIV, HTLV I/II

Exames de imagem
- Tomografia computadorizada
- Ressonância nuclear magnética

Outros
- Teste tuberculínico ou
- Dosagem sérica e no LCR de 1,3 beta-D-glucana
- Biopsia meníngea ou cortical (histopatologia e cultura)
- Mielograma e/ou biopsia de medula óssea (com culturas)
- Provas de atividade inflamatória (velocidade de hemossedimentação, proteína C reativa)
- Dosagem de complemento

ção próximo, em geral, localizado no ouvido, mastoide ou seios paranasais. Entretanto, a disseminação hematogênica para o cérebro pode ocorrer a partir de válvulas cardíacas, infecção óssea, cutânea, intra-abdominal ou pélvica. Os abscessos, em geral, são múltiplos, loculados e são associados à mortalidade mais elevada que os originados por contiguidade. O traumatismo do crânio é o terceiro mecanismo pelo qual os microrganismos podem alcançar o cérebro, tais como nas fraturas abertas do crânio ou cirurgias.

O abscesso cerebral é criptogênico ou sem uma causa definida em aproximadamente 20% dos casos.

Os agentes etiológicos variam consideravelmente, dependendo das circunstâncias clínicas (Tabela 26.11). Nos abscessos relacionados a traumas cranianos ou procedimentos cirúrgicos, os microrganismos colonizantes ou comensais da pele, *Staphylococcus aureus* e estafilococos coagulase negativo, são os principais agentes etiológicos, seguidos pelos bacilos gram negativos. Nos demais abcessos, os patógenos mais comumente isolados são as bactérias anaeróbias, aeróbias e microaerófilas. Esta etiologia polimicrobiana pode incluir estreptococos, *Staphylococcus aureus, Bacteroides* spp, *Proteus* spp e outros bacilos Gram-negativos.

O primeiro estágio do abscesso cerebral é a cerebrite, que pode ocasionar uma reação inflamatória perivascular em torno do centro necrótico, com edema na substância branca adjacente. Posteriormente, o centro necrótico alcança suas dimensões máximas e a cápsula é formada a partir do acúmulo de fibroblastos e desenvolvimento da neovascularização.

Quadro clínico

A cefaleia de início recente é o sintoma mais comum. A presença de rigidez de nuca é rara, exceto quando há aumento da pressão intracraniana. Por outro lado, o quadro clínico pode ser semelhante ao de lesões expansivas intracranianas. Na evolução, a cefaleia se torna mais acentuada e pode ser acompanhada por sinais focais, seguidos de obnubilação e coma. Hemiparesia e afasia podem ser detectadas. Letargia progressiva para o torpor ocorre especialmente nos abscessos frontais. Convulsões, quando presentes, denotam o envolvimento da área cortical. O período evolutivo pode ser tão breve quanto horas ou tão longo quanto dias até semanas, dependendo da virulência do agente etiológico.

Os sinais de infecção são mínimos ou mesmo ausentes. Cerca de metade dos pacientes acometidos mantém a temperatura corporal normal e menos de um terço apresenta discreta leucocitose.

Diagnóstico laboratorial

O exame do LCR não tem grande valia no diagnóstico do abscesso cerebral, já que o resultado pode variar desde o normal até o de uma meningite purulenta.

A tomografia computadorizada e a ressonância nuclear magnética constituem os métodos diagnósticos de escolha para o diagnóstico e para monitorizar a resposta ao tratamento. Para as lesões de fossa posterior, a ressonância nuclear magnética parece ter vantagens por proporcionar imagens livres de artefatos, do tronco cerebral e do cerebelo.

Tabela 26.11 Condições predisponentes e agentes etiológicos mais comuns em pacientes com abcesso cerebral.

Condições predisponentes	Agentes etiológicos mais comuns
Imunossupressão	
• SIDA	*Toxoplasma gondii, Nocardia* spp, *Mycobacterium* spp, *Listeria monocytogenes, Cryptococcus neoformans*
• Neutropenia	Bacilos gram-negativos aeróbios, *Aspergillus* spp, Mucorales, *Candida* spp e *Scedosporium* spp
• Transplante	*Aspergillus* spp, *Candida* spp, Mucorales, *Scedosporium* spp, Enterobacteriaceae, *Nocardia* spp, *T. gondii, Mycobacterium tuberculosis*
Penetração da bactéria por contiguidade	
• Trauma aberto ou neurocirurgia	*Staphylococcus aureus*, estafilococos coagulase negativos, *Streptococcus* spp, Enterobacteriaceae, *Clostridium* spp
• Otite média ou mastoidite	*Streptococcus* spp, *Bacteroides* spp, *Prevotella* spp, Enterobacteriaceae
• Sinusite	*Streptococcus* spp, *Bacteroides* spp, Enterobacteriaceae, *S. aureus, Haemophilus* spp†
Disseminação hematogênica da bactéria	
• Abscesso pulmonar, empiema, bronquiectasias	*Fusobacterium, Actinomyces, Bacteroides, Prevotella, Nocardia, Streptococcus* spp
• Endocardite	*S. aureus*, Streptococcus spp
• Malformação cardíaca congênita	*Streptococcus* e *Haemophilus* spp
• Infecção dentária	Polimicrobiana com *Fusobacterium, Prevotella, Actinomyces, Bacteroides* e *Streptococcus* spp

SIDA: síndrome da imunodeficiência adquirida

Tratamento

O tratamento inclui a administração de antimicrobianos e a drenagem cirúrgica. O tratamento apenas com antimicrobianos está indicado para os casos de inacessibilidade cirúrgica, abscessos múltiplos ou no estágio inicial de cerebrite.

O retardo no início da terapia antimicrobiana é associado a piores desfechos. A escolha da terapia empírica inicial deve ser dirigida contra os agentes provavelmente envolvidos, baseada no mecanismo da infecção e na habilidade de a droga penetrar no abcesso (Tabelas 26.11 e 26.12).

Tabela 26.12 Terapia empírica inicial para pacientes com abcesso cerebral.

Para pacientes em geral	• Ceftriaxona e metronidazol • Alternativa: meropenem • Adicionar vancomicina se houver a possibilidade de *Staphylococcus aureus*, até resultados de culturas
Para pacientes transplantados	• Associação de ceftriaxona, metronidazol, voriconazole e sulfametoxazol-trimetoprim (ou sulfadiazina)
Para pacientes com SIDA	• Associação de ceftriaxona, metronidazol, pirimetamina, sulfadiazina • Considerar isoniazida, rifampicina, pirazinamida e etambutol para cobertura possível tuberculose

A resolução do abscesso pode ser acompanhada pela tomografia computadorizada e a ressonância nuclear magnética. A antibioticoterapia é continuada até que a cavidade do abscesso seja completamente resolvida. A duração do tratamento é em média de quatro a seis semanas.

■ ENCEFALITES

As infecções parenquimatosas do cérebro têm expressões clínicas e patológicas muito variáveis. Patologicamente, elas variam de um processo necrótico focal, exemplificado pela cerebrite bacteriana com formação de abscesso até a infecção difusa causando somente morte celular individual, tal como ocorre na encefalite por arbovírus. As encefalites podem ser resultantes de infecções bacterianas, virais, fúngicas, além das produzidas por protozoários e outros parasitas.

Etiologia

A maioria das infecções bacterianas do SNC manifesta-se com meningites, porém se a bactéria presente nas meninges invadir o parênquima cerebral pode ocorrer a meningoencefalite. A infecção bacteriana primária do parênquima cerebral pode também ocorrer, comumente causa necrose focal tissular, resultando em cerebrite focal com evolução para a formação de um abscesso cerebral O acometimento do parênquima cerebral pelo *Mycobacterium tuberculosis e Treponema pallidum* é mais comum.

Muitas das encefalites são causadas por vírus e, por este motivo, é comum a divisão em encefalites primária e pós--infecciosa ou parainfecciosa, com intuito de descrever as que são posteriores e as que acompanham as doenças virais ou a administração de certas vacinas. A causa da encefalite, em tais casos, parece ser uma reação de hipersensibilidade, ao contrário das primárias que ocorrem pela invasão direta e replicação do vírus dentro do SNC.

Quadro clínico

Quando a encefalite é primária, tais como as decorrentes da infecção por togavírus ou herpesvírus, as manifestações sistêmicas, cefaleia, mialgia, mal estar e comprometimento de vias aéreas superiores podem ser de pequena intensidade. Estes sintomas inespecíficos podem surgir vários dias antes de os sinais e sintomas neurológicos serem reconhecidos.

O início dos sintomas neurológicos é súbito. Há alteração do estado de consciência com o surgimento de letargia, sonolência ou torpor. O comportamento pode ser anormal como consequência da confusão mental, desorientação e alucinações. Convulsões podem ocorrer no início da doença, podendo ser o único sintoma. O paciente frequentemente queixa-se de cefaleia, náuseas e vômitos. Febre frequente está presente e é acompanhada de rigidez de nuca. Anormalidades neurológicas focais são encontradas, dependendo da região do sistema nervoso comprometida pelo processo inflamatório. O comprometimento do hemisfério cerebral pode resultar em afasia, sinais de lesão dos tratos corticoespinhal ou corticobulbar, movimentos involuntários, ataxia, alterações da sensibilidade e perda da memória.

Diagnóstico laboratorial

Os testes laboratoriais gerais são de pouca utilidade para o diagnóstico de encefalite. Eles podem proporcionar alguma evidência ou pista para algumas doenças sistêmicas, tais como linfocitose atípica na mononucleose infecciosa, níveis elevados de amilase e transaminase na caxumba.

O exame do LCR é o teste diagnóstico mais importante. A pressão comumente está abaixo do normal ou levemente elevada, LCR claro ou levemente turvo e o número de células aumentado (média de 50 a 500/mL), leve e moderado aumento do conteúdo de proteína e, em geral, com nível de glicose normal. No início da doença, pode haver predomínio dos polimorfonucleares neutrófilos. Às vezes, os níveis de proteína estão aumentados, enquanto a contagem global de células está diminuída. Na encefalite produzida pelo HSV-1, o LCR pode ser levemente hemorrágico ou xantocrômico e conter significante número de hemácias. Ocasionalmente, a encefalite viral ocorre sem anormalidades do LCR, o que torna o diagnóstico ainda mais difícil.

Quando se suspeita de encefalite, o eletroencefalograma (ECG) pode ser útil. Várias alterações no traçado eletroencefalográfico podem ser vistas, mas o padrão mais comum é o de uma difusa lentificação da atividade elétrica, com rompimento do ritmo de base, pontuado por atividade periódica com surtos de amplitude alta e complexo de ponta-onda.

Na arteriografia e/ou na cintilografia radionuclídica cerebrais, podem ser observadas anormalidades da captação. A tomografia computadorizada pode revelar áreas características de baixa densidade e mais contrastada, efeito de massa, edema e hemorragia. No início da doença, a tomografia computadorizada pode ser normal. Sem dúvida uma tomografia computadorizada anormal é um sinal de mau prognóstico, provavelmente indicativa de um diagnóstico tardio. Sugere-se que a imagem de ressonância magnética possa ser o teste radiológico mais sensível, sensibilidade esta devida a alterações do conteúdo de água no cérebro e a uma excelente imagem multiplanar da base do crânio.

Tratamento

Para facilitar o problema em questão, é comum a divisão das encefalites virais em esporádica, epidêmica e pós-infecciosa, conforme mostra a Tabela 26.13.

Tabela 26.13 Tipos de encefalite viral.

Tipo	Agentes mais comuns
• Esporádica	Herpes simples, raiva, Epstein-Barr, coriomeningite linfocitária, outras viroses
• Epidêmica	Arboviroses, enteroviroses, influenza, exantemáticas (sarampo, varicela etc.) e outros vírus
• Pós-infecciosa	Após sarampo, caxumba, varicela, rubéola, influenza, outras infecções.

As encefalites esporádicas são comumente causadas pelo vírus herpes simples. Esta é também a infecção viral mais importante do SNC a ser pensada ou afastada, porque é a única encefalite viral para a qual um grande número de estudos controlados mostra o efeito benéfico do tratamento antiviral (aciclovir, 10 mg/kg, IV, em uma hora, a cada oito horas, por dez dias, em um total de 30 mg/kg/dia, no adulto).

Os sinais clínicos e os testes diagnósticos indicam que a encefalite por herpes simples quase sempre acomete o cérebro de maneira focal. Tipicamente, são lesões nas regiões fronto-orbital ou temporais. Ainda há controvérsias da necessidade da biópsia cerebral nos casos suspeitos de encefalite por herpes simples. Fatores que suportariam a biópsia incluem a queda dos níveis de glicose no LCR, a suspeita clínica de que outra condição tratável possa estar presente (cerebrite, tuberculose, toxoplasmose, abscesso, neoplasias) e encefalite recorrente ou reincidente. Fatores que suportariam a terapêutica, sem a biópsia, incluem nível normal de glicose no LCR e uma "típica ou clássica" apresentação.

As encefalites epidêmicas estão associadas aos agentes listados na Tabela 26.11 e mais comumente às arboviroses. Ainda que não exista nenhum tratamento específico para a maioria desses vírus, o tratamento de suporte é muito importante, porque o prognóstico é geralmente favorável, ainda em pacientes que se apresentam inicialmente em coma. Diagnóstico específico pode ser estabelecido por sorologia e é importante para as medidas de saúde pública, como a erradicação dos mosquitos.

Encefalite viral pós-infecciosa é atualmente uma designação incorreta, porque o dano neurológico nesta síndrome não é devido aos efeitos diretos da replicação viral nas células neurais, mas, sim, devido a um mecanismo indireto, uma resposta imunopatológica induzida pelo vírus. A sinonímia existente para esta síndrome deve ser conhecida: encefalite parainfecciosa, encefalomielite aguda disseminada e encefalomielite alérgica.

Encefalite pós-infecciosa tipicamente ocorre alguns dias a semanas após recuperação de uma infecção, tal como uma doença exantemática na criança. A medula espinhal, os nervos ópticos e o sistema nervoso periférico são frequentemente envolvidos. Os pacientes, muitas vezes, têm dores de cabeça, febre, náuseas, vômitos e sinais neurológicos focais. Frequentemente a neuroimagem demonstra lesões multifocais da substância branca; nos casos graves, apresentam-se de cunho hemorrágico. Em algumas ocasiões, dramática melhora tem sido reportada após tratamento com corticosteroides (metilprednisolona, 1 g por via intravenosa, por cinco dias).

■ REFERÊNCIAS

1. Brouwer MC, Tunkel AR, McKhann II GM, van de Beek D. Brain Abscess. N Engl J Med. 2014;371:447-56.
2. Somand D, Meurer W. Central nervous system infections. Emerg Med Clin N Am. 2009;27:89–100.
3. Tunkel AR. Brain abscess. Mandell, Douglas, and Bennett's Principles and Practice of Infectious Diseases. 8.ed. Philadelphia: Elsevier and Saunders, 2015, chapter 92. p.1164-76.
4. Tunkel AR. Approach to the patient with central nervous system infection. Mandell, Douglas, and Bennett's Principles and Practice of Infectious Diseases. 8.ed. Philadelphia: Elsevier and Saunders, 2015, chapter 88. p.1091-96.
5. van de Beek D, Brouwer MC, Thwaites GE, Tunkel AR. Advances in treatment of bacterial meningitis. Lancet. 2012;380(9854):1693-702.
6. van de Beek D, de Gans J, Tunkel AR, Wijdicks EF. Community-acquired bacterial meningitis in adults. N Engl J Med. 2006;354(1):44-53.
7. Ziai WC, Geocadin RG. Central nervous system infections: a critical care approach. Curr Neurol Neurosc Rep. 2001,1:577–86.

capítulo 27

Magaly Cecília Franchini Reichert
Claudia Vallone Silva

Intervenções de Enfermagem nas Infecções do Sistema Nervoso Central

■ INTRODUÇÃO

O sistema nervoso central (SNC) pode ser afetado por uma grande variedade de agentes, incluindo vírus, bactérias, fungos, protozoários e outros parasitas. Algumas outras doenças, não infecciosas, que afetam o SNC podem causar sinais e sintomas muito semelhantes. Estas incluem doenças neoplásicas, tumores ou cistos cerebrais, acidente vascular cerebral, hemorragia subaracnoidea e algumas medicações. A apresentação clínica das infecções de SNC pode ser aguda, subaguda ou crônica e depende da virulência do agente infeccioso envolvido e da localização da infecção (meninges, cérebro, córtex cerebral, coluna). A maioria dos pacientes apresenta hipertermia, cefaleia, alteração do nível de consciência, confusão mental e/ou déficit neurológico localizado.

As alterações nas estruturas cerebrais podem acarretar complicações irreversíveis, pois o sistema nervoso é bastante sensível e possui alto nível de complexidade. É fundamental que o enfermeiro esteja apto a avaliar sinais e sintomas e realizar um adequado exame físico para auxiliar a equipe médica na rápida suspeita clínica, agilidade na coleta de exames e obtenção de resultados para rápida instituição de terapia adequada sendo que, algumas vezes, a instituição de medidas de precauções específicas se faz necessária além de avaliação de possíveis contactantes que podem necessitar de medicações profiláticas. Tal fato exige do enfermeiro uma constante avaliação das condições clínicas e rigoroso controle da terapêutica instituída para esses pacientes.

Algumas infecções de SNC são encontradas com maior frequência, tais como: meningites bacterianas, meningites não purulentas, doença meningocócica, abscesso cerebral e encefalites. Essas patologias foram abordadas no Capítulo 26 com maiores detalhes e neste capítulo abordaremos as intervenções de enfermagem.

■ INTERVENÇÕES DE ENFERMAGEM

O paciente portador de infecção do SNC é acometido de vários problemas, portanto é necessário que este seja assistido por uma equipe multiprofissional, em que o enfermeiro tem papel fundamental, tanto no aspecto terapêutico como na monitorização, na assistência, prevenção e detecção precoce de complicações e promoção da reabilitação. Esses pacientes internados em unidades de terapia intensiva (UTI) ou em unidades de internação são dependentes tanto dos cuidados de enfermagem quanto de equipes de reabilitação para a proteção e prevenção de lesões adicionais além de reabilitação de funções perdidas.

O enfermeiro deve realizar a avaliação neurológica, o controle dos parâmetros hemodinâmicos e respiratórios, da temperatura corporal, dos cuidados de higiene, mudança de decúbito, massagem de conforto, controle hidroeletrolítico, e estabelecer as medidas de precauções necessárias.

A assistência de enfermagem ao paciente neurológico portador ou não de infecção do SNC pode ser seguramente generalizada, respeitando-se necessidades individuais de cada paciente. Na Tabela 27.1 estão descritos esses cuidados.

Todos esses cuidados devem ser lembrados pela equipe de enfermagem e é fundamental o registro adequado da evolução do paciente para que haja continuidade da assistência e prevenção de eventos adversos.

Tabela 27.1 Cuidados de enfermagem ao paciente neurológico portador ou não de infecção do SNC.

Assistência de enfermagem	Justificativa
• Verificar os sinais vitais em intervalos regulares.	• Obter parâmetros para observar a estabilidade, melhora ou deterioração do estado geral.
• Realizar avaliação neurológica em intervalos regulares.	• Obter parâmetros para detectar mudanças no estado mental do paciente.
• Observar sinais de irritação meníngea (rigidez de nuca, hiperirritabilidade, hiperalgesia e fotofobia).	• Indicadores de irritação meníngea mostram a necessidade de cuidados especiais de enfermagem e, algumas vezes, alteração da terapêutica.
• Observar a função respiratória (ausculta pulmonar e expansibilidade torácica): ▪ Manter vias aéreas pérvias e oxigenação adequada. ▪ Atentar para sinais de cianose e alteração no padrão e frequência respiratória. ▪ Monitorizar oximetria de pulso e gasometria arterial. ▪ Posicionar o paciente para facilitar a drenagem de secreções e prevenir doenças. ▪ Aspirar vias aéreas, se necessário. ▪ Administrar oxigenoterapia conforme orientação médica.	• Sinais de alteração no padrão respiratório indicam necessidade de suporte ventilatório. • Facilitar a drenagem de secreções, manter oxigenação adequada e prevenir broncoaspiração e possível pneumonia hospitalar.
• Realizar cuidados básicos de higiene.	• Observar, no momento da higiene, possíveis lesões de pele e alterações que possam indicar piora do quadro (p. ex.: petéquias). • Manter o paciente seco e confortável.
• Realizar higiene oral com mais frequência.	• Dar conforto ao paciente e reduzir a colonização da cavidade oral. • Observar possíveis lesões orais. • Em caso de pacientes neurológicos em ventilação mecânica (intubação orotraqueal ou traqueostomia), realizar a higiene oral com clorexidina 0,012%, quatro vezes ao dia. • Prevenir broncoaspiração no momento da higiene oral.
• Prevenir quedas: ▪ Orientar paciente e família a solicitar auxílio profissional sempre que quiser levantar reduzindo risco de queda. ▪ Manter elevadas as grades da cama. ▪ Abaixar a cama, se possível, quando o paciente quiser levantar. ▪ Aplicar restrições, se necessário.	• Prevenir danos físicos ao paciente, principalmente quando existe alteração no estado mental.
• Observar sinais de dor: ▪ Avaliar localização e gravidade da dor utilizando a escala analógica visual. ▪ Remover fonte de inquietação. ▪ Administrar analgésicos segundo prescrição médica.	• Promover maior conforto ao paciente. • Prevenir possível irritação causada pela dor. • Prevenir distúrbio hemodinâmico.
Providenciar cuidados com a pele com intervalos de duas a quatro horas: ▪ Observar e proteger proeminências ósseas. ▪ Mudança de decúbito. ▪ Hidratação da pele com soluções cremosas. ▪ Manter paciente em decúbito elevado (> 30°).	• Prevenir irritação da pele e úlcera por pressão. • O decúbito elevado em pacientes com rebaixamento do nível de consciência previne a broncoaspiração e, portanto, a pneumonia.
• Monitorizar e registrar eliminações urinárias e intestinais, integridade da pele, balanço hídrico, gasometria arterial e controle hidroeletrolítico.	

(Continua)

Intervenções de Enfermagem nas Infecções do Sistema Nervoso Central

Tabela 27.1 Cuidados de Enfermagem ao paciente neurológico portador ou não de infecção do SNC. *(Continuação)*

Assistência de enfermagem	Justificativa

• Prevenir trombose venosa profunda:
  ▪ Usar meias elásticas enquanto o paciente mantiver repouso no leito por tempo prolongado.
  ▪ Avaliar se anticoagulantes estão prescritos.
	• Melhorar o retorno venoso e diminuir risco para trombose venosa profunda.

• Manter alinhamento corporal.	• Prevenir o desenvolvimento de deformidades ortopédicas.
• Prover alimentação e hidratação para o paciente auxiliando na definição de qual a melhor estratégia para cada fase: • Auxiliar na alimentação oral (alguns casos). • Administrar alimentação enteral via sonda nasoenteral. • Administrar alimentação enteral via gastrostomia.	• Avaliar o tipo de dieta para cada fase. • Manter paciente em decúbito elevado sempre que administrar a dieta, evitando possível broncoaspiração. • Hidratar o paciente é fundamental. • Cuidados com a sonda nasoenteral e gastrostomia previnem complicações infecciosas locais e sistêmicas (gastrenterites, pneumonia, infecções de pele etc.).

Fonte: Magaly Cecília Franchini Reichert e Claudia Vallone Silva.

■ PRECAUÇÕES PADRÃO

Profissionais devem utilizar as precauções padrão para a assistência a qualquer paciente sempre que houver risco de contato com sangue, fluidos corpóreos, secreções e excreções, pele não íntegra e mucosas independente da doença comprovada ou não.

As precauções padrão consistem, de forma resumida, em:

a) **Higienização das mãos**: o produto alcoólico deve ser preferido para a higiene de mãos devendo estar instalado próximo ao ponto de assistência:
   - É obrigatória antes e depois do contato com o paciente, e entre procedimentos realizados no mesmo paciente.
   - É obrigatória depois da retirada das luvas e contato com equipamentos ou artigos contaminados.

b) **Uso de luvas**: quando houver possibilidade de contato com sangue, fluidos orgânicos, secreções, excreções ou outros itens contaminados. As luvas devem ser trocadas entre a manipulação de diferentes sítios no paciente, para contatos entre diferentes pacientes e equipamentos ou artigos e sempre se devem higienizar as mãos após a retirada.

c) **Avental**: deve ser utilizado para proteção individual sempre que houver risco de contaminação com fluidos orgânicos ou sangue.

d) **Máscara e óculos de proteção**: devem ser utilizados para proteção, sempre que houver risco de contaminação por respingos de sangue, fluidos orgânicos, secreções e excreções na execução de procedimentos (aspiração e entubação endotraqueal, retirada de dispositivos invasivos, injeção de substâncias na espinha ou espaço epidural.

e) **Materiais perfurocortantes**: devem ser manuseados com cuidado, evitando-se o reencape de agulhas e descartados em recipientes específicos (rígidos e resistentes à perfuração).

As medidas de precauções devem ser estabelecidas e adaptadas pelas equipes de Prevenção e Controle de Infecção das instituições e são baseadas em guias e manuais de orientação publicados pelo *Centers for Disease Control and Prevention*/CDC/Atlanta.

■ INTERVENÇÕES DE ENFERMAGEM ESPECÍFICAS PARA INFECÇÕES DE SNC

Algumas infecções do SNC merecem uma atenção especial da equipe de enfermagem principalmente no momento da suspeita diagnóstica. A equipe de enfermagem deve conhecer sinais e sintomas específicos das meningites para direcionar a melhor assistência, prevenindo a complicação para o paciente e a transmissão para a equipe de saúde e comunidade. As meningites podem ser causadas pelos seguintes agentes patogênicos: bactérias, vírus, protozoários, fungos e parasitas. As meningites representam um grave problema de saúde pública devido a altas taxas de morbimortalidade e sequelas. A transmissão ocorre através de gotículas aspergidas pelo trato respiratório.

Entre os agentes que causam meningite bacteriana, destacam-se algumas bactérias Gram-negativas como *Neisseria menigitidis* e *Haemophilus influenza* e algumas Gram-positivas, como o *Streptococcus pneumoniae* e o *Mycobacterium tuberculosis*. Esses microrganismos respondem por cerca de 75% dos casos de meningite bacteriana.

As principais alterações observadas na avaliação física de um paciente com meningite são mal-estar geral súbito, mialgia, prostração, febre alta acompanhada de calafrios, cefaleia intensa, sinal de hipertensão intracraniana, assim como vômitos em jato, fotofobia, alteração no nível de consciência e convulsões, rigidez de nuca, posição de opistótono, além de sinais de meningismo; pode ocorrer sonolência, torpor, confusão mental, delírio e até coma. Algumas manifestações hemorrágicas como petéquias, equimoses ou sufusões hemorrágicas podem ocorrer principalmente nas meningites meningocócicas ou doença meningocócica.

A doença meningocócica pode se apresentar sob forma de uma infecção na nasofaringe, com sintomas localizados ou sem manifestações; como uma septicemia grave (meningococcemia) e, ainda, sob a forma de meningite de início súbito. As consequências da infecção causada pela *Neisseria meningitidis* variam dentro de grande espectro clínico, até casos de evolução fulminante, com alta letalidade. O grande interesse é que estes quadros podem representar um grave problema de saúde pública, acometendo países tanto desenvolvidos quanto em desenvolvimento, com proporções endêmicas ou epidêmicas. Apresenta comportamento sazonal, com maior incidência nos meses de frio, quando há tendência de maior confinamento da população e, portanto, maior número de contato com portadores.

A incidência de doença meningocócica nos países desenvolvidos apresenta uma variação de 1/100.000 habitantes (França e Estados Unidos) até 4 a 5/100.000 habitantes (Inglaterra e País de Gales, Escócia e Espanha). No Brasil o coeficiente médio de incidência é de 3,32/100.000 habitantes (dados de 1994 a 2003), e a letalidade no período foi de 19,4% segundo dados do Sistema Nacional de Agravos Notificáveis da Secretaria de Vigilância em Saúde, do Ministério da Saúde.

O diagnóstico rápido e assertivo da etiologia da meningite é fundamental. A equipe de enfermagem deve realizar um exame físico detalhado avaliando sinais e sintomas. Além disso, o diagnóstico diferencial entre as meningites é realizado principalmente pelas alterações liquóricas encontradas no quimiocitológico. A Tabela 27.2 apresenta essas informações.

■ PRECAUÇÕES POR GOTÍCULAS

Para todos os pacientes com suspeita de meningite, devem-se adotar as precauções por gotículas, até a confirmação precisa do diagnóstico, além das precauções padrão. As gotículas respiratórias são geradas quando o indivíduo infectado tosse, espirra ou fala. Pode ainda ser gerada durante procedimentos como aspiração traqueal, intubação traqueal, fisioterapia respiratória com indução de tosse e ressuscitação cardiopulmonar. As precauções por gotículas são medidas que visam impedir a transmissão de gotículas maiores ou iguais a cinco micras geradas a partir da tosse, espirro ou mesmo quando o paciente está conversando. Consistem, basicamente, em:

a) **Máscara cirúrgica**: deve ser usada como barreira física ao entrar no quarto e para se aproximar do paciente a partir de um metro.
b) **Quarto privativo**: é necessário que o paciente permaneça afastado dos demais.
c) **Transporte do paciente**: o transporte deve ser evitado, mas, quando indispensável, o paciente deve usar máscara cirúrgica.
d) **Visitas**: devem ser restritas e orientadas.

Com o resultado do exame de quimiocitológico, a equipe médica e de enfermagem já pode suspeitar da etiologia da meningite e iniciar a terapêutica adequada. Ainda é importante aguardar o resultado do exame de aglutinação de partículas de látex ou contraimunoeletroforese no líquor e a cultura.

Tabela 27.2 Principais alterações liquóricas quimiocitológicas correlacionadas aos agentes etiológicos mais frequentes.

	Citologia	Neutrófilos	Polimorfonucleares linfócitos/monócitos	Proteínas	Glicose	Observações
LCR Normal	Até quatro células (em adulto)	Até 1%	100%	30 a 40 mg/100 mL	50 a 90/100 mL	Recém-nascidos até 15 células Menores de 1 ano: até dez células 1 ano ou mais: até 4 células
Bactérias	Mais de 500 células até milhares	Predomínio	-	> 100 mg	Abaixo	Quadros iniciais podem ter celularidade menor
Bacilo de Koch (Tbc)	Geralmente até 500 células	-	Predomínio	> 100 mg	Abaixo	
Vírus	Raramente > 500 células	-	Predomínio	Normal ou < 10 mg	Normal	Quadros iniciais (primeiras 24 horas) podem ter predomínio de neutrófilos
Fungos	< 500 células	-	Predomínio	> 100 mg	Abaixo ou normal	

Fonte: Adaptada de Almeida FA, Silva CV, Pinto MCM, Correa L, Negrini NMM. Caso 26 - Meningite bacteriana. In: Ed Manole. 2011; 460-478. Enfermagem pelo método de estudo de casos. Mohallem AGC, Farah OGD, Laselva CR. São Paulo: Ed Mande, 2011. p.460-78.

Nas meningites bacterianas, as precauções para gotículas devem ser mantidas por pelos menos 24 horas após início do tratamento com as drogas específicas. Em casos de meningites virais, tuberculose meningoencefálica, meningite herpética e meningite por leptospirose, por exemplo, não há necessidade da manutenção das precauções por gotículas.

É importante lembrar que algumas meningites bacterianas podem ser prevenidas com a imunização. Atualmente, fazem parte do calendário nacional de vacinação quatro vacinas que protegem contra a meningite: a BCG, em dose única aplicada ao nascer; a pentavalente, com doses aos dois, quatro e seis meses de vida; a meningocócica C, oferecida à criança aos três e cinco meses de idade; e a pneumocócica, recebida pelo bebê quando ele tem dois, quatro e seis meses de vida.

Alguns vírus podem causar meningite asséptica, tais como enterovírus, vírus da caxumba, arbovírus, herpesvírus ou vírus da varicela zoster.

A causa mais frequente de meningite viral e que, algumas vezes, pode estar envolvida em surtos é o enterovírus. Caracteriza-se por início agudo com febre, cefaleia, sinais meníngeos (rigidez de nuca e outros). O líquor encontra-se habitualmente pouco alterado, e o curso clínico é relativamente benigno, com prognóstico, via de regra, excelente, embora fadiga e mal-estar possam persistir por algum tempo. Assim mesmo, no início do quadro, o paciente pode apresentar-se com sinais e sintomas clinicamente indistinguíveis de outras meningites, como as bacterianas, as quais não têm o mesmo curso benigno. Para o diagnóstico diferencial, torna-se imprescindível o exame do líquor. A transmissão ocorre de pessoa para pessoa, via oral-oral e fecal-oral, sendo a primeira considerada a mais importante. Água e alimentos podem ser veículos de transmissão. O período decorrido entre a exposição ao enterovírus e o aparecimento dos sintomas é de 7 a 14 dias. A infecção confere imunidade tipo-específica. Não existem vacinas contra esse tipo de meningite até a presente data.

Não existem ainda vacinas para as meningites virais, com exceção da vacina contra caxumba, que é combinada com a imunização do sarampo e da rubéola (tríplice viral).

Todas as meningites são de notificação compulsória imediata (Sistema Nacional de Agravos de Notificação – Ministério da Saúde – http://portalsinan.saude.gov.br/meningite). Os casos suspeitos de meningite também devem ser notificados e investigados, independente do agente etiológico. Nos casos de meningite meningocócica e meningite por *Haemophilus influenzae*, a equipe deve avaliar a indicação de quimioprofilaxia para contactantes próximos. A quimioprofilaxia está indicada para todos os comunicantes íntimos de um caso, seja esporádico, seja em situações de surtos ou epidemias. A Academia Americana de Pediatria e o Centro de Vigilância Epidemiológica recomendam a quimioprofilaxia para contatos domiciliares, de quartéis ou orfanatos (mesmo quarto), comunicantes íntimos de creches e pré-escolas (mesma sala, mesmo período, as merendeiras), e pessoas diretamente expostas às secreções orofaríngeas por meio de beijos e outros, durante sete a dez dias antes do início dos sintomas da doença no caso índice. Rotineiramente, não é recomendada aos profissionais da saúde, a não ser que não tenham tomado precauções respiratórias no atendimento ao paciente, na intubação endotraqueal ou na aspiração de secreções, ou que tenham realizado ressuscitação boca a boca. Idealmente, a quimioprofilaxia deve ser realizada dentro de 24 horas após a internação do caso índice, porque a maioria dos casos secundários ocorre em até cinco dias.

Outras infecções do SNC não são transmissíveis de pessoa para pessoa, portanto, a assistência deve ser cuidadosa, seguindo as sugestões da Tabela 27.1.

■ INFECÇÕES HOSPITALARES DO SISTEMA NERVOSO CENTRAL

As infecções hospitalares do SNC não são muito frequentes e representam uma pequena parcela das infecções relacionadas à assistência à saúde, porém são consideradas muito graves, provocam inúmeras sequelas e estão relacionadas a altas taxas de letalidade.

Podem ser divididas em infecções de sítio cirúrgico e não associadas a procedimentos cirúrgicos. As infecções de SNC não cirúrgicas são menos frequentes, mas não menos graves. Ocorrem a partir de um foco infeccioso prévio por disseminação hematogênica ou por contiguidade. Nesta categoria, alguns fatores de risco podem ser considerados, tais como as fístulas pós-traumáticas e os procedimentos invasivos do SNC (ventriculostomia, anestesia peridural, raquianestesia, implantação de cateteres intracranianos, cateteres epidurais, entre outros). Uma parcela dessas infecções pode ser prevenida contanto que qualquer um destes procedimentos deva ser realizado com técnica asséptica. A equipe de enfermagem tem papel fundamental no sentido de prover insumos adequados para que esses procedimentos sejam realizados corretamente, acompanhar a equipe médica auxiliando a manutenção da técnica e manter cuidados adequados antes, durante e após a manipulação desses dispositivos.

Alguns grupos de pacientes são mais vulneráveis a infecções hospitalares no SNC, considerando-se população de risco: pacientes submetidos a neurocirurgias com ou sem derivação ventricular, neonatos principalmente internados em unidade de terapia intensiva e pacientes submetidos a procedimentos diagnósticos ou terapêuticos invasivos com penetração do SNC.

A maioria dos quadros neurológicos de urgência requer intervenções cirúrgicas ou tratamento de suporte. A hipertensão intracraniana aguda requer medidas terapêuticas específicas, incluindo a monitorização da pressão intracraniana (PIC). O acompanhamento criterioso da PIC fornece informações importantes que precedem sinais e sintomas de descompensação (lesões secundárias), permitindo tratamento mais precoce e eficaz além de dar parâmetros sobre a assertividade das medidas terapêuticas. Dentre as complicações associadas à monitorização da PIC, temos a infecção do SNC. Esta infecção pode ser maior dependendo do posicionamento do cateter, tempo de permanência com o sistema e manipulação inadequada. Os cuidados de enfermagem em pacientes com monitorização da PIC visam manter a circulação encefálica efetiva e devem focar o posicionamento adequado do paciente e sistema de monitorização (alinhamento céfalo-caudal e cabeceira elevada), evitar períodos de agitação psicomotora, evitar alterações hemodinâmicas importantes (manter temperatura corporal menor que 37,5°C), além de estímulos dolorosos e correlacionar as alterações da PIC com procedimentos hospitalares promovendo oferta de oxigênio em 100% antes das aspirações traqueais ou nasais. O cateter deve ser fixado ao couro cabeludo do paciente tomando muito cuidado na manipulação para não o tracionar e/ou deslocar, realizar o curativo diariamente, monitorizar e registrar qualquer extravasamento de líquor pelo nariz, ouvido ou local de inserção do cateter. A manipulação asséptica do sistema é fundamental, lembrando que o risco aumenta consideravelmente após cinco dias de procedimento.

Segundo critérios diagnósticos publicados em janeiro de 2016 pelo *CDC's National Healthcare Safety Network*, as infecções do SNC não associadas a procedimentos cirúrgicos podem ser divididas em infecções intracranianas, meningites ou ventriculites e abscesso de coluna. As definições com frequência combinam sinais e sintomas específicos (dor de cabeça, rebaixamento do nível de consciência, febre, sinais neurológicos e outros) com resultados de exames microbiológicos de líquor ou hemoculturas, culturas de secreção de abscesso ou tecido cerebral além de quimiocitológico no líquor, características de biópsias etc.

A incidência das infecções de sítio cirúrgico relacionadas a cirurgias neurológicas difere dependendo do procedimento realizado. A meningite é a segunda infecção mais frequente após procedimentos cirúrgicos no SNC, precedida apenas pelas infecções de sítio cirúrgico incisionais ou superficiais, e apresenta maior potencial de letalidade.

A meningite pós-craniotomia tem uma apresentação clínica muito semelhante à meningite comunitária, porém seu diagnóstico pode ser retardado pela confusão entre os sinais de pós-operatório ou de sangramento nas meninges.

Existem poucos estudos que mostrem dados de infecção hospitalar do SNC e especificamente de meningite pós-cirúrgica. Um estudo multicêntrico realizado na França mostrou uma incidência de infecção pós-craniotomia de 4% em que a meningite foi a infecção mais prevalente. Estudo realizado em hospital universitário de São Paulo encontrou uma incidência de meningite pós-craniotomia de 8,9%, com letalidade de 30% nessa população. Dados publicados pelo Centro de Vigilância Epidemiológica (CVE/SP), que realiza vigilância das infecções relacionadas à assistência à saúde nos hospitais do Estado de São Paulo, mostram que, em 309 hospitais notificantes (com mais de 250 cirurgias/ano), a taxa de neurocirurgia variou de 0% a 6,9% (média 1,5%) e quando avaliadas apenas as craniotomias (236 hospitais), a taxa de infecção de sítio cirúrgico variou de 0% a 11,7%.

Neste contexto, a enfermagem tem um papel fundamental no controle das infecções, sempre considerando medidas de prevenção do pré-operatório, intraoperatório e pós-operatório. Seguindo as precauções necessárias, com destaque para a higienização das mãos, a realização de técnicas assépticas em todos os procedimentos invasivos e a adequação dos cuidados, estas infecções podem ser prevenidas.

■ DOENÇA DE CREUTZFELDT-JAKOB E OUTRAS DOENÇAS PRIÔNICAS

Os primeiros casos da Doença de Creutzfeldt-Jakob (DCJ) foram reconhecidos em 1996 no Reino Unido e foram associados ao consumo de carne de gado com Encefalite Espongiforme Bovina (EEB, também conhecida como doença da "vaca-louca").

O agente causal é um príon. Há fortes evidências de que o príon seja um agente infeccioso desprovido de material genético (DNA e RNA) e composto apenas por proteína. A proteína do príon é quase idêntica a uma proteína normalmente produzida pelas células do SNC (denominada príon celular), que parece ter várias funções, tais como proteção e diferenciação neuronais.

Há duas hipóteses principais buscando explicar a fisiopatogenia das doenças priônicas:

- Falta de uma proteína celular que normalmente estaria presente no SNC, sendo que a perda da função desta proteína acarretaria sintomas; e/ou
- Acúmulo de príon no interior dos neurônios causando neurotoxicidade e desestabilização das membranas celulares.

Estes agentes multiplicam-se rapidamente e são capazes de converter moléculas de proteína em substâncias perigosas, simplesmente alterando sua estrutura espacial. São responsáveis por doenças transmissíveis e hereditárias, podendo causar ainda a doença esporádica, na qual nem a transmissão nem a hereditariedade são evidentes.

A Doença de Creutzfeldt-Jakob ou Doença Priônica é uma desordem neurodegenerativa humana de rápida progressão e invariavelmente fatal, cuja etiologia é atribuída à proteína do príon. Caracteriza-se por uma encefalopatia em que predominam demência, mioclonias, sinais piramidais, extrapiramidais e cerebelares, com óbito ocorrendo geralmente após um ano do início dos sintomas. Pode-se desenvolver em qualquer idade, afetando mais frequentemente pessoas entre 50 e 70 anos (80%). Em 85% dos pacientes, a DCJ ocorre como uma doença esporádica sem nenhum padrão de transmissão identificado. Uma pequena proporção dos pacientes (10% a 15%) desenvolve a doença decorrente de mutações hereditárias nos genes da proteína do príon e os demais (menos de 5%) são de origem iatrogênica (transmissão por meio de transplante de córnea, uso de hormônios do crescimento e gonadotrofinas de pituitária de cadáver). O período de incubação pode ser longo, de 12 a 30 anos, e mais curto quando a exposição é intracerebral.

A eficiência da transmissão de um doador para o hospedeiro é dependente de uma série de fatores, incluindo-se a via de entrada (via cerebral é a mais eficiente sendo possível a via endovenosa, intraperitoneal e intragástrica).

Sabe-se que o agente é altamente estável e resistente ao congelamento, ressecamento e calor do cozimento normal, da pasteurização e da esterilização à temperatura e tempos usuais.

O diagnóstico é construído a partir da história epidemiológica em que devem ser levantados os seguintes fatores de risco: viagens ao exterior, em especial em países com casos de "doença da vaca-louca", hábitos de ingestão de carne importada destes países, história de caso semelhante na família, em parentes de primeiro grau ou antecedentes de cirurgias com enxertos de dura-máter, transplante de córnea, uso de eletrodos invasivos, tratamento com hormônios de crescimento humanos ou outros produtos suspeitos. O líquor não contém células inflamatórias, apresentando leve aumento de proteínas (0,5 a 1,0g/L). O exame de proteína 14-3-3 tem sido utilizado como marcador de DCJ (positivo em mais de 90% dos casos). Em pacientes com demência progressiva de menos de dois anos de duração, um teste de LCR positivo para esta proteína tem muito peso no diagnóstico. A eletroencefalografia (EEG) apresenta-se em 60 a 80% dos casos de atividade periódica curta; nos demais, observam-se anormalidades não específicas como lentificação de ondas. O EEG semelhante pode aparecer em outras doenças como Alzheimer, encefalopatias metabólicas e tóxicas, e outras. Exames de neuroimagem têm como principal função excluir outras patologias neurológicas. Biópsias cerebrais não são recomendadas. Não existe tratamento específico.

Não é necessário isolamento do paciente e estes devem ser cuidados com precauções-padrão. Nenhuma precaução especial é requerida para utensílios de comida, sondas, roupas de cama ou itens utilizados na pele ou lesões deste paciente. Procedimentos como endoscopia, cateterização vascular ou urinária, testes pulmonares ou cardíacos, entre outros, podem ser realizados com precaução-padrão. Os materiais e instrumentais cirúrgicos utilizados em procedimentos que envolvem tecidos de alta efetividade, especialmente SNC, devem ser tratados de forma especial: esterilização em autoclave a 132ºC por uma hora de todo instrumental termorresistente e descarte de materiais termossensíveis. Os príons não são transmissíveis por via respiratória, entretanto, recomenda-se o tratamento de circuitos ventilatórios utilizados em anestesia, durante neurocirurgia (momento da manipulação do SNC), com hipoclorito de Na a 1% durante uma hora ou mesmo o descarte do material e incineração posterior. Para circuitos ventilatórios utilizados na manutenção e tratamento do paciente (UTI e semi-intensiva), recomenda-se a manutenção da rotina do hospital.

A Doença de Creutzfeldt-Jakob ou Doença Priônica é uma doença de Notificação Compulsória, ou seja, quando houver internação de paciente com suspeita ou diagnóstico confirmado, o Serviço de Controle de Infecção Hospitalar (SCIH) deve ser avisado.

BIBLIOGRAFIA CONSULTADA

1. Almeida FA, Silva CV, Pinto MCM, Correa L, Negrini NMM. Caso 26 - Meningite bacteriana. In: Mohallem AGC, Farah OGD, Laselva CR. Enfermagem pelo método de estudo de casos. 1.ed. São Paulo: Ed Manole, 2011. p.460-78.
2. Amaral SM, Cortês AQ, Pires FR. Pneumonia nosocomial: importância do microambiente oral. J Bras Pneumol. 2009;35(11):1116-24
3. Campéas AE, Campéas MVS. Meningites bacterianas. Prática Hospitalar. Ano V. Número 27. Maio–Junho, 2003.
4. Carmagnani MIS, Fakih FT, Canteras LMS, Labbadia LL, Tanaka LH. Procedimentos de enfermagem: guia prático. 1.ed. Rio de Janeiro: Guanabara Koogan, 2009.
5. CCD – Coordenadoria de Controle de Doenças. Vigilância das infecções hospitalares do Estado de São Paulo, dados de 2004 a 2012. BEPA Boletim Epidemiológico Paulista. Volume 11, número 123-124. Março/Abril 2014. [Internet] [Acesso em 2016 sept 09]. Disponível em: http://periodicos.ses.sp.bvs.br
6. CDC/NHSN Surveillance Definitions for Specific Types of Infections. January 2016. [Internet] [Acesso em 2016 sept 09]. Disponível em: http://www.cdc.gov/nhsn/pdfs/pscmanual/17pscnosinfdef_current.pdf
7. Center for Disease Control and Prevention. Healthcare Infection Practices Advisory Committee. Guidelines for Environmental Infection Control in Health-Care Facilities. Atlanta (GA), 2003. Disponível em:
8. Centro de Vigilância Epidemiologica Prof Alexandre Franjac. Meningite meningocócica/Doençameningocócica. [Internet] [Acesso em 2016 sept 09]. Disponível em: http://www.cve.saude.sp.gov.br/htm/cve_meni.html
9. Cintra EA. Enfermagem em Neurointensivismo. In: Cruz J. Neurointensivismo. São Paulo: Editora Atheneu, 2002. p.235-59.
10. Figueiredo EG, Balasso GT, Teixeira MJ. Infecções em pós-craniotomias: revisão literária. Arq Bras Neurocir. 2012;31(4):219-23.
11. Focaccia R. Meningites bacterianas. In: Veronesi R, Focaccia R. Tratado de infectologia. 2.ed. São Paulo: Ed Atheneu, 2004. p.827-53.
12. Gantz NM, Godofsky EW. Nosocomial Central Nervous System Infection. In: Mayhall CG. Hospital epidemiology and infection control. Baltimore: Williams & Wilkins, 1996. p.246-69.
13. Giugno KM, Maia TR, Kunrath CL, Bizzi JJ. Tratamento da hipertensão intracraniana. J Pediatria. 2003;79:287-96.
14. Guastelli LR, Ribas MR, Rosa CACA. Pressão intracraniana. In: Knobel E. Terapia intensiva – Enfermagem. São Paulo: Ed Atheneu, 2006. p.321-31.
15. Hader WJ, Steinbok P. The value of routine cultures of the cerebrospinal fluid in patients with external ventricular drais. Neurosurgery. 2000;46(5):1149-55.
16. Guia de Vigilância em Saúde – Ministério da Saúde. [Internet] [Acesso em 2016 sept 09]. Disponível em: http://

portalsaude.saude.gov.br/images/pdf/2014/novembro/27/guia-vigilancia-saude-linkado-27-11-14.pdf
17. Guidelines for Environmental Infection Control in Health-Care Facilities. [Internet] [Acesso em 2016 sept 09]. Disponível em: http://www.cdc.gov/hicpac/pdf/guidelines/eic_in_HCF_03.pdf
18. Korinek AM. Risk factors for neurosurgical site infections after craniotomy: a prospective multicenter study of 2944 patients. Neurosurgery. 1997;41:1073-81.
19. Longo JC, Pereira CAP. Doenças causadas por bactérias – meningites bacterianas agudas (MBA). In: Prado FC, Ramos JA, Valle JR, Borges DR, Rothschild HA. Atualização Terapêutica. 20.ed. São Paulo: Liv Ed Artes Médicas, 2001. p.221-6.
20. Ministério da Saúde. Secretaria de Vigilância em Saúde. Guia de vigilância em Saúde. Brasília (DF), 2014. Disponível em:
21. Morton PG, Fontaine DK, Hudak CM, Gallo BM. Cuidados Críticos de Enfermagem. Uma Abordagem Holística. 8.ed. Rio de Janeiro: Guanabara Koogan, 2007. p.807-26.
22. Pfisterer W, Muhlbauer T, Czech T, Reinprecht A. Early diagnosis of external ventricular drainage infection: results of a prospective study. J Neurol Neurosurg Psychiatry. 2003;74:929-32.
23. Ramalho A, Vicentini MO. Infecção da cabeça e pescoço. In: Fernandes AT. Infecção Hospitalar e suas interfaces na Área da Saúde. São Paulo: Editora Atheneu, 2000. p.720-33.
24. Reichert MCF, Medeiros EAS, Ferraz FAP. Hospital acquired meningitis in patients undergoing craniotomy: incidence, evolution and risk factors. Am J Infect Control. 2002;30(3):158-64.
25. Reingold AL, Broome CV. Nosocomial central nervous system infection. In: Bennett JV, Brachman PS. Hospital Infections. Boston: Little Brown, 1992. p.673-83.
26. Siegel JD, Rhinehart E, Jackson M, Chiarello L. Guideline for Isolation Precautions: Preventing Transmission of Infectious Agents in Healthcare Settings, 2007. [Internet] [Acesso em 2016 sept 09]. Disponível em: http://www.cdc.gov/ncidod/dhqp/pdf/isolation2007.pdf
27. Smeltezer SC, Bare BG. Brunner/Suddarth – Tratado de Enfermagem Médico-Cirúrgica. 7.ed. Rio de Janeiro: Guanabara Koogan S.A, 1994. p.1441-53.
28. Tunkel AR. Central nervous system infections – approach to the patient with central nervous system infection. In: Mandell GL, Bennett JE, Dolin R. Principles and practice infectious diseases. 6.ed. London: Ed Elsevier Churchill Livingstone, 2005. p.1079-171.
29. VanDemark M, Hichey JV. Infections of central nervous system. In: Hichey JV. The clinical practice of neurological and neurosurgical nursing. 7.ed. Philadelphia: Lippincott Williams & Wilkins, 2014. p.666-84.
30. Vigilância da Doença de Creutzfeldt-Jakok e outras Doença Priônicas: normas e instruções. Coordenado por Maria Bernardete de Paula Eduardo, Elizabeth Marie Katsuya e Nídia Pimenta Bassit – São Paulo: SES/SP, CVE. 2008. WHO Infection Control Guidelines for Transmissible Spongiform Encephalopathies – March, 1999. [Internet] [Acesso em 2016 sept 09]. Disponível em: http://www.who.int/emc

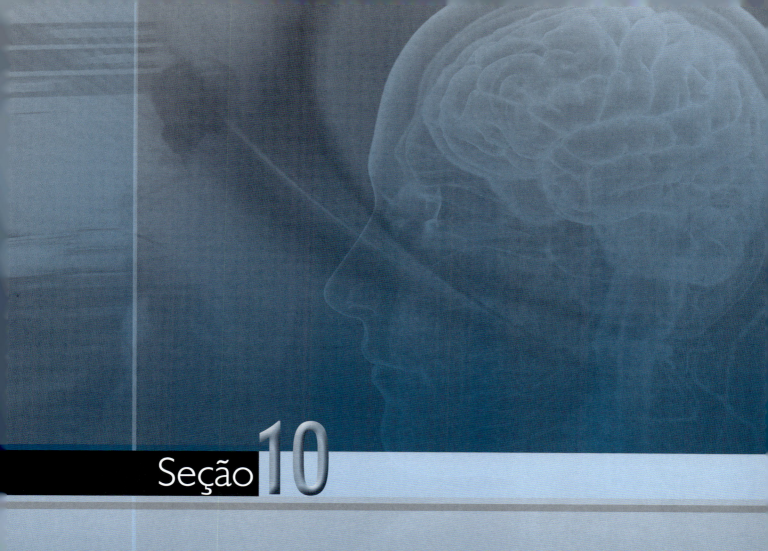

Seção 10

Doenças Neurodegenerativas

capítulo 28

Henrique Ballalai Ferraz
Roberta Arb Saba
Ivan Hideyo Okamoto

Doenças Neurodegenerativas

■ INTRODUÇÃO

As doenças neurodegenerativas são enfermidades relativamente frequentes e extremamente incapacitantes. Acometem indivíduos de qualquer faixa de idade, embora algumas delas acometam preferentemente indivíduos mais idosos. Com a tendência ao envelhecimento da população, passam a constituir um problema de saúde pública para o presente e para as gerações futuras. As doenças neurodegenerativas caracterizam-se por terem um curso progressivo e por não terem uma etiologia conhecida na maior parte das vezes.

■ DOENÇA DE ALZHEIMER

A doença de Alzheimer (DA) é a forma mais comum das síndromes demenciais, sendo responsável por cerca de 50% a 70% dos casos. Provavelmente, a DA não tem causa única e sim uma heterogeneidade de fatores. Costuma manifestar-se com variações de paciente para paciente, como taxa de progressão, déficits neuropsicológicos e o aparecimento de sintomas comportamentais. Não existem, no momento, marcadores biológicos que permitam o diagnóstico definitivo da DA. Apesar desse problema, o diagnóstico feito em bases meramente clínicas permite um acerto em cerca de 80% a 90% dos casos.

O exame pós-morte do cérebro de pacientes com DA demonstra uma atrofia difusa mais acentuada em regiões temporais, frontais e parietais. Ao exame microscópico, observa-se perda de neurônios e degeneração sináptica cortical. Além disso, encontram-se dois tipos de lesões que são características da DA, as placas senis (extracelulares) e os "novelos" neurofibrilares (intracelulares). Estas alterações histológicas parecem estar relacionadas com o declínio cognitivo observado e com os demais sintomas que surgem no curso clínico da DA.[1]

Do ponto de vista neuroquímico, os pacientes com DA têm uma deficiência do neurotransmissor acetilcolina no córtex cerebral e especialmente na projeção cortical do núcleo basal de Meynert, estrutura localizada em uma região subcortical próxima aos núcleos da base.

O comprometimento cognitivo ocorre principalmente nos campos da memória, linguagem, gnosia, praxia e funções executivas. Estas disfunções podem ser evidenciadas por meio de testes objetivos neuropsicológicos, que, além de servirem para diagnóstico, são úteis na evolução da DA, uma vez que o curso da doença é de, em média, dez anos de evolução.[1] Há evidências de que quanto maior o grau de instrução do indivíduo, mais lentamente os sintomas progridem.[2]

A memória está comprometida precocemente, na forma de déficit de aprendizado de informações, no nível episódico, ou seja, o aprendizado de eventos e de pessoas está prejudicado. Outra marca da DA é a dificuldade em resolver problemas do dia a dia e de planejar atividades corretamente (secundárias ao déficit de aprendizado de informações). Uma deficiência na capacidade de evocar fatos e eventos, principalmente os adquiridos mais recentemente, também está presente, sendo proporcional ao prejuízo de aprendizado episódico. Tal deficiência pode ser percebida na dificuldade que os pacientes têm de reconhecer locais e a relação das pessoas e objetos com esses locais. Isso explica a confusão, precocemente notada, quando têm de enfrentar mudanças rápidas de cena e locais.

A linguagem na DA também está precocemente acometida, podendo ser notada na dificuldade com a nomeação de objetos, a análise de discurso, o vocabulário, a capacidade descritiva e a compreensão de leitura. A fala pode se tornar um pouco lenta, podendo haver perseveração, repetição de palavras e frases fora de contexto. Nas demais áreas cognitivas, as funções visuoespaciais também são comprometidas no curso da doença, havendo desorientação espacial (perdendo-se em lugares outrora familiares) e dificuldade em calcular espaços (p. ex.: para estacionar o carro).[3]

Os sintomas não cognitivos ou alterações do comportamento constituem um grande problema na DA e, não raramente, são ignorados. As alterações do comportamento produzem muita ansiedade nos cuidadores e causam institucionalização dos pacientes mais frequentemente do que as dificuldades cognitivas. As alterações de comportamento variam desde uma discreta passividade até uma marcante hostilidade e agressividade e podem surgir antes dos problemas cognitivos. Os delírios, especialmente os paranoides, afetam cerca de 50% dos pacientes com DA, levando-os a fazerem acusações de roubo, infidelidade conjugal e perseguição. Muitos desenvolvem perturbações do ciclo sono-vigília, alteração na alimentação (voracidade ou anorexia), mudanças no comportamento sexual (desinibição).

À medida que a doença avança as dificuldades aumentam, pois o paciente perde a capacidade de se comunicar adequadamente, não consegue perceber exatamente o que está ocorrendo, não sabe mais interpretar o meio que o cerca, e quem tem de fazê-lo passa a ser seu familiar ou cuidador. É muito frequente na fase mais avançada que o paciente troque o dia pela noite, dormindo muito de dia e ficando acordado durante a noite e permanecendo muito agitado. As dificuldades motoras se acentuam, podendo haver dificuldade em andar, locomover-se dentro de casa, com riscos de queda, com progressão até para dificuldade de se levantar da cama. A disfagia passa a ser um problema significativo, havendo risco de pneumonias. Os cuidados com higiene pessoal se tornam mais intensos porque a incontinência urinária e fecal ocorre com maior frequência, sendo necessários a utilização de fraldas geriátricas e banhos mais frequentes.

O tratamento da DA visa melhorar a função e a independência, minimizando as perdas cognitivas e tratando as alterações de humor e comportamento. A abordagem do tratamento deve ser global e, dentro do possível, multiprofissional e multidisciplinar e deve incorporar medidas farmacológicas e não farmacológicas. Dentre as medidas não farmacológicas, ressaltamos a importância da participação do enfermeiro, fisioterapeuta, fonoaudiólogo e terapeuta ocupacional na equipe de assistência ao paciente.

Dentre as principais drogas, os anticolinesterásicos são utilizados para corrigir o estado de deficiência colinérgica cortical. Nesta classe de medicação, temos a rivastigmina, a galantamina e a donepezila.[4] Estes medicamentos, especialmente nas fases iniciais, são capazes de melhorar as funções cognitivas e evitar que a progressão dos sintomas comprometa precocemente a qualidade de vida do paciente.[5] Mesmo os sintomas comportamentais melhoram com a introdução destes medicamentos. São medicamentos ministrados por via oral, e as doses devem ser tituladas gradativamente ao longo de semanas.

Os antidepressivos tricíclicos (imipramina, clomipramina, nortriptilina e amitriptilina) e os inibidores seletivos de recaptação da serotonina (fluoxetina, sertralina, mirtazapina, citalopran, entre outros) são úteis nos pacientes com sintomas depressivos associados. Pacientes com distúrbios comportamentais não controlados com os anticolinesterásicos podem se beneficiar dos antipsicóticos (haloperidol, risperidona, olanzapina e clozapina).

DEMÊNCIA POR CORPÚSCULOS DE LEWY

A demência por corpúsculos de Lewy (DCL) é a segunda causa mais frequente de demência. Trata-se de um quadro degenerativo com perda neuronal difuso no córtex cerebral e em estruturas subcorticais e tem como marca histológica a presença disseminada no encéfalo de corpúsculos de Lewy. Os corpúsculos de Lewy são inclusões eosinofílicas intraneuronais, possivelmente causada por agregados proteicos intracelulares. Na DCL, também há uma deficiência colinérgica, como na DA, e dopaminérgica, como na doença de Parkinson (DP).

Tem como característica clínica o fato de haver um quadro demencial de caráter progressivo associado às manifestações motoras da síndrome parkinsoniana. Nem sempre é fácil distinguir a DCL, da DA e da DP. Algumas características clínicas podem auxiliar no diagnóstico clínico de DCL.

O quadro demencial caracteriza-se por um declínio cognitivo progressivo suficiente para interferir nas funções normais ocupacionais e sociais.[6] A memória pode não estar comprometida nos estágios iniciais da doença, mas se torna evidente com a evolução. Dificuldades nos testes de atenção, habilidades frontais subcorticais e habilidades visuoespaciais também podem ser encontradas. Uma das características clínicas que ajuda na distinção com a DA é a flutuação das manifestações cognitivas. Há momentos no decorrer do dia em que o indivíduo pode ter quase uma normalização dos sintomas enquanto, em outros, os sintomas são muito intensos. Alucinações são frequentes, geralmente bem estruturadas e associadas à presença de pessoas ou animais. Há também quadros delirantes associados. Sinais parkinsonianos são muito comuns e é um ponto de semelhança com a DP. Difere desse diagnóstico pelo fato de os sintomas motores serem, na maioria das vezes, simétricos e iniciados junto com as manifestações cognitivas. Na DP, o quadro demencial é tardio, só aparecendo depois de muitos anos de iniciado o quadro motor. Na DCL, o comprometimento do equilíbrio é precoce e as quedas são muito frequentes, muitas vezes com traumatismos cranianos e osteoarticulares graves. Hipersensibilidade a neurolépticos é típico da DCL e caracteriza-se por uma reação adversa grave aos medicamentos antipsicóticos (haloperidol, fenotiazínicos, risperidona, entre outros). Os pacientes desenvolvem uma rigidez muscular importante, bradicinesia e uma acentuação dos sinais parkinsonianos de um modo geral.[7]

Não existe tratamento específico para a DCL, mas, como na DA, os anticolinesterásicos podem beneficiar os pacientes. Medicamentos utilizados na DP podem auxiliar alguns pacientes, mas sem o mesmo grau de sucesso do que é observado na DP. Importante lembrar que os neurolépticos clássicos devem ser evitados no tratamento dos pacientes. A equipe multidisciplinar também tem uma atuação importante na DCL.

DOENÇA DE PARKINSON

É uma doença decorrente da degeneração de neurônios dopaminérgicos do mesencéfalo, particularmente da região denominada de substância negra (*pars compacta*). Neste local, os neurônios pigmentados com melanina, daí a coloração escura deste núcleo, projetam-se para a região do corpo estriado (núcleo caudado e putâmen), onde fazem sinapse com neurônios espinhosos médios. Estes, por sua vez, projetam-se para a região do globo pálido. A neurotransmissão nigroestriatal, ou seja, da conexão do neurônio mesencefálico com o neurônio pós-sináptico do estriado, é feita pela dopamina. A depleção dopaminérgica induzida pela morte dos neurônios nigrais é a base fisiopatológica da doença de Parkinson (DP). Do ponto de vista anatomopatológico, há degeneração dos neurônios e presença dos corpos de inclusão neuronal (corpúsculos de Lewy) na substância negra.

Outras condições clínicas podem acarretar redução da transmissão dopaminérgica na região do estriado e o resultado clínico é um quadro clínico semelhante ao da DP. Este quadro é conhecido como síndrome parkinsoniana ou parkinsonismo. Dentre as situações envolvidas na redução dopaminérgica, podemos citar as lesões destrutivas de estruturas neurais do estriado, como os acidentes vasculares cerebrais, traumatismo craniano, tumores, encefalites, entre outras. Também, os bloqueios de receptores dopaminérgicos por medicamentos podem estar envolvidos. O principal exemplo de parkinsonismo medicamentoso é o induzido pela exposição a drogas antipsicóticas, como os fenotiazínicos e o haloperidol. Outras drogas implicadas no quadro clínico são a cinarizina e flunarizina, utilizadas no tratamento da vertigem, os antieméticos, como a metoclopramida e a bromoprida, e alguns neurolépticos atípicos, como a pimozida, sulpirida e a risperidona. Dentre outras causas associadas ao parkinsonismo, temos as intoxicações exógenas e outras doenças neurodegenerativas que não a DP. A Tabela 28.1 mostra as principais causas de parkinsonismo degenerativo.

Tabela 28.1 Causas de parkinsonismo degenerativo.

1. Doença de Parkinson

2. Parkinsonismo atípico
  2.1 Atrofia de múltiplos sistemas
  2.2 Paralisia supranuclear progressiva
  2.3 Degeneração corticobasal
  2.4 Demência por corpos de Lewy

3. Neurodegeneração por acúmulo de ferro cerebral (doença de Hallervorden-Spatz)

A causa mais frequente da síndrome parkinsoniana é a DP. A prevalência na população gira em trono de 150 a 200 casos a cada 100.000 habitantes, e tanto mulheres quanto homens podem ser acometidos, embora haja um ligeiro predomínio no sexo masculino. Embora a DP possa aparecer em indivíduos mais jovens, é uma doença que costuma se manifestar ao redor dos 60 anos de idade.[8]

A DP tem uma etiologia desconhecida, mas a combinação de fatores genéticos e ambientais tem papel importante no desencadeamento da morte neuronal. Na maioria das vezes, não há uma história familiar positiva nos pacientes, sendo estes considerados casos esporádicos. Estudos recentes mostram que a neurodegeneração na DP ocorre como resposta a vários mecanismos deletérios que ocorrem dentro (*cell autonomous process*) e fora (*non-cell autonomous process*) do neurônio. Os primeiros mecanismos são representados pelo comprometimento mitocondrial, estresse oxidativo, agregação proteica, defeitos na via ubiquitina-proteossoma e autofagia; já as alterações que ocorrem dentro dos neurônios são, provavelmente, responsáveis pela progressão da doença para diferentes regiões do encéfalo e envolvem interações celulares, tais como a difusão da patologia através da alfa-sinucleína, degeneração progressiva de neurônios dopaminérgicos e não dopaminérgicos e processos inflamatórios.[9]

Comumente, a DP tem um início unilateral, com os sintomas afetando inicialmente um dos lados do corpo e tendendo a evoluir de forma assimétrica até o final. As principais manifestações clínicas são o tremor de repouso que pode afetar as mãos, os membros inferiores e o segmento cefálico, especialmente o queixo. É um tremor que nas mãos assume a aparência de "contar moedas", ou seja, os dedos da mão na postura fletida contraem-se ritmicamente sobre o polegar, assemelhando-se ao gesto usado para se referir a dinheiro (esfregar o indicador sobre o polegar). O tremor nas mãos é mais nítido quando o indivíduo se mantém relaxado e distraído, desaparecendo ou diminuindo muito quando mantém a mão estirada ou assumindo alguma postura. Outra manifestação é a rigidez muscular que pode afetar qualquer região do corpo. É um aumento do tônus percebido ao manipular uma articulação notando-se uma resistência uniforme durante toda a extensão do movimento. Muitas vezes, tem-se a impressão de haver uma resistência intermitente da articulação examinada e a isto se dá o nome de sinal da roda denteada. Outro sinal importante e frequente (e uma condição quase obrigatória na DP) é a bradicinesia ou acinesia. A bradicinesia é a dificuldade para executar movimentos voluntários ou automáticos. Há uma nítida dificuldade para o indivíduo iniciar o movimento. Depois de iniciado, percebe-se uma redução gradativa na velocidade e na amplitude do movimento. A bradicinesia pode ser percebida na redução a expressão facial do paciente (hipomimia), na diminuição da frequência de piscamento e na redução do gestual do indivíduo. Objetivamente, podemos perceber os três componentes da acinesia ao solicitar ao indivíduo que execute movimentos sucessivos, como o abrir e o cerrar dos punhos, ou que toque sucessivamente o indicador sobre o polegar. Estes três sinais, tremor de repouso, rigidez muscular e acinesia, costumam inaugurar os sintomas da DP e podem vir isoladamente ou já combinados nas primeiras fases da doença. Muito frequentemente, iniciam-se em um dos lados do corpo e tendem lenta e progressivamente a aumentar e acometer o outro lado e a região axial. Com o acometimento da região axial, costuma haver o comprometimento do equilíbrio, da postura e, consequentemente, da marcha. No acometimento axial é que ocorrem os sintomas de voz, fala (disartrofonia) e deglutição (disfagia). Caracteristicamente na DP, os sintomas axiais são bem mais tardios, acometendo os pacientes depois de mais de 4 ou 5 anos do início dos sintomas. A doença progride em um ritmo variável de indivíduo para indivíduo com alguns ficando incapacitados com poucos anos de evolução dos sintomas e outros vivendo bem com pouca limitação mesmo depois de 15 ou 20 anos do início da doença. Depressão está presente em cerca de 40% dos pacientes em alguma fase da evolução. Na DP, não costuma haver sintomas cognitivos nas fases iniciais e intermediárias e apenas nas fases mais avançadas é que podemos observar algum declínio cognitivo.[10]

Os sinais e sintomas não motores podem ocorrer em qualquer fase da doença desde a fase pré-motora, por exemplo: a hiposmia, a obstipação intestinal, a depressão e o distúrbio comportamental do sono REM, os quais são tidos como sinais preditivos da doença, até as fases mais avançadas. São classificados como: alterações cognitivas e psiquiátricas, distúrbios autonômicos, distúrbios do sono e outros.[11]

O diagnóstico da DP ainda é essencialmente clínico, não havendo qualquer exame ou teste biológico que confirme o diagnóstico de DP. Importante ressaltar que o diagnóstico é baseado nos sinais clínicos e na evolução do quadro. Também, a boa resposta terapêutica é um fator que ajuda a diferenciar de outras formas de parkinsonismo.[12,13]

Existem exames de neuroimagem estrutural (tomografia computadorizada e ressonância magnética) que são úteis no diagnóstico diferencial entre DP e as síndromes parkinsonianas. Os exames de neuroimagem funcional (*Positron Emission Tomography* e *Single Photon Emission Computed Tomography*), que utilizam marcadores de transportador de dopamina ou de levodopa, também podem auxiliar nessa diferenciação, porém não são usados rotineiramente.[14] Anormalidades da ecogenicidade na substância negra demonstradas pela ultrassonografia transcraniana têm sido descritas em pacientes com DP.[15] Mais de 90% dos portadores da DP apresentam esse tipo de alteração, porém estas alterações podem ser encontradas em 10% dos indivíduos do grupo controle. Esse método de neuroimagem é particularmente útil na diferenciação entre DP e tempo eco (TE). O exame do olfato por meio de testes padronizados é outro meio auxiliar no diagnóstico da DP, e está comprovado que a maioria dos pacientes com a doença, por ocasião do início das manifestações motoras, já apresenta déficit de olfato, o que não ocorre em pacientes com parkinsonismo atípico ou TE.[16]

Como a DP é decorrente de uma degeneração das células produtoras de dopamina, a pedra angular do tratamento baseia-se na reposição da dopamina cerebral. Este tratamento é feito com uma substância precursora da dopamina chamada levodopa. A levodopa é convertida em dopamina dentro do cérebro e produz uma grande melhora dos sintomas do paciente. A levodopa, entretanto, não é isenta de problemas. Com o uso continuado da medicação, surgem as complicações motoras. As principais complicações são as flutuações do rendimento motor e as discinesias. Nas flutuações motoras, o paciente, que antes tinha um efeito homogêneo da medicação, começa a perceber uma oscilação do efeito e um encurtamento desse efeito, este fenômeno é conhecido como *wearing off* e é uma flutuação motora relacionada ao uso da levodopa que surge na fase intermediária da DP (três a cinco anos de doença). Caracteriza-se pelo efeito de encurtamento de final de dose, assim, nota-se diminuição do tempo de ação da levodopa (menor do que quatro horas), fazendo com que o paciente antecipe a próxima tomada da medicação. Importante ressaltar que os sintomas não motores também devem ser avaliados quanto à ocorrência do fenômeno de *wearing off*.[17] Nas discinesias, os pacientes apresentam movimentos involuntários tipo coreiformes. Outros medicamentos que não a levodopa não costumam apresentar este tipo de complicação, mas, por sua vez, têm uma eficácia bem menor. Estes outros medicamentos são os anticolinérgicos (biperideno, triexifenidila), a amantadina, os agonistas dopaminérgicos (pramipexol e rotigotina) e os inibidores do MAO-B, como a selegilina e a rasagilina. Nas fases mais avançadas, são necessárias combinações destes medicamentos para minimizar as complicações do uso da levodopa.

A fisioterapia motora ajuda no controle dos sintomas relacionados à postura e ao equilíbrio, uma vez que a levodopa e os outros medicamentos pouco auxiliam neste aspecto. A avaliação de um fonoaudiólogo é fundamental na avaliação da fala e da deglutição do parkinsoniano. A fonoterapia é a melhor estratégia a ser indicada para a melhora da disartrofonia e da disfagia.

A cirurgia pode beneficiar os pacientes em qualquer fase da DP. Entretanto, o tratamento cirúrgico tem sido reservado para os pacientes em fase mais avançada ou que já não respondem tão bem ao tratamento medicamentoso. Usam-se a talamotomia, palidotomia e, eventualmente, a subtalamotomia. Estas cirurgias lesivas só devem ser feitas de um único lado, uma vez que as lesões bilaterais estão associadas a quadros pseudobulbares graves, com anartria e disfagia. A estimulação cerebral profunda com eletrodos subtalâmicos pode ser realizada bilateralmente com a vantagem de poder ser revertida a qualquer momento. É importante salientar que o tratamento cirúrgico na DP não substitui o uso do medicamento e não é desprovido de complicações. No futuro, espera-se que o implante cerebral de células fetais ou de células-tronco possa trazer benefício adicional aos pacientes.

Parkinsonismo atípico

As outras formas de parkinsonismo, embora menos frequentes, costumam ser diagnosticadas equivocadamente como DP. O parkinsonismo atípico costuma ter um curso mais rápido e não responde bem ao tratamento com levodopa como a DP e, portanto, tem um prognóstico pior.[18]

Uma das formas de parkinsonismo degenerativo atípico é a atrofia de múltiplos sistemas (AMS) que, no passado, foi conhecida com o nome de síndrome de Shy-Drager, degeneração estriatonigral ou atrofia olivopontocerebelar. A AMS costuma combinar sinais parkinsonianos com insuficiência autonômica, particularmente hipotensão ortostática e disfunção erétil nos homens, além de ataxia cerebelar.

Os pacientes têm o início dos sintomas após os 40 ou 50 anos de idade e ficam incapacitados muito precocemente. O curso é progressivo e os sintomas motores costumam ser simétricos e de predomínio axial. Disartrofonia e disfagia habitualmente são precoces, aparecendo nos primeiros anos dos sintomas. Quedas frequentes é um sinal proeminente na fase inicial, diferentemente do que se observa na DP. A sobrevida dos pacientes é reduzida quando comparada à DP e é de cerca de nove anos. A principal causa de morte é pneumonia aspirativa ou traumatismo craniano secundário à queda.

Não há tratamento específico para essa condição, mas alguns pacientes podem responder a doses elevadas de levodopa nos primeiros anos da doença. Pacientes com hipotensão ortostática devem ser orientados para receber drogas hipertensoras (fludrocortisona ou midodrina), além de meia elástica e manterem-se hidratados. A fisioterapia e a fonoterapia têm papel importante na prevenção das quedas e da aspiração.

A paralisia supranuclear progressiva (PSP) manifesta-se com parkinsonismo simétrico, usualmente sem tremor, demência com manifestações frontais e disexecutivas, além de distúrbios do equilíbrio e da deglutição e fonação. A PSP é característica de pacientes mais velhos, geralmente com mais de 50 anos. Uma das marcas da doença é a disfunção dos movimentos conjugados do olhar, especialmente do olhar conjugado vertical. O desvio do olhar para baixo é precocemente comprometido e é uma das principais causas de incapacitação. Os pacientes podem comumente apresentar face de espanto, contração distônica cervical para trás (retrocolo), além da presença do sinal do aplauso. Como na AMS, não há tratamento medicamentoso específico.

A degeneração corticobasal (DCB) é uma doença muito rara e acomete indivíduos após os 50 anos. O quadro clínico é composto de sinais parkinsonianos e distônicos, assimétricos com uma apraxia de um dos membros. Demência está presente em grau leve na maioria desses pacientes.

A neurodegeneração por acúmulo de ferro cerebral, também conhecida como doença de Hallervorden-Spatz, é uma doença genética que apresenta uma deficiência da enzima pantotenatoquinase. Adolescentes ou adultos jovens podem manifestar um quadro de parkinsonismo associado a sinais distônicos ou coreoatetóticos, sinais piramidais de liberação e disfunção cognitiva de caráter progressivo.[19]

■ DOENÇA DE HUNTINGTON

É uma doença genética que se manifesta com uma tríade muito característica: movimentos anormais, transtornos cognitivos e história familiar do mesmo problema em um dos pais. A doença pode ter início em qualquer idade. Quando iniciada na infância ou adolescência, é muito comum parkinsonismo rígido e acinético associado à disfunção cognitiva e distúrbio do comportamento de caráter progressivo. Quando iniciado na idade adulta, os sintomas psiquiátricos de depressão, irritabilidade, insônia e, às vezes, tentativas de suicídio são os que mais frequentemente inauguram o quadro clínico. Com o passar do tempo, aparecem movimentos distônicos e coreicos com uma demência lenta e progressiva.[20]

É uma doença genética de herança autossômica dominante, com penetrância completa. Isso significa que, uma vez transmitido o gene, a chance de o quadro se manifestar é de quase 100%. O gene se localiza no cromossomo 4 e sua mutação ocorre por meio de uma expansão de uma repetição dos ácidos nucleicos citosina, adenina e guanina (CAG). No lócus *IT15* do cromossomo, a repetição CAG ocorre em uma frequência muito maior do que na população de indivíduos sem a doença (repetição de mais de 36 trincas de CAG). Este gene é responsável pela síntese de uma proteína de função ainda desconhecida, chamada de huntingtina. A huntingtina acumula-se nos neurônios que, posteriormente, entram em um processo de degeneração. A degeneração ocorre fundamentalmente nos neurônios do corpo estriado (núcleo caudado e putâmen) do cérebro e no córtex cerebral.

O quadro clínico característico e a história familiar são muito indicativos do diagnóstico, mas o exame de imagem cerebral (tomografia computadorizada ou ressonância magnética) demonstra a atrofia do núcleo caudado e sugere mais fortemente o diagnóstico, enquanto o teste genético molecular confirma definitivamente esta condição.

O tratamento é feito com drogas antidepressivas, além de neurolépticos (haloperidol, fenotiazinas, risperidona, olanzapina, entre outros). A doença tem caráter progressivo e culmina com um quadro demencial muito grave.

■ DEGENERAÇÃO CEREBELAR

Os quadros degenerativos cerebelares podem ser primários ou secundários.[21] Nos quadros primários, há degenerações esporádicas, frequentemente de início tardio e não acompanhadas de outras manifestações clínicas além de ataxia, e degenerações com história familiar presente (mais comuns). Há os quadros de ataxia espinocerebelar do tipo autossômico dominante, sendo que até o momento foram descritos mais de 20 tipos de genes diferentes como responsáveis pelo quadro clínico. Nestas formas autossômicas dominantes, além de ataxia, podem acompanhar movimentos involuntários anormais, alteração dos movimentos oculares, sinais piramidais ou transtornos cognitivos. Nos quadros de ataxia autossômica recessiva, o início pode ser na infância ou adolescência, o curso é lentamente progressivo e sinais cordonais posteriores, neuropatias periféricas, sinais piramidais e hipoacusia são manifestações comuns. A mais comum das ataxias espinocerebelares recessivas é conhecida com o nome de ataxia de Friedreich.

Nas formas de degeneração cerebelar secundária, podemos citar as paraneoplásicas, tóxicas e nutricionais como as mais comuns.

Não há terapia específica para as degenerações cerebelares, exceto as medidas de reabilitação.

REFERÊNCIAS BIBLIOGRÁFICAS

1. Cummings JL. Alzheimer's disease. N Engl J Med. 2004;351:56-67.
2. Wilson RS, Li Y, Aggarwal NT, Barnes LL, McCann JJ, Gilley DW, et al. Education and the course of cognitive decline in Alzheimer disease. Neurology. 2004;63:1198-202.
3. Bertolucci PHF, Minett TSC. Perda de memória e demência. In: Borges DR, Rothschild HA. Atualização Terapêutica. 21.ed. São Paulo: Artes Médicas, 2003. p.1001-4.
4. Kurz A, Farlow M, Quarg P, Spiegel R. Disease stage in Alzheimer disease and treatment effects of rivastigmine. Alzheimer Dis Assoc Disord. 2004;18:123-8.
5. Evans JG, Wilcock G, Birks J. Evidence-based pharmacotherapy of Alzheimer's disease. Int J Neuropsychopharmacol. 2004;7:351-69.
6. McKeith IG, Galasko D, Kosaka K, Perry EK, Dickson DW, Hansen LA, et al. Consensus guidelines for the clinical and pathologic diagnosis of dementia with Lewy bodies (DLB): report of the Consortium on DLB international workshop. Neurology. 2006;47:1113-24.
7. Cummings JL. Depression and Parkinson's disease: a review. Am J Psychitry. 1992;149:443-54.
8. Cummings JL. The dementias of Parkinson's disease: prevalence, characteristics, neurobiology and comparison with dementia of the Alzheimer type. Eur Neurol. 1988;28:15-23.
9. Hirsch EC, Jenner P, Przedborski S. Pathogenesis of Parkinson's disease. Mov Disord. 2013;28:24-9.
10. Chaudhuri KR, Healy DG, Schapira AH. Non-motor symptoms of Parkinson's disease: diagnosis and management. Lancet Neurol. 2006 Mar;5(3):235-45.
11. Calne DB, Snow BJ, Lee C. Criteria for diagnosing Parkinson's disease. Ann Neurol. 1992;32:125-7.
12. Lang AE, Lozano AM. Parkinson's disease. First of two parts. N Engl J Med. 1998;339:1144-53.
13. Stocchi F. Prevention and treatment of motor fluctuations. Parkinsonism Relat Disord. 2003;9(Suppl 2):S73-81.
14. Felício AC, Godeiro-Junior C, Shih MC, Borges V, Silva SM, Aguiar Pde C, et al. Evaluation of patients with Clinically Unclear Parkinsonian Syndromes submitted to brain SPECT imaging using the technetium-99m labeled tracer TRODAT-1. J Neurol Sci. 2010;291:64-8.
15. Bor-Seng-Shu E, Fonoff ET, Barbosa ER, Teixeira MJ. Substantia nigra hyperechogenicity in Parkinson's disease. Acta Neurochir. 2010;152:2085-7.
16. Silveira-Moriyama L, Carvalho MJ, Katzenchlager R, Petrie A, Ranvaud R, Barbosa ER, et al. The use of smell tests in the diagnosis of PD in Brazil. Mov Disord. 2008;23:2328-34.
17. Stocchi F, Jenner P, Obeso JA. When do levodopa motor fluctuations first appear in Parkinson's disease? Eur Neurol. 2010;63(5):257-66.
18. Brooks D. Diagnosis and management of atypical parkinsonian syndromes. J Neurol Neurosurg Psychiatry. 2002;72(Suppl 1):I10-I16.
19. Thomas M, Hayflick SJ, Jankovic J. Clinical heterogeneity of neurodegeneration with brain iron accumulation (Hallervorden-Spatz syndrome) and pantothenate kinase-associated neurodegeneration. Mov Disord. 2004;19:36-42.
20. Mahant N, McCusker EA, Byth K, Graham S. Huntington's disease: clinical correlates of disability and progression. Neurology. 2003;61:1085-92.
21. Massaquoi SG, Hallett M. Ataxia and other cerebellar syndromes. In: Jankovic J, Tolosa E, eds. Parkinson's disease and movement disorders. 3.ed. Baltimore: Williams & Wilkins, 1998. p.623-86.

capítulo 29

Rennan Martins Ribeiro

Intervenções de Enfermagem nas Doenças Neurodegenerativas

■ INTRODUÇÃO

As doenças neurodegenerativas são descritas como agravos do sistema neurológico caracterizados pelo declínio progressivo da função física e cognitiva. Dentre as doenças neurodegenerativas com maior incidência e prevalência na população, podemos destacar a doença de Alzheimer (DA) e a doença de Parkinson (DP).[1]

Esses agravos clínicos são considerados como doenças crônicas, que devem ser entendidas como qualquer condição física ou mental que apresenta um curso clínico prolongado (geralmente seis meses) para o seu monitoramento, gestão de sintomas e controle da doença.[1]

As doenças crônicas geralmente são caracterizadas como doenças irreversíveis, com estágio de progressão, latência e disfunções. Dessa forma, os pacientes apresentam necessidades diferentes ao longo do tempo e diferentes ações de controle do ambiente. Apoio aos indivíduos e suporte para o autocuidado são necessários para preservar a função, promover o autocuidado, prevenir complicações e controlar a progressão do quadro, garantindo prioritariamente a qualidade de vida dos pacientes acometidos e sua família.[2]

A gestão das doenças crônicas deve ser realizada por um atendimento multidisciplinar, colaborativo, humanizado e centrada no cuidado do paciente e família. Os diferentes membros da equipe multiprofissional como médicos, enfermeiros, psicólogos, fisioterapeutas, terapeutas ocupacionais, nutricionistas, fonoaudiólogos e assistentes sociais são essenciais para excelência no atendimento.[1,2]

Os enfermeiros são membros integrantes da equipe multiprofissional e suas ações na atenção às doenças neurodegenerativas centram-se nos cuidados de apoio ao paciente e família. As ações de enfermagem estão voltadas para avaliação do estado funcional, capacidade de realização do autocuidado, educação do paciente e família, apoio emocional, suporte familiar, treinamento de pacientes e familiares, comunicação entre membros da equipe de saúde, aconselhamentos e monitoramento da doença.[1]

Diante desse contexto, este capítulo tem como finalidade apresentar as ações de enfermagem nas principais doenças neurodegenerativas de maior importância epidemiológica, a DA e a DP.

■ DOENÇA DE ALZHEIMER

O cuidado ao paciente com a DA geralmente ocorre no ambiente extra-hospitalar, sendo realizado na própria residência do paciente com seguimento ambulatorial, por vezes com atendimento de enfermagem na modalidade *home care*, podendo também ocorrer em instituições de longa permanência para idosos. Internações hospitalares em pacientes com DA geralmente estão associadas com complicações agudas decorrentes da doença.[1-3]

Os objetivos no atendimento a DA são dirigidos no controle dos sintomas cognitivos e não cognitivos; como no atendimento das necessidades dos familiares. Dentre as ações de enfermagem no atendimento a pacientes com DA, podemos destacar avaliação cognitiva e status funcional, determinando as necessidades de autocuidado e graus de dependência, manejo do distúrbio da memória e sono, manejo da depressão, administração de medicamentos e monitoramento dos seus efeitos terapêuticos e adversos, educação familiar, aconselhamento e suporte emocional, e suporte nutricional.[1,2]

Avaliação cognitiva e funcionalidade

A DA é caracterizada pelo declínio cognitivo e físico progressivos, portanto determinar o estado cognitivo e funcionalidade do paciente é essencial para elaboração do plano de cuidados e gestão da doença. O enfermeiro deve lançar mão de ferramentas específicas para realizar a avaliação da função neurológica a fim de detectar alterações da função cognitiva como raciocínio, memória, linguagem, julgamento.[1,2,4]

A utilização de escalas padronizadas de avaliação tem se tornado uma ferramenta útil, pois padroniza a linguagem entre os profissionais e permite a avaliação da evolução da doença.[4]

Para avaliação da função cognitiva o enfermeiro realiza avaliação das habilidades mentais de forma ampla, incluindo: nível de consciência, aparência e comportamento, humor, fala e linguagem, percepções e cognição. Para auxiliar na avaliação do estado mental, a realização do mini exame do estado mental tem sido útil para determinação da cognição e raciocínio. Importante ressaltar que a realização do mini exame mental não abrange todas as habilidades mentais do indivíduo.[1,2,4,5]

O declínio cognitivo no curso natural da doença leva o indivíduo ao comprometimento da funcionalidade, assim, é essencial a avaliação da capacidade funcional dos indivíduos na realização das atividades de vida para determinação de ações para promoção do autocuidado. As atividades desempenhadas pelos indivíduos podem ser classificadas como atividades da vida diária (AVD) e atividades instrumentais da vida diária (AIVD).[4-6]

Entende-se por AVD as atividades mais básicas realizadas pelos indivíduos e incluem atividades como alimentar-se, vestir-se, tomar banho, higienizar-se e caminhar. As AIVD, por sua vez, referem-se a atividades mais complexas, frequentemente acometidas mais precocemente que as AVD e exigem maior capacidade funcional para sua realização. Podemos citar como AIVD a capacidade de o indivíduo cozinhar, utilizar meios de transportes, manusear dinheiro, utilizar o telefone e utilizar corretamente os medicamentos.[4-6]

As avaliações devem ser realizadas logo que diagnosticada a condição clínica para determinação do plano terapêutico e reavaliações consecutivas devem ser realizadas a cada seis meses para determinar evolução do quadro e mudanças no plano de cuidados, e sempre que houver alterações súbitas do quadro do paciente.[4,5]

Manejo do distúrbio da memória

a memória é comumente afetada em pacientes com DA; dessa forma, o enfermeiro deve ajudar o paciente a enfrentar distúrbios da memória a fim de diminuir o impacto sobre a vida do paciente e garantir a sua segurança.[1,2,7]

Os esquecimentos de objetos comuns do dia a dia são frequentes, portanto orientar o paciente a determinar um lugar específico para guardar óculos, chaves e dinheiro pode ser útil. O esquecimento de realização de atividades como banho, cozinhar, troca de roupas também pode acontecer; assim, orientar o paciente a manter e respeitar uma rotina diária de realização dessas atividades bem como utilizar lembretes escritos ou mensagens em telefones são benéficas para lembrá-lo de realizar essas atividades todos os dias.[1,2,7]

Para pacientes que moram sozinhos, o encorajamento de ligações de familiares ao longo do dia para lembrar a realização de atividades e verificar a segurança do paciente também devem ser encorajadas.[1,2,7]

Exercícios para memória de curto e longo prazos devem ser encorajados, relembrar atividades recentes como visita de familiares e atividades realizadas são úteis para memória de curto prazo, bem como estimular recordação de datas e fatos importantes para melhorar memória de longo prazo. Entretanto essas ações são efetivas apenas no estágio inicial da DA.[1,2,7]

Manejo do distúrbios do sono

Pacientes com DA apresentam distúrbios do sono, pois a lesão das células cerebrais decorrentes da DA leva a interrupções no ciclo do sono. Geralmente, esses pacientes dormem durante o dia e permanecem acordados durante a noite. Esse padrão de sono leva ao prejuízo no desempenho nas atividades diárias e pode ser perturbador para o paciente e o cuidador.[2,7]

Intervenções com incentivo na realização de atividades, como caminhar e exercícios durante o dia, despendem gasto energético, proporcionando um sono reparador durante a noite. Uma rotina com horário para dormir deve ser estabelecida, bem como o ambiente para sono deve ser adequado com a eliminação de ruídos, iluminação e controle de temperatura. A ingestão de cafeína e bebida alcoólica deve ser evitada durante a noite e um lanche leva antes de dormir deve ser encorajado.[2,7]

Manejo da depressão

As incapacidades funcionais instaladas ao longo do curso clínico da doença, associadas com as alterações neurobiológicas na DA, predispõem os indivíduos no desenvolvimento de quadros depressivos. Os pacientes comumente apresentam choro, mau humor, irritabilidade, perturbações no sono, alterações alimentares, anedonia (perda da capacidade de sentir prazer) e distúrbios alimentares.[7,8]

O tratamento farmacológico geralmente é instituído com inibidores da captação da serotonina. As intervenções não farmacológicas incluem estimular a realização de atividades, não deixar o paciente ficar deitado na cama e isolado socialmente, encorajar a ingesta hídrica, garantir a adesão à terapia farmacológica e alimentação, orientar os familiares sobre a importância dessa condição. Outras intervenções, como musicoterapia e terapia com animais, têm sido utilizadas no tratamento da depressão.[7,8]

Administração de medicamentos

A terapia farmacológica disponível para o tratamento é sintomática com duas classes de drogas: as drogas inibidoras da colinesterase (Donepezil, Galantamina e Rivastigmina) e o antagonista dos receptores NMDA do glutamato (Memantina).[1,2,9]

Os inibidores da colinesterase (IChE) inibem a ação da enzima acetilcolinesterase na fenda sináptica, aumentando a disponibilidade de acetilcolina e prolongado a transmissão sináptica colinérgica. Os IChE são indicados nos estágios inicias e moderados da DA. Os efeitos adversos relacionados comumente apresentados incluem náuseas, vômitos, diarreia, perda de preso, bradicardia e síncope.[1,2,9]

O antagonista dos receptores NMDA tem como alvo o sistema glutamatérgico e os efeitos adversos a seres monitorizados incluem tontura, agitação, confusão e cefaleia.[9]

Manejo da agitação e alucinações

Os pacientes com DA podem apresentar alucinações e agitação ao decorrer do tempo. As alucinações são definidas como experiências sensoriais sem estímulos, e podem ser manifestadas como alucinações visuais, auditivas, olfativas e gustativas.[1,2,7,8]

O manejo da agitação e alucinação pode ser feito com a utilização de medicamentos antipsicóticos, entretanto o seu uso deve ser cauteloso, pois está associado ao desenvolvimento de sonolência, hipotensão postural, tontura e rigidez.[1,2,7,9]

Atitudes como ignorar o sintoma, discutir com o paciente, encorajar o paciente a enfrentar a alucinação não devem ser realizadas. Atitudes como mostrar importar-se com a situação, questionar o que o paciente visualiza ou sente, distraí-lo levando a outro ambiente e tranquilizá-lo devem ser encorajadas.

Deve-se evitar deixar o paciente com pessoas desconhecidas por período prolongado, e, quando se fizer necessário, proporcionar um ambiente familiar com disposição de objetivos pessoais. Intervenções como musicoterapia também têm mostrado serem benéficas para o controle da agitação.[1,2,7,9]

Educação familiar e cuidadores

A característica de declínio cognitivo e funcional do paciente com DA faz com que sejam necessários cuidados nos estágios avançados da doença. Dessa forma, o enfermeiro deve envolver a família no plano de cuidados, identificar o potencial cuidador do paciente e educar nos diferentes aspectos referentes a DA, como: estágios das doença e prognóstico, principais complicações, identificar situações de agravamentos de sinais e sintomas, administração de medicamentos e seus efeitos esperados.[1,2,7]

Aconselhamento e suporte emocional

Os cuidadores de pacientes com DA devem ser preparados para cuidados domiciliares, bem como incentivados a procurar suporte. A tensão do papel de cuidador é comum em cuidadores de pacientes com DA; dessa forma, o enfermeiro deve se mostrar aberto a comunicações, orientações, aberto à escuta dos medos e sentimentos dos cuidadores. As avaliações de rotina devem incluir entrevista familiar e suporte emocional e encaminhamento a serviços especializados, como atendimento psicológico e serviço social.[1,2,7]

■ DOENÇA DE PARKINSON

A DP é a segunda doença neurodegenerativa com maior incidência e prevalência, atrás apenas somente da DA. Na DP, ocorre perda de neurônios dopaminérgicos da substância negra dos gânglios da base, desencadeando desordens do movimento.[1-3]

As manifestações clínicas encontradas frequentemente em pacientes com DP incluem o tremor em repouso, rigidez, bradicinesia e distúrbios da marcha e equilíbrio.[1,2,4,10]

A DP não possui cura e não há nenhum tratamento conhecido que promova inibição da progressão da doença. As medidas terapêuticas adotadas atualmente possuem a finalidade de manter o status funcional e a independência dos pacientes. As ações são de caráter multidisciplinar e incluem medidas farmacológicas, não farmacológicas (manejo da disfagia, promoção da comunicação, suporte nutricional, promoção da mobilidade, prevenção de quedas, manejo do distúrbio corporal), tratamento cirúrgico, educação do paciente e família e suporte emocional.[1,2,10,11]

Terapia farmacológica

A levodopa atua na via dopaminérgica como precursora da dopamina. A dopamina administrada por via oral e parenteral não alcança o sistema nervoso central (SNC) pois é incapaz de atravessar a barreira hematoencefálica, por isso se utiliza a levodopa. Esta é convertida em dopamina centralmente pela enzima dopa-descarboxilase, atuando no déficit de dopamina no SNC, mecanismo fisiopatológico da DP.[1,9]

Para obtenção de melhores resultados, recomenda-se que a administração de levodopa ocorra em períodos distantes das refeições, de preferência com estômago vazio. Náusea pode ocorrer neste caso, permitindo-se ingerir com alimentos, mas recomenda-se evitar a ingestão de proteínas, uma vez que os aminoácidos competem com levodopa nos receptores intestinais.[1,9]

Os efeitos da levodopa que devem ser monitorizados incluem: tontura, boca seca, hipotensão postural, discinesias, depressão, alucinações, constipações e depressão.[1,9]

A levodopa apresenta uma meia-vida relativamente curta (90 minutos), e o seu uso prolongado pode desencadear toxicidade e efeitos imprevisíveis. Uma complicação associada ao uso de levodopa é denominada de "Síndrome on-off", caracterizada por flutuações da força motora de um estado ativo e plena força para um estado de incapacidade de movimentar-se.[1,9]

Agentes de outras classes farmacológicas são utilizados no tratamento da DP, como os inibidores da enzima monoaminoxidase-B (MAO-B), rasagilina e selegilina. Dentre os efeitos adversos, essas drogas podem ocasionar diminuição súbita da pressão arterial, hipotensão ortostática, náuseas, dor abdominal, boca seca, alucinações, confusão, insônia e discinesias.[1,9]

A amantadina, outra droga utilizada no tratamento do Parkinson, possui seu mecanismo de ação desconhecido, ela inibe a receptação dos neurônios pré-sinápticos, aumentando sua liberação. Os efeitos antiparkinsonianos são limitados (de 6 a 12 semanas), em pacientes com doença renal, a dose deve ser diminuída, pois a eliminação é renal. Os efeitos adversos incluem: tontura, confusão, náuseas, hipotensão ortostática e manchas difusas na pele; raramente podem ocorrer retenção urinária e alteração de enzimas hepáticas.[1,9]

Manejo da disfagia

A disfagia é comum em pacientes com DP, ocorre em 50% a 80% dos casos. A disfagia não está associada com a severidade da DP, uma vez que não responde ao aumento da levodopa, fazendo acreditar que o caminho de lesão de via dopaminérgica não seja o mecanismo de lesão da disfagia.[2]

Sinais de disfagia, como tosse durante as refeições, voz molhada, desconforto respiratório após as refeições, devem ser avaliados e orientados aos familiares. Encaminhamentos para terapia com fonoaudiologia podem ser realizados para segurança. Os alimentos ofertados na consistência pastosas e líquidos espessados e utilização de manobras protetoras de deglutição minimizam o risco de disfagia.[2]

Promoção da comunicação

Os pacientes costumam apresentar diminuição da expressão facial com comprometimento na articulação das palavras devido ao prejuízo da movimentação da boca, isso produz alterações na emissão de palavras e prejudicam a comunicação verbal, pois a voz se torna baixa e monótona.[1,2]

Encorajar o paciente a falar lentamente, proporcionar um ambiente tranquilo e silencioso, atentar-se durante a comunicação são estratégias que minimizam o desconforto do paciente durante a comunicação. Encaminhamento ao fonoaudiólogo também melhora o padrão de comunicação.[1,2]

Suporte nutricional

Pacientes com DP apresentam redução do peso corporal devido à ingestão alimentar comprometida. Acredita-se que a perda de peso esteja associada à ingestão calórica diminuída associada ao gasto energético aumentado. Os enfermeiros devem orientar quanto à importância do suporte nutricional adequado e garantir a ingestão adequada das refeições.[1,2,9,10]

A diminuição da ingestão de proteínas e a ausência das refeições estão associadas com melhor absorção da levodopa pelo organismo. Os pacientes podem necessitar de ajuda no preparo e ingestão dos alimentos, pois a dificuldade em realizar essas atividades favorece a diminuição da ingestão alimentar. A presença de disfagia pode causar necessidade de oferta de alimentos em consistência pastosa, comprometendo o aporte calórico, levando à necessidade de utilização de suplementos nutricionais.[9,10]

Promoção da mobilidade

A DP leva à alteração da marcha, equilíbrio e postura; elementos essenciais para movimentação adequada. A instabilidade postural e da marcha torna difícil a movimentação em casa e no ambiente de trabalho, bem como a realização de diferentes tarefas.[2,9]

A mobilidade deve ser encorajada de forma ativa e independente o quanto possível. O encaminhamento para atendimento com fisioterapeuta e terapeuta ocupacional permite a realização de exercícios para melhora de postura e a utilização de dispositivos para promoção de mobilidade, como andadores e bengalas.[2,9]

Prevenção do risco de queda

O paciente com DP apresenta risco aumentado para queda devido à bradicinesia, rigidez, fraqueza, diminuição de força e controle postural. Intervenções devem ser adotadas para prevenção das quedas.[1,2]

As estratégias adotadas para prevenção de quedas incluem a utilização de dispositivos para auxílio da movimentação, remoção de tapetes, boa iluminação, manter o ambiente organizado, facilitando a deambulação, e a adoção de barras nas paredes do banheiro para segurança durante o banho.[1,2,9]

Manejo do distúrbio da imagem corporal

As alterações decorrentes da diminuição da expressão facial (face de máscara), a perda involuntária de saliva pela boca, a dificuldade em fechar os olhos associada com outros sintomas, podem levar o paciente a desenvolver distúrbios da imagem corporal e consequente isolamento social.[1,2]

Deve ser conversado com o paciente sobre as mudanças decorrentes da doença, encorajar a expressão de seus sentimentos, bem como devem ser incentivados a interação social e o encaminhamento para psicológico.[1,2,9]

Tratamento cirúrgico

O tratamento cirúrgico da DP está indicado nos casos refratários à terapia farmacológica. O tratamento denominado de estimulação cerebral profunda consiste no implante de eletrodos intracranianos em espaços comumente afetados na DP (núcleo subtalâmico, porção interna do globo pálido) ligados a um gerador de pulso elétrico que proporciona modulação ou interrupção de padrões de sinais neuronais das áreas afetas pela DP. Um programador externo é utilizado para ajustar os parâmetros elétricos e ativar ou desativar o dispositivo.[1,2,9]

As complicações associadas à estimulação cerebral profunda incluem cefaleia, infecção, acidente vascular cerebral isquêmico, hemorragias, distúrbios cognitivos (desorientação, alucinações, letargia) e mau funcionamento do dispositivo.[9]

Os cuidados de enfermagem no pré-operatório são semelhantes aos realizados no pré-operatório geral. A assistência é multidisciplinar, envolvendo a participação de neurologista, neurocirurgião, neuropsicólogo e enfermeiro. Os cuidados gerais incluem:[2,9]

- Verificação dos critérios de inclusão e exclusão para o tratamento.
- Realização de exames de imagem para planejamento cirúrgico: tomografia de crânio, ressonância magnética de crânio.
- Avaliação neuropsicológica.
- Realização exames laboratoriais: hemograma, coagulograma, eletrólitos.
- Realização de eletrocardiograma e RX de tórax.
- Verificação de medicamentos utilizados previamente e promover a descontinuação de anticoagulantes e medicamentos antiparkinsonianos.
- Jejum oral.
- Educação do paciente sobre o período perioperatório.

A assistência de enfermagem no período pós-operatório visa à detecção precoce de complicações (edema cerebral, sangramentos, infecção, deiscência de ferida operatória) e controle de dor. Os cuidados de enfermagem envolvem os mesmos aplicados aos pacientes em pós-operatório de craniotomia.[1,2,9]

O paciente geralmente recupera-se do procedimento anestésico-cirúrgico na unidade de recuperação anestésica, sendo transferido posteriormente à unidade de internação. Pacientes com comorbidades associadas podem ter os cuidados pós-operatórios realizados na unidade de terapia intensiva.[9,10]

O tempo médio de internação para o paciente submetido ao tratamento cirúrgico de estimulação cerebral profunda é de três a quatro dias. Períodos maiores estão associados ao desenvolvimento de complicações.[9,10]

Alguns cuidados especiais devem ser discutidos em pacientes com estimulador cerebral profundo:

- **Reanimação cardíaca:** pacientes com estimulador cerebral profundo com gerador implantado em região clavicular podem ser desfibrilados, entretanto cargas extremas podem danificar o gerador. As pás devem ser localizadas duas polegadas de distância do gerador. Para realização de cardioversão eletiva, recomendam-se a descontinuação da voltagem do gerador do eletrodo cerebral para zero e o desligamento do equipamento para proceder com cardioversão.[9]
- **Realização de eletrocardiograma (ECG) e eletroencefalograma (EEG):** o gerador pode causar artefatos e interferência nos traçados de ECG e EEG. O estimulador cerebral profundo pode ser desligado se interferências importantes comprometerem a qualidade do exame.
- **Realização de exames de imagem:** pacientes com estimulador cerebral profundo com gerador implantado podem ser submetidos a exames radiológicos como tomografias e radiografias sem comprometimento do funcionamento do equipamento, precauções especiais e risco de lesão. Entretanto, a realização de ressonância magnética necessita de cuidados especiais, pois o aquecimento dos eletrodos pode ocasionar lesão cerebral com risco à vida. Portanto, em casos extremamente necessários, o técnico da ressonância deve ser informado da presença de estimulador cerebral profundo com gerador para programação especial de taxas de absorção e força e utilizam-se bobinas de cabeça, garantindo um gradiente térmico seguro, evitando lesões. O gerador deve ter sua tensão reduzida para zero e, em seguida, ser desligado. A realização de ressonância de outras partes do corpo está contraindicada.[9]
- **Cirurgias:** pacientes com estimulador cerebral profundo com gerador implantado podem ser submetidos a cirurgias com utilização de eletrocirurgia (bisturi elétrico) para hemostasia. Devem comunicar ao cirurgião, pois o gerador deve ter sua tensão reduzida para zero e, posteriormente, ser desligado para o procedimento cirúrgico. Apenas o bisturi bifásico deve ser utilizado e uma placa dispersadora deve ser utilizada para evitar transmissão do impulso para o gerador com comprometimento do equipamento e risco de lesão.[9]
- **Dispositivos ambientais:** pacientes com estimulador cerebral profundo com gerador implantado devem evitar detectores de metais em bancos, dispositivos de segurança em aeroportos, proximidades a fornos elétricos e estações de energia.[9]

Educação do paciente e família

A educação do paciente e família é essencial para controle e manejo da DP, as abordagens educacionais incluem: orientações sobre a DP e o prognóstico, orientações sobre a terapia farmacológica e seus efeitos esperados e efeitos adversos, instruções sobre os sintomas cognitivos e comportamentais, orientações sobre os riscos de queda e necessidade de manutenção de um ambiente seguro, nos casos de implante de estimulador cerebral profundo, orientações sobre os cuidados para manutenção do equipamento.[1,2,9,10]

■ REFERÊNCIAS BIBLIOGRÁFICAS

1. Hickey J. The clinical practice of neurological and neurosurgical nursing. 7.ed. Philadelphia: Lippincott Williams & Wilkins, 2014.
2. Woodward S, Mestecky AN. Neuroscience Nursing: Evidence-based theory and practice. New Jersey: Wiley-Blackwell, 2011.
3. Neto JPB, Takaynagui OM. Tratado de neurologia da Academia Brasileira de Neurologia. Rio de Janeiro: Elsevier, 2013.
4. American Association of Neuroscience Nursing. AANN Clinical Practice Guideline Series: Neurologic assessment, 2012.
5. Ganzer CAG. Assessing Alzheimer Disease and Dementia: best practices in Nursing care. Geriatric Nursing. 2007;28(6):358-65.
6. Steele CD. Nurse to nurse: cuidados na demência. Porto Alegre: Artmed, 2011
7. Maier-Lorentz MM. Effective Nursing interventions for the management Alzheimer's Disease. J Neurosci Nurs. 2000;32(3):153-7.
8. Davis NJ, Hendrix CC, Superville JG. Supportive approaches for Alzheimer Disease. Nurse Pract. 2011;36(8):22-9.
9. Downey D. Farmacologic management of the Alzheimer Disease. J Neurosci Nurs. 2008;40(1):55-9.
10. American Association of Neuroscience Nursing. AANN Clinical Practice Guideline Series: Care of the movement disorder with deep brain stimulation, 2012.
11. Sousa ES, Alves TIF, Passos ABB. Sistematização da assistência de enfermagem a um idoso com Parkinson em uma instituição de apoio em Ipatinga. Rev Enferm Integr. 2010;3(2):564-77.

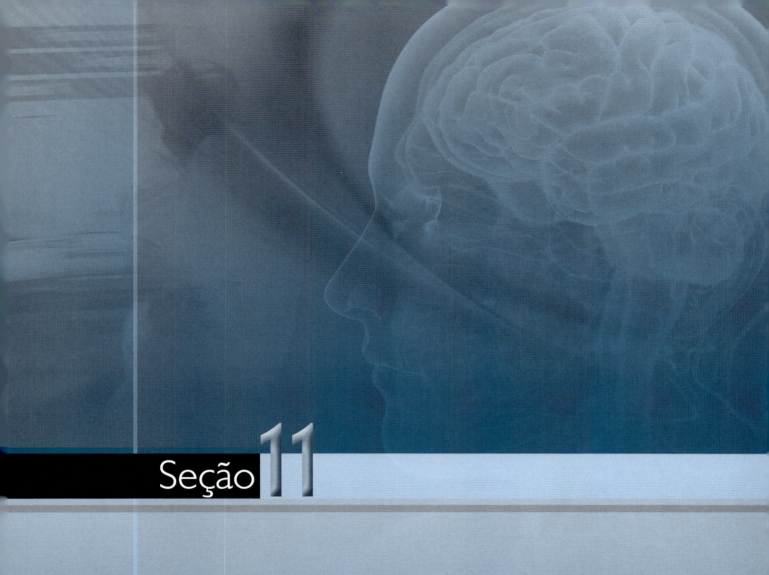

Seção 11

Doenças Neuromusculares

capítulo 30

Acary Souza Bulle Oliveira
Beny Schmidt
Roberto Dias Batista Pereira

Doenças Neuromusculares

■ INTRODUÇÃO

As doenças neuromusculares representam um grupo grande de afecções que comprometem a unidade motora, ou seja, ou o corpo celular do neurônio motor inferior, o seu prolongamento, a junção neuromuscular ou o tecido muscular esquelético.

Para a classificação das inúmeras doenças neuromusculares é útil seguir a rota anatômica do neurônio motor inferior, possibilitando assim, a identificação e o diagnóstico das principais doenças específicas em cada sítio topográfico primário.

■ DIAGNÓSTICO

Para a realização do diagnóstico, é fundamental a história detalhada do comprometimento neurológico, de dados familiares e epidemiológicos, além de um exame físico adequado.

O comprometimento do corpo celular do neurônio motor inferior caracteriza-se por atrofia, atonia, arreflexia, fraqueza e fasciculação.

A lesão da fibra nervosa manifesta-se com alteração da motricidade (musculatura distal), da sensibilidade (superficial e/ou profunda), com diminuição dos reflexos e com envolvimento autonômico.

O acometimento da junção neuromuscular manifesta-se com fadigabilidade, com flutuação da fraqueza, usualmente piorando durante o decorrer do dia.

As doenças musculares apresentam-se, na maioria das vezes, com fraqueza muscular de predomínio proximal, com alteração no padrão da marcha (báscula de bacia), quedas ao solo e dificuldade para se levantar ("levantar miopático").

Os principais exames laboratoriais úteis para a realização diagnóstica topográfica ou até etiológica são a dosagem da enzima creatino-quinase (CK), o eletroneuromiograma (ENMG) e a biopsia muscular com estudo histoquímico. A biopsia de nervo é reservada para situações especiais, mais para confirmação do diagnóstico do que propriamente para investigação etiológica.

A CK cataliza a liberação do fosfato da creatina-fosfato, que ocorre principalmente no músculo. Valores aumentados de CK indicam comprometimento da fibra muscular, usualmente secundária à necrose muscular.

O ENMG, exame muitas vezes de difícil realização e interpretação, assume enorme importância para o diagnóstico. O objetivo principal do exame é analisar a velocidade de condução elétrica e o estado das unidades motoras (corpo celular do neurônio motor inferior, o seu prolongamento e as fibras inervadas pelo neurônio). Diminuição na velocidade de condução indica lesão desmielinizante da fibra nervosa. A presença de fibrilações, de fasciculações ou de ondas positivas no músculo em repouso é diagnóstica de desnervação aguda das fibras musculares, ou seja, com comprometimento axonal ou do corpo celular do neurônio. Durante contração muscular, a presença de potenciais gigantes e duradouros, mas rarefeitos, típicos de reinervação, são indicativos de lesão neurogênica crônica. O padrão em decremento progressivo dos potenciais à estimulação repetitiva sugere comprometimento da junção neuromuscular. A presença de potenciais pequenos, mas com traçado cheio, é indicativa de doença muscular. Ainda, o ENMG permite diagnosticar miotonia (dificuldade de relaxamento após contração muscular, caracterizada pela presença de atividade elétrica rítmica prolongada, inicialmente de alta frequência e alta amplitude, com gradual diminuição) e diferenciar cãibra de contratura (estado de contração muscular sem atividade elétrica).

A biopsia muscular com estudo histoquímico é essencial para estabelecer um diagnóstico definitivo na maioria dos pacientes com suspeita de doença neuromuscular. Esta biopsia, feita em músculo apropriado, usualmente o deltoide, bíceps, vasto lateral ou gastrocnêmio, deve ser processada com técnicas adequadas, possibilitando-se a identificação normal da distribuição de fibras sob a forma em mosaico (fibras do tipo I intercaladas com fibras do tipo II) (Figura 30.1). A presença de agrupamento de fibras de mesmo tipo histoquímico ("*type grouping*") é indicativa de comprometimento neurogênico (Figura 30.2). No músculo com comprometimento neurogênico, o agrupamento de fibras do mesmo tipo histoquímico é resultante de desnervação de fibras musculares, seguindo-se por reinervação pelo neurônio mais próximo, que por constituição tem, geralmente, um tipo histoquímico diferente daquele que entrou em processo de degeneração (Figura 30.3). A presença de necrose muscular, reação inflamatória ou alterações na arquitetura das fibras musculares esqueleléticas indicam comprometimento muscular.

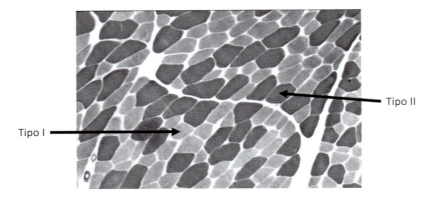

Figura 30.1 Músculo normal.

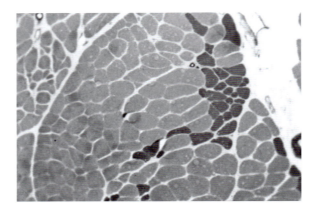

Figura 30.2 Músculo com comprometimento neurogênico: agrupamento de fibras do mesmo tipo histoquímico (mesma cor).

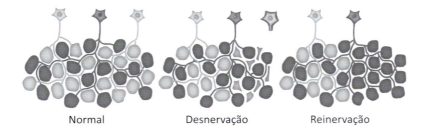

Figura 30.3 Músculo com comprometimento neurogênico com agrupamento de fibras do mesmo tipo histoquímico, resultante de desnervação de fibras musculares, seguindo-se de reinervação pelo neurônio mais próximo.

A biopsia de nervo, geralmente realizada em nervo sensitivo (sural ou fibular), raramente faz diagnóstico específico. Entretanto, por meio dela, é possível diferenciar uma lesão axonal da lesão desmielinizante. A lesão axonal caracteriza-se por diminuição no número de fibras nervosas e pela presença de pequenos agrupamentos (cluster) de fibras mielinizadas de pequeno calibre. A lesão desmielinizante aguda traduz-se por diminuição na espessura da mielina quando comparada com o calibre do axônio correspondente. A lesão desmielinizante crônica caracteriza-se pela presença do aspecto casca de cebola ("onion bulb") (Figura 30.4).

O quadro clínico e os exames subsidiários permitem a realização do diagnóstico topográfico e, muitas vezes, do diagnóstico etiológico. A maioria das doenças neuromusculares é considerada progressiva e irreversível. Muitas vezes, a fraqueza muscular generalizada incapacita os pacientes, sendo frequente a necessidade de internação em unidade de terapia intensiva (UTI).

Nessas condições, para a realização de condutas apropriadas, é fundamental o reconhecimento etiológico e também fisiopatológico da doença em questão.

■ NEURONOPATIA MOTORA

Neuronopatia motora caracteriza-se por envolvimento do corpo celular do neurônio motor inferior (NMI), acompanhado ou não de envolvimento do neurônio motor superior (NMS). As principais enfermidades são a poliomielite anterior aguda e a atrofia muscular espinhal progressiva. A neuronopatia motora é chamada genericamente como a doença do neurônio motor (DNM).

Poliomielite anterior aguda

A poliomielite anterior aguda, até 1960, representou a maior causa de paralisia motora e óbito em crianças e adultos jovens em todo o mundo. Trata-se de uma doença viral que se apresenta, tipicamente, sob uma forma bifásica com cefaleia, febre e sintomas gastrintestinais seguidos, dias mais tarde, de comprometimento dos neurônios motores da medula espinhal, ocasionando paralisia, geralmente predominando nos membros inferiores, sob uma forma assimétrica e desproporcional. Pode haver, associadamente, comprometimento das musculaturas do tórax e da inervação bulbar. Progressão da paralisia, usualmente, cessa-se em 5 a 7 dias. Há, então, um período de estabilidade e, nos meses subsequentes, alguns músculos paralisados podem recuperar-se, por meio do processo de reinervação ou por recuperação dos motoneurônios pouco lesados. A poliomielite anterior aguda, felizmente erradicada há alguns anos em quase todo o mundo, ainda apresenta os seus efeitos sequelantes visíveis.

Atrofia Muscular Espinhal (AME)

A Atrofia Muscular Espinhal (AME), doença pura do NMI de causa genética, tem basicamente três formas distintas de manifestação clínica, dependendo da sua gravidade, AME Tipo I, Tipo II e Tipo III.

AME Tipo I (Doença de Werdnig Hoffmann)

Caracteriza-se por quadro grave, desde o nascimento, com fraqueza muscular e hipotonia, com óbito antes de um ano de idade (Figura 30.5). A biopsia muscular detecta a presença somente de fibras atróficas, com preservação do mosaico, denotando ausência de motoneurônios sobreviventes.

AME Tipo II (Forma Intermediária)

As crianças têm um atraso no desenvolvimento motor e não adquirem a marcha (Figura 30.6). A biopsia muscular revela a presença de grandes fascículos musculares atróficos, mas com presença de fibras musculares de calibre normal, agrupadas, de mesmo tipo histoquímico, denotando a presença de motoneurônios sobreviventes. Os agrupamentos de fibra são pequenos, talvez por motoneurônios sobreviventes não tão sadios.

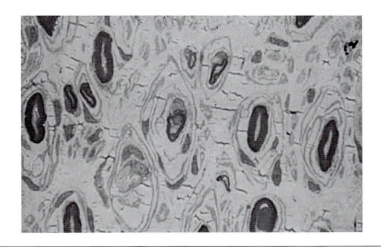

Figura 30.4 Processo desmielinizante crônico: aspecto "onion bulb".

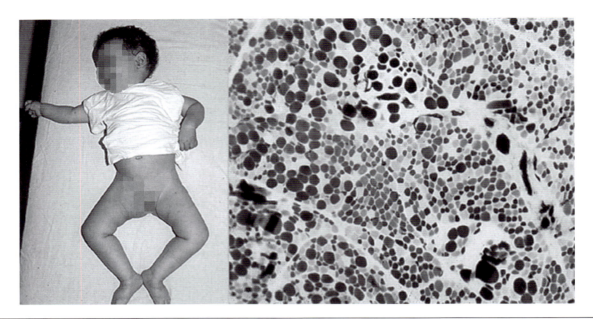

Figura 30.5 AME Tipo I (Doença de Werdnig Hoffmann): criança com hipotonia neonatal, tetraplégica, com biopsia muscular revelando presença de atrofia muscular em praticamente todas as fibras musculares).

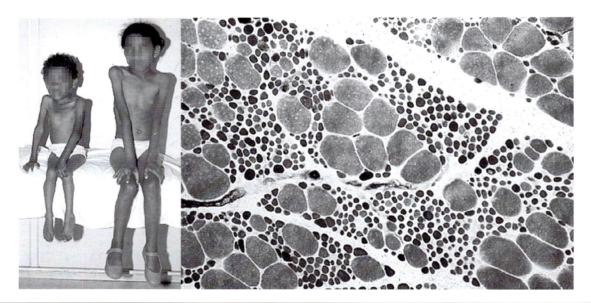

Figura 30.6 AME Tipo II (Forma Intermediária): pacientes do sexo feminino, irmãs, com fraqueza muscular desde o nascimento, com marcha impossibilitada, com biopsia muscular exibindo fibras musculares atróficas, em sua maioria, mas com presença de fibras musculares de calibre normal, do mesmo tipo histoquímico (reinervação).

AME Tipo III (Doença de Kugelberg-Welander)

Caracteriza-se por comprometimento motor mais tardio. Após um período estável de doença, há uma progressão com maior atrofia e fraqueza muscular (Figura 30.7). A biopsia muscular revela a presença de grandes agrupamentos de fibras musculares de mesmo tipo histoquímico, denotando a presença de motoneurônios remanescentes e sadios.

A presença de agrupamentos de fibras atróficas de mesmo tipo histoquímico é explicada pela desnervação de fascículos previamente reinervados, secundária à degeneração de motoneurônios remanescentes.

São doenças de herança autossômica recessiva e o lócus gênico tem sido mapeado no cromossomo 5q 11-2-13.3 (SMA 5q), com gene (SMN) relacionado com a sobrevivência dos motoneurônios na embriogênese. Dependendo

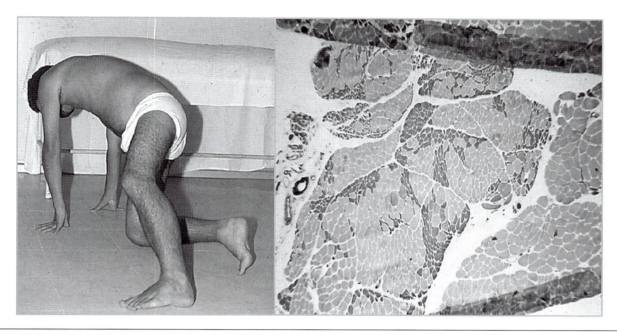

Figura 30.7 AME Tipo III (Doença de Kugelberg-Welander): paciente com fraqueza muscular, mostrando dificuldade para se levantar, mas com vida independente, e biopsia muscular apresentando agrupamento de fibras musculares do mesmo tipo histoquímico (reinervação).

do número de motoneurônios afetados é que as doenças recebem sua denominação. Estima-se que a presença de sinais e sintomas, tais como atrofia e fraqueza muscular, somente são aparentes quando há comprometimento de pelo menos 40% dos motoneurônios. A progressão da doença relaciona-se com o processo natural degenerativo dos motoneurônios.

■ DOENÇA DO NEURÔNIO MOTOR (DNM)

Diferentemente dos grupos anteriores, cujo entendimento e fisiopatologia já são bem conhecidos, o grupo denominado doença do neurônio motor (DNM) ainda desafia a ciência e o pesquisador.

DNM é um termo genérico frequentemente utilizado para incluir quatro principais síndromes clínicas: atrofia muscular progressiva (AMP), esclerose lateral primária (ELP), paralisia bulbar progressiva (PBP) e esclerose lateral amiotrófica (ELA).

A classificação das DNM depende de vários critérios, incluindo síndrome clínica, alterações morfológicas, padrão de herança, achados eletrofisiológicos, e anormalidades bioquímicas e imunológicas.

O diagnóstico clínico é baseado nos sítios iniciais de comprometimento no sistema nervoso (neurônio motor superior – NMS, neurônio motor no tronco cerebral e neurônio motor espinhal ou inferior – NMI). A doença resultante caracteriza-se por sinais de degeneração do NMS (espasticidade, hiper-reflexia) e/ou degeneração do NMI (fraqueza, atrofia e fasciculações).

Atrofia Muscular Progressiva (AMP)

A AMP, doença pura do NMI de causa ainda não identificada, é incomum, representando cerca de 5% a 20% dos casos de DNM. O principal diagnóstico diferencial deve ser feito com neuropatia motora pura. Os dois grupos de doenças são de difícil distinção sob critérios puramente clínicos ou eletroneuromiográficos. O diagnóstico de certeza é feito no *post-mortem* por meio da demonstração da perda de células do corno anterior da medula.

Esclerose Lateral Primária (ELP)

A ELP caracteriza-se por surto insidioso, de evolução lenta, sem sinais e sintomas de envolvimento de qualquer outra parte do sistema nervoso, além dos tratos cortico-bulbar e cortico-espinhal. Não há evidência, pelo menos nas etapas iniciais da doença, de comprometimento clínico ou eletroneuromiográfico do NMI. Clinicamente, manifesta-se com quadriparesia espástica, reflexos profundos exaltados, sinal de Babinski bilateral, disartria espástica e labilidade emocional (quadro pseudobulbar).

Paralisia Bulbar Progressiva (PBP)

A PBP caracteriza-se por comprometimento predominante da musculatura de inervação bulbar com ou sem envolvimento do NMS. Disartria e disfagia são os sintomas predominantes, seguidos de fraqueza, atrofia e fasciculações da língua. Envolvimento moderado da musculatura do pescoço pode ser encontrado. Podem estar presentes sinais de comprometimento do NMS ou labilidade emocional.

Esclerose Lateral Amiotrófica (ELA)

A ELA, conhecida nos Estados Unidos da América como Doença de Lou Gehrig, caracteriza-se por paralisia progressiva marcada por sinais de comprometimento do NMS (clônus e sinal de Babinski), e do NMI (atrofia, fasciculações). É a forma mais comum de doença do neurônio motor e, frequentemente, o termo ELA é utilizado indistintamente para as outras formas de DNM.

O diagnóstico deve ser suspeitado quando há envolvimento clínico e eletroneuromiográfico do neurônio motor inferior, alterações eletroneuromiográficas do tipo neurogênicas em músculos clinicamente normais, sinais de envolvimento do neurônio motor superior, progressão da doença. No quadro clínico, não se enquadram comprometimento sensitivo, autonômico ou visual, assim como Síndrome de Parkinson. O diagnóstico é apoiado por presença de fasciculação em uma ou mais regiões e velocidade de condução normal e sem bloqueio de condução na ENMG.

Clinicamente, verifica-se que afeta mais o sexo masculino do que o feminino (3:2), mais brancos do que negros, de instalação na 6ª ou 7ª décadas, com evolução progressiva, incurável e óbito em torno de 36 meses após o início dos primeiros sintomas, geralmente por falência respiratória.

■ NEUROPATIAS

As neuropatias podem ser classificadas de acordo com o envolvimento principal, axonal ou desmielinizante, assim como de acordo com a forma de instalação clínica, podendo ser aguda, sub-aguda ou crônica. Se um único nervo é envolvido, caracteriza-se uma mononeuropatia. O comprometimento de vários nervos de forma assimétrica e em tempos diferentes refere-se à mononeuropatia múltipla. O termo polineuropatia periférica é reservado para o envolvimento de vários nervos de forma simétrica e ao mesmo tempo. As manifestações clínicas podem ser motoras, sensitivas ou autonômicas, com sintomatologia predominantemente distal.

O déficit motor restringe-se ao território do nervo acometido. Os reflexos profundos encontram-se diminuídos ou até abolidos.

Anormalidades na sensibilidade podem ser caracterizadas por perversão, aumento ou perda da sensação. Parestesia refere-se à queixa de alteração sensitiva. Disestesia é a mudança na interpretação do estímulo, ou seja, um estímulo táctil causando sensação dolorosa. Hiperestesia refere-se ao aumento da sensibilidade ao estímulo, geralmente de qualidade desagradável. Hipoestesia é a diminuição da sensibilidade ao tacto ou a estímulo doloroso.

Mononeuropatia

Os nervos mais frequentemente afetados são o ulnar, radial (Figura 30.8), mediano (Figura 30.9), fibular e facial. Dentre as causas mais comuns, destacam-se compressão, hanseníase, diabetes e vasculite.

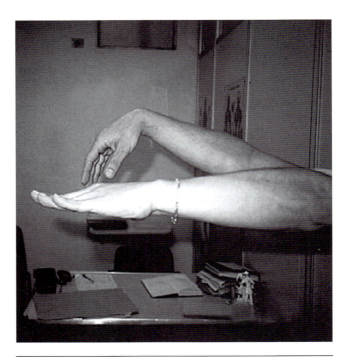

Figura 30.8 Lesão do nervo radial (síndrome do sábado à noite ou da lua de mel) caracterizada por dificuldade da extensão do punho resultante da compressão do nervo radial no terço distal do braço.

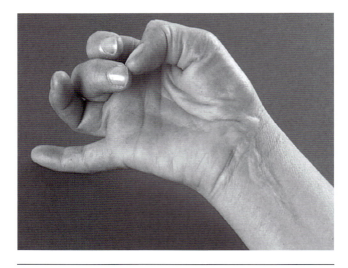

Figura 30.9 Lesão do nervo mediano: fraqueza da oponência do polegar (síndrome do túnel do carpo): paciente com dormência na mão, à noite, com fraqueza muscular à oponência do polegar).

Mononeuropatia múltipla

As principais causas são hanseníase, vasculites, diabetes e sarcoidose.

Polineuropatia periférica

Axonal aguda

A porfiria aguda intermitente, doença autossômica dominante resultante da atividade deficiente da enzima hidroximetilbilane do grupo heme da hemoglobina, é o principal exemplo. É uma das raras neuropatias em que o déficit motor pode predominar nas porções proximais dos membros. Associam-se dores abdominais e comprometimento autonômico.

Axonal subaguda

Dentre as principais causas, destacam-se os agentes tóxicos e medicamentosos, desnutrição, uremia, diabetes, doenças reumatológicas (Lúpus Eritematoso Sistêmico, Artrite Reumatoide), hipotiroidismo, aids, sarcoidose e síndromes paraneoplásicas.

Axonal crônica

Dentre as causas, destacam-se diabetes, desnutrição, uremia, paraproteinemia e Neuropatia Hereditária Sensitivo Motora do Tipo II.

Desmielinizante uniforme

Dentre os principais representantes, destacam-se a Neuropatia Hereditária Sensitivo Motora do Tipo I (Doença de Charcot Marie Tooth) e Tipo III (Doença de Dejerine Sottas), Doença de Refsum, Doença de Krabbe e leucodistrofia metacromática.

Desmielinizante não uniforme aguda

A Síndrome de Guillain-Barré (SGB) é a principal representante. A SGB assume importância vital no capítulo das doenças neuromusculares devido às suas particularidades clínicas, pela possibilidade de reversibilidade e recuperação completa e, principalmente, pelos cuidados que devem ser dispensados em Unidade de Terapia Intensiva. Clinicamente, manifesta-se com quadro de déficit motor simétrico, de instalação aguda, geralmente após um evento infeccioso (IVAS, GECA) ou até mesmo vacinação, de caráter progressivo e ascendente e com arreflexia. Frequentemente, há envolvimento associado de nervos cranianos, especialmente o nervo facial. Cerca de 20% dos casos necessitam de tratamento em UTI devido ao comprometimento respiratório. O diagnóstico é essencialmente clínico. Os exames subsidiários são usados somente para confirmação diagnóstica. O ENMG confirma o envolvimento da mielina, caracterizado por diminuição da velocidade de condução. O exame de líquido cefalorraquiano demonstra dissociação proteíno-citológica, ou seja, aumento de proteína sem aumento correspondente do número de células. Durante a fase aguda de instalação dos sintomas, o paciente deve ficar sob cuidados intensivos. O prognóstico, em geral, é bom, com reversibilidade completa do comprometimento neurológico em aproximadamente 60% dos afetados.

Desmielinizante não uniforme crônica

O principal representante é a Polirradiculoneurite Desmielinizante Inflamatória Crônica que se diferencia da SGB por apresentar início mais insidioso e curso mais progressivo. Frequentemente, a fraqueza muscular chega a seu ápice após dois meses do início dos sintomas, com curso progressivo ou do tipo surto-remissão. É uma doença de natureza autoimune com formação de anticorpo anti-mielina, potencialmente tratável por meio da utilização de corticosteroide, de imunossupressores, de imunoglobulina humana endovenosa ou de plasmaférese.

Desmielinizante uniforme crônica

Os principais representantes são as neuropatias hereditárias sensitivo-motoras tipo I (Doença de Charcot Marie Tooth) e do tipo III (Doença de Dejerine Sottas). A Doença de Charcot Marie Tooth é a forma de neuropatia hereditária mais comum do adulto, caracterizando-se clinicamente por atrofia característica dos membros inferiores tipo pernas de cegonha.

■ DOENÇAS DA JUNÇÃO NEUROMUSCULAR

A Miastenia Grave Adquirida é caracterizada por fadiga anormal após atividade muscular repetitiva ou mantida e por melhora após repouso. O pico de maior incidência ocorre em adultos jovens, afetando mais o sexo feminino. Geralmente, os sintomas iniciam-se na musculatura ocular extrínseca, na região de inervação bulbar ou nos músculos dos membros e tronco. Em cerca de 50% dos pacientes, os olhos são inicialmente envolvidos, seja pela ptose palpebral, geralmente assimétrica, ou pela diplopia decorrente de paresia da musculatura ocular extrínseca. Caracteristicamente, o comprometimento dessa musculatura pode alternar de um lado para outro em exames sucessivos. O envolvimento da musculatura bulbar caracteriza-se por dificuldade para mastigar, engolir e falar. Os músculos respiratórios são frequentemente envolvidos, particularmente quando a doença encontra-se em estágio avançado (Figura 30.10). Os sintomas miastênicos são minimizados com a utilização de inibidores da acetil colinesterase (Prostigmine® ou Mestinon®). Por tratar-se de doença autoimune, com formação de anticorpo antirreceptor de acetilcolina na membrana muscular, fazendo parte do arsenal terapêutico, destaca-se o uso de corticosteroide ou de outras drogas imunossupressoras. A timectomia, ainda não aceita universalmente, é usualmente reservada para os casos com comprometimento generalizado, especialmente em jovens e com doença mais recente, ou nos pacientes com timoma confirmado por estudos de neuroimagem.

■ MIOPATIAS

As doenças musculares apresentam-se, na maioria das vezes, com fraqueza muscular de predomínio proximal, com alteração no padrão da marcha (báscula de bacia), quedas ao solo e dificuldade para se levantar ("levantar miopático").

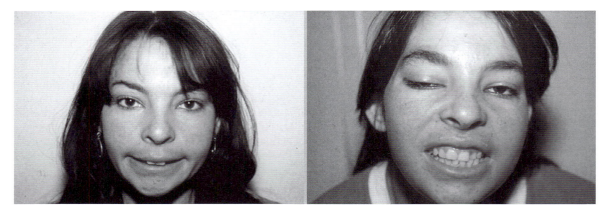

Figura 3.10 Miastenia Grave: com fadigabilidade característica, com ptose palpebral e paresia facial, com diafagia no decorrer do dia.

Distrofia muscular

A expressão distrofia muscular está reservada para as doenças musculares primárias, de natureza genética com herança bem definida, de caráter evolutivo e incurável.

Distrofia Muscular de Duchenne (DMD) e Becker (DMB)

São as formas de distrofia muscular mais comum, ocorrendo um caso em cada 3.500 meninos nascidos vivos, sendo que 2/3 dos filhos afetados são de mães portadoras do gene que leva a manifestação da doença. Trata-se de doenças de herança recessiva ligada ao X, alélicas, estando o gene afetado no braço curto, na posição Xp21. Este gene é responsável pela síntese de uma proteína de membrana denominada distrofina que se encontra ausente na DMD e presente, mas em quantidades menores que o normal, na DMB. Na DMD, os primeiros sintomas são detectados no início da marcha, o que chama a atenção dos pais devido às quedas frequentes e à dificuldade para se levantar (Figuras 30.11 e 30.12). O progresso constante da doença leva a criança a ser confinada em cadeira de rodas por volta dos 12 anos de idade. O óbito ocorre em consequência do comprometimento da musculatura respiratória e cardíaca por volta dos 18 anos de vida. Já a DMB apresenta um caráter mais benigno quando comparado com a evolução da DMD, com perda da marcha após os 18 anos de idade.

Distrofia Muscular Cintura-Membros (DCM)

O termo distrofia muscular cintura-membros (do inglês *limb-girdle muscular dystrophy* – LGMD) foi originariamente usado para incluir aqueles pacientes com fraqueza muscular de distribuição nas cinturas, com envolvimento predominante dos músculos proximais dos membros. Atualmente, tem-se verificado que representam um número de diferentes afecções com herança autossômica e variados lócus gênicos. As de herança autossômica dominante são classificadas como LGMD 1 e as de herança autossômica recessiva são classificadas como LGMD 2. A intensidade dos sintomas pode variar bastante. Alguns casos têm início precoce e progressão rápida, enquanto outros podem apresentar início mais tardio com evolução mais lenta, permitindo a marcha até na idade adulta. A investigação detalhada é necessária para diferenciar a DCM das outras formas de distrofias e de miopatias. A biopsia muscular revela um padrão distrófico, com variação no calibre das fibras, presença de fibras hipertróficas, muitas com segmentação no

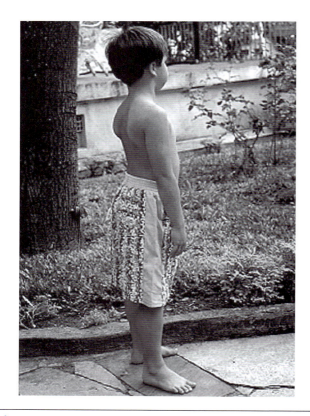

Figura 30.11 DMD: Criança de 4 anos com hiperlordose lombar.

seu interior. A aplicação de novas técnicas em biologia molecular tem permitido diagnosticar e diferenciar os diversos tipos de DCM. A identificação dos diferentes genes e proteínas nas DCM tem permitido um melhor entendimento da inter-relação do sarcômero, da membrana muscular e do contato célula-célula (Figura 30.13).

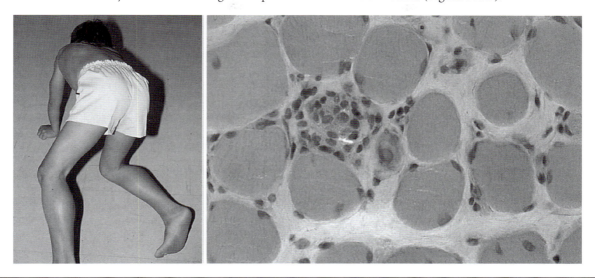

Figura 30.12 DMD: Criança de 7 anos com levantar característico (Gowers). Biopsia muscular apresentando necroses musculares com reação macrofágica, e substituição de fibras musculares por tecido conjuntivo.

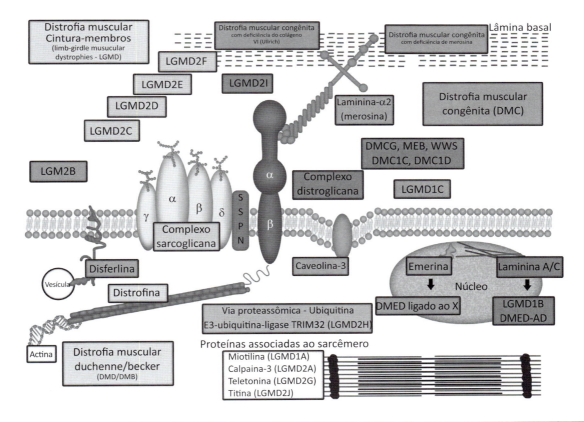

Figura 30.13 Distrofia Muscular Cintura-Membros (DCM): os diferentes tipos de DCM (ou LGMD = *limb girdle muscular distrophy*) estão relacionados com as proteínas estruturais da membrana muscular esquelética.

Legenda: LGMD = *limb girdle muscular distrophy*; DMC = distrofia muscular congênita; DMCF = distrofia muscular congênita de Fukuyama; MEB = *muscle, eye, brain*; WWS = Walker Warburg Syndrome; DMED = distrofia muscular de Emery-Dreifuss; AD = autossômico dominante.

Capítulo 30

Na Tabela 30.1, estão as alterações genéticas da forma autossômica dominante da DCM (LGMD 1).

Na Tabela 30.2, estão descritos os achados clínicos de forma autossômica dominante da DCM (LGMD 2).

Na Tabela 30.3, estão as alterações genéticas da forma autossômica recessiva da DCM.

Na Tabela 30.4, estão os achados clínicos mais frequentes das formas recessivas da DCM.

Deve-se chamar a atenção pela associação, frequente, de alteração cardíaca nas DCM. Miocardiopatia, definida como anomalias no músculo ou nas câmaras cardíacas, ocasionando disfunção mecânica e/ou elétrica, é uma condição clínica que deve ser valorizada especialmente nas DCM 1B, 2C-2F, 2G, e na Distrofia Muscular de Emery--Dreifuss. Insuficiência cardíaca e arritmias cardíacas são as condições que mais limitam a qualidade de vida dos pacientes. Morte súbita não é infrequente.

A dosagem da enzima CK é importante na investigação das distrofias musculares. Nas diferentes formas de DCM, os valores observados de CK são bem variados, como vemos na Tabela 30.5.

Tabela 30.1 Forma autossômica dominante da DCM: Genes envolvidos.

Nome da Doença	Nome do Lócus (Símbolo do Gene)	Lócus	Proteína
	LGMD1A	5q22-q24	Miotilina
	LGMD1B/ADEDMD [1]	1q11-q21/1q11-q23	Lamina A/C
Caveolinopatia	LGMD1C (CAV3)	3p25	Caveolina
	LGMD1D	6q23	
	LGMD1E	7q	
Miopatia de Bethlem	COL6A1	21q22.3	Colágeno VI alpha1
	COL6A2	21q22.3	Colágeno VI alfa2
	COL6A3	2q37	Colágeno VI alfa3

[1] ADEDMD = Distrofia muscular autossômica dominante de Emery-Dreifuss.

Tabela 30.2 Formas autossômicas dominantes das DCM: Achados clínicos.

Nome	Início	Apresentação Sintomas	Apresentação Sinais	Achados Tardios
LGMD1A	18 a 35 anos	Fraqueza proximal	Retração do tendão de Aquiles Disartria	Fraqueza distal
LGMD1B	4 a 38 anos (~1/2 início na infância)	Fraqueza proximal da cintura escapular		Contraturas Arritmias (25 a 45 anos) Morte súbita
LGMD1D	< 25 anos	Miocardiopatia dilatada Defeitos de condução cardíaca Fraqueza muscular proximal		Todos os pacientes permanecem deambulando
LGMD1E	9 a 49 anos (~30)	Fraqueza das cinturas pélvica e escapular	Anomalia de Pelger-Huet	Contraturas Disfagia
Caveolinopatia LGMD1C (CAV3)	~5 anos	Câimbras Fraqueza proximal leve a moderada	Hipertrofia da panturrilha	
Miopatia de Bethlem	< 2 anos	Hipotonia neonatal Fraqueza proximal	Contraturas	

Tabela 30.3 Formas autossômico-recessivas da DCM.

% dos pacientes com a forma recessiva	Nome da doença	Locus Nome (Simbolo do Gene)	Locus do Cromossomo	Proteína	População onde foi encontrada
Maioria com doença grave e 10% com doença leve	Alpha-sarcoglicanopatia	LGMD2D (*SGCA*)	17q12-q21.33	Alpha-sarcoglican	–
	Beta-sarcoglicanopatia	LGMD2E (*SGCB*)	4q12	Beta-sarcoglican	Amish
	Gama-sarcoglicanopatia	LGMD2C (*SGCG*)	13q13	Gama-sarcoglican	Norte da África; Ciganos; raramente em outra parte
	Delta-sarcoglicanopatia	LGMD2F (*SGCD*)	5q33	Delta-sarcoglican	Brasil; muito raramente em outro lugar
~10% a 30%	Calpainopatia	LGMD2A (*CAPN3*)	15q15.1-q21.2	Calpain III	Amish, La Reunion Island, Bascos (Espanha), Turcos
~10%	Disferlinopatia Miopatia distal de Miyoshi	LGMD2B (*DYSF*)	2p13	Disferlin	Judeus libaneses
Rara	Teletoninopatia	LGMD2G	17q11-q12	Teletonina	Italianos (?)
Desconhecida		LGMD2H	9q31-q33		
Desconhecida		LGMD2I	19q13.3		

Tabela 30.4 Achados cínicos das formas autossômico-recessivas das DCM.

Nome da Doença	Apresentação		Outros achados		Idade	
	Sintomas	Fraqueza Muscular	Panturrilha	Contratura / Escoliose	Início (Média)	Limitação severa da marcha
Sarcoglicano-patia	Deficiência completa: dificuldade de andar e correr	Proximal	Hipertrofia	Tardia	3 a 15 anos (8,5 anos)	~15 anos
	Deficiência parcial: câimbras Intolerância ao exercício				Adolescência - Adulto jovem	
Calpainopatia	Dificuldade de correr/ caminhar e andar na ponta do pé	Proximal (normal extensores e adutores do quadril), escápula alada	Atrofia	Precoce	2 a 40 anos (8 a 15 anos)	11 a 28 anos após o início
Disferlino-patia	Inabilidade em andar na ponta do pé Dificuldade de andar/ correr	Distal e/ou pélvico-femoral (não tem escápula alada)	Raro Hipertrofia transitória		17 a 23 anos	
Teletonino patia (LGMD2G)	Dificuldade em andar/ correr Pé caído	Proximal e distal membros inferiores; proximal membros superiores			Começo da adolescência	~18 anos após o início
LGMD2H		Proximal membros inferiores; pescoço			8 a 27 anos	Tarde na velhice
LGMD2I	Dificuldade para correr/ caminhar	Proximal; membros inferiores > membros superiores	Hipertrofia	Rara, tarde	1,5 a 27 anos (11,5)	23 a 26 anos após o início

Tabela 30.5 Valores da enzima CK dos diferentes tipos de DCM.

Tipo	CK
Autossômica Recessiva	
Sarcoglicanopatia	Moderado a grande aumento
Calpainopatia	> 10 vezes o normal
Disferlinopatia	Frequentemente, maciçamente elevada > 100 vezes o normal
Teletoninopatia	3 a 17 vezes o normal
LGMD2F	2 a 30 vezes o normal
LGMD2I	Normal ou importantemente elevada
Autossômico Dominante	
LGMD1A	Normal ou levemente aumentada
LGMD1B	Normal ou levemente aumentada
LGMD1D	2 a 4 vezes o normal
LGMD1E	1 a 3 vezes o normal
Caveolinopatia	4 a 25 vezes o normal
Miopatia de Bethlem	Variável

Distrofia Muscular Congênita (DMC)

Doença de herança autossômica recessiva, caracteriza-se clinicamente pela presença de hipotonia neonatal, atraso no desenvolvimento motor, associada a contraturas articulares progressivas. O quadro clínico tende a ficar estável, mas alguns pacientes apresentam piora lenta e progressiva. Podem ocorrer comprometimento respiratório e da deglutição. A biopsia muscular revela a presença de fibras atróficas, arredondadas, circundadas por tecido conectivo, muitas com importantes alterações na sua arquitetura interna. Por constituírem o principal fator limitante na maioria dos casos, as contraturas devem ser tratadas por meio da fisioterapia com movimentos passivos, da utilização de talas, ou ainda com cirurgias corretivas.

■ SÍNDROMES MIOTÔNICAS

A característica comum de todas as miotonias é a dificuldade para o relaxamento do músculo esquelético após um estado de contração muscular (Figura 30.14).

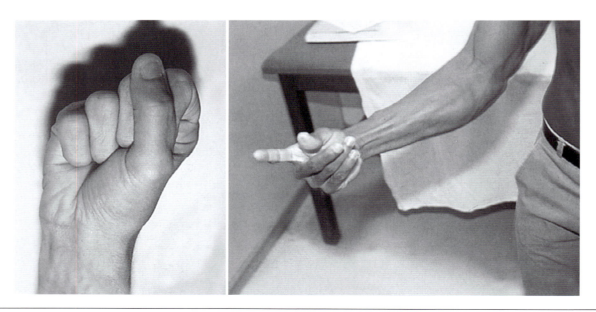

Figura 30.14 Miotonia: dificuldade de relaxamento após contração muscular.

Miotonia congênita (Doença de Thomsen)

Trata-se de doença geralmente com herança autossômica dominante, caracterizada pela presença de miotonia, sobretudo nas mãos e hipertrofia muscular, frequentemente. A miotonia limita a atividade física, embora não estabeleça paresia verdadeira.

Distrofia miotônica (Doença de Steinert)

Esta condição, de herança autossômica dominante, é a forma mais comum de distrofia muscular da idade adulta, com prevalência de 5 por 100.000. Caracteriza-se pela presença de miotonia, associada à paresia, sobretudo em musculatura distal, atrofia dos músculos temporais, massetéricos e esternocleidomastoideos, além de calvície, catarata, bloqueio cardíaco, atrofia gonadal e baixo grau de inteligência. A anormalidade molecular básica consiste em uma expansão instável do DNA com repetição das trincas, associada com o gene para uma proteína-cinase. Quanto maior a repetição das trincas, mais exuberante a manifestação da doença. Pode-se manifestar desde o nascimento, sendo, nestas situações, mais grave.

■ MIOPATIAS CONGÊNITAS

Sob a denominação de miopatias congênitas, incluem-se várias doenças musculares primárias que apresentam em comum hipotonia neonatal, atraso no desenvolvimento motor, mas com comprometimento não progressivo, permitindo até melhora na função motora com o passar do tempo (Figura 30.15).

O diagnóstico somente poderá ser efetuado após a realização de biopsia muscular. Dependendo das alterações específicas encontradas na biopsia, podemos distinguir Miopatia Central Core, Nemalínica, Centronuclear e a Desproporção Congênita de Fibras, que são os principais representantes.

A miopatia central core assume grande importância neste capítulo devido à sua associação com a hipertermia maligna. Recomenda-se, portanto, para todas as situações de hipotonia neonatal, cuidado em procedimentos anestésicos, especialmente com o uso de succinilcolina e de halotano.

■ MIOPATIAS METABÓLICAS

Qualquer alteração no aporte energético para o músculo esquelético acarreta dano para a função motora. Reserva-se a denominação glicogenose para a alteração no metabolismo da glicose, com subsequente acúmulo de glicogênio na fibra muscular; de lipidose para o acúmulo de triglicéride e de mitocondriopatia quando há modificação na ação da mitocôndria. O diagnóstico é confirmado por meio de biopsia muscular com a demonstração do acúmulo destes substratos, ou pela identificação de alterações na mitocôndria.

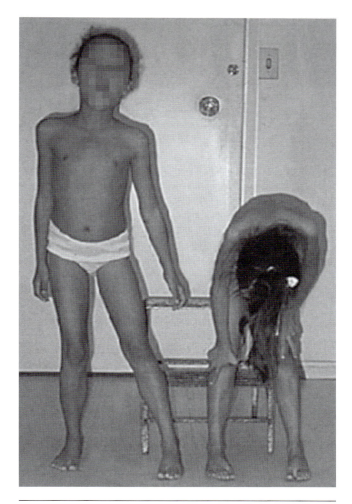

Figura 30.15 Miopatia congênita (centronuclear) em duas irmãs. Solicitando-se para que ambas se sentassem e se levantassem a seguir, a irmã mais velha consegue se levantar mais rapidamente do que mais nova, denotando-se um caráter benigno da enfermidade, com melhora com o tempo.

Glicogenose

Até o momento, há nove defeitos enzimáticos que afetam o tecido muscular esquelético, isoladamente ou em associação com outros tecidos. A apresentação clínica das diferentes glicogenoses pode se dar com hipotonia ou fraqueza muscular (Tipo II ou Doença de Pompe; Tipo III ou Doença de Forbes-Cori), ou com intolerância ao exercício, "cãibras", fadiga e mioglobinúria (Tipo V ou Doença de Mc Ardle; Tipo VII ou Doença de Tarui). A doença de Pompe manifesta-se ainda com cardiomegalia e com hepatomegalia e, até recentemente, era considerada uma das doenças musculares de pior prognóstico, com óbito precoce. A terapia com reposição enzimática de GAA (enzima deficiente que acarreta acúmulo de glicogênio nos lisossomos), feita por via endovenosa, em uma dose de 20 mg/kg, a cada duas semanas, tem modificado radicalmente a evolução clínica dos pacientes com a doença de Pompe.

A doença de McArdle está relacionada com a deficiência da enzima miofosforilase que é responsável pela quebra das pontes entre as moléculas de glicose do glicogênio. Um defeito nesta enzima impede que o paciente utilize o glicogênio como fonte de energia durante a realização de exercício pesado ou intenso. Clinicamente, caracteriza-se por intolerância e dor aos exercícios, sobretudo nos músculos mais utilizados para aquela determinada função, seguindo-se, muitas vezes, de estado de contração muscular mantido, mas sem atividade elétrica (contratura). A contratura e a dor são indicativas de lesão muscular e, ocasionalmente, franca mioglobinúria pode ser produzida. Recomenda-se que o paciente evite os exercícios que necessitem de um grande aporte de glicogênio para a sua realização. A sintomatologia pode ser minimizada com uso de frutose, mel, isoproterenol sublingual ou com uso de Coenzima Q10.

Lipidose

O metabolismo dos lipídeos, também complexo, é fundamental para a manutenção da atividade física. A carnitina, enzima presente na membrana interna da mitocôndria com função de carreador de ácido graxo de cadeia longa para o interior desta, assume grande importância neste metabolismo. A sua deficiência, causada por diminuição da síntese, por anormalidade na degradação ou por transporte inadequado, causa fraqueza muscular que pode ser generalizada. Para o tratamento, há necessidade da reposição oral ou endovenosa da carnitina.

■ MITOCONDRIOPATIAS

Anormalidade mitocondrial é característica de uma grande variedade de síndromes clínicas, geralmente com envolvimento preferencial do tecido muscular esquelético (Figura 30.16) e do cérebro. Clinicamente são doenças heterogêneas, manifestando-se sob as mais diferentes formas: intolerância ao exercício; cãibras; paresia da musculatura proximal; paralisia progressiva da musculatura ocular extrínseca; manifestações multi-sistêmicas: Síndrome de Kearns Sayre – oftalmoplegia externa progressiva, retinopatia pigmentosa, bloqueio cardíaco e dissociação proteíno-citológica no exame de líquido cefalorraquiano; MERRF – epilepsia mioclônica com ragged red fiber; MELAS – encefalopatia mitocondrial, acidose lática e episódios de AVC-like (Figura 30.17). O diagnóstico é realizado por meio de

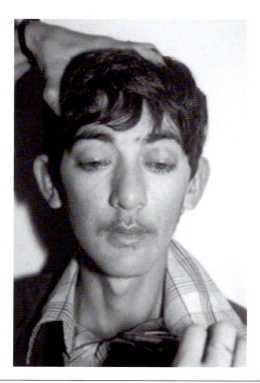

Figura 30.17 Síndrome de Kearns-Sayre: paciente de 28 anos, com ptose palpebral, oftalmoplegia, ataxia, degeneração retiniana, surdez e bloqueio de condução cardíaca.

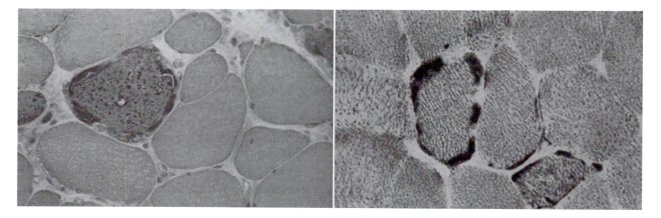

Figura 30.16 Biopsia muscular com a característica alteração mitocondrial ("ragged-red fiber"), com a fibra muscular aparentando uma célula avermelhada amarrotada.

biopsia muscular com o encontro das fibras "ragged-red fiber", caracterizadas pela coloração avermelhada na região subsarcolemal das fibras musculares quando coradas pelo tricrômio de Gomori.

■ PARALISIA PERIÓDICA

Este grupo de doenças é caracterizado por surtos de paralisia flácida, com tendência à remissão em horas. Diferentes tipos têm sido descritos e a classificação depende do valor sérico do potássio.

As paralisias periódicas hipocalêmicas podem ser de origem primária ou secundária. A primária é adquirida sob forma de herança autossômica dominante e os surtos iniciam-se, geralmente, na segunda década de vida. Incidem, especialmente, no período da manhã, tendo como maiores fatores desencadeadores a ingesta maior de carboidratos e a realização de exercícios físicos intensos horas antes. A fraqueza é generalizada, costuma poupar a musculatura respiratória e pode durar horas ou até dois ou três dias. O tratamento é feito por meio da reposição de cloreto de potássio (KCl), por via oral (preferencial) ou endovenosa.

As paralisias periódicas hipercalêmicas também podem ser primárias ou secundárias. Na primária, de herança autossômica dominante, os surtos são geralmente provocados pelo frio ou por jejum prolongado e duram de alguns minutos a dias. Em muitos casos, há associação com miotonia. O tratamento, quando necessário, é feito com administração endovenosa de gluconato de cálcio e de glicose. Diuréticos como a acetalozamida e a hidroclorotiazida têm produzido benefícios como agentes preventivos de novos surtos.

■ MIOPATIAS ADQUIRIDAS

Miopatias inflamatórias

Há um número grande de doenças consideradas como de origem inflamatória. Em algumas, a causa é conhecida (vírus, bactéria, protozoário, fungo), enquanto em outras, não há um agente etiológico específico, podendo ter uma base autoimune.

Polimiosite/dermatomiosite

São doenças de causa autoimune que envolvem o tecido muscular esquelético. Na dermatomiosite, associadamente, há envolvimento da pele. O diagnóstico é baseado em características clínicas, suportado por exames subsidiários como elevação sérica da CK e biopsia muscular com processo inflamatório e necrose. O tratamento é feito com uso de corticosteroides ou com imunossupressores.

Miopatias endócrinas

O comprometimento muscular é relativamente frequente em doenças endócrinas, na maioria das vezes de maneira incidental e até imperceptível clinicamente, outras vezes com envolvimento predominantemente muscular, permitindo assim o diagnóstico subjacente da enfermidade.

Hipertiroidismo

Pode se manifestar por meio de quatro diferentes síndromes clínicas: miopatia tirotóxica com fraqueza muscular crônica predominantemente proximal; miastenia; paralisia periódica, quadro muito similar ao da paralisia periódica hipocalêmica; e oftalmoplegia exoftálmica.

Hipotiroidismo

Pode produzir fraqueza, cãibra, dor e rigidez, além de miotonia, reversíveis com o tratamento de reposição hormonal.

Miopatias tóxicas

O comprometimento muscular relacionado com uso de certas medicações ou drogas não é eventual. A miopatia *alcoólica*, de natureza crônica, caracterizada por fraqueza muscular proximal, é relativamente frequente, mas raramente é limitante para as atividades de vida diária. Entretanto, a miopatia alcoólica aguda, caracterizada pela presença de dor e edema nos membros inferiores ou, às vezes, por fraqueza generalizada decorrente da rabdomiólise, é mais grave. O tratamento deve ser instituído o mais rapidamente possível, devido ao risco de desenvolvimento de mioglobinúria e de insuficiência renal aguda.

Rabdomiólise/mioglobinúria

A presença de mioglobina na urina reflete necrose muscular de natureza aguda, com comprometimento grave da membrana da célula muscular. Mioglobinúria é meramente um sintoma e as causas são inúmeras: metabólica (glicogenose, lipidose); tóxica (álcool, heroína, anfotericina B); inflamatória (polimiosite/dermatomiosite); traumática ou isquêmica (Figura 30.18). O seu reconhecimento é fundamental devido ao risco de desenvolvimento de insuficiência renal.

HIPERTERMIA MALIGNA (HM)

É uma reação hipermetabólica grave que ocorre em pacientes geneticamente suscetíveis, após administração especialmente de anestésicos inalatórios halogenados e relaxantes musculares despolarizantes, tipo succinilcolina. Clinicamente manifesta-se por hipertermia, rigidez muscular, rabdomiólise, acidose e evolução rápida, muitas vezes, para o óbito. A transmissão é autossômica dominante, com expressividade variável e penetrância reduzida. Pacientes com doenças neuromusculares, sobretudo com miopatia congênita central-core são muito suscetíveis a desenvolvimento de HM. O anestesista e o cirurgião devem considerar com fatores de risco associados à HM pacientes com hipotonia neonatal, com miotonia e com deformidades muscu-

Drogas	Substâncias Orgânicas	Venenos
Triptofano	Álcool	Cobra
Procainamida	Monóxido de carbono	Escorpião
Labetalol	Gasolina	Aranha
Antimaláricos	Cocaína	
Colchicina	Opioides	
Vincristina	Fenciclidina	
Emetina	Anfetamina	
Clofibrate	Fenfluramina	
Lovastatina	Tolueno	
Teofilina		
Rifampicina		
Corticosteroides		
Venlafaxina		

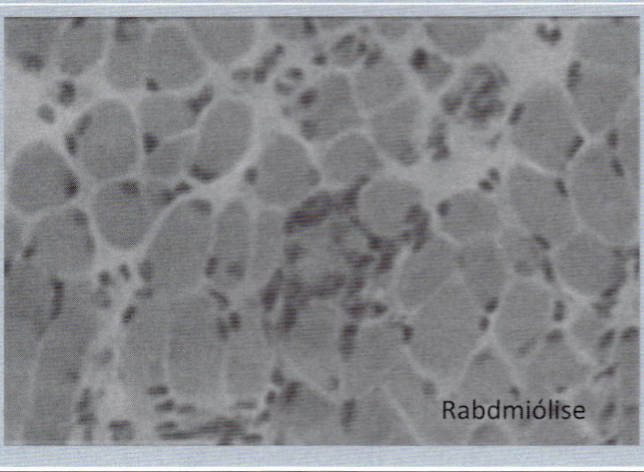

Figura 30.18 Causas mais frequentes de Rabdomiólise.

loesqueléticas, incluindo-se pés tortos, torcicolo e escoliose. O teste-padrão patognômico para determinar a presença de suscetibilidade à HM é o teste de contratura muscular *in vitro* em resposta ao halotano e à cafeína. O tratamento envolve a administração intravenosa de dantroleno de sódio, precocemente ao estágio de desenvolvimento do estágio de contração. Dantroleno reduz a elevação em repouso de íons cálcio do retículo sarcoplasmático, assim como a sua liberação. Uma vez que desenvolva hipertermia e rabdomiólise, tratamento de suporte, incluindo-se esfriamento, é também requerido.

■ FISIOTERAPIA

A fisioterapia assume grande importância no tratamento das diferentes formas de doenças neuromusculares, especialmente nas distrofias musculares, tendo como destaque a Distrofia Muscular de Duchenne (DMD).

Como a fisiopatologia da DMD leva a perda da marcha, insuficiência respiratória, dificuldades de deglutição, alterações cardíacas, comprometimento nutricional, osteoporose, além dos problemas psicossociais e emocionais que acompanham esses distúrbios, o tratamento, não só da DMD, mas de todos os tipos de DM, requer uma abordagem multidisciplinar.

Apesar de as DM, em especial a DMD, serem doenças incuráveis, elas não são intratáveis. Os princípios para tratamento dos pacientes com DMD e outras DM, são similares, só variando a intensidade. O maior objetivo do tratamento é a prevenção das deformidades da coluna vertebral, contraturas, prolongamento da deambulação e a promoção de uma melhor qualidade de vida.

Vários autores têm sugerido que o exercício leve a moderado possa retardar a progressão da fraqueza muscular, sem efeitos deletérios. A hidroterapia, apesar de existirem poucas evidências objetivas publicadas, tem-se mostrado útil no tratamento das DM, por minimizar a necessidade de contrações excêntricas e manter a mobilidade com menor gravidade.

As contraturas podem ser tratadas com mudanças de posição, alongamento e órteses, especialmente as órteses noturnas para os pés e tornozelos.

As cirurgias para contraturas devem ser avaliadas sempre com muita cautela, pois muitas vezes a marcha do paciente depende da postura lordótica e da marcha equina, que são compensações da fraqueza importante existente nos extensores do quadril e no quadríceps.

■ BIBLIOGRAFIA CONSULTADA

1. Adams R. Pathological reaction of the skeletal muscle fibre in man. In: Disorders of Voluntary Muscle. 3.ed. London: Churchill Livingstone, 1974. p.168-233.
2. Adams RD, Denny-Brown D, Pearson CM. Inflammatory Diseases. In: Adams RD, Denny-Brown D, Pearson CM. Hoeber, PB, 1953. p.284-353.
3. Michael JA, François B, Swaab Dick F. Handbook of Clinical Neurology: Motor Neuron Disorders and Related Disease. Amsterdam: Elsevier, 2007, volume 82. p.434.
4. Banker BQ, Engel AG, Franzini-Armstrong C. Myology – Basic and Clinical. 2.ed, vol 2. Pennsylvania: McGraw-Hill, 1994.
5. Bertorini TE. Neuromuscular Disorders: Treatment and management. Philadelphia: Elsevier Saunders, 2011. p.452.
6. Bevilacqua NJ, Rogers LC, Malik RA, Armstrong DG. Technique of the sural nerve biopsy. J Foot Ankle Surg. 2007;46(2):139-42.
7. Bradley WG. The limb-girdle syndrome. In: Vinken PJ, Bruyn GW. Handbook of clinical neurology. Vol 40. Diseases of muscle. Part I. Amsterdam: North-Holland Publ, 1979. p.433-69.

8. Bushby KM. Diagnostic criteria of the limb-girdle muscular dystrophies: report of the ENMC consortium on limb-girdle dystrophies. Neuromuscul Disord. 1995;5:71-4 e 337-43.
9. Janet HC, Shepherd Roberta B. Reabilitação Neurológica: Otimizando o Desempenho Motor. Barueri: Manole, 2008. p.369.
10. Cohen M, Schor N. Guias de Medicina Ambulatorial e Hospitalar da Unifesp-EPM: Medicina do Esporte. 1.ed. São Paulo: Manole, 2008.
11. Dubowitz V, Sewry CA. Muscle Biopsy: A Practical Approach. 3.ed. Philadelphia: Saunders Elsevier, 2007. p.611.
12. Eisen AA, Shaw P. Motor Neuron Disorders and Related Diseases. Vol 82 – 3.ed. Rio de Janeiro: Elsevier, 2007. p.434.
13. Engel AG. Myasthenia Gravis and Myasthenic Disorders. 2.ed. São Paulo: Oxford, 2012. p.286.
14. Fontes SV, Fukujima MM, Cardeal JO. Fisioterapia Neurofuncional: Fundamentos para a Prática. São Paulo: Atheneu, 2007. p.340.
15. Sid G. Oxford American Handbook of Neurology. São Paulo: Oxford University Press, 2010. p.462.
16. Kakulas BA, Adams RD. Inflammatory diseases (myositis). 4.ed. Philadelphia: Harper & Row Publishers, 1985. p.460-540.
17. Karpati G, Hilton-Jones D, Bushby K, Griggs RC. Disorders of Voluntary Muscle. 8.ed. London: Cambridge University Press, 2010. p.520.
18. Mastaglia FL, Ojeda VJ. Inflammatory myopathies. Ann Neurol. 1985;17:215-27.
19. Mastaglia FL, Walton JN. Inflammatory myopathies. In: Mastaglia FL, Walton JN. Skeletal Muscle Pathology. London: Churchill Livingstone, 1982. p.360-92.
20. Melo-Souza SE. Tratamento das Doenças Neurológicas. Rio de Janeiro: Guanabara Koogan, 2000. p.849.
21. Oliveira ASB, Pereira RD. Amyotrophic Lateral Sclerosis (ALS): Three letters that change the people's life. Arq Neuropsiquiatr. 2009;679(3-A):750-82.
22. Oliveira ASB, Pereira RDB. Doenças Neuromusculares. In: Bertolucci PHF. Guia de Neurologia. Barueri: Ed. Manole, 2011. p.661-766.
23. Pallis CA, Lewis PD. Involvement of human muscle by parasites. In: Walton J. Disorders of Voluntary Muscle. 4.ed. Edinburgh: Churchill Linvigstone, 1981. p.569-84.
24. Ramos P, Borges V, Durval R. Atualização Terapêutica: Diagnóstico e Tratamento. 24.ed. São Paulo: Artes Médicas, 2012-2013. p.1990.
25. Richard I, Bourg N, Marchand S, Alibert O, Eymard B, van der Kooi AJ, et al. A diagnostic fluorescent marker kit for six limb girdle muscular dystrophies. Neuromuscul Disord. 1999(9):555-63.
26. Shields Jr RW. Limb girdle syndromes. In: Engel AG, Franzini-Armstrong C. Myology - Basic and Clinical. 2.ed, vol 2. Pennsylvania: McGraw-Hill, 1994. p.1258-74.
27. Stålberg E. Clinical Neurophysiology of Disorders of Muscle and Neuromuscular Junction, Including fatigue. Amsterdam: Elsevier, 2003. p.675.
28. Watt G, Saisorn S, Hongsakul K, Sakolvaree Y, Chaicumpa W. Blinded, placebo-controlled trial of antiparasitic drugs for trichinosis myositis. J Infect Dis. 2000;182(1):371-4.

capítulo 31

Lucienne Dalla Bernardina
Rennan Martins Ribeiro

Intervenções de Enfermagem nas Doenças Neuromusculares

■ INTRODUÇÃO

As afecções que acometem a unidade motora (corpo celular do neurônio inferior, prolongamento, junção neuromuscular e tecido muscular esquelético) estão representadas no grupo das doenças neuromusculares. Caracteriza-se por atrofia, atonia, arreflexia, fadiga, fraqueza muscular, fasciculação, alteração da motricidade e sensibilidade (superficial e/ou profunda), com diminuição dos reflexos e envolvimento autonômico.

As intervenções de enfermagem aplicadas em pacientes com doenças neuromusculares estão baseadas em dados obtidos do histórico de enfermagem, exame físico, exame neurológico completo, conhecimento de exames neurodiagnósticos e do processo fisiopatológico, com as complicações iminentes que as doenças neuromusculares podem apresentar. Portanto a avaliação neurológica precisa ser realizada de forma contínua.

O enfermeiro é o profissional responsável pelo planejamento das intervenções de enfermagem a esses pacientes, portanto, deve estar preparado cientificamente e tecnicamente para orientar a equipe de enfermagem, solicitar intervenções da equipe multiprofissional, orientar e integrar a família no plano de cuidados de acordo com a evolução do paciente, auxiliando paciente e família no esclarecimento sobre as opções de tratamento e também no preparo para a alta hospitalar.

A miastenia grave e a síndrome de Guillain-Barré são as patologias que apresentam maior incidência de internação e acometem principalmente os sistemas respiratório e cardiovascular. Os pacientes com esses diagnósticos evoluem com particularidades clínicas que necessitam de cuidados de enfermagem especializados, sendo estes, na maioria dos casos, realizados em Unidade de Terapia Intensiva (UTI).

As intervenções de enfermagem em pacientes com miastenia grave e síndrome de Guillain-Barré serão descritas a seguir, com a finalidade de minimizar e prevenir as possíveis complicações das doenças neuromusculares.

■ MIASTENIA GRAVE

Miastenia grave é uma doença autoimune que acomete a junção neuromuscular, pela destruição de inúmeros receptores de acetilcolina (ACh), presentes na membrana pós-sináptica do músculo; levando a fraqueza muscular flutuante e fadiga.[1]

Caracteriza-se pelo acometimento da musculatura voluntária e dos músculos inervados pelos nervos cranianos (extraocular, mastigação, facial, deglutição e fala), que evoluem com complicações relacionadas principalmente a paralisia ocular, ptose ou diplopia intermitente, alterações do padrão respiratório, fala, mastigação e deglutição.[1,2]

A incidência de miastenia grave é maior no sexo feminino, na proporção de dois pacientes do sexo feminino para um paciente do sexo masculino e com idade média de 30 anos. Está relacionada com 0,26% das internações em unidades de terapia intensiva e mortalidade de 15,6% dentro das UTIs.[1-5]

O tratamento é baseado no uso de farmacoterapia com inibidores da anticolinesterase (piridostigmina e neostigmina), imunossupressão em longo prazo (azatioprina, ciclosporina e ciclofosfamida), corticosteroides (prednisona, metilprednisolona), imunomodulação em curto prazo (plasmaferese, imunoglobulina) e tratamento cirúrgico por meio da retirada do timo (timectomia).[1,6]

As principais complicações estão relacionadas com fraqueza da musculatura respiratória, laríngea e bulbar, resultando em insuficiência respiratória aguda por obstrução das vias aéreas, além do alto risco de broncoaspiração em decorrência da impossibilidade de mobilizar secreções. Pela possibilidade de o paciente evoluir com essas complicações, se faz necessária a internação em Unidade de Terapia Intensiva.[6]

■ INTERVENÇÕES DE ENFERMAGEM

Avaliação neurológica

As intervenções de enfermagem realizadas em pacientes com miastenia grave requerem dados obtidos em sua admissão, presentes no histórico de enfermagem. A miastenia grave inicia-se lentamente, no período de cinco a sete anos, com o desenvolvimento da fraqueza muscular. Esse sintoma ocorre diariamente e no mesmo horário, mas sem a evolução do sintoma.[1,3,5,6]

A avaliação contínua é feita por meio do exame físico e do exame neurológico completo, o que auxilia os enfermeiros a manterem uma comunicação entre si sobre os dados obtidos e proporciona as intervenções de enfermagem de maneira uniforme e padronizada, prevenindo e interferindo nas possíveis complicações que a doença possa apresentar.

O exame neurológico deve ser realizado uma vez por plantão, de forma completa, com atenção especial para a avaliação de músculos oculares, musculatura bulbar, músculos da face, controle cervical e força muscular das extremidades. As manifestações oculares ocorrem em 85% dos casos, o paciente apresenta-se com ptose palpebral em ambos os olhos ou pode variar de um olho para o outro ao longo do tempo, embaçamento visual e/ou diplopia podem estar associados. Alguns casos isolados podem desenvolver oftalmoparesia com prejuízo para abdução ou paralisia do olhar vertical. As pupilas geralmente não são acometidas.[1,7,8]

A fraqueza de musculatura bulbar é diagnosticada por meio da avaliação da fala, da deglutição e da mastigação. Observa-se a qualidade fala (som anasalado, abafado ou arrastado): quando a fala inicialmente é normal, deve-se solicitar ao paciente que conte de 0 a 50 e observar quando ocorre mudança do padrão de fala (disfonia). Observações durante a alimentação e uso das mãos para auxílio da movimentação da mandíbula indicam fraqueza bulbar. Dificuldade para deglutição, como presença de escape de secreções da cavidade oral ou sinais de broncoaspiração, tais como tosse, pode ser observada.[1,8]

O "sorriso miastênico" ou sorriso retificado é causado por falha das contrações dos músculos faciais, dessa forma permitem apenas uma discreta contração da porção medial do lábio superior, deixando o sorriso transversal.[1,8]

A fraqueza muscular é o resultado final da destruição de inúmeros receptores de acetilcolina (ACh), da membrana pós-sináptica do músculo, portanto, a avaliação da força muscular presente nos membros superiores e inferiores é necessária para evidenciar a capacidade do paciente em flexionar ou estender os membros contra determinada resistência.

A fraqueza de pescoço é observada com queda do pescoço principalmente ao fim do dia, em razão de fraqueza dos extensores do pescoço. A cervicalgia pode estar associada à tentativa de manter a posição adequada do pescoço ao longo do dia. A fraqueza de extremidade é observada com maior frequência nas extremidades superiores proximais (deltoide e tríceps) quando comparada com as extremidades inferiores.[8]

Ao avaliar a força motora, que pode ser classificada de grau zero (ausência de contração muscular) a grau cinco (força normal), é importante que o enfermeiro avalie os grupos musculares proximais e distais, bem como se atente para o tempo (segundos ou minutos) que o músculo leva para desenvolver fadiga, além de comparar os grupos musculares bilaterais, pois a fraqueza pode ser assimétrica.[1,8]

O enfermeiro deve realizar uma avaliação clínica ampla do paciente miastênico, identificando o grau de força e fadiga, para determinar o grau de disfunção, gravidade e complicações potenciais.[1,6,9,10]

Avaliação respiratória

A fraqueza da musculatura diafragmática e dos músculos intercostais é a causa da insuficiência respiratória aguda de origem neuromuscular, caracterizada pela hipercapnia e pela hipoxemia.[11,12,13,14] Em decorrência da hipóxia, sinais de irritabilidade, ansiedade, confusão mental e alteração do nível de consciência devem ser levados em consideração. Dessa forma, o enfermeiro tem a possibilidade de intervir e prevenir deteriorações súbitas, instituindo o planejamento do cuidado.

A avaliação respiratória consiste na inspeção, palpação, percussão e ausculta pulmonar. As intervenções de enfermagem devem estar baseadas na monitorização de frequência e ritmos respiratórios, expansibilidade torácica, uso ou não da musculatura acessória, e nos resultados dos testes de função pulmonar (volume corrente, capacidade vital, força inspiratória), detectando complicações pulmonares antes que estas atinjam níveis gasométricos arteriais e os sintomas evidentes.[1,9,10,14,15]

A monitorização da saturação da hemoglobina periférica pelo método de oximetria de pulso (SpO_2) deve ser realizada continuamente. Com esse dado em tempo real, o enfermeiro avalia as mudanças ocorridas na oxigenação do paciente.[4] Diante disso, o enfermeiro deve intervir adequando os dispositivos de oferta de O_2 conforme as necessidades do paciente (cateter nasal, máscara com bolsa-reservatório de O_2, máscara de Venturi, máscaras de ventilação facial ou nasal sob pressão positiva).

A análise da gasometria arterial deve ser feita obtendo-se os valores de pH, SaO_2, PaO_2 e $PaCO_2$ presentes no sangue arterial. Esses valores contribuem na correlação de SpO_2 com SaO_2 e de alterações clínicas e hemodinâmicas do paciente.[11] Após essa avaliação o enfermeiro deve certificar-se das intervenções de enfermagem que podem ou não sofrer modificações.[9]

Importante ressaltar que os valores isolados da saturação de hemoglobina periférica a gasometria arterial não são bons indicadores de força muscular respiratória e tolerância da função respiratória.[1]

Os pacientes devem ser mantidos em posição semi-fowler (cabeceira do leito elevada a 45 graus), especialmente os obesos, objetivando-se diminuir o esforço respiratório. A aspiração traqueal está indicada nos pacientes incapazes de tossir e eliminar secreções espontaneamente.[9,10,13,14]

Os pacientes que evoluem para insuficiência respiratória aguda, com necessidade de ventilação mecânica invasiva, devem ser monitorizados em unidades de cuidados intensivos. As intervenções de enfermagem consistem na higienização brônquica pela aspiração de secreções nasotraqueais, orotraqueais, endotraqueais (pacientes entubados ou traqueostomizados) de acordo com a necessidade de cada paciente, seguindo as técnicas assépticas.[8,9,14]

O posicionamento efetivo da cânula evita complicações como as lesões ocasionadas por fixadores do tipo "cadarços" nas rimas labiais, ouvidos externo, região cervical posterior, além de lesões na língua e cavidade oral.[9,10]

O balonete da cânula deve ser mantido insuflado de maneira que não permita vazamento de ar. A pressão do balonete da cânula deve ser monitorizada cerca de quatro vezes ao dia antes da higiene oral, mantendo-se a pressão entre 18 e 22 mmHg ou 25 e 30 cmH$_2$O. Dessa forma a ventilação adequada ao paciente e a pressão correta sobre a parede traqueal estão garantidas, evitando necrose de traqueia e até mesmo traqueomalácia.[9,10,13,14]

O paciente entubado deve ser ventilado de maneira confortável, em uma perfeita sincronia com o ventilador. Para que isso ocorra, o enfermeiro deve monitorizar o tipo de modalidade ventilatória e ausculta pulmonar, detectando possíveis complicações como: expansibilidade assimétrica causada por pneumotórax, entubação seletiva, por causa do deslocamento da cânula para o brônquio principal durante as manipulações, presença de crepitações comumente em pacientes com pneumonia ou edema pulmonar, sibilos frequentemente auscultados em crise de broncoespasmo, roncos detectados pela presença significante de secreções, alcalose respiratória secundária a hiperventilação.[9,14]

O enfermeiro deve, ainda, providenciar recursos como a utilização de painéis, cartões ilustrativos, sinalizadores e campainha para estabelecer a comunicação. A comunicação é uma ferramenta que contribui para amenizar a ansiedade do paciente, bem como estabelecer vínculos, orientações de tempo e espaço e também das intervenções a serem realizadas.[9]

Avaliação nutricional

Com o acometimento da musculatura orofaríngea, a capacidade de mastigar e deglutir torna-se debilitada, portanto, o mecanismo de proteção das vias aéreas fica prejudicado e consequentemente o paciente está suscetível a adquirir infecções pulmonares por broncoaspiração.[8,9]

Após a avaliação da capacidade do paciente de mastigar e deglutir, o enfermeiro deve decidir sobre o tipo e a via de administração de dietas (oral ou enteral), compartilhando a decisão com a avaliação do nutricionista e do fonoaudiólogo.[9]

A aceitação e a adaptação do paciente em relação à dieta oferecida devem ser monitorizadas, assim como a ingestão de calorias necessárias para o metabolismo e o nível sérico de albumina e eletrólitos, juntamente com o peso corporal (uma vez por semana), prevenindo a desnutrição.[8,9]

As dietas devem ser administradas com a cabeceira do leito do paciente mantida em 45 graus e, em casos de aspiração e regurgitação, a administração da dieta deve ser suspensa e o paciente aspirado imediatamente.[9]

Os pacientes que recebem dieta por via oral necessitam ser mantidos em repouso aproximado de uma hora antes das refeições, pois assim estão poupando suas energias e diminuindo a fadiga muscular. Além disso, o enfermeiro deve atentar-se para a administração de inibidores da anticolinesterase entre 45 minutos e uma hora antes das refeições, visando controlar os sintomas do paciente, pois o pico do medicamento coincide com o aumento da demanda de energia, proporcionando força muscular para mastigar e deglutir os alimentos de forma eficaz.[9]

Durante toda a ingestão alimentar, o paciente deve ser monitorizado e orientado a colocar pequena quantidade de alimento na boca, mastigando e deglutindo vagarosamente, prevenindo a fadiga muscular. Caso se faça necessário, esse paciente deve receber o alimento auxiliado pelo enfermeiro. Após as refeições o paciente deve poupar energia repousando.[9]

Para os pacientes que necessitam de dieta enteral, faz-se necessária a checagem do posicionamento da sonda pela ausculta, sempre antes da administração das dietas, assim como a verificação da presença ou não de refluxo gástrico ou resíduo alimentar.[9]

As dietas devem ser administradas em temperatura ambiente, lentamente ou em bombas de infusão a fim de evitar distensão abdominal, diarreias ou vômitos, observando sempre o seu prazo de validade. Dessa forma, o enfermeiro faz com que o paciente receba sua dieta adequadamente, garantindo o estado nutricional.[9,10]

Avaliação da integridade cutânea mucosa

A movimentação ativa ou passiva dos membros e a deambulação devem ser realizadas com cautela, minimizando o gasto de energia do paciente e possibilitando o repouso caso seja percebida a fadiga muscular.[1]

Aos pacientes impossibilitados de sair do leito em razão de fraqueza generalizada e até mesmo aos que chegam a sentar-se em poltronas, recomenda-se o uso dos dispositivos de prevenção de trombose venosa profunda, tais como: meias de compressão gradual, massageador plantar intermitente ou perneiras de compressão pneumática intermitente.[9]

A mudança de decúbito deve ser realizada a cada duas horas, com a manutenção das proeminências ósseas livres de pressão. O enfermeiro também pode utilizar colchões redutores de pressão, almofadas de gel, placas de hidrocoloide, polímeros e hidratantes, além da avaliação do risco de desenvolvimento de úlceras por pressão pela escala de Braden.[1,9]

Em pacientes que apresentam o acometimento da musculatura cervical e dificuldade de sustentação da cabeça, o enfermeiro pode utilizar coxins para a sustentação e consequentemente redução da fadiga.[1,8,9]

A semiptose palpebral – quando as pálpebras não se fecham por completo – pode estar presente na maioria dos casos. Cabe ao enfermeiro incluir, no planejamento do cuidado, o uso de colírios lubrificantes de lágrimas artificiais a cada duas horas, como prevenção de lesão da córnea.[1,9]

Manejo da fadiga

A fadiga é a principal característica apresentada pelo paciente miastênico. É importante que o enfermeiro faça o gerenciamento da fadiga no paciente utilizando algumas estratégias, como: avaliar a fraqueza e a fadiga e o seu impacto na realização do autocuidado, planejar as atividades diárias, determinar períodos de descanso entre atividades (como banho, sentar em poltrona, atividades com fisioterapeutas, refeições), auxiliar nas movimentações e no posicionamento minimizando esforços.[1]

Plasmaferese

A plasmaferese é uma terapia que consiste na retirada seletiva do plasma ou de componentes plasmáticos do paciente. Em pacientes com miastenia grave, é indicada para a remoção de anticorpos circulantes antirreceptor da acetilcolina do plasma (anti-AChR). Estudos realizados referem que a totalidade dos pacientes obteve benefícios imediatos com a plasmaferese, e a aceitação do procedimento foi de 80,7% dos pacientes.[1,4,9]

A plasmaferese é realizada à beira leito, geralmente em unidade de cuidados intensivos. O sangue é retirado do paciente por meio de um cateter duplo lúmen, calibroso, semelhante ao utilizado para hemodiálise, locado em uma veia de grosso calibre e passado por uma máquina específica, que permite separação dos anticorpos do plasma. Em seguida ocorre a devolução do sangue para o paciente adicionando-se plasma fresco congelado ou albumina humana a 20%, com a finalidade de reposição do volume e componentes retirados.[12]

A duração de cada sessão de plasmaferese pode variar de três a cinco horas, dependendo do peso e da estabilidade hemodinâmica do paciente. O total de sessões a serem realizadas varia de cinco a sete, duas a três vezes por semana. A melhora da fadiga muscular é notada aproximadamente de um a cinco dias após o início do tratamento.[1,4,9]

A passagem do cateter é realizada pelo médico e ocorre à beira do leito do paciente. Após essa passagem, o enfermeiro deve certificar-se da localização correta do cateter, pela radiografia de tórax, antes do início da plasmaferese.[9]

O local de inserção do cateter deve ser mantido com curativo oclusivo (gaze ou película transparente) e trocado de acordo com a padronização de cada instituição, evitando o desenvolvimento de infecção local.[9,10]

Os sinais vitais devem ser verificados antes do início da plasmaferese e monitorizados rigorosamente nos primeiros 30 minutos de seu início. Devem ser verificados a cada 5 minutos; se o paciente estiver estável nos próximos 30 minutos, são verificados a cada 10 minutos; e, em seguida, a cada 15 minutos até o término do procedimento.[13]

As complicações mais frequentes são: hipotensão arterial, parestesia leve, sangramentos devido ao uso de anticoagulantes no circuito da máquina, reações alérgicas, infecção do local de inserção do cateter e do cateter. Detectada qualquer alteração, o médico deve ser solicitado para avaliar o paciente.[9,12]

Durante a plasmaferese, ocorre também a remoção de alguns medicamentos, em especial a piridostigmina, portanto o enfermeiro deve atentar-se quanto ao horário de administração e ajuste da dosagem juntamente com a equipe médica, nos dias de sessão de plasmaferese.[1,9,10]

Ao término da sessão, exames laboratoriais devem ser coletados para a averiguação de eletrólitos, fatores de coagulação e hemograma. As vias de acesso do cateter devem ser heparinizadas (conforme protocolo da instituição) e o peso do paciente aferido.

Timectomia

A timectomia (retirada do timo) contribui para a remoção de uma fonte de antígeno e redução da resposta imune do paciente. A melhora clínica dos pacientes submetidos a timectomia é de 89% dos casos e a remissão completa da doença ocorre em 50% dos pacientes.[1,9]

As intervenções de enfermagem iniciam-se no período pré-operatório, quando o enfermeiro da unidade de internação realiza orientações para o paciente e seus familiares quanto ao procedimento cirúrgico e anestésico, realização do pós-operatório, que pode ocorrer na sala de recuperação anestésica, na UTI ou na unidade de internação, preestabelecido pelo cirurgião, e quanto à presença de possíveis drenos, sondas e cateteres, com as suas respectivas finalidades.[1,9]

Exames laboratoriais, tipagem sanguínea e reserva de hemoderivados, exames de imagem, reserva de sala cirúrgica e leito de UTI, administração de medicamentos pré-anestésicos, tempo de jejum, banho e preparo da pele (tricotomia), pulseira de identificação do paciente, retirada de próteses, esmaltes e brincos devem ser checados antes do encaminhamento do paciente ao centro cirúrgico.[1,9]

Alguns dispositivos de prevenção de trombose venosa profunda, como meias elásticas de compressão gradual, massageador plantar intermitente ou perneiras de compressão pneumática intermitente, devem ser utilizados.[1,9]

O enfermeiro do centro cirúrgico deve estar atento quanto ao posicionamento adequado do paciente na mesa cirúrgica e utilizar dispositivos como coxins, placas de hidrocoloide ou película transparente, para minimizar o risco do aparecimento de úlceras por pressão.[9]

Diferentes abordagens cirúrgicas podem ser realizadas para remoção do timo, como: acesso esternal, cervical e, recentemente desenvolvida, toracoscopia assistida por vídeo, sendo esta menos invasiva.[1]

A avaliação do paciente no período do pós-operatório é de extrema importância para a continuidade do planejamento das intervenções de enfermagem. Deve incluir exame neurológico, exame físico geral, exames laboratoriais e de imagem.[1,9]

O curativo da ferida cirúrgica deve ser aberto pela primeira vez após as primeiras 24 a 48 horas da cirurgia, anotando a localização e o aspecto da ferida operatória (bordas e pontos). A região peri-incisional deve ser palpada, com a finalidade de detectar a presença de coleções.[9] O curativo da ferida cirúrgica, nas primeiras horas do pós-operatório imediato, pode apresentar-se com intenso aspecto sanguinolento. Este deve ser aberto para a verificação de pontos sangrantes na incisão, e a equipe médica, solicitada para uma avaliação. Em alguns casos, faz-se necessário o encaminhamento do paciente ao centro-cirúrgico para a revisão cirúrgica.[9]

A abordagem cirúrgica pode ser realizada por meio das regiões cervical ou esternal mediana. Em ambas as abordagens são inseridos drenos tubulares; em situações em que é necessária a drenagem de possíveis secreções que se alojam no sítio cirúrgico, é mantido um dreno acoplado ao frasco coletor, mantido em sistema fechado e sob pressão negativa. Em situações em que a abordagem cirúrgica ocasiona comprometimento da pleura pulmonar, o cirurgião realiza a passagem de um dreno pleural, com características tubulares e maleáveis, mantidos sob selo d'água. A finalidade deste é a manutenção e preservação da expansibilidade pulmonar e da função respiratória. Cabe ao enfermeiro avaliar, pela radiografia de tórax, o posicionamento correto do dreno e sua eficácia.[1,9]

Os locais de inserção dos drenos devem ser mantidos com curativos oclusivos. As extensões dos drenos, fixadas na pele com adesivos evitando o tracionamento e o deslocamento do dreno.[1]

A quantificação do débito e o aspecto da secreção drenada para os respectivos drenos devem ser verificados a cada hora, nas primeiras 12 horas. A seguir o controle passa a cada duas horas, até a retirada do dreno, que ocorre geralmente após 24 horas.[1,9]

O curativo da ferida cirúrgica é realizado com solução fisiológica a 0,9% e deve ser mantido oclusivo até a retirada de pontos, que ocorre a partir do sétimo dia de pós-operatório.[1,9]

■ SÍNDROME DE GUILLAIN-BARRÉ

Síndrome de Guillain-Barré é definida por polineuropatia desmielinizante inflamatória aguda, podendo ser decorrente da resposta autoimune a infecções viral ou bacteriana, geralmente de origem respiratória ou gastrointestinal.[9,16]

Caracteriza-se pela desmielinização (acompanhada de edema e inflamação) e degeneração da bainha de mielina que envolve os axônios dos nervos cranianos e periféricos, que impossibilita a transmissão do impulso, ocasionando parestesia, fraqueza e arreflexia.[9]

Os sintomas iniciais referidos pelos pacientes são de origem neurológica, incluindo-se parestesia (formigamento e dormência) e fraqueza muscular nas pernas, que ascendem de forma simétrica para os membros superiores, tronco e músculos faciais, que evoluem para paralisia.[9]

O tratamento é baseado no uso de imunoglobulina e imunomodulação em curto prazo (plasmaferese). As intervenções de enfermagem devem ser baseadas nas ocorrências das possíveis complicações: insuficiência respiratória, imobilidade física, distúrbio do sono, dor, nutrição, acometimento do sistema nervoso autônomo e infecções.

A remielinização dos nervos acontece aproximadamente em 1 a 2 mm por dia, podendo levar semanas ou meses para a recuperação; a maioria dos pacientes retorna a suas atividades.[8,9]

■ INTERVENÇÕES DE ENFERMAGEM

Avaliação neurológica

Por causa da deterioração natural e progressiva causada pela doença, as fibras eferentes dos nervos cranianos e espinhais desmielinizadas originam um atraso na condução resultando em fraqueza muscular e paralisia.

A avaliação neurológica deverá ser realizada pelo exame neurológico de forma completa (uma vez por plantão), com ênfase aos nervos cranianos envolvidos, força motora e alteração da sensibilidade.[8,9]

Com o acometimento dos nervos cranianos, o paciente pode apresentar paralisia dos músculos oculares, faciais e orofaríngeos, ocasionando deficiência na conversação, fala, mastigação e deglutição. Portanto, cabe ao enfermeiro utilizar a avaliação neurológica para a implementação do plano de cuidados, testando principalmente os seguintes pares cranianos:[8]

- oculomotor (III par), troclear (IV par), abducente (VI par): o paciente apresenta problemas visuais como a diplopia, desvios dos movimentos internos e externos do globo ocular e pálpebras;
- trigêmeo (V par): o acometimento deste nervo provoca a perda da sensibilidade na face, fronte, têmporas e dificuldades de mastigação;
- facial (VII par): ocasiona diminuição da capacidade de expressão facial (enrugar a testa, fechar os olhos e sorrir);
- glossofaríngeo (IX par), vago (X par), hipoglosso (XII par): provoca dificuldade de deglutição, mecanismos de regurgitação e de tosse;
- nervo acessório (XI par): o paciente perde a capacidade de movimentar a cabeça e os ombros.

Avaliação respiratória

A avaliação respiratória é realizada continuamente pelo enfermeiro e consiste na possibilidade de intervir e prevenir deteriorações súbitas com possíveis complicações que podem ocasionar risco de vida para o paciente.[9,10]

À medida que a síndrome de Guillain-Barré evolui, o paciente torna-se suscetível ao acometimento dos nervos intercostais e frênicos. Com a musculatura enfraquecida, ocorre a diminuição da capacidade vital e consequentemente o aparecimento de atelectasias, infecções pulmonares e hipoxemia.[8,9] Portanto as intervenções de enfermagem têm como principal objetivo a manutenção da permeabilidade das vias aéreas, prevenindo possíveis infecções respiratórias.[9,10,14]

A avaliação respiratória consiste na monitorização da função pulmonar (volume corrente, capacidade vital, força inspiratória), frequência e ritmos respiratórios, expansibilidade torácica, uso ou não da musculatura acessória além de monitorizar níveis de gases sanguíneos.[9,13,14]

A fraqueza motora pode instalar-se de forma abrupta, sendo necessária entubação seguida de ventilação mecânica invasiva e monitoramento em unidades de cuidados intensivos. Cerca de 25 a 33% dos pacientes que desenvolvem falência muscular respiratória necessitam de ventilação mecânica.[15]

Pacientes com pressão inspiratória máxima menor que -30 cmH_2O, pressão expiratória máxima menor que 40 cmH_2O, capacidade vital menor que 20 ml/kg ou uma redução em mais de 30% devem ser entubados efetivamente para evitar entubação orotraqueal de urgência. Essas mensurações geralmente são realizadas pelo fisioterapeuta, entretanto o enfermeiro deve acompanhar os valores e sua evolução.[13,14]

Com o aumento dos níveis de PCO_2, diminuição da capacidade vital, a entubação eletiva é indicada como prevenção das complicações secundárias à insuficiência respiratória. Aos pacientes que necessitam de um tempo maior que duas semanas de suporte ventilatório, a traqueostomia é indicada.[9,10,13,14]

As intervenções de enfermagem relacionadas com avaliação respiratória devem ser voltadas ao exame físico, complementando com dados obtidos no histórico de enfermagem, de forma contínua, proporcionando a comunicação dos dados e o planejamento da assistência de maneira uniforme e padronizada, conforme já discutido na seção sobre miastenia grave.[13,14]

Avaliação cardiovascular

A avaliação cardiovascular requer monitorização do ritmo cardíaco e pressão arterial. Com a evolução da síndrome de Guillain-Barré, o paciente apresenta disfunção do sistema nervoso autônomo, ocasionando alterações drásticas de hiper-reatividade ou hiporreatividade do sistema nervoso simpático ou parassimpático caracterizadas por bradicardia, taquicardia, arritmias, alterações pressóricas como a hipotensão ortostática e hipertensão transitória.[7,9,10]

Para a monitorização hemodinâmica, o enfermeiro deve utilizar-se do cardioscópio e da oximetria de pulso de forma contínua, além do registro da pressão arterial. A cada duas horas, a frequência, o ritmo cardíaco, a pressão arterial e a saturação venosa de oxigênio devem ser registrados pela equipe de enfermagem, com a finalidade de prevenir e intervir precocemente nas possíveis complicações.[9,10]

Uma atenção especial deve ser dada durante a realização dos procedimentos de aspiração nasotraqueal, orotraqueal ou via traqueostomia, mudanças de decúbitos, manobra de Valsalva e tosse. Esses procedimentos podem deflagrar o sistema nervoso autônomo, gerando instabilidade hemodinâmica como hipotensão ou hipertensão, arritmias cardíacas, com a necessidade de intervenções imediatas do enfermeiro e da equipe médica.[9,10]

Avaliação e controle da dor

A dor muscular é comum nos pacientes com síndrome de Guillain-Barré e caracteriza-se na maioria dos pacientes como dor intensa na região das panturrilhas e dorso. O início da sensação da dor pode variar de 2 a 24 semanas, mas cerca de 85,5% dos pacientes referem dor na admissão. Cerca de 48% dos pacientes com dores intensas, caracterizadas por eles como dor "angustiante" e "martirizante", referem melhora em oito semanas.[10,17]

O enfermeiro deve monitorizar a presença e intervir na dor, utilizando as escalas de avaliação da dor (escala analógica ou numérica visual), a cada hora e monitorizar possíveis efeitos adversos atribuídos ao uso de opioides como a constipação intestinal.[9,10,17]

Em casos de presença de dor, após a avaliação por meio da escala, deve-se comunicar a equipe médica sobre essa ocorrência e discutir a melhor terapêutica a ser adotada, considerando-se que esse paciente necessitará fazer uso de analgésicos por um longo período.[17]

Vale a pena ressaltar que a monitorização da dor com utilização de escalas deve ser de forma contínua, proporcionando o conforto do paciente, promovendo o sono e o repouso.[10,17]

A dor se intensifica principalmente no período noturno, causando a privação do sono. O uso de analgesia com opioides via parenteral é muito bem tolerado e efetivo em 74,5% dos pacientes, em 10,9% dos pacientes, há necessidade da associação de antidepressivos.[9,10,17]

Podemos também associar a efetividade do tratamento farmacológico à avaliação e ao planejamento das intervenções estabelecidas pelo enfermeiro.

Apesar de a maioria dos pacientes portadores da síndrome de Guillain-Barré apresentar dor intensa durante o curso da doença, não significa que o paciente possuirá o pior prognóstico.[9,10,17]

Avaliação nutricional

A disfunção do sistema nervoso parassimpático tem como consequência o íleo paralítico. Diante disso, o paciente deverá ser submetido à passagem de sonda nasogástrica para a descompressão gástrica. O enfermeiro deve monitorizar o retorno dos ruídos abdominais a cada plantão, com a finalidade de iniciar a alimentação o mais breve possível.[9]

Em quadros diarreicos, uma atenção especial deve ser dada à espoliação de eletrólitos, que podem ser os causadores de desequilíbrio hidreletrolítico. Portanto a checagem de exames laboratoriais deve ser diária, juntamente com a equipe médica para as devidas providências.[9,10]

A pesagem do paciente deve ser realizada duas vezes por semana, com a finalidade de monitorizar, além do peso corpóreo, as perdas insensíveis.[9]

As avaliações das necessidades calóricas, tipo de dietas, devem ser discutidas com a equipe médica, enfermeiros, nutricionistas e fonoaudiólogo.[9,10]

Alguns pacientes conseguem deglutir normalmente e a alimentação por via oral deve ser encorajada e administrada lentamente, avaliando-se a deglutição e a mastigação, prevenindo aspirações de resíduos alimentares. Situações em que o paciente apresente dificuldade, o enfermeiro necessitará reavaliá-lo juntamente com a equipe multiprofissional.[9,10]

Em razão da imobilidade no leito e do uso de opioides, o paciente possui risco de apresentar constipação, portanto, a inspeção, ausculta de ruídos hidroaéreos, palpação abdominal, monitoramento da frequência das evacuações, consistência das fezes, tipo de dieta administrada e balanço hídrico devem constar no planejamento de enfermagem, a fim de prevenir a obstipação intestinal.[9,10]

Avaliação da integridade cutâneo-mucosa

Com a evolução da doença, o paciente desenvolve alterações sensoriais manifestadas por parestesia, e os reflexos tendinosos podem apresentar-se ausentes ou diminuídos. O enfermeiro deve utilizar a avaliação da força motora com a finalidade de manter a mesma linguagem entre a equipe e padronizar as intervenções de enfermagem.[9]

Por causa da paralisia que acomete os membros, o enfermeiro deve manter o paciente em posição funcional e optar pelo uso de órteses para evitar atrofias e deformidades em contratura dos membros superiores e inferiores. Atenção especial deve ser dada durante o banho, quando as órteses devem ser retiradas e recolocadas na posição correta com o membro devidamente limpo e seco.[9]

A movimentação por meio de exercícios passivos deve ser realizada duas vezes ao dia, pois em virtude da paralisação há risco de desenvolver trombose venosa profunda. Além da prescrição médica de anticoagulantes, o enfermeiro pode utilizar no paciente dispositivos como as meias de compressão gradual, perneiras pneumáticas ou massageadores plantares, que auxiliarão na redução do risco do aparecimento de trombose venosa profunda e consequentemente tromboembolismo pulmonar.[9]

A escala de Braden é uma das ferramentas que o enfermeiro deve utilizar para a avaliação do paciente, assim como o uso de colchão de ar, colchão perfilado ou piramidal, almofadas de gel, hidratação da pele, uso de coloides e películas e mudança de decúbito a cada duas horas e a manutenção das proeminências ósseas livres de pressões, minimizando os riscos e prevenindo possíveis úlceras por pressão que poderão desenvolver-se.[9,10]

A higiene ocular deve ser feita com soro fisiológico a 0,9% a cada quatro horas; caso o paciente não consiga fechar as pálpebras completamente, o uso de colírios de lágrimas artificiais deve ser instilado a cada duas horas. Com a intensificação do uso de colírios no planejamento do cuidado, o enfermeiro consegue evitar a lesão da córnea.[9,10]

Para a realização da higiene oral, primeiramente o enfermeiro necessita certificar-se das condições da cavidade oral do paciente. Pode ser utilizada para a higienização escovação com creme dental, antisséptico bucal ou espátulas acolchoadas a cada seis horas e após as refeições. Em casos de pacientes entubados, as higienizações devem ser realizadas a cada quatro horas.[9]

A lubrificação dos lábios após a higiene oral, com manteiga de cacau, proporciona proteção e hidratação labial aos pacientes.[9]

Suporte emocional

O medo e a ansiedade estão presentes na maioria dos pacientes com síndrome de Guillain-Barré. Estão relacionados com paralisia, perda do controle e incapacidade de se comunicar, especificamente em casos de pacientes com traqueostomia ou entubação orotraqueal.[9,10]

Com a impossibilidade de comunicação, o enfermeiro deve fornecer ao paciente estratégia de comunicação utilizando painéis, cartões ilustrativos, sinalizadores e códigos por meio de mímica labial, piscar dos olhos e uso de campainha caso sintam-se inseguros. Todos os procedimentos e intervenções realizados no paciente devem ser explicados antes da realização, proporcionando ao paciente segurança na equipe.[9,10]

O enfermeiro possui um papel importante na integração de familiares e amigos não apenas em horários de visitas, mas também envolvendo o paciente nos diálogos, durante toda a internação.[9,10]

A disponibilidade da permanência de acompanhantes e o envolvimento destes em estratégias como leitura de revistas, livros e jornais em voz alta, além do uso de televisor e rádio, são intervenções que melhoram a autoestima e minimizam o sentimento do medo e do isolamento.[9,10]

Plasmaferese/imunoglobulina intravenosa

A plasmaferese realiza a remoção de anticorpos circulantes no plasma do paciente com síndrome de Guillain-Barré é indicada geralmente nas duas primeiras semanas em que a doença está em fase de progressão.[1,9]

Os pacientes que apresentam instabilidade hemodinâmica por disautonomia cardiovascular e estão contraindicados para as sessões de plasmaferese são tratados com a administração de imunoglobulinas.[9,18]

O tratamento com imunoglobulina intravenosa demonstrou efetividade tanto quanto a plasmaferese, reduzindo os dias de ventilação mecânica e proporcionando a deambulação precoce nos pacientes. A terapia com imunoglobulina é simples e não requer equipamentos sofisticados como a plasmaferese; geralmente possui duração de dois a cinco dias na dosagem de 0,4g/kg/dia e realizam-se infusões diárias com duração de quatro a seis horas dependendo do peso e da dosagem prescrita.[18]

A administração de imunoglobulina intravenosa requer cuidados antes, durante e após a sua administração. Antes da administração, cabe ao enfermeiro certificar-se com o paciente sobre histórico de alergias, pois a administração de antialérgicos conforme orientação médica pode preceder a infusão da imunoglobulina em alguns casos. O estado de hidratação do paciente deve ser levado em consideração com a finalidade de evitar lesão renal, e a desidratação está associada ao desenvolvimento de cefaleia.[9,19]

A segurança da administração deve ser garantida por meio de um acesso venoso seguro, pérvio e calibroso. O acesso deve ser utilizado exclusivamente para a infusão da imunoglobulina. Na impossibilidade de obtenção de acesso exclusivo para terapia com imunoglobulina e havendo necessidade de administração de medicamento concomitantemente, deve-se proceder com a interrupção da infusão, irrigação do acesso com solução salina fisiológica 0,9% antes e após administração do medicamento.[18,19]

Ao iniciar-se a infusão recomenda-se especialmente na primeira terapia iniciar com uma baixa taxa de infusão, observando a tolerância do paciente e assim progredir a taxa de infusão a cada 15 a 30 minutos. Os sinais vitais devem ser rigorosamente monitorizados durante a infusão da imunoglobulina, pois a sua infusão pode desencadear sintomas vasomotores como taquicardia, hipotensão e/ou hipertensão, rubor e dispneia.[18,19]

Acredita-se que 15 a 30% dos pacientes em terapia com imunoglobulina apresentem reações adversas. As reações costumam ser autolimitadas e ocorrem nos primeiros 30 a 60 minutos de infusão. Geralmente as reações estão relacionadas com a temperatura e a velocidade de infusão da imunoglobulina. Dessa forma, é importante que as imunoglobulinas sejam armazenadas em temperatura entre 2 e 8 graus e retiradas previamente para serem infundias em temperatura ambiente. A taxa de infusão deve ser garantida com a utilização de bomba de infusão, assegurando a administração das imunoglobulinas.[19]

O débito urinário, balanço hídrico e níveis séricos de ureia e creatinina devem ser monitorizados em pacientes que recebem imunoglobulina intravenosa. Esses cuidados visam à prevenção e detecção precoce de injúria renal decorrente da imunoglobulina. Atenção especial deve ser dada em pacientes desidratados, com história de doença renal, diabéticos e idosos, pois estes apresentam risco maior de desenvolvimento de insuficiência renal e necrose tubular.[19]

Apesar de os efeitos oriundos da administração de imunoglobulina intravenosa proporcionarem menor risco em relação aos da plasmaferese, o enfermeiro deve manter-se atento e intervir nas possíveis complicações que são: febre, *rush* cutâneo, calafrios, náuseas, vômitos, taquicardia, hipertensão, cefaleia, mialgias, diaforese, retenção de líquidos e comprometimento da filtração glomerular.[18]

■ CONSIDERAÇÕES FINAIS

Independente dos avanços tecnológicos e da unidade hospitalar em que o enfermeiro desempenha suas funções, faz-se necessária a avaliação neurológica em pacientes portadores de doenças neuromusculares, no intuito de prevenção e detecção precoce das manifestações clínicas e complicações, além da uniformização das intervenções de enfermagem.

■ REFERÊNCIAS BIBLIOGRÁFICAS

1. American Association of Neuroscience Nursing. AANN Clinical Pratice Guideline Series: Care of the patient with myasthenia gravis, 2013.
2. Carandina-Maffeis R, Nucci A, Marques JF Jr, Roveri EG, Pfeilsticker BH, Garibaldi SG, et al. Plasmapheresis in the treatment of myasthenia gravis: retrospective study of 26 patients. Arq Neuropsiquiatr. 2004;62B:391-5.
3. Ruiz JR, Lopes R, Reibscheid SM, Cataneo AJM, et al. Extended thymectomy for treating patients with Myasthenia gravis (MG). J Bras Pneumol. 2004;30:115-20.
4. Drachman DB. Myasthenia gravis. N Engl J Med. 1994;330:1797-810.
5. Robertson NP, Deans J, Compston DA. Myasthenia gravis: a population based epidemiological study in Cambridgeshire, England. J Neurol Neurosurg Psychiatry. 1998;65:492-6.
6. Fischer D. Myastenia gravis. Nursing Made Incredibly Easy. 2004;2:28-3. [Acesso em 2016 sept 10]. Disponível em: http://www.nursingcenter.com/ library/JournalArticle.asp?Article_ID=447535
7. Hilton G. Patient assessment: nervous system. In: Morton PG, Fontaine D, Hudak, CM, Gallo BM. Critical care nursing: a holistic approach. 8.ed. Philadelphia: Lippincott Williams & Wilkins, 2004. p.750-74.
8. Sanvito WL. Nervos cranianos. In: ___. Propedêutica neurológica básica. São Paulo: Atheneu, 1998. p.113-6.
9. Hickey J. The clinical practice of neurological and neurosurgical nursing. 7.ed. Philadelphia: Lippincott Williams & Wilkins, 2014.
10. Fitzsimmons B, Bohan E. Cammon neurosurgical and neurological disorders. In: Morton PG, Fontaine D, Hudak, CM, Gallo BM. Critical care nursing: a holistic approach. 8.ed. Philadelphia: Lippincott Williams & Wilkins, 2004. p.796-838.
11. Thomas CE, Mayer SA, Gungor Y, Swarup R, Webster EA, Chang I, et al. Myasthenic crisis: clinical features, mortality, complications, and risk factors for prolonged intubation. Neurology. 1997;48:1253-60.
12. Richman DP, Agius MA. Treatment of autoimmune myasthenia gravis. Neurology. 2003;61:1652-61.
13. Barbas CSV, Ísola AM, Farias AM, Cavalcanti AB, Gama AM, Duarte AC, et al. Recomendações brasileiras de ventilação mecânica 2013. Parte I. Rev Bras Ter Intensiva. 2014;26(2):81-121.
14. Barbas CSV, Ísola AM, Farias AM, Cavalcanti AB, Gama AM, Duarte AC, et al. Recomendações brasileiras de ventilação mecânica 2013. Parte 2. Rev Bras Ter Intensiva. 2014;26(2):215-39.

15. Phillips LH 2nd, Torner JC. Epidemiologic evidence for a changing natural history of myasthenia gravis. Neurology. 1996;47:1233-8.
16. Yamamoto L. Guillain-Barré Syndrome versus electrolyte imbalances comorbidities that complicate the neurologic examination. Top Emerg Med. 2004;26:186-200.
17. Moulin DE, Hagen N, Feasby TE, Amireh R, Hahn A. Pain in Guillain-Barre syndrome. Neurology. 1997;48:328-31.
18. American Association of Neurology. Evidence-based guideline: Intravenous immunoglobulin in the treatment of neuromuscular disorders. Report of the Therapeutics and Technology Assessment Subcommittee of the American Academy of Neurology. Neurology. 2012;78:1009-15.
19. Immune Deficiency Foundation. IDF Guide for nurses: Immunoglobulin therapy for primary immunodeficiency diseases, 2012.

Seção 12

Dor

capítulo 32

Cibele Andrucioli de Mattos Pimenta
Geana Paula Kurita
Marina de Góes Salvetti
Magda Aparecida dos Santos Silva

Dor Aguda e Crônica: Avaliação e Controle

■ INTRODUÇÃO

Dor, na forma aguda ou crônica, é frequente e acompanha a humanidade. Dor implica ampla gama de prejuízos físicos, psíquicos, sociais e econômicos. Ocorrem alterações posturais, limitação ou perda da mobilidade e deambulação. Quadros depressivos, angústia, sentimentos de impotência, de perda de controle, alterações da memória e da capacidade de concentração são frequentes. Perda ou afastamento do trabalho, das atividades de lazer, problemas de relacionamento interpessoal com familiares e amigos e problemas econômicos, advindos do menor ganho, maior gasto e maior uso do sistema de saúde, compõem o quadro de prejuízos oriundos da dor. A alta ocorrência de dor na comunidade, em grupos de doentes específicos, e os prejuízos que acarreta tornam-na problema de saúde pública.

Dor aguda é uma experiência universal. Acompanha a quase totalidade das doenças agudas, traumas e procedimentos diagnósticos e terapêuticos; é a queixa mais frequente dos doentes nos hospitais e daqueles que procuram o serviço de saúde. Embora a terapêutica analgésica da dor aguda seja considerada simples e bem estabelecida, persistem relatos de dor moderada e intensa, sobretudo no pós-operatório.[1] A prevalência de dor crônica varia de acordo com a origem e idade dos avaliados: se de população geral, hospitalar, com dores variadas ou com alguma síndrome específica ou se adulto ou idoso, entre outros, no entanto, é sempre significativa. Na Tabela 32.1 pode-se observar a magnitude do problema.

A incidência e a magnitude da dor dependem da extensão da lesão e do protocolo analgésico utilizado (tipo e dose de medicamentos, regime de administração e vias de infusão).[1] A dor no doente crítico é frequente (33 a 90%)[2-4] apresenta episódios prolongados (33 a 50%)[3,5] e magnitude moderada ou intensa (63 a 87%).[5] Parcela significativa de pacientes relata dificuldade em expressar dor verbalmente e solicitar analgésicos, demora no recebimento dos analgésicos e dor pior que a esperada.[5] No pós-operatório de cirurgias torácicas, a dor está presente no repouso, na inspiração profunda, na tosse e na movimentação.[6,7] Além disso, há relatos de que cerca de 10% dos pacientes desenvolvem dor crônica, ou seja, após a cicatrização das incisões a dor persiste, de modo contínuo ou recorrente, por mais de três meses.[6]

Dor crônica é uma experiência desgastante. É comum causar redução da funcionalidade física, alterações do humor (hostilidade e depressão), gerar sofrimento e incapacidades que afetam a rotina diária, os hábitos, a dinâmica familiar, social e aspectos econômicos. Dados de países industrializados apontam que dor crônica está presente em cerca de 30 a 50% da população.[8] Estudo realizado no Brasil, que envolveu cerca de 1.900 pessoas e teve o objetivo de traçar o perfil epidemiológico da dor entre crianças e adolescentes, adultos trabalhadores e idosos, observou que a prevalência de dor entre crianças e adolescentes escolares foi de 29%; entre os adultos foi de 61,4%; e entre os idosos foi de 51,4%.[9] Outro estudo brasileiro, desenvolvido em Salvador (BA), analisou 2.297 indivíduos com mais de 20 anos e mostrou que a prevalência de dor crônica nessa população foi de 41,4%.[10]

Estudo populacional com idosos da cidade de São Paulo observou prevalência de dor crônica de 29,7% (IC 95% 25,4-33,9); que os locais mais frequentes de dor foram a região lombar (25,4%) e os membros inferiores (21,9%); que a dor foi moderada em 45,8% das vezes e intensa em 46% dos indivíduos. A dor foi mais frequente em mulheres (p < 0,007) e esteve associada à maior dependência para as atividades da vida diária e à pior mobilidade (p < 0,001). A dor crônica mais intensa, a mais recente e a com impacto no trabalho resultaram em maior uso dos serviços de saúde. Aqueles com dor há um ano ou mais e osteoporose, dor e incontinência urinária tiveram maiores chance de quedas.[11]

Apesar da elevada ocorrência de síndromes dolorosas, o número de profissionais e de serviços preparados para atender adequadamente ainda é insatisfatório, e essa adequação é um desafio daqueles envolvidos no atendimento aos doentes com dor.

■ DOR AGUDA E DOR CRÔNICA

A Internacional Association for the Study of Pain (IASP) propôs o atual conceito, amplamente divulgado, de que a dor é "uma experiência sensorial e emocional desagradável, associada a um dano real ou potencial dos tecidos, ou descrita em termos de tais lesões. Cada indivíduo aprende a utilizar este termo através de suas experiências [...]". Por essa definição compreende-se que não há uma relação exclusiva e direta entre dor e lesão tecidual e que aspectos sensitivos, emocionais e culturais estão imbricados de modo indissociável em sua vivência e expressão. Dor

Tabela 32.1 Prevalência de dor em situações diversas.

Dor	Prevalência	Autores
Aguda		
• Emergência pré-hospitalar	39,2%	Ferreira, 2013[12]
• Pós-operatório		
▪ Cirurgia geral (3 a 36 meses após)	40,4%	Johansen e colaboradores, 2012[13]
▪ Cirurgia cardíaca (3 meses após)	40,1%	Choinière e colaboradores, 2014[14]
Crônica		
• População adulta	26,8%	Kurita e colaboradores, 2012[15]
	30,7%	Johannes e colaboradores, 2010[16]
	35,5%	Raftery e colaboradores, 2011[17]
	36,7%	Azevedo e colaboradores, 2012[18]
	42,0%	Vieira e colaboradores, 2012[19]
	45,2%	Nakamura e colaboradores, 2014[20]
• Câncer	49,5%	Aslan e colaboradores, 2011[21]
	50,0%	Kim e colaboradores, 2012[22]
	73,3%	Al Qadire e colaboradores, 2013[23]
• Dor lombar		
▪ Trabalhadores	44,0%	Thiese e colaboradores, 2014[24]
▪ População geral	47,6%	Raftery e colaboradores, 2011[17]
• Atenção primária à saúde	59,2%	Bener e colaboradores, 2013[25]
• Cefaleia	8,9%	Suzuki e colaboradores, 2014[26]
	16,3%	Lund e colaboradores, 2014[27]
	16,6%	Smitherman e colaboradores, 2013[28]
	17,4%	Buse e colaboradores, 2013[29]
	18,2%	Silva Junior e colaboradores, 2012[30]
• Dor idoso		
▪ Idosos na comunidade	29,2%	Santos e colaboradores, 2015[31]
▪ Idosos na comunidade	29,7%	Dellaroza e colaboradores, 2013[11]
▪ Idosos Instituicionalizados	22,2%	Shen e colaboradores, 2015[32]
▪ Idosos Instituicionalizados	58,1%	Barbosa e colaboradores, 2012[33]
• Dor neuropática		
▪ População geral	7-10%	Van Hecke e colaboradores, 2014[34]
▪ Idosos institucionalizados	10,9%	van Kollenburg e colaboradores, 2012[35]
▪ Pacientes com câncer	16,9%	Rayment e colaboradores, 2012[36]
▪ Pacientes com câncer	19,0%	Bennett e colaboradores, 2012[37]
▪ Pacientes com Aids	32,0%	Shoba e colaboradores, 2009[38]
• Esquizofrenia	36,6%	Almeida e colaboradores, 2010[39]

pode ser advinda de uma doença "visível" ou não estar associada a uma lesão observável. O quanto dói, o como dói, quanto eu tolero, como eu lido com essa dor, entre outros, dependem dos aspectos físicos (lesão, características biológicas de cada pessoa), de elementos psíquicos (cognitivos e emocionais) e sociais (contexto ambiental). Por essa multiplicidade, dor é uma experiência subjetiva e emocional, percebida e vivida de formas diferentes por pessoas diferentes.

A dor pode ser classificada em aguda e crônica, e em nociceptiva, neuropática e mista.

A dor aguda é relacionada a afecções traumáticas, infecciosas ou inflamatórias. Tem a função biológica de alertar o organismo sobre a agressão. Frequentemente desaparece após a cura da lesão, tem delimitação temporoespacial precisa, há respostas neurovegetativas associadas (elevação da pressão arterial, taquicardia, taquipneia, entre outras) e são comuns ansiedade e agitação psicomotora.[40,41] É aquela resultante de cirurgias, procedimentos diagnósticos e terapêuticos, traumas em geral, inflamações e infecções.

Dor crônica é aquela que não desaparece após a cura da lesão ou que está relacionada a processos patológicos crônicos como o câncer, a Aids, o diabetes, a artrite etc. Não tem mais a função biológica de alerta, geralmente não há respostas neurovegetativas associadas ao sintoma, é mal delimitada no tempo e no espaço e ansiedade e depressão são respostas emocionais frequentemente associadas ao quadro.[40,41] É aquela que persiste mais de três meses de maneira contínua ou intermitente.

Dor nociceptiva está associada a um quadro inflamatório ou infeccioso. Há tecidos lesados produzindo substâncias nociceptivas (como as substâncias da cadeia inflamatória, que provocam dor). Na dor neuropática há alteração no funcionamento de estruturas do sistema nervoso periférico ou central envolvidas no processamento da sensibilidade. Na dor mista, ambas as situações coexistem.

A persistência da dor acarreta modificações no sistema musculoesquelético, no sistema neurológico e no aparelho psíquico. A dor evoca resposta reflexa de contração muscular. Contração muscular mantida ocasiona isquemia tecidual, mais dor e mais contração muscular. Há tendência à diminuição da movimentação e piora do quadro muscular. O sistema neurológico modifica-se diante do estímulo doloroso constante; tende a ficar hiperexcitável, a aumentar seu campo de recepção, a aumentar o número de receptores na membrana neuronal, a manter "curtos-circuitos" de estímulos que despolarizam a membrana e geram dor. Ocorre o desbalanceamento entre o sistema que informa a existência de dor e o que a suprime.

O aparelho psíquico também se altera ante a dor constante. Há tendência a vivência de humor deprimido, ansiedade, raiva, hostilidade e depressão. Há modificações no estilo de pensamento, com presença de erros cognitivos. O pensamento tende a ser catastrófico, supergeneralizante, negativamente seletivo; há ênfase na dependência de outros e pensamentos sobre morte.

FISIOPATOLOGIA DA DOR

A complexidade de fatores que envolvem a experiência dolorosa e sua expressão advém da ampla representação da dor em estruturas do sistema nervoso central. A seguir estão descritos os conceitos básicos relativos a geração, transmissão e interpretação do impulso doloroso.

O sistema nervoso tem como preceito de atividade captar os estímulos vindos do ambiente, analisar esses estímulos e elaborar respostas de ordem física e psíquica apropriadas. O mesmo tipo de processamento ocorre com o estímulo doloroso.

Na dor nociceptiva, a lesão tecidual, de origem física, térmica ou química, e a resposta inflamatória que a acompanha resultam na liberação de substâncias (prostaglandinas, K+, H+, cininas, entre outras) que estimulam as terminações nervosas livres presentes em quase todos os tecidos. Essas substâncias geram potencial de ação e despolarizam a membrana neuronal. Esse impulso elétrico é conduzido pelas fibras nervosas, C e A-delta, à medula espinhal. Da medula espinhal, via tratos espinotalâmico e espinorreticular, a informação dolorosa é encaminhada para a região de tronco cerebral (sistema reticular), tálamo (núcleos talâmicos sensitivos), estruturas do sistema límbico (amígdala, hipotálamo, hipocampo, giro cíngulo) e áreas corticais (córtex frontal, motora, sensitiva); todas essas estruturas estão envolvidas na percepção, apreciação e resposta à dor. Diversos neurotransmissores como a substância P, ácidos aspártico e glutâmico, o peptídeo vasoativo intestinal, entre outros, estão envolvidos na transmissão da informação dolorosa nociceptiva ao sistema nervoso central.[40,42]

De modo simplista, pode-se pontuar que no sistema reticular do tronco cerebral são atribuídas as respostas neurovegetativas de fuga ou ataque presentes nos quadros dolorosos. O sistema reticular mantém intensa conexão com estruturas do sistema límbico, onde é atribuído à dor o caráter emocional de sofrimento e desagradável. No tálamo, a informação dolorosa é localizada espacialmente e projetada em diversas áreas corticais. Essa ampla representação da dor em áreas corticais resulta na interpretação completa do fenômeno doloroso nos seus domínios sensitivo-discriminativo, afetivo-motivacional e cognitivo-avaliativo e na ampla gama de respostas envolvidas nesse processo.

O sistema nociceptivo tem sua atividade modulada pelo sistema modulador de dor, composto de elementos neuronais presentes na medula espinhal, tronco encefálico, sistema límbico, tálamo, córtex cerebral e estruturas subcorticais, que podem inibir ou excitar sinapses que levam a informação dolorosa. Também compõem o sistema supressor de dor neurotransmissores como endorfinas, encefalinas, serotonina, entre outros. A ativação do sistema supressor de dor aumenta a síntese desses neurotransmissores que, por meio de tratos descendentes que se projetam na substância cinzenta da medula espinhal e tratos ascendentes para estruturas encefálicas supratentoriais, exercem atividade inibitória sobre os componentes do sistema nociceptivo.[40,42]

O sistema supressor de dor é ativado e sofre interferência do pensamento e do afeto (conceito individual sobre dor, apreciação da situação, experiências passadas, medo, ansiedade, depressão, entre outros), de estímulos nóxicos, de impulsos não dolorosos oriundos da periferia (tato e temperatura) e de estímulos advindos dos órgãos do sentido (sons, imagens, cheiros). Dessa interação (periferia, medula espinhal e estruturas encefálicas), a transmissão do impulso nervoso é modulada (maior facilitação ou inibição na transmissão).

A dor advém, portanto, do desequilíbrio entre os sistemas nociceptivo e supressor de dor. Pode ser consequência da elevada estimulação das fibras nociceptivas, tal como ocorre nas situações de doenças inflamatórias, traumáticas ou isquêmicas, situação em que é denominada dor por nocicepção. Pode advir da modificação no funcionamento de vias sensitivas do sistema nervoso periférico ou central, que acarretam ativação ou bloqueio das vias facilitatórias ou inibitórias de dor, quando é denominada dor neuropática ou por desaferentação.

A hiperexcitabilidade neuronal é decorrente das alterações na membrana axonal e da quantidade, distribuição e cinética dos canais de sódio, cálcio e potássio que se acumulam ao longo do axônio, gerando potenciais de ação ectópicos e focos de hiperexcitabilidade. Por esse motivo o tratamento com bloqueadores de canal sódio, anticonvulsivantes e anestésicos locais é usual.

Compreender o fenômeno doloroso é a base para a seleção dos métodos de avaliação do quadro álgico e a seleção das terapias analgésicas.

■ AVALIAÇÃO DO PACIENTE COM DOR

Há, na atualidade, tendência em se utilizar a expressão "dor como quinto sinal vital" visando assegurar a avaliação da dor como parte da rotina de avaliação dos sinais vitais. No entanto, a dor não é um sinal vital. Sinal vital é aquele cuja ausência indica morte, como ausência de respiração ou pulso e pressão arterial impalpável e inaudível, respectivamente. Portanto, "dor como quinto sinal vital" é uma denominação incorreta. Dor é um sintoma frequente e deletério e sua detecção e controle devem constituir políticas institucionais.

A avaliação do paciente com dor implica conhecer os elementos físicos, cognitivos, emocionais e sociais envolvidos na dor daquele paciente. Visa fazer o(s) diagnóstico(s) etiológico(s) da dor e conhecer as limitações que o doente apresenta, para estabelecer o melhor tratamento e avaliar as respostas a esse tratamento. A avaliação deve ser sistemática, periódica e registrada.[43-45]

A avaliação da dor é sempre indireta, por meio do autorrelato (a pessoa descreve sua dor), da observação do comportamento doloroso do indivíduo (observação da manifestação de dor por meio de posições de proteção, imobilização, ingestão de analgésicos, repouso prolongado, modificações na mímica facial, entre outros) e da mensuração de respostas do sistema neurovegetativo (pressão arterial, frequência cardíaca ou respiratória etc.), que são mais expressivas nos quadros agudos. A adequada avaliação da dor exige a investigação da história da dor/doença, a realização de exame físico completo, com especial atenção ao sistema nervoso e musculoesquelético, e pode ser apropriado o uso de exames complementares.[42]

Dor aguda e dor crônica são quadros diferentes, e as avaliações devem adequar-se a elas. A avaliação da dor aguda é calcada nas repercussões biológicas de natureza neurovegetativa e no alívio, enquanto na dor crônica ressaltam-se as alterações e limitações físicas, psíquicas e sociais e a busca de estratégias de reabilitação, em todos os âmbitos.

Avaliar a dor rigorosamente é o primeiro passo norteador para o tratamento analgésico adequado. A avaliação da dor aguda deve ser feita a intervalos curtos (algumas horas) e os ajustes terapêuticos rápidos, visto a brevidade do quadro (alguns dias) e a oscilação na intensidade da dor (picos de agravamento). As avaliações devem ser sequenciais e a frequência determinada conforme a instabilidade do quadro álgico, a vida média dos analgésicos prescritos e a existência de procedimentos dolorosos e invasivos (inserção de cateter venoso central, punção venosa e arterial, remoção e retirada de drenos, troca de curativo, drenagem de abscesso etc.). Uma vez que a reabilitação do doente é importante e atividades são direcionadas para isso, a dor deve ser investigada não somente no repouso, como também na movimentação no leito, na respiração profunda e na tosse.[43,44]

Dor aguda é frequente nas situações de terapia intensiva, emergência e pós-operatório. Nesses casos, dor inadequadamente controlada pode resultar em maior incidência de transtornos do estresse pós traumático,[45-47] privação do sono e aumentar o risco de *delirium* e agitação.[48,49] Recomenda-se o uso de escalas de avaliação com propriedades psicométricas mais robustas, principalmente em pacientes críticos e não comunicativos. São exemplos a escala numérica de dor (considerada padrão ouro em pacientes comunicativos[50]), a escala comportamental de dor BPS (adaptada para o Brasil)[51,52] e a Critical-Care Pain Observation Tool (CPOT)[53] (ainda sem adaptação para a língua portuguesa). As duas últimas escalas (BPS e CPOT) são utilizadas em pacientes críticos impossibilitados de se comunicar. Para pacientes com alteração cognitiva recomenda-se a Escala de Avaliação de Dor em Demência Avançada.[5] Sinais vitais não devem ser utilizados isoladamente para a avaliação da dor, evidências demonstram não ser um indicador confiável.[54,55] É importante lembrar que pacientes críticos sob o efeito paralisante de agentes bloqueadores neuromusculares não são passíveis de avaliação da dor confiável.

Recomenda-se que a avaliação da dor seja realizada rotineiramente em todos os pacientes, principalmente em UTI, na frequência de quatro vezes por plantão ou mais, conforme a necessidade.[56-58] A dor deve ser considerada não adequadamente controlada quando seu escore apresentar maior que 4 pela escala numérica, maior que 5 pela BPS ou maior que 3 pela CPOT.[45,56,58] Portanto, deve-se tratá-la e reavaliar dentro de 30 minutos.[45,56,58]

Na dor crônica os intervalos de avaliação são mais espaçados (poucos dias no início e semanas ao longo do tratamento), visto que o efeito das terapias e mudanças de hábito, o estilo de vida e o pensamento são mais demorados. A investigação de outros sintomas, que podem ser concomitantes e interferir na dor e tratamento, como depressão, fadiga, alteração cognitiva, entre outros, também deve ser efetuada.

Na Tabela 32.2 observam-se os componentes para a avaliação da dor e a diferenciação entre alguns aspectos da dor aguda e crônica.

O primeiro passo da avaliação envolve conhecer a história e as características da queixa dolorosa. A caracterização do quadro álgico deve responder a algumas questões principais como o início, o padrão de instalação, a duração, a loca-

Tabela 32.2 Componentes da avaliação da dor e diferenciação entre dor aguda e crônica.

Avaliação	Dor aguda	Dor crônica
Condições da lesão/doença (local, aspecto, evolução etc.)	Lesão presente e a magnitude da queixa tende a ser proporcional à lesão	Lesão nem sempre presente e frequentemente não há bom paralelismo entre lesão e queixa
Respostas musculares (contraturas, pontos dolorosos etc.)	Presente	Presente de modo mais amplo; mais significativo
Respostas neurovegetativas de natureza física (pressão arterial, pulso, frequência e ritmo cardíaco, frequência e amplitude da respiração, saturação de O_2 etc.)	Presente	Muitas vezes não presentes
Respostas neurovegetativas de natureza emocional e comportamental (ansiedade, agitação psicomotora, raiva, hostilidade, posturas de proteção, fácies de dor, gemidos etc.)	Presente	Muitas vezes não presentes. São comuns o humor depressivo, posturas de proteção e fácies depressiva
Aspectos cognitivos (conhecimento sobre a situação, significado, experiências anteriores, expectativas, apreciação do desconforto e a satisfação com a analgesia etc.)	A importância na vivência da dor é menor que nos quadros crônicos	Os aspectos cognitivos e emocionais predominam nos quadros crônicos. As crenças e o humor interferem de modo significativo na vivência e manutenção da dor e na condução do tratamento. São comuns erros cognitivos (apreciação errônea da situação e da dor), com pensamentos do tipo catastróficos, negativistas, expectativas não realistas, entre outros
Prejuízos advindos da dor (sono, mexer-se na cama, respirar profundamente, deambular, apetite e alimentação, afastamento do trabalho, perda de lazer, prejuízo à vida sexual, conflitos familiares etc.)	Os prejuízos tendem a ser breves e centrar-se na esfera física (andar, dormir, comer etc.)	Os prejuízos são prolongados, atingem as esferas física, social (afastamento do trabalho e do lazer, conflitos familiares), emocional (depressão, raiva, hostilidade prolongadas), cognitiva (alteração da concentração, do raciocínio, da atenção, erros cognitivos etc.)
Características da dor (início-quando?; local-onde?; intensidade-quanto?, qualidade-como?, periodicidade e duração, padrão evolutivo, fatores de piora e melhora, sintomas associados e duração e magnitude do alívio obtido)	Início bem marcado, bem localizada espacialmente, mais fácil de o doente descrever. O alívio da intensidade da dor é frequente e objetivo do tratamento	Descrição mais imprecisa, quer seja quanto ao início, distribuição corporal, sensações evocadas, fatores de piora e melhora, entre outros, em virtude da sensibilização do sistema nervoso e envolvimento acentuado de outros sistemas (musculoesquelético e psíquico). A diminuição da intensidade da dor nem sempre ocorre e o objetivo do tratamento é antes a melhora da funcionalidade física, psíquica e social do que a diminuição da intensidade da dor

lização, a intensidade, as qualidades sensitivas e afetivas da dor, os fatores de alívio e de piora. Deve-se tentar relacionar temporalmente o início da queixa álgica a eventos traumáticos, infecciosos e patologias prévias ou atuais que possam resultar em dor. O uso prévio de medicamentos e de outras intervenções analgésicas é também fundamental e deve ser investigado. Embora o examinador possa terminar a entrevista sem precisar o diagnóstico, é necessário que colete dados que sugiram ser a dor predominantemente orgânica ou funcional. Se de cunho orgânico, é necessário estabelecer se ela é de fundo nociceptivo ou por desaferentação.[59]

A história e a descrição das características da dor e de outros sintomas que a ela se associam e os relatos de déficits, incapacidades e prejuízos sociais resultantes do quadro álgico ajudam a formular o diagnóstico etiológico e aquilatar as repercussões da dor. As informações devem ser colhidas não apenas dos doentes, mas também dos seus familiares e circundantes. Os eventos relacionados com as condições prévias à doença, as condições do trabalho e os estresses familiares podem ser de grande valor.[60]

Acompanhar o estabelecimento e a evolução do tratamento é condição obrigatória para conhecer os resultados da terapêutica e ajustá-la convenientemente. Efeitos indesejados dos medicamentos são frequentes e há relatos na literatura que psicofármacos podem causar alterações cognitivas como déficit de memória, dificuldade na concentração e elevação do tempo de reação a um estímulo.[61] Com a prescrição de opioides para controle da dor crônica de origem não neoplásica em doentes produtivamente ativos, essa questão tende a receber maior atenção.

Pacientes conscientes que conseguem se comunicar devem descrever ou apontar o local da dor, suas características, duração e intensidade. Diversas escalas foram desenvolvidas para auxiliar na mensuração da magnitude da dor, com índices de validade e confiabilidade adequados. Há escalas unidimensionais, que avaliam apenas a intensidade da dor, e multidimensionais, que englobam fatores como padrão e discriminação da sensação, entre outros.

As escalas que mensuram a intensidade da dor são fundamentais para a adequação do tratamento analgésico. Sua utilização sistemática em intervalos regulares permite estabelecer comparações entre os momentos de avaliação e se houve ou não melhora da dor. Podem ser organizadas em escalas de categorias numéricas (0 a10), de analogia visual (linha reta de 10 centímetros com duas âncoras nas extremidades: sem dor e pior dor imaginável), de descritores verbais (sem dor, dor leve, moderada, intensa e insuportável) e de representação gráfica não numérica (de faces com expressão de dor de intensidade crescente, entre outras).[42,62] Cabe ressaltar que mais importante que o valor absoluto na intensidade da dor é a evolução temporal, isto é, se os valores tendem ou não a baixar.

Conhecer a qualidade da dor (como é a dor) pode auxiliar na compreensão de que estruturas estão envolvidas. Por exemplo, nas dores neuropáticas é comum sensações como queimação, choque, frio ou calor, formigamento, entre outras. Nas dores que envolvem vísceras ocas são comuns descrições como aperto, cólica, torção etc. O Questionário de Dor McGill, que permite a caracterização da qualidade da dor, é o instrumento mais conhecido para essa finalidade.[63] Há versão reduzida desse Questionário para a língua portuguesa.[64]

A dor é interpretada para cada indivíduo de acordo com suas experiências prévias, adquiridas na interação com o ambiente em que vive e na troca de informações com outros indivíduos. Portanto, a apreciação e expressão da dor são culturalmente aprendidas. A cultura recebe grande influência de aspectos da vida das pessoas, incluindo suas crenças, comportamentos, percepções, emoções, entre outros, além das atitudes em relação à doença, dor e outras formas de infortúnio. Aspectos culturais influenciam a percepção e, principalmente, a tolerância e expressão da dor.[65]

A cultura pode também influir na adesão ao tratamento, que é um problema no tratamento da dor crônica. A cultura determina os conceitos sobre saúde, doença e tratamento, direcionando a atitude do indivíduo. As pessoas tendem a aderir ao que consideram mais eficazes e isso pode envolver o uso de medidas pouco convencionais, sem efeito terapêutico e até prejudiciais ao organismo. Conceitos equivocados de que a dor no câncer é incontrolável, medicamento faz mal e vicia são incorporados culturalmente pela população e resultam na interferência do relato de dor e no controle inadequado dela. Conceitos de que a presença de dor sempre sinaliza a existência de lesão, de que dor, incapacidade e dependência dos outros são inevitáveis, de que dor independe de emoção e dos pensamentos, entre outros, embora frequentes na população de doentes com dor crônica, são inadequados.[65]

Em um estudo nacional sobre adesão ao tratamento, doentes com dor crônica de origem não oncológica que acreditavam que o controle da doença depende de si próprio, que dor é indicativo de dano físico, incapacita e exige maior solicitude de outros foram os menos aderentes ao tratamento.[66] Isso explicita como a cultura pode interferir no comportamento em relação à questão da dor.

■ AVALIAÇÃO DA DOR NEUROPÁTICA

A prevalência exata da dor neuropática na população geral não é conhecida, mas os poucos estudos epidemiológicos existentes apontam entre 7 e 8% e que a dor neuropática foi de maior intensidade em comparação a outros tipos de dor.[67,68] Ao contrário da dor nociceptiva, que tem função de alerta pela ativação de nociceptores, a dor neuropática é causada por dano em estruturas nervosas do sistema sensitivo, periféricas, medulares ou encefálicas. É classificada de acordo com o local de origem em central (cordão espinhal ou encéfalo) ou periférica (nervos periféricos, plexus, gânglios dorsais etc.). Também pode ser classificada com base na etiologia do dano nervoso (trauma, isquemia ou hemorragia, inflamação, neurotoxicidade, neurodegeneração, síndromes paraneoplásicas, distúrbios metabólicos, deficiência vitamínica e tumores). Os mecanismos são as descargas ectópicas, a perda de inibição do estímulo doloroso, a sensibilização periférica e a sensibilização central.[69] A dor neuropática pode ser acompanhada de dor nociceptiva e idiopática e por isso é imprescindível a identificação dos variados componentes da dor para tratá-los adequadamente.

São características da dor neuropática a dor espontânea contínua ou intermitente e a dor provocada por um estímulo externo que se manifesta por parestesia, disestesia, alodinia e déficit sensitivo. Achados clínicos como paresia motora e contrações musculares são sintomas bastante comuns que ocorrem devido ao local da lesão.

O diagnóstico da dor neuropática é elaborado por meio da avaliação da dor e testes confirmatórios dos sinais sensitivos relacionados a uma rota nervosa e testes diagnósticos que confirmem uma lesão ou doença responsável pela dor (p. ex.: neuroimagem). Na dor neuropática, nem sempre os resultados são positivos em ambos os testes confirmatórios.

A avaliação da dor neuropática objetiva identificar o local da lesão, a doença responsável pela dor ou o evento associado e avaliar as limitações funcionais. Aspectos psicossociais, comorbidades como incapacidades, alterações do sono, no trabalho e vida social também devem ser levados em consideração. A combinação de sintomas, descritores de dor (choque, queimação etc.) e limitações físicas aumentam a probabilidade de diagnóstico correto. Instrumentos como questionários, exame clínico/neurológico e diagrama corporal para indicar o local de dor e, consequentemente, possível dermatômero auxiliam na formulação do diagnóstico. Avaliação clínica e neurológica inclui testes de sensibilidade na pele, que podem ser realizados com o dedo, pedaço de algodão/lã, escova macia, monofilamentos, diapasão e objetos frios e quentes.[69] Avaliação da *performance* motora (força muscular, tônus, coordenação dos movimentos), exame de reflexo dos tendões, nervos cranianos e sistema nervoso autônomo periférico (temperatura e coloração da pele e sudorese) integram a prática clínica para o tratamento da dor. Há diversos instrumentos para avaliar a dor neuropática, e uma análise crítica sobre propriedades, vantagens e limitações desses instrumentos é útil na escolha do que utilizar.[68] São exemplos de instrumentos de avaliação o *Leeds Assessment of Neuropathic Symptoms and Signs*,[70] *Neuropathic Pain Questionnaire*,[71] *Douleur Neuropathique 4 questions*,[72] *painDetect*[73] e *ID Pain*.[74] A *Douleur Neuropathique 4 questions* encontra-se validada na língua portuguesa.[75]

ESTRATÉGIAS PARA AVALIAÇÃO DA DOR EM PACIENTES COM ALTERAÇÕES COGNITIVAS

Dificuldades de verbalização e compreensão são comuns em pacientes críticos (em uso de cânula orotraqueal e ventilação mecânica etc.), em recuperação pós-anestésica e com patologias crônicas (câncer, demência etc.). Em especial, nos casos em que a verbalização e a compreensão estão afetadas por alterações cognitivas disfuncionais, a avaliação da dor por meio do autorrelato pode não ser possível ou confiável, o que representa um grande desafio para os profissionais da saúde.

Somam-se a esse desafio concepções errôneas de que doentes com déficits cognitivos não têm dor ou a têm em menor intensidade em comparação com pessoas com função cognitiva intacta. Estudos recentes indicam que a frequência e a intensidade da dor crônica não oncológica em doentes psiquiátricos ou com distúrbios cognitivos são semelhantes às da população geral[39,40] e, portanto, relevante foco de atenção. Falhas na identificação da dor também podem ocorrer pela possibilidade de que em algumas patologias neurológicas existam alterações em regiões encefálicas envolvidas na interpretação do estímulo nóxico, que, consequentemente, geram uma imensa gama de respostas variadas e atípicas como expressões de medo e resistência ao tratamento, as quais não são percebidas como manifestações da dor.[76,77] Ainda, dor crônica generalizada por si só pode causar piora cognitiva,[78] assim como o tratamento com opioides,[15,78-81] e gerar alterações mentais que prejudiquem a avaliação e o tratamento da dor.

Entre as várias situações de alteração cognitiva destacam-se as demências e os efeitos do tratamento com opioides na cognição. A primeira pela frequência em pacientes idosos e a segunda pela discussão emergente sobre o aumento na prescrição de tais fármacos e seus possíveis efeitos deletérios a longo prazo. Em ambas as situações os pacientes podem ter o estado emocional e cognitivo comprometido, o que dificulta a avaliação da dor e pode causar mais incapacitação e sofrimento. A avaliação de 551 idosos com e sem alterações cognitivas mostrou que os registros de dor diminuíram na mesma proporção em que diminuíram as habilidades cognitivas. Enquanto 80% dos idosos com função cognitiva intacta receberam analgésicos, somente 56% dos idosos com déficit cognitivo grave receberam analgésicos. Prejuízo cognitivo foi preditor de menor prescrição de analgésicos para idosos com câncer.[82]

Os processos demenciais influem no processamento, na expressão e no tratamento da dor. É um grupo heterogêneo de doenças que têm em comum alterações das funções cognitivas memória, linguagem, práxis, capacidade de reconhecer e identificar objetos, abstração, organização, capacidade de planejamento e sequenciamento. As demências mais frequentes são Alzheimer, vascular, frontotemporal e Parkinson. A elevada prevalência de dor crônica em idosos (40% a 60%), o aumento da prevalência de demência conforme a faixa etária (5% a 70%) e a observância de que idosos com e sem alterações cognitivas não diferem em relação à prevalência das condições que causam dor e revelam uma população que requer avaliações mais específicas e frequentes, por meio de ações planejadas de enfermagem.[83-86] Em um estudo com 7.878 pessoas com idade igual ou superior a 50 anos demonstrou-se que a prevalência de queixas cognitivas de qualquer tipo foi de 46,5%, aumentou com a idade (63,4% entre 80 e 100 anos) e foi mais frequente no sexo feminino. Além disso, as pessoas com queixa cognitiva tiveram o risco de dor duas vezes maior, o que explicita a importância da avaliação cognitiva e da dor em pessoas com idade crescente.[87]

Nos quadros demenciais há modificações no processamento da dor, limitações cognitivas na memória, interpretação, linguagem, entre outras, que dificultam a expressão da dor e podem causar dificuldades no tratamento. O processo de degeneração demencial tem efeitos nos sistemas medial e lateral de dor, os quais são responsáveis pelos aspectos afetivo-motivacionais e sensoriais discriminativos, e portanto podem exacerbar ou diminuir a expressão da dor. Em adição, é possível que as modificações no processamento da dor sejam variadas entre as diferentes demências, ou seja, as alterações que ocorrem em determinado tipo não podem ser generalizadas para outras demências,[88] dificultando a padronização de medidas de avaliação e tratamento.

As alterações cognitivas decorrentes do uso de opioides é assunto emergente. O aumento na indicação de opioides em qualquer fase da doença oncológica, a maior expectativa de vida em razão do avanço dos métodos diagnósticos e de tratamento do câncer e o crescimento na indicação de opioides para doentes com dores crônicas não oncológicas estimulam o interesse em se conhecer os efeitos cognitivos desses medicamentos. Sabe-se que agem no sistema nervoso central e é possível que interfiram em várias funções cognitivas. Alteração em uma ou mais dessas funções podem resultar em pobre interação social, dificuldade para exercer atividades laborativas/cuidado pessoal, *não adesão ao tratamento, entre outros prejuízos, que podem interferir na qualidade de vida.*

Em duas revisões sistemáticas recentes sobre os efeitos dos opioides na função cognitiva de doentes com dor crônica observou-se pior *performance* cognitiva associada ou correlacionada ao uso de opioides em doentes com câncer,[80] enquanto melhor *performance* cognitiva ou ausência de déficit cognitivo foi associado ao uso de opioides em doentes com dor crônica não oncológica.[78] Memória, atenção e função psicomotora foram as funções afetadas. Fatores relacionados aos opioides como aumento da dose do opioide, opioide suplementar, formulação do medicamento (liberação prolongada ou imediata) e tempo de tratamento foram relacionados a interferências na função cognitiva. Um pequeno número de estudos com várias limitações metodológicas foi encontrado em ambas as revisões, entretanto, os dados explicitam a importância da avaliação da função cognitiva em doentes com dor crônica e dos efeitos do tratamento analgésico.

Em doentes com alteração cognitiva a identificação da dor resulta da combinação de informações coletadas pelo autorrelato do doente, consideração sobre potenciais causas como procedimentos e condições fisiopatológicas observadas na história e exame físico, observação do comportamento, medidas de avaliação do comportamento, relato de cuidadores e familiares e avaliação de efeito do tratamento analgésico em determinado comportamento do doente.

Cabe lembrar que a avaliação da dor é subjetiva e quando feita por meio de medidas indiretas, não baseadas no autorrelato, fica-se à mercê da interpretação do avaliador, que pode não corresponder à dor real do doente. Por isso é necessário que a equipe de enfermagem seja instruída para avaliar adequadamente esses doentes e utilize recursos confiáveis que possam auxiliar na identificação do fenômeno.

Nos quadros de demência leve recomendam-se escalas de autorrelato e observacionais e nos quadros graves ou doentes incapacitados verbalmente, escalas observacionais. Instrumentos de observação do comportamento são de grande utilidade para avaliação da dor em doentes com distúrbios cognitivos, porém são limitados quanto ao número disponível e à natureza. Em geral, indicam a presença ou ausência de dor e aumento ou diminuição da dor, mas não determinam a intensidade. A maioria dos instrumentos disponíveis até o momento foi elaborada para avaliação de idosos e demandam observação de comportamento em repouso e durante atividades diárias, o que resulta em tempo prolongado de observação.[77,89] A escolha da ferramenta de avaliação deve ser pautada na validade/confiabilidade do instrumento e utilidade clínica. Desconhece-se instrumento de avaliação da dor para doentes com habilidade de comunicação limitada validado em nosso meio, mas alguns instrumentos e indicadores encontram-se disponíveis na literatura internacional. São exemplos: *Pain Assessment in Advanced Dementia*,[90,91] *Noncommunicative Patient's Pain Assessment Instrument*,[92] *Pain assessment Checklist for Seniors with Limited Ability to Communicate*,[93] *Abbey Pain Scale*,[94] *Behavioral Indicators of Postoperative Pain in Older Adults with Delirium*[95] e *Behavioral Pain Scale in Critically Ill, Sedated and Mechanically Ventilated Patients*.[52,96] Sugere-se consulta aos artigos originais para mais detalhes sobre os instrumentos.

A avaliação cognitiva sistemática e periódica de pacientes em tratamento com opioides, além de auxiliar a monitorizar alterações, pode guiar o ajuste de medicamentos. Não há consenso sobre os melhores instrumentos para avaliação cognitiva de doentes com dor crônica, mas existem inúmeros testes neuropsicológicos. Falta informação sobre a validade clínica desses instrumentos em doentes com dor crônica e não se conhece estudo brasileiro que tenha validado instrumentos cognitivos em doentes com dor crônica. Orienta-se que os testes de avaliação cognitiva sejam de curta duração, adequados ao nível educacional e estado geral do paciente e de fácil aplicação. Uma ferramenta de avaliação mais generalizada e testes que explorem as três funções que sofrem mais alterações indicadas na literatura (memória, atenção e função psicomotora) podem ser opções interessantes. Um exemplo de instrumento geral, simples e disponível em nosso meio é o Miniexame do Estado Mental, no entanto, há dúvidas sobre a capacidade desse instrumento de detectar alterações sutis, mas há a vantagem de avaliar diversas funções e possuir pontos de corte para a população brasileira.[97] Exemplos de testes mais específicos são: Digit Symbol Substitution,[98] Trail Making,[99] Stroop Task,[100] Finger Tapping[101] e Continuous Reaction Time[102], que estão testados em pacientes brasileiros.

A avaliação deve ser regular para identificar presença, alteração e respostas ao tratamento da dor. Os instrumentos de avaliação devem ser os mesmos para que se possa fazer comparações entre as avaliações, principalmente durante os períodos de titulação e ajustamento da dose dos analgésicos. Outros fatores como efeitos indesejáveis dos medicamentos analgésicos, adesão ao tratamento, efeitos de tratamentos não farmacológicos, entre outros, também devem ser investigados, pois constituem elementos da avaliação da dor em pacientes com ou sem alteração cognitiva.

■ INTERVENÇÕES PARA O CONTROLE DA DOR

Para que o tratamento seja seguido é necessário orientação ao paciente e seus cuidadores sobre o mecanismo de ação dos diversos tratamentos, os efeitos colaterais e o modo de utilização dos medicamentos. A educação quanto à terapia propicia melhor adesão ao tratamento e favorece o maior alívio da dor. O desenvolvimento de material de apoio, como tabela de horário do uso dos medicamentos, folhetos explicativos sobre dor e tratamento e diário para anotação de intercorrências e intensidade da dor, são exemplos úteis de medidas que auxiliam a adesão e facilitam a avaliação do tratamento instituído.

O tratamento da dor pode ser dividido em intervenções farmacológicas, não farmacológicas e neurocirúrgicas. A seguir estão descritas essas intervenções.

Tratamento farmacológico

O tratamento da dor evoluiu da concepção de analgesia esporádica, relacionada aos episódios de dor, para analgesia contínua e preventiva. Introduziu-se o conceito de uso combinado de diferentes grupos analgésicos, aperfeiçoaram-se os métodos de infusão (p. ex.: via endovenosa contínua, via peridural, sistema de analgesia controlada pelo paciente) e novas formas de apresentação dos medicamentos foram e continuam sendo desenvolvidas (p. ex.: opioides por via transdérmica e nasal). Entretanto, os preceitos do tratamento farmacológico da dor continuam pautados nas orientações da Organização Mundial da Saúde (OMS).

A OMS preconizou o tratamento analgésico em três degraus (Figura 32.1), de acordo com a intensidade da dor.[103] O primeiro degrau corresponde à dor leve; o segundo, à dor moderada; e o terceiro, à dor intensa. Utilizam-se analgésicos opioides, anti-inflamatórios não hormonais (AINH), anestésicos locais e adjuvantes. No primeiro degrau, prevê-se o uso de AINH associado a fármacos adjuvantes, caso haja indicação; no segundo, os analgésicos opioides de potência analgésica fraca devem ser associados ao AINH e adjuvantes; e, no terceiro, os opioides fortes devem ser associados ao AINH e aos adjuvantes. Essa recomendação foi inicialmente criada para controlar a dor do câncer, mas encontrou ampla aplicabilidade na dor aguda de diversas origens, especialmente a do pós-operatório, fazendo-se a inversão da ordem de uso, ou seja, inicia-se o tratamento pelo terceiro degrau. Tal recomendação deve-se a que a dor do pós-operatório e de outros processos agudos (fraturas, inflamações etc.) é mais intensa nos primeiros dias e tende a diminuir.

O uso de analgesia balanceada ou multimodal[104] (associação de grupos analgésicos diferentes) tem o objetivo de potencializar a analgesia e diminuir os efeitos indesejados. Recomenda-se que os analgésicos sejam prescritos preferencialmente pela via oral, em regime de horário fixo e sob demanda (se necessário), para uso nas situações de "escape" de dor e que a intensidade da dor seja o guia para o ajuste dos analgésicos.

Nos últimos anos questiona-se a necessidade de revisão da escada analgésica. Em 2005, McNicol e colaboradores[105] desenvolveram uma revisão sistemática, na qual observaram, apesar das limitações dos estudos, que a combinação de anti-inflamatórios não esteroidais (AINEs) e opioides fracos (segundo degrau da escada) não resulta em efeito superior ao do AINH sozinho (primeiro degrau).

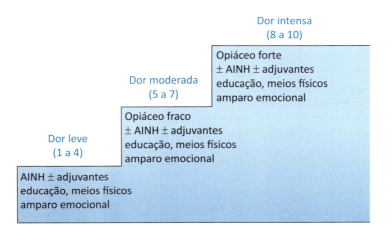

Figura 32.1 Escada analgésica da Organização Mundial da Saúde modificada.

Além disso, muitas estratégias medicamentosas, vias de administração e procedimentos invasivos não existiam em 1986, quando a escada analgésica foi elaborada, e poderiam ser incluídos atualmente.[106,107] Há também o fato de que a escada foi elaborada para dor no câncer, mas há uso corrente em outros tipos de dor para os quais é inadequada. Por exemplo, nos casos de dor neuropática, os opioides tornam-se o segundo plano de tratamento, cedendo lugar a anticonvulsivantes, neurolépticos e antidepressivos que são a base do tratamento.[108]

A comunidade clínica e científica tem discutido essa questão, mas ainda não há conclusões definitivas, e a escada com três degraus permanece. É importante lembrar que na clínica o tratamento deve sempre ser individualizado e que as respostas ao tratamento variam entre os pacientes, portanto, o segundo degrau não deve ser ignorado.

Os principais grupos farmacológicos prescritos para o tratamento da dor são AINEs, opioides e adjuvantes (antidepressivos, ansiolíticos, anticonvulsivantes, neurolépticos, entre outros). Na dor aguda são utilizados amplamente AINEs, opioides e ansiolíticos, enquanto na dor crônica todos são comumente empregados em combinações ou uso isolado, variando de acordo com a etiologia.[34,42] Recomenda-se não combinar dois anti-inflamatórios não esteroidais, não associar dois opioides fracos e dois opioides fortes, que só podem ser prescritos associados se um deles for utilizado como resgate.[107]

A maioria dos fármacos está disponível em várias formas de apresentação, podendo ser administrados por várias vias, inclusive peridural e intratecal por dispositivos que permitem ao paciente controlar sua própria analgesia. No entanto, a via oral deve ser privilegiada em doentes colaborativos e que não possuam distúrbios gastrintestinais, em razão de sua comodidade, economia e segurança.[109]

Os AINEs reduzem a dor e a inflamação pela inibição da ciclogigenase, responsável pela síntese de prostaglandinas. Apresentam potência analgésica moderada e efeito teto (a partir de determinada dosagem a elevação da dose não produz maior alívio da dor). São amplamente utilizados no controle da dor pós-operatória, traumas, processos agudos de origem muscular e podem ser associados com opioides, o que resulta em efeito sinérgico. Principais efeitos indesejados são observados no sistema gastrintestinal (náusea, vômito, gastrite, sangramento digestivo) e hematopoiético (alteração da coagulação sanguínea).

Os opioides, denominação genérica para grupos de drogas com propriedades semelhantes ao ópio, atuam por interação com os receptores opioides que integram o sistema modulador da dor e inibem a nocicepção. São classificados de acordo com a relação dose e eficácia analgésica em fortes (fentanila, metadona, oxicodona, hibuprofeno, morfina) e fracos (tramadol, codeína, d-propoxifeno). Quanto à afinidade com os receptores opioides, são classificados em agonista (morfina, codeína), agonista parcial (tramadol, buprenorfina), agonista-antagonista (nalbufina, nalorfina) e antagonista (naloxona). São utilizados em dores de intensidade moderada a intensa, em situações agudas e crônicas.

Nas últimas décadas ocorreu uma evolução em relação à via de administração dos opioides. Opioides transdérmicos, transmucosal oral e intranasal são produtos da evolução do arsenal farmacológico para a dor. Desconforto pela via oral, tolerância a morfina ou presença de efeitos adversos refratários ao tratamento são indicações para rotação do tipo de opioide e ou da via de administração. No Brasil estão disponíveis o adesivo transdérmico de fentanil e de buprenorfina.

Efeitos indesejados mais comuns dos opioides são prurido, constipação intestinal, náuseas, vômitos, retenção urinária, sonolência. Além da sonolência, é possível que interfiram na função cognitiva de doentes com dor crônica.[78,80] Efeitos mais graves incluem depressão respiratória e dependência psíquica.

Os agentes adjuvantes são representados pelos antidepressivos, neurolépticos, anticonvulsivantes e ansiolíticos (benzodiazepínicos). São fármacos produzidos para outras finalidades terapêuticas que não a analgésica, mas que por possuírem ação analgésica foram introduzidos na terapia antiálgica.

Os antidepressivos por bloqueio da recaptação de serotonina e noradrenalina reduzem a dor, normalizam o ritmo do sono, melhoram o apetite e o humor. São utilizados na dor neuropática, lombalgia, cefaleia, fibromialgia, artrite, dor oncológica, entre outras. O tratamento é iniciado com doses baixas para os efeitos colaterais, que são elevadas a cada dois ou três dias até atingir a dose terapêutica. Os efeitos colaterais relacionam-se com a ação anticolinérgica e adrenérgica periféricas e com sua ação no sistema nervoso central (SNC).

Os anticonvulsivantes não possuem o mecanismo de ação analgésica decifrado. Parecem reduzir a dor pela supressão de circuitos hiperativos da medula espinhal e do córtex cerebral e estabilização das membranas neuronais das vias aferentes primárias. Na prática clínica a associação com antidepressivos é benéfica. São empregados em lesões nervosas. Alguns efeitos colaterais comuns são a epigastralgia, a sonolência e a constipação.

Os neurolépticos são utilizados geralmente em associação com analgésicos e antidepressivos. Parecem modificar a dor por meio da modificação do componente afetivo, alterando o componente desagradável da dor. Os efeitos colaterais relatados incluem sonolência, confusão mental, sialosquese, constipação intestinal e retenção urinária.

Os benzodiazepínicos são utilizados em casos de dor aguda em virtude da associação de dor e ansiedade. Na dor crônica devem ser evitados, pois existem observações de que esses agentes acentuam a hostilidade, pervertem o ritmo do sono e aumentam a percepção da dor.

A confusão entre os termos analgesia e sedação e entre os agentes que as produzem resulta em, muitas vezes, os doentes ficarem sem tratamento adequado. No doente com dor, objetiva-se a analgesia e não a sedação. É comum em doentes neurológicos dizer-se que não é possível aliviar a dor, pois isso modificaria o nível de alerta do doente, o que nem sempre é verdade. Analgésicos como os anti-inflamatórios não hormonais, a dipirona ou o acetaminofeno não modificam o estado de alerta.

Métodos avançados para o controle de dor

Analgesia de neuroeixo: peridural ou epidural

A analgesia peridural consiste na infusão de opioides, associados ou não a anestésico local, no espaço peridural, por meio de um cateter. Uma das extremidades do cateter localiza-se no espaço peridural e a outra é exteriorizada. Em geral, a punção é realizada entre as vértebras torácicas ou lombares, de acordo com a faixa analgésica desejada. O que determina a faixa de analgesia é a conjunção da altura da punção com o tipo de opioide (mais ou menos lipofílico) e o uso de anestésico local. O opioide lipofílico mais utilizado é a fentanila, e a morfina é menos lipossolúvel. Os anestésicos locais mais utilizados são ropivacaína, levobupivacaína e cloridrato de bupivacaína.[110] A analgesia peridural pode ser indicada para controle da dor aguda e crônica.[111] Embora esse tipo de técnica e essa via de administração sejam reconhecidos métodos que produzem analgesia, evidência científica a favor de seu uso na dor oncológica de difícil controle é inconsistente. Há um pequeno número de estudos com diversas limitações metodológicas que resultam em fraca recomendação para seu uso.[112]

Analgesia controlada pelo paciente

A analgesia controlada pelo paciente (ACP)[113] é um sistema que permite ao doente receber uma dose adicional de analgésico quando sente dor. Pode ser utilizada pelas vias oral, subcutânea, endovenosa, peridural, entre outras. A ACP tem sido associada ao uso de bombas de infusão eletrônica, que possibilitam a infusão contínua na analgesia peridural ou intravenosa. Nas situações de exacerbação da dor, o doente aciona o dispositivo do sistema, que libera uma dose de analgésico suplementar. A infusão pode ser via intravenosa ou peridural, contínua somente, contínua associada aos bolos ou somente em bolos. Esse método possibilita a adequação da dose dos analgésicos às necessidades dos pacientes (bolo) e a manutenção da concentração plasmática (infusão contínua); a autoadministração pode melhorar o senso de controle sobre a dor.

É importante aliviar a dor do doente, mas também é de extrema importância monitorizar os efeitos adversos dos analgésicos, para melhorar a segurança durante o uso dos analgésicos opioides e não opioides. Portanto, deve-se orientar o doente quanto aos efeitos adversos esperados, existir protocolo de ação para o controle desses efeitos para agilizar o atendimento e minimizar ao máximo o desconforto do doente.

Entre os efeitos adversos, o mais temido é a sedação, que pode evoluir para depressão respiratória. Esse efeito pode ser prevenido pela avaliação frequente da dor, do grau de sonolência (por meio de escala de sedação), frequência respiratória e pela titulação da dose do opioide.

Intervenções não farmacológicas

As intervenções não farmacológicas são inúmeras e muito úteis para o manejo da dor. Compreendem medidas físicas, de modificação da cognição, do comportamento e de aspectos emocionais (técnicas cognitivo-comportamentais) e aquelas que visam educar o doente a utilizar técnicas não invasivas e a terapêutica medicamentosa. Essas intervenções são coadjuvantes no tratamento, objetivam melhorar a funcionalidade e aumentar a percepção de controle sobre a dor.

Os métodos físicos quase sempre são de fácil aplicação, possuem baixo custo e envolvem o uso de aplicação de calor e frio, exercícios, hidroginástica, massagem, vibração, entre outros. O uso de calor e frio superficiais pode ser recomendado para uso no hospital e no domicílio.[42,114-116]

Para a seleção das técnicas é fundamental conhecer-se a etiologia da dor, o local e as estruturas envolvidas (pele, músculos, nervos, ossos ou vísceras). Alguns aspectos dos mecanismos que produzem analgesia variam de acordo com o método, mas, em todas as situações em que haja estimulação cutânea (calor, frio, massagem, acupressão, aplicação de vibração ou estímulo elétrico), há ativação de fibras do sistema sensitivo-discriminativo que inibem ou reduzem a velocidade de condução da informação nociceptiva a níveis suprassegmentares e estimulam o sistema supressor de dor. A aplicação de métodos de estimulação cutânea que podem lesar tecidos deve ser muitíssimo cautelosa ou não ser realizada nos doentes com alteração de sensibilidade e do nível de consciência, fato comum entre os idosos e naqueles com doenças neurológicas.

As terapias cognitivas comportamentais (TCC) têm por preceito que dor resulta da interação entre aspectos físicos, emocionais, cognitivos, comportamentais e do ambiente. Baseia-se na concepção de que dor é, também, um comportamento culturalmente aprendido e socialmente determinado. O comportamento doloroso, a incapacidade e o sofrimento a ele associados podem ser reforçados pelas respostas do ambiente (familiares, colegas, profissionais) à manifestação de dor pelo doente. Se o comportamento doloroso, de incapacidade, a dependência e o sofrimento forem inadequadamente reforçados (reforço positivo), tendem a se manter e a ser expressos com grande frequência. Nesse modelo acredita-se que o doente é ativo e que é capaz de aprender novos comportamentos e modificar os comportamentos não desejados (sofrimento desproporcional, incapacidade acentuada, isolamento social etc.) para outros mais funcionais, de modo a alcançar melhor adaptação e maior bem-estar.[117]

Nesse modelo trabalha-se com o pensamento (crenças, expectativas, atribuição de significado etc.), com o comportamento (incentivam-se a atividade física e a independência), com o humor (identificação e aquisição de estratégias para minimizar pensamentos e situações que resultam em humor depressivos) e com as respostas físicas do doente (agitação, contração muscular, taquicardia, taquipneia etc.). A dor afeta e sofre influência das respostas do corpo, dos pensamentos, do humor e das consequências sociais ao comportamento.

No modelo cognitivo parte-se do princípio de que as emoções e o comportamento das pessoas são influenciados por sua percepção dos eventos. Nesse modelo as situações por si só não determinam o que a pessoa sente, mas o modo como a pessoa interpreta uma situação é que determina os sentimentos e comportamentos.[118] Algumas crenças têm mostrado influir na evolução da dor e nas respostas ao tratamento: entre elas a crença de autoeficácia e a crença de medo e evitação da dor merecem destaque. A crença de autoeficácia pode ser definida como a confiança pessoal em poder realizar atividades apesar da dor. Autoeficácia elevada está associada a melhor resposta ao tratamento, maior tolerância a dor, menos incapacidade e menos sintomas depressivos.[119] A crença de medo e evitação da dor pode ser compreendida como o medo da dor e a evitação de movimentos e atividades que o doente acredita poder agravar a lesão ou a dor. Quando o medo e a evitação são elevados, o doente tem maior chance de desenvolver incapacidade e depressão. Por outro lado, quando o medo é baixo e o doente mantém a maior parte de suas atividades, a tendência é a de que a recuperação ocorra rapidamente.[120] Além disso, a sobreposição de situações desfavoráveis e crenças disfuncionais podem ocasionar maior prejuízo ao indivíduo, como observado em estudo com pacientes com dor lombar crônica, no qual se verificou que ausência de trabalho remunerado, autoeficácia baixa e sintomas depressivos aumentaram o risco de incapacidade relacionada à dor.[121] Crenças disfuncionais podem ser modificadas por meio da TCC, campo muito estudado nos últimos anos.

Intervenções multidisciplinares para o controle da dor com enfoque comportamental-cognitivo visam melhorar a funcionalidade e qualidade de vida do doente com dor crônica, por meio da modificação de crenças e comportamentos disfuncionais. Esses programas envolvem atendimentos em grupo e podem ser aplicados por equipes formadas por enfermeiras, fisioterapeutas, psicólogas, terapeutas ocupacionais, entre outros profissionais. O conteúdo dos programas multidisciplinares inclui educação sobre dor e tratamento, modificação de crenças e comportamentos disfuncionais, prática de alongamento/atividade física e prática de técnicas de relaxamento.

A TCC visa melhorar a funcionalidade física e psíquica do indivíduo em casa e no trabalho, reduzir a dor, reduzir o consumo de medicamentos e o uso do sistema de saúde. Inclui intervenções educativas que ofertam conhecimento elucidativo sobre dor e seu controle, técnicas de relaxamento, de distração e de imaginação dirigida, para alívio dos estados de tensão, ansiedade e das respostas que as acompanham (taquicardia, taquipneia, contração muscular etc.), de técnicas de identificação de crenças disfuncionais e de erros do pensamento (erros cognitivos), de análise e reformulação de crenças, de técnicas de dessensibilização, especialmente relacionadas à movimentação e atividade física, entre outras estratégias.[42,117,122] Embora os mecanismos de ação dessas medidas não sejam totalmente conhecidos e os critérios de indicação não estejam claramente fundamentados, estudos têm mostrado que em alguns quadros de dor crônica (fibromialgia, algumas lombalgias etc.) as intervenções cognitivo-comportamentais são úteis. A educação sobre dor afeta as habilidades de autocontrole do paciente e melhora a sensação de controle da dor.[123]

Estudo que avaliou mediadores, moderadores e preditores das mudanças terapêuticas na TCC para a dor crônica mostrou que a percepção de controle sobre a dor foi o principal mediador dos efeitos do tratamento e que todos os pacientes podem se beneficiar desse tratamento, visto que os efeitos do tratamento não variaram em relação às características dos pacientes no início do tratamento.[124]

A terapia cognitiva comportamental exige preparo profissional para guiar o paciente pelas várias etapas do processo. Em revisão sistemática sobre os efeitos da TCC foi observado que há poucos dados sobre a qualidade do tratamento para avaliar sua influência, que apesar de positiva parece ser mínima sobre dor, incapacidade e humor. Atribui-se à qualidade do conteúdo, duração, intensidade e formato do programa o sucesso do método.[125]

TCC e programas psicoeducativos podem ter bons resultados e ser superiores a intervenções educativas isoladas. Estudo que avaliou uma intervenção comportamental-cognitiva comparada à intervenção educativa para pacientes com dor crônica na coluna mostrou que a intervenção comportamental-cognitiva reduziu o risco de afastamentos prolongados e diminuiu a utilização do serviço de saúde.[126] Outro estudo quase experimental que avaliou um programa psicoeducativo com oito semanas de duração que incluiu estratégias de TCC e alongamento mostrou redução significativa da intensidade da dor, incapacidade e sintomas depressivos em pacientes com dor crônica.[127]

Estudo randomizado que estimou o custo-efetividade de uma intervenção comportamental-cognitiva em grupo para pacientes com dor lombar subaguda e crônica, no atendimento primário, mostrou que a intervenção foi efetiva para o controle da dor e que os resultados se mantiveram no seguimento de um ano para a incapacidade relacionada à dor lombar crônica com um baixo custo para o sistema de saúde.[128]

Intervenções neurocirúrgicas

A indicação de tratamento neurocirúrgico é feita quando as demais modalidades de tratamento falharam. As técnicas avançaram ao longo do tempo e hoje existem técnicas sofisticadas que proporcionam resultados mais efetivos. São úteis a uma parcela pequena de doentes com dor crônica. São classificadas em procedimentos neuroablativos, de neuroestimulação e de infusão de drogas no sistema nervoso central.[129]

Os procedimentos neuroablativos são indicados com maior frequência para o tratamento da dor oncológica. Consistem da lesão de áreas específicas do sistema nervoso central, interrompendo as vias de condução do impulso doloroso. São exemplos dessa técnica as neurotomias, simpatectomias, rizotomias, lesão do trato de Lissauer e do corno posterior da medula espinhal, nucleotomia trigeminal pontina, cordotomia, mesencefalotomia, talamotomia e as psicocirurgias. Além dos efeitos terapêuticos, diversas consequências podem resultar dessa lesão, fato que exige minuciosa análise das vantagens e desvantagens de tais procedimentos.[59,116]

Os procedimentos de neuroestimulação são indicados, em sua maioria, para o tratamento de dor por desaferentação (dor neuropática). Por meio do implante de um eletrodo que emite sinais elétricos, proporcionam ativação das vias supressoras de dor. Pode ser realizado em troncos nervosos periféricos, medula espinhal e diversas regiões do encéfalo.[59,116]

A infusão de analgésicos no sistema nervoso central pode ser feita no espaço peridural ou intratecal e para tratamentos de curta, média e longa duração. Suas vantagens devem-se à infusão do analgésico em regiões próximas de seu sítio de ação (receptores opioides presentes na medula espinhal e diversas regiões do encéfalo), o que permite o uso de doses menores e com menor ocorrência de efeitos colaterais.[116]

Os tratamentos de curta duração basicamente compreendem o uso de um cateter para a administração de alguns fármacos, especialmente os opioides, no espaço peridural. A infusão no espaço peridural é feita por meio de uma seringa ou bomba de infusão, conectadas na ponta de um cateter que ficou exteriorizado. Esse tipo de tratamento é de curta duração (de algumas horas a alguns dias), embora existam alguns cateteres adequados para uso mais prolongado (poucos meses), e pode ser indicado nas dores agudas (p. ex.: pós-operatório) e crônicas (p. ex.: dores oncológicas).

Nas dores crônicas, quando se pretende tratamento mais prolongado, o cateter é acoplado a uma câmara para armazenamento de solução analgésica, recarregável por punção externa, e todo o sistema é implantado no subcutâneo e localizado na região abaixo do arco costal ou infraclavicular. O analgésico é infundido através de cateter para o espaço peridural e subaracnóideo espinhal ou ventricular encefálico, utilizando-se sistemas mecânicos (câmara de armazenamento com acionamento manual) ou eletrônicos (quando o controle da infusão é feito por sistema eletrônico). As soluções mais utilizadas são sulfato de morfina, tramadol, clonidina e baclofeno.

Quando se utilizam sistemas para a infusão de analgésicos no sistema nervoso central, especial atenção deve ser dada aos riscos de meningite e superdosagem, que pode levar a depressão respiratória e coma. Os doentes devem ser cuidadosamente orientados sobre seu tratamento, sobre os meios de acionar os sistemas de infusão e de como minimizar o risco de infusão (quando o sistema é aberto, o doente é quem infunde o analgésico). Deve-se estabelecer rotina rigorosa para prevenção e controle das complicações e dos efeitos colaterais.

■ ATUAÇÃO DO ENFERMEIRO

A atuação do enfermeiro no controle da dor aguda, crônica e oncológica pode ser vasta, mas também pode ser pequena e rotineira, dependendo da competência do profissional sobre o tema, de seu desejo de influir e da filosofia e condições de trabalho da instituição. O papel do enfermeiro no atendimento ao doente com dor crônica está em construção. O conhecimento ofertado sobre dor e seu controle na graduação é, de modo geral, bastante limitado. À semelhança com outros temas, para a adequada atuação junto do doente com dor, o enfermeiro deve incrementar seu conhecimento e adquirir habilidades para novas intervenções. A atuação do enfermeiro envolve ações de avaliação e tratamento, nas situações aguda e crônica, no hospital, nos ambulatórios e no domicílio, atendendo o doente e seus familiares, individualmente e em grupos. O enfermeiro, ao considerar as perspectivas biológica e psicossocial na determinação e manejo dos quadros de dor, abre espaço para intervenções abrangentes e de natureza diversa.

O enfermeiro deve selecionar os melhores instrumentos de avaliação que atendam às necessidades de caracterizar a dor e as respostas ao tratamento, considerando as multidimensionalidades da dor (aspectos físicos, emocionais, culturais e ambientais). Ele estabelece rotina de avaliação, de registro e do fluxo de informação, para que os ajustes da terapia, quando necessário, sejam feitos do modo mais efetivo e rápido possível.

Os enfermeiros atuam de diversos modos nos tratamentos farmacológicos. São responsáveis pela avaliação e decisão sobre o uso do analgésico prescrito de modo "se necessário", atuam na prevenção, identificação e manejo dos efeitos indesejáveis (constipação, náuseas, alucinação, irritação gástrica etc.) e no ajuste das doses, atentando para o período de duração da analgesia e da efetividade desta. Elaboram e implementam programas educativos que têm por finalidade ensinar o doente e familiares sobre a dor e seu tratamento e a lidar com procedimentos específicos como cateteres, sistemas de infusão etc. Elaboram e participam de programas de identificação e modificação de crenças e comportamentos disfuncionais frequentes nos quadros de dor crônica (aqueles que são prejudiciais ao bom controle da dor), desde que possuam preparo específico para essa atuação. Os enfermeiros participam da recomendação do uso de calor e frio superficiais, de automassagem e massagem de conforto, de alongamentos suaves e de atividade física suave, entre outras intervenções de natureza física. Há manifestação favorável do Conselho de Enfermagem sobre o uso, pelos enfermeiros, de técnicas como acupuntura, reflexologia, *reiki* etc. Oferecem suporte, acolhem doentes e familiares diante do sofrimento, dúvidas, medos e inquietações.

■ CONSIDERAÇÕES FINAIS

A dor aguda intensa e constante dificulta o tratamento e a recuperação; deixa o doente inquieto, irritadiço, prejudica a movimentação, o sono e a respiração. Leva o doente a centrar-se apenas na dor e diminui sua colaboração e atenção com o tratamento em geral. Predispõe a maior morbidade (complicações), prolongamento do tempo de internação, de cura e maiores gastos.

A dor crônica não controlada e prolongada afasta o doente do trabalho e do lazer, traz muito sofrimento pessoal e conflitos familiares e é muito desestabilizadora para o indivíduo e para sua família. A pessoa tem dificuldade para dormir, acorda durante a noite e pela manhã sente-se cansada e indisposta. Os familiares também acordam e o sono de todos acaba não sendo repousante. A menor mobilidade e maior incapacidade, frequentes em doentes com dor crônica, sobrecarregam os membros da família. O tratamento e o afastamento do trabalho prolongados resultam em sobrecarga financeira. As pessoas com dores, deprimidas e ansiosas, irritam-se com mais facilidade, colaboram menos e são mais difíceis de serem cuidadas, o que aumenta a tensão na família. A depressão tira-lhes a vontade de se cuidar, traz o desejo de isolamento e o sentimento de abandono.

A avaliação e o tratamento da dor envolvem diversos profissionais e variados tipos de intervenção. O despreparo dos profissionais para o adequado tratamento da dor exige estudo, formal e informal, atualização de conceitos e aquisição de novas habilidades terapêuticas.

■ REFERÊNCIAS BIBLIOGRÁFICAS

1. Dolin SJ, Cashman JN, Bland JM. Effectiveness of acute postoperative pain management: I. Evidence from published data. B J Anaesth. 2002;89(3):409-23.
2. Puntillo KA. Pain experiences of intensive care units patients. Heart Lung. 1990;19(5):526-32.
3. Pimenta CAM, Koizumi MS, Ferreira MTC, Pimentel ILC. Dor: ocorrência e evolução no pós-operatório de cirurgia cardíaca e abdominal. Rev Paul Enferm. 1992;11(1):3-10.
4. Andrade EV, Barbosa MH, Barrichello E. Avaliação da dor em pós-operatório de cirurgia cardíaca. Acta Paul Enferm. 2010;23(2):224-9.
5. Bruster S. National survey of hospital patients. BMJ, 1994 [serial on the internet]. In: Acute Pain. Bandolier: Evidence-based health care. [Internet] [Acesso em 2016 sept 10]. Disponível em: www.ebandolier.com
6. Lahtinen P, Kokki, Hannu MD, Hynynen M. Pain after cardiac surgery: a prospective cohort study of 1-year incidence and intensity. Anesthesiol. 2006;105(3):794-800.
7. Silva MAS, Pimenta CAM, Cruz DALM. Treinamento e avaliação sistematizada da dor: impacto no controle da dor do pós-operatório de cirurgia cardíaca. Rev Esc Enferm USP. 2013;47(1):84-92.
8. Seers K. Chronic non-malignant pain. Br J Gen Pract. 1992;42(364):452-3.
9. Pimenta CAM, Cruz DALM, Rosseto EG, Delarozza MSG, Kreling MCG. Epidemiologia da dor. In: Figueiró JAB, Angelotti G, Pimenta CAM. Dor & saúde mental. São Paulo: Editora Atheneu, 2005. p.3-22.
10. Sá KN, Baptista AF, Matos MA, Lessa I. Chronic pain and gender in Salvador population, Brazil. Pain. 2008;139:498-506.
11. Dellaroza MSG, Pimenta CAM, Duarte YA, Lebrão ML. Brasil: prevalência, características e associação com capacidade funcional e mobilidade (Estudo SABE). Cad. Saúde Pública. 2013;29(2):325-34.
12. Ferreira LAR. Prevalência em emergência pré-hospitalar. Viseu. [Mestrado] - Escola superior de Saúde de Viseu, 2013.
13. Johansen A, Romundstad L, Nielsen CS, Schirmer H, Stubhaug A. Persistent postsurgical pain in a general population: prevalence and predictors in the Tromsø study. Pain. 2012;153:1390–6.
14. Choinière M, Watt-Watson J, Victor JC, Baskett RJF, Bussières JS, Carrier M, et al. Prevalence of and risk factors for persistent postoperative nonanginal pain after cardiac surgery: a 2-year prospective multicentre study. CMAJ. 2014;186(7):E213-E225.
15. Kurita GP, Sjøgren P, Juel K, Højsted J, Ekholm O. The burden of chronic pain: a cross-sectional survey focussing on diseases, immigration, and opioid use. Pain. 2012;153(12):2332-8.
16. Johannes CB, Le TK, Zhou X, Johnston JA, Dworkin RH. The Prevalence of Chronic Pain in United States Adults: Results of an Internet-Based Survey. J Pain. 2010;11(11):1230-9.
17. Raftery M, Sarma K, Murphy AW, De la Harpe D, Normand C, McGuire BE. Chronic pain in the Republic of Ireland - Community prevalence, psychosocial profile and predictors of pain-related disability: Results from the Prevalence, Impact and Cost of Chronic Pain (PRIME) study, Part 1. Pain. 2011;152:1096-103.
18. Azevedo LF, Costa-Pereira A, Mendonça L, Dias CC, Castro-Lopes JM. Epidemiology of chronic Pain: A Population-Based Nationwide Study on Its Prevalence, Characteristics and Associated Disability in Portugal. J Pain. 2012;13(8):773-83.
19. Vieira EBMV, Garcia JBS, Silva AAM, Araujo RLTM, Jansen CS. Prevalence, Characteristics, and Factors Associated With Chronic Pain With and Without Neuropathic Characteristics in São Luís, Brazil. J Pain Symptom Manage. 2012;44:239-51.
20. Nakamura M, Nishiwaki Y, Ushida T, Toyama Y. Prevalence and characteristics of chronic musculoskeletal pain in Japan: A second survey of people with or without chronic pain. Orthop Sci. 2014;19:339–50.
21. Aslan FE, Kayıs A, Inanır I, Onturk ZK, Olgun N, Karabacak U. Prevalence of Cancer Pain in Outpatients Registered to a Cancer Therapy Center in Turkey. Asian Pacific J Cancer Prev. 2011;12(6):1373-5.
22. Kim JY, Jang WY, Hur MH, Lee KK, Do YR, Park KU, et al. American Prevalence and Management of Pain by Different Age Groups of Korean Cancer Patients. Am J Hosp Palliat Med. 2012;30(4):393-8.
23. Al Qadire M, Tubaishat A, Aljezawi MM. Cancer pain in Jordan: prevalence and adequacy of treatment. Int J Palliat Nurs. 2013;19(3):125-30.
24. Thiese MS, Hegmann KT, Wood EM, Garg A, Moore JS, Kapellusch J, et al. Prevalence of low back pain by anatomic location and intensity in an occupational population. BMC Musculoskelet Disord. 2014;15:283.
25. Bener A, Dafeeah EE, Alnaqbi K, Falah O, Aljuhaisi T, Sadeeq A, et al. An Epidemiologic Analysis of Low Back Pain in Primary Care: A Hot Humid Country and

Global Comparison. J Prim Care Community Health. 2013;XX(X):1–8.
26. Suzuki N, Ishikawa Y, Gomi S, Ito N, Watanabe S, Yokoyama M, et al. Prevalence and Characteristics of Headaches in a Socially Active Population Working in the Tokyo Metropolitan Area Surveillance by an Industrial Health Consortium. Intern Med. 2014;53:683-9.
27. Lund N, Westergaard ML, Barloese M, Glu mer C, Jensen RH. Epidemiology of concurrent headache and sleep problems in Denmark. Cephalalgia. 2014;34(10):833–45.
28. Smitherman TA, Burch R, Sheikh H, Loder E. The Prevalence, Impact, and Treatment of Migraine and Severe Headaches in the United States: A Review of Statistics From National Surveillance Studies. Headache. 2013;53:427-36.
29. Buse DC, Loder EW, Gorman JA, Stewart WF, Reed ML, Fanning KM, et al. Sex Differences in the Prevalence, Symptoms, and Associated Features of Migraine, Probable Migraine and Other Severe Headache: Results of the American Migraine Prevalence and Prevention (AMPP) Study. Headache. 2013;53:1278-99.
30. Silva Junior AA, Bigal M, Vasconcelos LPB, Rodrigues J, Gomez RS, Krymchantowski AV, et al. Prevalence and Burden of Headaches as Assessed by the Health Family Program. Headache. 2012;52:483-90.
31. Santos FAA, Souza JB, Antes DL, d'Orsi E. Prevalência de dor crônica e sua associação com a situação sociodemográfica e atividade física no lazer em idosos de Florianópolis, Santa Catarina: estudo de base populacional. Rev Bras Epidemiol. 2015;18(1):234-47.
32. Shen X, Zuckerman IH, Palmer JB, Stuart B. Trends in Prevalence for Moderate-to-Severe Pain and Persistent Pain Among Medicare Beneficiaries in Nursing Homes, 2006–2009. J Gerontol A Biol Sci Med Sci. 2015;70(5):598–603.
33. Barbosa MH, Silva LC, Andrade EV, Luiz RB, Bolinas AF, Mattias AL, et al. Avaliação da dor crônica em idosos institucionalizados. Rev Min Enferm. 2012;16(1):63-8.
34. van Hecke O, Austin S, Smith BH, Khan R, Torrance N. Neuropathic pain in the general population: a systematic review of epidemiological studies. Pain. 2014;155(9):1907.
35. van Kollenburg EGP, Lavrijsen JCM, Verhagen SC, Zuidema SU, Schalkwijk A, Vissers KCP. Prevalence, Causes, and Treatment of Neuropathic Pain in Dutch Nursing Home Residents: A Retrospective Chart Review. Geriatr Soc. 2012;60:1418–25.
36. Rayment C, Hjermstad MJ, Aass N, Kaasa S, Caraceni A, Strasser F, et al. Neuropathic cancer pain: Prevalence, severity, analgesics and impact from the European Palliative Care Research Collaborative–Computerised Symptom Assessment study. Palliat Med. 2012;27(8):714–21.
37. Bennett MI, Rayment C, Hjermstad M, Aass N, Caraceni A, Kaasa S. Prevalence and aetiology of neuropathic pain in cancer patients: a systematic review. Pain. 2012:153:359–65.
38. Shoba NN, Theophin RM, Prarthana S, Preethy H, Shoba NN. Prevalence of Pain in Patients with HIV/AIDS: A Cross-sectional Survey in a South Indian State. Indian J Palliat Care. 2009;15(1):67–70.
39. Almeida G de A, Kurita GP, Braga PE, Pimenta CAM. Dor crônica em pacientes esquizofrênicos: prevalência e características. Cad Saúde Pública. 2010;26(3):591-602.
40. Teixeira MJ, Pimenta CAM. Introdução. In: Teixeira MJ, Corrêa CF, Pimenta CAM. Dor: conceitos gerais. São Paulo: Limay, 1994. p.3-7.
41. Teixeira MJ. Fisiopatologia da dor. Rev Med. 1995;73(2):55-64.
42. Pimenta CAM. Dor: manual clínico de enfermagem. São Paulo: [s.n.], 2000.
43. Pimenta CAM, Teixeira MJ. Avaliação da dor. Rev Med São Paulo. 1997;76(1):27-35.
44. Silva MAS, Pimenta CAM, Cruz DALM. Treinamento e avaliação sistematizada da dor: impacto no controle da dor do pós-operatório de cirurgia cardíaca. Rev Esc Enferm USP. 2013;47(1):84-92.
45. Chanques G, Jaber S, Barbotte E, Violet S, Sebbane M, Perrigault PF, et al. Impact of systematic evaluation of pain and agitation in an intensive care unit. Crit Care Med. 2006;34(6):1691-9.
46. Epstein J, Breslow MJ. The stress response of critical illness. Crit Care Clin. 1999;15:17–33.
47. Puntillo KA, White C, Morris AB, Perdue ST, Stanik-Hutt J, Thompson CL, et al. Patients' perceptions and responses to procedural pain: results from Thunder Project II. Am J Crit Care. 2001;10:238-51.
48. Jones J, Hoggart B, Withey J, Donaghue K, Ellis BW. What the patients say: A study of reactions to an intensive care unit. Intensive Care Med. 1979;5:89-92.
49. Gélinas C. Management of pain in cardiac surgery ICU patients: have we improved over time? Intensive Crit Care Nurs. 2007;23:298-303.
50. Joffe A, Hallman M, Gélinas C, Herr DL, Puntillo K. Evaluation and Treatment of Pain in Critically Ill Adults. Semin Respir Crit Care Med. 2013;34:189-200.
51. Barr J, Fraser GL, Puntillo K, Ely EW, Gélinas C, Dasta JF, et al. Clinical Practice Guidelines for the Management of Pain, Agitation, and Delirium in Adult Patients in the Intensive Care Unit. Crit Care Med. 2013;41:278-80.
52. Morete MC, Mofatto SC, Pereira CA, Silva AP, Odierna MT. Tradução e adaptação cultural da versão portuguesa (Brasil) da escala de dor Behavioural Pain Scale. Rev Bras Ter Intensiva. 2014;26(4):373-8.
53. Gélinas C, Puntillo K, Joffe A, Barr J. A Validated Approach to Evaluating Psychometric Properties of Pain Assessment Tools for Use in Nonverbal Critically Ill Adults. Semin Respir Crit Care Med. 2013;34:153-68.

54. Arbour C, Gélinas C. Are vital signs valid indicators for the assessment of pain in postoperative cardiac surgery ICU adults? Intensive Crit Care Nurs. 2010;26:83-90.
55. Gélinas C, Arbour C. Behavioral and physiologic indicators during a nociceptive procedure in conscious and unconscious mechanically ventilated adults: similar or different? J Crit Care. 2009;24:628.e7-17.
56. Pandharipande PP, Patel MB, Barr J. Management of pain, agitation, and delirium in critically ill patients. Pol Arch Med Wewn. 2014;124(3):114-23.
57. Jacobi J, Fraser GL, Coursin DB, Riker RR, Fontaine D, Wittbrodt ET, et al. Clinical practice guidelines for the sustained use of sedatives and analgesics in the critically ill adult. Crit Care Med. 2002;30(1):119-41.
58. Barr J, Fraser GL, Puntillo K, Ely EW, Gélinas C, Dasta JF, et al. Clinical Practice Guidelines for the Management of Pain, Agitation, and Delirium in Adult Patients in the Intensive Care Unit. Crit Care Med. 2013;41:278-80.
59. Teixeira MJ. Tratamento neurocirúrgico da dor. In: Raia AA, Zerbini EJ. Clínica cirúrgica Alípio Correa Netto. v2. São Paulo: Savier, 1988. p.541-72.
60. Gerwin RD. The clinical assessment of myofascial pain. In: Turk DC, Melzack R. Handbook of Pain Assessment. New York: The Guilford Press, 1992. p.61-70.
61. Cherny NJ, Chang V, Frager G, Ingham JM, Tiseo PJ, Popp B, et al. Opioid pharmacotherapy in the management of cancer pain: a survey of strategies used by pain physicians for the selection of analgesic drugs and routes of administration. Cancer. 1995;76(7):1283-93.
62. McCaffery M, Pasero C. Pain: clinical manual. St Louis: Mosby, 1999.
63. Pimenta CAM, Teixeira MJ. Questionário de dor Mac-Gill: proposta de adaptação para a língua portuguesa. Rev Esc Enferm USP. 1996;30(3):473-83.
64. Pimenta CAM, Cruz DALM da, Santos JLF. Instrumentos para avaliação da dor: o que há de novo em nosso meio. Arq Bras Neurocir. 1998;17(1):15-24.
65. Pimenta CAM Livre-docência. Atitudes de doentes com dor crônica frente à dor. [Tese livre-docência] São Paulo (SP): Escola de Enfermagem da USP, 1999.
66. Kurita GP, Pimenta CAM. Adesão ao tratamento da dor crônica: estudo de variáveis demográficas, terapêuticas e psicossociais. Arq Neuro-Psiquiatr. 2003;61(2B):416-25.
67. Torrance N, Smith BH, Bennett MI, Lee AJ. The epidemiology of chronic pain of predominantly neuropathic origin. Results from a general population survey. J Pain. 2006;7(4):281–9.
68. Pimenta CAM, Kraychete D, Kurita GP. Instrumentos de autor relato para avaliação da dor neuropática.- análise de suas características e propriedades psicométricas. In: Dor neuropática: avaliação e tratamento (vários autores). São Paulo: Casa Leitura Médica, 2012. 1.ed. p.25-48.
69. Haanpää M, Treede RD. Diagnosis and Classification of Neuropathic Pain Authors. Pain: Clinical Updates, 2010. p.18.
70. Bennett M. The LANSS Pain Scale: the Leeds assessment of neuropathic symptoms and signs. Pain. 2001;92(1-2):147-57.
71. Krause SJ, Backonja MM. Development of a neuropathic pain questionnaire. Clin J Pain. 2003;19(5):306-14.
72. Bouhassira D, Attal N, Alchaar H, Boureau F, Brochet B, Bruxelle J, et al. Comparison of pain syndromes associated with nervous or somatic lesions and development of a new neuropathic pain diagnostic questionnaire (DN4). Pain. 2005;114(1-2):29-36.
73. Freynhagen R, Baron R, Gockel U, Tölle TR. PainDETECT: Anew screening questionnaire to identifiy neuropathic components in patients with back pain. Curr Med Res Opin. 2006;22(10):1911-20.
74. Portenoy R. Development and testing of a neuropathic pain screening questionnaire: ID Pain. Curr Med Res Opin. 2006;22(8):1555-65.
75. Santos JG, Brito JO, Andrade DC, Kaziyama VM, Ferreira KA, Souza I, et al. Translation to Portuguese and validation of the Douleur Neuropathique 4 Questionnaire. J Pain. 2010;11(5):484-90.
76. Shega JW, Paice JA, Rockwood K, Dale W. Is the presence of mild to moderate cognitive impairment associated with self-report of non-cancer pain? A cross-sectional analysis of a large population-based study. J Pain Symptom Manage. 2010;29(4):734-42.
77. Herr K. Pain in the older adult: an imperative acroos all heath care settings. Pain Manage Nurs. 2010;111(2):S1-S10.
78. Kendall SE, Sjøgren P, Pimenta CA, Højsted J, Kurita GP. The cognitive effects of opioids in chronic non-cancer pain. Pain. 2010;150(2):225-30.
79. Lee DM, Pendleton N, Tajar A, O'Neill TW, O'Connor DB, Bartfai G, et al. Chronic widespread pain is associated with slower cognitive processing speed in middle--aged and older European men. Pain. 2010;151(1):30-6
80. Kurita GP, Lundorff L, Pimenta CAM, Sjøgren P. The cognitive effects of opioids in cancer: a systematic review. Supp Care Cancer. 2009;17:11-21.
81. Kurita GP, Malver LP, Andresen T, Polianskis R, Drewes AM, Christrup L, et al. Does mutual compensation of the cognitive effects induced by pain and opioids exist? An experimental study. Psychopharmacol. 2015;232(8):1373-81.
82. Bernabei R, Gambassi G, Lapane K, Landi F, Gatsonis C, Dunlop R, et al. Management of pain in elderly patients with cancer. SAGE Study Group. Systematic Assessment of Geriatric Drug Use via Epidemiology. JAMA. 1998;279(23):1877-82.
83. Hadjistavropoulos T, Herr K, Turk DC, Fine PG, Dworkin RH, Helme R, et al. An interdisciplinary expert consensus statement on assessment of pain in older persons. Clin J Pain. 2007;23(1 Suppl):S1-43.
84. Lacerda PF, Godoy LF de, Cobianchi MG, Bachion MM. Estudo da ocorrência de "dor crônica" em idosos de uma comunidade atendida pelo programa saúde da família em Goiânia. Rev Eletr Enferm. 2005;7(1):29-40.

85. Dellaroza MSG, Pimenta CAM, Matsuo T. Prevalência e caracterização da dor crônica em idosos não institucionalizados. Cad Saúde Pública [online]. 2007;23(5):1151-60.
86. Celich KLS, Galon C. Dor crônica em idosos e sua influência nas atividades da vida diária e convivência social. Rev Bras Geriatr Gerontol. 2009;12(3):345-59.
87. Westoby C, Mallen C, Thomas E. Cognitive complaints in a general population of older adults: Prevalence, association with pain and the influence of concurrent affective disorders. Eur J Pain. 2009;13(9):970-6.
88. Scherder E, Oosterman J, Swaab D, Herr K, Ooms M, Ribbe M, et al. Recent developments in pain in dementia. BMJ. 2005;330:461-4.
89. Lord B. Paramedic assessment of pain in the cognitively impaired adult patient. BMC Emerg Med. 2009;9:20.
90. Valera GG, Carezzato NL, Vale FA, Hortese P. Cultural adaptation of the scale Pain Assessment in Advanced Dementia – PAINAD to Brazil. Rev Esc Enferm USP. 2014;48(3):462-8.
91. Warden V, Hurley AC, Volicer L. Development and psychometric evaluation of the Pain Assessment in Advanced Dementia (PAINAD) scale. J Am Med Dir Assoc. 2003;4(1):9-15.
92. Snow AL, Weber JB, O'Malley KJ, Cody M, Beck C, Bruera E, et al. NOPPAIN: a nursing assistant-administered pain assessment instrument for use in dementia. Dement Geriatr Cogn Disord. 2004;17(3):240-6.
93. Fuchs-Lacelle S, Hadjistavropoulos T, Lix L. Pain assessment as intervention: a study of older adults with severe dementia. Clin J Pain. 2008;24(8):697–707.
94. Abbey J, Piller N, De Bellis A, Esterman A, Parker D, Giles L, et al. The Abbey pain scale: a 1-minute numerical indicator for people with end-stage dementia. Int J Palliat Nurs. 2004;10:6-13.
95. Decker SA. Behavioral indicators of postoperative pain in older adults with delirium. Clin Nurs Res. 2008;18(4):336-47.
96. Aïssaoui Y, Zeggwagh AA, Zekraoui A, Abidi K, Abouqal R. Validation of a Behavioral Pain Scale in Critically Ill, Sedated, and Mechanically Ventilated Patients. Anesth Analg. 2005;101:1470-6.
97. Brucki SMD, Nitrini R, Caramelli P, Bertolucci PHF, Okamoto IH. Sugestões para o uso do mini-exame do estado mental no Brasil. Arq Neuropsiquiatr. 2003;61(3-B):777-81.
98. Smith A. Symbol-digit modalities test. Los Angeles: Western Psychological Services, 1991.
99. Reitan RM. Validity of the trail making test as an indicator of organic brain damage. Percept Mot Skills. 1958:8:271-6.
100. Jensen AR, Rohwer Jr WD. The stroop color-word test: a review. Acta Psychologica. 1966;25:36-93.
101. Peters M. Prolongued practice of a simple motor task by preferred and non-preferred hands. Percept Mot Skills. 1976;42:447-50.
102. Elsass P. Continuous reaction times in cerebral dysfunction. Acta Neurol Scand. 1986;73:1-22.
103. World Health Organization. Cancer pain relief. Cancer pain relief: with a guide to oipioid availability. 2.ed. Geneva: WHO, 1996. [Internet] [Acesso em 2016 sept 10]. Disponível em: http://whqlibdoc.who.int/publications/9241544821.pdf
104. Kehlet H, Dahl JB. The value of "multimodal" or "balancead analgesia" in postoperative treatment. Anesth Analg. 1993;77(6):1048-56.
105. McNicol E, Strassels SA, Goudas L, Lau J, Carr DB. NSAIDS or paracetamol, alone or combined with opioids, for cancer pain. Cochrane Database Syst Rev. 2005 Jan 25;(1):CD005180.
106. Eisenberg E, Marinangeli F, Birkhahm J, Paladín A, Varrassi G. Time to modify the WHO analgesic leader? Pain Clin Update. 2005;13(5):1-4.
107. Vargas-Schaffer G. Is the WHO analgesic ladder still valid? Twenty-four years of experience- Commentary. Can Fam Physician. 2010;56:514-7
108. Tassinari D, Drudi F, Rosati M, Maltoni M. Transdermal opioids as front line treatment of moderate to severe cancer pain: a systemic review. Palliat Med. 2011;25(5):478–87.
109. Bonica J. The management of pain. 3.ed. Philadelphia: Lippincot Willians & Wilkins, 2001.
110. Torres MA. Toxicidade dos anestésicos locais: o debate continua. Rev Bras Anestesiol. 2006;56(4):339-42.
111. Chavey MA. Intratecal and epidural anesthesia and analgesia for cardiac surgery. Anesth Analg. 2006;102(7):45-64.
112. Kurita GP, Benthien KS, Nordly M, Mercadante S, Klepstad P, Sjøgren P. The evidence of neuraxial administration of analgesics for cancer-related pain: a systematic review. Acta Scand Anesthesiol 2015. Article first published online: 13 Feb 2015.
113. Romanek RM, Posso IP. Analgesia controlada pelo paciente. Revista Dor: Pesquisa, Clínica e Terapêutica. 2000;2(1):15-23.
114. Adams ML, Arminio GJ. Non-Pharmacologic Pain Management Intervention. Clin Podiatr Med Surg. 2008;25:409–29.
115. Pimenta CAM. Alívio da dor: experiências de enfermagem na utilização de técnicas não farmacológicas. Rev Paul Enferm. 1990;9(2):73-7.
116. Corrêa CF, Pimenta CAM. Princípios do tratamento da dor. In: Figueiró JAB, Angelotti G, Pimenta CAM. Dor & saúde mental. São Paulo: Editora Atheneu, 2005. p.41-50.
117. Turk DC, Meichenbaum D. A cognitive-behavioral approuch to pain management. In: Wall PD, Melzack R. Textbook of pain. 3.ed. [CD-ROM] New York: Churchill Livingstone, 1997.
118. Beck JS. Terapia cognitiva: teoria e prática. Porto Alegre: Artes Médicas, 1997.
119. Salvetti MG, Pimenta CAM. Dor crônica e a crença de auto-eficácia. Rev Esc Enferm USP. 2007;41(1):135-40.

120. Vlaeyen JWS, Linton SJ. Fear-avoidance and its consequences in chronic musculoskeletal pain: a state of the art. Pain. 2000;85:317-32.
121. Salvetti MG, Pimenta CAM, Braga PE, Correa CF. Incapacidade relacionada à dor lombar crônica: prevalência e fatores associados. Rev Esc Enferm USP. 2012;46(Esp):16-23.
122. Smeets RJEM, Vlaeyen JWS, Hidding A, Kester ADM, van der Heijden GJMG, van Geel ACM, et al. Active rehabilitation for chronic low back pain: cognitive-behavioral, physical, or both? First direct post-treatment results from a randomized controlled trial. BMC Musculoskelet Disord. 2006;7(5):1-16.
123. Richardson C, Adams N, Poole H. Psychological approaches for the nursing management of chronic pain: part 2. J Clin Nurs. 2006;15:1196-202.
124. Turner JA, Holtzman S, Mancl L. Mediators, moderators, and predictors of therapeutic change in cognitive-behavioral therapy for chronic pain. Pain. 2007;127:276-86.
125. Eccleston C, Williams AC, Morley S. Psychological therapies for the management of chronic pain (excluding headache) in adults. Cochrane Database Syst Rev. 2009;15(2):CD007407.
126. Linton SJ, Andersson T. Can chronic disability be prevented? A randomized trial of a cognitive-behavior intervention and two forms of information for patients with spinal pain. Spine. 2000;25(21): 2825-31.
127. Salvetti MG, Cobelo A, Vernalha PM, Vianna CIA, Canarezi LCCCC, Calegare RGL. Efeitos de um programa psicoeducativo no controle da dor crônica. Rev Latino-Am Enferm. 2012;20(5):896-902.
128. Lamb SE, Hansen Z, Lall R, Castelnuovo E, Withers EJ, Nichols V, et al. Group cognitive behavioral treatment for low back pain in primary care: a randomized controlled trial and cost-effectiveness analysis. Lancet. 2010;375:916-23.
129. Giller CA. The neurosurgical treatment of pain. Arch Neurol. 2003;60:1537-40.

Seção 13

Aspectos Farmacocinéticos e Farmacodinâmicos

capítulo 33

Silvia Regina Secoli

Interação Medicamentosa no Paciente Neurológico

■ INTRODUÇÃO

A acepção de que medicamentos são substâncias químicas que, em contato com o próprio excipiente ou solvente utilizados na formulação, alimentos, tabaco, álcool, materiais, ou outros medicamentos, podem sofrer interferência das respectivas ações desejáveis é um dos pressupostos fundamentais para discorrer sobre as interações medicamentosas (IMs), como uma das principais variáveis que afetam o resultado terapêutico.

As IMs ocorrem quando o efeito de um medicamento (objeto) é alterado por outro (precipitador). Essas IMs podem ser benéficas ou prejudiciais à terapia. São benéficas nas situações em que ocorrem diminuição de efeitos indesejados, ampliação da eficácia e redução da dosagem dos medicamentos. São prejudiciais na medida em que potencializam a toxicidade dos agentes, acarretam ineficácia terapêutica ou causam reações adversas (RAMs) com distintos graus de gravidade, colocando em risco a vida do paciente.[1-4]

São poucos os estudos que discorrem sobre as consequências clínicas das IMs. De modo geral, os achados apontam a existência de relações entre IMs e mortalidade,[5] incapacidade permanente,[6] situações que colocam em risco a vida do paciente e eventos de importância clínica.[7-9] Os achados têm mostrado que a incidência aumenta na proporção direta do número de agentes administrados de modo simultâneo. Portanto, quanto mais complexo for o regime terapêutico, maior é a probabilidade de ocorrência do fenômeno.

Os efeitos clínicos das IMs não ocorrem em todo paciente com o mesmo grau de intensidade. A gravidade depende, além da dose e das características farmacocinéticas, farmacodinâmicas e farmacêuticas do medicamento, da forma de administração da substância (via, intervalo e frequência) e de fatores relacionados ao paciente, como idade, genética, estado fisiopatológico, tipo de dieta, entre outros.[1-4]

Assim, a magnitude das respostas decorrentes das IMs, em determinado paciente, é difícil de predizer, pois há ampla variação entre os níveis plasmáticos do medicamento, especialmente quando os indivíduos apresentam alterações de funções orgânicas ou são submetidos a polifarmácia.[10] Mas IMs são eventos preveníveis, que impõem custos diretos e indiretos ao sistema de saúde e ao indivíduo e aumentam a morbidade, principalmente de pacientes crônicos.

No que concerne à neurologia, a incidência das IMs é desconhecida. No entanto, um estudo realizado com usuários de anticonvulsivantes mostrou que 6% de casos de intoxicação foram causadas por IMs.[11] Outra investigação apontou que as IMs de maior gravidade identificadas num hospital brasileiro ocorreram nas unidades de terapia intensiva e neurologia.[12]

Nessa especialidade, a sobreposição de alguns elementos, seguramente, aumenta a probabilidade de ocorrência das IMs. Muitas afecções neurológicas demandam o uso de medicamentos como diuréticos, anticoagulantes, antibióticos, corticosteroides, entre outros, não específicos para o sistema nervoso; vários agentes prescritos possuem características potencialmente interativas e ocorre exposição prolongada dos pacientes aos regimes terapêuticos. Além disso, muitos pacientes neurológicos apresentam doenças coexistentes, são idosos, são submetidos a terapia intravenosa (TIV) e usuários de sonda enteral. Porém, não é escopo deste capítulo abordar todas as possibilidades de IMs nem as especificidades dos pacientes neurológicos, mas sim destacar conteúdos teóricos, que possam subsidiar as tomadas de decisões na prática clínica.

Nesse contexto, do ponto de vista pragmático, interessa aos profissionais da saúde – enfermeiros, farmacêuticos e médicos – saber quais são as IMs clinicamente importantes, para ponderar, nas escolhas dos fármacos, soluções, materiais, riscos e benefícios. Assim sendo, os objetivos do presente capítulo são: discorrer sobre as origens das IMs; listar as IMs dos principais medicamentos usados em neurologia, que, associados com outros agentes, de uso no sistema nervoso ou não, precipitem reações adversas deletérias para o paciente; e fazer recomendações práticas no intuito de prevenir a ocorrência de RAMs, decorrentes de IMs fortuitas.

ORIGENS DAS INTERAÇÕES MEDICAMENTOSAS

As origens das IMs são categorizadas em três tipos, considerando-se as fases farmacocinética, farmacodinâmica e farmacêutica (Tabela 33.1). Na perspectiva clínica, o conhecimento dessas origens é extremamente útil, pois ajuda a prever os efeitos da associação e limita a possibilidade de ocorrência do fenômeno.

Tabela 33.1 Origens das interações medicamentosas.

Interações		
	Farmacocinéticas	Absorção Distribuição Metabolização Excreção
	Farmacodinâmicas	Sinergismo Antagonismo
	Farmacêuticas	Física Química

INTERAÇÕES FARMACOCINÉTICAS

As interações farmacocinéticas alteram o padrão de absorção, distribuição, metabolização ou excreção dos medicamentos. Essas interações modificam a magnitude e a duração do efeito, interferindo na biodisponibilidade e eficácia terapêutica.[1-4] O aumento dos processos de absorção ou distribuição causa ampliação das ações farmacológicas (desejadas e indesejadas); em contrapartida o aumento da metabolização ou excreção ocasiona redução dessas respostas. As IMs farmacocinéticas, geralmente, são difíceis de prever, porque ocorrem com medicamentos de princípios ativos não relacionados.[1-3] Em pacientes neurológicos, essas variações cinéticas assumem especial importância com medicamentos que apresentam índice terapêutico estreito, por exemplo, anticonvulsivantes e barbitúricos.

Absorção

A absorção dos medicamentos pode ser alterada de várias maneiras. Agentes como a metoclopramida e o haloperidol, que aceleram o tempo de esvaziamento gástrico, aumentam a taxa de absorção intestinal de substâncias coadministradas. Por outro lado, os anticolinérgicos, os antidepressivos tricíclicos e os analgésicos opioides podem causar redução da absorção de agentes coadministrados. A redução da taxa de absorção de medicamentos pode representar uma situação clínica indesejável, especialmente, na vigência da dor ou convulsões. Para fármacos ministrados de forma crônica ou usados em regimes de várias doses (p. ex.: os antiparkinsonianos), a taxa de absorção é pouco alterada.[1,4]

Os medicamentos são ácidos ou bases fracas, cuja solubilidade e estabilidade dependem do pH do meio. Ácidos como os salicilatos e os barbitúricos são prontamente absorvidos em ambiente com pH ácido, enquanto a cafeína e a morfina – bases – são mais bem absorvidas em pH alto. O uso de antiácidos ou da cimetidina elevam o pH, reduzindo a absorção de anticonvulsivantes.[1-3]

A adsorção representa a fixação das moléculas de um medicamento em outras superfícies (de outro fármaco ou material), originando a formação de complexos insolúveis e terapeuticamente ineficazes. Alguns tipos de complexos insolúveis e não absorvíveis decorrem da associação de antibióticos, por exemplo, quinolonas e tetraciclinas com metais (ferro, alumínio, magnésio, cobre, zinco, cálcio), inclusive aqueles encontrados em antiácidos.[1,3]

Distribuição

Os medicamentos circulam no compartimento plasmático na forma livre ou ligada, especialmente, com proteínas como a albumina e a alfa$_1$-glicoproteína ácida. A forma livre (ativa) é prontamente distribuída aos tecidos e responsável pela atividade farmacológica, enquanto a forma ligada (inativa) permanece restrita no sangue. Quando são administrados, de modo simultâneo, dois medicamentos que se ligam as mesmas proteínas plasmáticas, eles competem entre si pelo sítio de ligação. Nessa situação, o fármaco que possui maior afinidade liga-se, e a fração livre do outro é elevada, portanto, sendo intensificada a sua resposta farmacológica. Por exemplo, o diazepam pode aumentar a distribuição da fenitoína e causar ataxia, nistagmo, reações de hipersensibilidade, entre outros efeitos. Esse tipo de interação é, particularmente, importante para medicamentos que possuem grande ligação a proteínas plasmáticas[1-3] (Tabela 33.2).

Tabela 33.2 Medicamentos com alta afinidade por proteínas plasmáticas.

Medicamento	Ligação às proteínas plasmáticas (%)
Ácido valproico	93
Amiodarona	99
Amitriptilina	95
Anfotericina B	90
Ceftriaxona	90-95
Cetoconazol	99
Diazepam	98
Furosemida	98
Haloperidol	92
Midazolam	95
Prednisolona	90-95

Metabolização

Na metabolização os medicamentos são transformados pela ação de enzimas em frações menores, hidrossolúveis, que são facilmente excretadas. Dessa forma, a intensidade e duração do efeito farmacológico são dependentes da velocidade desse processo. O sistema enzimático hepático mais bem estudado é o citocromo P450 (CYP) – uma superfamília de isoenzimas responsável pela oxidação de agentes como a fenitoína, varfarina, ciclosporina, entre outros. Existem inúmeras formas de isoenzimas, que variam entre si quanto à especificidade de ação e estrutura da cadeia polipeptídica e são identificadas por números e letras. Um exemplo é a isoenzima CYP1A2, em que o primeiro número indica a família, a letra representa a subfamília e o segundo número associa-se ao gene individual.[1-3] Atualmente, são conhecidos muitos agentes que funcionam como substratos, inibidores e indutores do metabolismo dessas isoenzimas.

As IMs que ocorrem nessa fase são causadas por substâncias (tabaco, medicamentos, poluentes ambientais, inseticidas, nutrientes) com capacidade de inibirem ou induzirem os sistemas enzimáticos, levando, respectivamente, a aumento ou redução dos efeitos dos medicamentos.

Os inibidores enzimáticos (Tabela 33.3) podem reduzir o metabolismo, via isoenzimas, dos substratos e elevar seu nível sérico.[1-3] Um exemplo é o propranolol (substrato), que tem sua concentração aumentada pela cimetidina (inibidor) ocasionando bradicardia. Esse aumento pode apresentar consequências clínicas indesejáveis, especialmente para pacientes idosos ou com disfunção hepática ou renal, porque elevam a meia-vida. A inibição do metabolismo ocorre agudamente, iniciando-se no momento em que são alcançadas concentrações teciduais suficientes do inibidor.

A classe dos indutores enzimáticos é representada por cerca de 400 substâncias, incluindo inseticidas halogenados e clorados, alcatrões da fumaça do cigarro, medicamentos e certos vegetais.[1-3] Esses agentes (Tabela 33.4) aceleram a própria metabolização (autoindução) e a de outros medicamentos (substratos), causando diminuição do nível sérico. Algumas associações com indutores podem gerar sérios problemas, por exemplo, o risco de gravidez em mulheres que recebem simultaneamente fenitoína e contraceptivo oral.

No que concerne aos aspectos clínicos, a introdução e a retirada de indutores ou inibidores enzimáticos de regimes terapêuticos acarretam alterações nos níveis séricos de medicamentos coadministrados, requerendo ajuste de dose, muitas vezes, dos dois agentes.[1-3]

Tabela 33.3 Inibidores enzimáticos e substratos.

Isoforma da enzima	Inibidor	Substrato
CYP1A2	Cimetidina Ciprofloxacin Ticlopidina	Aminofilina Clozapina Propranolol
CYP2B6	Fluoxetina Fluvoxamina Paroxetina Sertralina	Cetamina Prometazina Propofol Selegilina
CYP2C8/9	Amiodarona Fluconazol Ticlopidina	Carvedilol Glimepirida Profofol Fenitoína Varfarina
CYP2D6	Amiodarona Cimetidina Metadona Quinidina Ritonavir	Amitriptilina Captopril Fluoxetina Haloperidol Prometazina

Tabela 33.4 Indutores enzimáticos e substratos.

Isoforma da enzima	Indutor	Substrato
CYP1A2	Carbamazepina Fenobarbital Primidona Rifampicina	Aminofilina Clomipramina Estrógenos Propranolol
CYP2B6	Carbamazepina Fenobarbital Fenitoína Primidona	Ciclofosfamida Prometazina Selegilina Sertralina
CYP2C8/9	Carbamazepina Fenobarbital Fenitoína Fosfofenitoína Primidona Rifampicina Secobarbital	Amiodarona Carvedilol Dicumarol Fluoxetina Losartan Sulfametoxazol Tolbutamida Varfarina
CYP3A4	Carbamazepina Fenobarbital Fenitoína Fosfofenitoína Oxcarbazepina Primidona Rifampicina Secobarbital	Alprazolam Amlodipina Bromazepam Ciclosporina Diazepam Haloperidol Ondansetron Teofilina

Excreção

A maioria dos medicamentos é excretada quase exclusivamente pelos rins. Assim, a taxa de eliminação de vários agentes pode ser modificada por IMs ao longo do néfron, que ocorre por vários mecanismos, incluindo mudanças no pH, na secreção ou reabsorção tubular e no fluxo sanguíneo.[1-3]

As alterações do pH urinário interferem no grau de ionização de bases e ácidos fracos. Por exemplo, a redução de pH urinário causada pelo uso de antiácidos, bicarbonato de sódio ou da acetazolamida tende a aumentar a excreção de ácidos, como os barbitúricos.[1-3]

O fluxo sanguíneo renal é parcialmente controlado pela produção de prostaglandinas (PGs), que causam vasodilatação.

Quando a síntese dessas PGs é inibida (p. ex.: pela indometacina), a excreção de agentes como o lítio é reduzida, e sua concentração plasmática é elevada, predispondo a intoxicação.[1-3]

■ INTERAÇÕES FARMACODINÂMICAS

As interações farmacodinâmicas causam modificações das ações farmacológicas dos medicamentos, ocorrendo, geralmente, no local de ação dessas substâncias (receptores, enzimas, canais iônicos, ácidos nucleicos), e precipitam efeitos semelhantes (sinergismo) ou opostos (antagonismo).[1-4]

Sinergismo

Sinergismo é um tipo de resposta, cujo resultado é maior do que simples soma dos efeitos isolados de cada um dos medicamentos. O sinergismo pode ocorrer com agentes que possuem os mesmos mecanismos de ação (aditivo); que agem por diferentes modos (somação); ou com aqueles que atuam em diferentes moléculas-alvo (potencialização).[1-4] A partir das associações sinérgicas podem surgir efeitos terapêuticos ou tóxicos. Esses últimos são frequentes nas combinações de medicamentos com toxicidade nos mesmos órgãos, por exemplo, aminoglicosídeo e vancomicina (nefrotoxicidade), corticosteroides e anti-inflamatórios não esteroidais (ulceração gástrica) e álcool e barbitúricos (depressão do sistema nervoso central – SNC). A toxicidade e as reações adversas podem ser minimizadas se as IMs forem previstas e houver implementação de medidas adjuvantes.

Antagonismo

No antagonismo a resposta farmacológica de um medicamento é suprimida ou reduzida na presença de outro, muitas vezes pela competição destes pelo mesmo sítio receptor. São tipos de IMs que podem gerar respostas benéficas, por exemplo, na utilização do naloxone (antagonista opioide) nos quadros de depressão respiratória causados pela morfina, ou acarretar ineficácia do tratamento, por exemplo, no caso da associação entre a levodopa e neurolépticos.[1-4]

■ INTERAÇÕES FARMACÊUTICAS

Nas interações farmacêuticas, também denominadas incompatibilidades, ocorrem alterações físico-químicas das substâncias combinadas que podem resultar em precipitação, turvação, mudança de coloração ou inativação dos medicamentos. Vários fatores influenciam na ocorrência da incompatibilidade, incluindo pH, osmolaridade, tipo de cossolvente e concentração da substância. Além disso, para alguns fármacos, a exposição à luz ou temperaturas elevadas ou o contato com determinados materiais pode, também, causar redução da eficácia terapêutica.[4,13,14]

Na prática, esse tipo de interação ocorre especialmente na terapia intravenosa (TIV), quando princípios ativos não compatíveis são misturados entre si, ou adicionados em uma mesma solução, ou infundidos de modo concomitante (equipos em "Y" ou injetores laterais), ou, ainda, colocados em recipientes de plástico que provocam sorção.[4,13,14] As interações farmacêuticas são categorizadas em físicas e químicas. Ambos os tipos resultam de reações químicas.

■ INTERAÇÕES FARMACÊUTICAS FÍSICAS

As incompatibilidades físicas são causadas por reações químicas entre as substâncias e resultam, geralmente, em alterações visíveis a olho nu, como precipitação, turvação, mudança da cor ou viscosidade ou liberação de gases. Essas reações podem ocorrer de modo imediato, ou quando são usadas altas concentrações de íons como cálcio e fosfato, ou, ainda, na vigência de alteração do pH da solução.[13,14]

A precipitação pode surgir quando medicamentos estáveis em determinada faixa de pH são misturados com outros formulados em pH distinto e extremo, como ocorre com a dopamina (pH 2,5-5,0), que precipita quando combinada ao bicarbonato de sódio (pH 7,0-8,5).[13,14]

Medicamentos como a fenitoína, o diazepam e a nimodipina são pouco solúveis em água, assim, em suas formulações são usados cossolventes como etanol, propileno-glicol e polietileno-glicol, com a finalidade de aumentar a solubilidade. Esses agentes, geralmente, apresentam incompatibilidades com muitos tipos de soluções e medicamentos.[13]

A sorção é um fenômeno simultâneo de absorção e adsorção que pode surgir quando determinados medicamentos são colocados em contato com materiais, especialmente, plásticos. A nimodipina e o tiopental são exemplos de fármacos que apresentam redução da biodisponibilidade do princípio ativo pela sorção em frascos plásticos compostos de cloreto polivinil (PVC). Outro fator que predispõe a incompatibilidade física é a exposição à luz, que para medicamentos como anfotericina B, furosemida, nimodipina, entre outros, é capaz de causar oxidação fotoquímica ou hidrólise. No que concerne a fonte de luz, quanto mais intensa e próxima maior o grau de degradação do medicamento.[13,14]

Interações farmacêuticas químicas

As incompatibilidades químicas são provenientes de alterações moleculares, causadas por reações do tipo hidrólise e oxirredução, originando degradação ou inativação do princípio ativo. Um exemplo clássico de incompatibilidade química é a associação hidrocortisona sódica e pentobarbital. Esse tipo de IMs é considerado relevante quando há decomposição superior a 10% de um ou mais componentes da solução.[13]

■ INTERAÇÕES MEDICAMENTOSAS EM PACIENTES NEUROLÓGICOS

A prescrição simultânea de medicamentos é uma estratégia comumente utilizada em muitos esquemas terapêuticos, que visa melhorar a eficácia dos agentes, reduzir a toxicidade, controlar sinais ou sintomas agudos/tardios ou tratar doenças coexistentes.[4] A despeito dos benefícios inquestionáveis dessa prática, ela favorece o surgimento de IMs indesejáveis.

Considerando-se que o arsenal terapêutico utilizado em pacientes neurológicos é bastante heterogêneo, buscou-se, neste tópico, discutir os medicamentos comumente recomendados em alguns quadros sindrômicos e nosológicos clássicos e envolvidos em IMs de importância clínica, pois muitos desses apresentam características que os tornam potencialmente interativos, sendo alguns precipitadores das IMs, outros objetos dessas IMs.

Os medicamentos precipitadores são capazes de deslocar outros agentes do local de ação original e afetar a resposta farmacológica desejada. Compreendem esse grupo, os indutores e inibidores enzimáticos, os que são altamente ligados às proteínas plasmáticas e os que alteram a função renal, por exemplo, a furosemida.[1-4] A Tabela 33.5 apresenta os principais representantes dos medicamentos precipitadores utilizados em neurologia.

Os medicamentos-alvo, também denominados objeto, são aqueles que possuem curva dose-resposta com inclinação abrupta, cuja alteração na dosagem (mesmo que pequena) representa grande modificação do efeito. Nesses casos, a IM resulta, frequentemente, na diminuição da eficácia terapêutica do agente objeto. Entretanto, para medicamentos de estreito índice terapêutico, as IMs produzem ampliação da toxicidade.[1-4] São exemplos os aminoglicosídeos, os antiarrítmicos, os anticoagulantes, os anticonvulsivantes, os anti-hipertensivos, os glicosídeos cardíacos, os antidiabéticos orais, os quimioterápicos antineoplásicos e alguns imunossupressores.

Anticonvulsivantes (ATC)

A classe terapêutica dos ATC é amplamente utilizada em afecções neurológicas e de modo especial para controle de crises convulsivas de distintas naturezas (epilepsias, meningites, traumas, neoplasias, exposição a toxinas, entre outras). Independente da etiologia, os ATC são usados para suprimir ou reduzir a incidência das crises, sendo, em muitos casos, necessário o uso crônico. No mercado nacional, o arsenal terapêutico disponível é vasto, diferindo entre si pelo custo, farmacocinética e perfil de toxicidade. Essa última, especialmente na vigência de necessidade de uso crônico, representa a principal variável na escolha do ATC. Na clínica, é frequente a introdução de um segundo fármaco quando a monoterapia é ineficaz, para o manejo do paciente.[15]

Os ATC mais utilizados, algumas das características farmacocinéticas que predispõem as IMs e principais reações adversas são apresentadas na Tabela 33.6.

De modo geral, entre as reações adversas dos ATC que mais comprometem a terapêutica, destacam-se as alterações sanguíneas e a depressão do SNC, que podem ser potencializadas pelo uso simultâneo com outras substâncias, que

Tabela 33.5 Medicamentos precipitadores de interações medicamentosas.

Inibidores enzimáticos	Indutores enzimáticos	Agentes altamente ligados às proteínas plasmáticas (acima de 80%)
Ácido valproico	Carbamazepina	Acido acetilsalicílico
Cimetidina	Clordiazepóxido	Anticoagulantes orais
Fluoxetina	Fenobarbital	Corticosteróides
Inibidores da monoaminoxidase	Fenitoína	Clordiazepóxido
Metronidazol	Primidona	Fenitoína

Tabela 33.6 Anticonvulsivantes: características farmacocinéticas e reações adversas.[15-18]

Anticonvulsivante	Ligação proteínas plasmáticas (%)	Metabolização	Reações adversas
Ácido valproico	88-92	Hepática. Metabólito ativo Inibidor enzimático	Distúrbios gastrintestinais, ganho de peso, lesão hepática e alterações hematológicas
Carbamazepina	70-80	Hepática. Metabólito ativo (10-11 epóxido) Indutor enzimático	Sedação, turvação visual, tontura, ataxia e diplopia. Reações raras, graves: anemia aplásica, hepatite agranulocitose e síndrome de Stevens-Johnson
Clonazepam	80-90	Hepática	Cefaleia, insônia, alterações comportamentais, diplopia, palpitação, trombocitopenia, tolerância e dependência
Diazepam	98	Hepática. Metabólitos ativos	Depressão, alucinação, tremores, fadiga, taquicardia, tolerância e dependência
Etossuximida	0	Hepática	Distúrbios gastrintestinais, alterações neuropsiquiátricas, pancitopenia e *rashes cutâneos*
Fenitoína	90-93	Hepática. Indutor enzimático Suscetível a inibição do metabolismo pela CYP2C9	Sonolência, diplopia, ataxia, hiperplasia gengival e anemia megaloblática
Fenobarbital	48-54	Indutor enzimático	Sedação, *rashes cutâneos*, nistagmo, ataxia. anemia megaloblática, tolerância, dependência e toxicidade cognitivo-comportamental
Gabapentina	0	0	Sonolência, tontura, ataxia, ganho de peso
Lamotrigna	55	Hepática	Cefaleia, nervosismo, tontura, visão turva e *rashes cutâneos*
Primidona	20-30	Metabólito ativo	Leucopenia, trombocitopenia, *rashes cutâneos*

atuam, respectivamente, no sistema hematopoiético (p. ex.: anticoagulantes) e SNC (p. ex.: álcool, benzodiazepínicos).

As IMs dos medicamentos são, em sua maioria, apresentadas em tabelas, seguidas de algumas considerações específicas. O manejo e a prevenção de ocorrência do evento são discutidos posteriormente.

A Tabela 33.7 apresenta IMs do ácido valproico.

A associação entre o ácido valproico e a fenitoína pode resultar em redução dos níveis séricos de ambos. No entanto, nos regimes em que são combinados, os níveis desses ATC tendem a se estabilizar com o tempo.

No uso concomitante do ácido valproico com colestiramina ocorre formação de complexos insolúveis, expondo o paciente ao risco de convulsão.

A Tabela 33.8 apresenta IMs da carbamazepina.
- Acetamenofeno: ↑ *clearance* do acetamenofeno (40%) e hepatotoxicidade.
- Ácido valproico: ↑ do metabólito 10-11 epóxido.
- Barbitúricos: ↓ os níveis séricos da carbamazepina.
- Bloqueadores neuromusculares não despolarizantes: ↓ tempo de ação miorelaxante.
- Fenitoína: ↓ os níveis séricos da CBZ e ↑ do metabólito 10-11 epóxido.
- Lamotrigna: ↑ do metabólito 10-11 epóxido. Considerar o aumento de dose da lamotrigna em cerca de 50%.
- Lítio: ↑ neurotoxicidade.

A Tabela 33.9 apresenta IMs dos benzodiazepínicos (clonazepam e diazepam).

Tabela 33.7 Interações medicamentosas do ácido valproico.[1-3,16-18]

Fármacos que podem alterar os níveis séricos do ácido valproico		Fármacos que podem sofrer alterações nos seus níveis séricos pelo ácido valproico	
Aumentando	**Diminuindo**	**Aumentando**	**Diminuindo**
Antibióticos macrolídeos (claritromicina, eritromicina) (TT)	Acarbose (MT)	Barbitúricos (MT)	Carbamazepina (MT)
Clorpromazina (MT)	Carbamazepina (MT)	Lamotrigna (TT)	Fenitoína (MT)
Isoniazida (MT)	Fenitoína (MT)	Primidona (MT)	

MT: monitorar terapia; TT: considerar modificação da terapia.

Tabela 33.8 Interações medicamentosas da carbamazepina.[1-3,16-18]

Fármacos que podem elevar os níveis séricos da carbamazepina	Fármacos que podem apresentar redução dos níveis séricos pela carbamazepina
Ácido valproico (MT) Amiodarona (MT) Antifúngicos imidazólicos (cetoconazol, itraconazol, fluconazol) (MT) Bloqueadores de canais de cálcio (diltiazem, verapamil) (MT) Cimetidina (↑ de 30%) (MT) Claritromicina (TT) Fluoxetina (TT) Isoniazida (TT) Ritonavir (TT) Sulfonamidas (MT)	Ácido valproico (↓ de 50%) (MT) Antidepressivos tricíclicos (MT) Antidepressivos ISRS (fluoxetina, paroxetina, sertralina) (TT) Benzodiazepínicos (MT) Beta bloqueadores (propranolol, metoprolol) (TT) Corticosteroides (dexametasona, hidrocortisona, metil-prednisolona, prednisona, prednisolona) (MT) Contraceptivos orais (TT) Cumarínicos e derivados (TT) Haloperidol (TT) Lamotrigna (TT) Teofilina e derivados (MT) Quinidina (MT)

MT: monitorar terapia; TT: considerar modificação da terapia.

Tabela 33.9 Interações medicamentosas dos benzodiazepínicos.[1-3,16-18]

Fármacos que podem aumentar os níveis séricos dos benzodiazepínicos	Fármacos que podem diminuir os níveis séricos dos benzodiazepínicos
Antidepressivos ISRS (MT) Antifúngicos imidazólicos (TT) β-bloqueadores (MT) Bloqueadores de canais de cálcio (TT) Cimetidina (MT) Contraceptivos orais (MT) Isoniazida (MT)	Antiácidos (MT) Barbitúricos (MT) Carbamazepina (MT) Fenitoína (MT) Teofilina e derivados (TT)

MT: monitorar terapia; TT: considerar modificação da terapia.

- Analgésicos opioides: ↑ depressão SNC.
- Levodopa: ↓ dos efeitos antiparkinsonianos.

As IMs com agentes que elevam os níveis séricos de diazepam e clonazepam ampliam o tempo de sedação. Sugere-se o uso de outros benzodiazepínicos (oxazepan, lorazepan, temazepan), se possível.

Os níveis séricos da **etossuximida** são reduzidos pelos seguintes indutores: carbamazepina, fenobarbital, fenitoína e pentobarbital. Os inibidores amiodarona, bromocriptina, cetoconazol, cimetidina, ciproflaxacin, claritromicina, diltiazem, omeprazol e verapamil aumentam os níveis séricos da etossuximida.[1-3,16-18]

A Tabela 33.10 apresenta IMs da **fenitoína**.

Na administração da fenitoína, recomenda-se que, para usuários de sondas enterais, haja suspensão das dietas duas horas antes e após o medicamento.[19]

O uso concomitante de fenitoína e dopamina pode resultar em diminuição da pressão arterial. O mecanismo é desconhecido.

A Tabela 33.11 apresenta IMs do **fenobarbital**.

Os barbitúricos e a primidona reduzem a eficácia terapêutica da **lamotrigna**.[1-3,16-18]

Sedativos e bloqueadores neuromusculares

Os medicamentos com efeitos sedativos são compostos de agentes de distintas classes terapêuticas: anestésicos gerais (profofol), benzodiazepínicos (midazolam, diazepam) e barbitúricos (tiopental). Os sedativos são utilizados para reduzir a atividade motora, moderar a excitação, acalmar e produzir sonolência, em alguns casos. Nas unidades de terapia intensiva (UTI) são, geralmente, associados a bloqueadores neuromusculares (BNM), especialmente os não despolarizantes (tracium, pancurônio), visando controlar atividades associadas com a elevação da pressão intracraniana dos pacientes neurológicos.[20]

Tabela 33.10 Interações medicamentosas da fenitoína.[1-3,16-18]

Fármacos que podem aumentar os níveis séricos da fenitoína	Fármacos que podem reduzir os níveis séricos da fenitoína	Fármacos que podem apresentar redução nos níveis séricos pela fenitoína
Amiodarona (MT)	Ácido valproico (MT)	Ácido valproico (MT)
Antidepressivos ISRS (TT)	Antiácidos (MT)	Acetamenofeno (MT)
Bloqueadores canais de cálcio (TT)	Barbitúricos (MT)	Antifúngicos imidazólicos (TT)
Benzodiazepínicos (MT)	Fenobarbital (↓ 30%) (MT)	Carbamazepina (MT)
Carbamazepina (MT)	Rifampicina (TT)	Ciclosporina (TT)
Cimetidina (TT)		Contraceptivos orais (TT)
Cloranfenicol (TT)		Corticosteroides (MT)
Cumarinicos (TT)		Furosemida (MT)
Dissulfiran (TT)		Meperidina (MT)
Fluconazol (TT)		Metadona (MT)
Isoniazida (TT)		Quinidina (TT)
Omeprazol (MT)		Lamotrigna (TT)
Sulfonamidas (MT)		Sulfoniureias (TT)
Ticlopidina (TT)		Teofilina e derivados (MT)

MT: monitorar terapia; TT: considerar modificação da terapia.

Tabela 33.11 Interações medicamentosas do fenobarbital[1-3,16-18]

Fármacos que podem apresentar redução dos níveis séricos pelo fenobarbital	Fármacos que podem aumentar os níveis séricos do fenobarbital
Acetamenofeno (MT)	Ácido valproico (MT)
Antidepressivos ISRS (MT)	Primidona (MT)
β-bloqueadores (MT)	
Benzodiazepínicos (MT)	
Bloqueadores de canais de cálcio (TT)	
Contraceptivos orais (TT)	
Corticosteroides (MT)	
Cumarinicos e derivados (TT)	
Teofilina e derivados (MT)	

MT: monitorar terapia; TT: considerar modificação da terapia.

A Tabela 33.12 apresenta medicamentos sedativos e BNM não despolarizantes, as respectivas reações adversas e as interações medicamentosas.[1-3,16-18]

■ MANEJO DAS INTERAÇÕES MEDICAMENTOSAS

No cotidiano, para que as associações de medicamentos possam ser feitas com segurança, é necessário que haja conhecimento das características farmacológicas dos agentes envolvidos e, principalmente, que seja feita a avaliação do risco-benefício para cada paciente. No entanto, algumas considerações genéricas podem ajudam a evitar a ocorrência de iatrogenias decorrentes de IMs adversas:

- Conhecer o modo de ação e as principais reações adversas dos medicamentos associados.
- Evitar o aprazamento simultâneo de medicamentos do grupo precipitadores e objetos.
- Evitar administrar vários medicamentos no mesmo horário.
- Administrar antiácidos de modo isolado ou defasar a administração entre os outros medicamentos de duas a três horas.

Para IMs que alteram os níveis plasmáticos dos ATC e podem resultar em ineficácia terapêutica (redução) ou reações tóxicas (aumento), recomenda-se:[1-3]

- Avaliar a relação risco-benefício do uso simultâneo. Os benefícios devem superar os riscos.
- Monitorizar a terapia, por meio da avaliação dos níveis séricos dos ATC e das respostas (desejadas e adversas) do paciente (MT).
- Ajustar a posologia dos medicamentos (MT).
- Considerar modificação terapêutica. Por exemplo, a cimetidina pode ser substituída por outro antagonista histaminérgico H_2 (não inibidor enzimático). Nos casos (TT) de manutenção da associação medicamentosa, os riscos, frequentemente, superam os benefícios.

■ INCOMPATIBILIDADES DOS MEDICAMENTOS UTILIZADOS NA TERAPIA INTRAVENOSA

Nos pacientes neurológicos em estado crítico, a terapia intravenosa (TIV) apresenta-se como um recurso indispensável, especialmente quando há necessidade de administração de substâncias hipertônicas ou com pH extremos

Tabela 33.12 Sedativos e bloqueadores neuromusculares (BNM) não despolarizantes: reações adversas e interações medicamentosas.

Medicamento	Efeito terapêutico	Efeitos adversos	Interações medicamentosas
Atracúrio	Paralisia muscular	Reações de hipersensibilidade, bradicardia, broncoespamo, hipotensão. O efeito prolongado pode causar insuficiência respiratória	Os efeitos do tracium são potencializados pelos seguintes agentes: anestésicos gerais, aminoglicosídeos, clindamicina, diuréticos, diazepam, sulfato de magnésio, morfina, meperidina, procainamida, quinidina, succinilcolina, verapamil e outros BNM. Os efeitos podem ser antagonizados por: acetilcolina, aminofilina, azatioprina, CBZ, fenitoína.
Pancurônio	Paralisia muscular	Reações de hipersensibilidade, bradicardia. O efeito prolongado pode causar insuficiência respiratória	Os efeitos do pancurônio são potencializados por: anestésicos gerais, aminoglicosídeos, colestina, diuréticos, diazepam, sulfato de magnésio, morfina, meperidina, procainamida, Quinidina, succinilcolina, tetraciclina, verapamil e outros BNM. Os efeitos podem ser antagonizados por: acetilcolina, aminofilina, azatioprina, CBZ e potássio.
Propofol	Sedação/Anestesia	Anafilaxia, apneia, bradicardia, cefaleia, cólica abdominal, dispneia, hipotensão, náusea	Os efeitos anestésicos e sedativos do propofol são potencializados por: anestésicos gerais (enflurane, halotano, isoflurano), barbitúricos, benzodiazepínicos, morfina, meperidina. Neurotoxicidade pode surgir em pacientes que usam clordiazepóxido ou antidepressivos ISRS.
Tiopental	Sedação/Anestesia	Doses terapêuticas: depressão respiratória, edema facial, febre, hipotensão e trombocitopenia. Overdose: arritmias cardíacas, coma, hipotensão, hipotermia, edema pulmonar, ausência de reflexos	A depressão do SNC causada pelo tiopental é potencializada por etanol, analgésicos opioides, anestésicos, antidepressivos, anti-histamínicos, antidepressivos IMAO, benzodiazepínicos, BNM e neurolépticos.

(pH < 4 ou pH > 8). Nesse contexto, destacaram-se medicamentos (Tabela 33.13), alguns, inclusive, discutidos anteriormente, cuja segurança e adequação terapêutica podem ser afetadas pela incompatibilidade.

PREVENÇÃO DE INCOMPATIBILIDADES

No intuito de prevenir a ocorrência de incompatibilidades, são feitas as seguintes recomendações:[4,14]

- Evitar aprazar dois ou mais medicamentos no mesmo horário.
- Evitar misturar medicamentos na mesma solução ou seringa.
- Checar valores de pH dos medicamentos. Evitar a associação de agentes com pH extremos.
- Checar os medicamentos quanto a compatibilidade com materiais (PVC, polietileno, poliuretano, entre outros), termo e fotossensibilidade.
- Utilizar soluções glicosadas a 5% (pH 4,5-5,5) para medicamentos ácidos.
- Utilizar soluções fisiológicas a 0,9% (pH 6,8-8,5) para medicamentos de caráter básico.

Tabela 33.13 Medicamentos usados na terapia intravenosa.

Medicamento (pH)	Compatível (diluição)	Incompatibilidades[13,16,18]	Recomendações e considerações
Atracúrio (3,25-3,65)	SF 0,9% SG 5%	Aminofilina, barbitúricos, diazepam, propofol, tiopental	Manter sob refrigeração. Não misturar com soluções alcalinas.
Diazepam (6,2-6,9)	SF 0,9%*	Não misturar com outros medicamentos ou soluções	Não estocar em seringas de plástico (sorção). Não diluir em frasco de PVC (perda de 25-55%). Proteger da luz. Evitar a administração simultânea com outros medicamentos ou soluções. O SF0,9%* promove inativação progressiva do diazepam, após uma hora. O risco de precipitação é proporcional ao aumento da concentração.
Fenitoína (12,0)	SF 0,9%	Não misturar com outros medicamentos ou soluções	Utilizar imediatamente após diluição. Evitar a administração simultânea com outros medicamentos ou soluções. Não refrigerar o medicamento. Realizar *push*, com SF 0,9%, antes e depois da infusão do medicamento.
Manitol (4,5-7,0	Não é necessário	Filgrastina, imipenem-cilastatina, cloreto de sódio e potássio. A mistura com componentes do sangue podem levar a aglutinação	Aquecer a solução, se houver cristais. Se infusão contínua, agitar a solução. Usar filtros para soluções 15%, 20% e 25%.
Midazolam (pH 3,0)	SF 0,9% SG 5%	Albumina, ampicilina, ceftazidima, bicarbonato de sódio, cefuroxima, dexametasona, tiopental, dimenidrato, furosemida, hidrocortisona, omeprazol, pentobarbital	Proteger da luz.
Pancurônio (4,0)	SF 0,9% SG 5% Ringer lactato	Diazepam, pentobarbital, tiopental	Manter sob refrigeração
Profofol (pH 7,0-8,5)	SG 5% Ringer lactato	Aminoglicosídeos, atracúrio, diazepam, metilprednisolona, fenitoína	Proteger da luz. Não refrigerar o medicamento. Não diluir em frasco de PVC (perda de 52%).
Tiopental (pH 10,0-11,0)	SF 0,9% SG 5%	Não misturar com outros medicamentos ou soluções	Não diluir em frasco de PVC (perda de 52%). Utilizar imediatamente após o preparo. Evitar a administração simultânea com outros medicamentos ou soluções.

SF0,9% - solução fisiológica a 0,9%; SG 5% - solução glicosada a 5%.

- Evitar infusões simultâneas de vários medicamentos (equipos em "Y").
- Usar vias exclusivas para cátions ou ânions bivalentes (Ca^{++}, Mg^{++}, $NaHCO_3^-$).
- Administrar solução fisiológica entre um medicamento e outro.
- Agitar delicadamente o frasco quando da introdução de um medicamento na solução.
- Consultar o farmacêutico sempre que houver dúvidas em relação aos medicamentos.
- Consultar o fabricante e solicitar monografia do produto.
- Consultar fontes confiáveis e atualizadas acerca de informações sobre medicamentos.

REFERÊNCIAS

1. Bachmann KA, Lewis JD, Fuller MA, Bonfiglio MF. Interações medicamentosas. São Paulo: Manole, 2006.
2. Hansten PD, Horn JR. Managing clinically important drug interactions. St Louis: Facts and Comparisons, 2005.
3. Tatro DS. Drug interactions facts 2014: The Authority on Drug Interactions. St Louis: Facts and Comparisons, 2014.
4. Secoli SR. Interações medicamentosas: fundamentos para a prática da enfermagem. Rev Esc Enferm USP. 2001;35(1):28-34.
5. Kelly WN. Potential risks and prevention. Pt I. Fatal adverse drug events. Am J Health Syst-Pharm. 2001;58(14):1317-24.
6. Kelly WN. Potential risks and prevention. Pt II. Drug induced permanent disabilities. Am J Health Syst-Pharm. 2001;58(14):1325-9.
7. Marcelino K, Kelly WN. Potenctial risk nd prevention. Pt III. Drug-induced threats to life. Am J Health Syst--Pharm. 2001;58(15):1399-405.
8. Kelly WN. Potential risks and prevention. Pt IV. Reports of significant adverse drug events. Am J Health Syst--Pharm 58(15): 406-12, 2001.
9. Trevisan DD, Silva JB, Oliveira HC, Secoli SR, Lima MHM. Prevalence and clinical significance of potential drug-drug interaction in hematopoietic stem cell transplantation. Cancer Chemother Pharmacol. 2015;75(2):393-400.
10. Secoli SR. Terapia farmacológica e enfermagem: enfoque no paciente em estado crítico. Prat Hosp. 2001;3(17):20-6.
11. Manon-Espaillat R, Burnstine TH, Remler R, Reed RC, Osorio I. Antiepileptic drug intoxications: factors and their significance. Epilepsia. 1991;32:96-100.
12. Rosa MB, Perini E. Erros de medicação: quem foi? Rev Assoc Med Bras. 2003;49(3):335-41.
13. Trissel LA. Handbook on injetable drugs. Bethesda: American Society of Health–System Pharmacists, 2015.
14. Secoli SR, Pérez-Esquirol E, Heras-Matellán MJ, Vendrell-Bosh L, Ballarín-Alins E. Incompatibilidades en la terapia intravenosas: ¿qué hacer para prevenirlas? Enferm Clin. 2009;19(6):349-53.
15. McAuley JW, Lott RS. Seizure Disorders. In: Koda-Kimple MA, Young LK, Alldredge BK, Corelli RL, Guglielmo BJ, Kradjan WA, et al. Aplliede Therapeutics: The clinical use of drugs. Philadelphia: Lippincott Williams & Wilkins, 2009. p.1554-90.
16. Gahart BL, Nazareno AR. Medicamentos intravenosos. Rio de Janeiro: Elsevier, 2011.
17. Mosby's 2016: Nursing Drug Reference. St. Louis: Mosby, 2016.
18. Micromedex®. Healthcare Series. [Internet] [Acesso em 2016 sept 10]. Disponível em: www.periodicos.capes.gov.br
19. Todd P, Semla TP. Geriatric dosage handbook. Hudson: Lexi-Comp's, 2014-2015.
20. Janning SW, Lassiter TF. Pharmacological management of neuroscience patients. In: Hickey JV. The clinical practice of neurological and neurosurgical nursing. Philadelphia: Lippincott Williams & Wilkins, 2003. p.215-37.

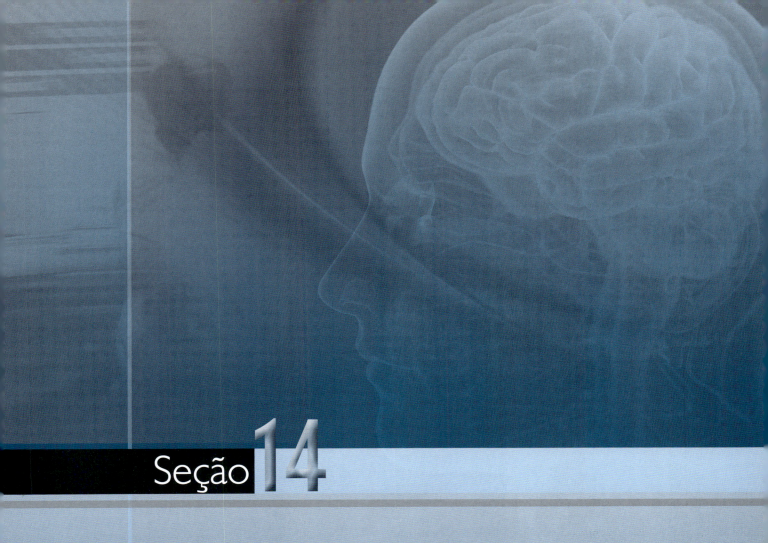

Seção 14

Neuropediatria

capítulo 34

Denise Miyuki Kusahara

Enfermagem em Neuropediatria

■ INTRODUÇÃO

O cuidar de uma criança com risco ou comprometimento neurológico é inerente à prática do enfermeiro pediatra. Este, como um profissional especialista, deve desenvolver habilidades e adquirir conhecimentos que o permitam realizar uma avaliação neurológica acurada em crianças de diversas faixas etárias.

A avaliação neurológica de lactentes e crianças difere da avaliação de adultos e adolescentes e é desafiadora ao enfermeiro, principalmente em razão do fenômeno do desenvolvimento infantil, que altera as funções e comportamentos neurológicos esperados em crianças de diferentes faixas etárias, os achados do exame físico e as manifestações de funções anormais e doenças. A imaturidade do sistema neurológico afeta aspectos específicos do planejamento do cuidado de enfermagem, tais como abordagem da criança, estratégias de avaliação e estabelecimento de prioridades.

Outro aspecto importante a ser considerado na avaliação da criança é que a história de saúde e doença é usualmente obtida por meio dos pais ou outros cuidadores, sendo então a presença dessas pessoas de extrema importância no momento da avaliação.

Neste capítulo serão abordados aspectos a serem observados pelo enfermeiro durante a avaliação neurológica de crianças.

■ AVALIAÇÃO NEUROLÓGICA

A avaliação neurológica da criança é constituída por diversas etapas, cujo objetivo é verificar a integridade do sistema nervoso central e assim determinar a localização e as causas da função anormal.

Para obter uma avaliação satisfatória, é aconselhável que o ambiente esteja em temperatura amena, a criança acordada e sem choro, em torno de uma hora e meia após a mamada. Primeiramente, deve-se observar na criança o que for possível, sem despir a criança. Ao despi-la, utilizar o princípio da manipulação mínima, efetuar todas as manobras possíveis de investigação primeiramente com o bebê em decúbito dorsal, depois na posição sentada; em seguida, ereto com apoio plantar no plano de exame e por fim em decúbito ventral.[1]

Anamnese

A história é considerada uma das partes mais importantes da avaliação. Nesse momento é possível observar as atividades espontâneas e a interação da criança com os pais ou cuidadores e com o ambiente. É o momento adequado para a criança interagir com o enfermeiro, criar confiança e participar da avaliação, uma vez que a cooperação é imprescindível para uma avaliação neurológica completa. Esse período de observação pode prover uma série de informações necessárias para uma avaliação inicial grosseira da função mental, visual e motora da criança.[2]

Queixa principal e história da doença atual

Uma descrição completa da queixa principal dentro do contexto de desenvolvimento da criança é essencial. Anotam-se os antecedentes fisiológicos e patológicos desde o período pré-natal até o momento atual.[3]

Deve-se documentar cuidadosamente em ordem cronológica o início dos sintomas e uma descrição completa de sua frequência, duração e características associadas. É importante também determinar se os sintomas são agudos, crônicos ou intermitentes e se são estáticos ou progressivos.[2]

Com base nas informações solicitadas é possível determinar qual sistema está comumente envolvido e se uma área isolada ou múltiplas áreas podem estar afetadas. Nesse momento, é muito importante reiterar as preocupações e percepções dos pais, uma vez que eles estão habituados aos costumes e comportamentos da criança, podendo ser fonte de informações preciosas.[2]

História do nascimento

Para que se possam valorizar os achados do exame neurológico da criança, é necessário os integrar a uma história completa desde a concepção, gestação, parto e desenvolvimento até a idade em que se encontra no momento do exame.

Uma grande variedade de distúrbios neurológicos já se manifesta ao nascimento, bem como na primeira infância, em função de eventos patológicos que podem ocorrer nos períodos pré-natal, perinatal e pós-natal. Tais eventos têm efeitos sobre o sistema nervoso, que se desenvolve em etapas diferenciadas e deixa marcas passíveis de serem identificadas.[3]

Muitos dos distúrbios neurológicos presentes ao nascimento tem início durante a gestação. A história gestacional deve ser investigada incluindo tempo de gestação, doenças maternas, traumas, intoxicações, exposição a medicamentos, álcool e drogas ilícitas e relato de abortos espontâneos.[2]

Também deve ser descrita a ocorrência de infecções durante a gestação como sífilis, rubéola, toxoplasmose e HIV, sangramento vaginal, sintomas de toxemia, poli-hidrâmnio e oligo-hidrâmnio e incompatibilidade materno-fetal pelo fator Rh.[2,4]

A história deve determinar se houve pré-natal, quais exames diagnósticos foram realizados e se houve evidência de sofrimento fetal e suspeita ou confirmação de malformações congênitas envolvendo o sistema nervoso.[2,4]

É importante também saber o tipo e a duração do parto, se houve complicações, e condições do recém-nascido ao nascimento e pós-parto, como presença de infecções, icterícia, desconforto respiratório, apneia, convulsões e sangramentos.[2,4]

História familiar

A história familiar tem grande importância na investigação de diversos distúrbios neurológicos. Idade, condições de saúde e/ou causa de morte dos pais, irmãos e outros parentes imediatos devem ser relatadas.[2,4]

Os pais devem ser questionados quanto à consanguinidade e à presença de qualquer doença neurológica ou hereditária na família.[2,4]

Ademais, a condição socioeconômica da família e criança deve ser registrada, incluindo condições de moradia, dos cuidadores da criança e uso de drogas.[2,4]

Os antecedentes familiares permitem identificar doenças adquiridas por via genética, por via congênita ou pela convivência em um mesmo ambiente socioeconômico e cultural, portanto, com suscetibilidade a fatores de risco semelhantes.[2,4]

Avaliação do desenvolvimento

A criança é um ser em pleno processo dinâmico de desenvolvimento, partindo de uma etapa evolutiva para outra, sendo encontradas, em cada uma, características distintas e com diferentes significações.[3]

Para uma adequada avaliação da criança, é importante considerar a idade do paciente e a caracterização e investigação da normalidade em cada etapa evolutiva, da plasticidade funcional ao longo da maturação e dos estágios do desenvolvimento da aprendizagem. A mielinização das vias nervosas determina o amadurecimento neural, que ocorre do menos para o mais organizado, do mais elementar para o mais complexo e do mais automático para o mais voluntário.[1,3]

O desenvolvimento da criança acontece de forma mais intensa nos primeiros anos de vida, a partir de funções elementares e reflexas para complexas e voluntárias. Assim, as atividades automáticas observadas ao nascimento, como sugar, nadar e andar, são inibidas durante o primeiro ano de vida, ressurgindo, posteriormente, como atividades menos reflexas e mais voluntárias. Ademais, a formação de novas sinapses, arborizações dendríticas, mielinização do sistema nervoso e relações intraneuronais determinam o desenvolvimento de funções neuropsicológicas superiores.[1,3]

Uma avaliação cuidadosa dos marcos do desenvolvimento da criança geralmente determina a presença de atraso global da linguagem, habilidades motoras grosseiras e finas, sociais ou atraso em algum subgrupo do desenvolvimento.[5]

A presença de lesões tende a neutralizar o efeito inibidor do desenvolvimento mais recente, exacerbando regressivamente o mais antigo. Anormalidades do desenvolvimento desde o nascimento sugerem causa intrauterina ou perinatal. Uma queda no ritmo de aquisição das habilidades durante a fase de lactância sugere uma anormalidade adquirida. A perda ou regressão de habilidades já adquiridas pode sugerir uma doença degenerativa do sistema nervoso.[6]

A vigilância clínica do desenvolvimento neuropsicológico da criança associada à somatometria é essencial aos profissionais encarregados da saúde da criança, haja vista a gravidade e consequências de uma lesão neurológica ou de um atraso no desenvolvimento neuropsicomotor para o crescimento de uma criança. Existem vários instrumentos padronizados que auxiliam na identificação de crianças de risco para atraso no desenvolvimento. Esses testes e escalas de desenvolvimento facilitam e auxiliam tanto a triagem e o diagnóstico quanto o planejamento e progressão do tratamento, caso alguma anormalidade seja detectada.[7] Alguns desses instrumentos estão descritos na Tabela 34.1.

Exame físico

Em razão do fato de o sistema nervoso interagir com outros sistemas do organismo é importante avaliar a presença de disfunções em outras áreas.

Na medida do possível, o exame físico deve ser realizado em ambiente silencioso, alegre, com figuras coloridas nas paredes, móbiles, brinquedos e com temperatura amena.

A abordagem recomendada para a realização do exame físico não é a clássica, realizada no sentido cefalopodálica, mas sim a determinada pela idade e pelo nível de desenvolvimento da criança, a fim de minimizar o estresse e a ansiedade associados à avaliação de várias partes do corpo; promover uma relação de confiança entre enfermeiro-criança-pais; possibilitar o preparo integral da criança; e preservar a segurança essencial da relação pais-criança, principalmente no caso de crianças pequenas.[2]

Algumas características apresentam particular interesse para a avaliação neurológica, como o exame do seguimento cefálico, devendo ser obrigatoriamente registradas, assim como aspectos gerais e dados vitais, medidas antropométricas e avaliação específica de alguns órgãos e sistemas.[1,4]

Tabela 34.1 Testes e escalas de avaliação do desenvolvimento neuropsicomotor em crianças.

Escala de desenvolvimento de Gesell e Amatruda	• Avaliação direta e observação da qualidade e da integração de comportamentos. • Pode ser aplicada em crianças de 4 semanas até 36 meses de idade. • As categorias de análise desta escala referem-se às seguintes áreas: comportamento adaptativo (organização e adaptação sensório-motora, cognição); comportamento motor grosseiro e delicado (sustentação da cabeça, sentar, engatinhar, andar, manipulação de objetos com as mãos); comportamento de linguagem (expressiva ou receptiva); comportamento pessoal-social (relação com o meio ambiente). • Os comportamentos são observados nas idades-chave de: 4, 16, 28 e 40 semanas; 12, 18, 24 e 36 meses. • O resultado final é expresso como quociente de desenvolvimento. Tais dados são comparados a uma escala elaborada com base nos comportamentos padrão apresentados por crianças em determinadas faixas etárias.
Escala de desenvolvimento infantil de Bayley	• Avaliação padronizada das habilidades mentais e motoras de crianças entre 2 meses e 3 anos de idade. • Composta de três subescalas: subescala mental (funcionamento das capacidades sensoriais e perceptivas); subescala motora (motricidade fina e ampla); subescala comportamental (avaliação qualitativa da interação da criança com objetos e pessoas).
Exame neurológico do bebê a termo de Prechtl e Beintema	• Utilizado em bebês a termo (38 a 42 semanas de idade gestacional) e de preferência após o 3º dia de vida. • Utiliza os cinco estados comportamentais (sono quieto, sono ativo, despertar quieto, despertar ativo e choro) como parte integrante da avaliação neurológica do recém-nascido a termo. • O padrão de exame inclui um período de observação e outro de análise. É realizado um exame geral de 10 minutos para determinar se é necessária a avaliação completa de 30 minutos com 63 itens ao total, os quais avaliam postura, tono, reflexos e movimentos espontâneos.
Teste Denver II	• O teste pode ser aplicado em crianças de 0 a 6 anos, classificando-a dicotomicamente em risco ou normal. • Composto de 125 itens distribuídos na avaliação de quatro áreas distintas do desenvolvimento neuropsicomotor: motricidade ampla, motricidade fino-adaptativa, comportamento pessoal-social e linguagem. • Os itens são registrados por meio da observação direta da criança e, para alguns deles, solicita-se que a mãe informe se o filho realiza ou não determinada tarefa.
Teste de triagem sobre o desenvolvimento de Milani-Comparetti	• Avalia o desenvolvimento motor desde o nascimento até 24 meses. • Pode ser administrado de 4 a 8 minutos. Observam-se tanto comportamentos espontâneos (controle postural e padrões de movimentos ativos) quanto respostas evocadas (reflexos primitivos, reações de endireitamento e equilíbrio). • O desenvolvimento motor é avaliado com base na correlação entre as aquisições funcionais motoras da criança e as estruturas reflexas.
Inventário Portage operacionalizado	• Guia de descrição de comportamentos de crianças de 0 a 6 anos de idade. • Composto de 580 itens que abrangem cinco áreas do desenvolvimento (socialização, cognição, linguagem, autocuidados e desenvolvimento motor) e ainda inclui uma área de estimulação infantil, destinada a bebês na faixa etária de recém-nascido até os 4 meses de vida.
Escala de avaliação do comportamento do neonato (NBAS)	• Instrumento de análise do comportamento neuromotor, desenvolvido para distinguir diferenças individuais entre bebês sadios, especialmente as relacionadas com o comportamento social interativo. • Apropriada para testes em recém-nascidos de 3 dias até 1 mês de idade, tendo sido usada para estudar bebês a termo e prematuros próximos ao termo (mínimo de 36 semanas de gestação). • O exame consiste em avaliar, analisar e graduar 28 itens comportamentais (capacidade interativa, comportamento motor, organização do estado comportamental e organização fisiológica) e 18 itens de reflexos, delineando, ainda, o estado comportamental da criança.

(Continua)

Tabela 34.1 Testes e escalas de avaliação do desenvolvimento neuropsicomotor em crianças. *(Continuação)*

Avaliação neurológica de bebês prematuros e a termo	• Formulada e elaborada por Dubowitz e Dubowitz, consiste em um exame sistemático e rapidamente administrado (10 a 15 minutos), tanto para prematuros como para bebês a termo, com a finalidade de detectar precocemente anormalidades neurológicas. • Pode ser aplicado em crianças de 0 a 12 meses. • O teste é composto de nove itens neurocomportamentais (capacidade do bebê de se habituar a estímulos luminosos e sonoros repetidos, movimentos espontâneos do corpo, reação defensiva, observação de movimentos oculares anormais; orientação auditiva e visual; atenção aos estímulos visuais e auditivos), 15 itens que avaliam o tônus muscular e seis itens que verificam os reflexos primitivos e profundos. • Durante a aplicação do teste também são acompanhadas as seis categorias do estado comportamental. • Os bebês são classificados em normais, limítrofes ou anormais.
Peabody Developmental Motor Scale (escala PDMS)	• Identifica lactentes com atraso no desenvolvimento motor e suas necessidades. • Avalia o desenvolvimento motor ao longo do tempo ou em resposta a intervenção, bem como identifica os objetivos motores e as estratégias de intervenção. • Mensura habilidades motoras grossas e finas de crianças desde o nascimento até 5 anos de idade. • Tanto a escala motora grossa quanto a escala motora fina podem ser administradas em 45 a 60 minutos. • A escala motora grossa contém 170 itens cujas tarefas são: reflexos, equilíbrio, atividades estáticas e de locomoção, recepção e propulsão de objetos. • A escala motora fina contém 112 itens. Sendo incluídas nesta avaliação as seguintes tarefas motoras finas: pressão, o uso da mão, a coordenação olho-mão e a destreza manual.
Test of Infant Motor Performance (TIMP)	• Teste de função motora do comportamento para ser aplicado em crianças pré-termo e a termo de 32 semanas pós-concepcionais até a idade de 4 meses. • Avalia a qualidade de movimento, controle e alinhamento postural, equilíbrio e coordenação de acordo com sua evolução e habilidades funcionais. • A avaliação é composta de 27 itens pontuados com base na observação da atividade espontânea do bebê em presente ou ausente e mais 25 itens eliciados avaliados pelo examinador de acordo com um formato padronizado em uma escala de cinco ou seis pontos que descrevem comportamentos específicos a serem notados, variando de menos maduro a com resposta completa. • Os itens do teste enfatizam o desenvolvimento do controle de cabeça e tronco, o uso de técnicas de manuseio para emissão precoce de controle postural e a observação de comportamentos emitidos espontaneamente sem que haja estimulação do observador.

Fonte: adaptada de Vieira MEB, Ribeiro FV, Formiga CKMR. Principais instrumentos de avaliação do desenvolvimento da criança de zero a dois anos de idade. Revista Movimenta. 2009; 2(1):23-31.[7]

Durante a inspeção de crânio são observados aspectos como simetria, formato, proporção craniofacial, presença de abaulamentos e implantação de cabelos. À palpação avalia-se consistência óssea, junção das suturas, abaulamentos e fontanelas.[1,4]

O perímetro cefálico reflete o crescimento do cérebro até aproximadamente 36 meses de idade, devendo ser avaliado mensalmente até o final do primeiro ano de vida. É mensurado com uma fita métrica, passando-a pelo occipício e eminência frontal (Figura 34.1).[8]

Na Tabela 34.2 podem ser observados valores referentes à idade e ao aumento esperado do perímetro cefálico.

Deve-se ressaltar que a avaliação do perímetro cefálico deve levar em conta a estatura. Diz-se macrocefalia ou microcefalia quando o perímetro se encontra acima ou abaixo de dois desvios padrão da média esperada para a estatura observada, respectivamente.[1,4,8]

Quanto ao formato, a relação entre a distância da inserção superior da orelha à outra e da glabela ao occipício é igual a um. Alterações nessa relação podem ou não estar associadas ao fechamento precoce patológico das suturas cranianas.[1,4,8]

A fontanela anterior ou bregmática, em forma de losango, tem em média ao nascimento 2 centímetros, no sentido coronal, e 3 centímetros, no sagital. Até os 9 meses 50% e até um ano e meio 100% das crianças não mais a apresentam. A fontanela posterior ou lambdoide é triangular e está presente em 40% dos bebês a termo ao nascimento, mas não ultrapassa 1 centímetro em sua maior extensão, e o seu fechamento ocorre por volta do segundo mês de vida (Figura 34.2).[1,4,8]

Enfermagem em Neuropediatria

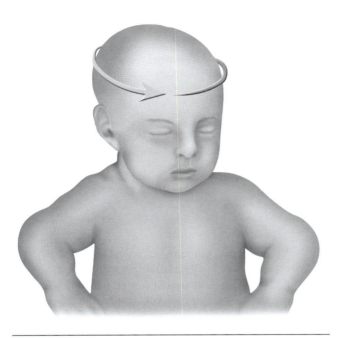

Figura 34.1 Mensuração do perímetro cefálico da criança.

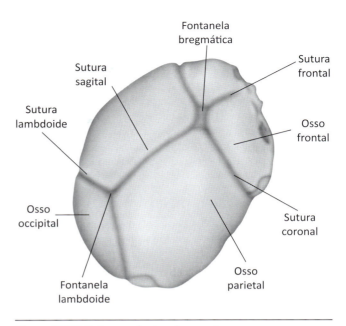

Figura 34.2 Suturas e fontanelas cranianas.

Tabela 34.2 Perímetro cefálico do indivíduo do nascimento aos 5 anos de idade.

Idade/fase	Perímetro cefálico estimado
Ao nascimento	Aproximadamente 35 centímetros; 2 centímetros maior que o perímetro torácico e 4 centímetros maior que o perímetro abdominal.
1º trimestre 2º trimestre	Aumento aproximado de 5 centímetros. Aumento aproximado de 5 centímetros.
Primeiro semestre de vida Aumento de aproximadamente 1,5 cm/mês.	
3º trimestre	Aumento aproximado de 2 centímetros.
4º trimestre	Aumento aproximado de 1 centímetros.
Segundo semestre de vida Aumento de aproximadamente 0,5 cm/mês	
1º ano de vida	Aumento de aproximadamente 10 centímetros.
20 anos seguintes ao 1º ano de vida	Aumento de mais 10 centímetros.
Até 4 a 5 anos	80 a 85% do crescimento cefálico.

Fonte: adaptado de Hockenberry MJ. The child with cerebral dysfunction. In: Hockenberry MJ, Wilson D. Wong's Essentials of pediatric nursing. 8th ed. Elsevier; 2009. p.974-1016.[8]

As suturas cranianas podem estar levemente sobrepostas ou separadas, dependendo do estado de hidratação do recém-nascido. No bebê a termo, acavalgamento de suturas pode ocorrer na primeira semana pós-nascimento, em função do amoldamento da cabeça no canal do parto. Após esse período, as suturas devem estar justapostas.[1,4,8]

A seguir são listados alguns outros dados de exame físico, importantes de serem observados na criança:

- Peso, altura ou estatura e sinais vitais.
- **Pele:** marcas de nascimento, *rushes*, implantação anormal de pelos e cabelos, cor, umidade, temperatura, textura, turgor, edema, lesões, unhas e pelos.
- **Face:** deformidade ou dimorfismo.
- **Orelhas:** implantação, formato, presença de conduto auditivo e alterações periauriculares.
- **Olhos:** forma, distância entre eles, simetria, movimentos, capacidade de acompanhar luz ou objeto, cor de conjuntivas e escleras, tamanho e cor das pupilas, brilho e transparência das córneas, aspecto das pálpebras e presença de secreções.
- **Boca:** aspecto e cor da mucosa, condição dos dentes, língua, papilas, manchas, lesões, visualização de palato mole, úvula, tonsila e presença de secreções.
- **Pescoço e coluna:** escoliose, cifose, defeito espinhal visível ou palpável, sinais meníngeos, mobilidade (ativa/passiva) e palpação da tireoide.
- **Tórax e pulmão:** frequência, ritmo, profundidade, esforço da respiração, deformidades, assimetria, áreas hipersensíveis, alterações e expansão respiratória, frêmito toracovocal, murmúrios vesiculares, respiratórios, ruídos adventícios – roncos, sibilos, ruídos de transmissão.

- **Cardiovascular:** pulso, pressão arterial, amplitude, sopros, frêmitos, pressão e pulso venoso jugular, frequência cardíaca, ritmo, ictus, bulhas, sopro, localização, intensidade e característica.
- **Abdome:** forma, simetria, cicatriz umbilical, hérnias/secreções, presença de movimentos peristálticos e abaulamentos.
- **Músculo esquelético:** amplitude dos movimentos, inflamação, edema de articulações, crepitação, deformidades, musculatura – força, tônus vascular periférico –, pulsos, sopros, perfusão, posição, proporcionalidade entre os segmentos, relevo muscular e aspecto das articulações.[1,4,8]

Avaliação dos pares de nervos cranianos

Os nervos cranianos, como os medulares, no recém-nascido a termo já estão mielinizados. Entretanto, as vias que os conectam ao tronco e córtex cerebral ou entre si estão, ainda, em fase variável de amadurecimento.[9]

Existem 12 pares de nervos cranianos, com núcleos originários do sistema nervoso central. A maioria nos nervos cranianos possui funções sensórias e motoras, embora alguns tenham funções exclusivamente motoras ou sensórias. Lesão direta ao nervo craniano ou às estruturas próximas a ele pode frequentemente ser determinada por meio da avaliação das funções do nervo.[9] Na Tabela 34.3 pode ser observado um resumo das funções de cada par de nervos cranianos e formas de testá-los em crianças e lactentes.

Avaliação motora

Postura

A avaliação motora de crianças em qualquer faixa etária deve ter início com a observação da postura e da movimentação espontânea da criança. A falta ou assimetria nos movimentos podem ser indicativas de alterações neurológicas.[4,6]

Tabela 34.3 Avaliação dos nervos cranianos.

Nervo craniano	Função	Teste Lactente	Teste Criança	Nível de consciência alterado	Significado clínico
I – Olfatório	Olfato	Lactentes geralmente reagem a odores fortes com movimentos generalizados. Geralmente não é avaliado em exames de rotina, uma vez que a resposta não pode ser considerada totalmente confiável.	Avaliar cada narina separadamente usando odores comuns. Uma narina deve ser ocluída e a criança deve tentar detectar o odor com a outra narina. O teste não é confiável em crianças pequenas.	Não testado	Lesão do nervo ou bulbo olfatório pode alterar ou resultar em perda do olfato.
II – Óptico	Visão	Iluminar com uma luz brilhante os olhos do recém-nascido e observar se ele pisca. Lactentes podem seguir com os olhos uma face ou objetos e brinquedos coloridos e brilhantes. Observar a capacidade de bebês mais velhos de pegar pequenos objetos dentro de objetos maiores.	A acuidade visual da criança é testada a partir do reconhecimento de objetos familiares a várias distâncias. Crianças maiores podem ser testadas com a tabela de Snellen. O exame oftalmoscópico deve ser realizado no final da avaliação.	Avaliar a resposta pupilar à luz	Qualquer alteração requer outras investigações. Lesão no quiasma óptico geralmente produz defeitos bilaterais, mas não iguais. Lesões atrás do quiasma produzem deficiências nos campos de visão. Lesão no olho e trato óptico produz defeitos visuais no campo de visão de um olho apenas. Papiledema pode indicar aumento da pressão intracraniana. Falha na constrição da pupila à luz pode indicar lesão do nervo óptico ou paralisia do oculomotor.

(Continua)

Tabela 34.3 Avaliação dos nervos cranianos. (Continuação)

Nervo craniano	Função	Teste Lactente	Teste Criança	Teste Nível de consciência alterado	Significado clínico
III – Oculomotor	Constrição da pupila, movimentos extraoculares e elevação da pálpebra superior	Avaliar a responsividade pupilar; ilumine cada olho com uma luz brilhante começando pelo canto externo do campo de visão. Avaliar a resposta consensual iluminando um olho e observando a constrição no outro. Avaliar a acomodação observando convergência e constrição ao iluminar do olho à ponta do nariz. Observar presença de ptose.	Idem ao lactente	Testados com a porção eferente das respostas oculocefálica e oculovestibular	A fixação binocular é usualmente presente aos 3 meses de idade. O nistagmo é normal em recém-nascido, se prematuros. Lesão no troclear pode causar diplopia e movimentos alterados voltados para baixo. Olhar desconjugado após os 6 meses de idade pode indicar cegueira. Olhar paralisado pode indicar lesão ou disfunção de várias áreas do cérebro.
IV – Troclear	Movimentação do olho para baixo e para dentro	Avaliar os seis campos de olhar; observar movimentação conjugada dos olhos quando uma luz brilhante é movida a partir da linha média dos olhos para cada uma das seis áreas do olhar.	Idem ao lactente		
V – Trigêmio	Núcleo motor: músculos da mastigação Núcleo sensório: inervação da face a partir de três ramos (oftálmico, maxilar e mandibular)	Testar a força dos músculos através da avaliação da sucção da criança. Testar reflexo de busca. Testar o reflexo corneano, tocando levemente a córnea com um fio de algodão. Observar se a criança pisca e se há lacrimejamento dos olhos.	Palpar os músculos temporal e masseter enquanto a criança está mastigando, avaliar força e simetria. Observar o movimento simétrico da mandíbula enquanto a criança fala, ri ou chora. Com a criança com os olhos fechados testar as três regiões da face para sensação. Testar a o reflexo corneano como no lactente.	Avaliar o reflexo corneano	Lesão do núcleo motor pode resultar em prejuízo para a mastigação. Lesão do núcleo sensório pode prejudicar a sensibilidade da face ou causar dor. Lágrimas não são usualmente presentes em crianças menores de 3 meses de idade. O uso de lentes de contato pode diminuir ou abolir o reflexo corneano.

(Continua)

Tabela 34.3 Avaliação dos nervos cranianos. *(Continuação)*

Nervo craniano	Função	Teste Lactente	Teste Criança	Teste Nível de consciência alterado	Significado clínico
VI – Abducente	Movimentação lateral do olho	Avaliar os seis campos do olhar; observar movimentação conjugada dos olhos quando uma luz brilhante é movida a partir da linha média dos olhos para cada uma das seis áreas do olhar.	Idem ao lactente	Testado com a porção eferente das respostas oculocefálica e oculovestibular.	Idem III e IV pares.
VII – Facial	Núcleo motor: inervação motora dos músculos da face e boca Núcleo sensório: paladar nos dois terços anteriores da língua	O tônus facial pode ser mais bem observado durante o choro ou riso. Os movimentos devem ser simétricos. Testar a discriminação de paladar não é possível.	A inervação motora da face pode ser testada pedindo que a criança faça caretas e observando o tônus facial enquanto ela chora ou sorri. Pedir à criança que encha a bochecha com ar. A sensação pode ser testada aplicando várias substâncias na porção anterior da língua.	Não testado	Lesão pode produzir enfraquecimento ou paralisia facial e perda do paladar na porção anterior da língua.
VIII – Vestibulococlear	Núcleo coclear: audição Núcleo vestibular: equilíbrio	A audição pode ser avaliada no recém-nascido testando o reflexo de piscar: um ruído alto próximo à criança vai fazê-la piscar. Lactentes maiores param de se movimentar quando escutam algum som ou movem a cabeça em direção ao som. A função vestibular não é rotineiramente testada.	A audição é testada usando uma variedade de tonalidades de sons. A função vestibular não é rotineiramente testada. Avaliar queixas de vertigem ou zumbido.	Testado com a porção aferente das respostas oculocefálica e oculovestibular	Danos no nervo podem provocar perda de audição, surdez, vertigem, zumbido, e nistagmo. Uma resposta normal à prova calórica na criança acordada é a presença de nistagmo, náuseas e/ou vômitos. A prova calórica na criança comatosa com danos no tronco cerebral não produz nenhuma resposta.

(Continua)

Tabela 34.3 Avaliação dos nervos cranianos. (Continuação)

Nervo craniano	Função	Teste Lactente	Teste Criança	Teste Nível de consciência alterado	Significado clínico
IX – Glossofaríngeo	Inervação sensória da faringe e terço posterior da língua	Avaliar em conjunto com o nervo vago. Estimular o reflexo de vômito tocando a porção posterior da língua. Observar choro estridente ou rouco.	Avaliar em conjunto com o nervo vago. Instruir a criança a dizer "aaah" e observar a movimentação do palato mole. O movimento deve ser para cima. Estimular o reflexo de vômito. Observar a deglutição e se não há dor ou asfixia. Observar excesso de salivação ou tosse.	Avaliar reflexo de vômito	Lesões no nervo podem provocar disfagia, disartria, sensibilidade prejudicada, salivação excessiva, estridor e alterações relacionadas ao sistema nervoso autônomo e nervo vago.
X – Vago	Núcleo sensório: inervação da laringe e faringe Núcleo motor: inervação do palato, faringe e funções parassimpáticas				
XI – Acessório	Inervação motora do músculo esternocleidomastoídeo e da porção superior do músculo trapézio	Observar a movimentação da cabeça para os lados.	Pedir que a criança erga os ombros contra uma pressão. Pedir que a criança gire a cabeça de um lado para o outro contra uma pressão. Observar a força e simetria.	Não testado	Fasciculação é ocasionalmente vista em doenças degenerativas. Danos a este nervo pode resultar em assimetria do ombro, força prejudicada e dificuldade de movimentação da cabeça de lado a lado.
XII – Hipoglosso	Inervação motora da língua	Observar a movimentação da língua e se há movimentos assimétricos ou atróficos.	Idem ao lactente	Não testado	Nos distúrbios piramidais, a língua pode ser espástica. Dano unilateral ao nervo ou núcleo pode causar desvio da língua em direção ao lado da lesão. Danos maiores ao nervo podem causar paralisia, fasciculações ou atrofia.

Fonte: adaptada de Vernon-Levett P. Intracranial dynamics. In: Moloney-Harmon PA, Curley MAQ, editors. Critical Care Nursing of Infants and Children. 2nd ed. Philadelphia PA: WB Saunders Co; 2001. p.323-67.[9]

A avaliação funcional de recém-nascidos e lactentes deve ocorrer no contexto do que é apropriado para a faixa etária. Por volta dos 6 anos de idade, o desempenho motor da criança já é completo, no entanto não se deve esperar alto grau de habilidade e facilidade na execução de movimentos mais elaborados.[4,6]

A postura deve ser avaliada nas crianças pequenas na posição sentada e supina, sendo acrescentada nas crianças maiores a avaliação com elas em pé.[1]

A postura normal de um recém-nascido pré-termo é de extensão de uma das extremidades enquanto a do neonato a termo é de flexão. Crianças mais novas, que estão começando a sentar, apresentam um desequilíbrio e queda para a frente, o que melhora com o amadurecimento.[4,6]

Em crianças mais velhas, há a tendência para uma postura lordótica enquanto em pé, o que também melhora com a maturidade. Nessa faixa etária não deve haver nenhuma assimetria, e a posição em pé e sentada deve ser ereta. Quando as crianças mais velhas são convidadas a manter os braços horizontalmente estendidos em frente do corpo com as mãos supinadas, é esperado que mantenham os braços de forma constante e simetricamente, uma vez que pronação e queda de um dos membros indicam comprometimento motor desse lado.[4,6]

Diversas outras posturas anormais podem também ser identificadas em crianças, estando relacionadas a processos neuropatológicos específicos, como postura de descerebração, decorticação e opistótono.[10]

Tônus muscular

O tônus muscular pode ser examinado a partir da manipulação passiva dos músculos pelo examinador. O tônus pode ser normal, aumentado (hipertonia) ou diminuído (hipotonia). A flacidez é a completa ausência de tônus e é sempre acompanhada de fraqueza quando não há uma paralisia total.[4,6]

Para a avaliação do tônus, a criança deve estar em repouso e não oferecer nenhuma resistência voluntária ou ajuda quando o examinador realiza os movimentos, o que nem sempre é possível fazer na criança pequena.[4,6]

Durante o desenvolvimento, o tônus muscular da criança altera consideravelmente. O tônus dos membros do prematuro diminui progressivamente enquanto há um aumento do tônus de flexão no recém-nascido a termo.[4,6]

O tônus no recém-nascido pode ser avaliado por meio de uma gama de testes de movimentos, como o grau de extensão das pernas, dorsiflexão dos pés a manobra do cachecol.[4,6]

Massa muscular e força

A massa muscular da criança deve ser avaliada por meio da inspeção e palpação. Devem ser observados o grau e distribuição da atrofia quando essa está presente, hipertrofia ou pseudo-hipertrofia dos músculos. A presença de atrofia sugere diminuição da inervação, particularmente se a atrofia é focal, enquanto a ausência do músculo geralmente é um distúrbio do desenvolvimento.[4,6]

A hipertrofia pode indicar aumento do crescimento do uso ou algum distúrbio muscular. É difícil avaliar a massa e força muscular em neonatos e lactentes em razão da grande quantidade de tecido adiposo nos membros, característica dessas faixas etárias. Nessas crianças a língua é o músculo mais fácil de ser avaliado.[4,6]

Em exames neurológicos de rotina a ênfase é dada em como as crianças utilizam grupos musculares para exercer suas atividades, como se levantar, caminhar, pular etc. Em bebês pequenos a força é estimada a partir da aplicação de um estímulo nóxico e da capacidade do bebê de retirá-lo ou se afastar dele. Assim como também a partir da capacidade de sustentar a cabeça em uma posição ventral ou quando a criança é mantida em posição sentada e tracionada para a frente.[4,6]

Crianças mais velhas podem ser avaliadas como os adultos, utilizando-se o teste muscular manual do *Medical Research Consil*, que consiste na avaliação manual da força muscular, com a seguinte graduação: 0 (sem contração); 1 (traços de contração); 2 (movimentos ativos, desde que com a eliminação da ação da gravidade); 3 (movimentos ativos contra a ação da gravidade); 4 (movimentos ativos contra a ação da gravidade e contra resistência); 5 (força normal). O grau 4 ainda é subdividido em 4+ (contraforte resistência); 4 (contramoderada resistência) e 4- (contrarresistência insignificante).[4,6]

Ainda, a observação das atividades da criança com o passar dos anos, por exemplo, sentar, arrastar, engatinhar, andar, pular, pode dar ao avaliador uma estimativa grosseira da força muscular.[4,6]

Coordenação motora

A coordenação se caracteriza pela integração harmoniosa de todos os elementos envolvidos na execução precisa e eficiente do movimento. Descoordenação é vista em distúrbios de controle motor piramidal e extrapiramidal, em anormalidades sensoriais e em distúrbios do cerebelo.[4,6]

O sistema responsável pela coordenação motora é constituído pela sensibilidade profunda (sensibilidade postural), pelo cerebelo, que preside a sinergia dos grupos musculares, e pelo sistema vestibular, que tem a função de equilíbrio.[4,6]

A ataxia é a incoordenação não relacionada a fraqueza, tônus alterado ou movimentos involuntários. Forma mais importante de ataxia, a ataxia cerebelar ocorre em razão dos distúrbios cerebelares e ou dos seus aferentes ou eferentes.[4,6]

A coordenação é testada pelo exame de velocidade, regularidade e precisão de movimentos. É difícil avaliar no lactente até que o controle voluntário tenha se desenvolvido o suficiente, como a capacidade de alcançar objetos (4-5 meses). Na criança maior é possível substituir o teste dedo-nariz pedindo que a criança toque um objeto, uma luz ou outro alvo interessante, ou então pedir à criança que toque várias partes do seu corpo, como o nariz.[4,6]

Movimentos anormais

Uma variedade de movimentos anormais pode ocorrer em crianças e menos frequentemente em lactentes. Os movimentos são geralmente involuntários e variáveis no padrão ou tempo de ocorrência. Esses movimentos incluem tremores, tiques, mioclonia e movimentos involuntários de coreia, hemibalismo, distonia e atetose.[4,6]

O avaliador deve observar se esses movimentos ocorrem em repouso, em posições sustentadas, por exemplo, com os braços estendidos, ou durante algum movimento específico. Efeito desses movimentos em atividades motoras finas também deve ser avaliado.[4,6]

Marcha

Antes de a criança começar a andar existe um período de transição do engatinhar para o andar com apoio que ocorre por volta dos 11 aos 13 meses de idade. Assimetria na marcha pode ser notada nesse estágio.[4,6]

A maioria das crianças por volta dos 5 anos de idade tem a capacidade de caminhar em linha reta colocando um pé em frente ao outro com o calcanhar do pé da frente tocando os dedos do pé de trás.[4,6]

Em crianças maiores, base, tamanho e velocidade dos passos, postura e movimento associado com o balançar dos braços devem ser notados, particularmente para a presença de assimetria. Diversos tipos de marcha são característicos de distúrbios neurológicos.[4,6]

Avaliação dos reflexos

A avaliação dos reflexos é muito importante no exame pediátrico, pois não requer respostas conscientes ou voluntárias e até mesmo cooperação. Nessa etapa do exame neurológico devem ser avaliados os reflexos primitivos do recém-nascido, assim como outros reflexos como os de estiramento, superficiais e patológicos.[4,6]

Os reflexos de estiramento muscular ou tendíneo profundo são evocados pela estimulação sensória de algumas partes do músculo pelo estiramento. Nesses reflexos há uma contração reflexa do músculo que é esticado, sendo eles facilmente verificados em neonatos e lactentes. Os reflexos são graduados de 0 a 4+, sendo 0 a ausência do reflexo; 2 o reflexo normal; 3 e 4 o reflexo hiper-reativo.[4,6]

Reflexos primitivos

O processo de desenvolvimento da criança aos poucos vai inibindo as atividades reflexas primitivas, passando por uma fase de transição e, por último, assumindo o comando voluntário dessas atividades, que somente permanecem em condições patológicas nos pacientes com lesão cerebral.[11]

A maturação do sistema nervoso permite, além da inibição da atividade reflexa primitiva presente no recém-nascido, o desenvolvimento das reações de retificação, de proteção e de equilíbrio, o desenvolvimento intelectual e das funções sensoriais de forma harmônica e integrada.[11]

Os reflexos primitivos são reações automáticas desencadeadas por estímulos que impressionam diversos receptores e que compartilham, com o resto do processo evolutivo, as características dinâmicas da maturação infantil.[11]

A pesquisa dos reflexos primitivos constitui-se numa ferramenta útil para verificar a integridade do sistema nervoso. Algumas manifestações reflexas primitivas desaparecem durante os seis primeiros meses de vida, reaparecendo no segundo semestre como atividade motora voluntária; outras devem desaparecer com a evolução normal do sistema nervoso e são observadas somente em condições patológicas.[11]

A seguir podem ser identificados reflexos primitivos do recém-nascido:

- **Reflexo de Moro:** resposta de abdução rápida seguida de extensão dos membros superiores com abertura das mãos e retorno dos braços a uma posição fletida semelhante a um abraço. Reflexo associado à capacidade de alerta, permite observar a tonicidade muscular e a simetria da resposta.
- **Reflexo tônico assimétrico do pescoço:** reflexo postural provocado pela extensão dos músculos do pescoço e caracterizado pela flexão do braço e por vezes do joelho contrários ao lado que a cabeça é girada.
- **Reflexo de preensão palmar:** resposta de flexão dos dedos quando é exercida pressão na palma da mão. Há uma sequência bem determinada dos dedos, com início no dedo médio, anelar e mínimo, seguidos do indicador e finalmente do polegar.
- **Reflexo de preensão plantar:** reflexo semelhante ao anterior ocorrendo nos pés.
- **Reflexo de marcha:** quando a criança é suportada na posição vertical e mantém contato dos pés com uma superfície, podem surgir movimentos alternados dos membros inferiores, com uma morfologia geral semelhante à marcha.
- **Reflexo de paraquedas:** extensão protetora dos braços quando o bebê, em suspensão ventral, é baixado rapidamente.
- **Reflexo de busca:** estimulação tátil peribucal produz uma orientação da boca para o lado do estímulo com elevação do lábio superior.
- **Reflexo de sucção:** desencadeado pelo contato da boca com objetos.
- **Reflexo de Babinsk:** estímulo no bordo interno do pé, de trás para a frente, com resposta de flexão ou extensão do dedo grande do pé ou de todos os dedos.[1,11]

Avaliação sensória

O sistema sensório inclui modalidades de dor, temperatura, tato, propriocepção, vibração e percepção e discriminação de estímulos sensórios complexos. Esse sistema também inclui sentidos especiais como olfato, visão, paladar e audição, os quais são avaliados durante a avaliação dos pares de nervos cranianos.[4,6]

A criança saudável por volta dos 5 aos 6 anos de idade está apta a cooperar com um exame sensório completo, uma vez que um exame refinado depende do julgamento subjetivo e qualitativo do paciente. Em recém-nascidos o exame é realizado a partir da avaliação da resposta à dor.[4,6]

Para crianças de qualquer idade a tentativa é determinar a localização da alteração sensorial e se ela tem um padrão segmental ou de distribuição neural ou nervosa.[4,6]

Em crianças maiores, a estimulação tátil é preferida à estimulação dolorosa principalmente durante o início do exame. Algumas crianças maiores são ainda capazes de reconhecer o estímulo vibratório.[4,6]

Testes de rastreamento com detecção e comparação da resposta sensória nos pés e nas mãos e a comparação entre respostas proximal e distal também podem ser realizados.[4,6]

A temperatura é medida pelas mesmas vias que a dor e quando necessário pode ser testada com tubos com água fria e quente aplicados brevemente sobre a pele para determinar se a criança consegue definir o que é frio e o que é calor.[4,6]

A sensibilidade tátil é testada com pedaços de algodão e papel. A criança deve manter os olhos fechados e responder onde o examinador encostou o algodão ou papel. A criança deve ser encorajada a participar desse teste como se fosse um jogo. Os testes devem ser realizados comparativamente entre extremidades distais e proximais, esquerda e direita e diferentes lados.[4,6]

A propriocepção não é facilmente testada em lactentes e crianças pequenas, não sendo usualmente avaliada. Ela é indiretamente testada em outros momentos do exame neurológico, por exemplo, no teste dedo-nariz realizado com o paciente com os olhos fechados.[4,6]

A Tabela 34.4 apresenta um resumo das principais aquisições, em termos de desenvolvimento, esperadas de acordo com faixa etária da criança.

A CRIANÇA GRAVEMENTE ENFERMA COM DISTÚRBIOS NEUROLÓGICOS

Uma série de doenças neurológicas congênitas ou adquiridas resulta em duas situações finais comuns: hipertensão intracraniana e isquemia (Tabela 34.5). A criança com nível de consciência alterado requer avaliação clínica frequente. Os padrões de resposta fisiopatológica e sua evolução fornecem informações preciosas sobre localização, extensão e progressão da lesão neurológica.[12]

Entre todas as variáveis, a avaliação de cinco delas é fundamental para a avaliação neurológica de crianças gravemente enfermas, sendo elas: nível de consciência, função motora, padrão respiratório, avaliação pupilar e movimentação dos olhos e sinais vitais.[9,12]

A avaliação deve ter início com a observação do nível de consciência. A função dos hemisférios cerebrais é determinada pela avaliação da função motora. Conforme a disfunção neurológica progride, alterações no padrão respiratório podem ocorrer. Em estágios mais tardios, com lesão do tronco cerebral, podem surgir alterações da resposta de alguns pares de nervos cranianos e sinais vitais.[9,12]

Tabela 34.4 Resumo das aquisições das crianças segundo desenvolvimento e faixa etária.

Recém-nascido a termo

- Atitude assimétrica com a cabeça lateralizada geralmente para a direita.
- Hipertonia flexora dos membros, hipotonia axial e hiper-reflexia profunda.
- Reflexos primitivos presentes: sucção, Moro, marcha reflexa, apoio plantar, reptação, preensão palmar e plantar e cocleopalpebral.
- Segue, com os olhos, objetos colocados a 30 centímetros dos olhos.
- Reage aos sons.
- Levanta brevemente a cabeça quando colocado em decúbito ventral.

Três meses

- Atitude simétrica.
- Início da hipotonia fisiológica.
- Reflexos primitivos presentes: sucção, Moro, mão-boca, preensão palmar, preensão plantar, cutâneo plantar extensor.
- Fixa o olhar, sorri reativamente, junta e olha para as próprias mãos, fica atento ao ouvir uma voz e usa vogais.
- Apoia-se sobre os membros superiores quando colocado em decúbito ventral.
- Firma o pescoço e movimenta a cabeça.

Quatro meses

- Sons guturais.
- A cabeça fica firme quando colocado sentado.
- Início de preensão palmar voluntária.

Seis meses

- Hipotonia fisiológica predominante e reflexos profundos semelhantes ao adulto.
- Reflexos primitivos presentes: preensão plantar e cutâneo plantar extensor.
- Senta com apoio (iniciando sem apoio), muda de decúbito, retira pano do rosto e apresenta preensão voluntária.
- Atende pelo nome, demonstra estranheza diante de desconhecidos, localiza o som lateralmente na altura dos ouvidos, usa vogais associadas a consoantes (lalação) e produz sílabas sem significado.
- Em decúbito ventral estende os membros superiores e eleva o tórax.

Nove meses

- Hipotonia fisiológica apresenta declínio.
- Reflexos primitivos presentes: preensão plantar e cutâneo plantar extensor em desparecimento.
- Senta sem apoio, engatinha e pode andar com apoio.
- Pega objetos em cada mão e usa a preensão manual de pinça superior.
- Localiza o som de forma indireta para cima e para baixo, produz sílabas com significado e recusa a aproximação de pessoas estranhas.

(Continua)

Tabela 34.4 Resumo das aquisições das crianças segundo desenvolvimento e faixa etária. *(Continuação)*

Doze meses

- Reflexos profundos semelhantes aos do adulto.
- Reflexos primitivos presentes: preensão plantar e cutâneo plantar extensor em desparecimento.
- Fica em pé com apoio e inicia a marcha sem apoio.
- Apresenta pinça superior individualizada.
- Localiza a fonte sonora direta para baixo e indireta para cima, usa palavras corretamente e produz jargão.

Dezoito meses

- Domina a posição em pé e sobe escadas seguro pela mão.
- Reflexos primitivos desaparecem.
- Usa a colher, anda sem ajuda, abre porta, chuta bola, constrói uma torre com três cubos, brinca imitando e aponta para o que quer.
- Localiza a fonte sonora direto para cima, é capaz de dizer em torno de dez palavras e constrói frases de duas palavras.
- Início do controle vesical diurno.

Dois anos

- Permanece em pé com os pés juntos de olhos abertos sem limite de tempo, sobe e desce escada sem alternar os pés e com apoio.
- Chuta bola sob comando, sobe e desce de uma cadeira e constrói uma torre com seis cubos.
- Dá nome a si mesmo, é capaz de dizer em torno de 50 palavras e construir frases de três palavras ou mais, associa ideias, imita trabalhos caseiros e faz rabiscos no papel.
- Controle vesical diurno em consolidação e início do controle vesical noturno e anal.

Três anos

- Permanece com os pés juntos e olhos abertos por 30 segundos, sobe e desce escada com os dois pés no mesmo degrau sem apoio.
- Constrói torres de nove a dez cubos, copia um traço vertical e faz prova dedo-nariz de olhos abertos, coloca os sapatos, não faz laço.
- Localiza fonte sonora direta para trás, pode apresentar dislalias por supressão e copia linha reta.
- Controle vesical diurno e anal consolidados, vesical noturno em consolidação.

Quatro anos

- Permanece com pés juntos e olhos fechados por 30 segundos, sobe e desce escada alternando os pés e sem apoio.
- Faz prova dedo-nariz com os olhos fechados e copia uma cruz, permanece 20 segundos com a boca aberta e 40 segundos com olhos fechados.
- Pode apresentar algumas reduções em encontros consonantais e dessonorizações, reconhece objetos familiares e denomina as cores preta e branca, usa plural, tem senso de humor e noção de perigo, lava as mãos e ajuda no banho.
- Vai sozinho ao vaso sanitário e controle vesical noturno em consolidação.
- Com 4 anos e meio compreende frio, cansaço, fome, perto, longe, em cima, embaixo e abotoa roupa.

Cinco anos

- Permanece com o calcanhar em contato com a ponta do outro pé e com os olhos abertos por 10 segundos, pula com o pé dominante uma distância de 5 metros e anda para a frente com o calcanhar em contato com a ponta do outro pé.
- Copia um círculo, um quadrado e toca a extremidade dos dedos com o polegar.
- Permanece 40 segundos com olhos fechados e a língua protusa.
- Conhece e nomeia todas as cores.
- Controle completo vesical e anal consolidados.

Seis anos

- Permanece com o calcanhar em contato com a ponta do outro pé de olhos fechados por 10 segundos, pula com o pé não dominante uma distância de 5 metros e anda para trás com o calcanhar em contato com a ponta do outro pé.
- Bate com o indicador na mesa e o pé no chão de um lado, alternando com o outro lado do corpo, flete os membros inferiores ao nível dos joelhos quando está em pé e é empurrado de diante para trás.
- Tem noção de direita e esquerda e reconhece os dedos, copia um quadrado, desenha homem com seis partes.
- Estereognosia.

(Continua)

Tabela 34.4 Resumo das aquisições das crianças segundo desenvolvimento e faixa etária. *(Continuação)*

Sete anos

- Permanece na ponta dos pés 30 segundos e em um pé só por 30 segundos, pula batendo palmas duas vezes enquanto está acima do solo.
- Faz movimentos alternados e sucessivos com as mãos (diadococinesia), copia um losango, passa do decúbito ventral à posição sentado sem apoio.
- Fixa olhar lateralmente por 30 segundos, conhece a direita e esquerda no examinador, tem noção de hora, dia, mês e ano, fornece o endereço completo, descreve o que vê, copia triângulo e inicia a cópia do losango, amarra o cordão do sapato, se veste sem ajuda, conta histórias.
- Eudiadococinesia.

Fonte: adaptado de Rotta NT, Pedroso FS. Desenvolvimento neurológico: avaliação evolutiva. Revista AMRIGS. 2004 jul-set; 48(3):175-9.[3]

Tabela 34.5 Principais acometimentos do sistema neurológico na infância

- Traumatismo cranioencefálico
- Tumores cerebrais
- Má-formação arteriovenosa
- Meningite bacteriana
- Encefalite
- Distúrbios convulsivos
- Convulsões febris
- Hidrocefalia
- Mielomeningocele
- Paralisia cerebral
- Quase afogamento
- Encefalopatia hipóxico-isquêmica
- Distúrbios neuromusculares
- Distúrbios musculoesqueléticos

Tabela 34.6 Escala de Resposta Pediátrica (AVDN)

A	Alerta	A criança está desperta, ativa e responde adequadamente aos pais e aos estímulos externos. A resposta adequada é baseada na resposta prevista para a idade da criança, local ou situação.
V	Voz	A criança responde somente quando os pais ou o profissional chamam seu nome ou falam alto.
D	Dor	A criança responde somente aos estímulos dolorosos, como um aperto no leito ungueal.
N	Não responsividade	A criança não responde a nenhum estímulo.

Fonte: Matsuno AK. Reconhecimento das situações de emergência: avaliação pediátrica. Medicina. 2012; 45(2):158-67.[13]

Nível de consciência

A consciência é descrita como o estado de reconhecimento de si e do ambiente. A avaliação do nível de consciência é importante e fundamental para o entendimento da função cortical superior, em que todos os achados neurológicos devem ser interpretados com base no estado de consciência e despertar ou alerta.[9,12]

Uma avaliação consistente e acurada do nível de consciência pode indicar se a condição da criança está melhorando, piorando ou permanecendo estática e ainda permite análise rápida dos componentes principais do sistema nervoso central: córtex cerebral e tronco encefálico.[9,12]

Para essa avaliação uma série de escalas tem sido desenvolvida, sendo as mais utilizadas a Escala de Resposta Pediátrica (AVDN) – Tabela 34.6 – e a Escala de Coma de Glasgow. A despeito de sua ampla aplicabilidade, essa escala tem seu uso limitado para crianças na fase não verbal. Por causa disso modificações têm sido realizadas para que os instrumentos sejam adaptados para crianças pequenas e lactentes, valorizando os achados referentes à resposta verbal (Tabela 34.7).[13]

A Escala de Coma de Glasgow modificada para crianças varia de 3 a 15 pontos baseados na melhor resposta observada em três categorias de estímulos: abertura ocular, resposta verbal e resposta motora, testados a princípio sempre com o estímulo menos nóxico, evoluindo para outros estímulos (verbal, tátil e por fim doloroso) caso a resposta não seja apresentada.[13]

O estímulo exato para o qual uma mínima resposta foi obtida deve ser documentado para que a progressão das lesões neurológicas possa ser facilmente identificada.[13]

Função motora

Além da melhor resposta motora, avaliada na Escala de Coma de Glasgow, a função motora também é avaliada em termos de simetria de resposta e presença de sinais patológicos.

Tabela 34.7 Escala de Coma de Glasgow modificada para crianças.

Medida	> 1 ano	< 1 ano	Escore
Abertura dos olhos	Espontaneamente	Espontaneamente	4
	Ao comando	Ao grito	3
	À dor	À dor	2
	Nenhuma resposta	Nenhuma resposta	1
Melhor resposta verbal	Orientada	Apropriada	5
	Desorientada	Palavras inapropriadas	4
	Palavras inapropriadas	Choro	3
	Sons incompreensíveis	Gemidos	2
	Nenhuma resposta	Nenhuma resposta	1
Melhor resposta motora	Obedece aos comandos	Localiza a dor	5
	Localiza a dor	Flexão à dor	4
	Flexão à dor	Extensão à dor	3
	Extensão à dor	Nenhuma resposta	2
	Nenhuma resposta		1
Escores Totais Normais	< 6 meses		12
	6 a 12 meses		12
	1 a 2 anos		13
	2 a 5 anos		14
	> 5 anos		14

Fonte: Matsuno AK. Reconhecimento das situações de emergência: avaliação pediátrica. Medicina. 2012; 45(2):158-67.[13]

Normalmente a postura é controlada pela interação entre centros inibitórios e excitatórios. Na criança em coma, pode haver perda de algum grau de controle cortical sobre a função motora, de forma que reflexos posturais primitivos emergem.[9]

Movimentos motores espontâneos podem ocorrer em uma criança inconsciente. A localização do estímulo representa o movimento de uma extremidade em direção ao lado oposto do corpo que recebe a estimulação. Na criança em coma a localização e o movimento espontâneo para retirada do estímulo são sinais prognósticos favoráveis.[10]

Em situações em que se observam lesão grave do córtex e substância subcortical branca com preservação do tronco cerebral pode emergir a postura de decorticação. Tipicamente, a postura de decorticação inclui a flexão dos membros superiores e extensão dos membros inferiores. Já a postura de descerebração, caracterizada pela extensão dos membros inferiores e superiores e rigidez, é manifestação de lesão do córtex e tronco encefálico no nível da ponte (Figura 34.3).[10]

Padrão respiratório

A alteração do padrão respiratório é um sinal precoce de disfunção neurológica. A respiração é regulada em dois centros respiratórios em diferentes níveis do cérebro, que podem produzir padrões respiratórios característicos indicativos da localização da lesão.[14] Os seguintes padrões respiratórios são os mais comumente identificados em crianças com lesão cerebral:

- **Respiração de Cheyne-Stokes:** caracteriza-se pela alternância de períodos de apneias com respirações rápidas e profundas.
- **Respiração de atáxica de Biot:** caracteriza-se por uma arritmia ventilatória havendo variação nos movimentos torácicos e volumes correntes (entre os períodos de apneias).
- **Respiração de Kussmaul:** caracteriza-se por amplitude e frequência respiratória elevadas.
- *Gasping*: caracterizado por altas amplitudes de curta duração com períodos de apneias subsequentes.
- **Hiperventilação neurogênica central:** caracterizada por um padrão de elevada frequência respiratória, com inspirações e expirações profundas.[15]

Avaliação pupilar

O tamanho da pupila e a reatividade pupilar são regulados pelo sistema nervoso autônomo e conexão aferente do II e III pares de nervos cranianos. O tamanho da pupila se altera quase continuamente por causa da interação das fibras simpáticas e parassimpáticas. A estimulação das fibras parassimpáticas causa a constrição da pupila (miose), enquanto a estimulação das fibras simpáticas causa a dilatação das pupilas (midríase).[8,9,12]

Devido ao fato de o cérebro conter áreas adjacentes que controlam a excitabilidade e a reatividade pupilar o teste de responsividade pupilar fornece informações valiosas a respeito da presença e localização de lesões cerebrais que levam ao coma.[8,9,12]

Ambas as pupilas devem ser observadas primariamente e o tamanho exato delas anotado. O tamanho usual varia entre 2 e 6 milímetros. O tamanho das pupilas se altera com a idade, sendo menor durante a infância e maior na adolescência.[8,9,12]

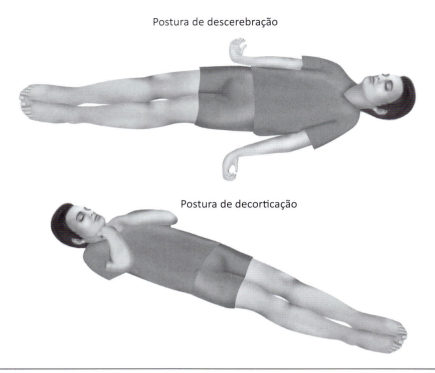

Figura 34.3 Posturas de descerebração e decorticação.

A maioria das crianças apresenta pupilas de tamanho igual, mas até 1 milímetro de discrepância entre as pupilas (anisocoria) pode ser normal. Pupilas extremamente pequenas e puntiformes podem indicar efeitos de opioides, hemorragia pontina, encefalopatia metabólica e compressão do tronco.[8,9,12]

Pupilas amplamente dilatadas e irresponsivas resultam comumente da compressão do nervo oculomotor associada muitas vezes a herniação transtentorial ou lesão na área do núcleo Edinger Westphal.[8,9,12]

Outras causas de pupilas midriáticas e sem reação à luz incluem hipotermia grave, anoxia, isquemia e ingestão de substâncias como a atropina.[8,9,12]

Após observar o tamanho e a simetria das pupilas, a reatividade da pupila, direta e consensual, deve ser testada.[8,9,12]

Movimento ocular

O movimento dos olhos é controlado por centros hemisféricos cerebrais voluntários e involuntários. Essas áreas interagem com o III, IV e VI pares de nervos cranianos que inervam os músculos extraoculares e controlam os movimentos dos olhos. Normalmente os olhos se movimentam em conjunto. Movimentos anormais dos olhos incluem nistagmo, movimento desconjugado dos olhos e paralisia extraocular.[8,9,12]

- **Reflexo oculocefálico**: em crianças comatosas, a integridade do tronco encefálico pode também ser avaliada pelo teste de resposta oculocefálico ou Manobra de Olhos de Boneca. Essa manobra determina a integridade do III, VI e VIII pares de nervos cranianos e somente pode ser realizada em pacientes inconscientes ou em crianças com menos de 2 meses de idade.[8,9,12] Esse teste é realizado em pacientes que não possuem lesão cervical, girando energicamente a cabeça de um lado a outro. Na ausência de lesão os olhos vão se desviar para o lado oposto ao qual a cabeça está sendo virada e lentamente retorna para a direção que a cabeça está virada. Na vigência de lesões os olhos do paciente permanecem fixos ou posicionados em linha média.[8,9,12]
- **Reflexo oculovestibular**: pode ser utilizado para avaliação da integridade do cérebro. Esse teste é realizado posicionando o paciente com decúbito elevado a 30 °C e após confirmação de que a membrana timpânica está intacta e de que não há cera no canal timpânico. O reflexo é evocado pela injeção de água a aproximadamente 30 °C no canal auditivo externo. No paciente inconsciente, mas sem lesão neurológica, há um movimento conjugado e lento dos olhos em direção ao estímulo seguido por rápido retorno à linha média. Pacientes com lesões em tronco encefálico não reagem ao estímulo e os olhos permanecem fixos em linha média.[8,9,12]

Sinais vitais

Alterações em sinais vitais indicativos de lesão cerebral ocorrem antes da parada cardiorrespiratória. A principal alteração, denominada tríade de Cushing inclui os clássicos sinais de aumento da pressão sistólica, bradipneia e bradicardia.[8,9,12]

ASPECTOS RELEVANTES DO CUIDADO À CRIANÇA GRAVEMENTE ENFERMA COM DISTÚRBIOS NEUROLÓGICOS

A atuação do enfermeiro no cuidado de uma criança gravemente enferma com lesões cerebrais deve estar direcionada para a detecção precoce de alterações hemodinâmicas e neurológicas. Além da instalação de medidas preventivas que objetivam o controle do edema cerebral e da hipertensão intracraniana, é necessária a utilização de medidas que reduzam o risco de ocorrência de sequelas comumente observadas nessas crianças.

Monitoração da pressão intracraniana

Hipertensão intracraniana é o termo utilizado para definir a elevação sustentada da pressão intracraniana. Nenhum valor isolado define a hipertensão intracraniana para todos os pacientes, mas ele sabidamente tem relação com a idade da criança (Tabela 34.8).[12]

Tabela 34.8 Valores normais de pressão intracraniana em crianças

Faixa etária	Valor normal de pressão intracraniana (mmHg)
Recém-nascido	0,7-1,5
Lactentes	1,5-6,0
Escolares	3,0-7,5
Adolescentes	Até 10

Fonte: Vernon-Levett P. Neurological critical care problems. In: Moloney-Harmon PA, Curley MAQ, editors. Critical Care Nursing of Infants and Children. 2nd ed. Philadelphia PA: WB Saunders Co; 2001. p. 695-729.[12]

A hipertensão intracraniana não é uma doença por si só, mas sim um desfecho comum final para um grupo diverso de condições neuropatológicas que elevam a pressão intracraniana.

Essas condições podem ser amplamente classificadas em quatro grupos: condições que (1) aumentam o volume de sangue, (2) aumentam o volume do parênquima cerebral, (3) aumentam a quantidade do líquido cefalorraquidiano ou (4) aumento dos três anteriores.[9]

Os três componentes contidos na caixa craniana (parênquima cerebral, sangue e liquor) devem se manter em equilíbrio. Se houver qualquer alteração no volume de um deles, deve haver uma alteração recíproca nos outros para garantir esse equilíbrio.[9]

Devido ao fato de o crânio da criança não ser totalmente rígido até o fechamento das fontanelas e fusão completa das suturas cranianas, até aproximadamente 3 anos de idade, pequenos aumentos no volume intracraniano são acomodados pelo aumento do perímetro cefálico, contudo rápidos e extensos aumentos no volume intracraniano sobrecarregam esse mecanismos adaptativo.[9]

A caixa craniana não rígida de crianças pequenas tende a fazer com que os sinais e sintomas da hipertensão intracraniana sejam menos notáveis, exigindo do enfermeiro maior astúcia para detectar súbitas alterações na condição neurológica da criança.[9]

O aumento descontrolado da pressão intracraniana eventualmente provoca distorção e herniação do parênquima cerebral, tão bem como redução local ou generalizada do fluxo sanguíneo cerebral.[9]

O fluxo sanguíneo cerebral varia conforme a idade, sendo menor em recém-nascidos e maior em crianças e adolescentes (Tabela 34.9).

Tabela 34.9 Fluxo sanguíneo cerebral em crianças.

Faixa etária	Fluxo sanguíneo cerebral (ml/100 g/min)
Recém-nascido prematuro	12
Recém-nascido a termo	23-40
6 meses a 3 anos	90
3 a 12 anos	100

Fonte: Rath GP, Dash HH. Anaesthesia for neurosurgical procedures in paediatric patients. Indian Journal of Anaesthesia. 2012; 56(5):502-10. DOI 10.4103/0019-5049.103979.[16]

O aumento grave e prolongado da pressão intracraniana pode causar uma redução letal do fluxo sanguíneo cerebral. O aumento progressivo do volume intracraniano pode causar obstrução das vilosidades subaracnóideas, impedindo a forma primária de dissipação da pressão. Adicionalmente, o aumento da pressão intracraniana pode diminuir o retorno venoso e provocar hipertensão arterial compensatória. Como consequência a pressão capilar aumenta, predispondo a um edema cerebral.[9]

Um dos principais determinantes do fluxo sanguíneo cerebral é a pressão de perfusão cerebral, que representa a diferença entre a pressão arterial média e a pressão intracraniana. A pressão de perfusão cerebral normal em crianças não é bem conhecida, mas é postulado que uma pressão de perfusão cerebral maior que 50 mmHg seja necessária para uma adequada perfusão cerebral. Valores menores que 40 mmHg decorrentes de hipertensão intracraniana ou hipotensão arterial representam um ponto de corte entre a sobrevivência com boa qualidade e resultados ruins.[9,17]

Dessa forma, a monitorização da pressão intracraniana traz diversos benefícios clínicos. Ela auxilia na detecção precoce de comprometimentos da pressão de perfusão cerebral previamente ao aparecimento de alterações no exame neurológico. E ainda permite avaliar a efetividade da terapêutica e de intervenções implementadas, gerando dados prognósticos da condição clínica da criança.[17]

Uma série de sistemas pode ser utilizada para a monitorização da pressão intracraniana. Embora muito avanço tecnológico tenha sido obtido nos últimos anos, todo sistema de monitorização tem vantagens e desvantagens. O sistema ideal de monitorização intracraniana deve ser acurado, confiável, livre de complicações e o menos oneroso possível.[17]

Cateteres de monitorização intracraniana podem apresentar problemas técnicos e causar algumas complicações ao paciente, das quais se destacam a infecção e a hemorragia intraparenquimatosa. Embora a morbimortalidade em longo prazo seja uma complicação rara, o aumento dos custos pode ser relacionado com a necessidade de troca do dispositivo e até mesmo terapêuticas adicionais.[17]

As intervenções de enfermagem para crianças que necessitam de monitorização intracraniana devem estar direcionadas a:

- Manutenção da operacionalidade e integridade do sistema.
- Garantia da acurácia dos dados.
- Prevenção de iatrogenias.
- Cuidados respiratórios.

Para evitar vasodilatação cerebral, hipercapnia e hipoxemia devem ser rapidamente corrigidas. Intervenções de enfermagem para esse fim incluem manutenção da perviabilidade e cuidadosa e criteriosa aspiração das vias aéreas.

Embora exista considerável variação na resposta da criança à aspiração da cânula traqueal, a aspiração de rotina aumenta a pressão intracraniana presumidamente em virtude da estimulação traqueal e da alteração dos gases sanguíneos. Dessa forma, a aspiração deve ser reservada para situações documentadas de acúmulo de secreção nas vias aéreas e realizada de acordo com a resposta da criança à intervenção.

De maneira geral o procedimento deve ser realizado por dois profissionais e precedido de pré-oxigenação e limitação do tempo de aspiração menor do que 10 segundos. Após a aspiração a criança deve ser mantida sem nenhuma manipulação por no mínimo 2 minutos para permitir que a pressão intracraniana, a pressão arterial média e a pressão de perfusão cerebral retornem aos valores basais.[8,12]

A avaliação sistemática das condições respiratórias da criança permite a detecção precoce de deterioração da oxigenação e ventilação. Frequência respiratória, profundidade e padrão devem ser regulares. Os murmúrios vesiculares devem ser audíveis bilateralmente sem ruídos adventícios. Monitorização adicional inclui o uso de oximetria de pulso, capnografia e gasometria arterial.[8,12]

Nutrição e hidratação

Algumas lesões traumáticas podem provocar uma resposta hipermetabólica, resultando em balanço nitrogenado negativo e perda de massa corpórea. Dessa forma, a partir do momento que a criança estiver estabilizada clinicamente, deve-se avaliar a possibilidade da introdução de dieta enteral, com atenção especial a prevenção de acúmulo de resíduo gástrico, manutenção de hidratação adequada e prevenção de constipação.[8,12]

Distúrbios hidroeletrolíticos podem ocorrer por causa do volume utilizado para reanimação, uso de diuréticos, agentes hiperosmóticos e alterações na secreção de hormônios. O balanço hídrico deve ser realizado e monitorado, assim como débito urinário, níveis de eletrólitos, osmolaridade sérica e densidade urinária.[8,12]

Controle do metabolismo cerebral

Lesões do sistema nervoso central são sensíveis à variação de temperatura. A hipotermia tem efeito protetivo e a hipertermia pode potencializar lesões cerebrais traumáticas e isquêmicas, assim a temperatura da criança deve ser monitorizada frequentemente, e normotermia ou hipotermia leve (aproximadamente 36,0 ºC) deve ser mantida.[8,12]

Na vigência de hipertermia, a causa deve ser investigada e tratada rigorosamente.

Convulsões podem ocorrer em crianças com alterações neurológicas. Essas complicações aumentam significativamente o metabolismo cerebral causando um desequilíbrio entre demanda e suporte metabólico cerebral. Na vigência de crises convulsivas atenção especial deve ser dada a ventilação e oxigenação e também para a manutenção de terapia anticonvulsivante.[8,12]

Estimulação nóxica

Muitas intervenções rotineiras de enfermagem, implementadas para crianças gravemente enfermas, podem ser desagradáveis e dolorosas, podendo causar elevação da pressão intracraniana. Procedimentos que causam dor devem ser minimizados, e a dor e os estressores ambientais como ruídos, iluminação e mobilização excessiva da criança devem ser controlados e evitados.[8,12]

Quando os eventos nóxicos não podem ser evitados, medidas terapêuticas para o seu alívio devem ser empregadas. O planejamento das intervenções de enfermagem deve ser realizado de maneira individualizada e determinado de acordo com a tolerância e resposta de cada criança.[8,12]

Riscos e benefícios devem ser determinados para cada intervenção, principalmente em crianças com hipertensão intracraniana; assim, para aquelas que não toleram múltiplos cuidados, as intervenções de enfermagem devem ser mantidas para cuidados essenciais, excluindo-se aqueles considerados menos críticos.[8,12]

A dor tem efeito deletério em crianças com hipertensão intracraniana. A avaliação da dor nessas situações é frequentemente realizada por meio da observação de alterações fisiológicas que podem emergir em resposta a ela e aplicação de escalas validadas para a população em questão. O alívio da dor em crianças gravemente enfermas e inconscientes é desafiador, uma vez que uma série de analgésicos utilizados pode diminuir a pressão arterial média e consequentemente a pressão de perfusão cerebral.[8,12]

Posicionamento e exercícios

O posicionamento da criança apresenta impacto importante sobre a pressão intracraniana, uma vez que pode alterar o retorno venoso oriundo do crânio.[8,12]

Dessa forma, a cabeça da criança deve ser mantida em posição mediana e neutra, com alinhamento mentoesternal, evitando flexão dos ombros e pescoço. No lactente, a utilização de coxins infraescapulares pode ser necessária para que a cabeça fique inclinada para trás em uma posição neutra.[8,12]

O decúbito do leito deve permanecer elevado entre 15º e 30º, contudo cabeceiras muito elevadas são contraindicadas em razão da possibilidade de comprometerem a pressão de perfusão cerebral e o fluxo sanguíneo cerebral. Esse risco é mais iminente a pacientes hipovolêmicos ou hipotensos.[8,12]

Devido ao fato de ainda existir na literatura controvérsias quanto ao grau ideal de elevação da cabeceira da cama, que mais beneficiaria a criança com distúrbios neurológicos, recomenda-se que a elevação seja determinada individualmente enquanto se monitoriza a pressão intracraniana e a pressão de perfusão cerebral.[8,12]

Ressalta-se, ainda, que aumento das pressões intra-abdominal e intratorácica também pode diminuir o retorno venoso. Assim, atenção especial deve ser dada a descompressão gástrica e prevenção de tosse, vômito, soluço e manobra de Valsava.[8,12]

Atividade muscular isométrica deve ser evitada e esta substituída por mobilização passiva. Qualquer procedimento que requeira o uso da posição de Trendelenburg também deve ser evitado.[8,12]

Apoio à família

Os familiares de crianças com graves distúrbios neurológicos necessitam de apoio multidisciplinar. Na terapia intensiva existem três maiores fontes geradoras de estresse às famílias, sendo elas o ambiente, variáveis situacionais e características pessoais.[18]

O modo como a família lida com a hospitalização da criança depende de muitas variáveis, como idade, nível de desenvolvimento da criança, gravidade da doença e rede de apoio e dinâmica familiar.[18]

É inerente à prática de enfermagem em terapia intensiva pediátrica ajudar as famílias a suportar a estressante e imprevisível experiência de ter um filho com uma doença grave. Nesse contexto, a prática de enfermagem é essencial para que as famílias continuem a funcionar em papéis de importância vital, que são terapêuticos para eles e suas crianças gravemente doentes.[18]

Alguns fatores podem comprometer o atendimento dessas famílias, por exemplo, a lacuna que ainda existe no conhecimento e habilidade dos enfermeiros no lidar com as famílias, a falta de clareza sobre suas responsabilidades no cuidado da família e o apoio insuficiente ou para a tarefa emocionalmente difícil inerente ao cuidado com as famílias.[18]

As intervenções de enfermagem destinam-se a minimizar o estresse dos pais e podem ser divididas em três categorias principais: aquelas que nutrem um ambiente de confiança entre pais, crianças e equipe; aquelas que estabelecem padrões eficazes de comunicação; e aquelas que limitam a impotência dos pais por promover uma relação parental, por meio da visitação e participação em atividades de cuidado.[18]

■ REFERÊNCIAS BIBLIOGRÁFICAS

1. Funayama C. Exame neurológico em crianças. Ribeirão Preto: Medicina, 1996. p.32-43.
2. Haslem RHA. Avaliação neurológica. In: Behrman RE, Kliegman RM, Jenson HB. Nelson Tratado de Pediatria. 16.edição. Rio de Janeiro: Guanabara Koogan, 2002. p.1765-75.
3. Rotta NT, Pedroso FS. Desenvolvimento neurológico: avaliação evolutiva. Porto Alegre: Revista AMRIGS, 2004. p.175-9.
4. Logan WJ. Neurological Examination In Infancy And Childhood. [Internet] [Acesso em 2016 sept 10]. Disponível em: http://www.macpeds.com/documents/ThePediatricNeurologicalExamChapterbyWLogan.pdf
5. Magalhães L. Avaliação do desenvolvimento neuropsicomotor. [Internet] [Acesso em 2016 sept 09]. Disponível em: http://wp.ufpel.edu.br/pediatria/files/2010/08/avaliacao--do-dnpm.pdf
6. Exame neurológico. [Internet] [Acesso em 2016 sept 09]. Disponível em: http://www.sbn.com.br/upload/Exame--neurologico.pdf
7. Vieira MEB, Ribeiro FV, Formiga CKMR. Principais instrumentos de avaliação do desenvolvimento da criança de zero a dois anos de idade. Rev Mov. 2009;2(1):23-31.
8. Hockenberry MJ. The child with cerebral dysfunction. In: Hockenberry Mj, Wilson D. Wong's Essentials of pediatric nursing. 8.ed. Rio de Janeiro: Elsevier, 2009. p.974-1016.
9. Vernon-Levett P. Intracranial dynamics. In: Moloney-Harmon PA, Curley MAQ. Critical Care Nursing of Infants and Children. 2.ed. Philadelphia: WB Saunders Co; 2001. p.323-67.
10. Mayer VNK. Posturas patológicas nas lesões do sistema nervoso central. [Internet] [Acesso em 2016 sept 10]. Disponível em: http://www.ebah.com.br/content/ABAAAg-sgAE/posturas-patologicas-nas-lesoes-sistema-nervoso-central
11. Olhweiler L, da Silva AR, Rotta NT. Estudo dos reflexos primitivos em pacientes recém-nascidos pré-termo normais no primeiro ano de vida. Arq Neuropsiquiatr. 2005;63(2-A):294-7.
12. Vernon-Levett P. Neurological critical care problems. In: Moloney-Harmon PA, Curley MAQ. Critical Care Nursing of Infants and Children. 2.ed. Philadelphia: WB Saunders Co, 2001. p.695-729.
13. Matsuno AK. Reconhecimento das situações de emergência: avaliação pediátrica. Medicina (Ribeirão Preto). 2012;45(2):158-67.
14. Murphy S. Pediatric neurocritical care. Neurotherapeutics. 2012;9:3–16.
15. Martinez JAB, Pádua AI, Terra Filho J. Dispnéia. Medicina (Ribeirão Preto). 2004;37:199-207.
16. Rath GP, Dash HH. Anaesthesia for neurosurgical procedures in paediatric patients. Indian J Anaesth. 2012;56(5):502-10.

17. Guerguerian AM, Lo TYM, Hutchison J. Clinical management and functional neuromonitoring in traumatic brain injury in children. Curr Opin Pediatr. 2009;21:737–44.

18. Curley MAQ, Meyr EC. Caring practices: the impact of the critical care experience on the family. In: Moloney-Harmon PA, Curley MAQ. Critical Care Nursing of Infants and Children. 2.ed. Philadelphia: WB Saunders Co, 2001. p.695-729.

Seção 15

Interfaces Multiprofissionais

capítulo 35

Patrícia Stanich
Driely Christini Costa de Oliveira
Fernanda Sayuri Nagamatsu Nakao

Abordagem Nutricional

■ INTRODUÇÃO

Doenças neurológicas são aquelas que acometem o sistema nervoso central (SNC) e/ou periférico (SNP). Isso implica que as lesões do sistema nervoso podem determinar disfunções localizadas. Em alguns cenários clínicos, a gravidade e a irreversibilidade, somadas à alta complexidade no processo de reabilitação, podem acarretar alterações no estilo de vida do paciente e de seus cuidadores. As alterações neurológicas decorrentes de lesões do sistema nervoso corroboram com o estado nutricional de acordo com a localização atingida, muitas vezes comprometendo capacidades físicas e cognitivas necessárias para uma nutrição apropriada. Neste capítulo daremos ênfase às disfunções neurológicas com implicações nutricionais.

■ CLASSIFICAÇÃO NUTRICIONAL DA DOENÇA NEUROLÓGICA

As questões nutricionais associadas à doença neurológica classificam-se em dois tipos. O primeiro tipo é a doença neurológica decorrente de deficiência ou excesso de nutrientes específicos.

Frequentemente, as doenças do sistema nervoso com etiologia nutricional são atribuídas ao alcoolismo, à desnutrição e à má absorção. Embora muitas disfunções neurológicas ocorram secundariamente à deficiência de uma ou várias vitaminas (Tabela 35.1), outras doenças do sistema nervoso podem ser atribuídas a excesso dietético (Tabela 35.2).

A segunda categoria de doenças neurológicas consideradas de etiologia não nutricional, porém com enfoque dietoterápico específico, é parte do tratamento clínico, independentemente da origem do processo patológico. Como exemplo, citamos esclerose múltipla, miastenia grave, esclerose lateral amiotrófica, acidente vascular cerebral, entre outras.

Tabela 35.1 Síndromes neurológicas atribuídas à deficiência nutricional

Local	Nome
Encéfalo	• Hipocalcemia, tetania, convulsões • Retardo mental • Cretinismo (deficiência de iodo) • Síndrome de Wernicke-Korsakoff (tiamina)
Corpo caloso	• Doença de Marchiafava-Bignami
Nervo óptico	• Neuropatia óptica por deficiência nutricional
Tronco cerebral	• Mielinólise pontina central
Cerebelo	• Degeneração cerebelar alcoólica • Deficiência de vitamina E
Medula espinhal	• Doença sistêmica combinada (deficiência de B12) • Paraparesia espástica tropical
Nervos periféricos	• Beribéri (tiamina), pelagra (ácido nicotínico) • Tetania (deficiência de vitamina D)
Músculo	• Miopatia da osteomalacia

Tabela 35.2 Síndromes neurológicas atribuídas ao excesso nutricional

Síndrome	Condição	Agente
Hipertensão intracraniana	Automedicação	Vitamina A
Encefalopatia	Fenilcetonúria Encefalopatia hepática Coma cetótico no diabetes	Fenilalanina Proteínas Glicose
Acidente vascular cerebral	Hiperlipidemia	Lipídios
Neuropatia periférica	Hipercondríase	Piridoxina

■ TERAPIA NUTRICIONAL

O tratamento nutricional de pacientes com doenças neurológicas é complexo. Geralmente, alterações neurológicas graves podem comprometer os mecanismos e as capacidades cognitivas necessários à adequada nutrição. Não apenas provocam disfagia em muitos desses pacientes, mas também comprometem a capacidade de obtenção, preparação e ingestão dos alimentos. Como consequências, pacientes neurológicos são suscetíveis à depleção do estado nutricional.

As primeiras etapas do tratamento nutricional são o reconhecimento precoce dos sinais e sintomas, adoção de um plano dietoterápico que vise atingir as necessidades nutricionais do indivíduo, além de prestar orientação nutricional ao paciente e cuidadores.

■ AVALIAÇÃO DO ESTADO NUTRICIONAL

A avaliação do estado nutricional deve preceder qualquer conduta adotada ao paciente neurológico. Essa avaliação inclui história clínica, triagem nutricional, anamnese alimentar, exame físico, aferição de medidas antropométricas e dados bioquímicos.

A triagem nutricional foi criada para detectar precocemente pacientes em risco, ou seja, que necessitam de intervenção nutricional. Os instrumentos utilizados devem ser de uso rápido, contendo questões simples, de fácil execução, onde se permita destacar sinais do quadro nutricional do individuo avaliado. Sugerindo, também, possíveis intervenções que podem ser aplicadas por qualquer membro da equipe multidisciplinar de terapia nutricional ou profissional da saúde, previamente treinado. Os principais instrumentos de triagens encontram-se na Tabela 35.3.

O paciente identificado com risco nutricional deve ser encaminhado para avaliação do estado nutricional, planejamento e início da terapia nutricional. A realização da triagem em pacientes hospitalizados deve ser de até 72 horas após a admissão para detecção do risco nutricional.

A anamnese compreende a coleta de dados da história alimentar como preferências, aversões, modificações recentes no padrão, fracionamento da dieta, além da ingestão de alimentos. É realizada por meio dos inquéritos dietéticos, que são métodos investigativos que possibilitam obter informações qualitativas e/ou quantitativas sobre o consumo alimentar do indivíduo avaliado. Esses métodos podem ser classificados como retrospectivos, que incluem o recordatório de 24 horas e o questionário de frequência alimentar ou prospectivo, como é o caso do registro alimentar estimado ou pesado.

O exame físico, combinado com outros componentes da avaliação nutricional, oferece uma perspectiva única da evolução do estado nutricional, e é um método clínico utilizado para detectar sinais e sintomas associados à deficiência ou piora funcional. Os sinais físicos, locais anatômicos e suas interpretações estão listados na Tabela 35.4.

A antropometria envolve a obtenção de medidas físicas do indivíduo, comparação com padrões de referência, para a mensuração da massa corporal total. Em geral as medidas utilizadas são: peso (kg), altura (cm), circunferências (cm) e dobras cutâneas (mm).

Com as medidas de peso e altura, calcula-se o índice antropométrico, de massa corpórea (IMC), usando a seguinte equação:

$$IMC = \frac{peso\ (kg)}{Altura\ (m)^2}$$

Valores entre 18,99 e 24,99 kg/m² são considerações normais e estão associados ao menor índice de morbidade e mortalidade. A obesidade é categorizada pelo IMC em três graus: grau I (25,0 a 29,9 kg/m²), grau II (30 a 40 kg/m²) e grau III (acima de 40 kg/m²). Os valores de IMC aumentam com a idade; por isso, diretrizes específicas de IMC têm sido sugeridas para o uso em idosos.

Se informações mais completas sobre a composição corporal forem necessárias, dados adicionais podem ser

Tabela 35.3 Instrumentos de triagem nutricional

Instrumento de triagem	Autor/Ano	Público-alvo	Aplicabilidade
MUST (Malnutrition Universal Screening Tool)	Malnutrition Advisory Group of the British Association for Parenteral and Enteral Nutrition, 2003	Adultos	Comunidade e âmbito hospitalar
NRS-2002 (Nutritional Risk Screening)	Kondrup et al., 2002	Adultos	Âmbito hospitalar
MAN (Mini Avaliação Nutricional)	Centro de Medicina Interna e Geriatria Clínica (France), Programa de Nutrição Clínica da Universidade do Novo México (USA), Centro de Pesquisa da Nestlé (Suíça),1996	Idosos	Domicílio, casas de repouso e hospitais
ASG (Avaliação Subjetiva Global)	Baker et al.,1987	Adultos	Âmbito hospitalar

obtidos. Esses dados incluem medidas de dobras cutâneas e circunferências, como citados anteriormente. A medida da espessura da dobra cutânea é um meio de avaliar a quantidade de gordura corpórea do indivíduo. As mais utilizadas são a dobra cutânea do tríceps, do bíceps, subescapular e suprailíaca. Com a medida das circunferências (braço, quadril e panturrilha), pode-se determinar a quantidade de massa magra corporal.

Existem outros métodos mais sofisticados para avaliação do estado nutricional, como bioimpedância elétrica e densitometria óssea, muito pouco utilizados na prática clínica, uma vez que os métodos requerem tecnologia avançada e não se aplicam, muitas vezes, às condições clínicas do paciente.

Os dados bioquímicos também compõem a avaliação nutricional. Quando comparados aos sinais clínicos, o es-

Tabela 35.4 Apresentação dos sinais físicos relacionados à desnutrição e à carência de nutrientes.

Local anatômico	Sinais	Deficiência ou doença
Cabeça e pescoço	Consumo da musculatura temporal Consumo da musculatura infra e supraclavicular Consumo da musculatura do pescoço	Consumo de massa magra
	Perda da bola gordurosa de Bichart	Consumo de gordura
Cabelos	Perda do brilho natural, seco, fino, esparso, quebradiço, alopecia (regiões sem cabelo), queda de cabelo, sinal de bandeira	Kwashiorkor e, menos comum, marasmo
Olhos	Esclerótica amarela	Icterícia
	Esclerótica hipocorada	Anemia
	Manchas de Biot, xerose conjuntival e de córnea, ceratomalacia	Vitamina A
Boca	Estomatite angular, queilose	Riboflavina, piridoxina e niacina
	Língua magenta	Riboflavina
	Fissura na língua	Niacina
	Atrofia de papilas	Riboflavina, niacina e ferro
	Hemorragia gengival	Vitamina C, riboflavina
Pele	Petéquias	Vitamina C
	Hiperpigmentação	Niacina
	Palidez	Ferro, vitamina B12, folato
Unhas	Quebradiças, rugosas, coliníquas	Ferro
Tecido subcutâneo	Edema	Kwashiorkor, insuficiência cardíaca, renal, hepática
	Gordura abaixo do normal	Inanição, marasmo
Tecido muscular	Atrofia do músculo adutor do polegar	Desnutrição, esclerose lateral amiotrófica, atrite reumatoide
Sistema nervoso	Alteração psicomotora	Kwashiorkor
	Perda do senso vibratório e de posição e da capacidade de contração do punho, fraqueza motora e parestesia	Tiamina e vitamina b12
	Demência	Niacina, vitamina B12, tiamina
	Neuropatia periférica	Tiamina, piridoxina, vitamina E
	Tetania	Cálcio e magnésio
	Desorientação aguda	Fósforo e niacina
Tórax	Fraqueza do músculo respiratório	Proteína, fósforo

Fonte: adaptada de Kamimura MA, Baxmann A, Sampaio LR, Cuppari L, 2014.

tado nutricional pode variar lentamente, mostrando que a análise bioquímica é válida; no entanto, os resultados devem ser interpretados com cautela. Os dados bioquímicos mais utilizados para avaliação do estado nutricional são: dosagem sérica de albumina, transferrina e proteína ligada ao retinol (Tabela 35.5) e a contagem total de linfócitos (CTL).

Tabela 35.5 Propriedades das proteínas utilizadas na avaliação nutricional.

Proteína	Meia-vida	Variação de referência
Albumina	3 semanas	3,5-5,2 g/dL
Transferrina	1 semana	200-400 mg/dL
Proteína ligada ao retinol	12 horas	2,1-6,4 mg/dL

A contagem total de linfócitos (CTL) é um instrumento simples e de baixo custo que auxilia na avaliação do estado nutricional e das reservas imunológicas do indivíduo. É calculada a partir do leucograma, utilizando-se o percentual de linfócitos e o valor de leucócitos, de acordo com a equação apresentada a seguir:

CTL = percentual de linfócitos x leucócitos (mL)/100

$$CTL = \frac{\% \text{ linfócitos} \times \text{leucócitos}}{100}$$

A interpretação dos valores de acordo com a contagem total de linfócitos está na Tabela 35.6.

Tabela 35.6 Interpretação dos valores de acordo com a contagem total de linfócitos.

Grau de desnutrição	CTL
Depleção leve	1.200 a 2.000 células/mm³
Depleção moderada	800 a 1.199 células/mm³
Depleção grave	< 800 células/mm³

Fonte: adaptada de Yabuta CY, Vieira LP, Ferreira MF, 2009.

Portanto, para uma obtenção fidedigna do estado nutricional, deve-se integrar dados da história clínica, a triagem nutricional, alterações nos índices antropométricos, o exame físico, a história dietética e, de preferência, alterações nos indicadores laboratoriais do estado nutricional. O resultado da avaliação permite classificar o estado nutricional dos pacientes em: eutrofia ou normalidade, desnutrição e excesso de peso em graus variados.

ESTIMATIVA DAS NECESSIDADES ENERGÉTICAS

As necessidades energéticas e proteicas diárias dos indivíduos variam de acordo com a idade, o gênero, o peso, a altura, a atividade física, a composição corporal e as condições fisiológicas. O gasto energético total corresponde à energia necessária ao indivíduo durante 25 horas, acrescentando-se o gasto energético basal (GEB) e a energia necessária para outras atividades e situações clínicas.

Para o cálculo do GEB em pacientes hospitalizados, recomenda-se o uso da fórmula de Harris-Benedict, demonstrada a seguir:

Homem:
66,5 + [13,8 × peso (kg)] + [5,0 × altura (cm)] − [6,8 × idade (anos)]

Mulher:
655,1 + [9,6 × peso (kg)] + [1,8 × altura (cm)] − [4,7 × idade (anos)]

Para se obter o gasto energético total (GET), acrescenta-se ao GEB o fator referente ao grau de estresse, ou fator injúria (FI), ou fator atividade (FA) e o fator temperatura (FT), como demonstra a fórmula a seguir:

$$GET = GEB \times FA \times FL \times FT$$

Na Tabela 35.7 são descritos os fatores para o cálculo do gasto energético total (GET)

PLANO DIETOTERÁPICO

A adoção do plano dietoterápico busca garantir a oferta e o aproveitamento adequado dos alimentos, atendendo às diversas limitações apresentadas pelos pacientes neurológicos.

Busca dos alimentos

O declínio da capacidade de autocuidado, muitas vezes presente nas doenças crônicas, determina intervenção nutricional específica. Em lesões agudas como trauma, acidente vascular cerebral ou síndrome de Guillain-Barré, o processo de alimentação pode ser interrompido abruptamente, indicando o suporte nutricional enteral até a estabilização do quadro e, posteriormente, a retomada da alimentação por via oral assistida.

A fraqueza dos membros ou paralisia do lado dominante e a incoordenação do resultado da utilização do lado não dominante podem dificultar a alimentação, situação esta que pode ser contornada com orientações do terapeuta ocupacional em relação à utilização de utensílios adaptados. A hemiparesia por posicionamento pode aumentar o risco de broncoaspiração. Orientações quanto ao posicionamento correto (ângulo 90º) durante a alimentação devem fazer parte dos cuidados de enfermagem. Hemianopsia e negligência nos cuidados podem acontecer ao mesmo tempo, prejudicando gravemente a função do paciente. Por exemplo, um paciente pode ingerir apenas a metade do conteúdo da refeição pelo fato de reconhecer apenas a metade desta. Apraxia, confusão e demência também podem dificultar a autoalimentação, determinando, muitas vezes, necessidade de supervisão ou assistência durante as refeições.

Abordagem Nutricional

Tabela 35.7 Fatores para cálculo de gasto energético total (GET).

Fator atividade (FA)		Fator lesão (FL)		Fator térmico (FT)	
Acamado	1,2	Paciente não complicado	1,0	38°C	1,1
Acamado + móvel	1,23	Pós-operatório de câncer	1,2	39°C	1,2
Ambulante	1,3	Fratura	1,2	40°C	1,3
		Sepse	1,3	41°C	1,4
		Peritonite	1,4		
		Multitrauma + reabilitação	1,5		
		Muiltitrauma + sepse	1,6		
		Queimadura 30-50%	1,7		
		Queimadura 50-70%	1,8		
		Queimadura 70-90%	2,0		

Fonte: adaptada de Avesani, CM, Santos, NSJ, CUPPARI, L., 2014.

Alimentação – processo oral

Estágio voluntário da deglutição relacionada com as configurações funcionais, dependente das funções cognitivas, das características do alimento e dos utensílios utilizados. Nessa fase ocorrem os processos preparatórios para a deglutição efetiva.

Pacientes que apresentam alteração cognitiva ou, especificamente, alteração na fase oral da deglutição podem apresentar dificuldades ao se alimentar. Os relatos de tosse ou pigarros durante ou após as refeições e a ingestão demorada dos alimentos estão associados à fraqueza da língua, fda ace e dos músculos mastigatórios. A observação durante as refeições permite ao enfermeiro ou nutricionista fazer a triagem informal para a detecção de sinais de disfagia, trazendo-os à atenção da equipe de saúde.

Cuidados quanto ao posicionamento adequado e concentração para a deglutição devem ser orientados. As distrações ambientais e a conversação no momento das refeições aumentam o risco de penetração laringeal ou broncoaspiração. Também os cuidadores devem ser estimulados a manter comportamento adequado durante as refeições do paciente por eles assistidos.

A disfagia ou dificuldade de deglutição é um problema comum em pacientes com doenças neurológicas. Os sintomas associados a disfagia podem incluir sialorreia, tosse durante ou após a refeição, incapacidade de sucção, manutenção de alimentos nos recessos bucais, reflexo de vômito ausente, infecções respiratórias de repetição, perda de peso e anorexia. Os objetivos da dietoterapia são prevenir aspiração e engasgos, facilitar a deglutição, segura e independente, manter e recuperar o estado nutricional e a hidratação e adaptar a dieta aos pacientes, minimizando a desconforto.

Por requerer coordenação e controles máximos, a maior dificuldade de deglutição está associada à ingestão de líquidos. A incapacidade da preensão labial e a presença de escape precoce podem dificultar a coordenação na fase oral da deglutição, levando a penetração e/ou aspiração pulmonar, razão pela qual deve-se evitar a oferta de líquidos ralos. Para suprir as necessidades hídricas, recomenda-se espessar os líquidos com espessantes naturais como mucilagens, ou espessantes comerciais como Thick-in®, Thick easy® ou Thick-up®. Outra sugestão seria a oferta de líquidos na forma de suco de duas frutas, como mamão com laranja, mamão com acerola ou sucos mais espessos como os de melancia, manga e pêssego.

A consistência alimentar deve ser modificada de acordo com a dificuldade de deglutição. Alimentos de textura macia como purês, cremes, massas, mingaus, suflês e ovos mexidos devem ser oferecidos.

As características da alimentação oferecida nessas condições citadas compreendem a atenção com a temperatura dos alimentos oferecidos, sempre buscando-se temperatura extrema, volume oferecido, apresentação dos alimentos propriamente dita e as propriedades reológicas dos mesmos.

Reologia é a ciência que estuda o modo como a matéria flui ou se deforma. Com relação aos alimentos, refere-se à fluidez e à viscosidade das substâncias presentes nos alimentos. A viscosidade é uma propriedade reológica que mede a resistência interna de um fluido ao escoamento. Entre as propriedades reológicas dos alimentos, citam-se firmeza, elasticidade, fraturabilidade, mastigabilidade, dureza, adesividade, coesão e viscosidade.

No âmbito geral, ainda inexiste um consenso em relação à viscosidade de todas as preparações. Existem valores referenciados para a viscosidade de líquidos, apresentados na Tabela 35.8 a seguir.

Tabela 35.8 Viscosidade dos líquidos.

Consistência dos líquidos	Viscosidade (cP)
Ralo/fino	1-50
Néctar	51-350
Mel	351-1.750
Pudim	> 1.751

A oferta de nutrientes deve ser garantida em todos os momentos, cabendo ao nutricionista a prescrição de suplementos alimentares para completar o valor calórico da dieta, se necessário. A avaliação fonoaudiológica é recomendável para garantir a segurança e a eficácia da alimentação.

Nas doenças neurológicas de fase aguda ou nas doenças crônicas, a indicação de suporte nutricional se faz necessária. A indicação é feita quando a ingestão de nutrientes não é suficiente para suprir as demandas metabólicas ou quando a alimentação por via oral é contraindicada. Na maioria dos casos, a função do trato gastrointestinal permanece íntegra e a nutrição enteral, no lugar da nutrição parenteral, é o método escolhido para o suporte nutricional. Embora a sonda nasoentérica seja uma opção a curto prazo, a gastrostomia endoscópica percutânea é preferida ao tratamento prolongado.

No quadro agudo, quando o indivíduo previamente bem nutrido encontra-se incapaz de reiniciar a alimentação oral precoce, o suporte nutricional é necessário para evitar a depleção nutricional e auxiliar na recuperação. De modo inverso, no caso crônico, o suporte nutricional precoce é o fator determinante para a sobrevida do paciente, como exemplo, pacientes que não conseguem atingir suas necessidades nutricionais por via oral ou apresentam disfagia grave, como os indivíduos portadores de esclerose lateral amiotrófica (ELA).

Dismotilidade do trato gastrointestinal

Alterações na motilidade gastrointestinal podem aparecer em alguns pacientes com doenças neurológicas. Entre elas, destacam-se a gastroparesia, a obstipação e a diarreia. A gastroparesia pode ocorrer após procedimento cirúrgico ou durante longos períodos de sedação. Os principais sintomas são anorexia, saciedade precoce, náuseas, vômitos, distensão abdominal, perda ponderal e desnutrição. O uso de procinéticos, dietas pobres em gorduras e fibras e menos volumosas, pode ser necessário para diminuir os sintomas. A colocação de sonda em posição jejunal pode minimizar o sintoma em alguns casos.

A etiologia da obstipação é multifatorial, envolvendo desde o sistema autônomo até a imobilização ao leito. O aumento da oferta hídrica e a indicação de fibra insolúvel (celulose, hemicelulose e lignina) são medidas frequentemente adotadas.

Os quadros diarreicos acontecem, principalmente, em pacientes com neuropatia autônomica. Nesses casos, indica-se acrescer fibra solúvel (pectina, gomas, fruto-oligossacarídeo) na dieta do paciente.

Doenças neurológicas com etiologia não nutricional: estratégias de intervenção

Doença de Alzheimer (DA)

Embora os indivíduos com DA possam apresentar apetite voraz, a perda de peso é uma característica geral da doença. As possíveis causas para a depleção nutricional são aumento do gasto em repouso e aumento do gasto energético justificado pelos movimentos repetitivos. A incapacidade no autocuidado e a negligência alimentar também colaboram para a perda de peso. As perdas cognitivas com a evolução da doença prejudicam a atenção, o raciocínio e o discernimento. Incluem a capacidade de identificar a sensação de fome, sede e saciedade. Os pacientes devem ser assistidos durante a alimentação, buscando-se segurança e a garantia de que o paciente não faça a ingestão de substâncias não comestíveis. O suporte nutricional enteral faz-se necessário nos estágios mais avançados.

Doença de Parkinson (DP)

A doença de Parkinson é progressiva e incapacitante, por conta da diminuição de transmissão da dopamina aos gânglios basais. A tríade clássica – tremor, rigidez e bradicinesia – permanece como o critério clínico para o diagnóstico. Esses sintomas são os fatores limitantes para a alimentação adequada. Manobras como alteração da consistência da dieta, fracionamento, utensílios e assistência durante as refeições podem contribuir para a oferta adequada de nutrientes em pacientes parkinsonianos.

Doenças neuromusculares

Esclerose lateral amiotrófica

A esclerose lateral amiotrófica (ELA) é o tipo mais comum de doença do sistema motor. Envolve atrofia progressiva dos nervos motores e fraqueza muscular. Há envolvimento dos neurônios motores superior e inferior, que caracterizam a doença com fraqueza, atrofia e hiperreflexia. Durante a história natural da doença, o paciente perde o movimento dos membros, o controle cervical, apresenta disfagia, disartria, insuficiência respiratória e diminuição da capacidade vital forçada, necessitando de ventilação mecânica não invasiva. As modificações dietéticas acompanham o curso da doença pela evolução da disfagia, com modificação de consistência, fracionamento e finalmente com a indicação de suporte nutricional enteral por gastrostomia endoscópica percutânea (GEP).

Miastenia grave

A miastenia grave (MG) é um distúrbio autoimune no qual anticorpos policlonais agem contra o receptor pós-sináptico da acetilcolina da junção neuromuscular. O quadro traduz-se por fadiga e debilidade muscular após contrações repetidas e prolongadas. A mastigação e a deglutição são quase sempre comprometidas. As condutas nutricionais visam à preservação de energia, evitando fadiga durante as refeições e diminuindo o risco de aspiração. Modificações de consistência da dieta, fracionamento das refeições de 5 a 6 vezes ao dia e oferta de alimentos de alta densidade energética são medidas que devem ser adotadas. Nas crises miastênicas com necessidade de entubação por falência respiratória, o suporte nutricional enteral deve ser implementado até o cessar da crise. Após a extubação, a avaliação da deglutição é fundamental para a reintrodução segura da nutrição via oral.

Nas crises colinesterásicas, as manifestações clínicas de atividade colinérgica excessiva podem ser divididas em efeitos muscarínicos, nicotínicos e centrais. A gravidade relativa desses efeitos difere entre casos individuais. Os efeitos muscarínicos são aqueles resultantes da hiperatividade parassimpática e incluem bradicardia, miose puntiforme, sudorese, visão borrada, lacrimejamento, secreção brônquica excessiva, dispneia, tosse, vômitos, dor abdominal, diarreia e incontinência urinária e fecal. Os efeitos nicotínicos são aqueles resultantes de hiperatividade simpática e disfunção neuromuscular, e incluem taquicardia, hipertensão, pupilas dilatadas, fasciculações e fraqueza muscular. Os efeitos centrais podem incluir agitação, psicoses, confusão, convulsões e coma.

Nesses casos, o suporte nutricional enteral é parte do tratamento intensivo, assim como a garantia do suporte cardiorrespiratório do paciente.

Esclerose múltipla

A esclerose múltipla (EM) é uma doença que afeta o SNC, caracterizada pela destruição da bainha de mielina, cuja função é transmitir impulsos nervosos elétricos.

Com relação à pesquisa nutricional, a verificação de fatores ambientais como nutrição tem dominado os estudos terapêuticos. Entretanto, vários esquemas dietéticos para o controle da EM têm sido estudados, incluindo dietas com baixo teor de gorduras, sem glúten e com suplementos gordurosos, todas produzindo resultados equívocos. Embora não haja estudos clínicos que deem suporte à eficácia da nutrição no retardo da EM, é imperativo que o nutricionista avalie o estado nutricional do paciente, maximizando-o como um adjuvante aos cuidados médicos. Com a evolução da doença, os déficits neurológicos, em particular a disfagia, podem ocorrer como resultado da lesão dos nervos cranianos. Pode ser necessária uma modificação na consistência da dieta de itens sólidos para macios ou amassados e posterior espessamento dos líquidos. Em razão da natureza crônica dessa doença debilitante, os pacientes podem necessitar de suporte nutricional enteral para nutrição e hidratação. A oferta hídrica e de fibras dietéticas devem ser garantidas em pacientes com EM, como tratamento para as infecções do trato urinário, por bexiga neurogênica e dismotilidade gastrointestinal.

Neurotrauma

O trauma cefálico refere-se a um dos seguintes itens isoladamente ou em combinação: lesão encefálica, fraturas cranianas, hemorragia epidural, subdural e subaracnóidea ou hemorragia no próprio tecido cerebral, incluindo hemorragia intraparenquimatosa ou intraventricular.

O objetivo do tratamento é suprir o aumento das necessidades nutricionais pelo hipercatabolismo associado ao processo inflamatório. O hipercatabolismo manifesta-se por degradação proteica evidenciada por excreção de nitrogênio da ureia urinária. O catabolismo de nitrogênio em situações de homeostase é de apenas 3 a 5 g N/dia, enquanto a excreção de nitrogênio é de 15 a 24 g N/dia em um paciente em jejum com grave lesão cefálica. Na ausência de suporte nutricional, esse grau de perdas nitrogenadas pode resultar em diminuição de 10% de massa magra no período de 7 dias.

O hipermetabolismo contribui para aumentar o gasto energético. Correlação entre a gravidade da lesão cerebral, medida pela escala de coma de Glasgow, e as necessidades energéticas foi demonstrada. A média da taxa metabólica basal em pacientes com trauma cefálico é de aproximadamente 140 a 160% da taxa metabólica basal normal, ressaltando a necessidade de intervenção nutricional precoce. O suporte nutricional enteral ou parenteral inicia-se geralmente após 36 horas da lesão. A oferta calórico-proteica inicial deve ser em níveis abaixo das reais necessidades, aumentando-se gradativamente para atingir as necessidades nutricionais propostas.

Trauma da medula espinhal

O termo trauma raquimedular compreende muitas lesões, desde fraturas estáveis da coluna vertebral até transecção catastrófica da medula espinhal. O manejo das complicações secundárias à lesão medular, como obstipação, úlcera por pressão, alterações do peso corpóreo, principalmente obesidade, faz parte do tratamento nutricional do paciente. Dietas planejadas para atingir as necessidades frente à diminuição da atividade muscular garantem a manutenção do peso corpóreo adequado a pacientes com lesão medular, em especial nas paraplegias e tetraplegias.

Doenças cerebrovasculares

Há poucos estudos que observam os efeitos do acidente vascular cerebral (AVC) na deglutição, o que parece ser a causa mais comum das disfagias. Aproximadamente de 25 a 50% dos AVCs resultam em disfagia orofaríngea, sendo a principal causa de morbidade relacionada com complicações respiratória e desnutrição.

O tipo de tratamento nutricional adotado está diretamente ligado à extensão do acidente vascular. Geralmente cursam, temporariamente, com dificuldade de deglutição (disfagia) e fala (disartria), impossibilitando a alimentação por via oral exclusiva. Portanto, o suporte nutricional enteral deve ser iniciado precocemente. A consistência da dieta deve ser pastosa, sem grumos, cremosa e isenta de líquidos ralos.

Com o processo de reabilitação fonoaudiológica, o suporte nutricional enteral deve ser diminuído gradativamente, ou seja, quando a oferta de nutrientes por via oral estiver em torno de 40% das necessidades nutricionais diárias, a nutrição enteral pode ser suspensa com segurança, desde que haja a garantia da oferta hídrica por via oral.

■ CONSIDERAÇÕES FINAIS

O acompanhamento nutricional do paciente neurológico deve enfocar a patologia de base, a detecção do estado nutricional e a garantia da oferta adequada de nutriente em todos os estágios da doença. A dietoterapia adotada segue as limitações estabelecidas pelos processos disfágicos, visando à manutenção do estado nutricional. A adoção de suporte nutricional precoce deve ser enfatizada, uma vez que alterações no estado nutricional podem comprometer ou até mesmo retardar o processo de reabilitação nesses casos.

No processo de reabilitação, a função do nutricionista é garantir a oferta calórico-proteica, acompanhar a evolução do estado nutricional, esclarecer as dúvidas dos profissionais envolvidos, dos pacientes ou cuidadores, em relação às questões que envolvam o suporte nutricional e realizar a educação continuada.

REFERÊNCIAS BIBLIOGRÁFICAS

1. Sanvito WS. Síndromes Neurológicas. 2.ed. São Paulo: Atheneu, 1997.
2. Mahan K, Stump SE. Alimentos, Nutrição e Dietoterapia. 10.ed. São Paulo: Roca, 2002. p. 904-33.
3. Chaudhry V, Umapathi T, Ravich W. Neuromuscular diseases and disorders of the alimentary system. Muscle Nerve. 2002;25:768-84.
4. Nóbrega FJ. Distúrbios da Nutrição. 3.ed. São Paulo: Revinter, 1998.
5. Shils ME, Olson JA, Shike M, Ross AC. Tratado de Nutrição Moderna na Saúde e na Doença. 1.ed. São Paulo: Manole, 2002.
6. Stump SE. Nutrição relacionada ao diagnóstico e tratamento. 3.ed. São Paulo: Manole, 1999. p.340-8.
7. Blackburn GL, Havey KB. Nutritional assessment as a routine in clinical medicine. Postgrad Med. 1982;71:46-63.
8. Brooks BR. Natural history of ALS: Symptoms, strength, pulmonary function and disability. Neurology. 1996;47(2 Suppl):S71-S82.
9. Frisancho AR. New Norms of Upper limb Fat and Muscle Areas for assessment of Nutritional Status. Am J Clin Nutr. 1981;34:Z540-5.
10. Harris JA, Benedict FG. A biometric study of basal metabolism in man. Washington: Carnegie Institute of Washington, 1919.
11. Vanucchi H, Menezes EW, Campana AO, Lajolo FM. Aplicações das recomendações nutricionais adaptadas à população brasileira. Ribeirão Preto: Editora Legis Suma, 1990.
12. McCallum S. The National Dysphagia Diet: Implementation at a regional rehabilitation center and hospital system. Solution Center- JADA. 2003;3:381-4.
13. Kamimura MA, Baxmann A, Sampaio LR, Cuppari L. Avaliação Nutricional. In: Cuppari L. Nutrição clínica no adulto. Guias de medicina ambulatorial e hospitalar. Unifesp/Escola Paulista de Medicina 3.ed. São Paulo: Ed Manole, 2014. p.133–5.
14. Yabuta CY, Vieira LP, Ferreira MF. Avaliação do estado nutricional e necessidades energéticas e proteicas. In: Manual de dietoterapia e Avaliação Nutricional: serviço de nutrição e dietética do instituto do Coração –HCF-MUSP. 2.ed. São Paulo: Ed. Atheneu, 2009. p.203-45.
15. Silva SRJ, Waitzberg DL. Gasto Energético. In Waitzberg DL. Nutrição oral, enteral, parenteral na pratica clínica. 3.ed. Rio de Janeiro: Atheneu, 2000. p.327-42.
16. Harris AJ, Benedict FG. A biometric study of basal metabolismo in man. Washington: Carnegie Institute of Washington: Publication n.297, 1919.
17. Cardoso E, Ghtait LC. Disfagias, In Manual de dietoterapia e Avaliação Nutricional: serviço de nutrição e dietética do instituto do Coração – HCFMUSP 2.ed. São Paulo: Ed. Atheneu, 2009. p.83-6.
18. Dias MCG, van Aanholt DPJ, Catalani LA, Rey JSF, Gonzales MC, Coppini L, et al. Triagem e Avaliação do Estado Nutricional. Projeto Diretrizes - Associação Médica Brasileira e Conselho Federal de Medicina, 2011.
19. National Dysphagia Diet Task Force ADA: National dysphagia diet: Standardization for optimal care. In: Clayton J. Chicago: Faulhaber, 2002.

capítulo 36

Heloisa Baccaro Rossetti
Milena Carlos Vidotto

Fisioterapia Respiratória

■ INTRODUÇÃO

A fisioterapia respiratória tem evoluído sensivelmente e, de acordo com a necessidade, observa-se maior envolvimento dessa especialidade na Unidade de Terapia Intensiva, em um trabalho conjunto com equipes multiprofissionais, com o objetivo de prevenir e tratar as doenças respiratórias, além de obter maior reconhecimento junto a pacientes em ventilação mecânica.

■ FISIOTERAPIA RESPIRATÓRIA NO PACIENTE NEUROLÓGICO

A atuação do fisioterapeuta se inicia na fase aguda nos pacientes com doenças do sistema nervoso central (SNC), principalmente decorrentes de acidente vascular cerebral (AVC), trauma cranioencefálico (TCE), neurocirurgias e doenças neuromusculares. Nesses pacientes, a imobilização continuada causa diminuição da força da musculatura respiratória, com consequentes alterações das capacidades e dos volumes pulmonares e modificação da difusão alveolocapilar, prejudicando o bom desenvolvimento do sistema respiratório.

Os pacientes submetidos a craniotomia eletiva por aneurisma e tumor apresentam diminuição do volume corrente (VC) de 10% e aumento da frequência respiratória de 20% até o quarto dia de pós-operatório.

Na fase crônica da doença neurológica, a manutenção da musculatura respiratória, a boa expansão pulmonar e a higiene brônquica adequada evitam atelectasias, pneumonias e complicações pulmonares mais graves, que podem levar o paciente a hipóxia, insuficiência respiratória e óbito.

As causas potenciais da hipóxia são múltiplas nesses pacientes. Quanto mais grave é a lesão, maior é o risco de apneia, podendo ocorrer por diminuição do *drive* respiratório ou obstrução das vias aéreas, cujas causas podem estar associadas à queda da língua, broncoaspiração (vômito, sangue) etc.

No traumatismo cranioencefálico, a hipóxia é uma das causas de lesão secundária cerebral, aumentando a morbidade e mortalidade nesses pacientes. Nos pacientes com trauma grave, ela pode estar presente em 20 a 30% dos casos.

Em pacientes submetidos a craniotomia eletiva, foi observada incidência de 25% de complicações pulmonares pós-operatórias (CPP), sendo a infecção respiratória a mais comum. A ventilação mecânica por tempo maior que 48 horas foi considerada o principal fator de risco para ocorrência de CPP.

A observação cuidadosa dos pacientes com doenças neuromusculares pode revelar as conjecturas da localização anatômica do comprometimento, bem como revelar pistas valiosas sobre a causa e a gravidade de uma insuficiência respiratória. Todavia, os sinais físicos clássicos das patologias pulmonares, como distúrbios da parede torácica e de fraqueza dos músculos respiratórios são o ponto principal da avaliação nesses pacientes antes que eles entrem na fase de fadiga muscular.

■ AVALIAÇÃO FISIOTERÁPICA

A equipe multiprofissional (médicos, enfermeiros e fisioterapeutas) realiza a admissão do paciente, cabendo ao fisioterapeuta a atenção ao suporte ventilatório por meio da instalação de equipamentos de oxigênio ou ventilação mecânica.

Em seguida, o fisioterapeuta deve avaliar os seguintes pontos:

- nível de consciência do paciente, observando se ele não está sedado (escala de Ramsay). Caso isso ocorra, é necessária a informação da dose da sedação para que não haja erro na avaliação;
- escala de Coma de Glasgow;

- observação dos exames e condutas médicas realizadas;
- avaliação dos fatores hemodinâmicos: a pressão arterial média e a frequência cardíaca, uso de drogas vasoativas;
- inspeção global: escaras de decúbito, presença de limitações articulares e de contrações musculares tônico-clônicas.

AVALIAÇÃO RESPIRATÓRIA

A avaliação respiratória fisioterápica busca identificar fatores de risco para um quadro de insuficiência respiratória desencadeados por disfunções da oxigenação (p. ex., broncoespasmo, atelectasias, acúmulo de secreção), bem como da ventilação pulmonar (p. ex., paralisia da musculatura respiratória, fadiga muscular). Assim, a avaliação respiratória é feita baseando-se em dois tipos de pacientes: os que se encontram em respiração espontânea e os que estão submetidos à ventilação mecânica.

Pacientes em respiração espontânea

Nesses pacientes, devemos avaliar:

a) **tipo de respiração:** durante a respiração, o diafragma é o principal músculo da inspiração. Em uma inspiração normal, ele se contrai e promove uma leve projeção do abdome para frente, ocorrendo a expansão dos pulmões. A musculatura do tórax superior deve estar relaxada para que aconteça a distribuição de ar em todas as áreas do pulmão. Na expiração acontece o relaxamento do diafragma e o retorno dos pulmões à posição inicial, com uma leve contração do abdome.

São consideradas normais as seguintes respirações:

- costal, caracterizada pela movimentação do tórax na fase inspiratória;
- diafragmática, caracterizada pela movimentação do abdome na fase inspiratória;
- mista, quando não apresenta movimentação nítida de tórax ou abdome na fase inspiratória.
- São consideradas patológicas as respirações do tipo:
- paradoxal, em que ocorre uma inversão no movimento da musculatura na inspiração e na expiração. O paciente esboça o movimento de expansão do abdome durante a expiração e o deprime durante a inspiração;
- apical ou torácica alta, caracterizada por uma protusão acentuada da parte superior do tórax durante a inspiração. O abdome permanece sem movimentação e os ombros se projetam para cima e para a frente.

b) **tipo de tórax:** aspectos patológicos que podem estar associados a patologias respiratórias:

- tórax em tonel: caracteriza-se quando o eixo anteroposterior torna-se igual ou maior que o eixo transversal, que normalmente é maior que o anteroposterior. Esse tórax é típico do paciente com enfisema pulmonar ou de asmáticos crônicos;
- tórax em "quilha de navio" ou "peito de pombo": caracteriza-se por uma protusão acentuada do osso esterno juntamente com as cartilagens costais. Não há uma patologia específica para esse tipo de tórax;
- tórax de sapateiro: caracteriza-se por uma depressão do osso esterno juntamente com as cartilagens costais, preferencialmente na região do processo xifoide. Esse tipo de tórax não tem relação com uma patologia específica;
- tórax paralítico: caracteriza-se pela verticalização e aproximação constante entre as costelas, que resultam numa acentuada redução dos movimentos torácicos. Esse tipo de tórax afeta a expansibilidade torácica;
- tórax assimétrico: caracteriza-se por depressão de uma das regiões anterolaterais do gradil costal, enquanto o lado oposto permanece intacto ou mais expandido que o normal. Causam a diminuição da complacência torácica e levam à hipoventilação pulmonar.

c) **frequência respiratória:** após a avaliação do tipo de respiração e do tórax, contamos a frequência respiratória do paciente, que é considerada normal entre 20 a 30 respirações por minuto (rpm). Acima desse valor consideramos taquipneia, e valores abaixo de 10 rpm consideramos bradipneia. As alterações da frequência respiratória estão relacionadas a patologias do SNC, alterações metabólicas e de troca gasosa (PaO_2 e $PaCO_2$).

Pacientes em ventilação mecânica

Nesses pacientes, devemos avaliar:

a) **sedação e escala de coma de Glasgow:** na UTI, os pacientes graves que necessitam de ventilação mecânica invasiva por apresentarem rebaixamento do nível de consciência ou agitação são sedados. A avaliação da sedação é realizada pela da escala de Ramsay (Tabela 36.1) ou escala SAS (Tabela 36.2), com a finalidade de escolha do modo e da modalidade de ventilação mecânica invasiva.

Tabela 36.1 Escala de sedação de Ramsay.

Níveis de vigília	1	ansioso e agitado, ou inquieto, ou ambos
	2	cooperativo, orientado e tranquilo
	3	apenas responde aos comandos
Resposta a um leve estímulo glabelar ou estímulo auditivo alto		
Níveis de sono	4	resposta rápida
	5	resposta lenta
	6	sem resposta

Fisioterapia Respiratória

Tabela 36.2 Escala de sedação – agitação (SAS).

7	Agitação perigosa	Tentando retirar cateteres, tubo endotraqueal e sair do leito. Agredindo a enfermagem.
6	Muito agitado	Não se acalma, apesar de frequentes pedidos e explicações. Requer restrição. Morde o tubo endotraqueal.
5	Agitado	Ansioso e levemente agitado. Tenta sentar-se. Acalma-se com instruções verbais.
4	Calmo e cooperativo	Desperta facilmente. Obedece a comandos.
3	Sedado	Mais difícil de ser acordado. Acorda com estímulos verbais e táteis, mas dorme logo após. Obedece a comandos simples
2	Muito sedado	Desperta com estímulos físicos mais intensos, mas não se comunica ou obedece a comandos. Pode mover-se espontaneamente.
1	"Sem resposta"	Sem contato. Resposta mínima ou ausente aos estímulos nociceptivos.

Nos pacientes que não apresentam estímulo respiratório espontâneo, usamos uma ventilação controlada, em que o ventilador mantém por completo todo o ciclo inspiratório do paciente.

Nos pacientes que apresentam estímulo respiratório espontâneo, mantém-se a modalidade espontânea PSV. Esse modo prevê suporte ventilatório a cada respiração com pressão positiva em sincronismo com a atividade respiratória do paciente, modo iniciado e finalizado pelo paciente. Caso o paciente tenha momentos de apneia, um sistema de segurança, *backup* com um modo mandatório assistido/controlado (A/C) garante o ciclo respiratório do paciente. Esse modo de segurança é acionado de acordo com o valor de apneia estipulado pelo controle de alarme "tempo de apneia".

Avaliações no paciente com respiração espontânea e em ventilação mecânica

Tanto em pacientes com respiração espontânea ou em ventilação mecânica, o fisioterapeuta deve realizar as seguintes avaliações:

a) **ausculta pulmonar:** permite detectar sons normais ou patológicos produzidos nos pulmões e nas vias aéreas. Os sons fornecem informações sobre as condições de saúde do sistema respiratório. Os sons patológicos são:

- sibilos ("miado de gato") – espasmo brônquico, asma brônquica;
- roncos – secreção brônquica;
- estertores bolhosos (semelhante ao som de estouro de bolhas) – bronquiectasia e insuficiência pulmonar;
- estertores crepitantes (semelhante ao som de contato do dedos com fio de cabelo) – comprometimento alveolar na inspiração (p. ex., edema agudo de pulmão).

b) **raio X de tórax:** deve ser avaliado minuciosamente para que se possa identificar corretamente as alterações e locais de anormalidades pulmonares, podendo, junto com outras avaliações, planejar o melhor tratamento fisioterápico para o paciente. Em paciente com prótese ventilatória, deve-se avaliar o posicionamento da cânula endotraqueal, que deve estar posicionada a dois dedos acima da região da carina, para uma ventilação bilateral adequada.

c) **gasometria arterial:** no exame gasométrico é avaliada a troca gasosa, com a finalidade de indicação, aumento ou diminuição da oxigenoterapia. A aplicação de oxigênio pode ser feita por máscara facial simples, máscara facial de Venturi ou cateteres (prongue nasal), em pacientes com respiração espontânea. Nos pacientes em ventilação mecânica, a avaliação da gasometria arterial permite os ajustes da fração inspirada de oxigênio (FiO_2) e da pressão expiratória positiva final (PEEP). Com relação ao gás carbônico ($PaCO_2$), é avaliada a presença de acidose respiratória (hipoventilação), em que o paciente pode apresentar rebaixamento de consciência, ou a presença de alcalose respiratória (hiperventilação), com quadro de agitação e confusão.

■ VENTILAÇÃO MECÂNICA EM PACIENTE COM HIPERTENSÃO INTRACRANIANA

A ventilação mecânica invasiva é necessária em pacientes com hipertensão intracraniana (HIC) para manter as vias aéreas pérvias, prevenir broncoaspiração decorrente de rebaixamento do nível de consciência e controlar a troca gasosa, principalmente mantendo uma oxigenação e valores de $PaCO_2$ adequados. A HIC provoca muitas vezes distúrbios de ritmo respiratório, podendo causar retenção ou queda exagerada de CO_2, e, portanto, alcalose, acidose e/ou hipóxia. Portanto, é necessária a ventilação mecânica no pós-trauma imediato e nos primeiros dias, para que se possa regular os gases sanguíneos e promover a manutenção da vida do paciente e o não agravamento da lesão cerebral.

Hipertensão intracraniana

A HIC pós-traumática ou pós-cirúrgica está associada a aumento da mortalidade e morbidade, porque com o aumento da PIC ocorre uma diminuição concomitante da pressão de perfusão cerebral (PPC). A diminuição da PPC diminui o fluxo sanguíneo encefálico (FSE) que já estava comprometido pelo trauma, podendo levar a isquemia e até morte encefálica. A ventilação mecânica pode influenciar a pressão intracraniana (PIC) de duas maneiras:

- alterações da $PaCO_2$;
- alterações no retorno venoso.

Influência da $PaCO_2$

As arteríolas intracerebrais são sensíveis a alterações na $PaCO_2$. O gás carbônico (CO_2) é o elemento mais potente como mediador da vasodilatação ou vasoconstrição cerebral microcirculatória, porém é improvável que ele exerça diretamente efeito de vasodilatação ou constrição ao nível das miofibrilas da rede microcirculatória cerebral. Na verdade, elementos como a adenosina e o óxido nítrico têm sido, mais recentemente, identificados experimentalmente (ainda sem evidência clínica) como mediadores mais diretos e provavelmente secundários ao efeito mediador do CO_2. Alterações de 1 mmHg na $PaCO_2$ normalmente geram modificação na razão percentual de 3% do fluxo sanguíneo encefálico (FSE), desde que os mecanismos de controle de tônus vascular estejam intactos.

Níveis de $PaCO_2$ entre 25 e 33 mmHg são utilizados como medida para se diminuir o FSE e, consequentemente, o volume sanguíneo encefálico, obtendo-se uma diminuição da PIC em situações em que ela está elevada. Nos últimos anos, entretanto, essa conduta passou a ser seriamente questionada. Estudos recentes sugerem que o uso prolongado de hiperventilação pode causar uma resposta adaptativa dentro de algumas horas (em até 24 horas). Ocorre um retorno do pH liquórico ao normal em razão de um consumo local de bicarbonato e tampões, mesmo com o pH sanguíneo ainda elevado, ou seja, o FSE poderia voltar ao valor basal antes da hiperventilação, mesmo na vigência de $PaCO_2$ de 25 mmHg.

Além disso, alguns estudos sugerem que a hiperventilação prolongada pode causar uma situação de hipersensibilidade ao CO_2 em razão da depleção dos tampões liquóricos, significando que qualquer retorno da $PaCO_2$ a níveis relativamente mais elevados (por exemplo, uma pequena elevação de 25 para 28 mmHg) poderia ser responsável por um hiperfluxo cerebral, com consequente aumento da PIC.

O CO_2 também exerce efeitos sobre a oxigenação tecidual cerebral. Alguns estudos sugerem que a hiperventilação exagerada ($PaCO_2$ < 24 mmHg) provoca redução excessiva no FSE, causando já algum grau de isquemia. Reduções excessivas do FSE normalmente causam uma queda acentuada da pressão parcial de oxigênio em nível de seio venoso (PvO_2), em razão do aumento da extração tecidual de oxigênio.

Portanto, para adequar a resposta vasoconstritora da $PaCO_2$ em níveis suficientes para controlar a PIC, sem reduzi-la níveis críticos, podendo gerar risco na oferta de oxigênio ao cérebro, foi introduzida uma modalidade terapêutica chamada de hiperventilação otimizada, controlada pela extração cerebral de oxigênio (ECO_2). A ECO_2 é uma medida prática para ser realizada à beira do leito, que reflete de forma acurada o balanço entre o consumo cerebral de oxigênio (CCO_2) e o FSE. A ECO_2 é calculada pela diferença arteriojugular das saturações da oxi-hemoglobina, com medidas de sangue arterial (SaO_2) geralmente obtidas da artéria radial, e medidas de sangue venoso cerebral obtidas do bulbo jugular (SjO_2):

$$ECO_2 = SAO_2 - SjO_2$$

Por meio desses valores pode-se quantificar as alterações de FSE e do consumo, podendo ajustá-los pelo controle da $PaCO_2$. A hiperventilação otimizada consiste em hiperventilar os pacientes com PIC aumentada (acima de 20 mmHg) mantendo a ECO_2 em torno de 24 a 42%.

Portanto, a hiperventilação indiscriminada nunca deve ser realizada de forma "profilática", sendo preconizado normoventilação ou hiperventilação leve ($PaCO_2$ entre 30 e 35 mmHg) associada a outras medidas de controle da PIC. Quando necessária, a hiperventilação indiscriminada deve ser instituída de forma breve e retirada gradativamente assim que possível, tão logo se tenha obtido uma redução estável da PIC. Sempre que possível, deve-se utilizar a hiperventilação otimizada.

A PaO_2 deve ser mantida entre 80 e 120 mmHg, e a saturação periférica acima de 95% pelo ajuste da FiO_2.

Influência da ventilação mecânica sobre o retorno venoso

As alterações do retorno venoso causadas pela ventilação mecânica ocorrem pela soma dos efeitos desencadeados a partir do aumento da pressão alveolar. Esses efeitos são:

- compressão das veias intratorácicas com aumento da resistência venosa sistêmica;
- diminuição da complacência das câmaras cardíacas, o que significa que um mesmo volume sanguíneo em nível atrial deverá gerar uma pressão atrial direita mais elevada;
- deslocamento da volemia intratorácica em direção à periferia, com aumento das pressões venosas sistêmicas.

Essas alterações levam a aumento das pressões venosas sistêmicas e provavelmente também a aumento das pressões venosas intracranianas, com elevação da PIC.

O comprometimento hemodinâmico associado a determinado modo de ventilação mecânica não deve ser analisado de maneira isolada, observando-se valores de PEEP, volume corrente ou de pico de pressão, mas, sim, deve-se observar o valor da pressão alveolar média (Palv), considerando-se que esta reflete um somatório de efeitos durante todo o ciclo respiratório. A pressão média das vias aéreas (Paw) é a principal responsável pelos efeitos cardiovasculares associados à ventilação mecânica. Apesar da Paw não ser exatamente a pressão alveolar (Palv), essa correlação da Paw com a hemodinâmica parece se dever ao simples fato de que a Paw é uma boa estimativa da Palv, desde que em condições de resistência pulmonar próximas do normal.

Portanto, independentemente do modo ventilatório escolhido para ventilar o paciente com HIC, deve-se ter cuidado com situações que tendem a elevar a pressão média das vias aéreas, comprometendo a situação hemodinâmica e o retorno venoso.

Sendo assim, devem ser analisadas conjuntamente em uma situação de risco de hipertensão intracraniana as seguintes manobras:

- aumentos do tempo inspiratório;
- diminuições do tempo expiratório, principalmente quando associados à inversão da relação I:E com geração de auto-PEEP;
- grandes pausas inspiratórias;
- uso de altos volumes correntes;
- uso de fluxos inspiratórios altos e decrescentes;
- uso de PEEP elevados.

De acordo com o conceito de pressão média das vias aéreas, o modo ventilatório ideal nessa situação deveria ter as seguintes características: baixas pressões inspiratórias, baixa relação inspiratória/expiratória (I:E), baixas chances de gerar auto-PEEP e garantia da ventilação alveolar adequada para controlar a $PaCO_2$. No entanto, não seria possível que um modo isolado apresentasse todas essas características. Por isso, independentemente do modo escolhido, é recomendado sempre evitar aumento na pressão média e controle do CO_2.

A tosse e o assincronismo com o ventilador (esforços expiratórios durante a insuflação pulmonar) podem ser responsáveis por aumentos excessivos das pressões alveolares, e isso, numa situação de hipertensão intracraniana, pode ser muito deletério.

■ FISIOTERAPIA RESPIRATÓRIA

Os recursos manuais da fisioterapia respiratória são compostos por técnicas de exercícios manuais específicos que visam à prevenção, ao tratamento de pneumopatias instaladas e à melhora de uma disfunção toracopulmonar.

Tais recursos são aplicados no tórax dos pacientes hospitalizados ou não, especialmente em casos em que ocorre a dificuldade ou a incapacidade da eliminação da secreção das vias aéreas, bem como a ventilação pulmonar inadequada ou insuficiente para suprir o consumo de oxigênio no organismo.

Manobras fisioterápicas

São descritas as seguintes manobras fisioterápicas:

- **percussão ou tapotagem:** realizada com as mãos em forma concha, com movimentos ritmados e/ou compassados sobre o tórax. Esstes movimentos causam uma onda de energia transmitida através da parede torácica para as vias aéreas. O objetivo da percussão é desprender a secreção pulmonar, permitindo seu deslocamento. Contraindicada em pacientes com fratura de costelas, pneumotórax, derrame pleural, pacientes com PIC acima de 14 mmHg (Figura 36.1).

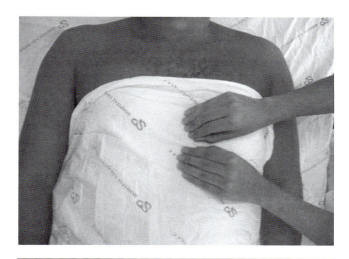

Figura 36.1 Percussão ou tapotagem.

- **vibração manual:** as mãos espalmadas, acopladas e com certa pressão no tórax do paciente. Consiste em movimentos rítmicos, rápidos e com intensidade suficiente para causar a vibração em nível brônquico, com o objetivo de deslocar as secreções pulmonares já soltas, conduzindo para os brônquios de maior calibre e para a traqueia. Contraindicado em pacientes com fratura de costelas, pneumotórax, derrame pleural e pacientes com PIC acima de 14 mmHg (Figura 36.2)
- **tosse assistida:** ajuda terapêutica ao ato de tossir. Essa ajuda é uma pressão rápida exercida com a região palmar sobre o tórax do paciente, no momento que ele tenta tossir. Essa manobra é utilizada em pacientes com dificuldade de tossir por causa de fraqueza muscular.

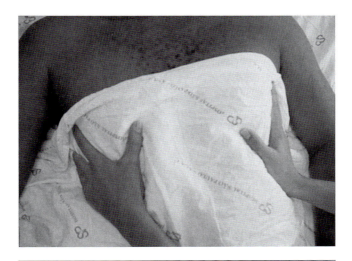

Figura 36.2 Vibração manual.

Aspiração traqueobrônquica

Procedimento invasivo com o objetivo de remover as secreções traqueobrônquicas e orofaríngeas, favorecendo a melhora na permeabilidade das vias aéreas, consequentemente melhorando a ventilação pulmonar.

A aspiração traqueobrônquica é indicada em pacientes que não apresentam tosse produtiva por causa de fraqueza musculatura expiratória e abdominal, ou em pacientes em ventilação mecânica. Atenção maior deve ser tomada aos pacientes neurológicos que apresentam PIC elevada. Essa manobra deve ser realizada com o paciente bem sedado, para que não ocorra um aumento excessivo da PIC.

A aspiração pode ser feita através da boca (orotraqueal), nariz (nasotraqueal) ou pelo tubo (endotraqueal), causando desconforto ao paciente. Por isso deve ser realizada de maneira rápida e observando-se sempre os níveis de saturação de oxigênio ($SatO_2$) por meio do oxímetro de pulso.

A técnica requer alguns cuidados tanto no paciente em respiração espontânea como no que se encontra em ventilação mecânica. No paciente em respiração espontânea, utilizar a técnica orotraqueal ou nasotraqueal. O paciente deve ser mantido em flexão de pescoço e hiperextensão de cabeça, com a boca aberta e a língua para fora. A monitoração do paciente é importante, a fim de controlar os batimentos cardíacos e a oxigenação pulmonar. Ao atingir a traqueia, o paciente apresenta o reflexo da tosse.

Nos pacientes entubados, a técnica é mais fácil, pois o tubo já está na traqueia. O cuidado deve ser redobrado, pois muitas vezes esse paciente encontra-se em apneia. Logo, a aspiração deve ser rápida, retornando o paciente na ventilação mecânica com a FiO_2 a 100%, evitando hipóxia.

A repetição indiscriminada da aspiração pode resultar em hemorragia, irritação e eventual fibrose da membrana mucosa. Essa hemorragia em pacientes entubados pode causar obstrução do tubo, ou mesmo um aumento de resistência, o que dificulta a ventilação do paciente.

■ DESMAME DA VENTILAÇÃO MECÂNICA

Além dessas técnicas, o fisioterapeuta é responsável pelo desmame da ventilação mecânica, cujo procedimento tem início quando o paciente começa a respirar espontaneamente.

Alguns critérios e condições clínicas devem estar presentes no momento de iniciar o desmame:

- controle da causa determinante da ventilação mecânica;
- estabilidade cardiovascular;
- estabilidade de trocas gasosas: $SatO_2$ de 90% para uma FiO_2 de 40%, pH de 7,35 a 7,45, PaO_2 > 80 mmHg, PEEP < 5 cmH_2O;
- estabilidade mecânica respiratória: ausência de edema pulmonar, atelectasias, secreção pulmonar abundante, broncoespasmo;
- estabilidade do centro respiratório: os quadros neurológico e metabólico devem estar estáveis, o paciente neurológico mesmo sem resposta a estímulos verbais deve ter o estímulo respiratório presente;
- controle de infecção;
- privação da dor.

Os parâmetros para avaliação do desmame que o fisioterapeuta utiliza são:

- pimax: ≥ 25 cmH_2O;
- capacidade vital: acima de 10 a 15 mL/kg;
- padrões respiratórios: VC deve estar entre 4 mL/kg; FR < 30 rpm; FR/VC < 105 rpm/L.

O processo de desmame tem início quando o paciente começa a respirar espontaneamente. Nesse ponto, uma sequência de alterações dos parâmetros do ventilador é realizada com a mudança da modalidade para a pressão suporte, em que o paciente realiza o esforço respiratório apenas com a ajuda da pressão suporte (PS). Esta tem como objetivo diminuir o trabalho respiratório do paciente a cada inspiração, quebrando a resistência do circuito do ventilador e facilitando a inspiração, evitando, assim, a fadiga muscular respiratória. Após as alterações realizadas, deve ser atingido o valor mínimo de PS, entre 7 e 8 mmHg, e o paciente é extubado.

A evolução do desmame e a extubação em pacientes neurocirúrgicos já foi estudada por alguns autores. Quando comparada a extubação de pacientes submetidos a craniotomia, no término da cirurgia e no período pós-anestésico imediato, verificou-se que os pacientes que permaneceram entubados no pós-operatório imediato foram os que apresentaram melhor troca gasosa e melhor evolução no pós-operatório.

Em outro estudo, realizado por Coplin (2000), foram avaliados 136 pacientes com distúrbio encefálico e observou-se que eles, mesmo apresentando diminuição do nível de consciência, porém preenchendo os critérios de desmame quando extubados, apresentaram menor incidência de pneumonia, menos tempo de internação e diminuição dos gastos hospitalares. Fica claro, portanto, que não há necessidade de prolongar o tempo de entubação orotraqueal em razão do rebaixamento do nível de consciência.

A evolução do desmame relacionada à característica clínica e a parâmetros funcionais foi estudada também por Vallerdú (1998), que, ao acompanhar 217 pacientes entubados com diferentes diagnóstico (DPOC, lesão encefálica e insuficiência respiratória aguda), verificou que os pacientes neurológicos foram os que apresentaram maior incidência de reentubação quando comparados a pacientes entubados por insuficiência respiratória aguda e pacientes portadores de DPOC. Segundo o autor, a incidência de 35% de reentubação observada em pacientes neurológicos provavelmente ocorreu em razão da incapacidade de expectorar.

O sucesso na extubação em pacientes neurológicos, segundo Namen (2001), que estudou 100 pacientes neurocirúrgicos (traumatismo cranioencefálico, hemorragia subaracnóidea, hemorragia intraparenquimatosa por malformação arteriovenosa, tumor encefálico e trauma medular), está associado com valores altos na escala de coma de Glasgow (ECG) e na relação entre a pressão parcial de oxigênio no sangue arterial e a fração inspirada de oxigênio (PaO$_2$/FiO$_2$), e com valores baixos de volume minuto (VE) no momento da extubação.

Extubação

A extubação deve ser realizada com segurança, certificando-se que o paciente não necessita mais da ventilação mecânica. A extubação é um procedimento simples, mas para os pacientes neurológicos os cuidados são maiores, principalmente naqueles com rebaixamento do nível de consciência.

Depois de retirado o tubo, o paciente é mantido em oxigenoterapia em máscara de O$_2$ a 10 L/min, até que os valores da PaO$_2$ estejam normalizados e o paciente possa ser mantido em ar ambiente

VENTILAÇÃO MECÂNICA NÃO INVASIVA

A ventilação mecânica não invasiva (VNI) é aquela utilizada sem entubação ou traqueostomia. É um método cada vez mais indicado para pacientes com insuficiência respiratória aguda e crônica, diminuindo o tempo de internação e de mortalidade hospitalar.

Muito tem favorecido os pacientes na UTI, evitando uma entubação, prevenindo complicações pulmonares e realizando o desmame precoce dos pacientes em ventilação mecânica.

A administração da VNI pelo fisioterapeuta requer paciência, pois, apesar de ser um grande benefício ao paciente, é desagradável principalmente se ele não for bem orientado sobre a VNI. O fisioterapeuta deve inicialmente manter-se ao lado do paciente para que ele possa sentir confiança no procedimento e aceitá-lo para que haja sucesso no tratamento. Cabe ao fisioterapeuta passar para o paciente essa segurança. Uma vez que o paciente não aceitou o aparelho, torna-se difícil sua utilização, pois as máscaras são fixadas com determinada pressão, que, muitas vezes, torna-se incômoda para o paciente.

Os cuidados com úlceras por pressão e a intolerância do paciente são pontos que podem traumatizá-lo, dificultando o tratamento.

Indicação da VNI

- Pacientes neurológicos: trauma, doenças neuromusculares, sequela de poliomielite, esclerose lateral amiotrófica, distrofia muscular.
- Doenças pulmonares: pneumonia, DPOC, asma, fibrose cística.
- Insuficiência cardíaca: edema agudo de pulmão.
- Desmame: pós-extubação, extubação precoce.

Contraindicação da VNI

- Lesão de fase.
- Rebaixamento do nível de consciência.
- Risco de vômito.

- Sangramento nasal ou oral.
- Instabilidade hemodinâmica.
- Pneumotórax.

Tipos de VNI

a) **Pressão positiva contínua nas vias aéreas (CPAP)**
Aumenta a capacidade residual funcional, mantém abertas as pequenas e grandes vias aéreas e melhora a troca gasosa. O CPAP é aplicado com máscara facial, com dois orifícios: um em que se acopla o fluxo contínuo de oxigênio e outro em que se acopla a válvula de PEEP.

b) **Ventilação por pressão suporte (PSV).**
A PSV pode ser administrada por máscara facial ou nasal utilizando-se o próprio ventilador mecânico. Nessa VNI mantém-se uma pressão suporte suficiente para o paciente realizar um volume corrente de 5 a 6 mL/kg e uma frequência respiratória de 25 a 30 rpm.

c) **Pressão positiva bifásica nas vias aéreas (Bipap)**
O Bipap é o modo de suporte ventilatório com níveis de pressão positiva. A pressão positiva nas vias aéreas na inspiração (Ipap) de 10 a 15 cmH$_2$O e a pressão positiva nas vias aéreas na inspiração (EPAP) de 5 a 10 cmH$_2$O geralmente são adequadas e bem aceitas pelo paciente. O BIPAP pode ser realizado com máscaras faciais ou nasais.

REFERÊNCIAS BIBLIOGRÁFICAS

1. Adams HP Jr, Brott TG, Crowell RM, Furlan AJ, Gomez CR, Grotta J, et al. Guidelines for the management of patients with acute ischemic stroke. Circulation. 1994;90(3):1588.
2. Andrade FC, Andrade FCJ. Usos e abusos da hiperventilação nos traumatismos crânio-encefálicos graves. Arq Neuropsiquiatr. 2000;58(3-A):648-55.
3. Bateman JRM. Regional lung clearance of excessive bronchial secretions during chest physiotherapy in patients with stable chronic airways obstruction. Lancet (London). 1979;1(8110):304-7.
4. Bendixen HH, Bullwinkel B, Hedley K, White J, Laver MD. Atelectasis and shuting during spontaneous ventilation en anaesthetiesed patients. Anaesthesiology. 1964;25:307-3001.
5. Bennet D, Bleck T. Recognizing impending respiratory failure from neuromuscular causes. J Crit Illness. 1988;3(1):46-60.
6. Berney S, Stockton K, Berlowitz D, Denehy L. Can early extubation in intensive physiotherapy decrease length of stay of acute quadriplegic patients in intensive care? A retrospective case control study. Physiother Res Int. 2002;7(1):14-22.
7. Boueri CAV, Kleist CM, Feltrin MI, Vargas FS. Fisioterapia respiratória. Análise crítica. Rev Bras Clin Terap. 1983;12(8):333-6.

8. Brimioulle S, Moraine JJ, Norrenberg D, Kahn RJ. Effects of positioning and exercise on intracranial pressure in a neurosurgical intensive care unit. Phys Ther. 1997;77:1682-9.
9. Chan BP, Albers GW. Acute Ischemic Stroke. Curr Treat Options Neurol. 1999;1:83-95.
10. Ciesla N. Fisioterapia respiratória para pacientes especiais. MacKenzie. Ciesla, Imle, Klemic- Fisioterapia Respiratória em Unidade de Terapia Intensiva. Buenos Aires: Ed Panamericana, 1989. p.183.
11. Coplin WM, Pierson DJ, Cooley KD, Newell DW, Rubenfeld GD. Implications of extubation delay in brain-injured patients meeting standard weaning criteria. Am J Respir Crit Care Med. 2000;161:1530.
12. David CM. Ventilação Mecânica: Da Fisiologia à Prática Clínica. 1.ed. Rio de Janeiro: Reviver, 2001.
13. David CM. Ventilação Mecânica: Da fisiologia à prática clínica. Rio de Janeiro: Reviver, 2001. p.437-42.
14. Esteban A, Alia I. Clinical management of weaning from mechanical ventilation intensive. Intensive Care Med. 1998;24:999.
15. Falcão AL, Araújo S, Gragosavac D, Terzi RG, Terzi RG, Thiesen RA, et al. Hemometabolismo cerebral. Arq Neuropsiquiatric. 2000;58(3-B):877-82.
16. Franceschini J. Estudo da configuração tóraco-abdominal e dos volumes pulmonares no pós-operatório de craniotomia eletiva. São Paulo, 2002. [Tese - Mestrado - Escola Paulista de Medicina].
17. Gaskell VD, Webber BA. Fisioterapia respiratória. Guia do Brompton Hospital. Colina, 1984.
18. Giugno KM, Maia TR, Kunrath CL Bizzi JJ. Tratamento da hipertensão intracraniana. J Pediatr. 2003;79(4):287-96.
19. Greene KE, Peters JI. Pathophysiology of acute respiratory failure. Clin Chest Med. 1994;15(1):1.
20. Johnson DC, Kasemi H. Central control of ventilation in neuromuscular disease. Clin Chest Med. 1994;15(4):607-17.
21. Kigin C. Avaliação do sistema respiratório. In: Fisioterapia cardiorrespiratória prática. Rio de Janeiro: Revinter, 1997.
22. Liston R, Mickelborough J, Harris B, Hann AW, Tallis RC. Conventional physiotherapy and treadmill re-training for higher-level gait disorders in cerebrovascular disease. Age Ageing. 2000;30:311-8.
23. Mackenzie CF, Ciesla N, Imle PC, Klemic N. Fisioterapia Respiratória em Unidade de Terapia Intensiva. São Paulo: Panamericana, 1988.
24. Morales SM, Popoca CUM, Sanchez RM. Valoración comparativa entre la intubación endotraqueal prolongada y la extubación inmediata en pacientes sometidos a procedimentos neuroquirurgicos. Rev Mex Anest. 1984;7:123-6.
25. Moxham J. Respiratory muscle fatige: Mechanisms, evaluation and therapy. Br J Anaesth. 1990;65(1):43-53.
26. Namen AM, Ely EW, Tatter SB, Case LD, Lucia MA, Smith, et al. Preditors of successful extubation in neurosurgical patients. Am J Respir Crit Care Med. 2001;163:658-64.
27. O'Sullivan S, Schimitz TJ. Fisioterapia: avaliação e tratamento. São Paulo: Manole, 1993.
28. Pimenta CAM, Cruz DALM. Fisioterapia respiratória: indicações e controvérsias. Acta Paulist Enferm. 1990;3(2):41-4.
29. Quinn B, Sullivan SJ. The identification by physiotherapists of the physical problems resulting from a mild traumatic brain injury. Brain Injury. 2000;14(12):1063-76.
30. Ribeiro EC. Monitorização oximétrica de pacientes com infecção pulmonar durante a fisioterapia respiratória. Fisioter Mov. 1994;6(2):28-39.
31. Rossaint KG. New forms of assisted spontaneous breathing. 1.ed. German, 2000.
32. Sepúlveda M, et al. Fisioterapia respiratória em UTI. In: Knobel E. Condutas no paciente crítico. São Paulo: Atheneu, 1994.
33. Slutzky lC. Enfermidades Neuromusculares. In: Fisioterapia Respiratória nas Enfermidades Neuromusculares. 1.ed. Rio de Janeiro: Revinter, 1997. p.61-3.
34. Sogame L, Vidotto M, Faresin S, Jardim J. Incidência de óbito e infecção respiratória pós-operatória em pacientes neurocirúrgicos com ventilação mecânica. Arch Bronconeumol. 2004;40(supl 4):9.
35. Stiller K. Physiotherapy in intensive care: Towards evidence-based practice. Chest. 2000;118(6):1801-13.
36. Umphred DN. Fisioterapia neurológica. São Paulo: Manole, 1994.
37. Vallverdú I, Calaf N, Subirana M, Net A, Benito S, Mancebo J. Clinical characteristics, respiratory functional parameters, and outcome of a two-hour T piece trial in patients weaning from mechanical ventilation. Am J Respir Crit Care Med. 1998;158:1855-62.
38. Wilkins IA, Menon DK, Matta BF. Management of comatose head-injured patients: are we getting any better? Anesthesia. 2001;56:350-69.

capítulo 37

Márcia Helena do Santo Abranches

Fisioterapia Motora

■ INTRODUÇÃO

A equipe de reabilitação é composta por vários profissionais que atuam na recuperação física e na posterior reintegração social do paciente. O perfil da equipe é variável, porém o ideal é que ela seja composta por médico, enfermeira, fisioterapeuta, fonoaudióloga, terapeuta ocupacional, nutricionista, psicóloga e assistente social. O principal objetivo é minimizar o período de internação e proporcionar uma qualidade de vida melhor ao paciente, evitando as complicações que possam ocorrer nesse período.

Deve ser realizada uma avaliação adequada para traçar um programa de tratamento o mais precoce possível assim que o quadro clínico esteja estabilizado. Caso tenha sido realizada alguma intervenção cirúrgica, é necessário certificar-se das contraindicações no manejo do paciente.

■ O PROCESSO DE AVALIAÇÃO FISIOTERAPÊUTICA

A avaliação fisioterapêutica deve obter dados quanto a:

a) **queixa principal:** preocupação relatada pelo paciente e/ou familiares.
b) **história pregressa atual (HPA):** descrição detalhada da sequência de fatos que culminaram com a situação, tratamentos realizados anteriormente e dados de característica pessoal, como, por exemplo, dominância manual.
c) **história funcional:** identificação e caracterização das incapacidades que resultaram da doença e a capacidade restante.
d) **atividades de vida diária (AVD):** maneira como o paciente realiza as atividades de higiene, alimentação e vestuário.
e) **transferências:** como o paciente realiza as mudanças da cama para cadeira, de uma cadeira para outra, entrada e saída do automóvel.
f) **estado nutricional:** pedir orientação ao nutricionista sobre o aporte calórico adequado durante o programa de reabilitação.
g) **cognição e estado mental:** avaliação da memória, das funções intelectuais, da orientação pessoal, temporal e espacial.
h) **exame físico:** na inspeção são observados nível de consciência, fácies, posturas atípicas que apresentem padrões anormais, tumorações, deformidades, alterações tróficas, fasciculações, úlceras por pressão e movimentos involuntários. No exame propriamente dito, é verificada a preservação da amplitude do movimento (ADM) ou se há presença de encurtamento muscular que leve a deformidades.
i) **tônus muscular:** fornece informação adicional quanto ao estado de contração muscular, que pode estar normal, hipotônico ou hipertônico. Sua quantificação pode ser avaliada por meio da escala modificada de Ashworth (Tabela 37.1):

Tabela 37.1 Avaliação do tônus muscular pela escala modificada de Ashworth.

Grau	Estado de contração muscular
0	Tônus muscular normal
1	Leve aumento do tônus muscular, com mínima resistência no final do movimento passivo
1+	Leve aumento do tônus muscular, com mínima resistência na metade do movimento passivo
2	Aumento do tônus muscular, manifestado por uma resistência em todo movimento passivo, a região afetada é movida facilmente
3	Grande aumento do tônus muscular, com dificuldade em realizar o movimento passivo
4	Rigidez do segmento em flexão ou extensão

j) **Força muscular:** na avaliação da força muscular deve ser levada em consideração a ação do músculo examinado e o posicionamento adequado do paciente. É utilizado um sistema de graduação, que varia de zero a cinco, sendo o grau zero denominado **plegia** (ausência de força muscular), os graus de 1 a 4, **paresia**, e o grau 5, sem déficit de força muscular. Caso haja um componente de hipertonia muscular, o teste deve ser utilizado com parcimônia, pois pode interferir na capacidade de realização do movimento voluntário. De acordo com a localização da lesão ocorrem os distúrbios motores com comprometimentos diversos, podendo apresentar déficit em apenas um membro, denominado **mono**; em um lado do corpo, denominado **hemi**; nos membros inferiores, denominado **para**; com comprometimento dos quatro membros, denominado **tetra**. Esses prefixos são complementados com o termo plegia ou paresia.
k) **sensibilidade:** na avaliação da sensibilidade deve ser pesquisada a sensibilidade superficial e profunda.
l) **coordenação motora:** na avaliação da coordenação motora devem ser realizadas as provas cerebelares.
m) **equilíbrio:** na avaliação do equilíbrio devem ser examinados o equilíbrio estático e dinâmico.
n) **reflexos:** na avaliação dos reflexos devem ser verificados os reflexos superficiais, profundos e patológicos.
o) **marcha:** quando possível ao paciente, a avaliação deve ser minuciosa, observando-se todas as fases da marcha, a simetria e harmonia do movimento, o comprimento da passada, a largura da base de sustentação e a utilização de dispositivos auxiliares como bengalas, muletas ou andador.

■ TRATAMENTO REABILITACIONAL

O tratamento reabilitacional tem quatro princípios básicos, que são:

1. **Precoce:** Os procedimentos da equipe com finalidade reabilitacional devem fazer parte do tratamento geral do paciente desde sua entrada no hospital. A prevenção de lesões secundárias ao imobilismo é parte integrante do processo de reabilitação e potencializa as possibilidades de recuperação funcional do paciente.
2. **Intensivo:** Os pacientes devem ser acompanhados diariamente seguindo um programa reabilitacional. O aprendizado necessita de repetições e para que uma habilidade seja aprendida, o processo deve ser repetido várias vezes. As tarefas devem incluir uma meta ou alvo que possa ser claramente identificado pelo paciente.
3. **Ativo:** A partir do momento que o paciente tenha condições de entender as solicitações, deve ser realizado orientação sobre todos os cuidados que precisam ser tomados, em especial para a prevenção de deformidades articulares, úlceras por pressão e recuperação esfincteriana.
4. **Global:** Todos os profissionais envolvidos no tratamento do paciente devem estar sensibilizados com os aspectos ligados ao processo de recuperação funcional. A manutenção da completa amplitude de movimento (ADM), o alívio da dor, a estimulação da atividade motora por meio de técnicas fisioterapêuticas específicas são importantes no tratamento global do paciente.

Procedimentos terapêuticos

Os procedimentos terapêuticos que asseguram a concretização dos quatro princípios do tratamento reabilitacional são descritos a seguir.

Manter a função respiratória

As manobras fisioterapêuticas têm a finalidade de expandir a caixa torácica, favorecendo uma boa oxigenação pulmonar, e também de realizar a higiene brônquica quando há secreção. Elas visam prevenir complicações pulmonares e fornecer orientações quanto aos exercícios realizados no pré-operatório e no pós-operatório, caso seja indicada cirurgia. As manobras mais utilizadas são: drenagem postural, hiperinsuflação manual, vibrocompressão torácica, descompressão torácica, alongamento e fortalecimento da musculatura respiratória, como também a realização de aspiração de vias aéreas superiores e traqueal, quando necessário.

Estimular a circulação

Todo procedimento que estimula a circulação ajuda na redução do risco de trombose venosa profunda, embolia pulmonar, lesão por pressão, edema e acelera a cicatrização de feridas abertas. Além dos exercícios, é preconizada a utilização de meias elásticas, para prevenção de trombose venosa profunda.

Evitar as lesões por pressão

O aparecimento de alterações cutâneas e úlceras por pressão está intimamente relacionado ao estado clínico geral do paciente, como idade, doenças concomitantes, imunodepressão, estados nutricionais deficientes, presença de edema local, alterações metabólicas e alteração de sensibilidade. A conscientização de toda a equipe e do próprio paciente dos prováveis locais e do mecanismo de formação da úlcera é indispensável para o sucesso do tratamento preventivo.

Caso não haja possibilidade de o paciente movimentar-se, o decúbito deve ser mudado em períodos não superiores a duas horas e é importante colocá-lo sobre um leito que distribua adequadamente a pressão sobre as proeminências ósseas, evitar mecanismos de fricção, estimular a sensibilidade superficial, caso tenha déficit, utilizando várias texturas que vão desde um tecido delicado, como fralda, gaze, algodão, até tecidos ou superfícies ásperas, como papel toalha, cobertores, e, também, adotar novas posturas fora do leito. O posicionamento lateral do paciente hemiplégico ou parético no leito pode e deve ser realizado para os dois lados, com auxílio de travesseiros, apenas evitando que o lado comprometido fique sob o corpo (Figura 37.1A e B).

Em decúbito dorsal, podemos elevar o membro superior ou posicioná-lo ao lado do corpo, com supinação do antebraço. Os travesseiros são colocados embaixo e ao lado do quadril para evitar rotação lateral e retração da pelve e, sob o joelho, com o objetivo de evitar um possível padrão extensor de membro inferior. Deve-se manter o tornozelo a 90º (Figura 37.2A e B).

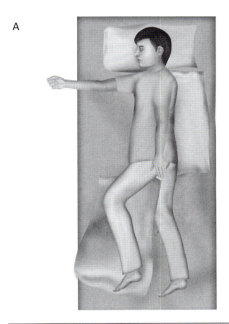
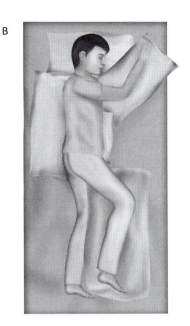

Figura 37.1 (A) Posição do paciente deitado sobre o lado comprometido. (B) Posição do paciente deitado sobre o lado não comprometido.

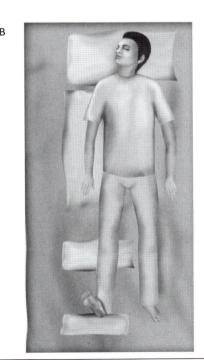

Figura 37.2 (A) Posição em decúbito dorsal com braço elevado. (B) Posição em decúbito dorsal com o braço lateralmente colocado sobre um travesseiro.

Quando o paciente está sentado na cama, deve ficar o mais reto possível, com a cabeça e o tronco alinhados e seu peso sobre os glúteos. As mãos podem ficar entrelaçadas e colocadas em cima da mesa. Os membros inferiores devem ficar em posição neutra, evitando as rotações de quadril e mantendo o tornozelo a 90° (Figura 37.3).

O posicionamento nos outros tipos de déficits motores deve seguir o mesmo princípio, sempre com o cuidado de não deixar as regiões com proeminências ósseas em contato direto com o outro membro ou com superfícies duras.

Prevenir contraturas e deformidades

A intervenção fisioterapêutica deve ser precoce, com a utilização de técnicas específicas. São preconizados os alongamentos musculares globais em membros superiores, tronco e membros inferiores. Os exercícios físicos terapêuticos podem ser: passivo, ativo-assistido, ativo-livre ou resistido, de acordo com os déficits de força muscular que o paciente apresenta. São estimuladas também as atividades motoras funcionais como rolar e sentar, o posicionamento correto no leito com a utilização de travesseiros e coxins, as mudanças de decúbito de duas em duas horas, que auxiliam na prevenção de contraturas, deformidades e úlceras por pressão, como também na redução da hipertonia.

As deformidades mais frequentes são:

a) de membros superiores: flexão do cotovelo, pronação do antebraço, flexão do punho e flexão dos dedos;
b) de tronco: cifose e escoliose;
c) de membros inferiores: adução e flexão do quadril, flexão do joelho, flexão plantar do tornozelo e flexão do hálux.

A utilização de órteses tem se mostrado um método bastante eficaz e prático para manutenção das articulações, evitando as deformidades, mas a sua indicação deve ser criteriosa, principalmente para pacientes com alterações de sensibilidade que tenham lesão de pele ou que apresentem hipertonia muscular. A prevenção é a maneira mais eficaz de combater as deformidades e evitar seu aparecimento.

As órteses para membro superior devem manter uma posição funcional com punho em discreta extensão e dedos em semiflexão (Figura 37.4A). Para o membro inferior, deve-se manter o tornozelo em 90° (Figura 37.4B).

Outra complicação muito frequente é a subluxação do ombro que ocorre em razão da diminuição de força dos músculos envolvidos na articulação glenoumeral. Como medidas preventivas, deve-se manter o membro superior posicionado de forma que não fique pendente, pois a própria ação da gravidade contribui para que isso ocorra; durante a mudança de posição, orientar a equipe e o cuidador para que não tracione o membro pela parte distal (mão ou punho), o braço deve ser apoiado com uma das mãos sob a escápula do paciente e a outra no antebraço (Figura 37.5(A) e (B)); também devemos manter a escápula móvel a partir de atividades para amplitude

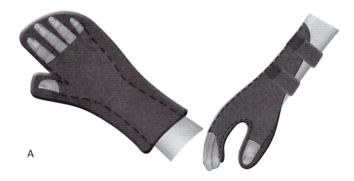

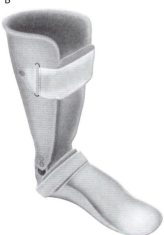

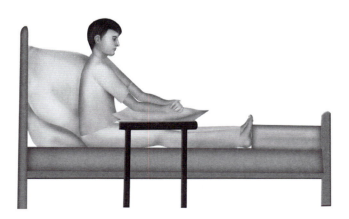

Figura 37.3 Posição do paciente sentado na cama – vista lateral.

Figura 37.4 (A) Órtese para membro superior. (B) Órtese para membro inferior.

de movimento e estimular a funcionalidade do membro superior.

O uso da tipoia não é indicado por favorecer o padrão flexor do membro superior quando há alteração de tônus e o encurtamento dos músculos flexores de cotovelo, levando à assimetria e dificultando o equilíbrio e marcha.

■ EXERCÍCIOS DE FISIOTERAPIA

A seguir estão alguns exemplos de exercícios que podem ser realizados para a prevenção ou o tratamento de contraturas, deformidades, como também para estimular a funcionalidade, a consciência corporal e a mobilidade no leito.

Mobilizar a escápula

A escápula é mobilizada pelo terapeuta para cima e para baixo. Consequentemente, há uma tendência de diminuição do tônus da musculatura dessa região (Figura 37.6).

Mobilizar o membro superior

A total amplitude de movimento deve ser mantida, pois um membro superior rígido e doloroso impede o equilíbrio e o movimento do corpo, limita o tratamento e interfere na vida cotidiana. A elevação total e passiva do membro superior deve ser feita diariamente e de forma indolor (Figura 37.7A e 37.7B).

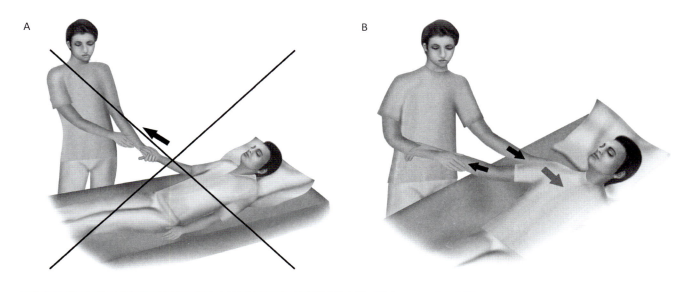

Figura 37.5 (A) Não puxar o paciente pela parte distal (mão e punho). (B) Manuseio correto com apoio sob a escápula e no antebraço.

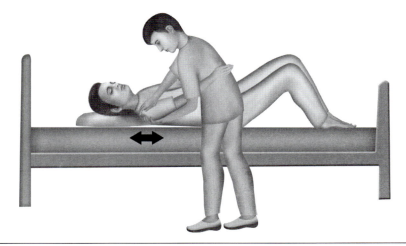

Figura 37.6 Mobilização da escápula.

Alongar o tronco

Com o paciente em decúbito dorsal, fixa-se o ombro e, com o apoio na pelve e membro inferior flexionado, tenta-se levá-lo até a lateral, alongando, assim, os músculos dessa região. Esse exercício auxilia na dissociação da cintura pélvica e escapular, dando maior mobilidade ao paciente (Figura 37.8).

Movimentar os membros inferiores

O paciente é estimulado em decúbito dorsal a flexionar o membro inferior, realizar a dorsoflexão do tornozelo e voltar à posição inicial. Com isso, ele é capaz de levar o membro inferior para a frente e apoiar o calcanhar corretamente ao andar ou subir uma escada (Figura 37.9).

Rolar para as laterais

O rolar correto produz consciência do corpo, facilita o movimento ativo do tronco e dos membros. O movimento para os dois lados deve ser estimulado, necessitando-se, no início, do auxílio do terapeuta. Com esse exercício o paciente está sendo preparado para realizar a transferência para a posição sentada (Figura 37.10A e 37.10B).

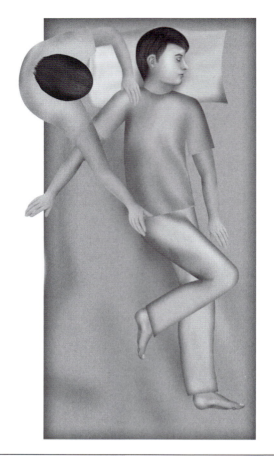

Figura 37.8 Alongamento do tronco.

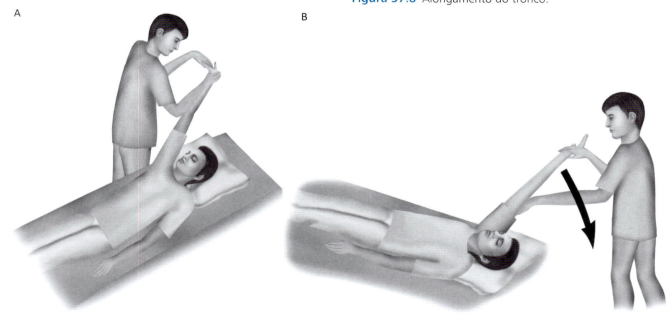

Figura 37.7 (A) e (B) Mobilização do membro superior.

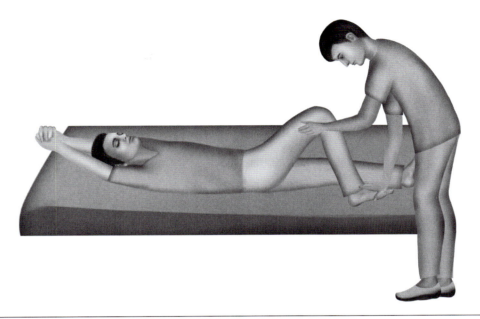

Figura 37.9 Movimento do membro inferior.

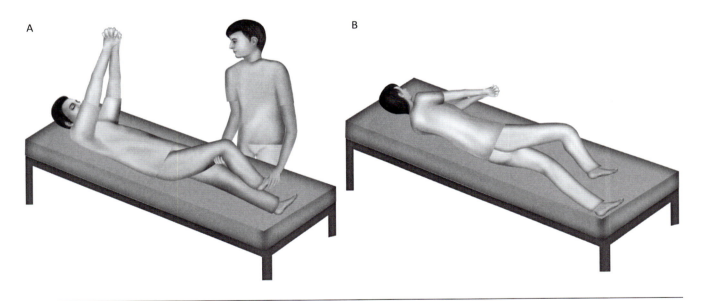

Figura 37.10 (A) e (B) Rolando até a lateral da cama.

Transferir para a posição sentada

A partir do decúbito lateral, orientar o paciente para que role até a lateral da cama, transfira o seu peso para o cotovelo e depois para a mão. O apoio deve ser dado sobre a escápula e a parte posterior da coxa (Figura 37.11).

Estimular o controle de tronco

Estimular o controle de tronco pela transferência do peso na posição sentada para os dois lados (Figura 37.12(A) e (B)).

A partir desta posição realizar as rotações laterais e a flexão do tronco (Figuras 37.13(A) e (B).

Enfermagem em Neurologia e Neurocirurgia

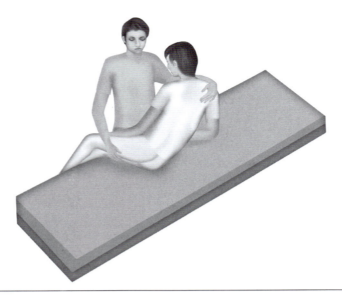

Figura 37.11 Passando do decúbito lateral para a posição sentada.

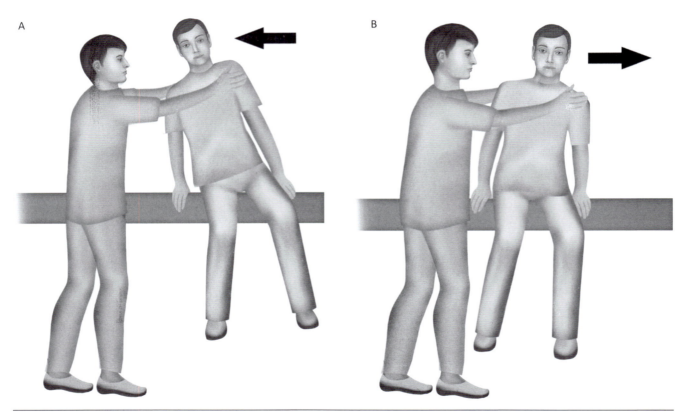

Figura 37.12 (A) Estimulando o controle do tronco para o lado direito. (B) Estimulando o controle do tronco para o lado esquerdo.

Mover o quadril na posição sentada

O paciente deve permanecer na posição sentada com pequeno apoio das mãos, ele é treinado a se arrastar ou "andar" sobre os glúteos, para a frente e para trás (Figuras 37.14(A) e 37.14(B)).

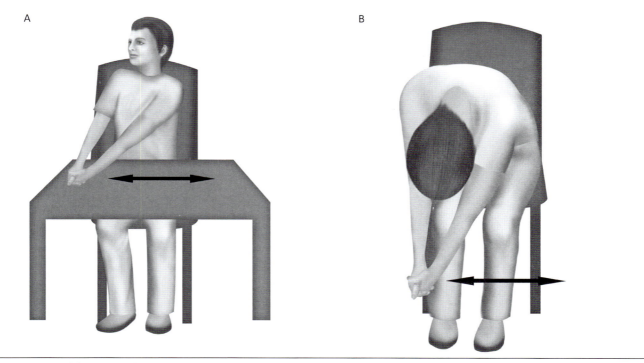

Figura 37.13 (A) Rotações laterais de tronco. (B) Flexão do tronco.

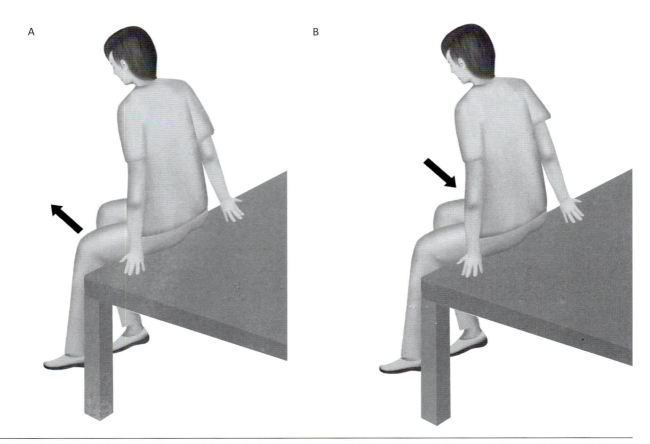

Figura 37.14 (A) Movendo o quadril na posição sentada para a frente. (B) Movendo o quadril na posição sentada para trás.

Capítulo 37

Descer de uma cama alta

É solicitado ao paciente que chegue até o canto da cama, transferindo o peso do quadril de um lado para o outro e utilizando os membros superiores como apoio. Quando os membros inferiores tocarem o chão, solicita-se ao paciente que realize a extensão dos joelhos, assumindo a posição ortostática. Nessa fase, inicia-se o treino de equilíbrio estático e das fases da marcha com flexão do quadril, joelho e flexão dorsal do tornozelo (Figura 37.15(A), (B) e (C)).

Ficar em pé precocemente

Todo paciente, mesmo que ainda esteja inconsciente ou com dificuldade em movimentar-se ativamente, deve ser colocado em pé precocemente, desde que o estado clínico permita. Isso pode ser realizado gradativamente com auxílio de prancha ortostática, ou com auxílio de órteses, para manter a extensão dos joelhos e meias elásticas (Figura 37.16).

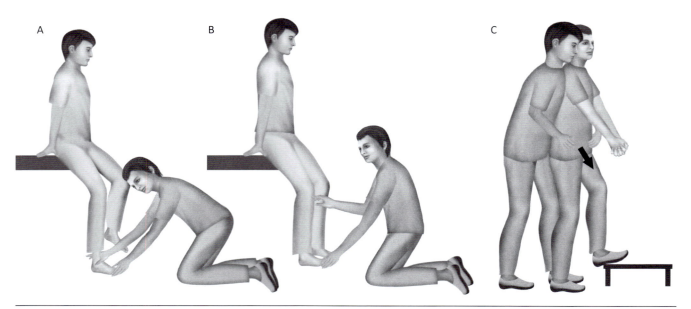

Figura 37.15 (A) (B) Paciente descendo de uma cama alta. (C) Treino de equilíbrio estático e das fases da marcha.

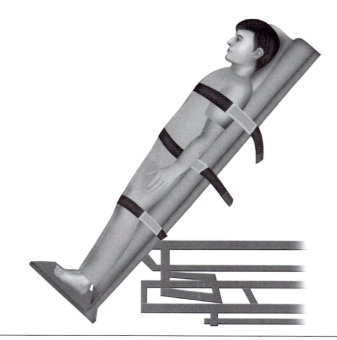

Figura 37.16 Posicionamento em pé, com auxílio de prancha ortostática.

Transferir para ortostatismo

O terapeuta deve auxiliar o paciente sempre com o apoio das mãos sobre a escápula e nunca tracioná-lo pelo braço, evitando que ocorra lesão na articulação do ombro, como já citado anteriormente. Após o treino, é estimulada a transferência de forma mais ativa (Figura 37.17(A), (B) e (C)).

Treinar a marcha

A princípio o paciente deve ter o auxílio do terapeuta em região posterior ou lateral e, posteriormente, deve-se solicitar que treine de forma independente (Figura 37.18(A) e (B)). A postura bípede ereta é parte da herança humana, permitindo um sentimento de bem-estar físico, energia e prontidão, além do estímulo físico e percepção dessa postura.

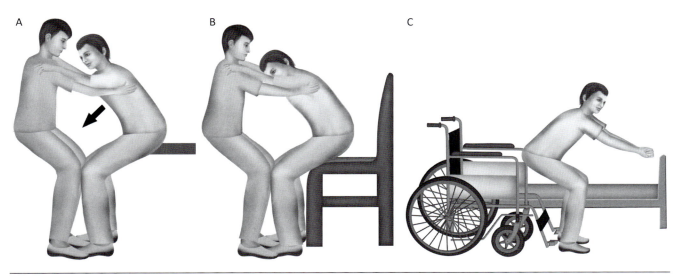

Figura 37.17 (A) (B) Transferência para ortostatismo. (C) Transferência ativa.

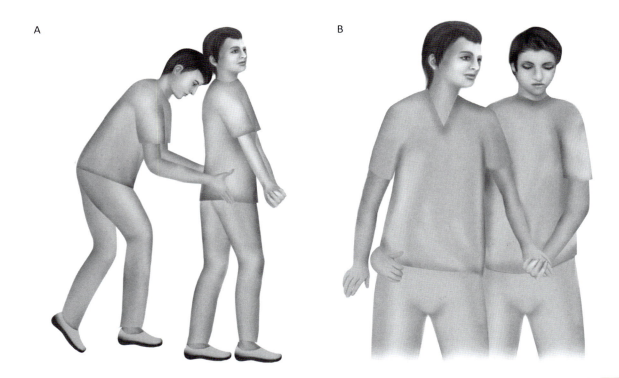

Figura 37.18 (A) Treino de marcha com auxílio do terapeuta em região posterior. (B) Treino de marcha com auxílio do terapeuta ao lado.

MOVIMENTAÇÃO E TRANSPORTE DE PACIENTE

Grande parte das agressões à coluna vertebral em trabalhadores da área da saúde e cuidadores está relacionada às condições ergonômicas inadequadas de mobiliários, posto de trabalho e equipamentos utilizados nas atividades cotidianas, sendo causados por traumas crônicos repetitivos, que envolvem vários fatores além da manipulação de pacientes.

Muitas lesões podem ocorrer tanto com o paciente quanto com os profissionais da equipe. É importante que esses procedimentos sejam realizados da maneira mais simples e menos cansativa possível, adotando a postura correta.

Para resolver tais problemas, é necessário um estudo do ambiente, dos equipamentos e dos indivíduos.

As habilidades em movimentação de pacientes devem ser complementadas com o estabelecimento de práticas seguras de trabalho usando-se, sempre que possível, materiais e equipamentos auxiliares.

Avaliar as condições e preparar o paciente

Deve-se fazer a avaliação das condições físicas da pessoa que será movimentada, sua capacidade de colaborar, bem como a observação da utilização de soro, sondas e outros equipamentos instalados.

Explicar ao paciente o modo como se pretende movê-lo, como pode cooperar, para onde será encaminhado e qual o motivo da locomoção, se for o caso.

O paciente deve ser orientado a ajudar sempre que possível. No caso de obesos, há necessidade de várias pessoas ou de auxílios mecânicos.

Preparar o ambiente e os equipamentos

O local deve ser examinado, deve-se observar a disposição dos mobiliários, as condições do piso, se há barras de apoio no banheiro, a altura do vaso sanitário, remover os obstáculos que possam dificultar os procedimentos de forma segura, colocar o suporte de soro ao lado da cama, posicionar a cama no mesmo nível da maca e adaptar à altura ao profissional. Travar as rodas da cama, da maca e da cadeira de rodas ou banho ou solicitar ajuda adicional.

Preparar a equipe

Utilizar os princípios básicos de biomecânica, usar o peso corporal como um contrapeso ao paciente em vez de sobrecarregar os braços e a coluna, trabalhar o mais próximo possível do corpo do paciente, com calma e segurança.

Deixar os pés afastados e totalmente apoiados no chão, flexionar os joelhos em vez de curvar a coluna e mantê-la ereta.

Utilizar roupa que permita liberdade de movimento e sapatos apropriados, com sola aderente. Realizar os procedimentos com pelo menos duas pessoas.

Movimentar o paciente no leito

Lembrar que em todas as atividades o paciente deve ser estimulado a se movimentar de forma independente, o mais ativamente possível, sempre que não existir contraindicações nesse sentido. O ideal são camas com altura regulável, mas também podem ser utilizados dispositivos auxiliares, como barra tipo trapézio, blocos de mão antiderrapantes, plástico antiderrapante para os pés, plástico facilitador, lençol dobrado sob o tronco e quadril (travessa).

Colocar e retirar a comadre

Utilizar o trapézio e solicitar ao paciente que eleve o quadril, evitando assim a necessidade de erguê-lo (Figura 37.19A), caso contrário, o profissional deve segurar os membros inferiores fletidos e elevar o quadril do paciente passivamente, encaixando a comadre na posição correta (Figura 37.19B).

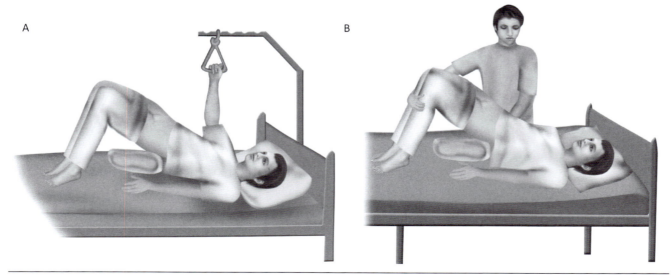

Figura 37.19 (A) Elevação ativa do quadril. (B) Elevação passiva do quadril.

Trazer o paciente para um dos lados da cama

Realizar essa atividade preferencialmente com duas pessoas, de modo coordenado, e os dois devem ficar do mesmo lado para o qual será deslocado o paciente, encaixando os braços sob a cabeça, na região lombar, no quadril e na região posterior da coxa ou utilizar um lençol sob o corpo do paciente (travessa) (Figura 37.20).

Colocar o paciente em decúbito lateral

Permanecer do lado para o qual vai virar o paciente, flexionar o quadril e o joelho e dar apoio no ombro do paciente, virando gentilmente, utilizando o ombro e o joelho do profissional como alavancas (Figura 37.21).

Utilizar o lençol sob o paciente, permanecendo do lado oposto da cama e mantendo a coluna ereta, utilizando o peso do corpo. É importante deixar a grade de proteção elevada.

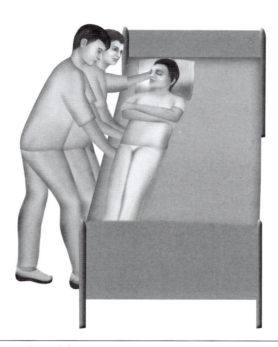

Figura 37.20 Trazendo o paciente para a lateral da cama.

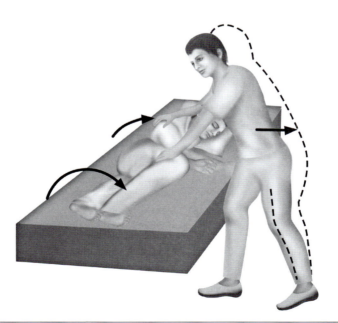

Figura 37.21 Colocando o paciente em decúbito lateral.

Movimentar o paciente para a cabeceira da cama, em decúbito dorsal

Com o auxílio de um trapézio, o paciente deve ser orientado a flexionar os membros inferiores e apoiar os pés na cama ou, se necessário, com uma pessoa segurando para que facilite o impulso. Também pode ser utilizado um plástico antiderrapante sob os pés (Figura 37.22(A) e (B)).

Quando o paciente não puder colaborar, uma alternativa é deixar a cama na posição horizontal ou abaixada e utilizar o lençol colocado sob o corpo do paciente, com auxílio de uma pessoa de cada lado da cama (Figura 37.23(A)) ou utilizar o plástico facilitador, que também é colocado sob o corpo do paciente para ajudar a deslizar (Figura 37.23(B)).

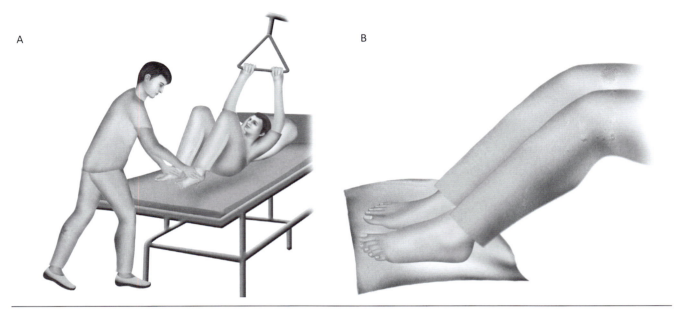

Figura 37.22 (A) Movimentando o paciente para a cabeceira da cama com os membros inferiores flexionados e com apoio sobre os pés. (B) Plástico antiderrapante sob os pés.

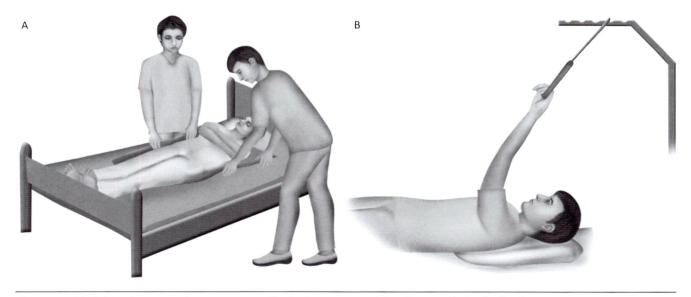

Figura 37.23 (A) Deslocar o paciente com o auxílio de duas pessoas. (B) Utilizar o plástico facilitador.

Transferir o paciente do leito para a maca

Devem participar dessa transferência quantas pessoas forem necessárias, dependendo das condições e do peso do paciente, para ser feita de forma segura. Não deixar de travar as rodas da cama e da maca e se possível deixá-las na mesma altura. Pode ser utilizado um lençol sob o paciente (Figura 37.24).

Movimentar o paciente em posição sentada para a cabeceira da cama

O paciente deve ser encorajado a movimentar-se sozinho, podendo utilizar blocos de mão antiderrapantes (Figura 37.25(A)), ou receber a ajuda para que segure seus pés mantendo os joelhos flexionados enquanto apoia as mãos ao lado do corpo e ele próprio dá o impulso (Figura 37.25(B)).

Sentar o paciente no leito

Pode ser solicitado que utilize o apoio dos dois cotovelos ou apenas um cotovelo. Depois deve-se fazer a transferência de peso para o antebraço, depois o apoio das mãos ou utilizar materiais simples, como lençol ou corda com nós ou uma escada de cordas fixadas nos pés da cama (Figura 37.26).

Caso o paciente necessite, pode-se utilizar uma toalha resistente ou lençol, que é colocado nas costas para tracioná-lo (Figura 37.27).

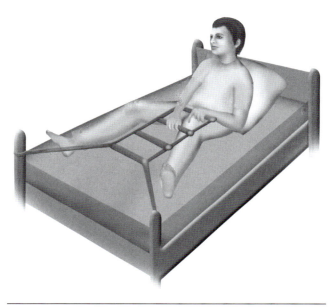

Figura 37.26 Sentando com o auxílio de escada de cordas.

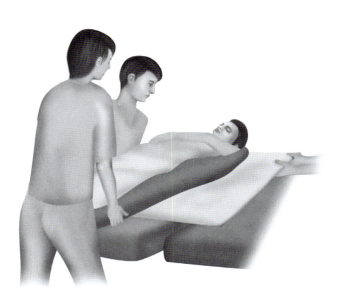

Figura 37.24 Transferindo o paciente do leito para a maca.

A
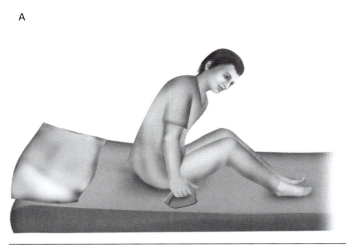

B
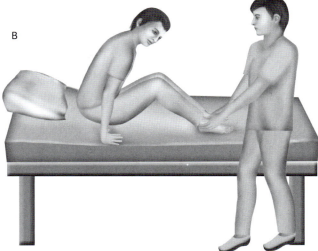

Figura 37.25 (A) Utilizando blocos antiderrapantes. (B) Mantendo apoio sobre os pés.

Capítulo 37

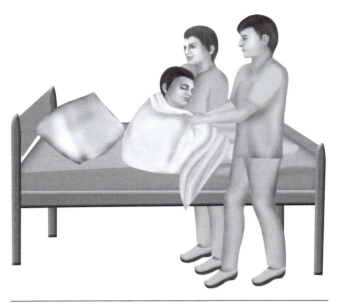

Figura 37.27 Utilizando toalha ou lençol para sentar.

Sentar o paciente na beira do leito

Colocar o paciente em decúbito lateral, dar apoio na região dorsal e no ombro do paciente, enquanto o outro profissional segura os membros inferiores, de forma coordenada deve-se elevar e girar o paciente, até que ele adote a posição (Figura 37.28(A)), ou solicitar que ele auxilie com o apoio do cotovelo e antebraço para o lado que deseja sentar e solicitar que alcance a borda da cama colocando os membros inferiores para baixo, sendo apoiado pelas mãos do profissional na região escapular (Figura 37.28(B)).

Transferir o paciente do leito para uma poltrona ou cadeira de rodas

Deve ser realizado o mais precocemente possível, pois faz com que o paciente vivencie novas posturas; estimula as funções da bexiga e do intestino; objetiva mudança do campo visual; melhora o controle do tronco; prepara para a posição ortostática, assim como evita a hipotensão postural e promove o posicionamento correto durante a alimentação, tornando-a mais adequada e prazerosa.

Posicionar a cadeira ou poltrona, que devem ter a mesma altura que a cama, próximo a ela. Travar a cadeira e o leito, remover o braço da cadeira e elevar o apoio dos pés, solicitar ao paciente que se sente na beira da cama e utilizar os braços para auxiliar na transferência, também deve ser calçado sapato ou chinelo antiderrapante (Figura 37.29).

Caso necessite de maior auxílio, segure o paciente pelo tronco ou pela cintura e de modo sincronizado gire-o em direção à cadeira. Se necessário, utilize o joelho para fixar o joelho do paciente, limitando a flexão (Figura 37.30(A) e (B)).

Pacientes tetraplégicos ou paréticos que necessitam de maior auxílio devem segurar os braços do terapeuta quando possível, e o profissional deve mantê-los unidos e próximos ao tronco, segurando-os firmemente na região do antebraço e posicionando-se atrás do paciente. Nesse momento, com auxílio de outro profissional, é fornecido um apoio sob os joelhos e o paciente é transferido para a cadeira (Figura 37.31).

Para arrumar um paciente que está na posição sentada e que tenha escorregado, devemos dar o apoio posterior ao tronco colocando os braços sob as axilas e travando as mãos na região anterior do tronco, tracionando-o para trás (Figuras 37.32(A) e (B)).

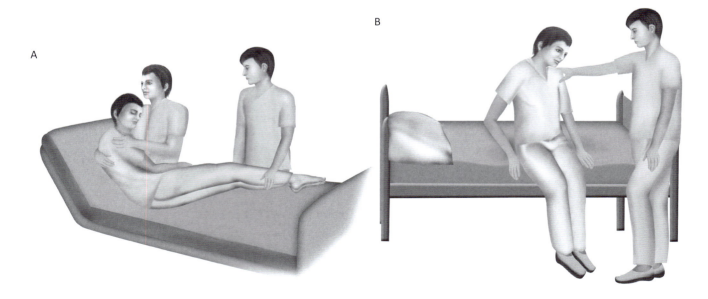

Figura 37.28 (A) Sentando com o auxílio de duas pessoas. (B) Sentando com apoio na região escapular.

Fisioterapia Motora

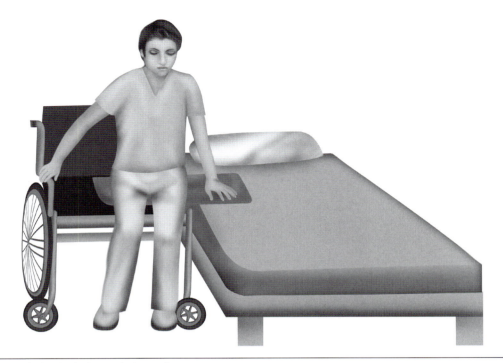

Figura 37.29 Transferência de forma independente.

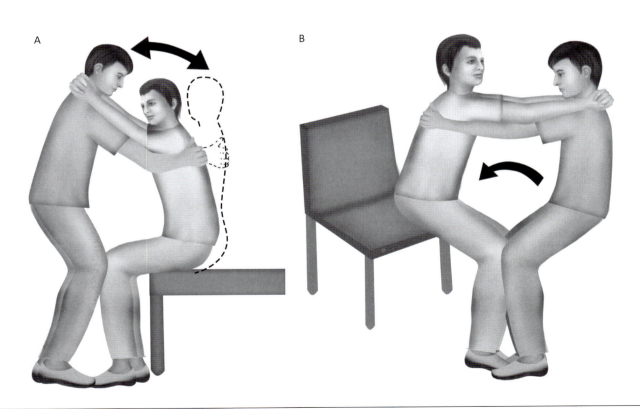

Figura 37.30 (A) e (B) Apoio no tronco e joelho, girando em direção à cadeira.

Capítulo 37

Enfermagem em Neurologia e Neurocirurgia

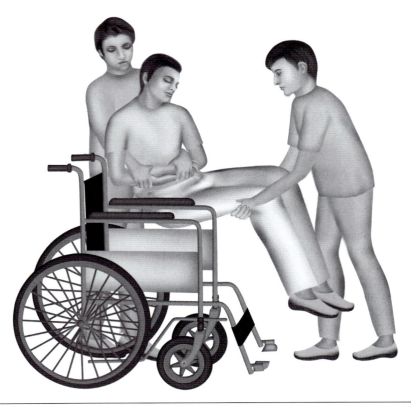

Figura 37.31 Transferência do paciente tetraplégico do leito para a cadeira de rodas com duas pessoas.

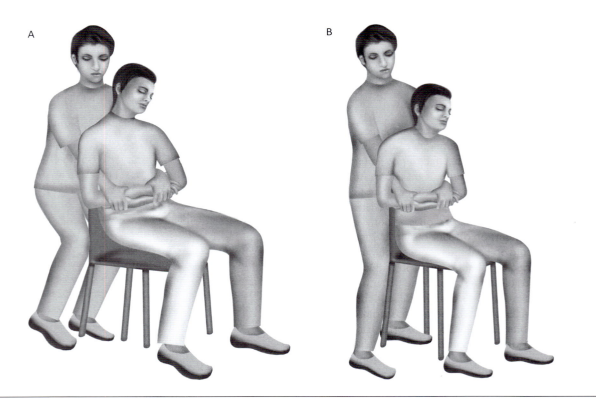

Figura 37.32 (A) e (B) Correção da posição sentada após a pelve ter escorregado.

Auxiliar o paciente a levantar da cadeira

Nesse procedimento é muito importante selecionar a cadeira ou a poltrona de acordo com as necessidades de cada paciente, levando-se em consideração a promoção do conforto e a independência. Não se deve esquecer os equipamentos auxiliares como andadores e bengalas.

Quando necessitar de ajuda, solicitar ou colocar o paciente para a frente da cadeira puxando-o alternadamente pelo quadril e manter uma flexão de joelhos maior que 90°. Pedir para que ele utilize o andador colocado à frente ou dar o apoio nos membros superiores, levantando-o de forma coordenada, com movimentos de balanço. Dependendo das condições do paciente é necessária a participação de mais uma pessoa, uma de cada lado (Figura 37.33).

■ CONSIDERAÇÕES FINAIS

O envolvimento de todos os profissionais na recuperação física e emocional do paciente no período de internação hospitalar pode minimizar as possíveis complicações que ocorrem nessa fase.

A implementação de treinamentos e a reciclagem são parte obrigatória de programas de prevenção de lesões musculoesqueléticas entre trabalhadores da **área da saúde** e cuidadores, com orientações básicas sobre a mobilização e a transferência de pacientes dentro de uma abordagem ergonômica.

A família tem fundamental importância em todo o processo e deve fazer parte da recuperação do paciente. Desde o período de internação, devem estar envolvidos e orientados com relação ao tratamento, para adquirir os conhecimentos e as habilidades necessárias para os cuidados em domicílio, assim como devem estar conscientes da continuidade do tratamento multidisciplinar em um centro de reabilitação, visando principalmente à reintegração social desse paciente.

■ BIBLIOGRAFIA

1. Bear MF, Connoers BW, Paradiso MA. Neurociências – Desvendando o Sistema Nervoso. 2.ed. Porto Alegre, 2002.
2. Delisa AJ, et al. Tratado de Medicina de Reabilitação – Princípios e prática. 3.ed. São Paulo, 2002.
3. Kendall FP. Músculos, Provas e Funções com postura e dor. 5.ed. São Paulo: Editora Manole, 2007.
4. Knobel E, Capone NA, Ferraz AC, Machado FS. Terapia Intensiva – Neurologia. 1.ed. Rio de Janeiro: Atheneu, 2013.
5. Lundy-Ekman L. Neurocience: Fundamentals for Rehabilitation. 4.ed. Rio de Janeiro: Editora Elsevier, 2013.
6. Umphred DA. Reabilitação Neurológica. 5.ed. Rio de Janeiro: Editora Elsevier, 2010.
7. Alexandre NMC, Rogante MM. Movimentação e transferência de pacientes: Aspectos posturais e ergonômicos. Rev Esc Enferm USP. 2000;34(2):165-73.
8. Kenyon K. Fisioterapia Essencial. 2.ed. Rio de Janeiro: Editora Elsevier, 2010.
9. Serranheira F. Ergonomia Hospitalar e segurança do doente. São Paulo: Revista Portuguesa de Saúde Pública, 2010.

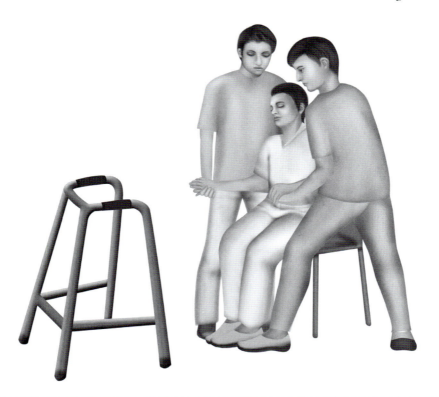

Figura 37.33 Auxiliando o paciente a levantar da cadeira.

capítulo 38

Maria Inês Rebelo Gonçalves
Karin Zazo Ortiz

Distúrbios da Deglutição

■ INTRODUÇÃO

Para que a deglutição ocorra sem risco de aspiração pulmonar, são necessários quatro eventos: elevação laríngea, adução glótica, eversão da epiglote e abertura do esfíncter esofágico superior. Esses aspectos podem estar comprometidos na presença de uma alteração neurológica, devendo sempre ser considerados na avaliação clínica da deglutição.

As disfagias neurogênicas envolvem distúrbios no processo da deglutição e/ou alimentação, causadas por doença ou trauma neurológico e podem afetar todas as fases da deglutição. Dois tipos de distúrbios neuromusculares afetam a deglutição: 1) casos com melhora clínica pelo menos parcial do paciente, como nos casos de acidente vascular encefálico (AVE) ou traumatismo cranioencefálico (TCE); 2) doenças degenerativas que causam a deterioração gradual da habilidade de deglutição. Em ambos os casos a intervenção fonoaudiológica em relação à deglutição se faz necessária.[1]

O principal objetivo da intervenção fonoaudiológica com relação às disfagias neurogênicas é auxiliar o paciente a realizar uma alimentação oral segura, por meio da máxima estimulação de suas capacidades e do desenvolvimento de compensações.

A alteração de deglutição mais prevalente em acidentes vasculares que envolvem o tronco cerebral e a região cortical anterior é a ausência ou o atraso grave do disparo do reflexo da deglutição, o que favorece o escape prematuro do alimento em direção à faringe, com risco de aspiração antes da deglutição.

A redução do controle lingual do bolo na fase oral da deglutição e a alteração da propulsão lingual do bolo para sua ejeção em direção à faringe podem ser observadas na presença de hemiparesia de língua. Já uma redução da contração faríngea no lado afetado, com consequente resíduo nas regiões do recesso piriforme e valécula no lado da paralisia, pode ocorrer nos casos de paralisia faríngea unilateral.[2,3]

É importante ressaltar que, em caso de comprometimento laríngeo por hemiparesia, a proteção das vias aéreas durante a deglutição também pode estar comprometida em razão da alteração da coaptação glótica, aumentando o risco de aspiração durante a deglutição.

A fonoterapia nas disfagias neurogênicas tem como principais objetivos melhorar a extensão e a precisão dos movimentos linguais, a adução das pregas vocais e a proteção das vias aéreas, além da estimulação do reflexo de deglutição. De acordo com o caso, essas habilidades devem ser trabalhadas antes mesmo do treinamento com alimentos. O tempo médio de reabilitação fonoaudiológica da deglutição, nesses casos, é de aproximadamente três meses.[4]

Nos distúrbios da deglutição por TCE ou procedimentos neurocirúrgicos, as sequelas da deglutição dependem da localização da região do trauma sofrido, que pode ser no córtex cerebral, no tronco cerebral ou nos nervos cranianos. Também podem ocorrer alterações referentes ao disparo do reflexo da deglutição e à disfunção do cricofaríngeo. As características da disfagia nesses casos são semelhantes às do AVE e apresentam bom prognóstico, com a melhora do distúrbio da deglutição acompanhando a melhora do quadro neurológico geral.[5]

Nas doenças degenerativas a disfagia é uma característica comum e tende a piorar no decorrer da doença. Os pacientes devem ser periodicamente avaliados para se detectar se há piora progressiva da função de deglutição, e se essa pode ser compensada; se há risco de aspiração pulmonar; e se o estado nutricional do paciente se mantém estável, mesmo na vigência de alimentação não oral.[4] A conduta fonoaudiológica nos casos de doenças neurológicas degenerativas envolve frequentemente a modificação da dieta (consistência, viscosidade e/ou volume) e, eventualmente, a utilização de uma via alternativa de alimentação, como a utilização de sondas nasogástricas ou nasoenterais, ou até mesmo gastrostomia.

Tumores localizados no tronco cerebral e na base do crânio podem causar disfagia de graus variados e também com níveis variáveis de reabilitação fonoaudiológica, de acordo com as sequelas dos tratamentos realizados, como cirurgia, radioterapia e quimioterapia. Deve-se ressaltar que a disfagia pode ocorrer em razão da própria presença do tumor, dependendo de sua localização.[4]

A avaliação clínica fonoaudiológica dos distúrbios da deglutição inicia-se pela anamnese detalhada, que deve incluir informações sobre o diagnóstico médico, a queixa e a história pregressa, a alimentação atual, o status respiratório, os medicamentos, os hábitos (fumo e álcool), o sono, as próteses dentárias, a fala e a voz.[6]

Os dados sobre a alimentação atual abrangem informações sobre nutrição oral, consistências mais fáceis para o paciente, outras vias alternativas de alimentação, deglutição lentificada, necessidade de ingestão de líquidos para auxiliar a deglutição, necessidade de mais de três deglutições por bolo, necessidade de pigarrear após as refeições, presença de compensações durante a deglutição, engasgos frequentes com saliva e/ou alimentos, tosse após engasgos, sufocamento após engasgos, sensação de estase de saliva e/ou alimentos, alteração vocal após a alimentação, tempo médio para cada refeição, dificuldade para deglutir comprimidos, dor à deglutição, regurgitação de alimentos, perda de peso, mudança de dieta, capacidade de produzir tosse voluntária, necessidade constante de pigarrear, azia e/ou queimação e ingestão de alimentos condimentados.[6] É importante ressaltar que vários dados obtidos na anamnese podem ser verificados durante a avaliação propriamente dita.

A avaliação inicia-se por meio da observação da condição clínica e dos aspectos comportamentais do paciente no momento, que podem interferir de modo considerável em seu desempenho. A seguir realiza-se a avaliação das estruturas orofaríngeas com relação a mobilidade, extensão, tônus, força, coordenação e sensibilidade durante a alimentação.

Os aspectos de fala também devem ser avaliados, especialmente em relação à articulação. A voz também deve ser considerada, especialmente quanto à qualidade vocal soprosa e/ou molhada. A soprosidade é indicativa de deficiência da coaptação glótica, com risco de aspiração durante a deglutição; já a qualidade vocal molhada indica a presença de alimento, saliva e/ou secreções na região das pregas vocais, sinalizando a possibilidade de aspiração traqueal.[4]

Antes de se proceder à avaliação com alimentos, deve-se observar a capacidade do paciente de deglutir saliva. Se o paciente apresentar condições de deglutir saliva sem tosse e/ou engasgos, pode-se proceder à oferta de alimento; caso o paciente não apresente deglutição de saliva, pode-se realizar a estimulação gustativa, pois alguns pacientes com disfagia neurogênica iniciam a deglutição apenas na presença desse estímulo.[4] Mesmo durante a avaliação da deglutição de saliva podem ser realizadas manobras facilitadoras posturais, de proteção das vias aéreas e/ou de limpeza dos recessos faríngeos, de acordo com a dificuldade apresentada pelo paciente e com sua capacidade de realizar determinadas manobras.[7]

De modo particular, devemos também considerar os pacientes traqueostomizados, sendo comum a utilização de cânulas plásticas com balão em pacientes neurológicos. A intervenção fonoaudiológica pode ser realizada em várias etapas.[7]

Com relação às disfagias neurogênicas infantis, a anamnese deve incluir também informações quanto à história da alimentação de acordo com sua faixa etária, e devem ser considerados dados referentes ao crescimento e ao desenvolvimento neuropsicomotor da criança.[8]

De acordo com o quadro neurológico, as crianças podem apresentar dificuldades quanto ao seu desenvolvimento global, que podem contribuir para dificuldades de alimentação ou complicar ainda mais uma disfagia anteriormente estabelecida.[8] Os bebês devem ser observados por pelo menos 15 a 20 minutos, uma vez que alguns se desorganizam e entram em fadiga com o decorrer da alimentação, característica comum observada em bebês neurogênicos. O ideal seria que um bebê se alimentasse em 15 a 20 minutos, e não além de 30 minutos.[8]

As alterações de deglutição mais comumente observadas em crianças dizem respeito a: fase oral – falha do selamento labial, incoordenação ou fraqueza da movimentação lingual, redução da sensibilidade oral, limitação da movimentação mandibular e lingual, interposição, redução da elevação e incoordenação lingual; fase faríngea – refluxo para a nasofaringe, deglutição lenta, qualidade vocal molhada, tosse ou engasgo (aspiração silenciosa é comum), apneia, qualidade vocal soprosa e/ou rouca, redução do fechamento laríngeo e da elevação laríngea; fase esofágica – vômito, dor, tosse ou ausência de sintomas.[8,9]

Tumores do sistema nervoso central representam 20% de todas as doenças malignas da infância. Com relação à disfagia, podemos citar os gliomas do tronco cerebral, que apresentam sintomas como paralisia facial, distúrbios respiratórios, engasgos e dificuldade para falar, entre outros.[10]

Exames complementares para a avaliação objetiva da deglutição são muitas vezes necessários e auxiliam muito a determinar a conduta em relação à alimentação. Os exames mais frequentemente realizados são o videodeglutoesofagograma e a nasolaringoscopia da deglutição.[6,7,11,12]

É importante ressaltar que, desde o final da década de 90, alguns autores tem se dedicado a desenvolver algum tipo de instrumento para identificação precoce da disfagia, inclusive pelos demais profissionais de saúde.[13-15] Um desses instrumentos é o *Eating Assessment Tool* – EAT-10[16], cuja equivalência cultural já foi realizada no português brasileiro.[17] Esse instrumento consiste em um questionário de 10 itens de autoavaliação sobre dificuldades de deglutição, com nota de corte 3, ou seja, qualquer pontuação igual ou acima de 3 indica possibilidade de disfagia, devendo o paciente ser submetido à avaliação clínica fonoaudiológica da deglutição. Apesar de sua facilidade de aplicação, ele não contempla a qualidade vocal do paciente; como afirmamos anteriormente, a presença de qualidade vocal soprosa muitas vezes está associada ao comprometimento da proteção das vias aéreas inferiores, pela alteração de coaptação das pregas vocais, com ocorrência de aspiração silente.

CONSIDERAÇÕES FINAIS

O prognóstico quanto à reabilitação fonoaudiológica das disfagias neurogênicas depende principalmente da etiologia e das sequelas apresentadas pelo paciente, e o tempo de reabilitação também é muito variável, mas, de qualquer modo, a intervenção fonoaudiológica é um dos primeiros passos para favorecer a reabilitação dos pacientes que sofreram lesão cerebral, principalmente na identificação precoce de distúrbios de deglutição.

REFERÊNCIAS BIBLIOGRÁFICAS

1. Logemann JA. Evaluation and treatment of swallowing disorders. San Diego: College-Hill Press, 1983. p.249.
2. Donner MW. Swallowing mechanism and neuromuscular disorders. Semin Roentgenol. 1974;3:273-82.
3. Kilman WJ, Goyal RK. Disorders of pharyngeal and upper esophageal sphincter motor function. Arch Internal Med. 1976;136:592.
4. Gonçalves MIR, César SR. Disfagias neurogênicas: avaliação. In: Ortiz KZ. Distúrbios neurogênicos adquiridos: fala e deglutição. São Paulo: Manole. /no prelo/.
5. Santini CS. Disfagia neurogênica. In: Furkim AM, Santini CS. Disfagias orofaríngeas. Carapicuiba: Pró-Fono, 1999. p.19-34.
6. Gonçalves MIR, Lederman HM, Souza LA, Guedes ZCF, Pizarro G, Oliveira JMA, et al. Protocolo de avaliação videofluoroscópica da deglutição de adultos – videodeglutoesofagograma – vdeg. Fono Atual. 2004;27(1):78-86.
7. Gonçalves MIR, Vidigal MLN. Avaliação videofluoroscópica das disfagias. In: Furkim AM, Santini CS. Disfagias orofaríngeas. Carapicuiba: Pró-Fono, 1999. p.189-201.
8. Arvedson JC, Rogers BT. Swallowing and feeding in the pediatric patient. In: Perlman AL, Schulze-Delrieu K. Deglutition and its disorders: anatomy, physiology, clinical diagnosis and management. San Diego: Singular Publishing Group, 1997. p.419-48.
9. Arvedson J, Christianson S. Instrumental evaluation. In: Arvedson J, Brodsky L. Pediatric swallowing and feeding: assessment and management. San Diego: Singular Publishing Group, 1993. p.314.
10. Silva NS. Tumores do sistema nervoso central. Pediatr Modern. 1999;35:635-9.
11. Bilton TL, Lederman HM. Videodeglutoesofagograma: principais aspectos por imagem. Rev Imag. 1998;20(1):27-8.
12. Manrique D. Avaliação otorrinolaringológica da deglutição. In: Furkim AM, Santini CS. Disfagias orofaríngeas. Carapicuiba: Pró-Fono, 1999. p.49-60.
13. Logemann JA, Veis S, Colangelo L. A screening procedure for oropharyngeal dysphagia. Dysphagia. 1999;14(1):44-51.
14. Boczko F. Patients' awareness of symptoms of dysphagia. J Am Med Dir Assoc. 2006;7(9):587-9.
15. Cohen JT, Manor Y. Swallowing disturbance questionnaire for detecting dysphagia. Laryngoscope. 2011;121(7):1383-7.
16. Belafsky PC, Mouadeb DA, Rees CJ, Pryor JC, Postma GN, Allen J, et al. Validity and Reliability of the Eating Assessment Tool (EAT-10). Ann Otol Rhinol Laryngol. 2008;117(12):919-24.
17. Gonçalves MIR, Remaili CB, Behlau M. Equivalência cultural da versão brasileira do Eating Assessment Tool - EAT-10. CoDAS. 2013;25(6):601-4.

capítulo 39

Karin Zazo Ortiz
Maria Inês Rebelo Gonçalves

Distúrbios da Fala e da Linguagem

■ INTRODUÇÃO

Uma variedade de alterações de linguagem, fala, além de alterações da deglutição, podem surgir em decorrência de uma lesão neurológica.

Na avaliação fonoaudiológica, poderemos encontrar alterações de linguagem (em sua maior parte afasias), alterações de fala (apraxia e disartrias), alterações cognitivas, alterações comportamentais, alterações de deglutição (disfagias neurogênicas) e, ainda, pacientes que apresentam uma associação de várias dessas síndromes.

Nas últimas décadas, com o aumento da sobrevida de idosos e, consequentemente, da incidência de quadros demenciais, acentuaram-se os estudos em relação à interface linguagem/cognição, o mesmo ocorrendo em relação aos pacientes acometidos por traumatismo cranioencefálico do tipo fechado. Ao mesmo tempo, houve uma ampliação da visão de reabilitação, preconizando-se, nos diversos centros e hospitais, intervenção e início precoce da reabilitação, independentemente das manifestações encontradas nos pacientes.[1]

No Brasil já observamos em grandes centros urbanos a presença do fonoaudiólogo trabalhando em hospitais, embora ainda seja mais comum sua intervenção com as alterações de deglutição do que as voltadas para a comunicação do paciente – fala e linguagem.

Normalmente as alterações de comunicação pós-lesão cerebral persistem durante um longo tempo, o que faz com que os profissionais da área da saúde em geral pensem, erroneamente, que o trabalho com a estimulação de linguagem possa ser postergado e iniciado apenas após a alta hospitalar.

As justificativas são muitas para que a atuação fonoaudiológica ocorra o mais precocemente possível. Quando se intervém com o paciente durante a internação, além da realização do diagnóstico, que pode ajudar a estimar o prognóstico,[2] e da estimulação propriamente dita, podemos identificar aspectos favoráveis da compreensão e da emissão, que podem promover uma comunicação mais eficaz para o paciente dentro e fora do ambiente hospitalar. Além disso, estudos em neuroplasticidade[3,4] têm mostrado os ganhos obtidos na reabilitação quando esta se inicia na fase aguda. Apesar da grande variabilidade observada na recuperação das funções comunicativas após a lesão cerebral, a gravidade inicial do quadro e a resposta obtida nos primeiros 3 meses de estimulação parecem garantir ao clínico uma boa estimativa de prognóstico,[2,5] fator crucial quando se pensa no indivíduo afásico e em sua família. A maioria dos pacientes afásicos mostra uma melhora acentuada nos meses subsequentes à lesão, o que justifica uma intervenção precoce para acelerar e potencializar esse processo.

■ DISTÚRBIOS DA COMUNICAÇÃO: FALA E LINGUAGEM

Após a ocorrência de uma lesão cerebral, identificando-se que o paciente apresenta uma dificuldade para se comunicar, é necessário diferenciar inicialmente se estamos diante de um distúrbio de linguagem ou de um distúrbio específico da fala. Em linhas gerais, sabemos que pacientes com distúrbios de linguagem apresentam dificuldade em compreender e emitir mensagens, apesar de podermos encontrar pacientes em que a dificuldade possa ser maior numa esfera do que na outra (compreensão ou emissão). Os distúrbios da fala, por sua vez, mesmo quando graves, viabilizam uma comunicação, pois o paciente compreende integralmente a informação e, apesar de não conseguir expressar-se por meio da fala, pode realizar gestos, escrever ou se comunicar com pranchas de comunicação. Os distúrbios específicos da fala são as apraxias ou as disartrias.

Apraxia

O termo praxia origina-se da palavra grega *praxis*, que significa "realizar uma ação". Dessa forma, apraxia seria a incapacidade total de realizar uma ação, movimento ou sequência de movimentos. Alguns autores preferem o termo dispraxia. Os indivíduos com apraxia não possuem a ausência do movimento, e sim a incapacidade de planejá-los para a realização de uma ação.

A apraxia verbal ou da fala é definida como um déficit na habilidade de planejar os movimentos necessários para o posicionamento correto dos articuladores durante a produção voluntária de cada fonema e de sequências de fonemas da fala.

As condições etiológicas desse distúrbio da fala incluem acidentes vasculares cerebrais, doenças degenerativas, e tumores, entre outras, desde que essas lesões se localizem em áreas responsáveis pelo planejamento e pela programação dos comandos motores da fala.[6] Isso se deve ao fato de que essas áreas processam e integram informações, para que a mensagem a ser transmitida se transforme em uma sequência de impulsos neuronais que irão contrair os músculos apropriados no tempo adequado para a fala.

Quando o planejamento motor da fala está prejudicado, o indivíduo apresenta uma produção oral própria da apraxia. Os erros observados na fala são inconsistentes e ocorrem na produção voluntária.[6] O grau da apraxia irá influenciar na gravidade das manifestações presentes na fala do apráxico.

Atualmente, no estudo da correlação função *versus* localização cerebral, admite-se que não há correlação unívoca entre a área de lesão cerebral e as alterações de fala e/ou de linguagem. Especificamente em relação à apraxia de fala, admite-se que lesões anteriores-frontais, são mais causadoras desse distúrbio do que as posteriores-parietais e temporais, apesar de não haver consenso na literatura.[7,8] Alguns estudos demonstraram a participação da ínsula esquerda, especificamente no giro pré-central.[8,9]

Disartria

A disartria, por sua vez, refere-se a um grupo de transtornos da fala resultantes de distúrbios no controle muscular dos mecanismos envolvidos na sua produção. As disartrias podem ser causadas por lesões no sistema nervoso central ou periférico e estão associadas a paralisia, fraqueza ou incoordenação do complexo conjunto das bases motoras envolvidas na produção de fala.[10]

Apesar de os quadros serem extremamente variáveis, a maior parte dos pacientes apresenta características que são mais comumente observadas: imprecisão na articulação das consoantes, monoaltura, monointensidade e velocidade lenta de fala. Devemos considerar que existem diversos tipos de disartria, e as alterações neurológicas também são muito distintas nos diversos quadros. Sem dúvida, as disartrias formam um grupo diversificado de distúrbios crônicos da fala.[11]

Apesar das primeiras definições de disartria enfatizarem a alteração da articulação, entendemos por "fala" um processo decorrente da participação conjunta e harmoniosa de cinco bases motoras, a saber: respiração, fonação, ressonância, articulação e prosódia.[10,12-15]

Independentemente da gravidade, não há como confundir esses dois distúrbios de fala que, como vimos, têm características muito distintas. É importante uma intervenção precoce, pois nas disartrias a intervenção pode imediatizar uma fala mais inteligível, uma vez que a impressão acústica é a de uma "distorção" dos sons da fala (fala distorcida, mal articulada, imprecisa, lenta, pastosa). Já as apraxias são distúrbios de difícil reabilitação, sendo fundamental a estimulação da programação motora da fala na fase aguda, para garantir um bom prognóstico ao paciente.

■ INTERVENÇÃO COM A LINGUAGEM

Com relação à observação da linguagem, podemos iniciar pela identificação das manifestações básicas, que nos levarão ao diagnóstico das afasias.

Em linhas gerais, as manifestações observadas no plano da palavra, quando aparecem na emissão oral, são chamadas parafasias; quando aparecem na escrita, são chamadas de paragrafias e, quando observadas durante a leitura em voz alta, são chamadas de paralexias. Vamos, então, rever as manifestações que podem estar presentes nos diversos quadros.

Parafasia fonética

A parafasia fonética é uma alteração de fala, caracterizada por uma distorção na produção dos fonemas, sendo estes mal pronunciados.

Parafasia fonêmica

A parafasia fonêmica é uma alteração caracterizada por uma inadequação na seleção ou na combinação dos fonemas na cadeia da fala. Tal alteração pode se manifestar como trocas, omissões, acréscimos de fonemas ou de sílabas.

Parafasia morfêmica

A parafasia morfêmica é uma alteração caracterizada pela substituição dos morfemas gramaticais das palavras. Assim, uma troca de "menino" por "menina", de "andamos" por "andar", entre outros.

Parafasia formal

A parafasia formal ocorre quando a troca, a substituição, a omissão ou o acréscimo origina outra palavra da língua; no entanto, é importante ressaltar que não há relação semântica com a palavra-alvo. É o que ocorreria no caso de "marmelo" na tentativa de emissão de "martelo", por exemplo. Podemos verificar que, nesses casos, a palavra substituída se assemelha quanto à forma da palavra que se pretendeu produzir.

Parafasia verbal

A parafasia verbal ocorre quando o paciente emite um vocábulo que não se assemelha nem quanto à forma, nem quanto ao conteúdo com a palavra que se pretendia dizer. Por exemplo, se o paciente emite "chapéu", no lugar de "maçã", não identificamos nenhuma relação semântica entre as duas palavras nem quanto à forma propriamente dita.

Parafasia semântica

A parafasia semântica representa uma troca de um vocábulo por outro, estando os dois relacionados semanticamente. Por exemplo, o paciente, ao intencionar dizer "caneta", diz "lápis"; ao intencionar dizer "calça", diz "shorts" ou "blusa".

Da mesma forma, como vimos, essas manifestações, quando observadas na leitura em voz alta, são chamadas de paralexias. Assim, podemos ter as paralexias fonêmicas, as paralexias formais, as paralexias verbais, as paralexias semânticas, as paralexias literais. As paralexias literais nada mais são do que a troca na decodificação/identificação da letra.

Conceitos similares aos vistos na emissão oral podem ser evidenciados na emissão gráfica, sob os nomes de paragrafia literal ou paragrafia grafêmica. Na paragrafia literal, observamos claramente uma troca de letras na escrita; por exemplo, o paciente poderia escrever "pivela" em vez de "fivela". Na paragrafia grafêmica, o que ocorre é uma troca de grafemas. Apesar de o código gráfico, em português, ser composto de alguns fonemas que são representados por um único grafema, muitos fonemas podem ser representados por vários grafemas e também há, na leitura, grafemas que poderão representar distintos fonemas. A irregularidade é maior na escrita do que na leitura. Então, um paciente com alta escolaridade e com uso frequente da leitura e da escrita pré-mórbidos poderá escrever "couxao" em vez de "colchão" ou "moliado" em vez de "molhado". Nesse contexto, essas trocas na avaliação seriam consideradas paragrafias grafêmicas. Todas as outras manifestações descritas para a emissão oral e para a leitura em voz alta também poderão ser evidenciadas na escrita, como as paragrafias formais, verbais ou semânticas.

Outras manifestações podem ser observadas tanto na emissão oral quanto na emissão gráfica, que são:

a) **Paráfrase**: ocorre quando o sujeito, ao tentar dizer uma palavra, a substitui por uma frase. Por exemplo, para "caneta", ele poderia dizer "aquilo com que se escreve".
b) **Anomias**: as anomias nada mais são do que a ausência do nome (*a* = ausência, *nomia* = relativo a nomes).
c) **Circunlóquio:** é uma manifestação em que se evidencia claramente que o paciente não consegue acessar e discorrer sobre o tema principal da enunciação. Na sua emissão, ele tangencia o tema da enunciação, mas não consegue falar especificamente sobre o tópico fundamental que está sendo colocado em questão.
d) **Agramatismo**: é uma alteração na estrutura sintática, caracterizada pela omissão de elementos da frase. Tais alterações podem variar quanto ao tipo e quanto à gravidade sendo mais comum o tipo de agramatismo em que ocorre a omissão de elementos de classe fechada, que não têm significado isoladamente, como artigos, preposições, conectivos, ou seja, as palavras gramaticais.
e) **Paragramatismo**: é uma alteração mais leve do que o agramatismo. Em geral as frases não prescindem das estruturas gramaticais, mas estão com pequenos erros como os de concordância, por exemplo.
f) **Redução**: diminuição do número de enunciados em uma unidade de tempo. As frases costumam ser restritas quanto ao número de elementos. Pode ocorrer tanto na emissão oral quanto na escrita.
g) **Neologismos**: são sequências fonêmicas ou grafêmicas que obedecem às regras da língua, assemelhando-se às palavras, mas que não existem na língua, não sendo compreendidas nem reconhecidas pelos interlocutores como palavras reais. Uma fala ou uma escrita repleta de neologismos se torna um jargão, incompreensível aos ouvintes.
h) **Estereotipias**: repetições perseverativas e involuntárias de um determinado comportamento. Elas podem ocorrer tanto na comunicação oral quanto na escrita e, às vezes, a estereotipia é uma palavra ou expressão conhecida ou também pode ser uma produção sem significado. Como exemplo, poderíamos citar um sujeito que ao falar só emite "opa" ou "unta".
i) **Perseveração**: é a manutenção de uma resposta quando o estímulo já mudou.
j) **Supressão**: ausência total de uma emissão oral ou gráfica. Esse termo também pode ser considerado sinônimo de mutismo, quando utilizado em relação à emissão oral.

As manifestações até então descritas são estruturais e estão restritas às palavras e frases. Devem-se observar suas ocorrências, mas, para se fazer uma avaliação, faz-se necessário também avaliar o nível discursivo.

Da mesma forma, na avaliação dos quadros afásicos, observaremos distúrbios da compreensão que podem variar de leves a extremamente graves. Historicamente, as afasias foram classificadas como "emissivas", "receptivas" e "mistas", considerando-se a emissão ou a recepção, respectivamente, como áreas de maior comprometimento, e, por sua vez, nos quadros mistos, a recepção e a emissão estariam comprometidas em grau praticamente equivalente. Classificar as afasias como emissivas ou compreensivas, no entanto, gerou alguns equívocos, porque alguns estudiosos consideraram que poderia existir alteração da emissão sem alteração da compreensão e vice-versa, o que não é aceito. Mesmo quando encontramos pacientes que aparentemente não apresentam alteração da compreensão, uma avaliação detalhada detecta falhas no processamento das informações recebidas auditivamente.

■ AFASIAS "EMISSIVAS"

Fazem parte desse grupo as afasias cujo déficit de expressão é maior do que o déficit de compreensão.

Afasia de broca

É a afasia de expressão mais comumente encontrada. Caracteriza-se por ser do tipo não fluente, sendo que a expressão oral pode estar comprometida em diversos graus. Na fase aguda, o paciente pode apresentar supressão de fala e de escrita ou estereotipia. As estereotipias são frequentes e podem se manter. Podemos ainda encontrar parafasias fonéticas e/ou fonêmicas, redução e agramatismo. O quadro co-ocorre com a apraxia de fala. A compreensão está levemente comprometida, podendo o paciente apresentar dificuldades em compreender frases complexas e textos.

Na escrita, também podemos evidenciar, inicialmente, alterações graves como supressão ou estereotipias, podendo evoluir da fase aguda com redução, agramatismo e parafasias. A compreensão da escrita pode estar mais alterada do que a compreensão oral.

Afasia de condução

É uma afasia fluente, caracterizada por parafasias fonêmicas (não abundantes), verbais e formais, podendo ainda aparecer anomias ou parafasias semânticas durante a conversação. O discurso pode aparecer truncado, com hesitações e autocorreções. A característica marcante desse tipo de afasia é a dificuldade em tarefas de repetição, em que a fala mostra-se muito mais prejudicada do que a fala espontânea.

Na escrita espontânea e no ditado podem aparecer paragrafias literais e grafêmicas; no entanto, o paciente pode apresentar bom desempenho na cópia. Na leitura em voz alta, o paciente apresenta melhor desempenho que nas provas de repetição.

Afasia transcortical motora

É um tipo de afasia não fluente, cuja principal característica é a redução de fala. O paciente apresenta uma linguagem espontânea extremamente reduzida, sendo a expressão marcadamente lenta e breve. Dificuldades para iniciar um discurso espontaneamente são evidentes. Como toda afasia transcortical, a repetição é boa e, especificamente nesse caso, é muito melhor do que a emissão oral observada durante a fala espontânea. A compreensão oral geralmente está comprometida em grau leve. Na escrita, pode-se observar a mesma falta de iniciativa ou inércia observadas na fala. A leitura está normal ou pouco comprometida.

■ AFASIAS "RECEPTIVAS"

Fazem parte do grupo das afasias receptivas as afasias cujo déficit de compreensão é maior do que o déficit de expressão.

Afasia de Wernicke

É a afasia de compreensão mais grave, definida por um conjunto de características específicas. A compreensão oral encontra-se gravemente comprometida. Na maior parte dos casos, os pacientes não conseguem compreender nem palavras; no entanto, em alguns casos raros, o paciente consegue obter uma compreensão de algum elemento mínimo do enunciado. A expressão é marcada por discurso fluente e abundante, fala logorreica e jargonafásica, pela grande presença de neologismos. A fala apresenta curva melódica/entonação normais e o sujeito fala sem considerar o interlocutor. A articulação, no sentido da precisão e do uso dos fonemas da língua, está preservada. Tarefas de denominação e repetição encontram-se bastante prejudicadas. A associação com anosognosia é bastante frequente. A compreensão escrita pode estar tão comprometida quanto a compreensão oral ou um pouco melhor. Normalmente ocorre redução na escrita; o ditado está sempre muito alterado e pior do que a cópia.

Afasia transcortical sensorial

A afasia transcortical sensorial é uma afasia fluente, em que aparecem déficits comumente moderados de compreensão. O paciente é capaz de realizar muito bem provas de repetição, sem necessariamente compreender o que repete. A emissão oral é fluente e aparecem parafasias semânticas, anomias e circunlóquios. A compreensão da escrita também se encontra alterada e pode ocorrer de o paciente apresentar uma leitura em voz alta praticamente normal (ou com algumas paralexias), sem, no entanto, compreender o que leu. A escrita espontânea pode apresentar paragrafias de todos os tipos.

Afasia anômica

A afasia anômica é uma afasia fluente, caracterizada basicamente por alterações semânticas como as parafasias semânticas, paráfrases e anomias, estando o acesso lexical prejudicado. Como a anomia é uma manifestação frequente em muitas afasias, esse quadro muitas vezes é a evolução de outro tipo, mais comumente das afasias de Wernicke ou da afasia transcortical sensorial, sendo esta a justificativa de pertencer a esse conjunto de afasias, uma vez que a compreensão oral em geral está levemente comprometida (para conteúdos mais complexos). Na escrita, podem aparecer as mesmas falhas encontradas no discurso oral (anomias, discurso "evasivo") e paragrafias. A leitura geralmente está preservada e com déficits leves de compreensão.

■ FORMAS "MISTAS"

Afasia transcortical mista

A afasia transcortical mista é um tipo de afasia que se caracteriza pela repetição preservada, estando tanto a emissão quanto a compreensão gravemente comprometidas. A emissão oral é caracterizada por estereotipias ou ecolalias e geralmente há supressão da escrita. Cabe ressaltar que, embora a repetição esteja preservada, ela ocorre com falhas, ou seja, ela não é tão boa quanto nos quadros de afasia transcortical motora ou sensorial.

Afasia mista

A afasia mista se caracteriza pelos quadros de afasia que apresentam características de vários dos quadros descritos, sem restringirem-se a nenhum deles. Na verdade, as afasias mistas são muito comuns.

Afasia global

A afasia global é o tipo de afasia mais grave, caracterizado por comprometimento muito grave da emissão e da compreensão oral e escrita. Geralmente, o paciente apresenta mutismo na emissão oral ou ela está restrita a estereotipias e automatismos. Há supressão da escrita. Existe uma variedade de formas clínicas. Quando a compreensão melhora muito, mas não chega a ficar tão boa quanto a esperada para uma afasia de broca, temos a afasia motora mista. Muitos dos casos evoluem para uma afasia de broca.

Lesões subcorticais: afasia e disartria

Inicialmente, os estudos relacionados aos distúrbios da comunicação decorrentes de lesões subcorticais descreviam alterações de fala como imprecisão articulatória, "disfluência", "taquilalia", "palilalia", "hipofonia", "hipernasalidade", "fala monótona e aprosódica". Se observarmos tais manifestações descritas, verificamos que nada mais são do que sintomas de disartria.

No entanto, somados à disartria, foram descritos casos com sintomas como diminuição da espontaneidade da fala, mutismo, anomia, perseveração, parafasias, dificuldades de compreensão, que, como podemos verificar, não são alterações de fala. Nesses casos, poderíamos afirmar que existe um "distúrbio afásico acompanhado de disartria ou disfonia".

Na verdade, as lesões subcorticais podem produzir enorme variabilidade de distúrbios da fala e da linguagem, sendo que as alterações de linguagem são normalmente consideradas atípicas.

Nas lesões talâmicas, apenas 6% dos casos correspondem às afasias corticais clássicas, enquanto nas extratalâmicas correspondem a 36% dos casos.[18]

■ ALTERAÇÕES DE LINGUAGEM DECORRENTES DE LESÃO NO HEMISFÉRIO DIREITO

Diversas funções de linguagem são atribuídas ao hemisfério direito. Apesar de existirem controvérsias em estudos que investigam o papel do hemisfério direito no processamento de linguagem, aspectos prosódicos, léxico-semânticos, textuais e pragmáticos foram mencionados em várias revisões sobre o assunto.[19-21]

Com relação à prosódia, tais autores destacam que a percepção, bem como a produção da prosódia linguística/enfática e da prosódia emocional, podem estar alteradas em pacientes que sofreram lesão em hemisfério direito, sendo que, destas, é mais comum um comprometimento da prosódia emocional.

Os aspectos textuais e pragmáticos são os mais discutidos na literatura. Déficits específicos são vistos nas habilidades de compreender e produzir textos. As alterações mais descritas são a dificuldade em compreender textos quando o tema não está explícito ou textos em que o tema da enunciação não apareça no início, bem como informações implícitas contidas num texto.[22-24]

Avaliação de linguagem

Quando se fala em um tipo específico de afasia, enquanto diagnóstico sindrômico, pode-se estimar as manifestações que o paciente apresenta, o que traz um diálogo rápido e eficaz entre os profissionais médicos e a equipe de reabilitação – enfermeiro, fisioterapeuta, terapeuta ocupacional, psicólogo, entre outros.

Apesar de sugerirmos, quando possível, a utilização de procedimentos formais, uma vez que dispomos de instrumentos adequados, contamos com uma realidade cultural e com psicometria adequada,[15,16] muitas vezes é necessária a realização de procedimentos informais de avaliação, principalmente para pacientes com alterações comunicativas graves ou pouco responsivos.

O fonoaudiólogo identifica o que deve ser enfatizado na reabilitação do paciente durante sua hospitalização, sendo fundamental que a avaliação forneça dados que permitam a elaboração dessas diretrizes.

Na avaliação da linguagem, deve-se ter um parecer sobre a compreensão e sobre a emissão do paciente. Ou seja, se o paciente apresenta distúrbio de compreensão, o que consegue e o que não consegue compreender; se existe algum tipo de estímulo que promova essa compreensão, por exemplo, frases curtas com ênfase no verbo, com pista orofacial, ou uso de objetos concretos como facilitador, entre tantos outros. Para a emissão, vale o mesmo princípio: se o paciente não se comunica oralmente, podemos verificar se ele consegue se comunicar de algum modo: faz gestos, movimento de cabeça, usa o apoio da escrita ou desenhos. Se ele apresenta emissão oral, mas com alterações, que tipo de alterações são identificadas, como e quando elas ocorrem e quais são as pistas que podem promover uma melhora dessas manifestações e/ou da emissão oral como um todo. Habilidades comunicativas em geral devem ser avaliadas/observadas, e não apenas as alterações linguísticas. Isso é importante, pois, nesse momento, normalmente as famílias estão ansiosas para se comunicar de alguma forma com o paciente. Além disso, dependendo da gravidade inicial do quadro, a comunicação por meio da fala pode estar distante para alguns pacientes, sendo importantíssimo estabelecer uma forma de comunicação entre o paciente e a família.

Todos os dados analisados de forma conjunta permitem ao fonoaudiólogo realizar um planejamento terapêutico adequado e orientar a equipe hospitalar a respeito de como se deve comunicar com o paciente utilizando-se as habilidades preservadas.

Após a avaliação, deve ser feita a discussão com a equipe médica e a discussão multidisciplinar das condutas. A conduta pode variar desde uma orientação até intervenção diária. O fonoaudiólogo, após ouvir e considerar o parecer de todos os membros da equipe médica e de reabilitação, deve estabelecer prioridades e rotinas a que o paciente será submetido. Assim, um planejamento adequado do programa de reabilitação prevê estabelecimento e formulação de planilhas em que os profissionais – fonoaudiólogo, fisioterapeuta, terapeuta ocupacional, enfermeira, médico etc. – estabelecem os horários em que realizaram os seus procedimentos específicos com os pacientes. Dessa forma, evitam-se questões como dois profissionais quererem atender o paciente no mesmo horário, ou um após o outro – o que pode ser extremamente cansativo para o paciente. Além disso, a família e o paciente não ficam ansiosos sem saber se haverá o atendimento e em que horário ele irá ocorrer. Outra vantagem é que a família sabe como encontrar o profissional, caso esteja angustiada, tenha dúvidas ou queira comunicar algo de novo, algum fato ocorrido em relação ao trabalho que está sendo desenvolvido. A família sempre fica ciente das condutas e dos objetivos da intervenção. O prontuário do paciente deve conter registros de todos os procedimentos realizados.

Com relação à intervenção que é feita para a linguagem, é necessário diferenciar dois tipos de programas de reabilitação: um para pacientes pós-acidente vascular encefálico (AVE) e outro para pacientes pós-trauma cranioencefálico (TCE).

No programa para pacientes afásicos graves, as diretrizes iniciais normalmente estão voltadas para a melhora dos distúrbios (graves) de compreensão e para a estimulação da fala, bem como o estabelecimento de uma comunicação entre o paciente e a família.

Inicialmente, pensando-se em pacientes afásicos com distúrbio de compreensão oral, observamos que a terapia fonoaudiológica pode melhorar as habilidades auditivas que se encontram prejudicadas. Vemos, frequentemente, pacientes que mostram déficits de compreensão que melhoram, pelo menos parcialmente, durante a internação.

Normalmente podemos identificar alterações na compreensão com diversos graus de comprometimento, ou seja, do paciente que não consegue entender uma palavra sequer até aquele que apresenta falha sutil de compreensão.

Nessa parte, daremos algumas sugestões de propostas que facilitem a compreensão do paciente.

■ CUIDADOS ESPECÍFICOS QUE O TERAPEUTA DEVE TOMAR PARA FACILITAR A COMPREENSÃO

1. Sempre falar de frente para o paciente. Isso é um fator importante para a manutenção da atenção e para a compreensão, uma vez que existe um favorecimento por meio das pistas de expressão e orofaciais.
2. Usar repetição e redundância. Elas podem ser um dos fatores facilitadores para a compreensão.
3. Usar frases curtas, claras e diretas.
4. Reduzir a velocidade de fala.
5. Reduzir o barulho de fundo e a presença de estímulos competitivos.
6. Usar sinais de alerta. Estes seriam sinais que atentariam o paciente para o fato de que ele vai receber uma informação. São exemplos comuns frases como "preste atenção", "escute isto", ou simplesmente tocar a mão ou o braço da pessoa com o intuito de direcionar sua atenção.

Nesse tipo de trabalho, em que a compreensão auditiva está sendo enfatizada, é importante que terapeuta e familiares atentem para os fatores que facilitam a compreensão no dia a dia. Assim, é válido que a família seja sempre orientada a:

- falar devagar, movimentar-se lenta e calmamente;
- apresentar uma tarefa por vez;
- saber esperar;
- dizer o que quiser e, quando possível, fazer gestos ou até demonstrar;
- usar os sinais de alerta.

■ TRAUMA CRANIOENCEFÁLICO (TCE)

No programa para pacientes que sofreram TCE fechado, a intervenção está diretamente relacionada aos aspectos cognitivos de forma ampla, incluindo-se a linguagem, e só poderá ocorrer adequadamente se o paciente for avaliado segundo o nível cognitivo (escala de níveis cognitivos proposta pelo Rancho Los Amigos Medical Center). A reabilitação, nesses casos, deverá considerar, além da fala e da deglutição, a cognição.

No início da estimulação, a resposta é muito sutil e difícil de ser observada. O trabalho consiste em estimular todas as modalidades sensoriais com o objetivo de maximizar as potencialidades e obter uma evolução mais rápida e mais organizada. Cabe ressaltar que, na maioria dos casos, o paciente tem alta antes do nível cognitivo V.

Nesse ponto, vamos rever algumas características dos pacientes descrita na escala de níveis da função cognitiva proposta pelo Rancho Los Amigos Medical Center, conforme apresentada por Camargo.[25] Nos deteremos na descrição dos níveis cognitivos I a V, pois dificilmente o paciente ainda se encontra hospitalizado nos níveis mais altos (VI ao X).

Nível cognitivo I – não responsivo

O indivíduo não responde a sons, sinais, luzes, toques ou movimentos. Não há indicação de intervenção neste nível.

Nível cognitivo II – resposta generalizada

O indivíduo começa a responder a sons, luzes, toque ou movimento. A resposta é inconsistente, lenta e pode aparecer após um intervalo. A resposta é generalizada, sendo a mesma independentemente da modalidade sensorial estimulada (visão, audição, olfato, tato etc.) e inclui comportamentos como sudorese, taquipneia, aumento da pressão arterial, aumento da movimentação, entre outras.

Acreditamos que a equipe de reabilitação pode iniciar a estimulação cognitiva nessa fase, porque embora muito sutil e difícil de ser observada, já existem indícios de resposta do paciente. Se iniciarmos a estimulação precocemente, o paciente terá suas potencialidades (obviamente as esperadas para cada nível), maximizadas e terá uma evolução mais rápida e mais organizada. O trabalho consiste em estimular todas as modalidades sensoriais, tendo o terapeuta o cuidado de saber esperar e identificar a resposta do paciente e, no decorrer da estimulação, torná-la clara e consistente. Dificilmente vemos o paciente nessa fase, porque ele está hospitalizado e, mesmo nos centros hospitalares que constam da equipe de fonoaudiologia, muitas vezes o profissional não é chamado, provavelmente porque essas manifestações ainda não foram identificadas como respostas.[26]

Nível cognitivo III – resposta localizada

O paciente movimenta-se mais do que anteriormente. Reage mais especificamente àquilo que vê, ouve ou sente, embora a resposta ainda seja lenta, inconsistente ou tardia (por exemplo, após 20 ou 30 segundos da exposição ao estímulo). Começa a reconhecer a família e os amigos mais próximos. Pode seguir comandos verbais extremamente simples como "olhe para mim" ou "aperte minha mão". Começa a responder, também de modo inconsistente, a perguntas simples com sinais de "sim" e "não". Normalmente as respostas ocorrem da forma mais fácil ao paciente, como piscadas de olhos ou movimentação das mãos (apertar/soltar; sinal de positivo etc.).

Nessa fase, o trabalho ainda consiste em estimular todas as modalidades sensoriais, embora ao fonoaudiólogo caiba enfatizar as modalidades auditivas e visuais, caso o paciente esteja sendo acompanhado por uma equipe multiprofissional (fonoaudiólogo, neuropsicólogo, terapeuta ocupacional etc.).

Nível IV – confuso e agitado

O paciente apresenta-se confuso, agitado e amedrontado. Reage em excesso àquilo que vê, ouve ou sente, podendo ser violento, agredir ou usar linguagem inapropriada. Essas características são próprias desse período, não devendo ser confundidas com não aceitação ao tratamento, e ocorrem como consequência da confusão. O paciente pensa apenas nas necessidades básicas, como comer, ir ao banheiro, ir para a cama etc. Não se concentra ou presta atenção, mesmo que por alguns segundos. Tem dificuldades de seguir ordens mais complexas e já reconhece a família e os amigos a maior parte do tempo.

Nessa fase, normalmente o paciente já se comunica melhor, uma vez que as respostas já são consistentes, podendo até começar a falar, a ler ou a escrever e o terapeuta deve aproveitar esses recursos na terapia. Em caso de agitação, é sempre importante "contextualizar" o paciente, dizendo a ele onde ele está, o motivo, explicando que a equipe está com ele para ajudá-lo etc. Em todos os momentos do trabalho com os pacientes pós-TCE, materiais como calendário e relógio de parede, esquema claro da rotina diária do paciente, incluindo todas as atividades e horários, são fundamentais e devem ser utilizados por toda a equipe. Sempre dizer ao paciente onde ele está, que dia da semana, do mês e em que ano estamos, que horas são, que atividade será realizada naquele horário, entre outras, ajudam a situar o paciente no tempo e no espaço. Essa estimulação diária deve ser iniciada precocemente. Tais procedimentos fazem-se extremamente necessários, considerando-se que esses pacientes cursam com alterações cognitivas como déficits de atenção e memória persistentes.

Nível cognitivo V – confuso e inapropriado

O paciente está confuso e tem dificuldades para entender coisas que não estejam relacionadas consigo mesmo. Presta atenção numa atividade por cerca de 5 minutos. Não sabe a data, onde está e nem por quê. Fica agitado com muitas pessoas a sua volta ou quando está cansado. Ainda presta muita atenção nas atividades básicas. Tem memória pobre, é capaz de se lembrar de eventos do passado, melhor do que dos atuais ou dos eventos ocorridos após o acidente. Apresenta confabulação ao tentar preencher lapsos de memória. Isso ocorre desde o discurso espontâneo até a recontação de um fato ou história, por exemplo. Pode ter dificuldade em mudar de assunto ou atividade, apresentando perseveração, necessitando de ajuda/intervenção do interlocutor para prosseguir.

Devemos lembrar que a maior parte dos pacientes com TCE evolui com disartrias e disfagias neurogênicas. Nesse caso, a estimulação de linguagem ocorre paralelamente aos objetivos específicos para a melhora da fala e da deglutição.

■ CONSIDERAÇÕES FINAIS

Como podemos perceber, os casos de TCE fechado apresentam uma evolução muito distinta dos quadros de afasia pós-AVE.

Para todas as alterações de fala e/ou de linguagem, no entanto, é a intervenção precoce que pode garantir, dentro de cada prognóstico, uma reabilitação favorável ao paciente. Assim, é importante iniciar a intervenção o mais breve possível, bem como o estabelecimento de um meio de comunicação com o paciente, papel fundamental da equipe de enfermagem e de todos que convivem com o paciente no ambiente hospitalar.

■ REFERÊNCIAS BIBLIOGRÁFICAS

1. Johansson BB. Current trends in stroke rehabilitation. A review with focus on brain plasticity. Acta Neurol Scand. 2011;123(3):147-59.
2. Gialanella B, Bertolinelli M, Lissi M, Prometti P. Predicting outcome after stroke: the role of aphasia. Disabil Rehabil. 2011;33(2):122-9.
3. Johansson BB. Brain Plasticity and Stroke Rehabilitation: The Willis Lecture. Stroke. 2000;31:223-30.
4. Lazar RM, Antoniello D. Variability in recovery from aphasia. Curr Neurol Neurosci Rep. 2008 Nov;8(6):497-502.

5. Lazar RM, Minzer B, Antoniello D, Festa JR, Krakauer JW, Marshall RS. Improvement in aphasia scores after stroke is well predicted by initial severity. Stroke. 2010 Jul;41(7):1316-7.
6. McNeil MR, Robin DA, Schmidt RA. Apraxia of Speech: Definition and Differential Diagnosis. In: McNeil MR. Clinical Management of Sensorimotor Speech Disorders. Thieme, 2009, 2.ed.
7. Luria AR. El cerebro en Accion. Barcelona: Martínez Roca, 1984. p.383.
8. Dronkers NFA. A new brain region for coordinating speech articulation. Nature. 1996;384:159-61.
9. Nagao M, Takeda K, Tomori T, Isozaki E, Hirai S. Apraxia of Speech Associated with an infarct in the precentral gyrus of the insula. Neuroradiology. 1999;41:346-57.
10. Darley FL, Aronson AE, Brown JR. Clusters of Diagnostic Patterns of Dysarthria. J Speech Hear Res. 1969;12:249-61.
11. Yorkston KM. Treatment Efficacy: Dysarthria. J Speech Hear Res. 1996;39:S46-S57.
12. Netsell R, Daniel B. Dysartria in Adults: Physiologic Approach to Rehabilitation. Arch Phys Med Rehabil. 1979;60:502-98.
13. Ortiz KZ. Distúrbios Neurológicos Adquiridos. Fala e Deglutição. 2.ed. São Paulo: Editora Manole, 2010. p.387.
14. Barreto SS, Ortiz KZ. Influência da velocidade articulatória e da intensidade na inteligibilidade de fala. Pró-Fono. 2008;20(2):87-92.
15. Freed D. Motor Speech Disorders - Diagnosis and Treatment. San Diego: Singular Publishing Group, 2000.
16. Pagliarin KC, Ortiz KZ, Barreto SS, Parente MAMP, Nespoulous JL, Joanette Y, et al. Montreal-toulouse language assessment battery: Evidence of criterion validity from patients with aphasia. J Neurol Sci. 2015;357(1-2):246-51.
17. Pagliarin KC, Ortiz KZ, Parente MAMP, Nespoulous JL, Joanette Y, et al. Individual and sociocultural influences on language processing as assessed by the MTL-BR Battery. Aphasiology (London). 2014;8:1-14.
18. Mendonça LIZ. Distúrbios de Linguagem em Lesões Subcorticais. In: Nitrini R, Caramelli P, Mansur LL. Neuropsicologia. Das Bases Anatômicas à Reabilitação. São Paulo: Clínica Neurológica Hospital da Clínicas FMUSP, 1996. p.215-25.
19. Joanette Y, Goulet P, Hannequin D. Alterações da Comunicação Verbal nos Destros com Lesões Cerebrais no Hemisfério Direito. In: Rodrigues N, Mansur LL. Temas em Neuropsicologia. São Paulo: SBN, 1993. p.23-30.
20. Joanette Y, Goulet P, Hannequin D. Déficits de Comunicação Verbal por Lesão no Hemisfério Direito. In: Nitrini R, Caramelli P, Mansur LL. Neuropsicologia. Das Bases Anatômicas à Reabilitação. São Paulo: Clínica Neurológica Hospital da Clínicas FMUSP, 1996. p.203-14.
21. Fonseca RP, Parente MAMP, Cote H, Ska B, Joanette Y. Bateria MAC - Bateria Montreal de Avaliação da Comunicação. 1.ed. Barueri: Editora Pró Fono, 2008.
22. Grzybek P. A neurosemiotic perspective on text processing. In: Brownell HH, Jonatte Y. Narrative discourse in neurologically impaired and normal aging adults. San Diego: Singular Publishing Group, 1993. p.47-73.
23. Hough MS, Pierce RS. Contextual and thematic influences on narrative comprehension of left and right hemisphere brain-damaged adults. In: Brownell HH, Jonatte Y. Narrative discourse in neurologically impaired and normal aging adults. San Diego: Singular Publishing Group, 1993. p.213-37.
24. Myers P. Right Hemisphere Communication impairment. In: Chapey R. Language Intervention Strategies in Adult Aphasia. Baltimore: Williams & Wilkins, 1986.
25. Camargo CIA. Traumatismo Crânio-Encefálico In: Ortiz KZ. Distúrbios Neurológicos Adquiridos. Linguagem e Cognição. 2.ed. São Paulo: Editora Manole, 2010. p.367-71.
26. Ortiz KZ, Araujo AA. Intervenção Fonoaudiológica no Traumatismo Craniencefálico. In: Ortiz KZ. Distúrbios Neurológicos Adquiridos. Linguagem e Cognição. 2.ed. São Paulo: Editora Manole, 2010. p.371-84.

capítulo 40

Mariolga Teldeschi Lima

Avaliação Neuropsicológica

■ INTRODUÇÃO

A neuropsicologia busca compreender a relação entre o sistema nervoso central (SNC) e o comportamento humano, tanto nas condições normais quanto nas patológicas.[1,2] Ou seja, busca compreender como o sistema nervoso central modula as funções cognitivas, comportamentais, motivacionais e emocionais dos indivíduos.

Os pilares da neuropsicologia são constituídos da convergência de várias ciências, entre elas a neurologia, a biologia, a fisiologia e a psicologia, conferindo-lhe natureza essencialmente multidisciplinar. Na busca pela compreensão do ser humano, a neuropsicologia continua expandindo sua interface com outras áreas do conhecimento como, por exemplo, com a psiquiatria, a fonoaudiologia, a filosofia e as ciências exatas.[3]

No Brasil, em fevereiro de 2004, o Conselho Federal de Psicologia (CFP), conforme a Resolução nº. 002/2004, reconheceu a neuropsicologia como especialidade em psicologia, concedendo, assim, o título de especialista aos psicólogos aptos nessa área do conhecimento.[4]

Dessa forma, a atuação do neuropsicólogo se estende a vários campos, como instituições acadêmicas, judiciário, hospitais, escolas, clínicas e consultórios privados, exercendo atividade de pesquisa, docência, perícia, diagnóstico e de tratamento.

■ AVALIAÇÃO NEUROPSICOLÓGICA

A avaliação neuropsicológica ocupa um lugar de destaque na neuropsicologia, visto sua importância no processo de investigação e compreensão da relação entre o sistema nervoso central e a mente humana, sendo ela o tema principal desse capítulo.

A avaliação neuropsicológica é um processo dinâmico de investigação das funções cognitivas e comportamentais de um indivíduo. Por meio de instrumentos e observação clínica, oferece-se uma compreensão sobre processos comportamentais e cognitivos, como a atenção, a percepção, a memória, a linguagem, a praxia, o raciocínio, o planejamento, a abstração e a cognição social.[5-7]

■ INSTRUMENTOS DA AVALIAÇÃO NEUROPSICOLÓGICA

Para a investigação e a compreensão das funções cognitivas e do comportamento, o neuropsicólogo dispõe de vários instrumentos, como entrevistas, questionários, testes padronizados, baterias fixas, baterias breves, testes de rastreio, provas específicas, exercícios neuropsicológicos e observação ambiental.[7,8]

Entrevistas

A anamnese, obrigatoriamente, faz parte do processo de avaliação neuropsicológica, pois é por seu intermédio que o profissional obtém importantes informações que delineiam a avaliação do paciente.[8]

A entrevista, sempre que possível, deve ser realizada com o paciente, mas também com outra pessoa próxima a ele. Toda informação obtida auxilia o neuropsicólogo na escolha dos instrumentos a serem utilizados na avaliação, além de servir como uma linha de base a ser comparada com as condições atuais apresentadas pelo paciente.

Sendo assim, é importante que o neuropsicólogo conheça os fatores biológicos, psicológicos, sociais e culturais do paciente.[8,9] Exemplificando, espera-se conhecer a história escolar e profissional do paciente, assim como seus interesses intelectuais prévios (hábitos de leitura, aprendizagem de instrumentos musicais e de línguas), vida social, atividades de vida diária, interesses em geral, estado psicoemocional, tipo e qualidade das relações interpessoais, uso de drogas ilícitas, etilismo, histórico pessoal e familiar de condição psiquiátrica, desenvolvimento psicomotor, dominância manual, antecedentes familiares, histórico da enfermidade atual, diagnóstico médico e suas especificidades, comorbidades e tratamento.

Questionários

Os questionários são instrumentos que contribuem para a avaliação neuropsicológica sempre que houver necessidade de se obter uma avaliação subjetiva pelo paciente e/ou pelo familiar sobre um fator específico.[8] Atualmente, vários questionários e escalas estão devidamente validados para sua aplicação junto à população brasileira, segundo o Conselho Federal de Psicologia.[1,10] Entre eles estão o inventário de depressão Beck (BDI-II), o inventário de ansiedade Beck (BAI), a escala de ideação suicida Beck (BSI), o inventário fatorial de personalidade (IFP-II) e o inventário de habilidades sociais (IHS).

Baterias

As baterias são constituídas de um conjunto numeroso de provas neuropsicológicas que investigam e medem vários domínios cognitivos, como orientação temporal, orientação espacial, atenção, memória (verbal, visual), funções perceptuais, praxias, habilidades visuoespaciais, linguagem (compreensão, expressão, nomeação, repetição, leitura, escrita) e funções executivas (capacidades de raciocínio, planejamento, resolução de problemas, abstração, julgamento).[8,9]

Nos contextos de hospital e ambulatório, as baterias breves e os testes de rastreio são os mais indicados, por serem constituídos por material de fácil manejo, aplicação breve e pontuação rápida. Sendo assim, eles vêm ao encontro das características e necessidades dos referidos contextos de atendimento.[7] Entretanto, tanto as baterias breves como os testes de rastreio instrumentalizam apenas com dados sugestivos de alteração e indicam possíveis áreas para investigação posterior.

Provas específicas

Após a realização de uma bateria neuropsicológica, é possível que haja a necessidade de aprofundar, ainda mais, a investigação num ou noutro aspecto cognitivo particular. Tem como objetivo o diagnóstico diferencial ou a obtenção de mais informações sobre os domínios cognitivos comprometidos e preservados que sustentam o tratamento de reabilitação e estimulação cognitivas ou, ainda, o fornecimento de maiores subsídios para a orientação familiar e da equipe de saúde.[8] Por exemplo, é possível adicionar ao processo de avaliação neuropsicológica provas complementares que investigam os diferentes tipos de atenção ou de memória, ou, então, provas que avaliam as diferentes habilidades executivas.

Exercícios neuropsicológicos

Constituem-se de tarefas não padronizadas que oferecem dados qualitativos sobre as funções cognitivas do indivíduo. O examinador oferece, por exemplo, atividades de leitura, escrita, cálculo, compreensão de ordens, reconhecimento de objetos, descrição de imagens, sequência de movimentos e avalia, qualitativamente, as respostas do avaliado.[7] É importante ressaltar que, ao se utilizar desses exercícios, o examinador deve considerar o nível educacional e cultural do paciente, adequando as atividades à realidade dele.

Entre os instrumentos utilizados na avaliação neuropsicológica, há aqueles que são de utilização restrita do psicólogo e outros que estão disponíveis para a utilização de todos os profissionais da saúde.

O miniexame do estado mental (MEEM), por exemplo, é um instrumento de rastreio de comprometimento cognitivo amplamente utilizado, além de estar adaptado e validado para a população brasileira.[11] O MEEM fornece informações sobre diferentes parâmetros cognitivos: orientação temporal, orientação espacial, memória imediata e evocação de memória recente, atenção, cálculo, linguagem e praxia visuoconstrutiva.

O Self-Reporting Questionnaire (SRQ) é mais um exemplo. Esse instrumento foi desenvolvido pela Organização Mundial da Saúde, visando à identificação de transtornos mentais na população de países em desenvolvimento.[12] No Brasil, uma versão reduzida com 20 itens (o SRQ-20) é utilizada como um instrumento puramente de rastreio, detectando sintomas sugestivos de algum transtorno mental, mas sem indicar o diagnóstico psiquiátrico. Os 20 itens buscam identificar sintomas de transtornos mentais comuns ao questionar sobre queixas somáticas, dificuldades de concentração, irritabilidade, insônia, fadiga e esquecimento.[13]

Instrumentos como esses podem ser utilizados por qualquer profissional da saúde e se constituem de importantes ferramentas para a compreensão do paciente e para o delineamento de condutas com relação a ele. Entretanto, a utilização desses instrumentos deve ser feita por profissional treinado e ciente de que se trata de teste de rastreio e que, portanto, os resultados são sugestivos, e não conclusivos, devendo ser considerados com parcimônia. Importante ressaltar também que, após o rastreio, o diagnóstico definitivo só pode ser fornecido por um profissional da área específica.

■ OBJETIVOS DA AVALIAÇÃO NEUROPSICOLÓGICA

É possível fazer utilização da avaliação neuropsicológica em diferentes contextos de como, por exemplo, no consultório ou no hospital e também, para responder a diversas demandas, entre elas, as que se seguem:

Diagnóstico

Os objetivos são detectar e descrever os déficits cognitivos e comportamentais do sujeito, visando ao esclarecimento de sua condição mental.[5] Em outras palavras, visam compreender quais são suas dificuldades e de que forma elas se apresentam. Por exemplo, a avaliação neuropsicológica de um sujeito pode identificar déficit de linguagem caracterizado por uma afasia de expressão (afasia de broca), que pode ser expressa por distúrbio nas capacidades de linguagem espontânea, nomeação, leitura, escrita e articulação das palavras.[14]

Quadros epilépticos, por exemplo, frequentemente apresentam comprometimentos cognitivos como déficits na consolidação de memória do tipo declarativa, na capacidade atencional, nas funções executivas e na cognição social.[15]

Enquanto comprometimentos graves das funções cognitivas e comportamentais podem ser reconhecidos facilmente e tolerados, comprometimentos mais leves podem passar despercebidos, sem receber a devida atenção e o tratamento apropriado, o que pode, dessa forma, comprometer o desempenho do indivíduo em suas atividades e relacionamentos.[5] Déficits não identificados de memória, atenção, crítica, iniciativa e planejamento, por exemplo, podem exercer um impacto negativo na vida do indivíduo, causando-lhe desajustes e sofrimento.

A avaliação neuropsicológica contribui também para a investigação diagnóstica de casos em que as manifestações clínicas são semelhantes a mais de uma condição, objetivando um diagnóstico diferencial.[5] Por exemplo, a avaliação neuropsicológica é um instrumento importante no diagnóstico diferencial das demências degenerativas, que incluem a doença de Alzheimer, a demência frontotemporal e a demência com corpos de Lewy.[15] Nesses casos, a avaliação neuropsicológica auxilia na compreensão da enfermidade, na escolha do tratamento mais adequado e no prognóstico do quadro clínico.

Prognóstico

Para o estabelecimento de um prognóstico neuropsicológico, deve-se considerar as características próprias da condição clínica, como, por exemplo, sua etiologia e evolução. Além disso, deve-se atentar a fatores psicológicos e sociais do indivíduo que também exercem influência significativa na evolução do quadro neuropsicológico.[5] Exemplos de tais fatores são a idade, a escolaridade, o histórico de ocupação laboral, o apoio familiar, a condição socioeconômica, a saúde mental e os recursos psicológicos de enfrentamento.

A avaliação neuropsicológica com o objetivo de prognóstico pode, por exemplo, ser realizada no pré-operatório, visando identificar a localização dos danos estruturais e funcionais e prevendo o impacto da cirurgia naquele local.[16] Outro exemplo é na identificação de transtornos psiquiátricos que possam comprometer o prognóstico, como, por exemplo, pacientes sofrendo de depressão maior e apresentando déficits significativos de memória que podem apresentar dificuldades para manter regimes medicamentosos.[16,17] Nesses casos, os resultados obtidos na avaliação podem contribuir para a elaboração de estratégias que visam amenizar as dificuldades e otimizar o tratamento, contribuindo para um prognóstico mais favorável.

Orientação para tratamento

A avaliação neuropsicológica é capaz de oferecer subsídios para a compreensão do funcionamento cognitivo e comportamental de uma pessoa e, assim, ser capaz de contribuir para um diagnóstico diferencial e, consequentemente, auxiliar na escolha de tratamentos mais adequados e eficientes, como, por exemplo, no que se refere à conduta medicamentosa.[5] Ela é utilizada também na decisão de indicação neurocirúrgica. Os dados obtidos na avaliação podem auxiliar na escolha do procedimento cirúrgico com menor impacto sobre a funcionalidade mental global do paciente, como, por exemplo, nos casos de tumor cerebral e de epilepsia refratária ao tratamento medicamentoso.[5,16,18]

Planejamento da reabilitação

Os dados obtidos na avaliação neuropsicológica auxiliam na compreensão não apenas dos déficits cognitivos e comportamentais do sujeito, mas também na identificação de funções cognitivas preservadas.[15,19] Esse mapeamento é importante como base para uma intervenção de reabilitação cognitiva, a qual tem por objetivos a recuperação de funções cognitivas por meio de treino e exercícios como também a implantação de estratégias compensatórias de funções comprometidas por meio de outras preservadas.[20]

Durante a hospitalização, a avaliação fornece embasamento para o início de atividades de estimulação cognitiva precoce, além de auxiliar nas orientações à família e à equipe de saúde e no encaminhamento do paciente para serviços especializados na comunidade, após a alta hospitalar.

É de relevância o entendimento de que a reabilitação cognitiva deva objetivar, antes de mais nada, o bem-estar e a funcionalidade do sujeito em seu meio-ambiente e em sua vida em geral.[21] Em outras palavras, pouco adianta traçar objetivos de reabilitação que não fazem nenhum sentido para o sujeito e que não visam, principalmente, à melhora funcional dele em suas atividades de vida diária, sociais, ocupacionais e familiares.

Cuidados com o indivíduo e orientação aos familiares

A avaliação neuropsicológica, ao realizar um mapeamento das funções cognitivas e comportamentais comprometidas e preservadas de um indivíduo, torna-se um instrumento importante para a orientação dos membros do convívio familiar e social do paciente.

O acidente vascular encefálico (AVE), por exemplo, é uma condição relevante na geração de déficits cognitivos como afasias, apraxias, agnosias, síndrome de negligência, além de comprometimento das funções executivas, mnemônica e atencional.[15] Ao elucidar o impacto do AVE sobre as funções mentais do indivíduo, utilizamos as informações obtidas na avaliação neuropsicológica para esclarecer o paciente (sempre que possível) e seus próximos sobre suas dificuldades e limitações naquele momento. Tais informações são importantes para que os envolvidos se conscientizem do impacto que essa nova condição terá na vida de todos eles e passem a se reorganizar frente a essa nova realidade.

É importante esclarecê-los sobre os déficits apresentados, incluindo sua causa, sua evolução, o manejo destes e também a respeito dos cuidados necessários para a prevenção de acidentes. Por exemplo, a atenção, como uma função cognitiva, consiste nas capacidades de orientação e concentração mental sobre um objeto e, ao mesmo tempo, na capacidade de inibir estímulos distratores.[22] A avaliação neuropsicológica que evidencia um déficit atencional nos fornece subsídios importantes para a escolha das condutas. Por exemplo, nesses casos, é importante considerarmos o risco de um acidente caso o paciente se envolva em certas atividades que exijam capacidade atencional, como cozinhar, passar roupa, cuidar de criança pequena e também dirigir automóvel e sair desacompanhado e atravessar ruas e avenidas. Cientes dos déficits e limitações, precauções podem ser tomadas a fim de evitar acidentes e promover condições de vida mais favoráveis.

Atuação em equipe multiprofissional

Os demais profissionais da equipe de saúde podem se beneficiar das informações obtidas pela avaliação neuropsicológica ao passo que ela auxilia a equipe na compreensão do paciente, no que se refere à sua condição cognitiva, ao seu comportamento e ao seu estado emocional.[5] Ao compreender o funcionamento neuropsicológico do paciente, a equipe se torna mais eficiente na identificação das necessidades dele, bem como também na escolha de atitudes e estratégias de manejo mais assertivas.

Por exemplo, compreender por que um paciente vítima de traumatismo cranioencefálico do lobo frontal está apresentando um comportamento irritadiço, impulsivo, zombeteiro e deficitário quanto à capacidade de controle inibitório, chegando a ser inconveniente[22] e, então, identificar o manejo mais assertivo para lidar com tais comportamentos, que podem tornar-se geradores de estresse na equipe de saúde.

Existem evidências de que pacientes com alterações do nível de consciência se beneficiam de intervenções interdisciplinares precoces, ou seja, já na fase aguda da hospitalização, assim que eles se encontrem clinicamente estáveis.[23] O neuropsicólogo é capaz de identificar esses pacientes e contribuir com a reabilitação precoce que envolve não só o paciente, mas também seus familiares. Algumas recomendações para a equipe multidisciplinar, de manejo e intervenções precoces, são descritas a seguir:[23-25]

Intervenções com o paciente

- Permitir, sempre que possível, que o paciente utilize seus óculos e seu aparelho auditivo, quando for o caso.
- A estimulação precoce é importante, mas a equipe de saúde deve ficar atenta para a superestimulação, evitando-a.
- Incentivar comunicação e interação do paciente com o meio externo, melhorando o estado de vigília e identificando meios de comunicação possíveis.
- Oferecer instruções simples, incentivando-o a responder e oferecendo tempo para uma resposta.
- Comunicar-se com o paciente de forma clara e pausada, posicionando-se na frente do mesmo e solicitando contato visual.
- Apresentar-se a cada aproximação e informá-lo, previamente, sobre o procedimento a ser realizado.
- Orientá-lo, diariamente, quanto ao tempo (dia, mês, ano, hora) e ao espaço (informá-lo sobre onde ele se encontra e tranquilizá-lo de que está sendo assistido e cuidado).
- Fornecer informação sobre eventos atuais.
- Trazer ao paciente fatos prévios de sua vida por meio de fotos, relato de histórias e eventos e mantendo objetos familiares próximos a ele.
- Evitar restrição ao leito.
- Promover mobilidade funcional, como, por exemplo, expor o paciente e incentivar sua participação em atividades de auto-higiene.
- Atrair a atenção do paciente para uma atividade ou assunto diferente quando esse perseverar num discurso ou numa atividade ou até mesmo, apresentar uma fala desconexa.
- Evitar conversas que não envolvam diretamente o paciente, prevenindo confabulações e pensamento persecutório.
- Manter, sempre que possível, um acompanhante familiar fixo.
- Evitar superestimulação, limitando o número de visitas, controlando o nível do som e da luminosidade na unidade e controlando a aproximação e as intervenções dos próprios profissionais da equipe de saúde.
- Garantir momentos de descanso durante o dia.
- Garantir um sono reparador, diminuindo o nível sonoro e luminoso e evitando, sempre que possível, intervenções clínicas durante a noite. Privação de sono exerce um efeito danoso sobre a condição geral do organismo, como, por exemplo, comprometendo o sistema imunológico e aumentando o risco de estresse e *delirium*.[24]

Intervenções com a família

- Manter uma relação de empatia com a família, prestando atenção genuína às demandas dos familiares.
- Manter uma comunicação efetiva com os familiares, esclarecendo suas dúvidas e utilizando vocabulário adequado para a condição educacional e cultural deles.
- Oferecer aos familiares informação sobre a condição clínica do paciente, incluindo diagnóstico, tratamentos e prognóstico. Estar disponível para responder às mesmas perguntas repetidamente.
- Orientar familiares sobre a importância de eles interagirem com o paciente, conversando com ele de forma lenta, clara e preservando a pausa para a resposta do interlocutor.
- Oferecer treinamento multidisciplinar, visando prepará-los para os cuidados necessários após a alta hospitalar. É importante que os profissionais da equipe multiprofissional identifiquem as necessidades do paciente e possam antever as dificuldades que os familiares se confrontarão para, então, poderem ensiná-los e treiná-los da melhor forma possível;

- Instrumentalizá-los com orientações e endereçamentos dos serviços especializados na comunidade, que são necessários para os cuidados do paciente após a alta hospitalar.

CONSIDERAÇÕES FINAIS

A compreensão das funções cognitivas e comportamentais por meio da avalição neuropsicológica é de grande importância e contribuição para os processos de diagnóstico, prognóstico, tratamento, reabilitação e orientação ao paciente, seus familiares e equipe multiprofissional.

REFERÊNCIAS

1. Cosenza RM, Fuentes D, Malloy-Diniz LF. A evolução sobre a relação entre cérebro, comportamento e cognição. In: Fuentes D, Malloy-Diniz LF, Camargo CHP, Cosenza RM. Neuropsicologia: teoria e prática. Porto Alegre: Artmed, 2008. p.15-19.
2. Luria AR. Fundamentos de neuropsicologia. Livros técnicos e científicos. São Paulo: Editora Universidade de São Paulo, 1981.
3. Mendonça LIZ, Azambuja DA, Schlecht BBG. Neuropsicologia no Brasil. In: Fuentes D, Malloy-Diniz LF, Camargo CHP, Cosenza RM. Neuropsicologia: teoria e prática. Porto Alegre: Artmed, 2008. p.411-24.
4. Conselho Federal de Psicologia. [Internet] [Acesso em 2016 sept 10]. Disponível em: http://site.cfp.org.br/wp-content/uploads/2004/03/resolucao2004_2.pdf
5. Camargo CHP, Bolognani SAP, Zuccolo PF. O exame neuropsicológico e os diferentes contextos de aplicação. In: Fuentes D, Malloy-Diniz LF, Camargo CHP, Cosenza RM. Neuropsicologia: teoria e prática. Porto Alegre: Artmed, 2008. p.103-18.
6. Gil R. Neuropsicologia. 4.ed. São Paulo: Santos, 2012.
7. Mader-Joaquim MJ. O neuropsicólogo e seu paciente: introdução aos princípios da avaliação neuropsicológica. In: Malloy-Diniz LF, Fuentes D, Mattos P, Abreu N. Avaliação neuropsicológica. Porto Alegre: Artmed, 2010. p.38-44.
8. Parente MAMP, Salles JF, Fonseca RP. Avaliação neuropsicológica nas doenças neurológicas. In: Chaves MLF, Finkelsztejn A, Stefani MA. Rotinas em neurologia e neurocirurgia. Porto Alegre: Artmed, 2008.
9. Schlindwein-Zanini R. Avaliação neuropsicológica de adultos. In: Malloy-Diniz LF, Fuentes D, Mattos P, Abreu N. Avaliação neuropsicológica. Porto Alegre: Artmed, 2010. p.234-46.
10. Conselho Federal de Psicologia. Sistema de avaliação de testes psicológicos (SATEPSI). [Internet]. [Acesso em 2016 sept 10]. Disponível em: http://satepsi.cfp.org.br
11. Brucki SMD, Nitrini R, Caramelli P, Bertolucci PHF, Okamoto IH. Sugestões para o uso do Mini-Exame do Estado Mental no Brasil. Arq Neuropsiquiatr. 2003;61(3):777-81.
12. World Health Organization. [Internet] [Acesso em 2016 sept 10]. Disponível em: http://apps.who.int/iris/handle/10665/61113
13. Santos KOB, Araújo TM, Pinho PS, Silva ACC. Avaliação de um instrumento de mensuração de morbidade psíquica: estudo de validação do Self-Reporting Questionnaire (SQR-20). Rev Baiana Saúde Públ. 2010;34(3):544-60.
14. Gil R. Neuropsicologia. 4.ed. São Paulo: Santos, 2012. Capítulo 2. p.20-59.
15. Teixeira AL, Caramelli P. Clínica neurológica de adultos e idosos. In: Malloy-Diniz LF, Fuentes D, Mattos P, Abreu N. Avaliação neuropsicológica. Porto Alegre: Artmed, 2010. p.280-4.
16. Guimarães CA, Guerreiro MM, Rzezak P. Neurocirurgia. In: Malloy-Diniz LF, Fuentes D, Mattos P, Abreu N. Avaliação neuropsicológica. Porto Alegre: Artmed, 2010. p.285-9.
17. Bellack AS. Cognitive rehabilitation for schizophrenia: is it possible? Is it necessary? Schizophr Bull. 1992;18(1):43-50.
18. Fuentes D, Brakha TA, Góis JO, Rzezak P. Avaliação neuropsicológica aplicada às epilepsias. In: Fuentes D, Malloy-Diniz LF, Camargo CHP, Cosenza RM. Neuropsicologia: teoria e prática. Porto Alegre: Artmed, 2008. p.312-23.
19. Kapczinski NS, Peuker ACWB, Narvaez JCM. Aplicações do exame neuropsicológico à psiquiatria. In: Malloy-Diniz LF, Fuentes D, Mattos P, Abreu N. Avaliação neuropsicológica. Porto Alegre: Artmed, 2010. p.302-12.
20. Macedo EC. Reabilitação cognitiva e neuropsicológica. In: Lopes AC. Tratado de clínica médica. São Paulo: Rocca, 2006. p.2458-63.
21. Andrade SL. Vida prática e reabilitação neuropsicológica. In: Fuentes D, Malloy-Diniz LF, Camargo CHP, Cosenza RM. Neuropsicologia: teoria e prática. Porto Alegre: Artmed, 2008. p.381-98.
22. Gil R. Neuropsicologia. 4.ed. São Paulo: Santos, 2012. Capítulo 13, Neuropsicologia do lobo frontal; p.157-72.
23. Seel RT, Douglas J, Dennison AC, Heaner S, Farris K, Rogers C. Specialized early treatment for persons with disorders of consciousness: program components and outcomes. Arch of Physical Med And Rehab. 2013;94:1908-23.
24. Barr J, Fraser GL, Puntillo K, Ely EW, Gélinas G, Dasta JF, et al. Clinical practice guidelines for the management of pain, agitation, and delirium in adult patients in the intensive care unit. Crit Care Med. [Internet]. 2013;41:263-306. [Acesso em 2016 sept 10] Disponível em: http://www.learnicu.org/SiteCollectionDocuments/Pain,%20Agitation,%20Delirium.pdf
25. Gouveia PAR, Prade CV, Lacerda SS, Boschetti WL. Reabilitação neuropsicológica em fase aguda e crônica após Traumatismo Crânio Encefálic (TCE) grave: relato de caso. Context Clin. 2009;2(1):18-26.

Índice Remissivo

A

Abdução dos, 17, 19-20
  braço (elevação lateral) contra uma resistência, 17
  dedos contra uma resistência, 19
  quadril contra uma resistência, 20
Abordagem nutricional, 453
  avaliação do estado nutricional, 454
  classificação nutricional da doença neurológica, 453
  considerações finais, 459
  estimativa das necessidades energéticas, 456
  introdução, 453
  plano dietoterápico, 456
    alimentação – processo oral, 457
    busca dos alimentos, 456
    dismotilidade do trato gastrointestinal, 458
    doenças neurológicas com etiologia não nutricional:
      estratégias de intervenção, 458
      doença de Parkinson (DP), 458
    doenças neuromusculares, 458
      esclerose lateral amiotrófica, 458
    miastenia grave, 458
      doenças cerebrovasculares, 459
      esclerose múltipla, 459
      neurotrauma, 459
      trauma da medula espinhal, 459
  terapia nutricional, 454
Acessos neurocirúrgicos, 137
  acesso, 138-142
    bifrontal ou bicoronal, 139
    endonasal, 140
    fronto-órbito-zigomático, 138
    infratentorial e supracerebelar, 141
    microcirúrgico para tratar hérnia discal cervical e artrodese cervical pela via anterior, 142
    petroso, 140
      acesso sigmóideo, 141
        retrolabiríntico, 141
        translabiríntico, 141
      petrosectomia total, 141
  acesso, 137, 139-140, 142
    coluna vertebral, 142
    pré-temporal, 139
    pterional, 137
    retrossigmóideo, 140
    subtemporal, 139
      acesso microcirúrgico da coluna vertebral por via posterior, 142
  acessos intracranianos, 137
    acessos, 137
      infratentoriais, 137
      supratentoriais, 137
  acessos suboccipitais mediano e paramediano, 140
  complicações das craniotomias, 141
  conclusão, 142
  posicionamento e equipamentos, 137
Achados cínicos das formas autossômica recessivas das DCM, 379
Achados mais comuns no LCR, 336, 340
  de acordo com agentes etiológicos específicos em pacientes com meningite aguda, 336
  na meningite crônica de acordo com agentes etiológicos específicos, 340
Acidente vascular encefálico isquêmico, 245
  acompanhamento após atendimento emergencial, 250
  apresentação clínica, 245
  considerações finais, 250
  cuidados pós trombólise, Os, 249
  exames complementares, 247
  fatores de risco e classificação, 247
  introdução, 245
  protocolo de atendimento emergencial, 249
  tratamento geral do paciente com AVCI, 250
Acoplamento normal entre FSC e CCO_2, 112
Adução dos, 10-20
  dedos contra uma resistência, 19
  quadril contra uma resistência. Contração dos músculos adutores, 20
Agentes etiológicos, 334-335
  de meningite aguda, 334
  mais comuns na meningite aguda bacteriana, 335
Alongamento do tronco, 474
Alterações, 27, 54
  da marcha e da postura, 27

pupilares causadas por lesões estruturais no encéfalo, 54
AME Tipo, 372-373
    I (Doença de Werdnig Hoffmann), 372
    II (Forma Intermediária), 372
    III (Doença de Kugelberg-Welander), 373
Anatomia do nervo periférico, 193
Angiografia cerebral, 271, 273
    em AP, 273
    pós-clipagem de An de ACM, 271
Angioma cavernoso após ser retirado cirurgicamente, 281
AngioTC com aneurisma de artéria carótida interna (ACI), segmento oftálmico, 265
Anotação de Enfermagem após a manipulação de cateter totalmente implantado, 239
Anticonvulsivantes: características farmacocinéticas e reações adversas, 423
Apoio no tronco e joelho, girando em direção à cadeira, 485
Apresentação, 246, 455
    clínicas de AVE isquêmico de acordo com o local de comprometimento, 246
    dos sinais físicos relacionados à desnutrição e à carência de nutrientes, 455
Área de fluxo sanguíneo encefálico normal e anormal, área de penumbra e área de infarto, 171
Artérias que formam o polígono de Willis, 267
Aspectos, 29, 271, 280, 417
    clínicos das lesões dos neurônios motores superiores e inferiores, 29
    da hemorragia e do hematoma da ressonância nuclear magnética do encéfalo, 280
    farmacocinéticos e farmacodinâmicos, 417
    microcirúrgico da MAV opercular, 271
Astrocitoma, 201
    grau II, lobo temporal, RM com contraste, 201
    pilocítico, RM com contraste, 201
Autorregulação e fluxo sanguíneo cerebral (FSC) no paciente normotenso e hipertenso, 92
Auxiliando o paciente a levantar da cadeira, 487
Avaliação dos, 24, 25, 38, 41, 436, 469
    campo visual, 38
    equilíbrio dinâmico – marcha, em linha reta, pontas dos dedos do pé e calcanhar, 25
    equilíbrio dinâmico, 24
    músculos da face, 41
    nervos cranianos, 436
    tônus muscular pela escala modificada de Ashworth, 469
Avaliação, 147, 501
    neurológica pelo neuro-check, 147
    neuropsicológica, 501
        avaliação neuropsicológica, 501
        considerações finais, 505
        instrumentos da avaliação neuropsicológica, 501
            baterias, 502
            entrevistas, 501
            exercícios neuropsicológicos, 502
            provas específicas, 502
            questionários, 502
        introdução, 501
        objetivos da avaliação neuropsicológica, 502
            atuação em equipe multiprofissional, 504
            cuidados com o indivíduo e orientação aos familiares, 503
            diagnóstico, 502
            intervenções com, 504
                família, 504
                paciente, 504
            orientação para tratamento, 502
            planejamento da reabilitação, 503
            prognóstico, 502
AVCH putaminal típico na TC de crânio, 278

B

Bases para o levantamento de dados do paciente, 09
Biopsia muscular com a característica alteração mitocondrial ("ragged-red fiber"), 382

C

CAT com aneurisma de artéria cerebral média (ACM), 265
Causas, 334, 357, 384
    de parkinsonismo degenerativo, 357
    mais frequentes de Rabdomiólise, 384
    não infecciosas de síndrome da meningite aguda, 334
Circuito de oxigênio e de aspiração orotraqueal, 321
Classificações, 119, 174, 183, 203, 247, 248, 273
    das afasias, 247
    das lesões da medula espinhal, 183
    de Marshall, 119
    de Spetzler-Martin para MAV, 273
    do TCE segundo duração da amnésia pós-traumática, 174
    dos meningiomas pela Organização Mundial de Saúde, 203
    etiológica do AVCi segundo TOAST, 248
Colocando o paciente em decúbito lateral, 481
Complexos espícula-onda ritmados a cerca de 2/segundo, 304
Componentes da avaliação da dor e diferenciação entre dor aguda e crônica, 403
Componentes da onda de pressão, 109
Condições predisponentes e agentes etiológicos mais comuns em pacientes com abcesso cerebral, 341
Consequências da isquemia a nível celular, 171
Contração do músculo flexores dos dedos, 19
Correção da posição sentada após a pelve ter escorregado, 486
Craniotomia, 142, 327
    com exposição do córtex cerebral, 327
    fossa posterior, 142
Crise, 296-298, 319-320
    eletrográfica generalizada, 320

eletrográfica restrita ao eletrodo esfenoidal direito (SP2), 319
focal, 296
generalizada de tipo tônico-clônica, 297
Critérios para uso de rtPA no AVCi, 249
Cuidados de enfermagem, 130, 346
   ao paciente neurológico portador ou não de infecção do SNC, 346
   na monitorização da PIC e da DVE, 130
Curativo dos eletrodos subdurais, 328
Curva pressão-volume, 90

D

Da consciência ao coma, 49
Déficits visuais correspondentes às lesões nas vias ópticas, 37
Delineação da incisão cutânea para realizar-se a craniotomia pterional, 138
Derivação ventrículo, 159
   atrial (DVP), 159
   peritoneal (DVP), 159
Dermátomos, 30
Deslocar o paciente com o auxílio de duas pessoas, 482
Desordens da consciência e metabolismo cerebral, 60
Diagnósticos, 301, 340
   laboratorial das meningites crônicas, 340
   diferenciais de epilepsia, 301
Diâmetro pupilar (mm), 39
Displasia cortical focal no giro frontal superior esquerdo, 305
Distrofia Muscular Cintura-Membros (DCM), 377
Distúrbios da deglutição, 489
   considerações finais, 491
   introdução, 489
Distúrbios da fala e da linguagem, 493
   afasias "emissivas", 495
      afasia, 496
         de broca, 496
         de condução, 496
         transcortical motora, 496
   afasias "receptivas", 496
      afasia, 496
         anômica, 496
         de Wernicke, 496
         transcortical sensorial, 496
   alterações de linguagem decorrentes de lesão no hemisfério direito, 497
   avaliação de linguagem, 497
   considerações finais, 499
   cuidados específicos que o terapeuta deve tomar para facilitar a compreensão, 498
   distúrbios da comunicação: fala e linguagem, 493
      apraxia, 493
      disartria, 494
      formas "mistas", 496
         afasia, 496-497
            global, 497
            mista, 496
            transcortical mista, 496
         lesões subcorticais: afasia e disartria, 497
   intervenção com a linguagem, 494
      parafasia, 494-495
         fonêmica, 494
         fonética, 494
         formal, 494
         morfêmica, 494
         semântica, 495
         verbal, 494
   introdução, 493
   trauma cranioencefálico (TCE), 498
      nível cognitivo, 498-499
         I – não responsivo, 498
         II – resposta generalizada, 498
         III – resposta localizada, 499
         V – confuso e inapropriado, 499
      nível IV – confuso e agitado, 499
DMD: Criança de, 376-377
   4 anos com hiperlordose lombar, 376
   7 anos com levantar característico (Gowers), 377
Doenças, 243, 355
   cerebrovasculares, 243
   neurodegenerativas, 355
      degeneração cerebelar, 359
      demência por corpúsculos de Lewy, 356
      doença de Alzheimer, 355, 361
         aconselhamento e suporte emocional, 363
         administração de medicamentos, 362
         avaliação cognitiva e funcionalidade, 361
         educação familiar e cuidadores, 363
         manejo, 362, 363
            da agitação e alucinações, 363
            da depressão, 362
            do distúrbio da memória, 362
            do distúrbios do sono, 362
      doença de, 356, 359
         Huntington, 359
         Parkinson, 356
            parkinsonismo atípico, 358
      doença de Parkinson, 363
         educação do paciente e família, 365
         manejo, 364
            da disfagia, 364
            do distúrbio da imagem corporal, 364
         prevenção do risco de queda, 364
         promoção da, 364
            comunicação, 364
            da mobilidade, 364
         suporte nutricional, 364
         terapia farmacológica, 363
         tratamento cirúrgico, 364
Doenças neuromusculares, 369

diagnóstico, 369
doença do neurônio motor (DNM), 373
  atrofia muscular progressiva (AMP), 373
  esclerose lateral, 373-374
    amiotrófica (ELA), 374
    primária (ELP), 373
  paralisia bulbar progressiva (PBP), 373
doenças da junção neuromuscular, 375
fisioterapia, 384
introdução, 369
miopatias adquiridas, 383
  hipertermia maligna (HM), 383
  hipertiroidismo, 383
  hipotiroidismo, 383
  miopatias, 383
    endócrinas, 383
    miopatias tóxicas, 383
  polimiosite/dermatomiosite, 383
  rabdomiólise/mioglobinúria, 383
miopatias, 381
  congênitas, 381
  metabólicas, 381
    glicogenose, 381
    lipidose, 382
miopatias, 375
  distrofia muscular, 376, 380
    cintura-membros (DCM), 376
    congênita (DMC), 380
    de Duchenne (DMD) e Becker (DMB), 376
mitocondriopatias, 382
neuronopatia motora, 371
  atrofia muscular espinhal (AME), 371
    AME Tipo, 371-372
      I (doença de Werdnig Hoffmann), 371
      II (forma intermediária), 371
      III (doença de Kugelberg-Welander), 372
  poliomielite anterior aguda, 371
neuropatias, 374
  mononeuropatia múltipla, 374
  polineuropatia periférica, 375
    axonal, 375
      aguda, 375
      crônica, 375
      subaguda, 375
    desmielinizante não uniforme, 375
      aguda, 375
      crônica, 375
    desmielinizante uniforme, 375
      crônica, 375
paralisia periódica, 383
síndromes miotônicas, 380
  distrofia miotônica (doença de Steinert), 381
  miotonia congênita (doença de Thomsen), 381
Dor aguda e crônica: avaliação e controle, 399
atuação do enfermeiro, 411
avaliação, 402, 404
  da dor neuropática, 404
  do paciente com dor, 402
considerações finais, 411
dor aguda e dor crônica, 400
estratégias para avaliação da dor em pacientes com alterações cognitivas, 405
fisiopatologia da dor, 401
intervenções para o controle da dor, 407
  métodos avançados para o controle de dor, 409
    analgesia, 409
      controlada pelo paciente, 409
      de neuroeixo: peridural ou epidural, 409
    intervenções, 409-410
      intervenções neurocirúrgicas, 410
    não farmacológicas, 409
  tratamento farmacológico, 407
introdução, 399
Dor, 397
Dorsiflexão (extensão) do pé contra uma resistência, 21
Doses dos principais antimicrobianos, 338

E

EEG, 323-324
  após controle clínico e eletrográfico do estado de mal epiléptico não convulsivo, 324
  de paciente em estado de mal epiléptico não convulsivo, 323
Elevação, 480
  ativa do quadril, 480
  passiva do quadril, 480
Enfermagem em neuropediatria, 431
  aspectos relevantes do cuidado à criança gravemente enferma com distúrbios neurológicos, 447
    monitoração da pressão intracraniana, 447
      apoio à família, 449
      controle do metabolismo cerebral, 448
      estimulação nóxica, 448
      nutrição e hidratação, 448
      posicionamento e exercícios, 448
avaliação neurológica, 431
  anamnese, 431
    história, 431-432
      do nascimento, 431
      familiar, 432
    queixa principal e história da doença atual, 431
  avaliação dos, 432, 436, 441
    desenvolvimento, 432
    pares de nervos cranianos, 436
    reflexos, 441
      reflexos primitivos, 441
  avaliação motora, 436
    coordenação motora, 440
    marcha, 440
    massa muscular e força, 440
    movimentos anormais, 440

postura, 436
   tônus muscular, 440
  avaliação sensória, 441
  exame físico, 432
criança gravemente enferma com distúrbios neurológicos, A, 442
  avaliação pupilar, 445
  função motora, 444
  movimento ocular, 446
  nível de consciência
  padrão respiratório, 445
  sinais vitais, 446
introdução, 431
Envoltórios do encéfalo, 168
Epilepsia e estado de mal epiléptico, 295
  classificação das crises epilépticas, 295
    crises, 296-298
      generalizadas (convulsivas ou não convulsivas), 297
      não classificadas, 298
      parciais complexas, 297
      parciais ou focais, 296
      parciais simples, 296
  classificação, 295, 302
    das epilepsias, 302
  definição, 295, 299
    clássica e revisada de epilepsia, 299
    de crise epiléptica, 295
  diagnóstico diferencial de epilepsia (imitadores de epilepsia), 299
  epilepsia, 295, 310
    refratária, 310
  estado de mal epiléptico, 311
    classificação, 312
      EME, 312-313
        convulsivo, 312
        em crianças, 313
        não convulsivo, 312
        refratário, 312
    definição, 311
    incidência, 312
    tratamento, 313
      tratamento, 313
        hospitalar, 313
        pré-hospitalar, 313
  exames complementares (EEG, VÍDEO-EEG, RM, RMF, SPECT, PET), 303
  fármacos antiepilépticos tradicionais, 307
    benzodiazepínicos, 308
    carbamazepina (CBZ), 308
    clobazam, 309
    clonazepam, 309
    etosuximida, 308
    fenitoína (PHT), 307
    fenobarbital (PB), 307
    lamotrigina (LTG), 309
    nitrazepam, 309
    novos fármacos antiepilépticos, 309
    oxcarbazepina (OXC), 309
    topiramato (TPM), 309
    valproato de sódio, 308
  outros tratamentos – dieta cetogênica e neuromodulação, 310
  princípios do tratamento, 307, 310
    cirúrgico, 310
    clínico, 307
  revisão de conceitos relacionados à classificação das, 298, 303
    crises epilépticas, 298
    epilepsias, 303
  tratamento, 307
Epilepsia, 293
Escada analgésica da Organização Mundial da Saúde modificada, 407
Escala da *World Federation of Neurologic Surgeons* (WFNS), 117
Escala de, 34, 52, 116-120, 176, 247, 254, 266-267, 444-445, 462-463
  avaliação pré-hospitalar de Los Angeles, 247
  AVC do National Institute of Health Stroke Scale (NIHSS), 118, 254
  Barthel, 120
  Fisher, 117, 266
  Glasgow, 52, 116, 445
  graduação dos reflexos, 34
  Hunt-Hess, 117, 267
  Jouvet, 116
  Rankin modificada, 120
  resposta Pediátrica (AVDN), 444
  resultados de Glasgow, 119, 176
  sedação – agitação (SAS), 463
  sedação de Ramsay, 462
Escala, 17, 53
  FOUR, 53
  modificada de Ashworth, 17
Esclerose do hipocampo esquerdo, 300
Espectroscopia de prótons por ressonância magnética, 73
Estimulando o controle do tronco para o lado, 476
  direito, 476
  esquerdo, 476
Estudo de SPECT ictal evidenciando hiperperfusão na região têmporo-parietal esquerda, 305
Etiologias de estado de mal epiléptico, incidência e mortalidade associada, 312
Exame da, 40, 72, 74, 77
  angiografia digital, 77
  angiografia por ressonância magnética, 72
  motricidade ocular extrínseca, 40
  tomografia computadorizada do crânio, 74
Exame neurológico do paciente com alteração da consciência e coma, 47
  alterações da consciência, 49
    coma, 50

estado confusional agudo ou *delirium*, 49
   estupor ou torpor, 50
   letargia ou sonolência, 49
   obnubilação, 50
condições especiais de desordens da consciência, 60
   estado, 60
      minimamente consciente, 60
      vegetativo ou estado vegetativo persistente, 60
   síndrome do cativeiro, 61
considerações finais, 61
elementos básicos da avalição da consciência, 50
   estímulos, 50
      auditivos, 50
      dolorosos, 50
      táteis, 50
   respostas de, 50
      perceptividade, 50
      reatividade, 50
escala de coma de Glasgow, 51
   algumas limitações e cuidados ao aplicar a escala de coma Glasgow, 53
   aplicação da escala de coma de Glasgow, 51
escala FOUR, 53
etiologias das alterações da consciência ou do coma, 47
exame da movimentação ocular extrínseca, 55
   observação das pálpebras, 57
   observação dos movimentos oculares espontâneos, 55
   realização, 55-56
      da manobra oculovestibular, 56
      do reflexo córneo-palpebral, 56
      do reflexo óculo-cefálico (manobra dos olhos de boneca), 55
exame pupilar, 54
introdução, 47
padrão da resposta motora, 58
   avaliação de sinais patológicos, 58
      avaliação do tônus muscular, 58
      observação das respostas motoras após estímulo doloroso, 58
      reflexo patológico de preensão palmar ou plantar, 58
      sinal de Babinski ou reflexo cutâneo plantar, 58
   observação de movimentos espontâneos, 58
padrão respiratório, 57
   apneia, 57
   hiperventilação neurogênica central, 57
   respiração, 57
      apnêustica, 57
      atáxica (respiração de Biot), 57
      periódica de ciclo curto, 57
      ritmo de Cheyne-Stokes, 57
tipos de pupila, 54
   pupilas, 54-55
      da síndrome de Claude Bernard-Horner, 54
      médio-fixas, 54
      mióticas com reflexo fotomotor presente, 54
      pontinhas, 55
      tectal, 55
      uncal ou do III nervo craniano (nervo oculomotor), 55
Exame neurológico, 11
  anamnese, 11
  avaliação da consciência, 12
    atenção e concentração, 12
    avaliação do conteúdo da consciência, 12
    estado afetivo ou emocional, 13
    exame do estado mental, 13
    linguagem, 13
    memória, 13
    orientação, 13
    raciocínio, 13
  avaliação da coordenação motora e do equilíbrio, 23
    avaliação, 24-25
      da coordenação motora, 25
      do equilíbrio dinâmico, 24
      do equilíbrio estático, 24
  avaliação da, 26, 29
    marcha, 26
    sensibilidade, 29
      avaliação da sensibilidade, 30
      percepção discriminatória, 32
      posição ou cinético-postural, 32
      sensibilidade, 31
        dolorosa, 31
        tátil, 31
        térmica, 31
        vibratória ou palestésica, 31
  avaliação do sistema motor, 15
    força muscular, 17
    tônus, 16
    trofismo, 16
  avaliação dos nervos cranianos, 36
    exame do nervo, 36, 38, 40-44
      abducente – VI par, 38
      acessório – XI par, 44
      facial – VII par, 41
      glossofaríngeo (IX par), 43
      hipoglosso – XII par, 44
      nervot – V par, 40
      oculomotor – III par, 38
      olfatório – I par, 36
      óptico – II par, 36
      troclear – IV par, 38
      vago – X par, 43
      vestibulococlear – VIII par, 42
  avaliação dos reflexos profundos, 34
    reflexo, 35-36
      aquiliano, 36
      bicipital, 35
      patelar, 35
      tricipital, 35
  avaliação dos reflexos superficiais, 33
    reflexo, 34

Índice Remissivo

cremastérico, 34
cutâneo-abdominal, 34
cutâneo-plantar, 34
avaliação dos reflexos, 33
introdução, 11
manobras deficitárias, 22
membros, 22
inferiores, 22
superiores, 22
sinais de irritação meníngea e radicular, 44
rigidez de nuca, 44
sinal de, 44-45
Brudzinski, 44
Kernig, 45
Lasègue, 45
Exames, 69, 248
complementares no paciente com AVEi, 248
neurodiagnósticos, 69
angiografia cerebral, 77
preparo do paciente e cuidados após o exame, 77
contraste radiológico, 77
discografia, 77
doppler transcraniano, 79
preparo do paciente e cuidados após o exame, 80
eletroencefalograma, 83
preparo do paciente e cuidados após o exame, 84
eletroneuromiografia, 84
eletromiografia, 84
eletroneurografia ou estudo da condução nervosa, 85
preparo do paciente e cuidados após o exame, 85
espectroscopia de prótons por ressonância magnética, 72
exames, 69, 80
do líquido cefalorraquidiano, 80
radiológicos, 69
preparo do paciente e cuidados após o exame, 70
radiografia, 69
da coluna vertebral, 69
do crânio, 69
introdução, 69
perimielografia, 76
punção, 80, 83
cervical lateral, 83
lombar, 80
preparo do paciente e cuidados após o exame, 82
punção suboccipital, 82
preparo do paciente e cuidados após o exame, 83
punção ventricular, 83
valores do exame do líquido cefalorraquidiano, 83
ressonância magnética, 70
preparo do paciente e cuidados após o exame, 72
tomografia computadorizada, 73
preparo do paciente e cuidados após o exame, 75
Exploração da coordenação dos movimentos alternados e rápidos, 25

Exposição da dura-máter e remoção da asa do esfenoide, 139
Exposição da escama do osso occipital, 141
Extensã0,18, 20-21
da coxa contra uma resistência, 20
da perna contra uma resistência, 21
do antebraço contra uma resistência, 18
do joelho contra uma resistência, 21
do punho contra uma resistência, 18
dos dedos da mão contra uma resistência, 18

F

Fatores, 94, 268, 457
meteorológicos e temporais na incidência da HSA, 268
para cálculo de gasto energético total (GET), 457
reconhecidos como precipitadores de HIC, 94
Fim do implante dos eletrodos, 327
Fisioterapia motora, 469
considerações finais, 487
exercícios de fisioterapia, 473
alongar o tronco, 473
descer de uma cama alta, 478
estimular o controle de tronco, 475
ficar em pé precocemente, 478
mobilizar, 473
a escápula, 473
o membro superior, 473
mover o quadril na posição sentada, 476
movimentar os membros inferiores, 474
rolar para as laterais, 474
transferir para, 475, 479
a posição sentada, 475
para ortostatismo, 479
treinar a marcha, 479
introdução, 469
movimentação e transporte de paciente, 480
auxiliar o paciente a levantar da cadeira, 487
avaliar as condições e preparar o paciente, 480
colocar, 480-481
e retirar a comadre, 480
o paciente em decúbito lateral, 481
movimentar o paciente, 480, 482-483
em posição sentada para a cabeceira da cama, 483
no leito, 480
para a cabeceira da cama, em decúbito dorsal, 482
preparar, 480
a equipe, 480
o ambiente e os equipamentos, 480
sentar o paciente, 483-484
na beira do leito, 484
no leito, 483
transferir o paciente do leito para, 483-484
a maca, 483
uma poltrona ou cadeira de rodas, 484
trazer o paciente para um dos lados da cama, 481

processo de avaliação fisioterapêutica, O, 469
tratamento reabilitacional, 470
   estimular a circulação, 470
   evitar as lesões por pressão, 470
   manter a função respiratória, 470
   prevenir contraturas e deformidades, 472
   procedimentos terapêuticos, 470
Fisioterapia respiratória, 461
  avaliação, 461-462
    fisioterápica, 461
    respiratória, 462
      avaliações no paciente com respiração espontânea e em ventilação mecânica, 463
      pacientes em respiração, 462
        espontânea, 462
        mecânica, 462
  desmame da ventilação mecânica, 466
    extubação, 467
  fisioterapia respiratória, 461, 465
    no paciente neurológico, 461
      aspiração traqueobrônquica, 465
      manobras fisioterápicas, 465
  introdução, 461
  ventilação mecânica em paciente com hipertensão intracraniana, 463
    hipertensão intracraniana, 463
      influência da, 464
        $PaCO_2$, 464
        ventilação mecânica sobre o retorno venoso, 464
  ventilação mecânica não invasiva, 467
    contraindicação da VNI, 467
      tipos de VNI, 467
    indicação da VNI, 467
Flexão, 17-19, 21, 477
  da coxa contra uma resistência, 19
  do antebraço contra uma resistência, numa posição neutra entre supinação e pronação, 18
  do punho contra uma resistência, 18
  do quadril contra uma resistência, 19
  do tronco, 477
  e supinação do antebraço contra uma resistência, 17
  plantar do pé contra uma resistência, 21
Fluxo sanguíneo cerebral em crianças, 447
Forma autossômica dominante da DCM, 378
  achados clínicos, 378
  genes envolvidos, 378
Formas autossômico-recessivas da DCM, 379
Fotografia do intraoperatório, 280
Fratura, 70, 168, 321
  de crânio cominutiva, 168
  de T_{10} provocada por uma crise tônico-clônica generalizada, 321
  linear temporoparietal devido a acidente automobilístico, 70
  linear temporoparietoccipital devido a acidente automobilístico, 70

G

Glioblastoma multiforme, 202
  RM com contraste, 202
  TC com contraste, 202
Graduação da força muscular, 23
Gravidade do TCE segundo a Escala de Coma de Glasgow, 173

H

Hematoma, 169-170
  epidural ou extradural, 170
  intracerebral ou intraparenquimatoso, 169
  subdural, 170
Hemorragia intraparenquimatosa, 277
  causas e fisiopatologia, 277
  cuidados ao longo da internação, 281
  definição, 277
  epidemiologia, 277
  exames de imagem, 278
    angiotomografia, angiorressonância e angiografia, 279
    ressonância nuclear magnética do encéfalo (RM), 279
    tomografia computadorizada de crânio (TC), 278
  exames laboratoriais, 277
  localizações frequentes, 277
  prognóstico, 281
  quadro clínico, 277
  tratamento, 280
    cirúrgico, 280
    clínico, 280
Hemorragia subaracnóidea, 261
  classificações, 266
    complicações, 267
    diagnóstico diferencial, 266
    escala de Fisher, 266
    estado clínico do paciente, 266
    hemorragia, 266
  comorbidade, 262
  cuidados especiais – prevenção do ressangramento, 262
    ácido tranexâmico, 263
    analgesia, 263
    anti-hipertensivo, 263
    anticonvulsivante, 262
    antivasoespasmo, 263
    corticoide, 263
    dieta e hidratação, 262
    internação, 262
    outros, 263
    repouso, 263
    sedação, 263
  diagnóstico da HSA, 263
    angiografia, 265
      cerebral por cateterismo (CAT), 265
      por tomografia computadorizada (AngioTC), 265
    angiorressonância (AngioRM), 264
    doppler transcraniano (DTC), 264

líquido cefalorraquidiano (LCR), 264
outros, 266
ressonância nuclear magnética (RNM), 264
tomografia axial de crânio (TAC), 263
etiologia da HSA, 267
aneurismas, 267
da circulação anterior e posterior, 267
intracranianos, 267
complicações da ruptura do aneurisma, 268
fatores de risco para a HSA aneurismática, 268
tratamento, 269
introdução, 261
malformações arteriovenosas, 271
classificação, 273
diagnóstico, 272, 274
diferencial, 274
quadro clínico, 271
tratamento, 274
quadro clínico, 261
sinais, 262
sintomas, 262
Hiperperfusão cerebral relativa, 112
Hipertensão intracraniana, 89
conclusão, 103
considerações gerais, 89
hipertensão intracraniana, 93
analgesia, sedação e bloqueio neuromuscular, 101
anticonvulsivantes, 102
barbitúricos, 102
cirurgia descompressiva, 102
controle de temperatura, 100
corticosteróides, 101
diuréticos osmóticos, 100
drenagem do líquido cefalorraquidiano (LCR), 100
edema cerebral, 95
emergência (A, B, C, D), 99
fisiopatologia, 93
herniação cerebral, 96
herniação, 96-97
extracraniana, 97
infratentorial, 97
supratentorial, 96
hiperventilação, 101
hipotermia, 102
posição da cabeça, 100
pressão arterial, 100
sinais e sintomas da hipertensão intracraniana, 97
solução salina hipertônica, 102
suporte ventilatório, 100
tomografia computadorizada, 98
tratamento da hipertensão intracraniana, 99
introdução, 89
pressão intracraniana, 89
autorregulação cerebrovascular, 91
barreira hematoencefálica, 93
fluxo sanguíneo cerebral, 91

$PaCO_2$, 91
PaO_2, 91
pressão arterial média (PAM), 91
pressão de perfusão cerebral (PPC), 92
Hiperventilação neurogênica central, 57
Hipometabolismo, 112
Hipóxia cerebral oligoêmica, 112

I

Imagens ponderadas em T1, T2 e FLAIR de ressonância magnética do encéfalo, 71
Implantação dos eletrodos (placa de 32 contatos) em lobo frontal esquerdo, 327
Indutores enzimáticos e substratos, 421
Infecção em sítio cirúrgico em craniotomia pterional à direita com presença de secreção seropurulenta, 152
Infecções, 152, 333
do sistema nervoso central, 333
em sítio cirúrgico, 152
abscesso cerebral, 340
diagnóstico laboratorial, 341
etiologia, 340
quadro clínico, 341
tratamento, 342
encefalites, 342
diagnóstico laboratorial, 342
etiologia, 342
quadro clínico, 342
tratamento, 343
introdução, 333
meningites agudas, 334
acompanhamento do tratamento, 337
agentes etiológicos, 334
diagnóstico laboratorial, 336
duração do tratamento, 337
mortalidade, 337
profilaxia, 338
quadro clínico, 335
sequelas neurológicas, 338
terapia dirigida, 337
tratamento, 336
terapia empírica inicial, 336
meningites crônicas, 339
diagnóstico, 339
etiologia, 339
tratamento, 340
meningites, 333
Inibidores enzimáticos e substratos, 421
Instrumentos de triagem nutricional, 454
Interação medicamentosa no paciente neurológico, 419
incompatibilidades dos medicamentos utilizados na terapia intravenosa, 426
interações farmacêuticas, 422
físicas, 422
químicas, 422

interações, 420, 422
  farmacêuticas, 422
  farmacocinéticas, 420
    absorção, 420
    distribuição, 420
    excreção, 421
    metabolização, 421
  interações farmacodinâmicas, 422
    antagonismo, 422
    sinergismo, 422
  interações medicamentosas em pacientes neurológicos, 422
    anticonvulsivantes (ATC), 423
    sedativos e bloqueadores neuromusculares, 425
  introdução, 419
  manejo das interações medicamentosas, 426
  origens das interações medicamentosas, 420
  prevenção de incompatibilidades, 427
Interações medicamentosas, 424-425
  da carbamazepina, 424
  da fenitoína, 425
  do ácido valproico, 424
  do fenobarbital, 425
  dos benzodiazepínicos, 424
Interfaces multiprofissionais, 451
Interpretação dos valores, 113, 456
  da oximetria do bulbo da jugular (SjO$_2$), 113
  de acordo com a contagem total de linfócitos, 456
Intervalo entre exames clínicos e complementares, 64
Intervenções de enfermagem em neuroncologia, 237
  considerações finais, 241
  introdução, 237
  neurocirurgia robótica, 241
  quimioterapia, 238
    carboplatina, 241
    carmustina, 240
    ciclofosfamida, 241
    cisplatina, 241
    etoposido, 241
    irinotecano, 241
    lomustina, 240
    methotrexato, 241
    procarbazina, 240
    temozolomida, 240
    vincristina, 241
  radioterapia, 238
Intervenções de enfermagem na epilepsia e no estado de mal epiléptico, 317
  atuação da enfermagem em internações eletivas de pacientes com epilepsia, 324
    atuação da enfermagem na atenção ao paciente com epilepsia crônica, 328
    avaliação pré-cirúrgica, 324
    considerações finais, 329
    cuidados de enfermagem no atendimento à crise epiléptica durante o vídeo-EEG, 326
    papel da equipe de enfermagem na unidade de vídeo-EEG, 325
    tratamento cirúrgico das epilepsias, 328
    vídeo-EEG invasivo, 327
  avaliação e atuação da enfermagem no atendimento ao estado de mal epiléptico, 323
    cuidados de enfermagem no estado de mal epiléptico, 324
  avaliação e intervenções de enfermagem no atendimento de crises epilépticas, 318
  crises focais, 318
    intervenções de enfermagem, 318
    manifestações clínicas, 318
  crises generalizadas, 319
    intervenções de enfermagem no atendimento a crises generalizadas, 319
    manifestações clínicas, 319
    particularidades no cuidado da enfermagem no atendimento a crises generalizadas, 320
      após o término da crise (fase pós-ictal imediata), 321
      durante a crise (fase ictal), 320
  introdução, 317
Intervenções de enfermagem na hipertensão intracraniana e na monitorização neurológica, 123
  considerações finais, 131
  intervenções de enfermagem na hipertensão intracraniana, 123
    administração de manitol, 127
    aspiração traqueal, 126
    avaliação neurológica, 123
    coma induzido por barbitúricos, 127
    controle, 125
      da temperatura, 125
      de glicemia, 125
    eliminação intestinal, 127
    envolvimento da família, 128
    hipotermia, 127
    monitorização, 124, 127
      da pressão intracraniana e da pressão de perfusão cerebral, 124
      de crises convulsivas, 127
      hemodinâmica e respiratória, 124
    mudança de decúbito, 125
    posicionamento do paciente, 125
    sedação e bloqueio neuromuscular, 126
  intervenções de enfermagem na monitorização neurológica, 128
    cuidados de enfermagem com a monitorização da PIC e derivação ventricular externa, 129
    monitorização da, 128-129
      oximetria do bulbo de jugular, 129
      PIC, 128
    outras monitorizações neurológicas, 131
  introdução, 123
Intervenções de enfermagem nas doenças neuromusculares, 387

considerações finais, 394
intervenções de enfermagem, 388
  avaliação, 388-389
    da integridade cutânea mucosa, 389
    neurológica, 388
    nutricional, 389
    respiratória, 388
  manejo da fadiga, 390
  plasmaferese, 390
  timectomia, 390
intervenções de enfermagem, 391
  avaliação, 391-393
    cardiovascular, 392
    da integridade cutâneo-mucosa, 393
    e controle da dor, 392
    neurológica, 391
    nutricional, 392
    respiratória, 391
  plasmaferese/imunoglobulina intravenosa, 393
  suporte emocional, 393
introdução, 387
miastenia grave, 387
síndrome de Guillain-Barré, 391
Intervenções de enfermagem nas infecções do sistema nervoso central, 345
  doença de Creutzfeldt-Jakob e outras doenças priônicas, 350
  infecções hospitalares do sistema nervoso central, 349
  intervenções de enfermagem, 345, 347
    específicas para infecções de SNC, 347
  introdução, 345
  precauções, 347-348
    padrão, 347
    por gotículas, 348
Intervenções de enfermagem no acidente vascular encefálico hemorrágico, 283
  hemorragia intraparenquimatosa, 285
    intervenções de enfermagem no, 286-287
      pós-operatório, 287
      pré-operatório, 286
  hemorragia subaracnóidea, 288
  intervenções de enfermagem na sala de emergência, 284
  introdução, 283
  manejo de complicações na UTI, 291
  prevenção de, 290
    complicações da HSA, 290
    ressangramento na HSA, 290
Intervenções de enfermagem no acidente vascular encefálico isquêmico, 253
  angioplastia de carótida, 258
  conclusão, 258
  cuidados de enfermagem ao paciente submetido à terapia trombolítica na emergência, 255
  intervenções de enfermagem, 255-258
    ao paciente com AVC isquêmico pós-fase aguda, 258
    ao paciente no pós-operatório de craniectomia descompressiva, 256
    na fase aguda pós-trombólise, 255
    na fase aguda sem terapia trombolítica (tratamento conservador), 256
    nas cirurgias de carótida – endarterectomia, 257
  intervenções endovasculares, 257
  introdução, 253
Intervenções de enfermagem no paciente submetido ao tratamento neurocirúrgico, 145
  assistência de enfermagem no pós-operatório de cirurgia transfenoidal, 153
    avaliação neurológica, 153
    incisão cirúrgica e tampão nasal, 153
      complicações da cirurgia transfenoidal, 154
      eliminação urinária, 154
      exames laboratoriais, 154
      nutrição, hidratação e equilíbrio hídrico, 153
      reposição hormonal, 154
      posicionamento no leito e repouso, 153
  intervenções de enfermagem em pacientes com drenos cranianos e lombar, 154
    derivação, 155, 158-159
      lombar externa, 159
      ventricular atrial, 159
      ventricular externa, 155
      ventricular peritoneal, 158
    dreno, 154-155
      extradural ou epidural, 155
      subdural, 155
      subgaleal, 154
introdução, 145
  complicações pós-operatórias, 150
    complicações, 150
      neurológicas, 150
      sistêmicas, 150
        complicações, 150-151
          cardiovasculares, 151
          gástricas, 151
          infecciosas, 151
          metabólicas, 151
          respiratórias, 150
  déficits neurológicos no pós-operatório, 151
  intervenções de enfermagem no pós-operatórios, 146
    assistência hemodinâmica e respiratória, 148
    avaliação, 147-149
      da dor, 149
      dos sinais vitais, 148
      neurológica, 147
    controle da glicemia, 148
    cuidados com, 148-149
      a pele, 148
      com o curativo cefálico, 149
    eliminação vesical e intestinal, 149
    exames de neuroimagem e laboratoriais, 147
    hipertermia, 148

nutrição e hidratação, 149
posicionamento, movimentação no leito e deambulação, 148
intervenções de enfermagem no pré-operatório, 145
anamnese e exame físico de enfermagem, 146
encaminhamento para o centro cirúrgico, 146
exame neurológico, 146
preparo pré-operatório, 146
preparo para alta e reabilitação do paciente neurocirúrgico, 160
Intervenções de enfermagem nos tumores encefálicos e raquimedulares, 217
introdução, 217
orientação para alta, 224
pós-operatório de pacientes com tumores intracranianos, 221
alimentação, 222
avaliação, 221
hemodinâmica, 221
neurológica, 221
respiratória, 221
cuidados os olhos, 222
curativo cefálico, 222
eliminação vesical e intestinal, 222
posicionamento e movimentação no leito, 222
pré-operatório de pacientes com tumores encefálicos, 218
admissão do paciente, 218
apoio e suporte emocional, 220
biópsia estereotáxica, 220
eliminação intestinal, 220
hipertensão intracraniana, 220
preparo pré-operatório imediato, 220
pré-operatório de pacientes com tumores medulares e de coluna vertebral, 223
avaliação neurológica, 223
curativo, 223
eliminação urinária e intestinal, 224
extremidades, 224
nutrição, 224
posicionamento no leito e repouso, 223
principais complicações da cirurgia espinhal e da coluna vertebral, 224
Introdução à enfermagem em neurociência, 01

L

Lesão, 51, 70, 180-181, 192, 194, 218, 278, 374
do nervo mediano, 374
do nervo radial (Síndrome do sábado à noite ou da lua de mel), 374
do nervo ulnar esquerdo: "mão em garra", 194
do plexo braquial esquerdo completa: amiotrofia proximal, 192
por flexão-rotação, 181
por hiperflexão lateral, com deslocamento anterior. Compressão ou fratura do corpo vertebral, 181
por hiperflexão, 180
Listese lombar por trauma raquimedular, 70
Locais, 51, 278
de aplicação do estímulo doloroso, 51
da hemorragia intraparenquimatosa e alterações no exame neurológico, 278
Localização dos tumores raquimedulares, 218

M

Macroadenoma de hipófise, RM com contrate (corte axial e sagital), 208
Manobra, 22-23, 56
de Barré, 23
de Mingazzini, 22
de Raimiste, 22
dos braços estendidos, 22
oculovestibular, 56
Mantendo apoio sobre os pés, 483
Manuseio correto com apoio sob a escápula e no antebraço, 473
Marcos históricos e evolutivos, 03
primórdios, 03
importância do cuidado intensivo na evolução da neurologia e da neurocirurgia, A, 03
bases da enfermagem em neurociência, As, 04
estrutura organizacional da especialidade, 04
enfermagem em neurociência no brasil, A, 05
futuro da enfermagem em neurociência, O, 06
Mecanismo, 90, 167, 169
da lesão axonal difusa – aceleração-desaceleração e rotação, 167
do trauma de aceleração-desaceleração, 169
de compensação da pressão intracraniana (PIC), 90
Medicamentos, 420, 423, 427
com alta afinidade por proteínas plasmáticas, 420
precipitadores de interações Medicamentosas, 423
usados na terapia intravenosa, 427
Meningioma da fossa temporal, RM com contraste – corte, 204-205
axial, 204
coronal, 205
Meningioma parassagital, RM com contraste (corte coronal), 204
Mensuração do perímetro cefálico da criança, 435
Metástases cerebrais, RM com contraste, 206
Miastenia Grave: com fadigabilidade característica, 376
Microadenoma de hipófise, RM com contrate (corte coronal), 208
Miniexame do estado mental, 14
Miopatia congênita (centronuclear) em duas irmãs, 381
Miotonia: dificuldade de relaxamento após contração muscular, 380
Mobilização da escápula, 473
Mobilização do membro superior, 474
Momento da colocação dos eletrodos de escalpo, 325

Índice Remissivo

Monitorização neurológica, 105
  considerações finais, 121
  doppler transcraniano, 114
  eletroencefalografia contínua, 114
  índice bispectral, 114
  introdução, 105
  microdiálise, 114
  monitorização da oximetria tissular cerebral, 115
    classificação de Marshall, 117
  escalas, 115-117, 119
    Barthel, 119
    coma de Glasgow, 116
    coma de Jouvet, 116
    da *World Federation of Neurologic Surgeons* (WFNS), 117
    de avaliação neurológica, 115
    de resultados de Glasgow, 119
    do NIHSS, 117
    Fisher, 117
    Glasgow Liege, 116
    Hunt-Hess, 117
    Rankin Modificada, 119
  monitorização, 105-106, 114
    da pressão intracraniana, 105
    da temperatura cerebral, 114
    invasiva da pressão intracraniana, 106
      análise dos valores da PIC, 108
      complicações dos dispositivos de monitorização da PIC, 110
      curvas da PIC, 109
      métodos de monitorização da PIC, 106
      monitorização da, 111
        oximetria do bulbo da jugular, 111
        PAM e da PPC, 111
      principais, 106
        contraindicações da monitorização da PIC, 106
        indicações da monitorização da PIC, 106
      retirada da monitorização da PIC, 110
      situações especiais na monitorização da PIC, 110
      vantagens da monitorização da PIC, 106
      vantagens e desvantagens dos métodos de monitorização da PIC, 108
        cateter, 108
          intraparenquimatoso, 108
          intraventricular de fibra óptica, 108
          intraventricular preenchido com líquido (soro fisiológico), 108
        cateter no espaço, 108
          epidural, 108
          subaracnóideo, 108
          subdural, 108
    monitorização, 105-106
      não invasiva da pressão intracraniana, 106
      neurológica multimodal, 105
Morte encefálica, 63
  alterações fisiológicas na ME, 66
  introdução, 63
Movendo o quadril na posição sentada para, 477
  a frente, 477
  trás, 477
Movimentando o paciente para a cabeceira da cama, 482
Movimento do membro inferior, 475
Múltiplos cavernomas como etiologia de epilepsia focal sintomática, 300
Músculo com comprometimento neurogênico, 370
  com agrupamento de fibras do mesmo tipo histoquímico, 370
  agrupamento de fibras do mesmo tipo histoquímico (mesma cor), 370
Músculo normal, 370

N
Não puxar o paciente pela parte distal (mão e punho), 473
Necrose distal de membro superior decorrente de extravasamento de fenitoína, 322
Neuro-oncologia, 227
  gliomas, 228
    astrocitomas, 228-229
      anaplásicos e glioblastoma, 229
      grau I e II, 228
    ependimomas, 231
    oligodendrogliomas e oligoastrocitomas, 230
  linfoma primário do sistema nervoso central, 231
  meduloblastomas e outros tumores neuroectodérmicos primitivos, 233
  meningiomas, 227
  tumores, 227, 232-233
    cerebrais primários, 227
    da região da pineal, 232
    secundários (metastáticos) do sistema nervoso, 233
Neuronavegação, 311
Neuropediatria, 429
Neurotrauma, 163

O
Observação ininterrupta da equipe de enfermagem aos monitores na unidade de vídeo-EEG, 326
Ondas, 109-110
  A ou ondas de platô, 109
  B, 110
  C, 110
Oposição do polegar ao do dedo mínimo, 19
Orifícios de trepanação e osteotomia pterional esquerda, 138
Origens das interações medicamentosas, 420
Órtese para membro superior e membro inferior, 472

P
Paciente, 113, 478
  com cateter de monitorização da saturação do sangue venoso no bulbo da jugular, 113

519

descendo de uma cama alta, 478
Paralisia da hemilíngua a direita, 44
Passando do decúbito lateral para a posição sentada, 476
Percussão ou tapotagem, 465
Perímetro cefálico do indivíduo do nascimento aos 5 anos de idade, 435
PET scan em corte axial evidenciando área de hipometabolismo frontotemporal esquerda, 306
Plástico antiderrapante sob os pés, 482
Ponto de referência do, 156
    Forame de Monro e meato acústico externo (MAE), 156
    sistema de drenagem e meato acústico externo (MAE), 156
Posição do paciente, 471-472
    deitado sobre o lado comprometido e lado não comprometido, 471
    sentado na cama – vista lateral, 472
Posição em decúbito dorsal com o braço, 471
    elevado, 471
    lateralmente colocado sobre um travesseiro, 471
Posicionamento, 81, 83, 107, 141, 157, 478
    da câmara de gotejamento a 15 cm do meato acústico externo (MAE), 157
    do doente e delineação da craniotomia suboccipital, 141
    do paciente para a punção lombar em decúbito lateral, 81
    do paciente para a punção suboccipital, 83
    dos cateteres para a monitorização da PIC, 107
    em pé, com auxílio de prancha ortostática, 478
Possíveis causas de meningite crônica, 339
Postura, 59, 446
    em decorticação, 59
    em descerebração, 59
    de descerebração e decorticação, 446
Preparo da fenitoína para uso endovenoso. Infusão em bólus, 322
Prevalência de dor em situações diversas, 400
Principais, 48, 93, 111, 166, 348, 444
    acometimentos do sistema neurológico na infância, 444
    alterações liquóricas quimiocitológicas, 348
    causas da hipertensão intracraniana (HIC), 93
    causas de alterações do nível de consciência, 48
    complicações relacionadas à posição do cateter para a monitorização da PIC, 111
    tipos de lesões primárias, segundo a natureza e a estrutura lesada, 166
Processo desmielinizante crônico: aspecto "onion bulb", 371
Propriedades das proteínas utilizadas na avaliação nutricional, 456
Protetores de espuma para grades laterais de cama ou maca, 320
Prova, 26-27
    do calcanhar-joelho, paciente sentado e paciente deitado, 26
    dos movimentos alternados, 27
    índex-nariz, 26
Punção, 80, 82, 320
    lombar ao nível de L_3-L_4, 80
    suboccipital, 82
    venosa, com cateter periférico mantido salinizado, 320
Pupilas anisocóricas (D > E), pupila direita não fotorreagente, 39

Q

Quimioprofilaxia para doença meningocócica ou meningite por *Haemophilus influenzae*, 338

R

Radiografia de crânio, 327
Radiograma cervical ou da base do crânio, 113
Ramos do nervo trigêmeo, 40
Rebatimento anterior do retalho cutâneo e exposição do músculo temporal, 138
Reflexo, 34-36, 55, 57, 59
    aquiliano, 36
    bicipital, 35
    córneo-palpebral, 57
    cutâneo-abdominal, 34
    cutâneo-plantar, 34
    de preensão palmar. Reflexo de preensão plantar, 59
    óculo-cefálico, 55
    patelar, 35
    tricipital, 35
Registro eletrográfico com placa de eletrodos subdurais de 32 contatos, 306
Regra prática na identificação de etiologia em manifestações neurológicas, 246
Relação, 60, 173
    entre hipóxia, volume sanguíneo encefálico e pressão intracraniana, 173
    anatômicas e as alterações no exame neurológico no paciente normal e em coma, 60
Remoção do rebordo e parede lateral da órbita durante a osteotomia órbito-zigomática, 139
Representação da paralisia facial central e periférica, 42
Respiração, 58
    apnêustica, 58
    atáxica, 58
    periódica de ciclo curto, 58
Resposta normal. Sinal de Babinski, 59
Ressonância magnética em plano, 272-273
    axial, 273
    frontal, 272
Resumo das aquisições das crianças segundo desenvolvimento e faixa etária, 442
Ritmo de Cheyne-Stokes, 57
RM, 212-213, 265
    com aneurisma de topo de artéria basilar, 265
    de coluna cervical em corte sagital após administração de contraste endovenoso, 213
    em corte axial depois da injeção de contraste, 212

em plano sagital e sequência T1 após injeção de contraste paramagnético, 212
Rolando até a lateral da cama, 475
Rotações laterais de tronco, 477

S

Sedativos e bloqueadores neuromusculares (BNM) não despolarizantes, 426
Sensibilidade – trato espinotalâmico e coluna posterior, 29
Sentando com, 483-484
    apoio na região escapular, 484
    o auxílio de duas pessoas, 484
    o auxílio de escada de cordas, 483
Sinal de, 45
    Brudzinski, 45
    Kernig, 45
    Lasègue, 45
Síndrome de Kearns-Sayre, 382
Síndromes neurológicas atribuídas, 453
    à deficiência nutricional, 453
    ao excesso nutricional, 453
Sistema reticular ativador ascendente (SRAA) e as conexões com o tálamo e córtex cerebral, 12
Sistematização da assistência de enfermagem no momento da crise epiléptica, 326
Suturas e fontanelas cranianas, 435

T

TAC com hematoma intraparenquimatoso (R) e hemoventrículo (L), 264
Taxa de ruptura do aneurisma, 269
TC de crânio mostrando AVCH, 278, 280
    cerebelar, 278
    de caudado, 280
Terapia, 337, 342
    antimicrobiana específica, 337
    empírica inicial para pacientes com abcesso cerebral, 342
Término da fixação dos eletrodos de escalpo, e início do registro vídeo-eletroencefalográfico, 326
Teste da, 31-32, 37
    olfação, 37
    percepção discriminatória – estereognosia, 32
    percepção discriminatória – grafestesia, 32
    sensibilidade articular, 32
    sensibilidade dolorosa, 31
    sensibilidade tátil, 31
    sensibilidade térmica, 31
    sensibilidade vibratória, 32
Teste de, 24, 33, 43-44, 175
    amnésia e orientação de Galveston, 175
    discriminação tátil de dois pontos, 33
    elevação do palato, 43
    rigidez de nuca, 44
    Romberg, 24

Testes e escalas de avaliação do desenvolvimento neuropsicomotor em crianças, 433
Tipos de, 29, 96, 182, 343
    encefalite viral, 343
    fraturas de flexão-distração (fraturas de Chance), 182
    hérnias encefálicas, 96
    sensibilidade, 29
Tomografia axial de Crânio com HSA, 264
Tomografia, 75-76, 98, 257, 263
    axial de crânio normal, 263
    computadorizada, 75-76, 98, 257
Tração e halo craniano, 186
Transferência, 479, 485-486,
    ativa, 479
    de forma independente, 485
    do paciente tetraplégico do leito para a cadeira de rodas com duas pessoas, 486
    para ortostatismo, 479
Transferindo o paciente do leito para a maca, 483
Tratamento, 135, 270, 314
    cirúrgico do An. ACoP. – clip, 270
    do estado de mal epiléptico, 314
    neurocirúrgico, 135
    neuroendovascular – molas (microespiras) no interior do An cerebral – recanalização, 270
Trato corticoespinhal (trato piramidal), 15
Traumatismo craniencefálico e intervenções de enfermagem, 165
    conceitos e tipos de lesões primárias, 166
    consequências do TCE, 176
    considerações finais, 177
    gravidade do TCE, 173
    lesões secundárias e sua prevenção na assistência à vítima de TCE, 170
    morbimortalidade por trauma craniencefálico no Brasil, 165
Traumatismo dos nervos periféricos, 191
    introdução, 191
    lesão traumática do plexo braquial, 191
        diagnóstico, 192
        exames subsidiários, 192
            exames, 192
                de imagem, 192
                eletrofisiológicos, 192
        pós-operatório, 193
        reabilitação, 193
        tipos de lesão, 192
        tratamento, 193
    lesões traumáticas dos nervos periféricos, 193
        classificação das lesões dos nervos periféricos, 193
        diagnóstico, 194
            lesão do nervo, 194-195
                ciático, 195
                fibular, 195
                mediano, 194
                radial, 195

tibial, 195
  ulnar, 194
 exames subsidiários, 195
  exames, 195
   de imagem, 195
   eletrofisiológicos, 195
 pós-operatório, 195
 tratamento, 195
Traumatismo raquimedular e intervenções de enfermagem, 179
 avaliação e prognóstico funcional, 182
  prognóstico funcional, 184
   nas lesões da coluna lombossacra, 184
   para lesões completas da coluna cervical, 184
   para lesões completas da coluna torácica, 184
 complicações das fases aguda e subaguda, 187
 considerações finais, 189
 epidemiologia no brasil, 179
 escolha do tratamento, 186
  redução e tração esquelética, 186
 introdução, 179
 lesão medular – fase aguda, 185
  paraplegia, 186
  síndrome, 185-186
   da cauda equina, 186
   de Brown-Séquard ou do cordão lateral, 185
   do cone medular, 186
   medular anterior, 185
   medular central, 185
   medular posterior, 185
  tetraplegia, 186
 mecanismos de trauma raquimedular e tratamento clínico, 180
 metas na reabilitação da pessoa com lesão medular, 187
  alterações psicossociais, 188
  disfunção vésico-esfincteriana, 188
  insuficiência respiratória, 188
  programa de reabilitação na disfunção intestinal, 188
  trombose venosa profunda (TVP), 188
  úlceras por pressão, 188
 terapia medicamentosa, 186
Trazendo o paciente para a lateral da cama, 481
Treino de equilíbrio estático e das fases da marcha, 478
Treino de marcha com auxílio do terapeuta, 479
 ao lado, 479
 em região posterior, 479
Tumores, 197, 199
 do sistema nervoso, 197
 encefálicos, 199
  carcinomatose meningea, 207
  ependimomas, 203
  gliomas de baixo grau, 200
   astrocitomas, 200-202
    (AA), 202
    pilocítico, 200
    subependimário de células gigantes, 200

   infiltrativos de baixo grau de malignidade, 201
   diagnóstico por imagem, 202
   glioblastoma multiforme (GBM), 202
   xantoastrocitoma pleomórfico, 201
  gliomas mistos, 203
   tratamento cirúrgico, 203
  introdução, 199
  meningiomas, 203
   angiografia, 204
   classificação, 203
   diagnostico por imagem, 204
   etiologia, 203
   patologia, 203
   quadro clínico, 204
   recorrência, 205
   tratamento cirúrgico, 205
  metástases cerebrais, 205
   diagnóstico, 206
   quadro clínico, 205
   técnica cirúrgica, 206
   tratamento, 206
  oligodendrogliomas, 202
  quadro clínico, 200
  tumores da hipófise, 207
   diagnóstico, 208
   pós-operatório, 209
   tratamento, 209
Tumores raquimedulares, 211
 evolução pós-operatória, 213
 introdução, 211
 tumores extradurais, 213
  conceito, 213
  exames complementares, 214
  prognóstico, 214
  quadro clínico, 214
  tratamento, 214
 tumores intradurais-extramedulares, 211
  diagnóstico, 212
  prognóstico, 212
  quadro clínico, 211
  tipos histológicos, 211
   meningiomas, 211
   tumores de bainha nervosa, 211
  tratamento, 212
 tumores intramedulares, 212
  quadro clínico, 213
   diagnóstico, 213
  tipos histológicos, 213
   astrocitomas, 213
   ependimomas, 213
  tratamento, 213
Tunelização do cateter de DVE, 155

U

Utilizando, 483-484

blocos antiderrapantes, 483
toalha ou lençol para sentar, 484
Utilizar o plástico facilitador, 482

V

Valores, 83, 380, 447
da enzima CK dos diferentes tipos de DCM, 380
normais de pressão intracraniana em crianças, 447
normais do líquido cefalorraquidiano no adulto, 83

Verificação da PIC com sistema de transdutor de pressão e preenchido por líquido, 128
Vias, 33, 37
do arco reflexo, 33
ópticas e lesões nas vias ópticas, 37
Vibração manual, 465
Vídeo-EEG, 304
Viscosidade dos líquidos, 457
Volumoso AVCH lobar com inundação ventricular, 279

Impressão e acabamento:

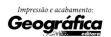